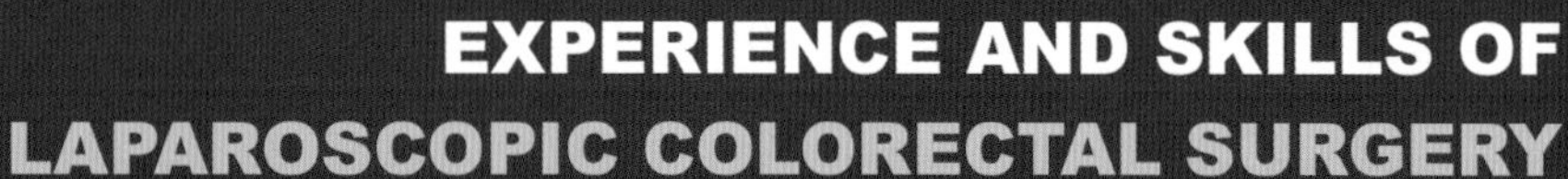

EXPERIENCE AND SKILLS OF LAPAROSCOPIC COLORECTAL SURGERY

腹腔镜结直肠手术
经验与技巧

主　审　张忠涛　郑民华　田利国

主　编　张　宏　李心翔　姚宏伟

副主编　康　亮　于向阳　申占龙
　　　　刘　骞　武爱文　冯　波

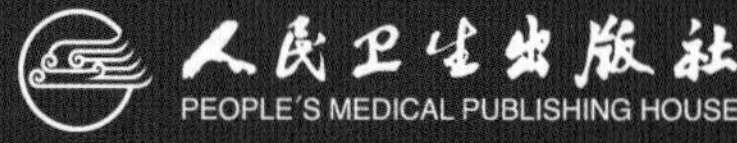

图书在版编目（CIP）数据

腹腔镜结直肠手术经验与技巧 / 张宏，李心翔，姚宏伟主编. —北京：人民卫生出版社，2019

ISBN 978-7-117-28637-4

Ⅰ. ①腹… Ⅱ. ①张… ②李… ③姚… Ⅲ. ①腹腔镜检－应用－结肠疾病－外科手术②腹腔镜检－应用－直肠疾病－外科手术 Ⅳ. ①R656.9②R657.1

中国版本图书馆 CIP 数据核字（2019）第 129830 号

人卫智网	www.ipmph.com	医学教育、学术、考试、健康， 购书智慧智能综合服务平台
人卫官网	www.pmph.com	人卫官方资讯发布平台

腹腔镜结直肠手术经验与技巧

主　　编：张　宏　李心翔　姚宏伟
出版发行：人民卫生出版社（中继线 010-59780011）
地　　址：北京市朝阳区潘家园南里 19 号
邮　　编：100021
E - mail：pmph @ pmph.com
购书热线：010-59787592　010-59787584　010-65264830
印　　刷：北京盛通印刷股份有限公司
经　　销：新华书店
开　　本：889 × 1194　1/16　　**印张**：29
字　　数：682 千字
版　　次：2019 年 8 月第 1 版　2019 年 8 月第 1 版第 1 次印刷
标准书号：ISBN 978-7-117-28637-4
定　　价：265.00 元
打击盗版举报电话：010-59787491　E-mail：WQ @ pmph.com
（凡属印装质量问题请与本社市场营销中心联系退换）

编　者

（以姓氏笔画为序）

刁德昌	广东省中医院
于向阳	天津市南开医院
马君俊	上海交通大学医学院附属瑞金医院
王大广	吉林大学第一医院
王亚楠	南方医科大学南方医院
王自强	四川大学华西医院
王贵玉	哈尔滨医科大学附属第二医院
邓海军	南方医科大学南方医院
邓祥兵	四川大学华西医院
申占龙	北京大学人民医院
丛进春	中国医科大学附属盛京医院
冯　波	上海交通大学医学院附属瑞金医院
朱安龙	哈尔滨医科大学附属第一医院
刘　正	中国医学科学院肿瘤医院
刘　革	大连医科大学附属第一医院
刘凡隆	浙江大学医学院附属第一医院
刘东博	山西省肿瘤医院
刘雪来	首都儿科研究所附属儿童医院
刘鼎盛	中国医科大学附属盛京医院
汤坚强	北京大学第一医院
孙　轶	天津市人民医院
孙东辉	吉林大学第一医院
孙凌宇	哈尔滨医科大学附属第四医院
杜晓辉	中国人民解放军总医院
李　勇	广东省人民医院
李心翔	复旦大学附属肿瘤医院
吴　斌	中国医学科学院北京协和医院
吴硕东	中国医科大学附属盛京医院
吴鸿伟	首都医科大学附属北京友谊医院
吴德庆	广东省人民医院
邹瞭南	广东省中医院
张　宏	中国医科大学附属盛京医院
张　策	南方医科大学南方医院
张庆彤	辽宁省肿瘤医院
张鲁阳	上海交通大学医学院附属瑞金医院
陈　功	中山大学附属肿瘤医院
林国乐	中国医学科学院北京协和医院
罗鹏飞	张家界市中医院
季福建	吉林大学中日联谊医院
周建平	中国医科大学附属第一医院
赵　任	上海交通大学医学院附属瑞金医院
姚宏伟	首都医科大学附属北京友谊医院
郭银枞	福建医科大学附属漳州市医院
黄　颖	福建医科大学附属协和医院
曹　键	北京大学人民医院
龚文敬	四川省第二中医医院
崔滨滨	哈尔滨医科大学附属肿瘤医院
康　亮	中山大学附属第六医院
韩加刚	首都医科大学附属北京朝阳医院
童卫东	陆军军医大学第三附属医院
谢忠士	吉林大学中日联谊医院

编写秘书

徐　琨	中国医科大学附属盛京医院
丛进春	中国医科大学附属盛京医院

述评专家

（以姓氏笔画为序）

丁克峰	浙江大学医学院附属第二医院
王　权	吉林大学第一医院
王　磊	中山大学附属第六医院
王　颢	海军军医大学附属长海医院
王西墨	天津市南开医院
王存川	暨南大学附属第一医院
王贵英	河北医科大学第四医院
王振宁	中国医科大学附属第一医院
王振军	首都医科大学附属北京朝阳医院
王锡山	中国医学科学院肿瘤医院
卢　云	青岛大学附属医院
叶颖江	北京大学人民医院
冯　勇	中国医科大学附属盛京医院
朴大勋	哈尔滨医科大学附属第一医院
任东林	中山大学附属第六医院
池　畔	福建医科大学附属协和医院
李国新	南方医科大学南方医院
李索林	河北医科大学第二医院
邱辉忠	中国医学科学院北京协和医院
汪建平	中山大学附属第六医院
宋　纯	同济大学附属东方医院
张　卫	海军军医大学附属长海医院
张忠涛	首都医科大学附属北京友谊医院
张锡朋	天津市人民医院
陈春生	中国医科大学附属盛京医院
武爱文	北京大学肿瘤医院
林　锋	中山大学附属第六医院
林建江	浙江大学医学院附属第一医院
所　剑	吉林大学第一医院
郑民华	上海交通大学医学院附属瑞金医院
房学东	吉林大学中日联谊医院
胡　祥	大连医科大学附属第一医院
俞金龙	南方医科大学珠江医院
梁小波	山西省肿瘤医院
董　明	中国医科大学附属第一医院
董光龙	中国人民解放军总医院
韩方海	中山大学孙逸仙纪念医院
蔡三军	复旦大学附属肿瘤医院

序一

腹腔镜结直肠手术在中国已有 20 余年的历史。近年来，随着中国社会和经济的发展，医学的各个专业（包括结直肠外科）也获得了绝佳的发展机遇。结直肠外科无论是在规范化的诊断与治疗理念普及、标准化的腹腔镜结直肠手术推广、微创外科手术新技术探索等领域，都发生了日新月异的变化。然而，由于我国幅员辽阔，地区发展不平衡，结直肠外科的标准化手术技术及规范化治疗理念仍有待普及和提高；尤其是如何规范化培训中青年医师开展规范化的结直肠外科手术，如何在传承外科前辈大家经验及技术的基础上激发中青年外科医师的创新能力，已成为亟待解决的热点问题。

子曰："学而不思则罔，思而不学则殆"。学习技艺和勤于思考，二者若相得益彰，必定会加快其精进的步伐。中国医科大学附属盛京医院张宏教授等主编的《腹腔镜结直肠手术经验与技巧》一书，是基于国内诸多思维活跃、业务精湛的中青年结直肠外科专家手术技术的探索、临床经验的积累，并在每篇小文之后附以国内知名结直肠 / 微创领域专家入木三分的精彩点评。章节内容几乎涵盖了结直肠外科领域的各种术式，包括传统术式的最新进展、新术式探索的利与弊。

因此，本书对于中青年结直肠外科医生无疑是一部很有实用价值的参考书，更期待读者与本书作者们一起教学相长，共同探索中国结直肠外科的发展之道。

张忠涛

二零一九年三月

序二

腹腔镜结直肠手术，源于欧美，兴于中国，发展至今已逾 20 载。20 余年来，腹腔镜技术以燎原之势席卷全国，微创理念亦扎根于广大结直肠外科医师心中。经历了 20 余年的迅猛发展之后，微创技术在结直肠手术中的应用已进入到一个新的发展时期，腹腔镜摄像系统由标清进入高清、超高清阶段，由 2D 进入 3D 时代；腹腔镜结直肠手术由多孔到单孔，从经腹入路到经肛入路。无论是对腹腔镜技术本身，还是对结直肠解剖的认识，或者对结直肠手术的理念，均已发生较大变化。

《腹腔镜结直肠手术经验与技巧》这本书，内容上涵盖了各种腹腔镜结直肠手术，其中既有一系列经典而规范的手术，亦有近年来备受关注的多种创新术式与入路；形式上则以中青年专家为创作主体，以资深专家作点睛之笔，不仅包含了在一线临床实践中成长起来的 40 余位中青年结直肠外科医生对腹腔镜结直肠手术的深刻理解与感悟，更凝聚了 10 余位全国顶尖腹腔镜大师们经过反复实践与思考后总结出的经验与体会。因此，这本书的编写与出版，不论是内容上，还是形式上，均体现出了规范与探索、传承与创新。

“桐花万里丹山路，雏凤清于老凤声。”青年是国家的未来，青年医师亦是我国结直肠外科的未来。这本由中青年专家主笔的专著，所面向的读者也是以致力于腹腔镜结直肠外科事业的广大青年外科医师为主。在我国腹腔镜结直肠外科事业发展的漫漫长路上，我们的青年医师们凭借着勤奋的实践与娴熟的技术，已经迈出了坚实而成功的一步。接下来，更需要青年医师们抱着勤于思考、勇于探索的精神：不仅要钻研腹腔镜手术的操作技术，更要深刻理解腹腔镜手术的微创理念；不仅要熟练规范地掌握业已成熟的手术，更要勇于尝试和探索新的技术。我们在总结自己手术经验，看到中国外科医师长于手术技术的同时，还应当反省自己的不足，看到中国外科医师在自主创新与技术研发等方面的短板。作为一个优秀的外科学专家，除了需要具备良好的临床应对能力，还需要具备创新与研究的能力，在积累经验的同时，还需积累数据，在重视手术技巧的同时，还应重视临床研究。只有这样，才能使我们的青年医师们具有更宽广的视野，更开阔的格局，从一名做好手术的外科医师，成长为一名治好病人的外科学家。

郑民华

二零一九年四月

序三

自20世纪90年代初腹腔镜结肠切除手术首次开展以来，历经近30年的发展，目前腹腔镜结直肠手术已经得到普及和不断发展。尤其是近些年一些循证医学证据的发布，其在恶性肿瘤方面的应用也逐渐被更加广泛地接受和认可。在腹腔镜结直肠手术技术的推广普及和规范化培训方面，国内众多学者做了大量工作。我们也欣喜地看到，在国内腹腔镜结直肠外科领域学术交流活动中涌现出一大批青年才俊。他们在充分理解、继承前辈们技艺精髓的前提下，勇于探索、大胆创新，在手术的诸多细节方面做了改进和研究。由张宏教授、李心翔教授和姚宏伟教授共同主编的《腹腔镜结直肠手术经验与技巧》一书，正是汇集了这一批思想极为活跃并有较强临床和基础研究能力的中青年专家学者的集体智慧和才华，为国内外科同道提供了极有实用价值的一个学习工具。

我很荣幸受张宏教授的邀请，在本书的编写策划、组织实施和最终审阅过程中提出了一些个人建议和意见，深刻体会和感受到了这一过程中各位主编、副主编、众多编委及参编人员的辛苦付出，在此，也对他们的严谨和敬业表示深深的敬意！

本书特色鲜明，体现在如下几个方面：①内容全面，基本涵盖了腹腔镜结直肠外科领域的诸多内容，包括循证医学证据、实用解剖基础、腹腔镜结直肠手术各种传统术式和创新术式的系统介绍；②参与本书编写者均为腹腔镜结直肠外科领域的中青年专家学者，有较丰富的临床实践经验和临床研究基础，特别是具有极高的工作热情，每篇文稿都体现了他们严谨的治学态度和不懈的奋进精神；③每个章节都附有文后述评，特邀该领域的专家针对相应技术做客观的分析点评，尤其是对于一些争议性和创新性术式，可以帮助读者辩证地看待和在开展中作进一步的思考；④每篇文稿中都附有目前出版业的流行元素二维码，读者通过手机扫描即可实时观赏手术视频，有助于深刻领会文字描述。

基于上述这些因素，我非常愿意向广大外科同道推荐这本《腹腔镜结直肠手术经验与技巧》，不论是资深专家还是初学者，都一定会从中受益，有所收获，有所启发。

我谨代表《中国实用外科杂志》编委会、编辑部祝贺本书的顺利出版！我相信本书的出版一定会对我国腹腔镜结直肠外科的发展起到积极的推动作用。

田利国

二零一九年元旦

主审简介

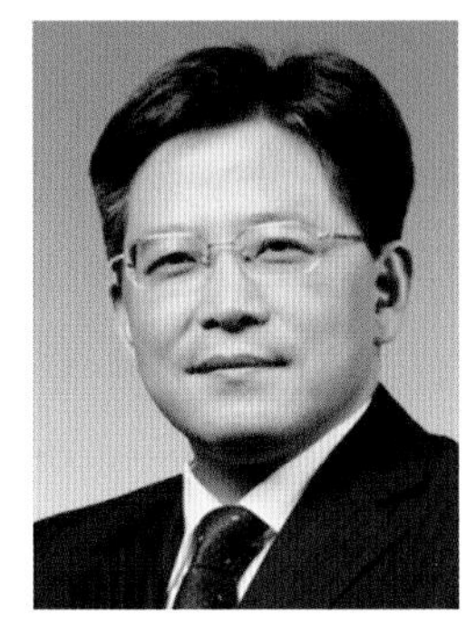

张忠涛

医学博士，教授，博士研究生导师，主任医师，原卫生部有突出贡献的中青年专家。现任首都医科大学附属北京友谊医院副院长，国家消化系统疾病临床医学研究中心副主任，北京市医管局临床重点专业负责人，北京市消化疾病中心副主任，首都医科大学普通外科学系主任。兼任中华医学会外科分会副主任委员，中国医学装备协会外科医学装备分会会长，北京医学会外科分会副主任委员，中国医师协会结直肠肿瘤专业委员会副主任委员，中国抗癌协会胃癌专业委员会常委，中国医师协会外科医师分会上消化道外科医师委员会副主任委员等。担任《国际外科学杂志》、*Surgery for Obesity and Related Diseases*（中文版）主编，*Chinese Medical Journal*《中华医学杂志》英文版）、《中华肝胆外科杂志》等杂志副主编，*Annals of Surgery*（中文版）、*Annals of Oncology*（中文版）、《中华外科杂志》等十余种杂志编委。承担多项国家级、市级科研项目，主持国家“十二五”科技支撑计划项目“单孔腔镜手术微型机器人的研发与应用”。

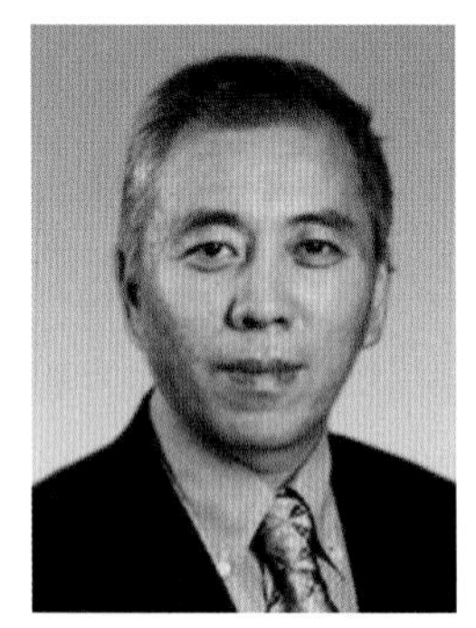

郑民华

教授，博士研究生导师，主任医师，上海交通大学医学院附属瑞金医院胃肠外科主任，上海市微创外科临床医学中心主任。担任中华医学会外科学分会常委、中华医学会外科学分会腹腔镜与内镜外科学组组长、中国抗癌协会大肠癌专业委员会常委、中国抗癌协会大肠癌专业委员会腹腔镜学组组长、中国医师协会外科医师分会微创外科医师委员会副主委等学术团体职务。

专业方向为胃肠道肿瘤微创外科治疗的基础与临床研究，主编、参编学术专著 10 余部，在国内外核心期刊杂志发表论文近 200 篇。担任《中华腔镜外科杂志(电子版)》主编，《中华消化外科杂志》副主编，《中华结直肠疾病电子杂志》等杂志编委。获“中华医学科技奖”二等奖、“上海市科技进步奖”一等奖、“上海医学科技奖”一等奖、“教育部科学技术进步奖”一等奖等奖项，承担负责国家“863”项目、国家自然科学基金项目及上海市委重点项目等多项课题研究。

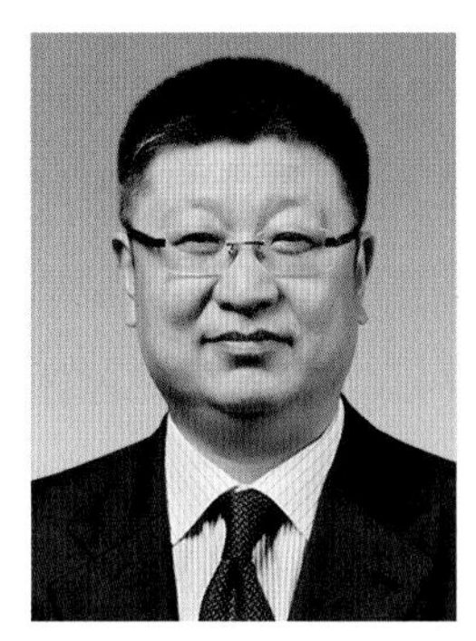

田利国

编审。《中国实用外科杂志》编辑部主任。曾获国家卫生部科技进步三等奖，辽宁省科技进步一等奖、二等奖，第四届中国出版政府奖优秀出版人物奖，中国科学技术期刊编辑学会“青年编辑奖”“银牛奖”“金牛奖”，辽宁“期刊人”奖等荣誉。

学术任职：全国科学技术名词审定委员会普通外科学名词审定委员会副主任委员兼秘书长、中国医师协会外科医师分会专业信息传播与教育工作委员会主任委员、中国医师协会外科医师分会多学科综合治疗委员会副主任委员、中国医学装备协会外科医学装备分会副会长、中国科学技术期刊编辑学会医学期刊专业委员会委员、中国医疗保健国际交流促进会外科分会常委兼副秘书长、结直肠癌肝转移治疗专业委员会副主任委员、减重代谢外科分会顾问、中国研究型医院学会消化道肿瘤专业委员会副主任委员以及《中国学术期刊文摘》《器官移植》《中华肝脏外科手术杂志（电子版）》《中华腔镜外科杂志（电子版）》杂志编委。

主编简介

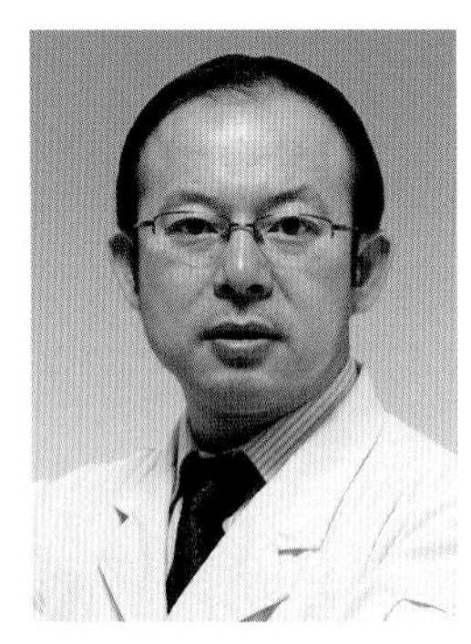

张宏

医学博士，教授，硕士研究生导师，主任医师，中国医科大学附属盛京医院结肠直肠肿瘤外科副主任。1994 年毕业于中国医科大学临床医学专业。2002—2003 年留学日本金泽医科大学一般消化器外科，师从高岛茂树教授，侧重结直肠肿瘤的研究。

学术成就：主持及参与辽宁省自然科学基金、辽宁省科技厅及辽宁省教育厅科技攻关计划 7 项。发表论文 40 余篇。主译《直肠肛门外科手术操作要领与技巧》《腹腔镜下大肠癌手术》《腹腔镜下大肠切除术》《腹腔镜上消化道标准手术》《腹腔镜下消化道标准手术》《日本静冈癌中心大肠癌手术》《腹腔镜结直肠癌手术》《肠梗阻》《美国结直肠外科医师学会结直肠外科学》9 部论著，副主编《结直肠肿瘤腹腔镜手术学新理念，新技术》《造口治疗学》《肿瘤营养治疗临床手册》3 部著作，参编《直肠癌保肛手术学》《肛肠外科学》《肛肠外科手术技巧》《中国罕少见病学》《腹部急症学》《实用盆底外科学》6 部论著。研究课题主要是结直肠肿瘤的浸润转移机制及微创手术等相关领域。目前独立完成腹腔镜下各类结直肠手术 3 000 余例，积极探索并实施多项腹腔镜结直肠手术的新技术。2013 年荣获中华医学会、中华消化外科杂志举办的首届“腹腔镜结直肠手术视频大赛全国总决赛”第二名，“经自然腔道取出标本的免切口腹腔镜直肠癌切除术”荣获 2015 年度盛京医院医疗新技术一等奖，“应用常规器械的双孔多通道腹腔镜直肠癌切除术”荣获 2016 年度盛京医院医疗新技术二等奖，获盛京医院“2015 年临床技能大赛”总决赛主任医师三等奖。

学术任职：中华结直肠外科学院学术委员会委员、中国医师协会外科医师分会经肛门全直肠系膜切除专业委员会副主任委员、中国中西医结合学会普通外科专业委员会直肠癌防治专委会副主任委员、中国医师协会外科医师分会结直肠外科医师委员会委员、中国医师协会外科医师分会肛肠外科医师委员会委员、中国医师协会结直肠肿瘤专业委员会委员、中国医师协会结直肠肿瘤专业委员会外科专业委员会委员、中国医师协会结直肠肿瘤专业委员会加速康复外科专业委员会委员、中国医师协会肛肠专业委员 MDT 专委会委员、中华外科青年医师学术研究社结直肠外科研究组核心成员、中国中西医结合学会普通外科专业委员会委员、辽宁省医学会外科学分会腹腔镜与内镜外科学组委员、辽宁省抗癌协会肿瘤微创治疗专业委员会委员。《世界华人消化杂志》编委、《中国医刊》《中华结直肠疾病电子杂志》特邀编委、《中华消化外科杂志》《中国实用外科杂志》特邀审稿专家。

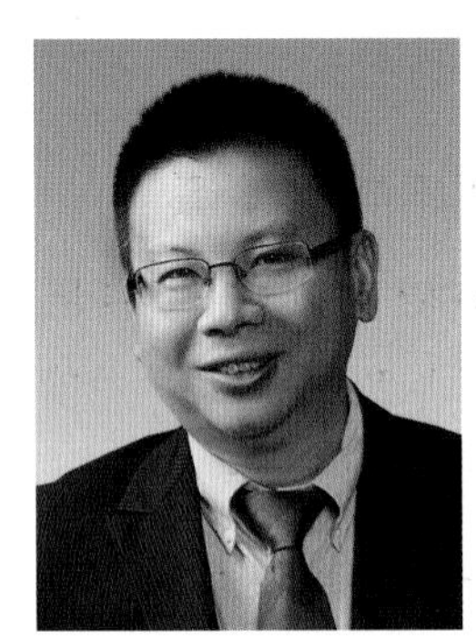

李心翔

教授，博士研究生导师，主任医师。现任复旦大学附属肿瘤医院腔镜平台执行主任、复旦大学附属肿瘤医院大肠外科副主任。

学术成就：微创外科技术师承于我国著名的微创外科先驱郑成竹教授，并师从于结直肠肿瘤外科专家蔡三军教授。曾在美国 Cleveland Clinic Florida 微创外科中心从事临床工作和研究。回国后在复旦大学附属肿瘤医院工作期间，率先成功开展各类腹腔镜结直肠手术，累计开展各类腹腔镜结直肠手术 3 000 多例。开展了国际首例的腹腔镜下经肛拖出无成角双吻合技术。腹腔镜直肠癌保留左结肠动脉高位淋巴结清扫技术入选“2015 年中国外科周百人百部手术展播”。腹腔镜结直肠手术入选“中国杰出青年外科医生腹腔镜手术精品典藏”，腹腔镜手术在全国大赛中获“2013 年中华外科青年学者奖”一等奖。临床研究成果获得美国胃肠内镜腹腔镜外科医师学会 2009 年度国际青年研究者奖。获邀参与完成美国胃肠内镜腹腔镜手术临床应用操作指南（SAGES Manual）。作为第一负责人承担国家自然科学基金面上项目、上海科委基础研究重点项目等多项国家及省部级科研课题。担任国家自然科学基金及上海市科委课题项目的评审专家。获发明专利 2 项、实用新型专利 2 项。近 5 年以第一作者及通讯作者在 *Molecular Cancer*、*Cancers*、

Cell Commun Signal、*Int J Colorectal Dis* 等国内外知名期刊发表论著 34 篇。担任 CSCO 结直肠癌诊治指南执笔人、国际期刊 *World Journal of Clinical Oncology* 的编委以及 *World Journal of Gastroenterology*、《中国癌症杂志》等众多国内外核心期刊的审稿专家。

学术任职：上海市抗癌协会腔镜外科学组组长、中国中西医结合学会普外专委会直肠癌防治专家委员会主任委员、中国医师协会结直肠肿瘤专委会腹腔镜专委会副主任委员、中国医师协会肛肠医师分会微创与内镜专委会副主任委员、CSCO 结直肠专家委员会委员、中国医师协会肛肠医师分会委员、中国医师协会内镜医师分会委员、第一届“中华消化外科菁英荟”委员（结直肠外科学组副组长）、中国研究型医院学会肿瘤外科专业委员会常委兼副秘书长、中国研究型医院学会肿瘤学专业委员会常委、中国抗癌协会大肠癌专业委员会腹腔镜学组委员、中国研究型医院学会机器人与腹腔镜外科专业委员会委员、中国医师协会肛肠医师分会微创和内镜专业委员会委员、中西医结合学会全国普外专业委员会委员、中华医学会结直肠外科学院学术委员会委员、教育部微创医疗器械工程研究中心客座研究员、美国胃肠内镜外科学会（SAGES）国际委员。

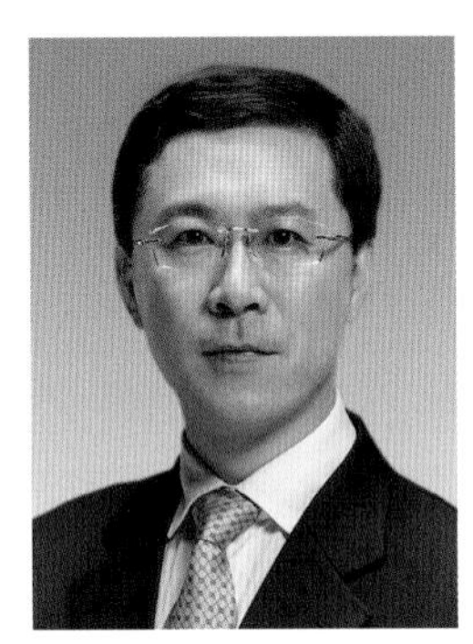

姚宏伟

教授，主任医师。首都医科大学附属北京友谊医院（国家消化系统疾病临床医学研究中心）普通外科分中心胃肠外科副主任，首都医科大学结直肠肿瘤临床诊疗与研究中心副主任。

学术成就：以第一作者或者通讯作者发表 SCI 收录论文及中文核心期刊学术论文 80 余篇，担任《腹腔镜上消化道标准手术》译著的主译，以及“十二五”国家重点图书《结直肠与肛门外科学》的第一副主译，获国家“实用新型专利”2 项。担任《中华外科杂志》《中国实用外科杂志》《中华胃肠外科杂志》《中华消化外科杂志》、*Annals of Surgery*（中文版）等学术期刊的编委和通讯编委。2010 年获得北京市优秀人才培养项目基金资助（红外光谱、核磁共振波谱分析用于大肠癌诊断的研究）、2014 年获得北京大学医学交叉学科基金的资助、2018 年获得首都卫生发展科研重点项目基金的资助。2010 年被评为“北京市优秀人才”，2012 年被评为“北京地区优秀中青年医师”，2014 年被评为“北京大学医学部优秀人才”，2015 年被评为“北京大学医学部优秀教师”，2016 年获得首届“北京大学临床医疗奖”。

学术任职：中华医学会外科学分会青年委员、中华医学会外科学分会结直肠外科学组委员兼秘书、中华结直肠外科学院学术委员兼秘书长、中华外科青年医师学术研究社结直肠外科研究组副组长、“中华消化外科菁英荟”结直肠外科学组组长、中国医师协会外科医师分会专业信息传播和教育工作委员会副主任委员、中国医师协会外科医师分会 TaTME 专业委员会副主任委员、中国医师协会结直肠肿瘤分会常务委员、中国医师协会结直肠肿瘤分会 TaTME 专委会主任委员、中国医学装备协会外科医学装备分会常务委员兼副秘书长、中国抗癌协会大肠癌专业委员会微创外科学组委员、北京医学会外科学分会委员、北京医学会外科学分会结直肠外科学组委员兼秘书、北京医学会肠外肠内营养分会青年委员会副主任委员、北京医师协会肿瘤医师分会青年委员会常务副主任委员、北京医师协会临床营养专家委员会委员、北京自然科学基金委员会评审专家、首都医科大学普通外科学系委员兼办公室主任。担任国际知名 TaTME 多中心 RCT 研究（COLOR Ⅲ研究）中国区域管理委员会副主席，协助 COLOR Ⅲ研究中国区域管理委员会主席张忠涛教授负责该研究在中国区域内的研究中心遴选、研究者培训、研究质量控制以及国际间的沟通协作等事宜，也是“中国 TaTME 手术病例登记协作研究数据库”创始者和管理者之一。

副主编简介

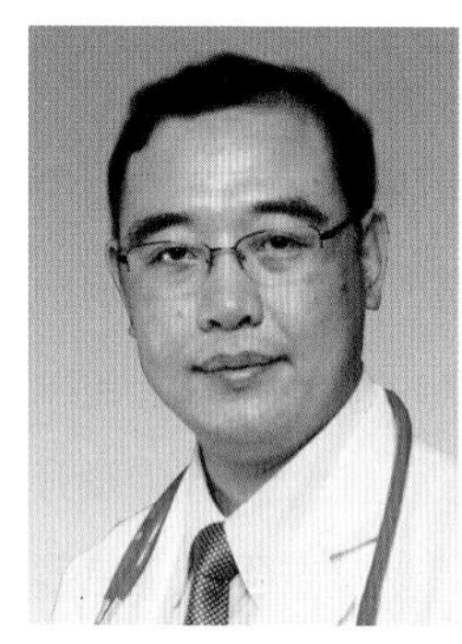

康亮

医学博士，博士研究生导师，主任医师。现任中山大学附属第六医院结直肠外科二区主任。中国医师协会外科医师分会经肛门全直肠系膜切除术专业委员会主任委员。中国研究型医院学会腹膜后盆底疾病专业委员会常务委员，中国中西医结合学会普通外科专业委员会委员，中国医师协会外科医师分会微创外科医师委员会委员，广东省医师协会微创外科医师工作委员会常务委员。*World Journal of Surgical Oncology*、《中国实用外科杂志》、《中华胃肠外科杂志》、《中华消化外科杂志》审稿专家，主持、参与国家级、省级科研基金10项。近五年在国内外核心期刊发表论文40余篇，SCI收录20余篇，参编参译著作9部。

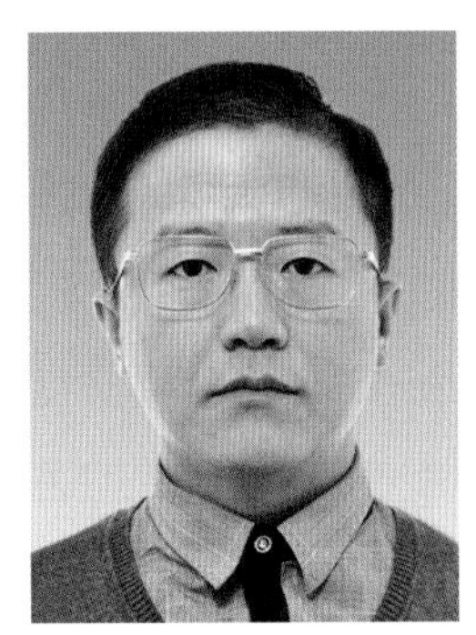

于向阳

医学博士，教授，硕士研究生导师，主任医师。天津市南开医院胃肠外科主任。日本国立癌症研究中心东病院胃外科、大肠骨盆外科访问学者。兼任中国中西医结合学会普通外科专业委员会青年委员兼秘书、中国研究型医院学会微创外科专业委员会委员、中国研究型医院学会肿瘤外科专业委员会委员、中国医师协会肛肠医师分会微创和内镜专业委员会委员、天津市医学会外科学分会委员、天津市医师协会微创外科专业委员会常委、天津市医师协会肛肠专业委员会委员。《微创外科杂志》编委。

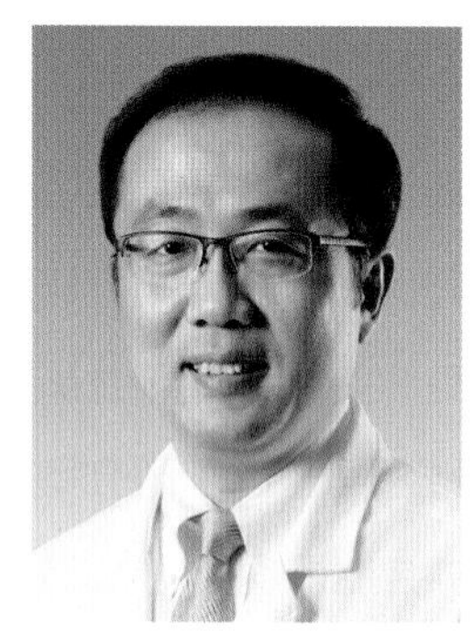

申占龙

医学博士，副教授，硕士研究生导师，主任医师，北京大学人民医院胃肠外科、外科肿瘤研究室副主任。社会兼职：中国医师协会外科医师分会多学科综合治疗（MDT）专业委员会副秘书长、青年委员会主任委员，中华医学会外科学分会实验外科学组委员，中国研究型医院学会消化道肿瘤委员会委员，中国研究型医院学会肿瘤外科专业委员会委员，中国医师协会微创外科专业委员会委员，中国抗癌协会整合肿瘤学分会委员，中国抗癌协会大肠癌专业委员会青年委员，中国医师协会肛肠医师分会肿瘤转移委员会委员，中国医师协会结直肠肿瘤专业委员会委员，中国医师协会结直肠肿瘤专业委员会腹腔镜组委员，中国医师协会整合医学医师分会整合肿瘤学专委会委员，中国老年保健医学研究会胃肠外科分会委员，中华外科青研社结直肠外科组核心成员，“中华消化外科菁英荟”结直肠癌外科组核心成员。

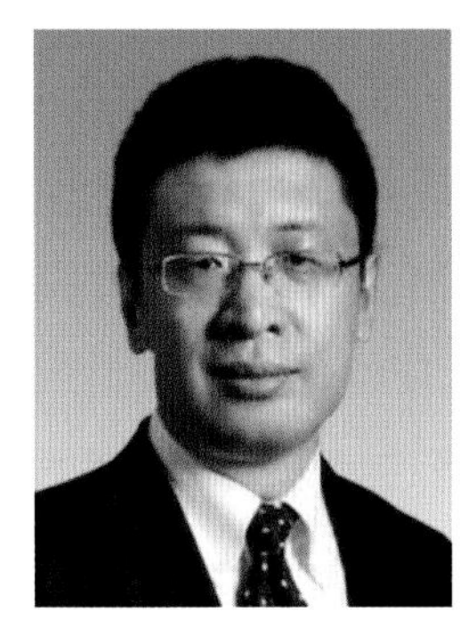

刘骞

教授，主任医师，中国医学科学院肿瘤医院结直肠外科副主任。第一作者或通讯作者发表文章60余篇。2013年获“华夏医学科技奖”二等奖。中华医学会外科学分会胃肠外科学组委员，中国研究型医院学会肿瘤外科分会副主任委员，中国国际保健交流促进会结直肠疾病分会副主任委员，中国医师协会结直肠肿瘤医师分会腹腔镜委员会副主任委员，中国医师协会整合医师分会肿瘤委员会副主任委员，中国医师协会肛肠医师分会结直肠疾病专委会副主任委员，中国医师协会结直肠肿瘤医师委员会青委会副主任委员，北京医师协会肿瘤专家委员会青年委员会副主任委员，中华医学会外科学分会青年委员会委员，中国医师协会结直肠肿瘤委员会常务委员，中国医师协会肛肠医师分会常务委员，中国抗癌协会大肠癌专委会委员。《中国医刊》《肿瘤研究与临床》编委，《中华胃肠外科杂志》通讯编委，《中华结直肠疾病电子杂志》编委、编辑部主任。

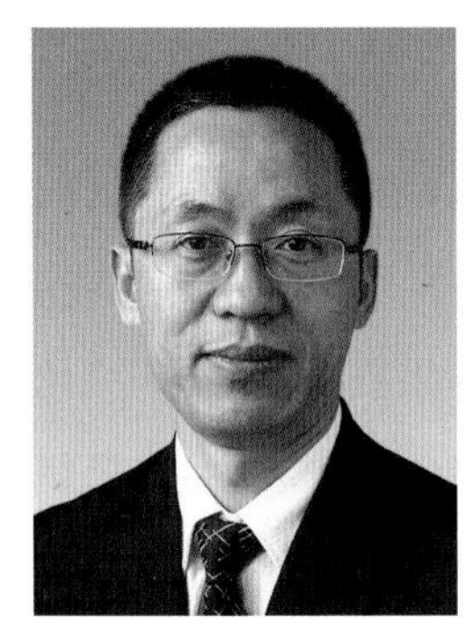

武爱文

医学博士，教授，硕士研究生导师，主任医师。现任北京大学肿瘤医院胃肠肿瘤中心三病区（原结直肠病区）及造口病区主任。1997年山东医科大学临床医学系毕业获临床医学学士学位。2002年北京大学医学部肿瘤外科专业博士毕业。着重于胃癌、结直肠肿瘤的手术及综合治疗。2010—2011年先后在美国斯隆凯特琳癌症纪念医院（MSKCC）和日本国立癌症研究中心中央病院访问交流，2012年赴美国约翰·霍普金斯大学医学院及堪萨斯医学中心访问。学术任职：中国抗癌协会理事，胃癌专业委员会委员；中华医学会肿瘤学分会胃肠学组委员；中国医师协会结直肠专业委员会委员；中国医师协会肛肠专业委员会委员；北京医师协会手术技艺研究会委员；第八、九、十、十一届全国胃癌学术会议（2013—2016）秘书长；第十二届国际胃癌大会秘书长（2017 IGCC）。

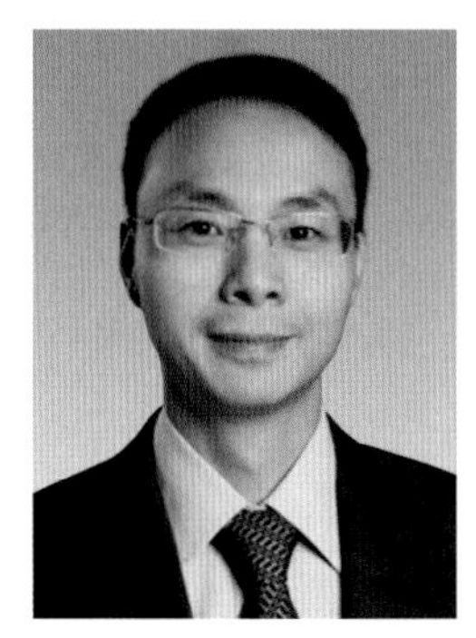

冯波

医学博士，硕士研究生导师，任上海交通大学医学院附属瑞金医院胃肠外科一病区主任，上海市微创外科临床医学中心副主任医师。美国康奈尔大学医学院附属纽约长老会医院结直肠外科任访问学者。任中华医学会外科学分会结直肠外科学组委员；中国医师协会外科医师分会结直肠外科医师委员会委员；中国医师协会外科医师分会肛肠外科医师委员会委员；中国医师协会结直肠肿瘤专业委员会腹腔镜专委会委员；中国医师协会肛肠医师分会微创与内镜专业委员会委员；《中华结直肠疾病电子杂志》通讯编委。获“教育部科技进步奖”一等奖，“上海市科技进步奖”一等奖，“上海市医学科技奖”一等奖以及“中华医学科技奖”二等奖（第三完成人）。获“2013年上海交通大学九龙奖”，“2015大中华结直肠腔镜达人赛”一等奖。担任国家863项目联系人，开展腹盆腔外科经自然腔道及单孔腹腔镜关键技术的研究及推广。

前言

近年来腹腔镜技术的发展非常迅速，尤其体现在结直肠外科领域，新的术式、新的技术及新的理念不断涌现。腹腔镜手术治疗结直肠癌已经逐渐成为了常规选择，手术技术也逐渐趋于成熟。国内各种会议上腹腔镜结直肠手术的议题层出不穷，由于网络技术的发达，手术直播更是司空见惯，各种相应的手术学著作和音像制品也随处可见。与自己十年前接触腹腔镜结直肠手术相比，不由得感慨现在学习的机会太便捷了，技术的普及太迅速了。在腹腔镜手术全面推广的时代，学习途径变得更加丰富多彩，但系统的学习手段仍然是专著书籍。近年来我在翻译出版了几本日本的腹腔镜结直肠手术著作后，发现其对腹腔镜下解剖理念的阐述和技术路线的描述非常详尽。然而目前的现状是，一方面表现为无论是私下交流还是学术会议上的探讨，还是有很多医生在追问各种技巧和经验，普遍的现象是看着国内外这些大师们的手术表演总是赏心悦目，而轮到自己做的时候虽然也能完成，过程却是差强人意，所以总是试图能够找到这些大师们的一些诀窍；另一方面，近年来出现的腹腔镜结直肠手术术式之繁多也叫人应接不暇，虽然“条条大路通罗马”，但是哪种术式更适合自己也往往让临床医生无所适从、难以取舍。所以我就有了撰写一本集目前腹腔镜结直肠手术术式之大全、荟萃实用经验技巧之著作的想法。

这本书的撰写我并没有尝试去邀请奠定中国腹腔镜结直肠外科基础的前辈，而是邀请跟随这些大师们成长起来的中青年力量，现在他们也都是国内结直肠领域的专家。这些中青年专家基本上都是从不同的助手位置开始摸索和学习腹腔镜手术技术而逐渐成长起来，更重要的是他们在围手术期管理方面经验相当丰富，往往能够关注到一些不同角度的细节内容，而这些内容通常就是成长中的结直肠外科医生所寻求的“秘籍”。至于培养这些中青年专家的前辈们，我特意邀请了他们针对每一个术式进行文后述评，这部分内容是各位大师们经验的精华，也是本书的亮点所在。

本书的内容包括了腹腔镜结直肠手术的循证医学证据，腹腔镜结直肠手术的应用解剖，腹腔镜结直肠良、恶性疾病的各种手术，目前国际上的焦点术式 TaTME 手术，局部晚期直肠癌的腹腔镜全盆腔脏器切除手术，腹腔镜侧方淋巴结清扫手术，腹腔镜单孔和减孔结直肠癌手术和经自然腔道取标本（NOSES）的结直肠手术等，不胜枚举，是目前出版的结直肠相关手术技术类书籍中涵盖内容最全的一本专著。本书通过文字、图片、视频的形式来介绍手术要点、难点及处理技巧。除了通用的图文并茂形式，也采用了目前的流行元素——二维码，每一个关键技术的展示都会伴随相应的简短视频，以便让读者更方便、更直观地了解作者的技巧和经验。

本书编者们都是在腹腔镜微创外科发展新时代成长起来的中青年精英。术中的文字、图片和手术视频都渗透着他们的智慧与灵气，将为系统学习腹腔镜结直肠手术的医生们提供最为实用的参考，这也是我们出版这本书的目的。然而由于时间仓促和能力所限，书中难免有疏漏或错误之处，敬请读者不吝指正。

在此衷心感谢在本书撰写筹备和出版过程中给予大力支持的张忠涛教授、郑民华教授、田利国编审。也感谢全体编委的不吝赐稿，对他们的严谨态度和科学作风表示崇高的敬意。本书得以顺利出版还要感谢中国医科大学附属盛京医院结直肠外科徐琨、丛进春两位编写秘书的辛勤付出。

张宏

2018年岁末

目 录
CONTENTS

第一篇
腹腔镜结直肠手术的研究现状

第一章 腹腔镜结直肠癌手术循证医学

第一节 概 述

循证医学（evidence-based medicine，EBM）意为“遵循证据的医学”，循证医学创始人 David Sackett 教授将循证医学定义为“慎重、准确和明智地应用当前所能获得的最好的研究依据，同时结合医生的个人专业技能和多年临床经验，考虑病人的价值和愿望，将三者完美地结合制定出病人的治疗措施”[1]。循证医学是一种理念，强调将最佳证据、临床经验和病人需求三者有机结合，制定临床决策[2]。同时循证医学更是一种实践，是将医学研究产生的原始证据不断总结、提炼及整合，进行二次应用的过程[3]。

循证医学的核心思想是应用现有的最好的临床研究证据作出医疗决策，临床研究包括原始研究和二次研究[4]，原始研究分为试验性研究和观察性研究（图 1-1-1-1）。试验性研究分又为随机对照研究（randomized controlled trial，RCT）和非随机对照研究。随机对照研究采用随机分配方法，将符合要求的病人分配到试验组和对照组，试验组给予待评价的新药或新术式等，对照组则给予安慰剂或已知的标准治疗，通过随访观察两组的结局，对疗效和安全性进行评价。观察性研究是对人群现象进行分析、比较、归纳和判断，以揭示事物之间的联系。观察性研究相对于试验性研究而言，实施容易，且不存在医学伦理学问题。但研究中存在多种偏倚，影响结果的真实性。观察性研究中又按事先有无专门设计的对照组分为描述性研究与分析性研究。描述性研究由于没有事先专门设计的对照组，不能确定暴露与效应之间的联系，只能提出病因假说。分析性研究的最重要特点是设立了可供对比分析的两个组，如病例对照研究按疾病的有无进行分组，队列研究按是否暴露于某因素或具备某特征进行分组。二次研究是收集某一问题的全部原始研究，进行严格评价、整合处理、分析总结后得出综合结论，主要包括系统评价 /Meta 分析、临床实践指南、临床决策分析、临床证据手册、卫生技术评估和卫生经济学研究等。系统评价 / Meta 分析按照严格的纳入标准广泛收集关于某一医疗卫生问题的研究，对纳入研究进行全面的质量评价，并进行定量合并分析或定性分析，对该问题进行严谨、系统的评价和全面客观、真实展示。RCT 的 Meta 分析适用于综合同一主题的 RCT 结果，尤其是研究结果矛盾时，通过将各研究结果进行整合，得到比任何一个单独的研究结果都更有说服力的综合结果，为循证临床及公共卫生决策提供良好依据。观察性研究的Meta分析主要是针对队列研究和病例对照研究，观察性研究的Meta分析结果应采取科学的态度进行解释，因为观察性研究很难排除所有偏倚，也不可能完全去除混杂效应，Meta分析只会加大这些偏倚，产生统计学上的假象[5]。临床实践指南一般由卫生行政主管部门组织制定，针对特定的临床情况，收集、综合和概括各级临床研究证据，系统制定出指导意见。

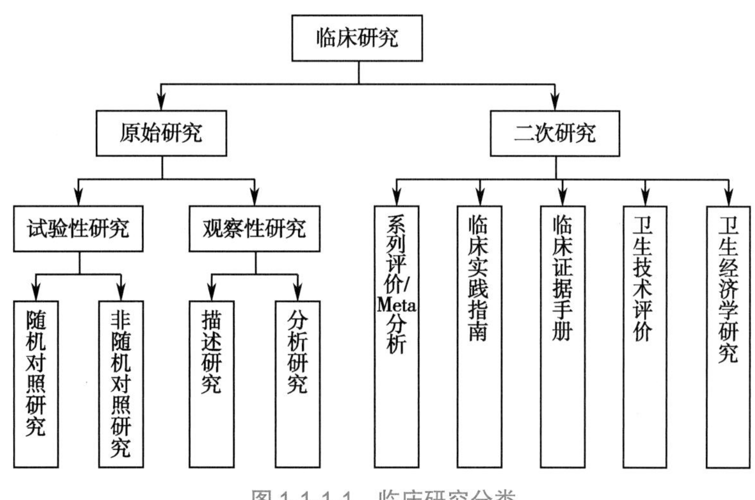

图 1-1-1-1　临床研究分类

临床研究的范围很广，这就要对这些研究证据按质量从高到低进行分级，区分对待不同来源的证据是循证医学的重要内容。近年来常用的医学研究证据分级和推荐强度标准有1992年美国卫生保健政策研究所AHCPR标准、1996年英格兰北部循证指南制定项目NEEBGDP标准、2001年苏格兰院际指南网络SIGN标准、2001年牛津大学循证医学中心等级标准、2004年GRADE标准等[6]。在循证医学临床干预疗效评价的证据等级中，高质量的RCT结果属于I级证据，是国际公认的临床疗效评价的金标准；高质量RCT的Meta分析、系统评价是客观评价和合成针对某一特定问题的研究证据的最佳手段，通常被视为最高级别的证据。

1990年Jacobs在美国成功完成第一例腹腔镜右半结肠切除术[7]，随着腹腔镜技术的不断完善，器械设备的更新和先行者的大力推广，腹腔镜结直肠手术广泛开展。但是已发表的评价腹腔镜结直肠癌手术效果的RCT仅有十余项，与内科药物治疗RCT的数量无法相比。这是因为药物疗效RCT中受试药物与安慰剂的剂型、剂量、外观可以标准化，处方医生也不是变量。而腹腔镜手术RCT的质量难以控制，除了术前诊断、手术适应证的选择、综合治疗情况以外，还要考虑手术标准化、病人与外科医生之间的双盲问题、依从性问题及伦理问题等。尤其是腹腔镜外科医生技术之间的差异也是一个变量，为了尽量减小这种差异，就要求参与研究的医生要度过腹腔镜手术学习曲线，以确保手术质量。随机分组后，根据伦理允许入组病人退出研究或者跨到另外一组治疗，还有在早期研究中因为腹腔镜设备缺乏或故障，甚至缺少腹腔镜外科医生造成原本加入到腹腔镜手术组的病人被迫行开腹手术，这种病例的脱落和跨组应限制在一定范围，否则就会造成研究结果的不准确。

在本章第二、三节列举了所有重要的腹腔镜结直肠癌手术的RCT研究，并按照《循证医学》杂志中“循证评价”专栏的体例，以文献来源、背景、目的、研究设计、主要结果、结论和评价的顺序进行论述。在第四节针对目前的几个争议问题比如横结肠癌和T4结肠癌是否适合腹腔镜手术等，各自选取一个荟萃分析来进行相关的解读，同时在评论里也会对一些小样本的研究或者回顾性的研究做一综述，力争让读者理清腹腔镜结直肠癌手术的发展历史，深入了解腹腔镜结直肠癌相关的临床研究。

参考文献

[1] Sackett D L，Straus S E，Richardson W S，et al. Evidence-Based Medicine：How to practice and teach EBM. London：Churchill Livingstone，2000.

[2] Citrome L，Ketter T A. Teaching the philosophy and tools of evidence-based medicine：misunderstandings and solutions.Int J Clin Pract，2009，63(3)：353-359.

[3] Hamer S，Collinson G. Achieving Evidence-Based Practice：A Handbook for Practitioners. Edinburgh，Scotland：Bailliere Tindall Elsevier，1999.

[4] 詹思延. 第一讲：循证医学与临床研究概述. 中国循证儿科杂志，2009，4(2)：142-144.

[5] 詹思延. 第一讲：如何报告系统综述和Meta分析——国际报告规范QUOROM和MOOSE解读. 中国循证儿科杂志，2010，5(1)：60-63.

[6] 陈耀龙，李幼平，杜亮，等. 医学研究中证据分级和推荐强度的演进. 中国循证医学杂志，2008，8(2)：127-133.

[7] Jacobs M，Verdeja J C，Goldstein H S. Minimally invasive colon resection(laparoscopic colectomy). Surg Laparosc Endosc，1991，1(3)：144-150.

（孙凌宇）

第二节　腹腔镜结肠癌手术主要临床研究结果及评价

一、Barcelona研究

【文献来源】

本研究包含不同时间发表的2篇报告：

[1] Lacy A M，García-Valdecasas J C，Delgado S，et al. Laparoscopy-assisted colectomy versus open colectomy for treatment of non-metastatic colon cancer：a randomised trial. Lancet，2002，359(9325)：2224-2229.

[2] Lacy A M，Delgado S，Castells A，et al. The long-term results of a randomized clinical trial of laparoscopy-assisted versus open surgery for colon cancer. Ann Surg，2008，248(1)：1-7.

【背景】

早期报道腹腔镜辅助结肠切除术降低了围手术期并发症并且切口转移风险较低，但其对长期结果的影响未知。

【目的】

比较腹腔镜辅助结肠切除术和开腹结肠切除术在肿瘤复发和生存方面治疗非转移性结肠癌的疗效。

【研究设计】

1. 研究条件　巴塞罗那大学CLINIC医院消化病研究所。

2. 入组时间　1993年11月至1998年7月。

3. 研究方法　单中心随机对照临床研究。

4. 入组标准　距离肛缘15cm以上的结肠腺癌。

5. 排除标准　横结肠肿瘤、远处转移、侵犯邻近器官、肠梗阻、既往结肠手术史、不同意参加研究者。

6. 干预措施　病人随机接受腹腔镜辅助结肠切除术和开腹结肠切除术。

7. 主要终点　癌症相关生存（cancer-related survival）。

8. 次要终点　总生存率和无复发率（probability of overall survival and probability of being free of recurrence）。

【主要结果】

219例病人参加了研究（腹腔镜组111例，开腹组108例），基线特征除腹腔镜组年龄较低和术前血清CEA浓度较高以外两组之间没有显著差异。分配到腹腔镜组的12例病人（11%）怀疑肿瘤侵犯邻近器官而进行了开腹手术，其中7例是Ⅱ期，5例是Ⅲ期。11例病人术中发现转移灶（腹腔镜组5例，开腹组6例），在长期生存分析中排除这些病例。术后腹腔镜组68例（61%）和开腹组59例（55%）接受辅助化疗。

腹腔镜相比开腹组手术时间明显延长、术中出血量明显降低、病人恢复较快，腹腔镜组肠蠕动恢复和进食时间较早、住院时间缩短。腹腔镜组病人总体围手术期并发症发生率明显降低。

中位随访43个月时，两组肿瘤复发率无显著差异，复发类型、复发时间和再手术病人数相似。两组总生存率无显著差异，但腹腔镜组癌症相关生存率显著高于开腹组（P=0.02），亚组分析显示腹腔镜组癌症相关生存率的优势是由Ⅲ期病人的差异所致（无复发率，P=0.04；总生存率，P=0.02；癌症相关生存，P=0.006）。当根据实际治疗情况进行分析时，无复发率（P =0.002），总生存率（P =0.02），癌症相关生存（P=0.000 6）腹腔镜组显著优于开腹组。

中位随访95个月时，与开腹组相比，腹腔镜组的总生存呈上升趋势，但差异无统计学意义（P=0.06）。腹腔镜组38例（36%），开腹组50例（49%）死亡。同样，与开腹组相比，腹腔镜组总生存率较高，但差异无统计学意义（P=0.07）。腹腔镜组有较高的癌症相关生存趋势，但差异无统计学意义（P=0.07）。腹腔镜组中有17例（16%）和开腹组有28例（27%）死于与癌症相关的原因。与开腹组相比，腹腔镜组癌症相关生存率（P=0.02）更高。虽然差异无统计学意义，但腹腔镜组肿瘤复发倾向较低（P=0.07），腹腔镜组 19 例（18%）和开腹组 29 例（28%）发生肿瘤复发，两组复发类型均无差异。与开腹组比较，腹腔镜组无复发概率为 P=0.054。多变量分析显示，腹腔镜手术是总生存率（P=0.04）、肿瘤复发（P=0.03）、癌症相关生存（P=0.03）的独立预后因子。当根据实际治疗情况分析时，腹腔镜组总生存率（P=0.01）、癌症相关生存（P=0.000 2）、无复发率（P=0.001 5）明显高于开腹组。

【结论】

在结肠癌病人中，应优选腹腔镜辅助手术，因其减少围手术期并发症发生率，缩短了住院时间，延长了癌症相关生存时间。

【评论】

20 世纪 80 年代末和 90 年代初腹腔镜胆囊切除术广泛开展，由于微创手术具有术后疼痛减轻、住院时间缩短、术后恢复加快的优点，外科医生试图将其应用于其他各种腹部手术。1991 年发表了第一个腹腔镜结肠癌手术的报告[1]，但当时该术式开展的并不多，原因是：①腹腔镜辅助结肠切除术在技术上比较困难，需要度过一定的学习曲线；②没有比较结肠癌腹腔镜与常规开腹手术的随机临床研究；③有报告表明腹腔镜结肠手术可能会造成穿刺口肿瘤种植[2]。Barcelona 研究是首个对比腹腔镜与开腹结肠手术的随机对照研究，参与该研究的外科医生具有丰富的腹腔镜手术经验，表现在腹腔镜手术组最初 3 年病人的发病率、肿瘤复发率和生存率的数据与后来 3 年获得的数据相似。此外腹腔镜组只有一例穿刺口转移，也说明有经验的外科医生可以控制腹腔镜手术的肿瘤学安全性。

Barcelona 研究设计是一项单中心研究，在腹腔镜手术的早期阶段，大多数外科医生没有腹腔镜结肠切除术的经验，因此很难进行多中心研究。另外的一项单中心研究[3]来自香港威尔斯亲王医院，纳入从 1993 年 9 月至 2002 年 10 月的 403 例直肠乙状部癌病人（吻合口距离齿状线大于 5cm），随机接受腹腔镜辅助（203 例）或开腹（200 例）手术。腹腔镜组中转开腹率 23.2%，远切缘、获取淋巴结数量、总体发病率和手术死亡率在两组无差异。腹腔镜组和开腹组 5 年总生存率分别为 76.1% 和 72.9%。5 年无复发率分别为 75.3% 和 78.3%。腹腔镜组的手术时间明显延长，术后恢复明显优于开腹组，但这些获益以牺牲直接成本为代价。

Barcelona 研究结果除了显示腹腔镜组术后恢复更快、并发症更少以外，最有趣的结果是腹腔镜手术似乎能改善结肠癌病人的长期预后，而这种优势仅归功于Ⅲ期病人。在Ⅲ期病人中，腹腔镜手术与肿瘤复发率显著相关，并且癌症相关生存率较高。与此相反，在Ⅰ期和Ⅱ期肿瘤病人，这些指标在两个治疗组几乎相同。作者分析原因时认为腹腔镜手术对病人的免疫功能损害较小，所以Ⅲ期肿瘤有较好的结局。而在Ⅰ期和Ⅱ期肿瘤中，转移的概率本来就很低，可能不受免疫状态变化的影响。该研究的不足是开腹组肿瘤复发率出乎意料得高，所以对本研究的结果应谨慎解释，应进一步进行验证性试验。如北美外科治疗组的 COST 研究登记了大约两倍的病人进入类似设计的研究，详见下一个研究评价。

二、COST 研究

【文献来源】

本研究包含不同时间发表的 2 篇报告：

[1] Nelson H，Sargent D J，Wieand H S，et al. A comparison of laparoscopically assisted and open colectomy for colon cancer. N Engl J Med，2004，350（20）：2050-2059.

[2] Fleshman J，Sargent D J，Green E，et al. Laparoscopic colectomy for cancer is not inferior to open surgery based on 5-year data from the COST Study Group trial. Ann Surg，2007，246（4）：655-62；discussion 662-4.

【背景】

1990 年首次报道腹腔镜辅助结肠癌切除术，由于担心微创手术不能进行适当的肿瘤切除、不恰当的分期或者复发模式的变更导致生存受损，有必要进行对照性研究。

【目的】

比较腹腔镜和开腹结肠切除术在肿瘤复发和生存方面治疗非转移性结肠癌的疗效。

【研究设计】

1. 研究条件　美国和加拿大 48 家机构的 66 名外科医生。

2. 入组时间　1994 年 8 月至 2001 年 8 月。

3. 研究方法　多中心随机对照的非劣效性研究。

4. 入组标准　临床诊断为结肠腺癌（手术需要组织学确认），至少 18 岁，未限制腹部粘连。

5. 排除标准　局部晚期或转移性疾病，直肠或横结肠癌，急性肠梗阻或癌穿孔以及严重的内科疾病。炎症性肠病，家族性息肉病，妊娠，同时或以前患有恶性肿瘤。

6. 干预措施　病人被随机分配接受开腹结肠切除术或腹腔镜辅助结肠切除术。

7. 主要终点　肿瘤复发时间（time to tumor recurrence），定义为从随机化到首次确诊复发（影像学或者病理学评价）或死亡的时间。

8. 次要终点：无病生存，总生存，并发症，与恢复相关的指标及生活质量。

【主要结果】

872 例病人接受了随机化，863 例作最后分析，其中 428 例病人接受了开腹结肠切除术，435 例接受腹腔镜辅助结肠切除术。腹腔镜辅助手术中转开腹率 21%。腹腔镜组的手术时间明显长于开腹组（150min vs.95min，P<0.001）。开腹组比腹腔镜组联合脏器切除更多（63 例 vs.34 例，P=0.001），腹腔镜组中有 6 例，开腹组有 14 例病人联合切除的器官组织学检查结果为恶性。在腹腔镜组中腹壁粘连（P=0.002）和肠梗阻（P=0.001）更为频繁。两组病人的切除程度相似，6% 的开腹组病人和 5% 腹腔镜组病人（P=0.52）肠切除范围小于 5cm。每组获取的淋巴结的中位数为 12。

恢复和并发症：腹腔镜组恢复比开腹组快，反映在较短的住院时间（腹腔镜组中位时间为 5.5 天，开腹组中位时间为 6.7 天，P<0.001）、更少的静脉麻醉药物（P<0.001）和口服镇痛药（P=0.02）使用率。术中并发症发生率（开腹组为 2%，腹腔镜组为 4%，P=0.10）、术后 30 天死亡率（P=0.40）、出院后（P=0.98）及 60 天（P=0.73）并发症发生率、再入院率（分别为 10% 和 12%，P=0.27）、再手术率（每组少于 2%，P=1.0）无统计学差异。两组接受化疗的病人没有显著差异。

生存和复发：中位随访 4.4 年后，160 例肿瘤复发（开腹组 84 例，腹腔镜组 76 例），186 例死亡（分别为 95 例和 91 例）。肿瘤复发前有 77 例病人死亡（开腹组 34 例，腹腔镜组 43 例，P=0.25）。

复发时间偏向于开腹手术的单侧 P 值为 0.83，满足腹腔镜手术不劣于开腹手术。腹腔镜组与开腹组复发率的累计发生率无显著差异（双侧 P=0.32）。两组总生存率（P=0.51）和无复发生存率（P=0.70）也非常相似。任何分期病人的复发时间、无病生存期或总生存期没有显著差异。在分层因素调整的多变量分析中，复发时间、无病生存期和总生存期无差异。有三例病人手术切口复发：腹腔镜组 2 例（0.5%），开腹组 1 例（0.2%，P=0.50）。截至 2007 年 3 月，共有 852 名病人完成了五年随访，170 例病人复发，252 例死亡。两组的 5 年无病生存率、5 年总生存率、总复发率和首次复发部位（包括切口复发）相似。复发时间偏向于开腹手术的单侧 P 值为 0.75，再次满足腹腔镜手术不劣于开腹手术。腹腔镜手术的病人复发累积发生率与开腹组相比没有显著差异（双侧 0.25）。亚组分析各个疾病分期的复发率和无病生存率两组间没有差异，Ⅰ期病人的总生存率（OS）在开腹组更高（开腹组 93%，腹腔镜组 85%，P=0.04）。然而，对于任一手术治疗的Ⅰ期病人，5 年无病生存率（DFS）或累计复发率没有差异。在Ⅰ期病人中，两组之间的癌症相关死亡人数相同（每组 4 人）。

【结论】

结肠癌病人腹腔镜辅助结肠切除术与开腹结肠切除术一样安全有效，腹腔镜手术虽然手术时间较长，但疼痛轻、止痛药物用量少、住院时间短。

【评论】

在腹腔镜结肠癌手术开展的初期，外科医生会有如下的疑虑：微创手术是否可以完成恰当的肿瘤切除？能否提供与开腹手术相同程度的淋巴结分期信息？二氧化碳气腹是否改变了肿瘤细胞播散的模式？是否增加了切口和穿刺部位肿瘤复发？外科界认为一项新技术如果有可能对病人结局产生负面影响，就必须进行随机对照临床研究，建议在随机对照研究结果公布之前应限制腹腔镜结肠切除术，避免不受控制的应用带来灾难性后果。

Clinical Outcomes of Surgical Therapy（COST）研究小组的这项研究是评估腹腔镜结肠癌切除术的第一项多中心随机对照研究[4]。48 家机构 66 位外科医生参与这项研究，每位外科医生至少进行了 20 次腹腔镜辅助结直肠手术。外科医生提交了一份腹腔镜辅助结肠切除术的录像带，并对其肿瘤学技术进行了评估，包括肠系膜血管结扎水平、无瘤术的原则、重要邻近结构的确定以及全面的腹部探查。外部监督委员会随机审核录像带和评估肠管切缘，所有腹腔镜辅助和开腹手术均按照方案指南进行，两组的切除范围相同。为确保病人的安全，腹腔镜中转开腹手术由外科医生自行决定。中转标准是局部晚期疾病并且无法确定关键解剖结构，而非外科医生的技术不成熟，这就使该研究的中转开腹率（21%）在整个研究过程非常稳定，中转开腹手术的病人与完成腹腔镜手术病人之间的肿瘤学转归没有差异，也不增加穿刺口的局部复发和 T4 病变的腹腔内复发。

证明腹腔镜手术和开腹手术真正等价的研究不可能完成，因为预计纳入的病人人数要 3 000 人，故而 COST 研究设计了非劣效性试验，使用单侧统计来检验腹腔镜结肠切除术是否存在劣势。这种单侧试验设计允许较少数量的病人，同时为结论的准确性保留 80% 以上的效力。COST 研究最终分析了 863 名病人的 5 年随访结果，显示两组的总体 5 年生存率几乎相同（P=0.93），腹腔镜结肠癌切除术未给病人带来任何损害。亚组分析Ⅰ期病人开腹组的 5 年生存率更好，但是这种差异在Ⅰ期病人的无病生存期或复发累计发生率中并不存在，因此在腹腔镜组中死亡的Ⅰ期病人要么是非癌症的原因，要么是亚组分析的偶然差异。这个数据不支持腹腔镜手术可以改善结果的想法，反而这种不足的亚组分析可以解释 Barcelona 研究中的结果：腹腔镜结肠切除术对于结肠Ⅲ期癌症病人更为优越。这项研究的不足是它没有达到 1 200 名病人的预定目标，因为参与研究的腹腔镜外科医生要加入一个合作组织，建立一个 NIH 研究者号码，还要完成密集、耗时的认证过程。另外随着研究的进展，病人开始主动要求外科医生进行腹腔镜结肠切除术，这些因素降低了外科医生招募病人的能力，这些挑战再次表明外科手术随机对照研究的曲折性。

三、COLOR 研究

【文献来源】

本研究包含不同时间发表的 3 篇报告：

[1] Veldkamp R，Kuhry E，Hop W C J，et al. Laparoscopic surgery versus open surgery for colon cancer：short-term outcomes of a randomised trial. Lancet Oncol，2005，6（7）：477-484.

[2] Buunen M，Veldkamp R，Hop W C，et al. Survival after laparoscopic surgery versus open surgery for colon cancer：long-term outcome of a randomised clinical trial. Lancet Oncol，2009，10（1）：44-52.

[3] Deijen C L，Vasmel J E，de Lange-de Klerk E S M，et al. Ten-year outcomes of a randomised trial of laparoscopic versus open surgery for colon cancer. Surg Endosc，2017，31（6）：2607-2615.

【背景】

临床上腹腔镜结肠癌切除术的安全性和长期生存有争议。

【目的】

比较腹腔镜和开腹切除单发结肠癌术后三年无病生存率和总生存率。

【研究设计】

1. 研究条件　欧洲 8 个国家 29 所医院。

2. 研究起止时间　1997 年 3 月 7 日至 2003 年 3 月 6 日。

3. 研究方法　非劣效、随机对照研究。

4. 入组标准　结肠单发腺癌（限于盲肠、升结肠、降结肠以及乙状结肠），年龄 18 岁以上并且签署知情同意书。

5. 排除标准　体重指数>30kg/m^2；横结肠和脾区腺癌；肝肺转移；急性肠梗阻；结肠同时性多原发癌；外科急腹症；以前同侧癌；经 CT、磁共振成像或 B 超诊断有腹腔转移；对全麻和长时间气腹绝对禁忌者。

6. 干预措施　根据参与中心和切除类型（即右半结肠切除术，左半结肠切除术或乙状结肠切除术）分层，随机分为腹腔镜切除和开腹切除。根据当地的标准，医生可以自行决定术前和术后的辅助治疗。

7. 评价指标

主要终点：术后 3 年无病生存率和总生存率。

次要终点：手术期间的短期发病率和死亡率，阳性切缘的数量，局部复发，穿刺口和切口复发以及失血。

【主要结果】

1 248 名病人被随机分配到开腹手术（n=621）或腹腔镜手术（n=627）。随机分组后 172 名病人因远处转移或良性疾病被排除，1 076 名病人（542 例开腹手术和 534 例腹腔镜手术）纳入分析。两组基线资料无差异，术后 28 天内进行辅助治疗，腹腔镜和开腹手术后辅助化疗的情况相似。

短期结果：腹腔镜组手术时间明显延长，失血量明显低于开腹手术组。腹腔镜组 534 例病人中有 49 例（9%）和开腹组 542 例中有 47 例（9%）周围组织浸润。腹腔镜组有 102 例中转开腹手术（19%），其中有 11 例（2%）是由于腹腔镜设备障碍或缺少有经验的外科医生而接受了开腹手术，而其余 91 例（17%）是术中转为开腹手术，这 91 例中有 31 例是因为肿瘤固定或侵犯邻近结构。T4 期肿瘤中转开腹率 50%，显著高于其他组（P=0.02）。根据意向治疗原则，所有中转的病人都留在腹腔镜组进行分析。腹腔镜组相对于开腹组切缘阳性无差异。两组病人的分期、肿瘤大小和组织学类型相似。两组获取淋巴结中位数为 10。与开腹组相比，腹腔镜组肠功能恢复较早（P <0.000 1），需要更少的镇痛药，并且住院时间较短（P<0.000 1）。两组在结肠切除术后 28 天的发病率和死亡率没有差异。

中位随访 53 个月，腹腔镜组和开腹组发生的事件数（复发或无复发的死亡）分别为 166 次和 158 次。197 例病人复发（开腹组 92 例和腹腔镜组 105 例，Log-rank，P=0.24）。在腹腔镜组中，局部复发次数，远处复发次数和复发次数（定义为诊断时局部复发和远处复发）分别为 26、56 和 23 次。在开腹组分别是 26、54 和 12 次。这些复发的分布在两组间没有差异（P=0.24）。在腹腔镜组有 1.3% 的病人（534 例中有 7 例）和开腹组有 0.4%（542 例中有 2 例）发生了腹壁肿瘤复发（P=0.09）。在腹腔镜组中，7 例复发中的 5 个在穿刺口部位，2 个在取标本部位。分析时有 253 例病人死亡，其中开腹组 125 例，腹腔镜组 128 例。127 名病人（分别为 69 名和 58 名）死于结肠癌。腹腔镜组和开腹组的总生存率和无病生存率无差异：腹腔镜组和开腹组 3 年无病生存率分别为 74.2% 和 76.2%（P=0.70），腹腔镜组 3 年生存率为 81.8%，开腹组为 84.2%（P=0.45）。按照分期进行亚组分析，两组之间无病生存期或总生存期没有差异。治疗分析显示中转开腹者计入开腹手术并不影响结论：开腹组和腹腔镜组 3 年无病生存率为 76.0% 和 74.3%（P=0.51）。

256 名荷兰病人进行了 10 年分析，中位随访时间为 112 个月。腹腔镜组无病生存率为 45.2%，开腹组为 43.2%（P=0.96），总生存率分别为 48.4% 和 46.7%（P=0.83）。62 例病人复发，在腹腔镜组 29.4%，开腹组 28.2%（P=0.73）。7 例病人穿刺口或切口复发（腹腔镜组 3 vs. 开腹组 4）。

【结论】

腹腔镜手术治疗非转移性结肠癌的无病生存率、总生存率和复发率与开腹手术相似，腔镜手术应用到日常实践中是合理的，应进一步的研究腹腔镜手术是否优于开腹手术。

【评论】

COLOR 研究的结果表明，腹腔镜组和开腹组的手术根治性（中位淋巴结检查数目、近端和远端肠管切缘长度、切缘阳性率）、手术并发症和手术死亡无显著差异，虽然腹腔镜组手术时间较长，但是失血量小、肠道功能恢复快、需要的镇痛剂少、住院时间短。对比 COLOR 研究和 COST 研究的中位腹腔镜手术时间相同（145min vs. 150min），但是开腹手术的时间存在差异（115min vs. 95min），无论采取哪种手术方式，术者的手术经验和手术量对手术时间、手术并发症、术后生存有很大的影响，COLOR 研究的另一个报告曾指出，治疗中心的年手术量影响腹腔镜治疗的短期效果[5]。COLOR 研究显示腹腔镜组术后住院时间比腹腔镜组短 1 天，与 COST 研究结果一致。然而有报道[6]通过使用横切口联合多模式加速康复治疗方案，开放性结肠切除术后也大大减少了住院时间。COLOR 研究中 91 例病人中转开腹手术的主要原因是：肿瘤固定或者侵犯邻近器官、粘连广泛、肿瘤直径较大、无法游离原发灶、出血、肿瘤位于横结肠或者骶骨岬部下方等。规范化腹腔镜结肠癌切除术的前提是行 CT 或 MRI，排除肿瘤体积大或浸润性病变等不适合于腹腔镜切除的病人，而 COLOR 研究只有 5% 的病人进行了 CT 扫描，可能与较高的中转开腹率有关。在 COLOR 研究两组的结肠和结肠系膜切除程度大致相同，两组病人手术切除淋巴结中位数是 10 个，这项研究没有要求病理学家对淋巴结进行更彻底的检查，而目前的共识是结肠癌根治手术要至少清扫 12 枚淋巴结以确保根治性，达不到 12 枚淋巴结则由病理医生进一步检查标本，若确实未能检出更多的淋巴结则予以记录说明。

来自 COLOR 研究的数据不能排除 3 年无病生存率有利于开腹结肠切除术，因为差异的 95%CI 上限刚刚通过预定的非劣效性界值 7%。为防止非劣效性检测的错误结论，将腹腔镜组中转开腹手术病人做治疗性分析，则腹腔镜手术不劣于开腹手术。COST 研究和 CLASICC 研究分别报道 770 和 413 名结肠癌病人行腹腔镜或开腹切除，无病生存期没有显著差异（COST 的 HR0.86；CLASICC 的 P=0.51）。Bilimoria[7]对 11 038 例腹腔镜和 231 381 例开腹结肠切除进行了回顾性队列研究，腹腔镜手术后 I 期病人的 5 年总生存率明显较好，淋巴结阳性病人的生存率提高。这项研究的设计不能得到明确的结论，但表明对腹腔镜手术结局的持续密切监测至关重要。COLOR 研究中 256 名荷兰病人随访 10 年，结果显示腹腔镜和开腹切除非转移性和非浸润性结肠癌术后无病生存率，总生存率和复发率相似。虽然无统计学意义，但腹腔镜手术后腹壁复发率明显高于开腹手术后的复发率（7 vs. 2；P=0.09），提示我们在腹腔镜结肠癌切除术时还是要注意无瘤原则。

该研究设计之初认为肥胖是腹腔镜结肠切除术的技术挑战，体重指数超过 30kg/m^2 的病人被排除在外。Delaney[8]研究了体重指数超过 30kg/m^2 的病人，接受了腹腔镜结肠切除术或开腹结肠切除术病人的手术时间和发病率没有差异，腹腔镜手术住院时间比开腹手术短 2 天，腹腔镜手术中转开腹率高达 30%，而 Leroy[9]报道 23 名体重指数超过 30kg/m^2 的腹腔镜左半结肠切除病人没有一例中转开腹手术，故而肥胖者行腹腔镜结肠切除术不是禁忌证但应谨慎选择。

总之，COLOR 研究证明将腹腔镜手术应用到日常实践中是合理的，应进一步进行研究，全面收集大量病人的准确数据。

四、CLASICC 研究

【文献来源】

本研究包含不同时间发表的 4 篇报告：

[1] Guillou P J，Quirke P，Thorpe H，et al. Short-term endpoints of conventional versus laparoscopic-assisted surgery in patients with colorectal cancer（MRC CLASICC trial）：multicentre，randomised controlled trial. Lancet，2005，365（9472）：1718-1726.

[2] Jayne D G，Guillou P J，Thorpe H，et al. Randomized trial of laparoscopic-assisted resection of colorectal carcinoma：3-year results of the UK MRC CLASICC Trial Group. J Clin Oncol，2007，25（21）：3061-3068.

[3] Jayne D G，Thorpe H C，Copeland J，et al. Five-year follow-up of the Medical Research Council CLASICC trial of laparoscopically assisted versus open surgery for colorectal cancer. Br J Surg，2010，97（11）：1638-1645.

[4] Green B L，Marshall H C，Collinson F，et al. Long-term follow-up of the Medical Research Council CLASICC trial of conventional versus laparoscopically assisted resection in colorectal cancer. Br J Surg，2013，100（1）：75-82.

【背景】

腹腔镜辅助结直肠癌手术已广泛应用，随机试验结果表明腹腔镜结肠癌手术在短期内与开腹手术一样有效，但关于直肠癌的资料很少，现在需要关于生存和复发的长期数据。

【目的】

比较了开腹手术和腹腔镜辅助手术在结直肠癌病人中的短期终点和长期结局。

【研究设计】

1. 研究条件　英国的 27 个中心 32 名外科医生。

2. 研究起止时间　1996 年 7 月至 2002 年 7 月。

3. 研究方法　随机、对照、开放、平行研究。

4. 入组标准　结肠癌或直肠癌病人，适合于右半结肠切除术，左半结肠切除术，乙状结肠切除术，前切除术或腹会阴切除术。

5. 排除标准　横结肠腺癌，肺炎，急性肠梗阻，5 年前患恶性疾病，同时性的多原发癌，妊娠以及需要手术干预的相关胃肠疾病。

6. 干预措施　病人以 2∶1 的比例随机分配接受腹腔镜或开腹手术，根据外科医生、手术部位、肝转移灶和术前放疗分层。

7. 评价指标

短期主要终点：环周和纵向切缘的阳性率，Dukes C2 肿瘤的比例，院内死亡率。

长期主要终点：3 年总生存期，3 年无病生存期和 3 年局部复发。

短期次要终点：手术、手术后 30 天和 3 个月的并发症发生率，手术后 3 个月生活质量，输血要求。

长期次要终点：3 年远处复发率，3 年切口 / 穿刺口复发率和生活质量。

【主要结果】

纳入 794 名病人（结肠癌 413 名，直肠癌 381 名），随机分配到开腹组 268 名，腹腔镜组 526

两组在基线特征和病理分期方面保持平衡。腹腔镜组的切口长度比开腹组短，开腹组手术时间短于腹腔镜组。首次排便时间和恢复正常饮食时间在两组以及结肠、直肠和中转开腹的病人之间相似。两种治疗方式的结肠切除术住院时间相同，对于直肠切除术，腹腔镜比开腹手术的住院时间缩短 2 天。腹腔镜组中转开腹率 29%（结肠癌 25%，直肠癌 34%），中转率从第 1 年的 38% 降到第 6 年的 16%。开腹组淋巴结获取中位数 13.5 枚和腹腔镜组 12 枚。Dukes C2 的肿瘤比例相似（*P*=0.89），中转开腹和开腹组病人的 Dukes C2 肿瘤比例高于未中转病人，然而调整分层因素后这种差异并不显著（*P*=0.12）。结肠癌开腹组 5% 和腹腔镜组 7% 环周切缘阳性，但差异不显著（*P*=0.45）。开腹组和腹腔镜组间的肿瘤距肠系膜切除边界相似（中位数分别为 9cm 和 8cm）。直肠癌开腹组有 14% 和腹腔镜组 16% 环周切缘阳性（*P*=0.8）。接受 AR 手术腹腔镜组的环周切缘阳性率高于开腹组但差异不显著（12% vs. 6%，*P*=0.19）。接受 APR 术腹腔镜组与开腹组环周切缘阳性率无差异（20% vs. 26%）。两组院内死亡率、30 天和 3 个月并发症率、输血要求没有差异。

中位随访 36.8 个月，两组病人 3 年 OS 无差异（log-rank test 0.35；*P*=0.55；开腹组 66.7%，腹腔镜组为 68.4%，差异为 1.8%；95%CI 为 5.2% 到 8.8%），根据肿瘤部位（结肠癌或直肠癌）、疾病分期、直肠癌手术方式（AR 或 APR）分层分析两组 3 年 OS 亦无差异，Dukes A 期直肠癌病人腹腔镜手术后 3 年 OS 有所改善的趋势但差异没有显著性。3 年 DFS 两种手术之间没有差异（log-rank 0.15；*P*=0.70；开腹组 67.7%，腹腔镜组为 66.3%，差异为 1.4%；95%CI，9.5% 到 6.7%）。分别分析肿瘤部位（结肠癌或直肠癌）、疾病分期、直肠癌手术方式（AR 或 APR）两种技术的 3 年 DFS 差异无统计学意义，Dukes A 期直肠癌病人腹腔镜手术后 3 年 DFS 有所改善的趋势但差异没有显著性。两组的局部复发率和远处复发率无差异，在接受 AR 的病人中，环周切缘阳性差异并未转化为 3 年局部复发率的差异，接受 APR 治疗病人的 3 年局部复发率在治疗组间没有差异。无论接受 AR 还是 APR 手术，两组 3 年远处复发率未见差异。

中位随访 56.3 个月，两组病人 5 年 OS 无差异（log-rank test 0.037；*P*=0.848；开腹组 58.1%，腹腔镜组为 57.9%，差异为 −0.2%；95%CI 为 −7.6%～7.3%）。对于结肠癌，开腹手术的 5 年 OS 率为 62.7%，腹腔镜手术为 55.7%（*P*=0.253）。对于直肠癌，开腹手术的 5 年 OS 率为 52.9%，腹腔镜手术为 60.3%（*P*=0.132）。对于 AR 手术，开腹手术的 5 年 OS 率为 56.7%，腹腔镜手术为 62.8%（*P*=0.247）。对于 APR，开腹手术 5 年 OS 率为 41.8%，腹腔镜手术为 53.2%（*P*=0.310）。这两种技术在任何疾病分期的 OS 都没有区别，Dukes A 直肠癌病人接受腹腔镜手术后 3 年 OS 改善的非显著性趋势在 5 年时并未延续（*P*=0.491）。中转开腹手术的病人 OS 更差（开腹 58.5%，腹腔镜组 62.4%，中转 49.6%，*P*=0.005），即使调整了性别，年龄和 Dukes 分期的分层因素后，实际治疗组间的这种差异仍然保持不变（*P*=0.003）。对低于平均中转率的外科医生的生存数据进行敏感性分析，显示中转病人的生存率仍然相当低，表明这种差异不涉及外科医生的因素（*P*=0.033）。5 年 DFS 两种手术之间没有差异（log-rank test 0.492；*P*=0.483；开腹组 58.6%，腹腔镜组为 55.3%，差异为 −3.4%；95%CI，−11.8%～5.0%）。对于结肠癌，开腹手术的 5 年 DFS 率为 64.0%，腹腔镜手术为 57.6%（*P*=0.399）。对于直肠癌，开腹手术的 5 年 DFS 率为 52.1%，腹腔镜手术为 53.2%（*P*=0.953）。这两种手术在任何疾病分期的 DFS 都没有区别，Dukes A 直肠癌病人接受腹腔镜手术后 3 年 DFS

改善的非显著性趋势在5年时并未延续(P=0.607)。与OS不同，中转开腹手术的病人5年DFS没有差异。两组的局部复发率和远处复发率无差异，在接受AR的病人中，环周切缘阳性差异并未转化为5年局部复发率的差异，接受APR治疗病人的5年局部复发率在治疗组间没有差异。无论接受AR还是APR手术，两组5年远处复发率未见差异。

继续中位随访62.9个月，开腹组和腹腔镜组在总体生存率(分别为78.3和82.7月；P=0.078)和无病生存率(分别为89.5和77.0个月；P=0.589)无差异。中转开腹手术与OS(P<0.001)和DFS(P=0.007)较差有关。在复发方面，两组无显著差异。10年后，右侧结肠癌与左侧结肠癌相比，局部复发倾向增加(14.7% vs. 5.2%，P=0.019)。

【结论】

支持使用腹腔镜辅助手术治疗结肠癌和直肠癌，病人能够从早期功能恢复中受益，而不会损害长期生存结果。

【评论】

有趣的是CLASICC研究是按照2∶1的比例分配腹腔镜组和开腹组，这种不对称的治疗分配可能基于以下几点理由：①为了获得尽可能多的腹腔镜结直肠癌手术的重要数据，除了与开腹组比较以外，还可以进行更多的亚组分析；②研究者认为接受腹腔镜手术的病人可能获得更大的益处，进行不对称分布可增加腹腔镜组的数量；③从统计学角度，不对称的治疗分配当分配率在0.5至2之间时，检验效能下降尚不明显，无需增加总样本量。

CLASICC研究长期随访结果显示腹腔镜组与开腹组之间的总体生存或无病生存期没有统计学差异。Barcelona研究显示腹腔镜切除Ⅲ期结肠癌有利于存活的趋势，这可能是由于亚组分析不足而导致的异常效应。CLASICC研究的长期随访显示出相反的趋势：开腹手术有利于Ⅲ期结肠癌病人。这似乎表明腹腔镜手术的肿瘤学结果更差，但应该谨慎使用这些亚组分析结果。Hohenberger[10]的数据显示，中心血管结扎(CVL)和完整结肠系膜切除(CME)可以改善癌症特异性结局。CLASICC研究和前面介绍的几个研究一样，因年代久远并未强调CME和CVL原则。CLASICC研究中腹腔镜结肠切除术肿瘤切除长度，切缘和淋巴结数量并不劣于开腹手术，但我们要明确这是在D2水平上的非劣效。在多变量分析中，右侧与左侧和乙状结肠癌比较，DFS存在统计学差异，在右半结肠癌病人中有局部复发增加的非统计学趋势，这也可能是Ⅲ/Ⅳ期右半结肠癌劣于左半结肠癌的一个外科因素。最近的证据[11]表明CME和CVL可能会改善右半结肠切除术后的肿瘤学结果。有研究[12]表明腹腔镜手术似乎与开腹手术一样提供了类似质量的结肠癌CME-CVL手术标本，但是没有比较腹腔镜和开腹手术的随机数据，国内肖毅教授对比腹腔镜右半结肠D2清扫和CME手术的RELARC研究正在入组中[13]，而日本的JCOG0404研究在后面会做进一步的介绍。

CLASICC研究纳入了48%的直肠癌病人，显示经腹腔镜治疗的结肠癌病人的5年OS和DFS没有任何差异，还将这一结论扩展到腹腔镜直肠癌切除术。类似地，米兰的一项单中心研究[14]也纳入了结肠癌和直肠癌病人，显示腹腔镜结、直肠癌切除术后长期并发症发生率较低，手术后12个月生活质量较好，总生存和无病生存率没有发现组间差异。该研究报告腹腔镜前切除术病人的环周切缘阳性率高于开腹组但差异不显著（12% vs. 6%，P=0.19），然而这种差异并没有转化为生存和局部复发的差异。该研究证实腹腔镜与开腹直肠癌手术相比局部复发率，在5年随访期内仍然没有差异，CLASICC目前的长期随访进一步证明腹腔镜辅助手术在肿瘤学安全性方面是开放手术治疗结直肠癌的合适替代方法，这个数据有助于促进腹腔镜直肠癌手术的开展。AR手术的病人与APR手术的病人之间的局部复发率仍存在差异，后者的风险增加了8.8%。局部复发与癌症解剖位置的差异得到了广泛认可，与当前的实践相比，较高的局部复发率也可能反映出研究期间放疗的使用较少。

腹腔镜中转开腹率在结肠癌是25%，直肠癌34%，当今经验丰富的腹腔镜外科医生可以实现5%～10%的中转率。当然，适当的中转不是手术失败的标志，而是在不利情况下可接受的策略。关于中转开腹对术后结局的影响仍有争议，有研究表明中转开腹不会对生存造成不利影响[15]，而CLASICC研究则相反，中转开腹者有更差的总生存率。有趣的是，对于低于平均中转率的外科医生进行生存数据的敏感性分析，显示生存率降低相同，这表明中转病人的不良结果与外科医生因素无关。因此，无论外科医生的经验如何，中转开腹都会产生有害影响。此外，中转的不利影响仅针对OS而非DFS，因此由于肥胖、技术困难、并发症等的中转似乎具有不依赖于手术经验的不良结果。对长期随访数据的分析中，只有结肠癌病人在中转后出现不良生存，对于直肠癌病人中转开腹，整体OS和DFS都不会受到不利影响，原因尚不清楚，有限的病人数量排除了进一步的亚组分析的可能，在第四节还要继续讨论中转的问题。

五、ALCCaS研究

【文献来源】

本研究包含不同时间发表的2篇报告：

[1] Hewett P J，Allardyce R A，Bagshaw P F，et al. Short-term outcomes of the Australasian randomized clinical study comparing laparoscopic and conventional open surgical treatments for colon cancer：the ALCCaS trial. Ann. Surg，2008，248（5）：728-738.

[2] Bagshaw P F，Allardyce R A，Frampton C M，et al. Long-term outcomes of the australasian randomized clinical trial comparing laparoscopic and conventional open surgical treatments for colon cancer：the Australasian Laparoscopic Colon Cancer Study trial.Ann Surg，2012，256（6）：915-919.

【背景】

结肠癌是世界性的重大健康问题，腹腔镜辅助结直肠癌切除术的国际随机对照研究长期结果仍在等待中，需要研究证实澳大利亚和新西兰地区可以安全地实现腹腔镜辅助结肠癌切除术的短期和长期获益。

【目的】

比较澳大利亚和新西兰地区腹腔镜辅助结肠切除术和开腹结肠切除术治疗结肠癌的效果。

【研究设计】

1. 研究条件　澳大利亚和新西兰31个中心的33名外科医生。

2. 研究起止时间　1998年1月至2005年4月。

3. 研究方法　多中心，前瞻性，随机平行组研究。

4. 入组标准　年龄在18岁或以上，临床诊断为升结肠，降结肠或乙状结肠的单个腺癌。

5. 排除标准　局部晚期疾病（影像学显示肿瘤大于8cm）；转移性疾病；直肠或横结肠癌；急诊手术；病态肥胖（定义为体重指数大于35kg/m^2）；美国麻醉医师协会的身体状况分类Ⅳ或Ⅴ；相关的胃肠疾病，需要广泛的手术评估或干预；妊娠；过去5年内患恶性疾病（除外皮肤浅表鳞状或基底细胞癌或宫颈原位癌）。

6. 干预措施　奥塔哥大学随机化中心按1∶1随机分配至腹腔镜手术和开腹手术，病人注册后21天内完成手术。

7. 评价指标

（1）主要终点：手术后3年和5年的无病生存率和总生存率。

（2）次要终点：术中和术后并发症发生率，中转率，复发率，术后疼痛，麻痹性肠梗阻，输血要求，住院时间，恢复正常功能，活动度限制，生活质量评估和30日死亡率。

【主要结果】

共有601名病人参加研究，其中592名符合入选标准：294名接受腹腔镜辅助结肠切除术，298名病人接受了开腹结肠切除术。中转开腹率14.6%。腹腔镜组需要更长的麻醉和手术时间，但手术切口明显缩短。腹腔镜与开腹左半结肠切除新鲜标本平均总长度差异无统计学意义，在新鲜标本的远切缘无统计学差异。对腹腔镜与开腹右半切除新鲜标本平均总长度差异无统计学意义，而新鲜标本的平均远切缘有统计学上差异。其他如术后并发症、再手术率、围手术期死亡率两组类似。腹腔镜组更快的胃肠恢复和较短的住院时间。5年随访腹腔镜组和开腹组的总生存（77.7% vs.76%，P=0.64），无复发生存率（72.7% vs.71.2%，P=0.70），免于复发（86.2% vs.85.6%，P=0.85）没有显著差异。

【结论】

来自澳大利亚和新西兰的长期生存数据支持腹腔镜结肠切除。

【评论】

ALCCaS研究显示腹腔镜结肠切除组5年总生存率、无病生存率和无复发率没有不利影响。这些结果与COST、COLOR、CLASICC研究结果相似。Barcelona研究发现腹腔镜手术的Ⅲ期病人的癌症特异性生存增加，这种生存优势得到了美国一项大型回顾性研究的支持[16]，ALCCaS研究的生存优势则主要见于Ⅰ期和Ⅱ期病人。

ALCCaS研究的中转开腹率14.6%，低于COLOR研究的17%、CLASICC研究的25%、COST研究的21%，更准确的术前成像、初始腹腔镜评估、严格的病人选择可能是该研究中转率较低的原因。

5年的随访中，腹腔镜组和开腹组结肠癌复发的总体发生率相当。在腹腔镜组开始的24个月内，肝脏转移占优势，而开腹组腹腔和肺部复发的比例较高，这些差异的原因不明确，值得进一步研究。

六、LAPKONⅡ研究

【文献来源】

Neudecker J，Klein F，Bittner R，et al. Short-term outcomes from a prospective randomized trial comparing laparoscopic and open surgery for colorectal cancer. Br J Surg，2009，96（12）：1458-1467.

【背景】

低风险人群的随机试验未能显示腹腔镜与开腹结直肠切除相比在发病率方面的益处；在腹腔镜诊断后再随机化行腹腔镜结肠切除术是否有优势还不清楚。

【目的】

排除不适合腹腔镜切除的病人，探讨腹腔镜与开腹结直肠肿瘤切除术的短期结局。

【研究设计】

1. 研究条件　德国的20个中心。

2. 研究起止时间　1998年9月至2004年9月。

3. 研究方法　开放、随机、平行研究。

4. 入组标准　肿瘤位于结肠或直肠上段（距肛缘超过12cm），计划行右半结肠切除术，左半结肠切除术，乙状结肠切除术或直肠前切除术。

5. 排除标准　横结肠癌；脾、肝曲结肠癌需要扩大左半或右半结肠切除术或次全结肠切除术；远处转移（肝或肺）；气腹禁忌证；急性肠梗阻、穿孔；脓肿；过去5年患恶性疾病（不包括皮肤基底细胞癌或宫颈原位癌）；同期结直肠腺癌；妊娠；年龄小于18岁；不同意入组。

6. 干预措施　病人1∶1随机接受腹腔镜或开腹结直肠切除术，根据中心、年龄（小于50岁，50～75岁，超过75岁），体重指数（26kg/m^{2}以下，26kg/m^{2}或以上）和手术方式（右半结肠切除术、左半结肠切除术、乙状结肠切除术或前切除术）分层。病人在手术前获知其分配结果，先接受诊断性腹腔镜检查以评估腹腔镜切除术是否可行，随后向外科医生揭示了随机结果。

7. 评价指标

主要终点：术后5年无肿瘤生存。

次要终点：短期总体，全身和局部发病率，死亡率，术中并发症，手术持续时间，标本长度，切除的淋巴结数目，切缘情况和术后住院时间。

【主要结果】

纳入765名病人，腹腔镜探查后有250名分配到腹腔镜组，222名分配到开腹组，两组病人特征没有差异。28例病人中转开腹手术（11.2%）。腹腔镜组和开腹组的发病率（25.2% vs. 23.9%）或死亡率（1.2% vs. 0.9%）无差异。腹腔镜组的术后住院时间较短（中位数10天 vs.12天；*P*=0.032）。

【结论】

腹腔镜手结直肠癌切除术手术时间增加，但即使在中等风险人群中也不会降低发病率。

【评论】

LAPKONⅡ研究显示中等风险人群在总体、全身或局部发病率方面没有显示出微创方法的优势。腹腔镜组平均肿瘤大小和标本长度略少，但在肿瘤分期，淋巴结检查数量或肿瘤浸润方面没有差异。腹腔镜组的住院时间中位数较短。

与其他多中心随机研究相比，LAPKONⅡ具有独特的方法学特征：手术前进行随机分组，然后接受诊断性腹腔镜检查确认腹腔镜切除术是否可行，再向外科医生揭示随机分组结果。实际情况是诊断性腹腔镜检查后，679 名病人中有 207 名（30.5%）被排除在试验之外。如果全部 679 名病人纳入研究，93 例病人在诊断性腹腔镜手术后不予排除而是分入腹腔镜组，80% 的病人将中转开腹手术，中转开腹率将增加至 29.7%（343 例中有 102 例），这与 CLASICC 研究报告的比例相似（25%），但略高于 COST 研究（21%）或 COLOR 研究（17%）。由于研究设计的变化，实际中转率仅为 11.2%（28/250），这比其他研究报告的要少得多。但是尽管该研究的中转率较低，腹腔镜手术在术后局部或全身发病率方面也没有任何益处。

七、JCOG0404 研究

【文献来源】

本研究包含不同时间发表的 2 篇报告：

[1] Yamamoto S，Inomata M，Katayama H，et al. Short-term surgical outcomes from a randomized controlled trial to evaluate laparoscopic and open D3 dissection for stage Ⅱ/Ⅲ colon cancer：Japan Clinical Oncology Group Study JCOG 0404. Ann Surg，2014，260（1）：23-30.

[2] Kitano S，Inomata M，Mizusawa J，et al. Survival outcomes following laparoscopic versus open D3 dissection for stage Ⅱ or Ⅲ colon cancer（JCOG0404）：a phase 3，randomised controlled trial. Lancet Gastroenterol Hepatol，2017，2（4）：261-268.

【背景】

临床Ⅱ/Ⅲ期结肠癌的腹腔镜日本 D3 切除手术的疗效和安全性仍不清楚。

【目的】

证明结肠癌腹腔镜日本 D3 手术非劣于开腹手术。

【研究设计】

1. 研究条件　日本的 30 个中心。

2. 研究起止时间　2004 年 10 月 1 日至 2009 年 3 月 27 日。

3. 研究方法　开放标签、多中心、随机、双臂（开腹和腹腔镜）Ⅲ期研究。

4. 入组标准　位于盲肠、升结肠、乙状结肠和直肠乙状部，经组织学证实的腺癌、黏液腺癌、印戒细胞癌或腺鳞癌，临床诊断为 T3-4/N0-2/M0，病灶未累及其他器官（结肠镜检查和腹盆腔 CT）。

5. 排除标准　同时或异时（5 年内）恶性肿瘤除原位癌或黏膜癌外；妊娠或哺乳期妇女；心理障碍或严重精神疾病；6 个月内心肌梗死或不稳定型心绞痛病；严重的肺气肿或肺纤维化；目前全身性类固醇治疗。

6. 干预措施　JCOG 数据中心进行术前随机分组，1∶1 随机分配至腹腔镜手术和开腹手术，通过肿瘤位置（盲肠，升结肠或乙状结肠，直肠乙状部）和机构分层。

7. 评价指标

主要终点：总生存期。

次要终点：无复发生存期，短期临床结局（首次排便时间，术后住院时间，住院期间最高体温），不良事件及腹腔镜中转开腹手术比例。

【主要结果】

纳入 1 057 例病人，随机分配到开腹组 528 例和腹腔镜组 529 例，最终 520 例开腹手术和 525 例腹腔镜手术的病人纳入手术安全性分析，两组基线平衡良好。通过中央委员会审查手术照片，开腹组 D3 切除的比例为 99%（524/528），腹腔镜组为 99%（527/529）。腹腔镜组出血量少于开腹组（P<0.001），腹腔镜组比开腹组手术时间延长 52min（中位数 211min vs. 159min，P<0.001），输血要求的发生率没有明显差异。29 例（5.4%）病人中转开腹手术，这些病人被纳入腹腔镜组进行分析。最常见的中转原因是：肿瘤侵及邻近结构［9（31%）］，腹膜扩散［4（14%）］，术中出血［4（14%）］，器官损伤［3（10%）］等。

腹腔镜组器官损伤的发生率［19（3.6%）］高于开腹手术［9（1.7%）］（P =0.083 3）。腹腔镜手术首次肛门排气时间缩短（P<0.001），住院时间缩短（P<0.001），术后 5 天使用止痛剂的频率较低（P<0.001）。

两组病理资料没有显著差异，清扫淋巴结中位数没有差异（开腹组 22，腹腔镜组 21），所有病人的近端和远端切缘均为阴性，腹腔镜组 1 例（0.2%）和开腹组 3 例（0.6%）病人环周切缘阳性。在Ⅲ期病人中，开腹组 203 例中有 174 例（86%），腹腔镜组 232 例中有 199 例（86%）接受了辅助化疗。腹腔镜组与开腹组相比，具有较少的围手术期不良事件（P<0.001），非感染性伤口并发症发生率更低（P<0.001），在其他不良事件两组没有显著差异。

中位随访时间为 72.8 个月，开腹组 528 例病人中 62 例（12%）和腹腔镜组 529 例病人中 66 例（12%）死亡。开腹组 5 年总生存率为 90.4%，腹腔镜组为 91.8%，腹腔镜手术并不劣于开放手术（单侧非劣性 =0.073）。总生存期的亚组分析显示肿瘤位于直肠乙状结肠、T4、临床 N2，或 BMI>25kg/m^2 病人行腹腔镜手术往往表现出较差的生存率。

腹腔镜组 5 年无复发生存率为 80%，开腹组为 79%，HR 为 1.07（95%CI 0.82～1.38）。开腹组 520 例中有 89 例（17%），腹腔镜组中 101 例（19%）病人在 R0 切除后复发。在这些病人中，开腹组 39 例（44%）和腹腔镜组 40 例（40%）有肝转移，开腹组 10 例（11%）和腹腔镜组 16 例（16%）有腹膜转移，开腹组 31 例（35%），腹腔镜组 33 例（33%）有肺转移，开腹组 12 例（13%），腹腔镜组 15 例（15%）组有淋巴结转移。

【结论】

虽然Ⅱ/Ⅲ期结肠癌病人行腹腔镜日本 D3 切除手术相比开腹手术总生存未达成非劣效，但是由于两组总生存相似且优于预期，所以对于Ⅱ/Ⅲ期结肠癌病人，采用腹腔镜日本 D3 切除手术似乎是可以接受的治疗选择。

【评论】

在前面评价的几项美国和欧洲的临床研究中，证实了腹腔镜结肠癌手术的安全性及长期结果，这些研究的缺点是病理分期 0～1 期肿瘤病人比例高（21%～37%），个别研究混杂了直肠癌病人，没有指定淋巴结清扫的范围等。进行这些研究时，欧美学者尚未提出中央血管结扎（CVL）和完整结肠系膜切除术（CME）的概念。D3 手术是日本临床Ⅱ/Ⅲ期结肠癌病人的标准外科手术[17]，强调淋巴结清扫在结肠癌根治术中的作用，认为淋巴转移途径主要沿与供血动脉相伴行的淋巴回路，推荐淋巴结清扫到主淋巴结水平。CME 原则认为在胚胎发育过程中围绕结肠也存在着由脏壁层筋膜及两者间的疏松无血管间隙形成的解剖平面，即 Toldt 融合平面，脏层筋膜呈“信封样”覆盖结肠系膜及其引流淋巴管道，因此手术在 Toldt 间隙操作，能够保证结肠系膜的完整性，从而避免因破坏脏层筋膜所导致的肿瘤细胞播散。2008 年 West 等报道 CME 和 CVL 改善了西方结肠癌病人的预后，日本学者认为 D3 手术与 CVL 和 CME 相当[18]。JCOG0404 的研究人群仅限于临床Ⅱ或Ⅲ期结肠癌病人，所有病人都必须进行 D3 解剖，必要时可以进一步扩大淋巴结清扫。质量控制方面，具有至少 30 次开腹手术经验和 30 次结直肠癌腹腔镜手术经验的外科医生参与研究，排除了需要高级别腹腔镜技术的横结肠或降结肠癌，每例手术都要根据手术照片进行评估。

这项研究表明腹腔镜 D3 手术术后恢复良好，如更快的胃肠功能恢复，更少的镇痛药使用以及更短的住院时间，术后并发症发生率与开腹手术相比无明显增加。两组清扫淋巴结数目类似（21～22 枚），显著高于西方的几项随机对照研究，如 COST 研究（12 枚），COLOR 研究（10 枚），CLASSIC 研究（12～14 枚）。腹腔镜手术的中转率为 5.4%，手术死亡率为 0%，低于西方研究。这些结果可能是由于日本人的体型更加适合腹腔镜手术，有报道肥胖与手术时间以及开腹手术的中转率相关[19]。这项研究的手术时间比西方研究的开腹手术时间［159min vs.（95～118）min］和腹腔镜手术时间［211min vs.（142～158）min］要长，原因是精细的 D3 手术需要更长的手术时间。西方病人不采用 D3 淋巴结清扫，因其增加死亡率和发病率，需要进一步的研究来确定 CME 与 CVL 或 D3 解剖在西方国家是否合适。数据显示，腹腔镜 D3 手术后的总生存率并未达成对开腹 D3 手术的非劣效，然而这两组的整体生存率都比预期更高。尽管未达成非劣效，但由于两组病人的总生存期相似且好于预期，因此腹腔镜 D3 似乎可以作为Ⅱ期或Ⅲ期结肠癌的治疗选择。同样作为亚洲国家，JCOG0404 研究结果可能适合于我国的外科现状。

参考文献

[1] Jacobs M，Verdeja J C，Goldstein H S. Minimally invasive colon resection（laparoscopic colectomy）. Surg Laparosc Endosc，1991，1（3）：144-150.

[2] Zmora O，Gervaz P，Wexner S D. Trocar site recurrence in laparoscopic surgery for colorectal cancer. Surg Endosc，2001，15（8）：788-793.

[3] Leung K L，Kwok S P，Lam S C，et al. Laparoscopic resection of rectosigmoid carcinoma：prospective randomised trial. Lancet，2004，363（9416）：1187-1192.

[4] Nelson H，Weeks J C，Wieand H S. Proposed phaseⅢ trial comparing laparoscopic-assisted colectomy versus open colectomy for colon cancer. J Natl Cancer Inst Monographs，1995，19：51-56.

[5] Kuhry E，Bonjer H J，Haglind E，et al. Impact of hospital case volume on short-term outcome after laparoscopic operation for colonic cancer. Surg Endosc，2005，19（5）：687-692.

[6] Basse L，Jakobsen D H，Billesbølle P，et al. A clinical pathway to accelerate recovery after colonic resection. Ann Surg，2000，232（1）：51-57.

[7] Bilimoria K Y，Bentrem D J，Nelson H，et al. Use and outcomes of laparoscopic-assisted colectomy for cancer in the United States. Arch Surg，2008，143（9）：832-839；discussion 839-840.

[8] Delaney C P，Pokala N，Senagore A J，et al. Is laparoscopic colectomy applicable to patients with body mass index>30? A case-matched comparative study with open colectomy. Dis Colon Rectum，2005，48（5）：975-981.

[9] Leroy J，Ananian P，Rubino F，et al. The impact of obesity on technical feasibility and postoperative outcomes of laparoscopic left colectomy. Ann Surg，2005，241（1）：69-76.

[10] Hohenberger W，Weber K，Matzel K，et al. Standardized surgery for colonic cancer：complete mesocolic excision and central ligation-technical notes and outcome. Colorectal Dis，2009，11（4）：354-364；discussion 364-365.

[11] West N P，Hohenberger W，Weber K，et al. Complete mesocolic excision with central vascular ligation produces an oncologically superior specimen compared with standard surgery for carcinoma of the colon. J Clin Oncol，2010，28（2）：272-278.

[12] Gouvas N，Pechlivanides G，Zervakis N，et al. Complete mesocolic excision in colon cancer surgery：a comparison between open and laparoscopic approach. Colorectal Dis，2012，14（11）：1357-1364.

[13] Lu J Y，Xu L，Xue H D，et al. The Radical Extent of lymphadenectomy-D2 dissection versus complete mesocolic excision of LAparoscopic Right Colectomy for right-sided colon cancer（RELARC）trial：study protocol for a randomized controlled trial. Trials，2016，17（1）：582.

[14] Braga M，Frasson M，Vignali A，et al. Laparoscopic vs.. open colectomy in cancer patients：long-term complications，quality of life，and survival. Dis Colon Rectum，2005，48（12）：2217-2223.

[15] Rottoli M，Stocchi L，Geisler D P，et al. Laparoscopic colorectal resection for cancer：effects of conversion on long-term oncologic outcomes. Surg Endosc，2012，26（7）：1971-1976.

[16] Bilimoria K Y，Bentrem D J，Nelson Heidi，et al. Use and outcomes of laparoscopic-assisted colectomy for cancer in the United States. Arch Surg，2008，143（9）：832-839；discussion 839-840.

[17] 童宜欣，龚建平. 右半结肠癌 D3+CME 关键技术. 中华结直肠疾病电子杂志，2017，6（4）：280-283.

[18] West N P，Morris E J，Rotimi O，et al. Pathology grading of colon cancer surgical resection and its association with survival：a retrospective observational study. Lancet Oncol，2008，9：857-865.

[19] Makino T，Shukla P J，Rubino F，et al. The impact of obesity on perioperative outcomes after laparoscopic colorectal resection. Ann Surg. 2012，255：228-236.

（孙凌宇）

第三节　腹腔镜直肠癌手术主要临床研究结果及评价

一、COLOR Ⅱ研究

【文献来源】

本研究包含不同时间发表的2篇报告：

[1] van der Pas M H，Haglind E，Cuesta M A，et al. Laparoscopic versus open surgery for rectal cancer（COLOR Ⅱ）：short-term outcomes of a randomised，phase 3 trial. Lancet Oncol，2013，14（3）：210-218.

[2] Bonjer H J，Deijen C L，Abis G A，et al. A randomized trial of laparoscopic versus open surgery for rectal cancer. N Engl J Med，2015，372（14）：1324-1332.

【背景】

腹腔镜结直肠癌切除术应用广泛，然而缺乏直肠癌腹腔镜手术与开腹手术相似结局的证据。

【目的】

比较术后3年肿瘤局部复发率和生存率。

【研究设计】

1. 研究条件　8个国家的30个中心或医院。采用中心专家审核制度，5位专家负责腹腔镜手术治疗质量审核控制。

2. 研究起止时间　2002年11月至2010年5月。

3. 研究方法　非劣效、开放标签、多中心随机对照研究。

4. 入组标准　距离肛缘15cm以内直肠单发腺癌，无远处转移。

5. 排除标准　T4或距盆筋膜2mm以内的T3肿瘤，其他：经肛门切除的T1肿瘤、非腺癌类型的直肠癌；除皮肤基底细胞癌或宫颈原位癌以外的其他恶性肿瘤病史；有急性肠梗阻征象，需要同时行结肠手术；家族性腺瘤性息肉病、遗传性非息肉性结直肠癌；活动期克罗恩病、活动期溃疡性结肠炎；全身麻醉或长时间气腹为绝对禁忌，美国麻醉医师协会分级大于Ⅲ级；妊娠。

6. 干预措施　病人纳入研究后以2∶1的比例随机分配到腹腔镜手术或开腹手术组，新辅助治疗由多学科癌症治疗委员会决定，病理报告评估标本的完整性，环周切缘阳性定义为距直肠系膜边缘2mm内见肿瘤细胞。

7. 评价指标

主要终点：术后3年局部复发率。

次要终点：无病生存率和总生存率，手术结果，并发症，死亡率和病理检查结果。

【主要结果】

共有1 103例病人被随机分配到腹腔镜手术组（739例）和开腹手术组（364例），1 044例病人符合分析标准（699例和345例）。行新辅助放疗的比例在腹腔镜手术组为59%，开腹组为58%，行新辅助化疗的比例分别为32%和34%。

短期结果：

腹腔镜组的失血量低于开腹手术组（中位数200ml vs. 400ml，P<0.000 1）；腹腔镜组手术时间较长（240min vs.188min，P<0.000 1）。腹腔镜组肠功能恢复较快（2.0天 vs. 3.0天，P<0.000 1），住院时间短（8.0天 vs. 9.0天，P= 0.036）。切除标本的完整性在各组之间没有差异（88% vs. 92%，P=0.250）。CRM阳性（<2mm）腹腔镜组588例病人中有56例（10%），开腹手术组300例中有30例（10%）（P=0.850）。远端切缘距离差异无统计学意义（3.0cm vs. 3.0cm，P=0.676）。在腹腔镜和开腹手术组中，发病率（40%vs. 37%，P=0.424）和死亡率（2%vs. 1%，P=0.409）在手术后28天内相似。

腹腔镜手术中转开腹率为16%。

长期结果：

术后3年局部复发率每个研究组均为5.0%（腹腔镜组31名病人，开腹手术组15名）。在意向性治疗分析中，局部复发率上段直肠癌腹腔镜手术组3.5%和开腹手术组2.9%（差0.6%，90%CI，−2.9～4.1）；中段直肠癌分别为6.5%和2.4%（差4.1%，90%CI 0.7～7.5）；下段直肠癌分别为4.4%和11.7%（差−7.3%，90%CI −13.9～−0.7）。在治疗分析中，局部复发率上段直肠癌腹腔镜手术组3.0%和开腹手术组3.9%（差−0.9%，90%CI −4.6～2.8）；中段直肠癌分别为5.7%和4.1%（差1.6%，90%CI −2.3～5.5）；下段直肠癌分别为3.8%和12.7%（差−8.9%，90%CI −15.6～−2.2）。

3年无病生存率腹腔镜手术组74.8%，开腹手术组70.8%（差4.0%，95%CI −1.9～9.9）。Ⅰ期或Ⅱ期两组无病生存率相似，Ⅲ期腹腔镜手术组64.9%，开腹手术组52.0%（差12.9%，95%CI 2.2～23.6）。术后3年，145例病人死亡。总生存率腹腔镜组86.7%，开腹手术组83.6%（差3.1%，95%CI −1.6～7.8），并且以分期做亚组分析也类似。术后3年远处转移腹腔镜手术组19.1%，开腹手术组22.1%。在开腹手术组和腹腔镜组各有一例切口或者穿刺口转移。

【结论】

未侵犯周围组织的直肠癌腹腔镜手术与开腹手术一样安全有效，具有相似的局部复发率、无病生存率和总生存率。

【评论】

本章第二节的诸多研究都支持腹腔镜结肠癌手术对比开腹手术的非劣效性，显示外科相关并发症在腹腔镜手术和开腹手术之间没有差别，在住院时间、肠道功能恢复和病人主诉疼痛等方面腹腔镜手术更有优势。相反，腹腔镜直肠癌手术由于缺乏充分的循证医学证据，一直未能如腹腔镜结肠癌手术一样，被美国国立综合癌症网络（NCCN）及欧洲内科肿瘤学会（ESMO）等指南所推荐。COLORⅡ研究是第一个发表了腹腔镜直肠癌手术3年生存数据的大型国际多中心随机对照研究，共纳入1 103例病人，腹腔镜手术组与开腹手术组无论是近期指标，如淋巴结数、环周切缘或系膜完整度，还是远期疗效，如局部复发率、无病生存及总生存，均与开腹手术相当，为腹腔镜技术在直肠癌外科治疗的应用提供了切实的循证医学证据。

COLORⅡ研究在实验设计和质量控制方面采取了一些有效措施来保证RCT的标准化：①参与COLORⅡ的研究中心由研究委员会严格管理，每个中心需提供连续5例腹腔镜直肠癌TME手术未经剪辑的录像，保证了两组手术的标准化，最大限度减少了手术技术对检验效能的影响，同时在研究过程当中病理学家对标本进行了规范化处理和评估，包括切除标本的完整性。②所有的中心都要进行腹腔镜和开腹两种直肠癌手术，有 86% 的病例是由能够同时完成这两种手术的医生进行。③在病人入组方面也制定了严格的标准：距离肛缘 15cm 以内的直肠单发腺癌，无远处转移的择期手术病人，排除经 CT 或 MRI 证实的 T4 肿瘤或距盆筋膜 2mm 以内的 T3 肿瘤。④无论腹腔镜组还是开腹手术组，中下段直肠癌手术均遵循全直肠系膜切除（total mesorectal excision，TME）原则，上段直肠癌遵循部分直肠系膜切除（partial mesorectal excision，PME）原则。该项研究未纳入 ELAPE 术式，因入组标准中已经排除了 T4 肿瘤以及距盆筋膜 2mm 以内的 T3 肿瘤，而这些正是 ELAPE 的适应证，也可能因为该术式并发症较多如切口裂开、感染、盆底疝等，需慎重选择。⑤ COLORⅡ研究虽然是比较直肠癌两种手术方式的临床研究，也强调 MDT 团队的作用，由每个研究中心的多学科癌症委员会决定是否行新辅助治疗。

该研究亦有不足之处：①该研究历时 7.5 年完成入组，单中心平均每年提交病例数较少（4.9 例）。②可能由于不同人种肥胖程度或医生手术量的差异，该研究有较高的中转开腹率（16%），COREAN 研究的中转开腹率仅为 12%。CLASICC 研究显示腹腔镜中转开腹病人并发症发生率增加且总生存期变差，但本项研究并未进一步分析该部分病人的结局。③术后辅助治疗开始的时间及周期数在文章中未提及，经与作者沟通后仅答复“all pre-operative and postoperative adjuvant therapy was administered equally to both groups and according to local protocols”。

CRM 的术后病理学评价反映了手术质量和肿瘤生物学行为，CRM 阳性是病人预后不良的重要因素[1]。依据镜下判断切缘和肿瘤组织的关系，术后病理 CRM 阳性定义为切除后直肠标本横断面上，镜下可见肿瘤组织、癌结节或转移淋巴结与实际环周切缘间距离小于等于 1mm 或 2mm。COLORⅡ研究定义 CRM 阳性为距横向直肠系膜边缘 2mm 见肿瘤细胞，与 1mm 的标准相比更为严格。在 CLASICC 研究中，直肠癌术后 CRM 阳性比例在开腹手术组为 14%，腹腔镜组为 16%，COLORⅡ研究中两组 CRM 阳性均为 10%。

欧洲[2]认为通过硬管乙状结肠镜测量病灶下缘距离肛门边缘≤15cm 的肿瘤属于直肠癌，距离超过 15cm 的肿瘤属于结肠癌，根据这个距离进一步细分：上段直肠癌距离肛缘 10～15cm，中段直肠癌距离肛缘 5～10cm，下段直肠癌距离肛缘小于 5cm，本研究以此标准进行亚组分析。我们发现上段直肠癌的两个奇怪现象，一是腹腔镜手术组的系膜不完整率明显高于开腹组（1.00% vs.0.29%），也高于中段直肠癌，这一现象不好解释。二是上段直肠癌的吻合口瘘发生率与中下段直肠癌相仿，仔细分析该组 TME 比例高达 71%，PME 比例只有 27%。上段直肠癌病人均可行 PME 手术，过度切除远端直肠系膜可能是上段吻合口瘘发生率较高的原因。中段直肠癌腹腔镜手术组行腹会阴直肠切除比例（14.0%）几乎是开腹手术组的 2 倍（7.4%），中段直肠癌在完全游离直肠及系膜后，为保证远切缘距离，直肠远切端往往贴近盆底肌肉水平，由于缺乏触觉、术中牵拉困难、腹腔镜下使用的横行直肠切割闭合器角度问题，导致腹腔镜手术在此平面横断直肠相当困难，造成中段直肠癌病人 APR 比例较高。有学者提出在腹腔镜手术完全游离直肠及系膜以后，在耻骨联合上方提前做一横行手术切口，通过此切口来使用直线切割闭合器切断直肠和吻合，也许能部分解决该问题。下段直肠癌病人中，腹腔镜手术组的环周切缘阳性率显著低于开腹手术组（9% vs.22%，P=0.014），并且这种差异转化为略低的 3 年局部复发率（3.8% vs.12.7%），原因是盆腔狭小开腹手术对直肠远端显露不足无法达到直视操作，而腹腔镜的高清放大作用弥补了这方面的不足。

COLORⅡ研究报告的肿瘤学结果预示未来腹腔镜手术可能成为直肠癌手术的金标准，但是要合理选择手术适应证、加强腹腔镜手术团队培训、精细操作保持手术标本完整性、规范地病理评估、充分发挥多学科诊治的优势，方能取得最佳的治疗效果。

二、COREAN 研究

【文献来源】 本研究包含不同时间发表的 2 篇报告：

[1] Kang S B，Park J W，Jeong S Y，et al. Open versus laparoscopic surgery for mid or low rectal cancer after neoadjuvant chemoradiotherapy（COREAN trial）：short-term outcomes of an open-label randomised controlled trial. Lancet Oncol，2010，11（7）：637-645.

[2] Jeong S Y，Park J W，Nam B H，et al. Open versus laparoscopic surgery for mid-rectal or low-rectal cancer after neoadjuvant chemoradiotherapy（COREAN trial）：survival outcomes of an open-label，non-inferiority，randomised controlled trial. Lancet Oncol，2014，15（7）：767-774.

【背景】

术前放化疗后腹腔镜直肠癌手术的安全性和疗效尚未被证实。

【目的】

比较术前放化疗后中低位直肠癌选择开腹手术或腹腔镜手术的远期生存情况，从而为腹腔镜手术治疗中低位直肠癌提供循证医学证据。

【研究设计】

1. 研究条件　3 个韩国医疗中心的七名外科医生。

2. 研究起止时间　2006 年 4 月至 2009 年 8 月。

3. 研究方法　开放标签、非劣效、随机对照研究。

4. 入组标准　术前曾接受术前放化疗的 18～80 岁、cT3N0-2M0、中低位直肠腺癌（距离肛缘≤9cm）病人。

5. 排除标准　同时性远处转移，另一种原发恶性肿瘤，严重心肺疾病，妊娠，严重内科疾病，肠穿孔或梗阻。

6. 干预措施　受试者术前接受 5.5 周，累计 50.4Gy 的放射治疗，其中 45Gy 分 25 次行盆腔照射，5.4Gy 分 3 次作为肿瘤局部照射的补量，同时在放疗期间予卡培他滨每天 2 次、每次 825mg/m^2 口服，或是在放疗的第 1、5 周分别给予 3 天的静脉化疗，方案为每天 5-FU 400mg/m^2 及 LV 20mg/m^2 静脉输注。6～8 周后受试者 1∶1 随机分配到开腹手术组或腹腔镜手术组，并按性别及术前新辅助化疗方案随机分层，所有病例均完成 TME 手术并保留盆腔自主神经。根据国家综合癌症网络（NCCN）和韩国 NCCN 指南，无论手术病理结果如何，所有病人均推荐术后辅助化疗。

7. 评价指标

主要终点：术后 3 年无病生存率。

次要终点：总生存率和局部复发率，生存质量。

【主要结果】

共纳入 340 例病人，开放组（170 例）和腹腔镜组（170 例），在年龄、性别、ASA 分级、术前 CEA 水平、临床 N 分期、肿瘤距肛缘距离、术前化疗方案、术后化疗方案上无统计学差异。18 例（5%）病人由于拒绝或术后并发症未接受术后辅助化疗。腹腔镜手术组 2 例中转开腹手术。

短期结果：

腹腔镜组的失血量低于开腹手术组（217.5ml vs. 200ml，P=0.006）；腹腔镜组手术时间较长（244.9min vs.197min，P<0.000 1）。环周切缘阳性、全直肠系膜切除标本的质量、淋巴结检出数量和围手术期发病率在两组间没有差异。腹腔镜组的肠功能恢复较开腹手术组早（首次肛门排气中位时间 38.5h vs. 60.0h，p<0.000 1）；恢复正常饮食的时间为（85.0h vs. 93.0h，P<0.000 1），首次排便时间（96.5h vs. 123h，P<0.000 1）。腹腔镜组吗啡用量低于开腹组（中位数 107.2mg vs. 156.9mg，P<0.000 1）。直肠切除术或回肠造口还纳后 3 个月，腹腔镜组较开腹组更好的体能评分（0.501 vs. 4.970，P=0.007 3），减少疲劳（−5.659 vs. 0.098，P=0.020 6），和减少尿频（−2.583 vs. 4.725，P=0.000 2），胃肠道功能障碍（−0.400 vs. 4.331，P=0.010 2），排便障碍（0.535 vs. 5.327，P=0.018 4）。

长期结果：

开腹手术组 3 年无病生存率为 72.5%，腹腔镜组为 79.2%（−6.7%，95%CI −15.8～2.4；P<0.000 1）。两个治疗组的 3 年总生存率（90.4%[95%CI 84.9～94.0]vs. 91.7%[95%CI 86.3～95.0]）和术后局部复发相似（4.9%[−2.5～9.6]vs. 2.6%[1.0～6.7]）。开腹组有 25 例（15%）死亡，腹腔镜组有 20 例（12%）死亡。无死亡与治疗有关术后 3 年生活质量两组没有差异。

2017 年 ASCO 又报道了 7 年的随访结果，腹腔镜与开放手术组在总体和无病生存率及局部复发率方面仍无显著差异，调整了 ypT，ypN 的分层 Cox 回归分析显示，在总体和无病生存率以及局部复发率方面，组间无显著差异。

【结论】

术前放化疗后局部进展期直肠癌的腹腔镜切除术是安全的，标本切除质量、无病生存率与开腹切除术相似，提示腹腔镜直肠癌手术可以由合格的结直肠外科医生完成。

【评论】

NCCN 直肠癌临床实践指南[3]对于低位直肠癌 T3～T4，N0 或者任何 T，N+ 者推荐术前同步放化疗，放疗后 6～8 周行 TME 手术，可使肿瘤降期、降低局部复发率、增加保肛率。术前放化疗后中低位直肠癌病人行腹腔镜切除术技术上是有挑战性的，因为受放疗的影响，盆腔粘连、水肿、解剖层次不清，超声刀分离时容易出现气化现象难以找到正确的筋膜间隙，一直以来没有研究评估过这类病人腹腔镜手术的安全性与远期生存。COREAN 研究首次报告了中低位局部进展期直肠癌行术前放化疗后腹腔镜手术对比开腹手术的长期肿瘤学结果，该研究纳入 340 例中低位局部晚期直肠癌，显示术前放化疗后 6～8 周，腹腔镜切除组在 3 年无病生存率、总生存率和局部复发率方面并不逊色于开腹切除，2016 年 ASCO 会议 Poster 3612 汇报了日本低位直肠癌的开腹手术对比腹腔镜手术 RCT 研究，也显示 3 年 DFS 和 OS 没有差异。这些证据提示腹腔镜直肠癌手术在亚洲由合格的结直肠外科医生完成是合理的。

COREAN 研究中 CRM 阳性比例在开腹组 4.1%，腹腔镜手术组 2.9%，低于 COLORⅡ研究，原因是：① COREAN 研究将 CRM 阳性设定为 1mm，使得 CRM 阳性率较低；② COLORⅡ研究术前放化疗比例低于 COREAN 研究为 58.5%；③参与 COREAN 研究的外科医生限定在韩国的三家大型医院，手术技能较高，研究前即完成腹腔镜结直肠手术达中位数 75 例。COST、CLASSIC、COLOR 研究要求外科医生至少完成 20 例腹腔镜结直肠手术方能成为研究者，但 CLASSIC 的研究者认为 20 例并不足够，理由是他们的中转开腹率第一年为 38%，第六年降至 16%。由于盆腔狭小深在，直肠癌腹腔镜手术的技术要求比结肠癌更高，为了最大限度地减少学习曲线的影响，可能需要比以前更多的病例数度过学习曲线。有研究表明腹腔镜直肠手术学习曲线约为 50～80 例病例，并且学习曲线可以在高级外科专家的监督下加速。COREAN 研究伊始，第一组外科医生至少进行了 91 例腹腔镜结直肠癌切除术，通过自学和互相学习度过了学习曲线。第二组外科医生由第一组外科医生进行培训，以最少的手术数量达到学习曲线。最终所有外科医生都已经在开始试验之前具有足够的开腹和腹腔镜 TME 手术能力。

研究中影响手术结果的因素包括性别和体重指数等都是均衡的，但该研究存在样本量较小的问题。尽管随机分组且临床分期也相似，但是腹腔镜组和开腹手术组的 pT、pN 分级和肿瘤消退级别分布不同。腹腔镜组 ypN0 分期较高，开放组治疗反应良好（肿瘤消退 3 或 4 分）者较少，这可能会影响长期的肿瘤学结果。当然随机分组前 pT、pN 分级和肿瘤消退分级是不能分层的，产生这样的差异可以通过增加样本量来避免（比如 COLORⅡ研究纳入了 1 044 例病人），但这会延长入组时间并增加成本。尽管 COREAN 研究病人人数仅为 COLORⅡ研究的三分之一，但主要集中在术前放化疗后的局部晚期直肠癌，而 COLORⅡ研究中上段直肠癌占 33%，Ⅰ期肿瘤占 30%。腹膜返折以下的低位直肠癌技术上更具挑战性，所以 COREAN 研究的 3 年、5 年、7 年肿瘤学结果更具有说服力和临床意义。

三、ACOSOG Z6501 研究

【文献来源】

[1] Fleshman J，Branda M，Sargent D J，et al. Effect of Laparoscopic-Assisted Resection vs Open Resection of StageⅡorⅢRectal Cancer on Pathologic Outcomes：The ACOSOG Z6051 Randomized Clinical Trial. JAMA，2015，314（13）：1346-1355.

[2] Fleshman J，Branda M，Sargent D J，et al. Disease-free Survival and Local Recurrence forLaparoscopic Resection Compared With Open Resection of StageⅡtoⅢRectalCancer：Follow-up Results of the ACOSOG Z6051 Randomized Controlled Trial. Ann Surg，2019，269（4）：589-595.

【背景】

腹腔镜手术治疗直肠癌有效性的证据尚不充分，尤其是对于进展期病人。

【目的】

根据手术标本病理学评估结果确定手术成功率，进而证实腹腔镜切除非劣效于开腹切除。

【研究设计】

1. 研究条件　美国和加拿大35个研究中心。

2. 研究起止时间　2008年10月至2013年9月。

3. 研究方法　多中心、前瞻、随机、对照的非劣效研究。

4. 研究对象　临床Ⅱ、Ⅲ期距离肛缘12cm以内直肠癌病人，均接受术前放化疗或单纯放疗。

5. 入组标准　年龄≥18岁，体重指数≤34kg/m^2，ECOG评分<3，硬性直肠镜下距离肛缘12cm以内，经组织学证实的直肠腺癌，由直肠MRI或经直肠超声检查确定为临床Ⅱ期、ⅢA、ⅢB（T3N0M0，TanyN1或2，M0，无T4）。在新辅助治疗前进行临床分期（包括癌胚抗原水平，肝功能检查，胸部、腹部和骨盆的计算机断层扫描）。

6. 排除标准　5年内有浸润性盆腔恶性肿瘤史，影响治疗方案依从性的精神或成瘾性疾病，严重失能性疾病（ASA评分Ⅳ或Ⅴ），限制使用腹腔镜的全身性疾病，限制腹腔镜成功切除的因素（既往多次剖腹手术或者严重粘连）。

7. 干预措施　所有病人根据研究机构规定的方案完成氟尿嘧啶为基础的放化疗或单纯放疗，手术在放疗结束的4～12周内完成，有资质的外科医生进行腹腔镜和开放手术。

8. 评价指标

主要研究终点：病理学评估腹腔镜切除非劣效于开腹切除，非劣效界值6%。成功根治性切除手术的定义：①环周切缘>1mm；②远端切缘阴性；③完整的TME（至少接近）。

次要研究终点：DFS，两年局部复发率，生活质量。

【主要结果】

486名病人被随机分配，462例病人（240例腹腔镜切除和222例开放切除）进行了手术和相关结局的分析。低位前切除（76.7%）或腹会阴切除（23.3%）。

分别分析成功进行根治性切除手术的三个因素均无显著差异：①环周切缘阴性：总体90%，腔镜87.9% vs. 开腹92.3%；②远端切缘阴性：总体超过98%，腔镜98.3% vs. 开腹98.2%；③TME的质量：完全TME77.1%，接近完全TME16.5%，腔镜92.1% vs. 开腹95.1%。以上三者均符合的手术切除成功率腹腔镜为81.7%（95%CI 76.8%～86.6%）和开腹86.9%（95%CI 82.5%～91.4%），不支持非劣性（差异为−5.3%；单侧95%可信区间为−10.8%至∞；非劣效性P=0.41）。

腹腔镜组中转开腹率11.3%，计划低位前切除术改为腹会阴切除术占2.7%（计划77.3%，完成74.6%）。开放组无低位前切除转为腹会阴切除。大多数低位前切除病例行回肠造口术。整个研究仅有3.5%未接受某种造口，腹腔镜与开腹手术的造口率无差异。

腹腔镜手术的手术时间明显延长（平均266.2min vs. 220.6min，平均差45.5min，95%CI 27.7～63.4，P<0.001）。住院天数（7.3天 vs. 7.0天；平均差0.3天；95%CI，−0.6～1.1），30天内再住院时间（3.3% vs. 4.1%；差异−0.7%；95%CI −4.2%～2.7%）和严重并发症（22.5% vs. 22.1%；差异0.4%；95%CI −4.2%～2.7%）无显著差异。

随访 2 年肿瘤学结果：腹腔镜组病人 2 年 DFS 为 79.5%（95%CI 74.4～84.9）和开放组为 83.2%（95%CI 78.3～88.3）在两组之间没有统计学差异。手术综合评价不成功与 DFS 降低有关（HR 1.87，95%CI 1.21～2.91）。当分别检测影响成功手术的各个因素时，只有 CRM 显著影响 DFS（HR 2.31，95%CI 1.40～3.79）。局部复发率两组相似（腹腔镜组 2.1%；开放组 1.8%；logrank *P*=0.86），远处转移两组相似（LAP14.6%；OPEN 16.7%）。基于综合评价不成功手术的各因素，主要是 CRM 阳性显著增加复发率（*P*=0.006）。未发现“TME 不完全”是任何复发的重要决定因素。直肠穿孔导致各种复发的更高风险，但不显著（HR 1.59，95% CI 0.92～2.74）。

【结论】

基于术后病理评估结果，应用腹腔镜手术治疗Ⅱ、Ⅲ期直肠癌与开腹手术比较未能证明其非劣效性，在等待肿瘤学临床疗效结果期间，目前研究不支持对这类病人采用腹腔镜手术。

【评论】

TME 能够降低直肠癌术后局部复发率，其质量控制必须包括病理医师的系统检查，判定直肠系膜质量的等级标准如下：①完整：直肠系膜完整，直肠系膜表面光滑平整，仅存在极少的不规则；没有深度超出 5mm 的缺损；标本远端无圆锥成形；切片上环周切缘光滑平整。②接近完整：直肠系膜体积中等，但系膜表面不规则；标本远端中度圆锥成形；固有肌层不可见，除了肛提肌插入层面。③不完整：直肠系膜体积小，缺损深达固有肌层和 / 或环周切缘极不规则。该标准在一些文献中也描述为直肠系膜平面、直肠系膜内平面、固有肌层平面。Quirke[4]使用该标准，评估来自 CR07 和 NCIC-CTG CO16 试验的 1 156 例可手术直肠癌病人手术平面和手术切除范围，3 年局部复发率分别为直肠系膜平面 4%，直肠系膜内平面 7%，固有肌层平面 13%，直肠癌手术获得的手术平面等级是影响局部复发的重要预后因素。

美国国家综合癌症网络中心的报告指出，在 2005 年至 2010 年之间进行的所有根治性直肠癌切除术中，19% 采用微创和 / 或腹腔镜技术。直肠癌手术需要在骨盆的狭窄范围内进行精确的解剖以获得良好的环周切缘，自从 CLASSIC 研究报道了腹腔镜下低位前切除术有较高的 CRM 阳性率开始，就迫切需要对腹腔镜直肠癌手术的肿瘤学安全性进行前瞻性评估。ACSOG Z6501 研究者将环周切缘、远端切缘、TME 质量三者相结合的病理评分作为主要研究终点，一方面可能会受到挑战，因为它作为长期肿瘤学结果的替代指标尚缺乏以往的验证；另一方画也具有创造性，因为当一种新的手术技术（腹腔镜）与现有技术（开放式）相比时，直肠标本的质量尤其重要。有趣的是该研究分别分析环周切缘、远端切缘、TME 质量时，腹腔镜组与开腹手术组无差异，但是以三者结合的指标评价手术切除成功率时，腹腔镜与开腹手术相比未达到非劣效，这也与后述的 ALaCaRT 研究结果相一致。非劣效未达成的原因可能是使用腹腔镜的直线硬质器械在处理盆腔的深在部位时相对困难，容易造成环周切缘阳性，所以在盆腔操作困难的区域开腹手术仍有优势，也有学者认为机器人手术由于机械臂转向灵活可能更适用于直肠癌手术。有趣的是，ACSOG Z6501 研究随访 2 年显示腹腔镜辅助直肠癌切除术与开放直肠癌切除术在 DFS 和复发率方面无明显差异，腹腔镜组病理学上的劣势未能反映到长期生存结局上。尤其是该研究的复合病理评分中，只有环周切缘显著影响 DFS 和局部复发，这种复合病理评分作为研究的主要终点来替代长期生存指标，仍有待于证实。

从入组数量、研究时间、疾病分期、肿瘤位置、新辅助放化疗等诸多方面衡量，ACSOG 研究对比前述几项研究来比较困难。比如说 COREAN 研究仅有韩国的三名医生来完成。CLASICC 研究中有一半的直肠癌病人，虽然低位组的环周切缘阳性率有所增加但是长期随访显示腹腔镜组局部复发率和远处复发率与开腹手术相同。COLORⅡ研究新辅助治疗仅用于 59% 的病人，30% 的病人是临床 I 期（本研究为 1%）。COLORⅡ中只有 29% 的直肠低位肿瘤（本研究为 51%）。在 COLORⅡ研究中病人中有 8%～10% 发生病理完全反应，本研究中发生率为 23% 和 19%；直肠系膜切除完整率分别为 92% 和 94%，而本研究中为 92% 和 95%；远端边缘结果均为阴性，而本研究为 98%。

四、ALaCaRT 研究

【文献来源】

[1] Stevenson A R L，Solomon M J，Lumley J W，et al. Effect of Laparoscopic-Assisted Resection vs Open Resection on Pathological Outcomes in Rectal Cancer：The ALaCaRT Randomized Clinical Trial. JAMA，2015，314（13）：1356-1363.

[2] Stevenson A R L，Solomon M J，Brown C S B，et al. Disease-free Survival and Local Recurrence After Laparoscopic-assisted Resection or Open Resection for Rectal Cancer：The Australasian Laparoscopic Cancer of the Rectum Randomized Clinical Trial. Ann Surg，2019，269（4）：596-602.

【背景】

由于解剖的限制，完整切除肿瘤存在局限性，腹腔镜直肠癌切除术可能不优于开腹手术。

【目的】

从肿瘤根治充分性方面探讨腹腔镜直肠癌手术是否非劣于开腹直肠癌切除术。

【研究设计】

1. 研究条件　澳大利亚和新西兰 24 个研究中心，26 位经认证的外科医生。

2. 研究起止时间　2010 年 3 月至 2014 年 11 月。

3. 研究方法　多中心、随机、非劣效、Ⅲ期研究（australasian laparoscopic cancer of the rectum，ALaCaRT）。

4. 入组标准　18 岁或以上，距离肛缘 15cm 以内的直肠腺癌，预期寿命至少为 12 周。具有足够的体能状态（ECOG 评分≤2 分），且没有合并疾病或妨碍应用任一种手术的情况。

5. 排除标准　T4 肿瘤或环周切缘阳性（通过 MRI 或直肠内超声检查）的病人。同时性或者研究登记前 5 年内侵犯盆腔的恶性肿瘤（宫颈、子宫、直肠；不包括前列腺）病人。远处转移不是排除标准。

6. 干预措施　病人以 1∶1 随机分配进行腹腔镜手术或开腹手术（依据肿瘤位置、注册外科医生、计划手术方式、体重指数、术前放疗、远处转移）。新辅助治疗根据外科医生和病人的适应证和偏好进行计划，与随机后手术方法无关。

7. 质控措施　外科医生需要超过 100 次腹腔镜结肠切除术和超过 30 次腹腔镜直肠切除术的经验。要提交一个男性病人腹腔镜全直肠系膜切除未经编辑的视频，由该研究的 2 名高级外科医生独立审核。每位病理学家都接受了直肠系膜切除质量评估的培训，根据澳大利亚皇家大学病理学家（RCPA）方案对所有切除标本进行处理和分析。

8. 评价指标

主要研究终点：指示充分手术切除的复合肿瘤因素，腹腔镜切除非劣效于开腹切除，非劣效界值 8%。成功根治术的定义：①完整的 TME；②环周切缘≥1mm，③远端切缘≥1mm。

次要研究终点：手术相关并发症和死亡率、无病生存率、两年局部复发率、五年总生存率、生活质量。

【主要结果】

475 名病人，1∶1 随机分配进行腹腔镜手术（238 例）或开腹手术（237 例）。半数病人接受术前放疗。近 80% 的肿瘤位于距肛缘 10cm 以内。近四分之一的病人肥胖，体重指数大于 30kg/m^2。尽管在临床分期上没有差别，16 名病人最终的病理评估中有 T4 肿瘤（大多数病人在腹腔镜组）。

主要终点：腹腔镜组有 194 例（82%）病人获得成功切除，而开腹组有 208 例（89%）病人获得成功切除，腹腔镜组未达到非劣效标准［风险差异 −7.0%（95% CI −12.4～∞）；非劣效性 P=0.38］。排除 T4 肿瘤以后非劣效检测结果未变［−6.0%（95% CI −11.2%～∞）；非劣效性 P=0.26］。

就主要终点的构成因素而言两组相似，环周切缘阴性（腹腔镜组 93% vs. 开腹组 97%，P=0.06）、远端切缘阴性（腹腔镜组 99% vs. 开腹组 99%，P=0.67）、完整的 TME 质量（腹腔镜组 87% vs. 开腹组 92%，P=0.06）。

开腹手术组手术时间稍短（190min vs. 210min，P=0.007）。开腹手术组的出血量也较多（150ml vs. 100ml，P=0.002），切口较长（中位数 13.0cm vs. 6.0cm；P<0.001）。两组之间的手术细节无差异。两组的结肠肛管吻合比例较高（27%），永久性造口率较低（10%），保留括约肌计划达成 97%。

住院时间、重症监护室住院时间、镇痛要求两组间无差异。腹腔镜组肠功能恢复早（中位数 1 天 vs. 2 天，P= 0.04）。30 天死亡率低（0.6%：腹腔镜组 1 例，开腹手术组 2 例），总体临床吻合口瘘发生率为 7%（临床上重要的 3 或 4 级瘘为 3%），主要并发症无显著差异。

随访 2 年 450 名病人（腹腔镜组 225 名，开放切除组 225 名）纳入次要终点分析：腹腔镜组局部复发率为 5.4%，开放手术组为 3.1%，两者差异为 2.3%（95%CI 1.5%～6.1%）。腹腔镜与开放手术相比，HR 为 1.70（95%CI 0.74～3.9）。在病理结果中，仅环周切缘阳性者 2 年局部复发率风险较高（15.8% vs. 3.8%，P=0.04）。术后 2 年无病生存率腹腔镜组为 80%，开放手术组为 82%，差异为 2.0%（95%CI −9.3%～−5.4%）。两组 OS 也相似，腹腔镜组 94%，开放手术为 93%（差异 0.9%，95%CI −3.6%～−5.4%）。术后复合病理评分“不成功的手术”与较差的 DFS 相关（HR 1.69，P=0.02），其主要影响因素是环周切缘阳性（HR 4.77，P<0.001）。调整环周切缘阳性的影响后腹腔镜组增高的复发率或死亡率则不复存在。

【结论】

本研究未能证明腹腔镜手术治疗 T1～T3 期直肠癌与开腹手术比较的非劣效性。尽管整体手术质量较高，仍不能为常规应用腹腔镜直肠癌手术提供充分证据。

【评论】

与 ACSOG Z6051 研究类似，ALaCaRT 研究也是采用复合病理指标评价手术质量，并作为长期肿瘤学结果的替代指标。区别是 ACSOG Z6051 研究成功切除的标准包括完整和几乎完整的 TME，ALaCaRT 研究只把完整的 TME 分级纳入成功切除的标准。研究未能证明腹腔镜手术治疗 T1～T3 期直肠癌与开腹手术比较的非劣效性，不支持常规应用腹腔镜直肠癌手术。2 年随访结果 DFS 和局部复发率没有显着性差异，对治疗效果的估计更倾向于开放手术。因随访时间短，发生事件数量不多，因此可信区间很宽。目前并不排除腹腔镜手术可能带来的损害。腹腔镜手术 CRM 阳性率为 7%，开放手术为 3%，大致可转化为局部复发率的 2%～3% 差异。这引发了关于复合病理学评分的效用的问题，特别是作为未来研究的主要终点。然而，该复合材料清楚地表明了手术的整体质量和功效，并且可能仍然是有用的手术性能监测。虽然我们等待进一步的随访和其他事件，但这种病理结果仍可能是手术成功的最佳指标。该研究结果发表后有些对研究质量质疑的声音，其实该研究质量控制和手术质量很高，表现在：①具有严格的外科医生资格和病理评估标准；②依据 MRI 进行肿瘤分期的比例很高；③手术成功率达 85%；④研究纳入了 BMI 较高的病人，但围手术期死亡率、并发症以及中转开腹手术的比例非常低（9%）；⑤尽管 35% 的肿瘤在距离肛缘 5cm 以内，但是永久性造口比例很低（10%），保留括约肌计划达成 97%。

相比而言，CLASICC 研究中的 242 例直肠癌病人，中转开腹率 34%，死亡率高（5%），CRM 阳性率腹腔镜组 12%，而开放手术组为 6%。该研究腹腔镜手术组 CRM 阳性率 6.7%，与 CLASICC 研究中的开腹手术组相当，而本研究的开腹手术组则仅有 3%CRM 阳性率。COREAN 研究中转开腹率仅为 1.5%，CRM 阳性率低（3%），但完全直肠系膜切除率仅为 73%，而本研究为 87%。COREAN 研究的主要差异在于平均 BMI 为 24kg/m^2，低于西方人群。COLORⅡ研究的中转开腹率 17%、CRM 阳性率 10%、完整 TME 率 90%，但是下段直肠开腹手术组 CRM 阳性率高达 22%，腹腔镜手术组中永久性造口率较高（29%），结肠肛管吻合率低（5.5%），吻合口瘘发生率高（中段直肠 ≤15%）。ALaCaRT 研究和 COREAN 研究中转开腹率较低，侧面反映了外科医生为参与这些研究设定了严格的选择标准，比如本研究要求参与研究的外科医生有超过 100 次腹腔镜结肠切除术和超过 30 次腹腔镜直肠切除术的经验。相反，在 CLASICC 和 COLORⅡ研究较高的中转开腹率可能归因于外科医生未完全度过学习曲线即开始进行临床试验。这也提示我国腹腔镜学者进行新型直肠癌手术技术如经肛门全直肠系膜切除术和机器人手术研究时要掌握适当的时机。

本研究尚有不足，尽管病人是随机分组，但在手术中发现腹腔镜组中有更多的淋巴结阳性和 pT4 肿瘤，这些 pT4 肿瘤在治疗前未能准确 MRI 分期，腹腔镜手术中转为开腹手术的 21 例病人中，pT4 肿瘤占 2 例，被纳入意向治疗分析。幸而排除 pT4 肿瘤分析并没有改变非劣效未达成的结论。亚组分析发现接受新辅助治疗、肿瘤较大或 BMI 较高者腹腔镜手术可能不如开腹手术成功，可惜研究数目较少，亚组分析的效能不足，只是提醒腹腔镜医生对此类特征的直肠癌进行腹腔镜手术时需更加仔细操作。

2015 年 Alberto Arezzo[5]一项纳入 8 个随机对照研究的 Meta 分析环周切缘阳性率，腹腔镜手术为 7.9%，开腹手术 6.9%，总的 RR 为 1（95%CI 0.73～1.35），没有异质性，认为腹腔镜直肠癌切除在肿瘤学上是安全的。2017 年法国 Nicola de'Angelis 研究小组[6]筛选 1995—2016 年间 14 项随机对照研究 4 034 例病人进行 Meta 分析，对比腹腔镜手术与开腹手术病理结局。有 9 项研究报告了环周切缘阳性率，结果 1 697 例腹腔镜直肠癌切除术的病人环周切缘阳性率为 7.9%，1 292 例接受开放手术的病人环周切缘阳性率 6.1%（RR 1.17；95% CI 0.89～1.53；P=0.26；I^2=0%）。5 项研究报告了全直肠系膜切除率，与开放手术相比腹腔镜手术的直肠系膜不完全切除率更高（13.2% vs. 10.4%，RR 1.17；95% CI 0.89～1.53；P=0.26；I^2=0%），这些发现质疑腹腔镜治疗直肠癌的肿瘤安全性，期待正在进行 RCT 的长期随访结果来评估这些病理结果对病人的 DFS 和 OS 是否有影响。国内广东省人民医院李勇团队[7]对 2016 年 8 月之前发布的直肠癌腹腔镜和开腹手术临床研究进行荟萃分析，共纳入 38 项研究 43 篇文献 13 408 例病人。腹腔镜直肠切除术手术时间延长，差异有统计学意义。第一次排便时间、住院时间、术后并发症、死亡率、和 CRM 阳性率、两组间术后并发症，TME 完整性和淋巴结获取数无明显差异。长期生存数据腹腔镜组并不比开放组差，一些汇总的数据，如 3 年 DFS、5 年 OS 和 5 年局部复发率，甚至腹腔镜组更优。鉴于短期观察结果的确切益处和长期疗效观察结果的获益趋势，建议腹腔镜手术用于直肠癌切除术。

直至 2015.v3 版 NCCN 直肠癌临床实践指南[8]态度始终如一："Laparoscopic surgery is preferred in the setting of a clinical trial"。由于 COLORⅡ和 COREAN 研究表明与开腹手术相比腹腔镜手术有相似的短期和长期效果，而 ACSOG Z6501 和 ALaCaRT 研究又表明腹腔镜手术可能导致更高的环周切缘阳性率和 TME 不彻底，2016 年 NCCN 直肠癌临床实践指南[9]首次将腹腔镜直肠癌手术列为 2a 类推荐，并指出以下原则：①术者应该具有腹腔镜 TME 手术的经验；②对于术前分期存在环周切缘阳性的高危因素的局部进展期直肠癌病人，建议优先选择开腹手术；③急性肠梗阻或肿瘤所致肠穿孔病人，不推荐腹腔镜手术；④需要全面探查腹腔时。可见国外对结直肠癌腹腔镜手术的规定比较严格，外科医生不仅要有丰富的腹腔镜手术经验，还要求在列入研究课题时才能进行结直肠癌腹腔镜手术。我国结直肠癌病人数量众多，结直肠癌腹腔镜手术已经成为常规性的手术，《中国结直肠癌诊疗规范（2017 版）》[10]放宽了对腹腔镜手术的限制，指出"有经验的"（独立腹腔镜手术达到 30 例，完成了学习曲线的）外科医生可以进行结直肠癌腹腔镜手术。

参考文献

[1] Compton C C. Key issues in reporting common cancer specimens：problems in pathologic staging of colon cancer. Arch Pathol Lab Med，2006，130（3）：318-324.

[2] Glimelius B，Tiret E，Cervantes A，et al. Rectal cancer：ESMO Clinical Practice Guidelines for diagnosis，treatment and follow-up. Ann Oncol，2013，24 Suppl 6：vi81-88.

[3] NCCN clinical practice guideline in oncology：Rectal Cancer 2012 version 1.1.［2019-4-30］. http：//www.nccn.org.

[4] Quirke P，Steele R，Monson J，et al. Effect of the plane of surgery achieved on local recurrence

in patients with operable rectal cancer: a prospective study using data from the MRC CR07 and NCIC-CTG CO16 randomised clinical trial. Lancet, 2009, 373(9666): 821-828.

[5] Arezzo A, Passera R, Salvai A, et al. Laparoscopy for rectal cancer is oncologically adequate: a systematic review and meta-analysis of the literature. Surg Endosc, 2015, 29(2): 334-348.

[6] Aleix M P, Clotilde C M, Francesco B, et al. Pathologic Outcomes of Laparoscopic vs Open Mesorectal Excision for Rectal Cancer: A Systematic Review and Meta-analysis. JAMA Surg, 2017, 152(4): e165665.

[7] Zheng J B, Feng X Y, Yang Z F, et al. The comprehensive therapeutic effects of rectal surgery are better in laparoscopy: a systematic review and meta-analysis. Oncotarget, 2017, 8(8): 12717-12729.

[8] NCCN clinical practice guidelines in oncology: Rectal Cancer 2015 version 3. [2019-4-30]. http: //www.nccn.org.

[9] NCCN clinical practice guidelines in oncology: Rectal Cancer 2016 version 1. [2019-4-30]. http: //www.nccn.org.

[10] 中华医学会肿瘤学分会. 中国结直肠癌诊疗规范(2017 年版). 中华胃肠外科杂志, 2018, 21(1): 92-106.

（孙凌宇）

第四节　腹腔镜结直肠癌手术中的争议性问题

一、横结肠癌适用于腹腔镜手术吗?

【文献来源】

Athanasiou C D, Robinson J, Yiasemidou M, et al. Laparoscopic vs open approach for transverse colon cancer. A systematic review and meta-analysis of short and long term outcomes.Int J Surg, 2017, 41: 78-85.

【背景】

由于解剖中结肠血管需要高级腹腔镜技术及相关并发症，所有比较腹腔镜与开腹结肠切除术的随机对照研究均排除了横结肠恶性肿瘤。存在腹腔镜手术可能影响横结肠癌肿瘤清除率的顾虑。

【目的】

比较横结肠癌腹腔镜与开腹手术长期和短期结果。

【研究设计】

1. 研究方法　荟萃分析。

2. 检索方法　以主题词“transverse colon adenocarcinoma”“transverse colon neoplasia”“transverse colon malignancy”“transverse colectomy”“extended right hemicolectomy”“extended left hemicolectomy”“laparoscopy”“laparoscopic”“minimally invasive”“open”在MEDLINE、EMBASE、Cochrane图书馆、Scopus和Web的知识检索数据库、CAB文摘和ASCO大学图书馆进行文献检索，时间从1990年到2016年7月。

3. 入组标准　比较腹腔镜与开腹横结肠癌手术的随机或病例对照研究。横结肠癌定义为不包括肝脾曲的结肠癌。

4. 排除标准　比较手辅助腹腔镜结肠手术的研究。

5. 评价方法　两个独立作者进行文献筛选。根据研究质量，手术类型（腹腔镜与腹腔镜辅助）和淋巴结清扫程度进行敏感性分析。统计异质性和发表偏倚也进行了研究。

6. 评价指标　5年总生存率，5年无病生存率，吻合口瘘，术中出血量，手术时间，首次口服时间，住院时间，总体发病率和死亡率等结局。

【主要结果】

纳入11项病例对照研究，开腹组652例，腹腔镜组763例。在7项研究中报道了总生存期与无病生存期，5项研究中报告了复发性数据。

腹腔镜组与开腹组总体生存率（P=0.34）、无病生存（P=0.20）、局部复发（P=0.81）和远处转移（P= 0.24）无差异。腹腔镜手术时间较长（P<0.000 01）、较早恢复口服（P<0.000 01）、住院时间缩短（P=0.000 1）。吻合口漏发生率（P=0.39）、腹腔脓肿（P=0.25）、获取淋巴结数（P=0.17）无差异。

【结论】

腹腔镜横结肠癌手术似乎是安全的，具有与开腹手术等同的肿瘤学结果和短期结果。需要进一步的高质量随机对照试验，探讨腹腔镜在横结肠癌手术中的作用。

【评论】

本章第二节介绍的几个大规模随机试验显示了腹腔镜结肠切除术的短期疗效和肿瘤学安全性，但是这些研究中并没有包括横结肠肿瘤。原因是：①横结肠癌发病率较低，外科医生手术经验不足，需更长的时间度过学习曲线；②腹腔镜解剖结肠中动脉附近的结构相对困难，结肠中动静脉、肠系膜上动静脉在解剖学上与十二指肠和胰腺等重要器官相邻，血管变异较多容易发生血管损伤，扩大的淋巴结清扫需要经验丰富的外科医生；③横结肠癌切除要游离脾曲、避免胰腺的损伤、保证吻合口无张力，对手术要求较高。最近有报道[1]腹腔镜手术切除横结肠癌是可行和安全的，但是病例数少，为回顾性研究。本研究纳入了11项研究，报道了总生存期、无病生存期、局部复发和远处转移的Meta分析数据，表明腹腔镜横结肠癌手术由经验丰富的外科医生进行是可行和安全的。

这组研究报告总体死亡率极低（0.4%），体现了手术质量较高，但同时这也可能是内在的选择偏倚，比如7项研究报告了低的体重指数（BMI），平均值为21.7～24.2kg/m^2，北美和欧洲病人通常BMI更高，可能会使腹腔镜手术更加困难，而亚洲人不存在这个问题。腹腔镜组手术时间较长，反映了腹腔镜下解剖的困难，需要较长时间度过学习曲线。中转开腹率从1.9%到16.7%不等，大多数研究低于 5%，表明参与这些研究的腹腔镜外科医生具备良好的经验。淋巴结获取数量是衡量外科手术质量的指标，结肠癌手术的标准为至少 12 枚淋巴结，这里所有的研究均超过了这个淋巴结数目，代表了腹腔镜切除的高质量。在日本 D3 淋巴结清扫术是Ⅱ/Ⅲ期结肠癌的标准治疗[2]，这里有 8 项研究进行了血管高位结扎。有研究表明结肠癌腹腔镜扩大淋巴结清扫与开腹手术相比并不增加发病率，并且具有相似的长期结果[3]。横结肠癌腹腔镜手术Ⅱ期 OS 为 87.7%～93.7%，DFS 为 85.5%～94.4%，Ⅲ期 OS 为 64.2%～88.2%，DFS 为 53.3%～79.1%，这与其他部位结肠癌的腹腔镜手术长期结果相似。

总之，横结肠癌的腹腔镜手术是安全的，但腹腔镜手术的临床结局需要更高水平的证据来证实。

二、T4 期结肠癌适用于腹腔镜手术吗?

【文献来源】

Feinberg A E，Chesney T R，Acuna S A，et al. Oncologic Outcomes Following Laparoscopic versus Open Resection of pT4 Colon Cancer：A Systematic Review and Meta-analysis. Dis Colon Rectum，2017，60（1）：116-125.

【背景】

局部晚期结肠癌是腹腔镜手术切除的相对禁忌证，缺少有关肿瘤安全性的临床研究。

【目的】

比较腹腔镜与传统开腹手术治疗局部晚期结肠癌的肿瘤学结局。

【研究设计】

1. 研究方法　荟萃分析。

2. 检索方法　以主题词“colonic neoplasms”“colon cancer”“col ectomy”“surgery”“laparoscopy”在 Medline，Embase，Central 和 Clinicaltrials.gov 进行文献检索，时间截止到 2015 年 8 月 6 日。

3. 评价方法　两位评论人员独立筛选了比较腹腔镜与开腹手术治疗结肠癌疗效的对照试验或观察性研究文献。如果有能单独确定 T4 结肠癌的结果，则可以纳入研究。

4. 评价指标　主要结果是总生存率，无病生存率，切缘状态。次要结果是淋巴结清扫数目和中转开腹率。

【主要结果】

检索了 2 878 篇文献，纳入 5 项研究，1 268 例病人（腹腔镜组 675 例，开腹组 593 例）进行最终结果分析。

有三项研究报告了总生存率，接受腹腔镜切除的病人与开腹手术病人的总生存率没有差异（HR 1.28；95%CI 0.94～1.72）。四项研究报道了无病生存率，均无差异，汇集后腹腔镜组与开腹手术组也无差异（HR 1.20；95%CI 0.90～1.61）。三项研究报告了切缘范围，腹腔镜组不比开腹组的切缘阳性的可能性大（OR 1.16；95%CI 0.58～2.32）。四项研究报道淋巴结获取数目，开腹组淋巴结获取数明显较高（汇总平均差异，2.26 个；95%CI 0.58～3.93）。所有 5 项研究报告腹腔镜手术中转率 7.1% 至 60.0% 不等，合并后为 18.6%（95%CI 9.3%～27.9%）。51 例 T4b 肿瘤（11 例腹腔镜，40 例开腹），5 年 OS（50.5% vs. 57.8%，P= 0.42）或 5 年 DFS（51.1% vs. 55.6%，P=0.58）无差异。11 例腹腔镜手术中有 4 例中转开腹手术（36.4%）。

【结论】

根据现有文献，选择腹腔镜切除局部晚期结肠癌肿瘤学是安全的。开腹手术获取淋巴结有少量增加，但临床意义不明。外科医生应做好为了完成整块切除而中转开腹的准备。

【评论】

这个荟萃分析表明，腹腔镜和开腹手术治疗局部晚期结肠癌具有相似的肿瘤学结局，这项研究提供了目前关于 T4 期结肠癌腹腔镜切除的最佳可用证据。

大约 10%～20% 的结肠癌病人属于局部晚期，是影响病人生存的负性预后因素。AJCC 对结肠癌的 T4a 定义为肿瘤穿透腹膜脏层，T4b 定义为肿瘤直接侵犯或粘连于其他器官或结构。T4 结肠癌的 5 年生存率为 38%～65%，手术是这些病人治愈的唯一机会。几项前瞻性临床研究证实腹腔镜结肠癌手术不仅具有微创和美容效果，而且与开腹手术相比，实现了更快的恢复和相似的肿瘤学结局。但由于 T4 结肠癌肿瘤大，侵犯周围组织或器官，需整块切除肿瘤及邻近的浸润器官，腹腔镜实现 R0 切除比较困难，一些作者认为 T4 结肠癌可能会导致手术时间延长，术后并发症增加，是腹腔镜手术的一个相对禁忌证，故几项较大的结肠癌腹腔镜随机对照试验排除了 T4 肿瘤。COLOR 研究中腹腔镜组的 30 例 T4 肿瘤病人都中转为开腹手术，作者认为除 T4 肿瘤以外腹腔镜结肠癌手术是安全的。此外，一些作者已经证明了中转开腹与术后并发症之间的相关性，CLASICC 研究显示中转病人的发病率显著高于未中转者（69% vs. 47%，P=0.002）。因循证证据有限，有关指南不建议在 T4 结肠癌中进行腹腔镜手术。

由于腹腔镜平台的成熟和进步以及腹腔镜技术的普及和改进，某些有经验的中心试图在 T4 结直肠癌中使用腹腔镜技术，实现与开腹手术类似的短期和长期结果。2011 年 Bretagnol[4]等报道 39 例 T4 期结直肠癌腹腔镜手术，毗邻脏器受侵包括腹壁 21 例，膀胱 4 例，小肠或结肠 6 例，卵巢或阴道 3 例，十二指肠 2 例，前列腺 3 例。其中结肠手术 27 例，中转开腹率 18.5%，术后吻合口漏为 11%，R0 切除率为 93%。作者认为 T4 结肠癌行腹腔镜手术技术可行，不应作为腹腔镜手术绝对禁忌证。2015 年 Shukla[5]等报道了单中心 2003—2011 年 83 例 pT4 结肠癌手术疗效，其中腹腔镜组 61 例，开腹组 22 例，腹腔镜组 R0 切除率 100%，开腹组 96%，平均淋巴结清扫数腹腔镜组 21 枚，开腹组 24 枚。30 天死亡率均为 0，3 年 OS 腹腔镜组 82%，开腹组 81%，DFS 分别为 67% vs.64%。认为 T4 结肠癌腹腔镜手术技术可行。对 T4 结肠癌行腹腔镜手术切缘阳性率存在疑虑，Elnahas[6]等回顾性分析了美国外科医师协会国家数据库 2011—2012 年 455 例 T4 结肠癌腹腔镜手术与 406 例开腹手术切缘情况，腹腔镜组肿瘤切缘阳性率并不高于开腹手术。2015 年 Kim[7]等报道 T4 结肠癌腹腔镜组 51 例，开腹组 66 例，中转开腹率 13.7%，腹腔镜组 R0 切除率为 96.1%，开腹组 95.5%，腹腔镜组平均淋巴结清扫数 22 枚，开腹组 27 枚，3 年 OS 腹腔镜组 82.5%，开腹组 75.7%，局部未复发率腹腔镜组 89.8%，开腹组 88.5%，腹腔镜 T4 结肠癌手术近期肿瘤学疗效确切。国内李勇[8]回顾性分析了 2006 年至 2015 年在广东省人民医院接受腹腔镜或开腹手术切除的 pT4 结直肠癌病人的近期和远期疗效。共纳入 211 例 pT4 结直肠癌病人，其中腹腔镜组 101 例，开腹手术组 110 例[包括中转开放手术 15 例（12.9%）]。两组的临床信息没有差异。在失血量，术后并发症和恢复率方面，腹腔镜组优于对照组。关于 pT4a/b 和联合器官切除，开腹组病例数明显多于对照组。腹腔镜组 3 年和 5 年总生存率分别为 74.9% 和 60.5%，开腹组分别为 62.4% 和 46.5%（*P* =0.060）。腹腔镜组的 3 年和 5 年无病生存率分别为 68.0% 和 57.3%，开腹组分别为 55.8% 和 39.8%（*P*=0.053）。认为腹腔镜可以安全应用于 pT4 结肠直肠癌，同时具有微创和快速恢复的优点，能够达到与开腹手术类似的肿瘤学结果。作者建议在有经验的中心进行腹腔镜手术，筛选适宜病例，优化术前诊断过程，降低中转率。为了尽量减少回顾性分析中固有的选择性偏倚，Angelis[9]采用倾向评分匹配法（PSM）比较 T4 结肠癌腹腔镜与开腹手术疗效，研究共纳入 2005—2014 年 237 例病人，经 PSM 法筛选，腹腔镜组与开腹组各匹配 106 例进行对照研究，两组在年龄、性别、美国麻醉医师学会（ASA）评分、手术程序、肿瘤位置、肿瘤和淋巴结分期、肿瘤大小等方面是均衡的。腹腔镜组手术时间更长，出血量更低（220min vs. 190min，*P*<0.000 1；116ml vs.150ml，*P* =0.002），住院时间缩短（10.5 天 vs. 15.3 天，*P*<0.000 1）。腹腔镜组有 13 例（12.2%）病人中转开腹手术。30 天和 90 天的死亡率没有差异，R0 切除率均为 93.9%。腹腔镜组的 1 年、3 年和 5 年总生存率分别为 99%、76.8% 和 58.6%，开腹组分别为 98%、70.1% 和 59.9%（*P* =0.864）。腹腔镜组 1 年、3 年和 5 年无病生存率分别为 86.3%、66%，57.6%，开腹组分别为 79.1%、55.1% 和 50.2%（*P* =0.261）。腹腔镜手术具有可接受的中转率，可以实现完整的肿瘤学切除，且创伤小，恢复快，是 T4 结肠癌的另一选择。2017 年 Kumamoto[10]等报道 118 例 T4 结肠癌行腹腔镜联合脏器切除，中位手术时间为 254min，失血量为 48ml，中转率为 6.8%。术后并发症发生率为 17.8%。R0 切除率 94.9%，接受 R0 切除病人的局部复发率为 1.8%，而 R1 切除者为 66.7%。当 R0 切除时，癌症特异性 5 年生存率为 87%，证实腹腔镜联合脏器切除术对于临床疑似 T4 结肠癌是一种安全可行的方法，当实现 R0 切除时可获令人满意的肿瘤学结果。

在缺乏随机对照研究的前提下，本文作者对 5 项观察性研究数据进行荟萃分析，观察到这两种手术方法的总体或无病生存率无显著差异，两组之间的切除范围也没有差异。NCCN 建议主张至少需要检索 12 个淋巴结，该系统综述开腹手术的淋巴结获取数目更多，但目前尚不清楚这种统计学结果是否具有临床意义。复旦大学肿瘤医院李心翔牵头的腹腔镜手术治疗结肠癌 T4 肿瘤 LST4C 研究是一项前瞻性、多中心、随机、开放标签临床研究（clinicaltrials.gov 网站注册号 NCT03314896），将填补腹腔镜治疗领域对 T4 期结肠癌的研究空白，同时为肿瘤腔镜治疗指南提供中国数据。

三、腹腔镜中转开腹手术预后差吗?

腹腔镜结直肠癌切除术中转开腹率高达 30%，前述 CLASSIC 研究的中转病人并发症增加，远期生存更差。COLORⅡ研究[11]693 例接受腹腔镜手术的病人中，114 例（16%）中转开腹手术。多变量分析显示与中转相关的因素有：年龄超过 65 岁、BMI 大于 25kg/m^2、肿瘤位置距肛缘 5cm 以上。一项荟萃分析[12]从 654 篇文献中筛选出 18 项研究，纳入 53 329 名病人，结肠和直肠切除的中转率分别为 12.8% 和 10.0%。肿瘤相关因素是最常见的中转原因。Zhang[13]通过逻辑回归分析确定与腹腔镜直肠切除中转手术相关的风险因素，创建评分系统用于术前预测中转风险。建立的模型确定六个变量：男性、手术经验（≤25 例）、腹部手术史、体重指数≥28kg/m^2、肿瘤直径≥6cm、肿瘤浸润或转移，分别记为 6、4、5、10、15 和 21 分。总分大于 14.5 分的病人具有高中转风险，而总分小于 14.5 分的病人认为具有低风险。中转手术可能和学习曲线有关，荷兰[14]统计 2011 年至 2015 年 23 044 名结肠癌病人和 11 324 名直肠癌病人。此间，腹腔镜手术在结肠癌中的使用率从 55% 增加到 84%，在直肠癌中从 49% 增加到 89%。中转率分别从 11.8 降至 8.6% 和 13 降至 8.0%。腹腔镜结肠手术中转比例最高是左半结肠切除术，直肠癌中转风险最高的距离是距肛缘 6～10cm。中转对结肠癌和直肠癌的死亡率没有影响。随着腹腔镜医院容积的增加，中转率降低到 10% 以下，对术后短期结果的影响很小。

COLORⅡ研究[11]中转组与腹腔镜组比较，失血量较大（P<0.001），手术时间较长（P =0.028），住院时间没有差异（P=0.06）。与腹腔镜或开腹手术相比，中转组出现更多的术后并发症（分别为 P=0.041 和 P=0.042）。腹腔镜和中转组的死亡率相似。一项荟萃分析[15]纳入 15 项研究的 5 293 例结直肠癌病人，4 391 例完成腹腔镜手术，902 例中转开放性切除。完全腹腔镜手术的 30 天死亡率较低、远期疾病复发时间较长、总病死率较低。对文献的回顾表明，腹腔镜结肠切除术的中转似乎并没有显著增加术后发病率，而腹腔镜直肠癌切除术中转的结果不如完全腹腔镜手术病人所获得的结果好。长期肿瘤学结果方面，与腹腔镜成功完成切除的病人相比，在腹腔镜中转手术病人的 OS 和 DFS 似乎更差[12]。然而，由于长期肿瘤学结果的异质性以及在大多数研究中包括结肠癌和直肠癌病人，仍难以得出正确的结论。中转病人的较差生存率似乎是多因素的，包括肿瘤分期、学习曲线、术后并发症等。

四、TaTME 手术的肿瘤学安全吗?

自 Heald[16]于 1982 年提出 TME 概念以来，大量研究表明 TME 可减少直肠癌术后复发率，成为直肠癌手术的标准方法。在第三节的一些 RCT 研究证实了腹腔镜直肠癌手术相对于开腹手术在长期结果的非劣效性，亦有研究指出中低位直肠癌手术在 TME 质量控制、环周切缘阳性和远切缘阳性的风险。男性、高 BMI、内脏性肥胖、前列腺增生、骨盆狭窄、肿瘤巨大等因素会导致直肠系膜的解剖间隙视野不佳，增加 TME 手术的难度并增加手术并发症。Sylla 等[17]首次报道了经肛全直肠系膜切除（transanal total mesorectal excision，TaTME）后，TaTME 迅速成为直肠癌手术领域的研究热点，TaTME 对直肠癌病人的疗效和安全性也成为关注和质疑的焦点，例如池畔[18]认为中低直肠癌 TaTME 无法达到标准全直肠系膜切除术，没有足够的证据之前，应谨慎应用该技术，特别是中段直肠癌。

一项单中心队列研究[19]评估中低位直肠癌病人行 TaTME 治疗的病理结果，共纳入 186 名直肠癌病人，肿瘤位于中位 62.9%，低位 37.1%。直肠系膜切除质量：完整 95.7%，接近完整 1.6%，不完整 1.1%。总体环周切缘阳性（≤1mm）和远切缘阳性（≤1mm）分别为 8.1% 和 3.2%。88.1% 的病人中实现完全直肠系膜切除、阴性环周切缘和阴性远切缘的复合指标。获取淋巴结中位数为

14.0。由于标本质量是生存的替代标志，从肿瘤学的角度来看，TaTME 可视为治疗直肠癌病人的安全方法。国际 TaTME 登记研究协作组[20]登记了自 2014 年 7 月至 2015 年 12 月来自 23 个国家 66 个中心连续 720 例的病例资料，其中 634 例直肠癌和 86 例良性疾病病例。男性约占 67%，平均 BMI 26.5。经腹手术与经肛手术的中转率分别为 6.3% 与 2.8%。TME 手术标本质量评价为“完整”和“接近完整”者占 96%。表明 TaTME 远端直肠系膜切除安全有效，能够获得高质量的 TME 手术标本，且手术后的短期效果满意。王振宁[21]的一项荟萃分析纳入 7 项研究，包括 573 名病人（TaTME 组 =270；LaTME 组 =303）。两组间获取的淋巴结数，远切缘和环周阳性无差异。TaTME 组显示出更高的完整直肠系膜切除质量和更少的环周切缘阳性。TaTME 组显示手术时间缩短、中转率降低、术后并发症发生率显著降低。长期生存数据方面，有研究[22]报道 373 例直肠癌行 TaTME 病人，平均随访时间 5.5 年。91% 肿瘤位于远端直肠，68.9% 为男性，53.2% 肿瘤固定，97.7% 接受新辅助放疗。结果 96% 的 TME 标本完整或接近完整，94% 的环周切缘阴性，98.6% 的远切缘阴性。围手术期发病率和死亡率分别为 13.4% 和 0.3%。5 年局部复发率 7.4%、远隔转移率 19.5%、5 年生存率 90%，显示了 TaTME 手术标本质量较高，远期生存较好。

目前正在进行的比较 TaTME 与传统腹腔镜直肠癌手术的 RCT 如 ETAP-GRECCAR 11 研究[23]和 COLORⅢ研究[24]正在入组，结果尚未公布。在目前证据不足的前提下，《直肠癌经肛全直肠系膜切除专家共识及手术操作指南（2017 版）》[25]明确 TaTME 目前的手术适应证为中低位直肠癌，尤其是低位直肠癌；对于男性、前列腺肥大、肥胖、肿瘤直径>4cm、直肠系膜肥厚、低位直肠前壁肿瘤、骨盆狭窄、新辅助放疗引起的组织平面不清晰等“困难骨盆”的直肠癌病人，TaTME 可能更具优势。我国 TaTME 学术组织——中华医学会外科学分会结直肠外科学组 TaTME 临床研究协作组（C-TaTME）、中国医师协会外科医师分会 TaTME 专业委员会（CSTa）、中国医师协会结直肠肿瘤专业委员会 TaTME 专委会（CSTAS）联合开发了“全国 TaTME 网络登记研究系统”（www.chinese-tatme.cn），亦与牛津大学合作并加入国际 TaTME 网络登记协作研究（www.lorec.nhs.uk），近期国内较好开展 TaTME 的几家医院也受邀参加 COLORⅢ研究。

参考文献

[1] Kim M K，Won D Y，Lee J K，et al. Laparoscopic Surgery for Transverse Colon Cancer：Short-and long-term outcomes in comparison with conventional open surgery. J Laparoendosc Adv Surg Tech A，2015，25（12）：982-989.

[2] West N P，Kobayashi H，Takahashi K，et al. Understanding optimal colonic cancer surgery：comparison of Japanese D3 resection and European complete mesocolic excision with central vascular ligation. J Clin Oncol，2012，30（15）：1763-1769.

[3] Athanasiou C D，Markides G A，Kotb A，et al. Open compared with laparoscopic complete mesocolic excision with central lymphadenectomy for colon cancer：a systematic review and meta-analysis. Colorectal Dis，2016，18（7）：0224-0235.

[4] Bretagnol F, Dedieu A, Zappa M, et al. T4 colorectal cancer: is laparoscopic resection contraindicated? Colorectal Dis, 2011, 13(2): 138-143.

[5] Shukla P J, Trencheva K, Merchant C, et al. Laparoscopic resection of t4 colon cancers: is it feasible? Dis Colon Rectum, 2015, 58(1): 25-31.

[6] Elnahas A, Sunil S, Jackson T D, et al. Laparoscopic versus open surgery for T4 colon cancer: evaluation of margin status. Surg Endosc, 2016, 30(4): 1491-1496.

[7] Kim I Y, Kim B R, Kim Y W. The short-term and oncologic outcomes of laparoscopic versus open surgery for T4 colon cancer. Surg Endosc, 2016, 30(4): 1508-1518.

[8] Yang Z F, Wu D Q, Wang J J, et al. Short-and long-term outcomes following laparoscopicopen surgery for pathological T4 colorectal cancer: 10 years of experience in a single center. World J Gastroenterol, 2018, 24(1): 76-86.

[9] de'Angelis N, Vitali G C, Brunetti F, et al. Laparoscopic vs open surgery for T4 colon cancer: A propensity score analysis. Int J Colorectal Dis, 2016, 31(11): 1785-1797.

[10] Kumamoto T, Toda S, Matoba S, et al. Short-and Long-Term Outcomes of Laparoscopic Multivisceral Resection for Clinically Suspected T4 Colon Cancer. World J Surg, 2017, 41(8): 2153-2159.

[11] van der Pas Martijn H G M, Deijen C L, Abis Gabor S A, et al. Conversions in laparoscopic surgery for rectal cancer. Surg Endosc, 2017, 31(5): 2263-2270.

[12] Allaix M E, Furnée E J B, Mistrangelo M, et al. Conversion of laparoscopic colorectal resection for cancer: What is the impact on short-term outcomes and survival?World J Gastroenterol, 2016, 22(37): 8304-8313.

[13] Zhang G D, Zhi X T, Zhang J L, et al. Preoperative prediction of conversion from laparoscopic rectal resection to open surgery: a clinical study of conversion scoring of laparoscopic rectal resection to open surgery. Int J Colorectal Dis, 2015, 30(9): 1209-1216.

[14] de Neree tot Babberich, Michael P M, van Groningen, et al. Laparoscopic conversion in colorectal cancer surgery; is there any improvement over time at a population level? Surg Endosc, 2018, 32(7): 3234-3246.

[15] Clancy C, O'Leary D P, Burke J P, et al. A meta-analysis to determine the oncological implications of conversion in laparoscopic colorectal cancer surgery. Colorectal Dis, 2015, 17(6): 482-490.

[16] Heald R J, Husband E M, Ryall R D. The mesorectum in rectal cancer surgery: the clue to pelvic recurrence? Br J Surg, 1982, 69: 613-616.

[17] Sylla P, Rattner D W, Delgado S, et al. NOTES transanal rectal cancer resection using transanal endoscopic microsurgery and laparoscopic assistance. Surg Endosc, 2010, 24(5): 1205-1210.

[18] Chi P, Chen Z f, Lu X R. Transanal Total Mesorectal Excision: Can it Achieve the Standard

of TME? Ann. Surg，2017，266（6）：e87～e88.

[19] de Lacy F Borja，van Laarhoven Jacqueline J E M，Pena Romina，et al. Transanal total mesorectal excision：pathological results of 186 patients with mid and low rectal cancer. Surg Endosc，2018，32（5）：2442-2447.

[20] Penna M，Hompes R，Arnold Steve et al. Transanal total mesorectal excision：international registry results of the first 720 cases. Ann Surg，2017，266（1）：111～117.

[21] Ma B，Gao P，Song Y X，et al. Transanal total mesorectal excision（taTME）for rectal cancer：a systematic review and meta-analysis of oncological and perioperative outcomes compared with laparoscopic total mesorectal excision. BMC Cancer，2016，16：380.

[22] Marks J H，Myers E A，Zeger E L，et al. Long-term outcomes by a transanal approach to total mesorectal excision for rectal cancer. Surg Endosc，2017，31（12）：5248-5257.

[23] Bernard L，Cécile D C，Helene M，et al. A multicentre randomised controlled trial to evaluate the efficacy，morbidity and functional outcome of endoscopic transanal proctectomy versus laparoscopic proctectomy for low-lying rectal cancer（ETAP-GRECCAR 11 TRIAL）：rationale and design.[J]. BMC Cancer，2017，17（1）：253.

[24] Deijen C L，Velthuis S，Tsai A，et al. COLORⅢ：a multicentre randomised clinical trial comparing transanal TME versus laparoscopic TME for mid and low rectal cancer.[J]. Surg Endosc，2016，30（8）：3210-3215.

[25] 中华医学会外科学分会结直肠外科学组，中华医学会外科学分会腹腔镜与内镜外科学组. 直肠癌经肛全直肠系膜切除专家共识及手术操作指南（2017版）. 中国实用外科杂志，2017，37（09）：978-984.

（孙凌宇）

【作者简介】

孙凌宇，哈尔滨医科大学附属第四医院肿瘤外科肝胆外科副主任，硕士研究生导师。擅长胃癌、结直肠癌、乳腺癌、后腹膜肿瘤、胃肠道间质瘤和消化道神经内分泌肿瘤的根治性手术。在胃癌和结直肠癌腹腔镜手术、直肠癌的分层治疗、胃癌和结直肠癌肝转移、遗传性肠癌、恶性肠梗阻、肠瘘、肿瘤营养、加速康复外科等领域处于全国先进行列。学术兼职：中华结直肠外科学院委员，中国抗癌协会胃癌专业委员会委员兼外科学组委员，中国抗癌协会肿瘤营养委员会委员，中国抗癌协会肿瘤支持委员会常委兼外科学组组长，CSCO肿瘤营养治疗专业委员会委员，中国医师协会外科医师分会MDT青委会副主任委员，中国医师协会外科医师分会胃肠道间质瘤专业委员会委员，中国医师协会结直肠肿瘤专业委员会大肠癌肝转移专业委员会、早诊早治委员会、遗传性肠癌委员会委员，中西医结合学会直肠癌防治专家委员会委员，中国研究型医院学会精准医学与肿瘤MDT专业委员会常委兼副秘书长，《实用肿瘤杂志》编委，《肿瘤代谢与营养电子杂志》编委，《肿瘤综合治疗电子杂志》编委。

第二章 腹腔镜结直肠手术的应用解剖

第一节 概 述

一、结直肠的范围和分段

结直肠俗称“大肠”。大肠是从回盲口至肛门的肠管。与小肠相比，大肠管径较粗，长度较短（平均 1.5m），位置较固定。结肠是指自回盲瓣至直乙交界部的肠管，以回盲瓣上缘、肝结肠韧带右缘、膈结肠韧带下缘、髂结肠韧带上缘为界，分为盲肠、升结肠、横结肠（包括结肠肝曲和结肠脾曲）、降结肠、乙状结肠等 5 个部分。直肠是指自直乙交界部（约第三骶椎上缘）至齿状线的肠管（图 1-2-1-1）。

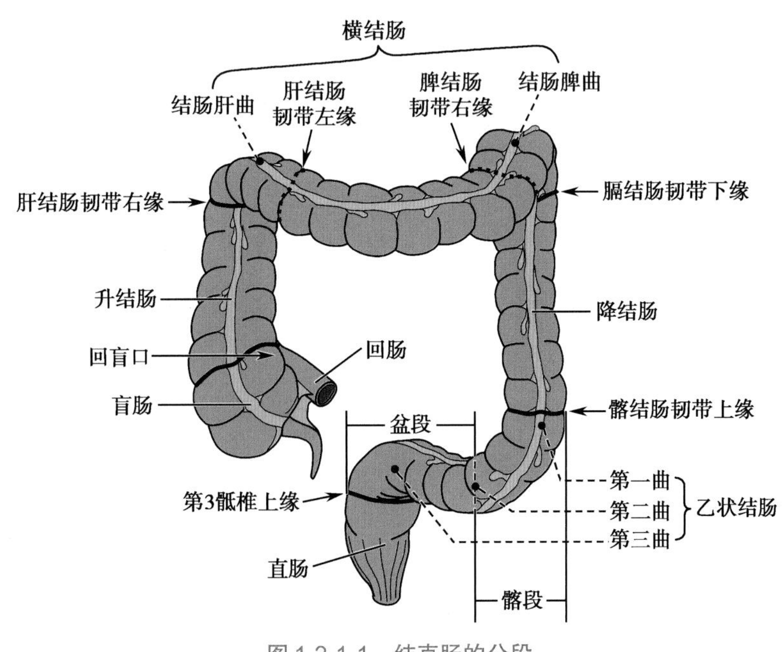

图 1-2-1-1 结直肠的分段

二、腹腔镜结直肠手术的解剖学内容

腹腔镜结直肠外科的代表性手术——完整结肠系膜切除术（complete mesocolic excision,

CME）和全直肠系膜切除术（total mesorectal excision，TME），其解剖学内容包括：①切除结直肠器官：不仅切除肠管，还要完整地、无损伤地切除系膜——由结直肠固有筋膜所包绕的血管、神经、淋巴管及其周围脂肪组织；②结扎中央血管（central vascular ligation，CVL），以切除相应淋巴结；③保留邻近的自主神经。这些操作的顺利实施，来源于对结直肠系膜、血管、神经解剖的正确认识。

（张 策）

第二节 结直肠的系膜

结直肠并非单纯的肠管，而是由肠管和系膜组成的完整器官。肠管和系膜通过粘连（胚胎时期的系膜融合）固定于腹后壁和毗邻器官，借助系膜根部的血管 - 神经 - 淋巴蒂与腹后壁的大血管、神经丛、淋巴管相连接。

一、系膜的本质

系膜（mesentery）的拉丁文词源“mesos”，本意是居中[1]，引申为悬吊。在 *Terminologia Anatomica* 中，前缀“meso-”表示悬吊某个器官的两层腹膜，后缀表示器官，比如 meso-colon（结肠系膜）、meso-appendix（阑尾系膜）、meso-varium（卵巢系膜）。因此，“系膜”包含“系”和“膜”两层意思：①悬系：将脏器悬吊于腹壁或其他结构上；②成膜：壁腹膜于特定部位折叠，套入脏器，移行为脏腹膜；血管、神经、淋巴管经过未被腹膜套入的“裸区”进出器官。多余的脏腹膜自身折叠，包绕血管、神经等，形成系膜，从而实现如下功能：①固定器官；②提供路径（血管、神经和淋巴管）；③贮存脂肪。据此，系膜可定义为：将器官悬吊于腹壁或腹膜形成物上，包含器官的血管、神经和淋巴管以及脂肪组织的双层腹膜襞。从这一定义可以看出，系膜的本质是：血管、神经、淋巴管出入器官的通道。

二、结直肠系膜的固定方式

1. 胃肠及其系膜的生长和旋转　胃肠及其系膜在腹腔的分布和固定，是胚胎时期肠转位和系膜融合的结果。原始消化管以腹腔动脉、肠系膜上动脉和肠系膜下动脉为血供来源和标志，分为前肠、中肠和后肠。胚胎早期的原始消化管位于腹腔正中，借背侧系膜连于腹后壁和膈。前肠的旋转和中肠的转位是人体消化管最终布局的原因。前肠的旋转使胰十二指肠事先固定于腹后壁。中肠最初借背侧系膜连于腹后壁正中线，由于肠管生长快于系膜，中肠逐渐以“U”形肠袢突入脐环，形成暂时性的生理性中肠疝，进而以肠系膜上动脉为轴，逆时针旋转 270°（前面观），由矢状位变为水平位；其后随着腹腔容积的增加，中肠袢快速返回腹腔，并在冠状面上逆时针旋转 180°，到达成体所处的位置（图 1-2-2-1）。后肠的位置变化并不明显，只是随中肠的转位向头侧移动，并被推向左侧腹壁。

2. 结直肠及其系膜的融合固定　胃肠及其系膜完成旋转后，粘连并固定于腹后壁或其他系膜；两者之间的原始腹膜发生融合，形成系膜与腹壁之间，系膜与系膜之间潜在的融合筋膜间隙

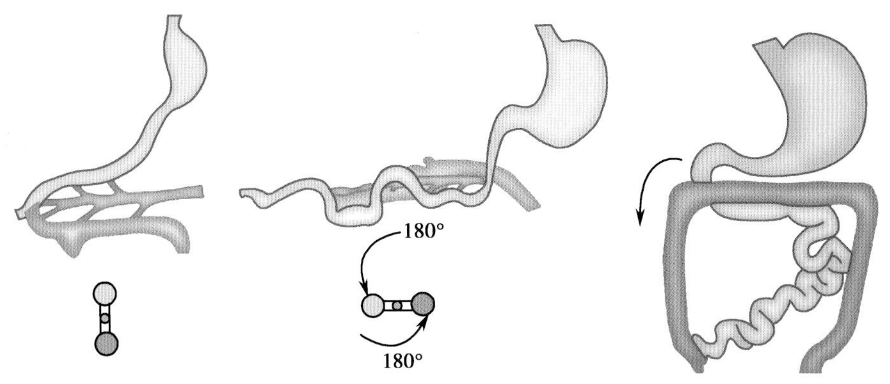

图 1-2-2-1 中肠袢的旋转

（图 1-2-2-2）。其中，中肠系膜和腹后壁发生粘连，形成尖下底上的倒三角形融合区（右肠系膜窦）；其中线侧界为肠系膜根腹膜返折[2]；外侧界为右结肠旁沟腹膜返折。中肠末段的系膜，其后缘与胰十二指肠下份发生粘连，形成狭长的横结肠系膜根；其后上面与大网膜后层发生粘连，向前止于横结肠网膜带，形成部分游离的横结肠系膜。后肠系膜自结肠脾曲开始，与左侧腹后壁发生粘连，形成 D 形的融合区（左肠系膜窦），其外侧界为左结肠旁沟腹膜返折。结肠在固定的过程中，还与腹壁之间形成膈结肠韧带、髂结肠韧带这样的纤维性粘连；或者与胃系膜之间形成肝结肠韧带、脾结肠韧带这样的腹膜性粘连。这些都是固定结肠的装置。后肠末段——直肠系膜固定于狭窄的盆腔，与骶前筋膜之间形成直肠骶骨筋膜，与内生殖器外膜之间形成 Denonvilliers 筋膜这样的粘连。

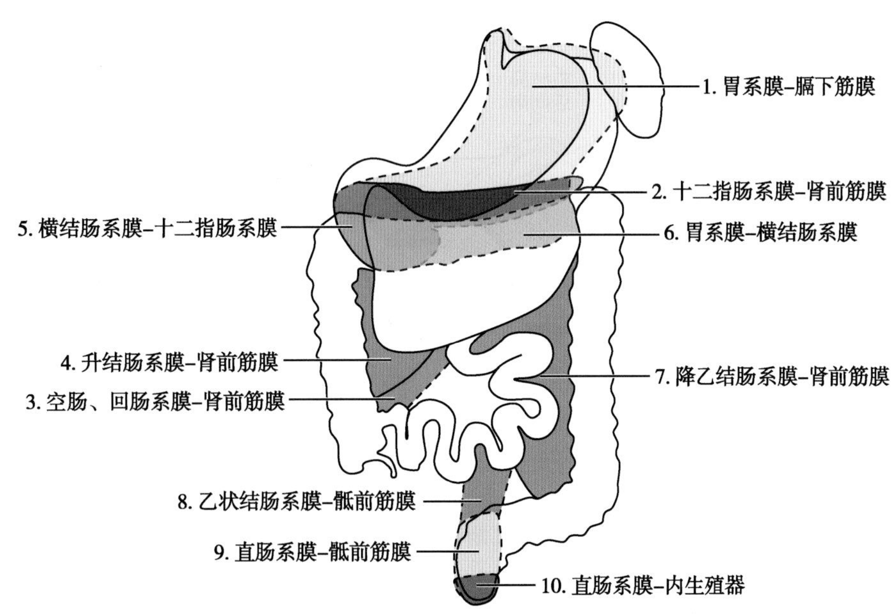

图 1-2-2-2 胃肠系膜的融合

3．结直肠系膜的外观　系膜的外观特点，取决于其与腹盆壁及其他系膜的融合程度：融合度越高，系膜就越缺乏典型的外观。盲肠系膜的存在与否取决于中肠与腹后壁融合的程度；当盲肠较游离时，可出现短的系膜。升结肠和降结肠由于完全融合，一般不存在游离的系膜。横结肠系膜因为融合于游离的大网膜，中段保留了部分游离的外观；但结肠肝曲和结肠脾曲的系膜固定于腹后壁。降结肠系膜，2/3 缺乏游离的外观，1/3 可有游离的短蒂。乙状结肠系膜是后肠系膜和腹后壁之间跳跃性融合的产物，存在从融合到游离、再到融合的转变；系膜融合的边界在立位时呈“∧”形，附着于左髂总动脉分叉处[3]，形成所谓“乙状结肠系膜根”。直肠系膜是后肠系膜的末段，由于盆壁的限制而变为桶形，并向尾侧逐渐缩窄至盆膈水平。直肠系膜不仅存在于直肠后外侧[4]，而且存在于直肠下段前面，两者在直肠下段周围形成环形的系膜[5]。

三、结直肠系膜游离的解剖学基础

基于胚胎学和解剖学理论，可以认为：结直肠系膜的游离过程是系膜融合过程的逆过程；这一理论被手术实践所证实。

1. 间隙　位于结肠系膜与腹后壁和胃十二指肠系膜之间、直肠系膜与盆壁和内生殖器之间，潜在的融合筋膜间隙，为结直肠系膜的游离提供了天然的外科间隙（图 1-2-2-3）。

2. 平面　肾前筋膜—骶前筋膜位于结直肠系膜周围。结直肠固有筋膜是维持系膜形态学完整的纤维性膜。两者是结直肠系膜游离的平面。

3. 入路　融合边界——结直肠系膜周围的腹膜返折线，是进入融合筋膜间隙的天然入路。这一特点在左半结肠切除和直肠切除过程中表现得更明显；在右半结肠切除过程中，由于手术切除的仅仅是中肠的一部分，因而，作为小肠、结肠自然边界的肠系膜上血管就成为进入融合筋膜间隙的中线侧入路（图 1-2-2-3）。

4. 标志　结肠系膜和腹后壁发生融合时形成各种纤维性粘连是辨认这些入路的起止标志。

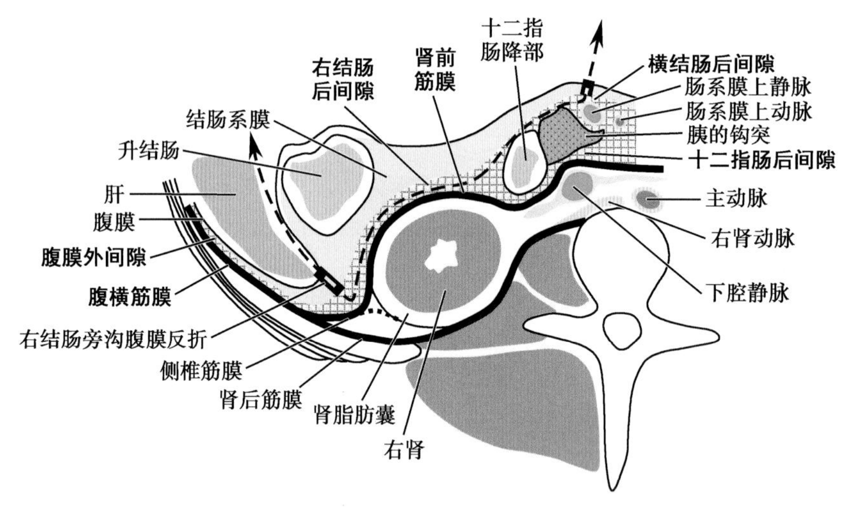

图 1-2-2-3　升结肠系膜游离的外科间隙

（张　策）

第三节　结直肠的血管

根据胚胎学起源，结肠大致分为右侧结肠和左侧结肠：右侧结肠——盲肠、升结肠、横结肠右侧 2/3——是中肠的衍生物，由肠系膜上动脉的分支供血；左侧结肠——横结肠左侧 1/3（结肠脾曲)、降结肠、乙状结肠——是后肠的衍生物，由肠系膜下动脉的分支供血。直肠是后肠的衍生物，由肠系膜下动脉的分支直肠上动脉和髂内动脉的分支直肠中动脉供血。

一、肠系膜上血管

肠系膜上静脉(superior mesenteric vein，SMV)引流小肠、右侧结肠的静脉血，还引流胃和十二指肠的部分静脉血。SMV 在右髂窝上缘始于最末两支回肠静脉，主干在肠系膜内上行略偏左，越过十二指肠水平部下缘和钩突，至胰颈后方，与脾静脉汇合为门静脉[6]。SMV 在上行过程中依次跨越右输尿管、下腔静脉、十二指肠水平部和胰钩突的前面(图 1-2-3-1)，行程中一般位于肠系膜上动脉右侧。

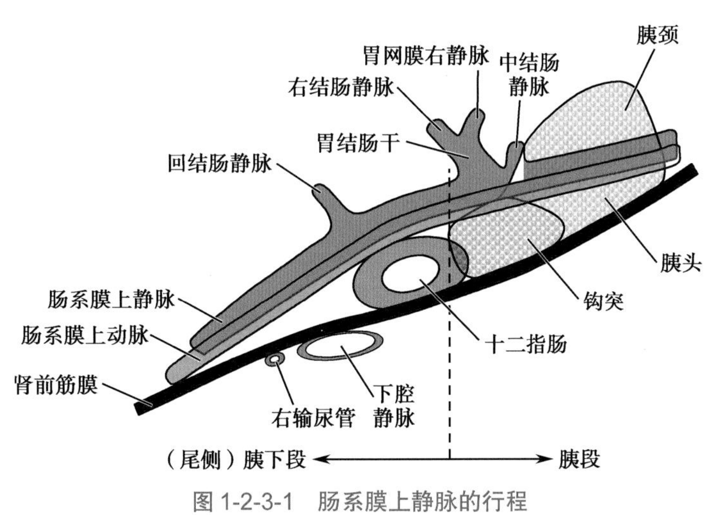

图 1-2-3-1 肠系膜上静脉的行程

作为中肠的引流血管，SMV 是小肠系膜和结肠系膜之间的界线。在腹腔镜下，SMV 是系膜内自右下至左上，略隆起的蓝色条纹，右为升结肠系膜，左为小肠系膜(图 1-2-3-2)。沿着蓝色血管纹剪开肠系膜，或沿着回结肠静脉追踪，是定位和解剖 SMV 的常用方法。

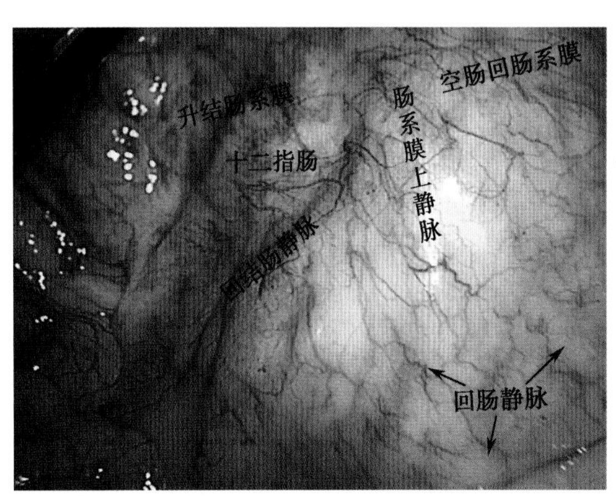

图 1-2-3-2 肠系膜上静脉是小肠系膜和升结肠系膜的分界

SMV 的右侧属支——回结肠静脉、右结肠静脉、上右结肠静脉、中结肠静脉——是右侧结肠的主要引流血管。沿着 SMV 向近心端解剖，是定位这些静脉及其伴行动脉的常用方法(图 1-2-3-3)。在解剖 SMV 时，继续切开肠系膜全层，顺势进入融合筋膜间隙，实施升结肠系膜游离(图 1-2-3-3、图 1-2-3-4)。

肠系膜上动脉(superior mesenteric artery，SMA)的右侧分支回结肠动脉、右结肠动脉和中结肠动脉，供应盲肠、升结肠、横结肠右侧 2/3。SMA 深陷系膜且无明显色差，故在腹腔镜下难以察觉，

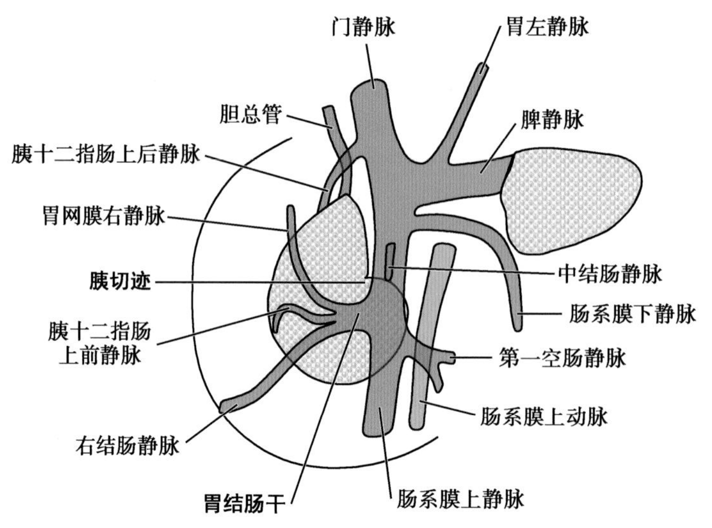

图 1-2-3-3 肠系膜上静脉及其部分右侧属支

常需依赖其伴行静脉 SMV 而定位。SMA90%以上居 SMV 左侧，也可位于 SMV 前、后方，无位于右侧者；这一现象与其上级血管——腹主动脉居肝门静脉左侧的情况一致。

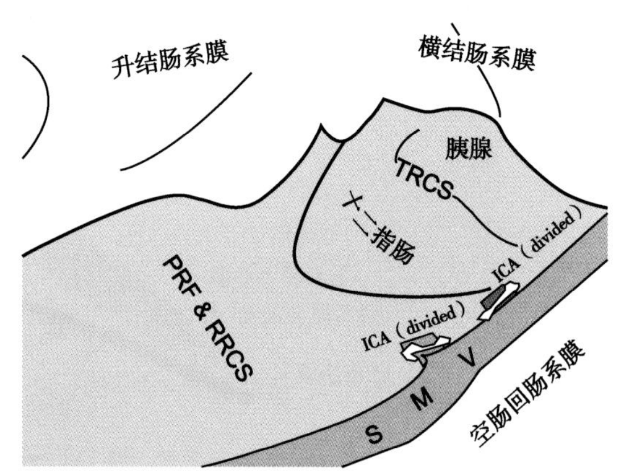

图 1-2-3-4 解剖肠系膜上静脉以进入融合筋膜间隙
PRF&RRCS：肾前筋膜和右结肠后间隙；ICA：回结肠动脉；SMV：肠系膜上静脉；TRCS：横结肠后间隙

回结肠动脉（ileocolic artery，ICA）是 SMA 右侧最低的分支，分布至回肠、盲肠和阑尾。回结肠静脉（ileocolic vein，ICV）总是恒定地存在并与动脉伴行[7,8]。回结肠血管蒂是右侧结肠系膜中最显眼的标志，表现为升结肠系膜内、肠系膜上血管右侧、隆起而搏动的条索。ICV 大部分于十二指肠水平部下缘水平汇入 SMV[9,10]；因此，透过升结肠系膜，或在游离结肠系膜过程中看见十二指肠水平部，往往预示着 ICV 的存在。

右结肠静脉（right colic vein，RCV）引流升结肠的静脉血，出现率 43.1%[11]。上右结肠静脉（superior right colic vein，sRCV）引流结肠肝曲的静脉血[12]，出现率 89%～95%[13]。sRCV 和 / 或 RCV 大多数情况下与 RGeV 合干形成胃结肠干（gastro-colic trunk，GCT）[14]，也可能直接汇入 SMV，甚至 GCT 也可能缺如。SMV 的右侧属支中，除 ICV 稳定地汇入 SMV 以外，其余各支存在诸如合干、缺如或者重复等多种类型[15]；但最常见的仍然是由 sRCV、胃网膜右静脉（right gastro-epiploic vein，RGeV）和胰十二指肠上前静脉（anterio superior pancreatic duodenal vein，ASPDV）组成的经典 GCT，比例超过 50%[16]（表 1-2-3-1）。这些关于静脉回流类型的知识，为右半结肠切除术、横结肠切除术中，结肠血管的定位和解剖提供了信息。

在很多情况下，对 GCT 的定位是解剖其结肠、胃十二指肠属支的前提。GCT 外形粗短，越过钩突前面，于胰切迹右缘汇入 SMV 右壁或右前壁。游离横结肠系膜，沿 SMV 追踪，常能于胰颈下缘、胰切迹右缘找到汇入 SMV 的 GCT。GCT 定位的意义在于：① GCT 是升结肠系膜和横结肠系膜的分界标志；② GCT 是定位其可能属支（sRCV、RCV、MCV、RGeV）的线索；③ GCT 可能是定位 RCA 的标志[17]。

表 1-2-3-1 肠系膜上静脉右侧属支的回流类型

类型	数量	百分比
sRCV/RCV，RGeV 合成 GCT	19	52.8%
MCV，RGeV 合成 GCT	3	8.3%
sRCV/RCV，RGeV，MCV 合成 GCT	6	16.7%
sRCV/RCV，RGeV，MCV 独立回流至 SMV，无 GCT	8	22.2%
合计（Total）	36	100%

注：GCT 胃结肠干；MCV 中结肠静脉；RCV 右结肠静脉；RGeV 胃网膜右静脉；sRCV 上右结肠静脉

右结肠动脉（right colic artery，RCA）于胰颈下方起自 SMA 右壁，在胰切迹水平，向右进入升结肠系膜，当 ICA 过于靠近 GCT 时，RCA 容易缺如[18]。从某种意义上说，GCT 是接纳了 RGeV 的右结肠静脉，因此 RCA 常与 GCT 伴行或发生交叉。因此，GCT 和 RCA 往往在解剖过程中先后出现。

中结肠动脉（middle colic artery，MCA）起自 SMA 前壁，紧贴胰颈下缘或穿胰颈实质进入横结肠系膜。在横结肠手术中，沿 SMA 解剖，或沿横结肠系膜血管向近心端追踪，均可在胰颈下缘定位 MCA 根部。

二、肠系膜下血管

肠系膜下动脉（inferior mesenteric artery，IMA）是后肠的供血血管，供应范围与胚胎时期的后肠大体相当。肠系膜下动脉走行于降结肠系膜内，其分支左结肠动脉、乙状结肠动脉供应自结肠脾曲到直乙交界部的左侧结肠，直肠上动脉供应直肠上中段。在头侧，IMA 的供血范围与 SMA 的分支 MCA 交叠。

IMA 起自腹主动脉前壁，起点位于十二指肠水平部和主动脉分杈之间，80% 平 L3 椎体或椎间盘水平，距主动脉分杈约 4cm（42.08±6.26mm）。IMA 主干是指自起点至左髂总动脉下缘水平之间的一段动脉，平均长度 41mm[19]（图 1-2-3-5）。IMA 起自左髂总动脉，与 SMA[20]或右副肾动脉[21]共干，或重复 IMA[22]的情况也有报道。

沿着主动脉右缘解剖降乙结肠系膜根，进入结肠系膜与肾前筋膜之间的左结肠后间隙。于此间隙内向头侧游离降结肠系膜，在主动脉分杈头侧约 4cm 的主动脉前壁可定位 IMA 根部（图 1-2-3-6）。

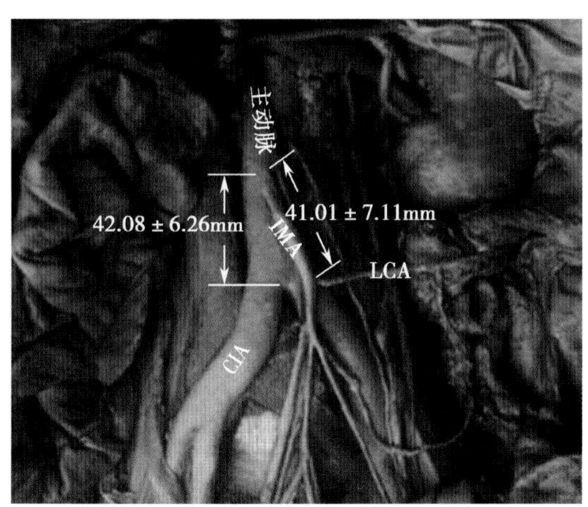

图 1-2-3-5 肠系膜下动脉起点

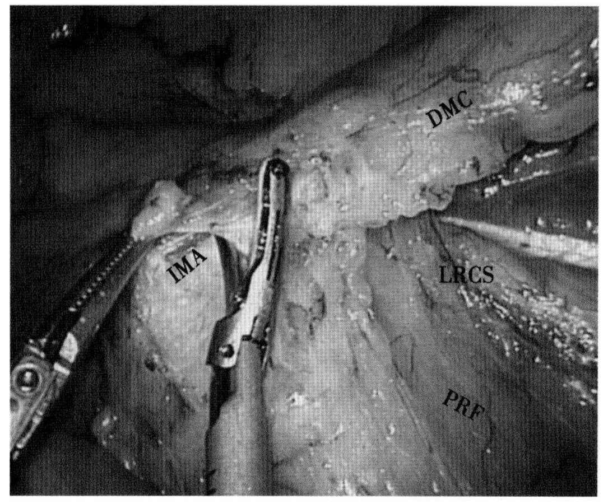

图 1-2-3-6 肠系膜下动脉和左结肠后间隙

IMA 分出左结肠动脉、乙状结肠动脉和直肠上动脉，供应降结肠、乙状结肠和直肠上段。这些血管存在重复或合干等多种分支类型[23]。IMA 偶可发出副肝动脉或肾支。

左结肠动脉（left colic artery，LCA）指供应降结肠的动脉；主要起自 IMA，也可起自肠系膜上动脉及其分支。LCA 升支向头侧走行时，常与肠系膜下静脉交叉。

乙状结肠动脉（sigmoid artery，Sig. A）的起源包括肠系膜下动脉（36%）、左结肠动脉（28%）、降乙结肠干（34.4%）和中结肠动脉（1.6%）。数量 1～4 支[24]。

直肠上动脉（superior rectal artery，SRA）又称痔上动脉，是肠系膜下动脉的直接延续和终支，自左髂总动下缘至直肠后方左、右两终支分杈之间的，其供血范围为直肠上 2/3 段后外侧壁。

在降乙结肠系膜内，沿着 IMA 主干向远端解剖，是定位其分支的方法。

肠系膜下静脉（inferior mesenteric vein，IMV）引流左侧结肠（结肠脾曲、降结肠、乙状结肠）、直肠上段的静脉血。

IMV 在降结肠系膜内走行时，位于同名动脉的左侧；经十二指肠空肠曲左后方，注入胰体后的脾静脉（图 1-2-3-7），也有少数注入胰颈后的肠系膜上静脉或其与脾静脉结合部。IMV 经直肠中静脉、直肠下静脉与髂内、髂外静脉发生吻合。

IMV 不与 IMA 伴行（图 1-2-3-8），而是走行于动脉左侧的降结肠系膜内，并超越动脉根部水平向头侧走行[25]。

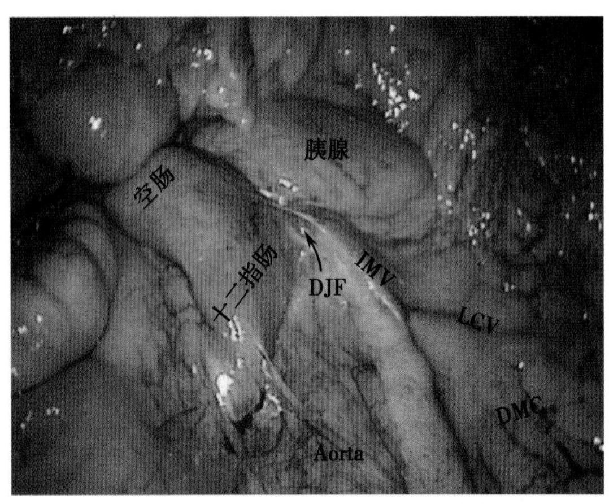

图 1-2-3-7 肠系膜下静脉末段的标志

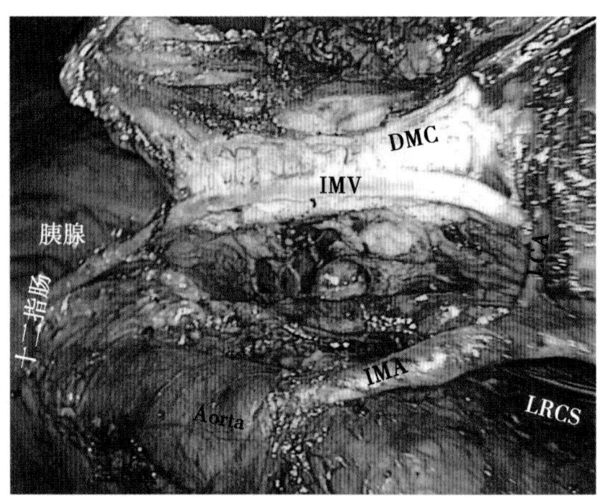

图 1-2-3-8 肠系膜下静脉与动脉不伴行

定位 IMV，要了解静脉与动脉的位置关系，依靠 IMV 末段周围的标志——十二指肠空肠襞（十二指肠上襞）和胰尾，在左结肠后间隙内解剖。

三、边缘动脉

回结肠动脉、右结肠动脉、中结肠动脉和左结肠动脉的主干或其分支，在紧贴肠管的结肠系膜内互相吻合，连接成平行于肠管的边缘动脉（marginal artery），又名 Drummond 肠系膜弓。边缘动脉在结肠系膜内，平行于肠管走行并发出直小动脉和短动脉供应结肠。边缘动脉的意义在于：①肠系膜上动脉或主要的结肠动脉发生阻塞时，边缘动脉扩张形成侧支循环，代偿缺血的肠管；

②主髂动脉慢性阻塞时，肠系膜上动脉、肠系膜下动脉可通过边缘动脉，和直肠中动脉、肛门动脉，与髂内动脉、髂外动脉发生沟通，成为下肢血液供应的主要来源。

四、直肠中动脉

直肠中动脉（middle rectal artery，MRA）又称痔中动脉，出现率由 22%[26]至 100%[27]不等，在活体常常无法探及，原因可能在于动脉直径较细，起点变异较大。

直肠中动脉是髂内动脉的二级分支，其起源包括髂内动脉、阴部内动脉前干、膀胱下动脉、膀胱上动脉、闭孔动脉、骶外侧动脉、子宫动脉、臀下动脉等。

直肠中动脉较直肠上动脉细小，每侧 0～3 支不等，尽管行程并不恒定[28]，但大多穿过下腹下丛，并被下腹下丛分隔为外侧部和内侧部。外侧部伴盆内脏神经走行；内侧部伴随下腹下丛直肠侧支，经直肠侧韧带进入直肠。因此，直肠中动脉是直肠侧韧带的一部分，后者由直肠中动脉、下腹下丛直肠侧支和直肠下淋巴结输入管以及脂肪组织、骶前筋膜的纤维混合而成[29]（图 1-2-3-9）。

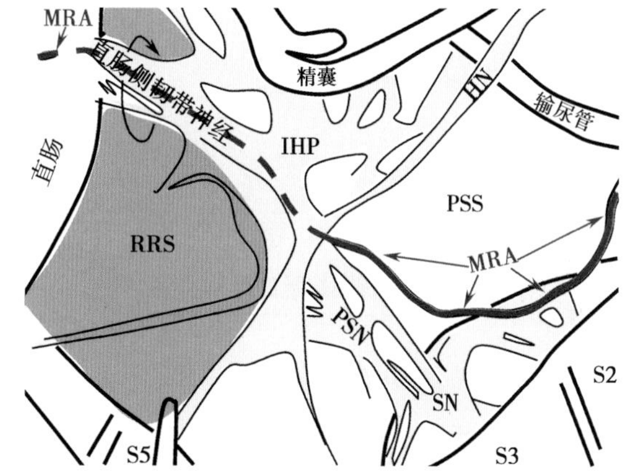

图 1-2-3-9　直肠中动脉与直肠侧韧带
MRA：直肠中动脉；IHP：下腹下神经丛；HN：腹下神经；PSS：骶前间隙；PSN：盆内脏神经；SN：骶神经；RRS：直肠后间隙

由于直径较细并多次分支，直肠中动脉在手术中引起的出血一般不严重。但如直肠上动脉较小时，则可能存在较粗的直肠中动脉，即：直肠中动脉的直径可依据直肠上动脉的直径来预测。

（张　策）

第四节　结直肠的神经

一、结肠的神经支配

右侧结肠——盲肠、升结肠和横结肠右侧 3/4（结肠脾曲口侧的横结肠）为中肠衍生物。左侧结肠——横结肠左侧 1/4（结肠脾曲）、降结肠、乙状结肠为后肠衍生物。两者有不同的神经支配。

（一）运动神经

结肠的运功来自于交感和副交感神经的支配（图 1-2-4-1，图 1-2-4-2）。

1. 交感神经

（1）右侧结肠：节前纤维起自 T6～T10、T10～T11、T12 脊髓侧角中间外侧核的神经元，依次经前根、前支、胸神经的白交通支、交感干椎旁神经节，进入内脏大、小、最小神经，在肠系膜上神经节换元，节后纤维经肠系膜上丛及其次级丛，分布至肠壁平滑肌和腺体。

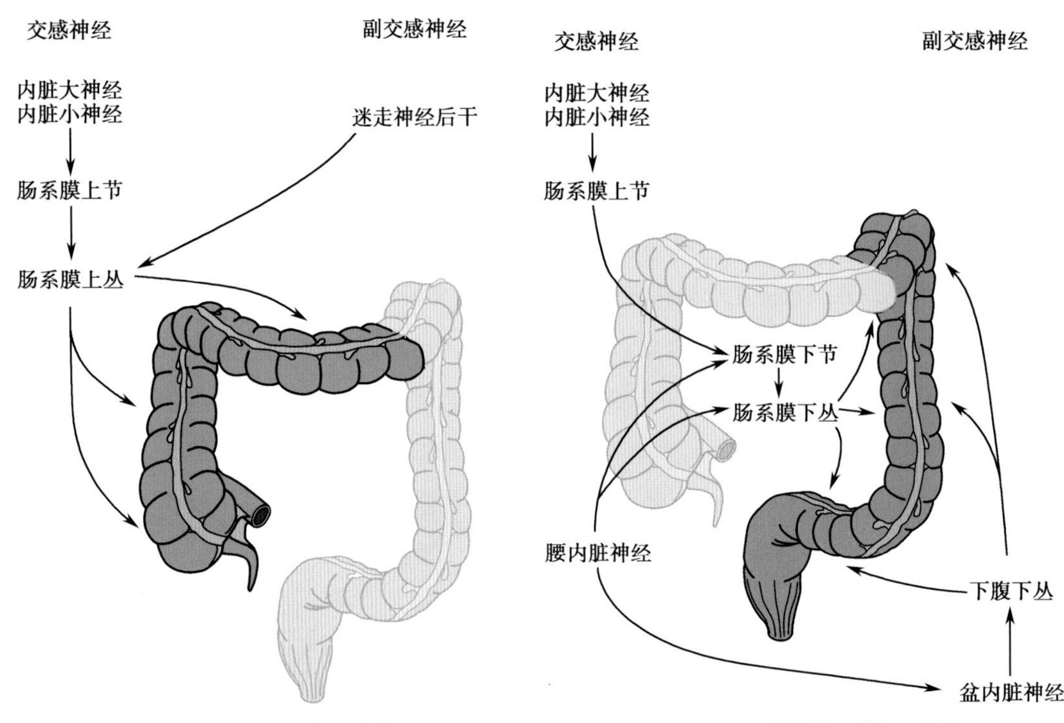

图 1-2-4-1　右侧结肠的运动神经

图 1-2-4-2　左侧结肠的运动神经

（2）左侧结肠：交感节前纤维起自 L1～L3 脊髓侧角中间外侧核的神经元，依次经前根、前支、腰神经的白交通支、交感干椎旁神经节，进入腰内脏神经，在肠系膜下神经节换元，节后纤维经肠系膜下丛和腹下丛，分布至肠壁平滑肌和腺体。

2. 副交感神经　迷走神经的副交感纤维支配右侧结肠；盆内脏神经的副交感纤维支配左侧结肠和直肠。

右侧结肠：节前纤维起自迷走神经背核，经左、右迷走神经、迷走神经后干、肠系膜上丛，至肠壁内孤立或分散的固有神经节换元，节后纤维分布至肠壁平滑肌和腺体。

左侧结肠：节前纤维起自 S2～S3 脊髓灰质中间带的骶副交感核，经盆内脏神经入下腹下丛，经腹下神经、上腹下丛上升至肠系膜下丛，至肠壁内孤立或分散的固有神经节换元，节后纤维分布至肠壁平滑肌和腺体。

（二）感觉神经

结肠的内脏感觉主要通过迷走神经途径、交感神经途径和盆副交感途径传入。迷走神经途径主要传递右侧结肠的特异性感觉，交感神经途径主要传递结肠的痛觉，盆副交感途径主要传递左侧结肠和直肠的特异性感觉和部分痛觉。

1. 迷走神经传入途径　迷走神经的内脏感觉纤维，胞体位于迷走下神经节。其周围突经腹腔丛、肠系膜上丛，分布至右侧结肠的黏膜层、肌层和肌间神经丛；中枢突则进入延髓，与孤束核形成突触。迷走神经传入途径主要传递来自右侧结肠黏膜的机械、化学感受器和肌层牵张感受器的信息，主要为与反射有关的无意识的感觉。

2. 交感神经传入途径　交感途径的内脏感觉纤维，右侧结肠经肠系膜上神经节和交感干，汇入 T8～T12 脊神经后根；左侧结肠经肠系膜下神经节和交感干，汇入 L1～L3 脊神经后根。神经纤维在经过神经节时不换元。交感神经通路的C类纤维，起自肠系膜、肠管浆膜、肌层，主要传递缺血、牵拉和伤害性刺激引起的肠管痛觉，并反射性地抑制肠黏膜分泌。

切除右侧交感神经后，刺激右侧结肠的系膜，不引起痛觉；刺激左半结肠的系膜则引起痛觉。因此右侧结肠和左侧结肠的感觉传入途径不完全相同。双侧交感神经切除术导致痛觉消失至直乙交界处，说明直肠痛觉与结肠不同，并非借交感神经系统传入，而属于盆部副交感途径。

3. 盆副交感传入途径　盆副交感途径的内脏感觉神经，经上腹下丛、腹下神经、下腹下丛、盆内脏神经，至S2～S4脊神经后根感觉神经节，中枢突入骶髓后角，与脊髓丘脑束联系。盆神经途径的Aδ纤维，起自左侧结肠和直肠黏膜层的机械、化学感受器和肌层的牵张感受器，主要传递内脏感觉（肠管扩张、便意）和部分痛觉。

二、结肠系膜周围的神经丛

胃肠系膜周围存在支配消化、泌尿、生殖器官的自主神经，这些神经沿着脊椎、腹膜后大血管前面走行并聚集成丛。

椎前丛（prevertebral plexus，PVP）是分布于脊椎前、腹主动脉前方和两侧的神经丛，由内脏大、小神经、迷走神经和腰交感干分支（腰内脏神经）的纤维交织而成。椎前丛可细分为如下几个神经丛。

（一）腹腔丛及其次级丛

腹腔丛（celiac plexus，CP）是分布于腹腔动脉起始部周围的神经丛，位于网膜囊、胰的后面，腹主动脉起始部、右膈脚前面；由内脏大、小神经的交感纤维和迷走神经后干（含左、右迷走神经的纤维）的副交感纤维交织而成。腹腔丛包含左、右成对的腹腔神经节（celiac ganglion，CG），在腹腔动脉起始部的头侧或尾侧。腹腔神经节下份单独存在的部分常称为主动脉肾节（aorticorenal ganglion，ARG），位于腹主动脉外侧、肾动脉起始部上缘平面或肾血管的后方；主动脉肾节接受内脏小神经并发出肾丛。腹腔丛的交感、副交感和感觉纤维沿血管到达靶器官，形成各次级丛：膈丛、肝丛、脾丛、胃左丛、肾上腺丛、肾丛、精索内丛和肠系膜上丛。

（二）肠系膜上丛

肠系膜上丛（superior mesenteric plexus，SMP）是腹腔丛向尾侧的延续，分布于腹主动脉前面的肠系膜上动脉起始部周围，并随动脉入肠系膜，分布于胰的钩突、小肠、盲肠、升结肠和横结肠右侧3/4。肠系膜上动脉起始部周围可见肠系膜上神经节（superior mesenteric ganglion，SMG）。肠系膜上丛由源于腹腔丛的正中支和源于内脏大、小神经的两个侧支组成，偶尔接受第一腰交感神经节分支的汇入。肠系膜上丛分支至精索内丛、肾丛和下腔静脉，并向下延续为腹主动脉丛。

（三）腹主动脉丛

腹主动脉丛（aorticorenal ganglia）分布于腹主动脉的前外侧，是腹腔丛向尾侧的直接延续，表现为腹主动脉前面、两侧的左、右神经干，左、右干之间由分支交联成丛[30]。腹主动脉丛在后外侧接受腰交感干内脏支（腰内脏神经）的加入；发出肾丛、睾丸或卵巢丛、输尿管丛。腹主动脉丛位于肠系膜上、下动脉之间的部分又称“肠系膜间丛”。腹主动脉丛发支形成肠系膜下丛，本干向尾侧延续为上腹下丛，右干还发出支配下腔静脉的纤维。

（四）肠系膜下丛

肠系膜下丛（inferior mesenteric plexus，IMP）是分布于肠系膜下动脉起始部周围并随动脉进入降乙结肠系膜的神经丛[31]。肠系膜下丛的纤维来源包括：①主体源于腹主动脉丛左、右干；② L1～2 腰交感神经节的节后纤维；③ S2～S4 骶神经、盆内脏神经的副交感节前纤维，经下腹下丛、上腹下丛回溯至肠系膜下丛，进而分布至左侧结肠。肠系膜下丛围绕肠系膜下动脉及其分支分为左结肠丛（支配降结肠和乙状结肠）和直肠丛。肠系膜下丛继续发支汇入上腹下丛、腹下神经和下腹下丛。

（五）上腹下丛

上腹下丛（superior hypogastric plexus，SHP）旧称腹下丛或骶前神经，是延伸入盆的椎前丛的下端；由腹主动脉丛、腰交感干下部节前纤维（髂后干）组成，丛的左份与肠系膜下丛连接。上腹下丛位于由两侧髂总动脉和骶岬围成的髂间三角内、L5 椎体和左髂总静脉前、乙状结肠系膜后。上腹下丛在跨越主动脉分杈时轻微偏向左侧，跨越骶岬后分为左、右腹下神经。上腹下丛发出输尿管丛、睾丸丛和两侧的髂总动脉丛。丛内有交感节后纤维、过路的交感节前纤维、上升支配乙状结肠和降结肠的骶副交感纤维。一般认为：传导子宫体痛觉的感觉纤维路过此丛。

三、结肠神经解剖的特点

（一）系膜后神经

运动（植物）神经纤维、感觉神经纤维在腹主动脉前外侧汇聚成椎前丛，在髂血管及其分支的前内侧聚集成下腹下丛。椎前丛和下腹下丛是结直肠系膜游离过程中必须保护的神经，整体位于主动脉前筋膜——肾前筋膜——骶前筋膜后方（图 1-2-4-3）。这些筋膜的完整性，是结直肠系膜切除术中保留自主神经的解剖基础。

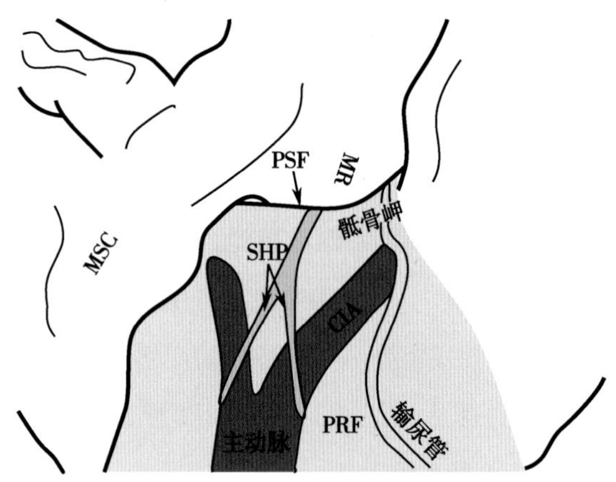

图 1-2-4-3　上腹下丛与肾前筋膜
MSC：乙状结肠系膜；PSF：骶前筋膜；MR：直肠系膜；SHP：上腹下神经丛；CIA：髂总动脉；PRF：肾前筋膜

（二）系膜内神经

椎前丛、下腹下丛发出纤维，沿主动脉分支——肠系膜上动脉、肠系膜下动脉入肠系膜，形成肠系膜上丛和肠系膜下丛，两者继续分为次级丛，分布至效应器官。肠系膜上丛发往结肠的次级丛、肠系膜下丛及其次级丛，沿系膜内各级血管走行，是 CME 中需要切除的部分。

总之，作为传统神经解剖理论的补充，结直肠系膜后自主神经的筋膜解剖，是结直肠系膜切除术中保留自主神经的理论基础。

参考文献

[1] Brown L. The new shorter oxford English Dictionary. Volume I. 3rd ed. Oxford：Clarendon Press，1993.

[2] Meyers M A. Clinical involvement of mesenteric and antimesenteric borders of small bowel loops. Gastrointest Radiol，1976，1：41-47.

[3] Oliphant M，Berne A S，Meyers M A. The subperitoneal space of the abdomen and pelvis：planes of continuity. AJR，1996，167：1433-1439.

[4] Heald R J，Moran B J. Embryology and anatomy of the rectum. Semin Surg Oncol，1998，15：66-71.

[5] Zhang C，Ding Z H，Li G X，et al. Perirectal fascia and spaces：annular distribution pattern around the mesorectum. Dis Colon Rectum，2010，53：1315-1322.

[6] Tessier D J，Williams R A. Mesenteric ischemic thrombosis.[2005-7-30]. eMedicine，URL：http：//www.emedicine.com/med/topic2753.htm.

[7] Garcia-Ruiz A，Milsom J W，Ludwig K A，et al. Right colonic arterial anatomy：implications for laparoscopic surgery.Dis Colon Rectum，1996，39：906-911.

[8] Sonneland J，Anson B J，Beaton L E. Surgical anatomy of the arterial supply to the colon from the superior mesenteric artery based upon a study of 600 specimens. Surg Gynecol Obstet，1985，106：385-398.

[9] Milsom J W，Bohm B. Laparoscopic colorectal surgery. New York：Springer，1996.

[10] 张策，薛琪，李国新，等. 腹腔镜右半结肠切除术相关血管的活体解剖学观察. 中国临床解剖学杂志，2012，30(3)，256-259.

[11] Yamaguchi S，Kuroyanagi H，Milsom J W，et al. Venous anatomy of the right colon：precise structure of the major veins and gastrocolic trunk in 58 cadavers. Dis Colon Rectum，2002，45(10)：1337-1340.

[12] Gillot C，Hureau J，Aaron C，et al. The superior mesenteric vein，an anatomic and surgical study of eighty-one subjects. J Int Coll Surg，1964(41)：339-369.

[13] Jin G，Tuo H，Sugiyama M，et al. Anatomic study of the superior right colic vein：its relevance to pancreatic and colonic surgery. Am J Surg，2006，191(1)：100-103.

[14] Henle J. Handbuch der Systematischen Anatomie des Menschen. Ⅲ. 1.：Handbuch der Gefaesslehre des Menschen note 1，Friedrich Vieweg und Sohn. Braunschweig：RareBooksClub.com，2012.

[15] Yamaguchi S，Kuroyanagi H，Milsom J W，et al. Venous anatomy of the right colon：precise structure of the major veins and gastrocolic trunk in 58 cadavers. Dis Colon Rectum，2002，45(10)：1337-1340.

[16] Van Damme J P，Bonte J. Vascular anatomy in abdominal surgery. Stuttgart：Thieme Medical Publishers，1990.

[17] Ignjatovic D，Spasojevic M，Stimec B. Can the gastrocolic trunk of Henle serve as an anatomical landmark in laparoscopic right colectomy? A postmortem anatomical study. Am J Surg，2010，199(2)：249-254.

[18] 谷方，赵琛，龚少兰. 腹主动脉及其主要分支的解剖学测量. 青岛大学医学院学报，2001，37(2)：99-100.

[19] Maleux G，Vaninbroukx J，Demedts I，et al. Common trunk of superior and inferior mesenteric artery at the level of the fifth lumbar vertebra. J Vasc Interv Radiol，2010，21(2)：296-298.

[20] Loukas M，Aparicio S，Beck A，et al. Rare case of right accessory renal artery originating as

a common trunk with the inferior mesenteric artery：a case report. Clin Anat，2005，18（7）：530-535.

[21] Yi S Q，Li J，Terayama H，et al. A rare case of inferior mesenteric artery arising from the superior mesenteric artery，with a review of the review of the literature. Surg Radiol Anat，2008，30（2）：159-165.

[22] Zebrowski W，Augustyniak E，Zajac S. Variations of origin and branching of the interior mesenteric artery and its anastomoses. Folia Morphol（Warsz），1971，30（4）：575-583.

[23] 钟世镇，刘正津. 肠系膜下动脉及其分支的观察. 解剖学报，1964，7（4）：421.

[24] Litvinenko L M. The relationship of the inferior mesenteric vein with arteries. Morfologiia，2004，125（1）：36-39.

[25] Sato K，Sato T. The vascular and neuronal composition of the lateral ligament of the rectum and the rectosacral fascia. Surg Radiol Anat，1991，13（1）：17-22.

[26] Michels N A，Siddharth P，Kornblith P L，et al. The variant blood supply to the descending colon，rectosigmoid and rectum based on 400 dissections. Its importance in regional resections：a review of medical literature. Dis Colon Rectum，1965，8：251-278.

[27] Church J M，Raudkivi P J，Hill G L. The surgical anatomy of the rectum—a review with particular relevance to the hazards of rectal mobilisation. Int J Colorectal Dis，1987，2（3）：158-166.

[28] Zhang C，Ding Z H，Li G X，et al. Perirectal fascia and spaces：annular distribution pattern around the mesorectum. Dis Colon Rectum，2010，53（9）：1315-1322.

[29] van Schaik J，van Baalen J M，Visser M J，et al. Nerve-preserving aortoiliac reconstruction surgery：anatomical study and surgical approach. J Vasc Surg，2001，33：983-989.

[30] Nano M，Dal Corso H，Ferronato M，et al. Ligation of the inferior mensentric artery in the surgery of rectal cancer：anatomy consideration. Dig Surg，2004，21：123-127.

（张 策）

【作者简介】

张策，硕士研究生导师，南方医科大学南方医院普通外科疝与腹壁外科中心副主任医师。专注腹腔镜腹壁疝、胃肠肿瘤的手术治疗和解剖研究。国家、省、部级基金，广东科学技术一等奖各1项。强生、柯惠大中华区《腹腔镜胃肠外科学院》高级讲师。中国抗癌协会胃癌青年委员会委员、中华医学会中西医结合学会普通外科委员、广东省医师协会外科分会疝与腹壁外科分会委员、南方医科大学微创外科解剖学研究所主要成员。参编和翻译《腹腔镜胃肠外科解剖学》《完整结肠系膜切除术》《全直肠系膜切除术（TME）手册》《奈特解剖学中文版》等书籍。

第五节　直肠筋膜的精细解剖

全直肠系膜切除（total mesorectal excision，TME）的提出及推广是直肠癌外科治疗的里程碑事件，该术式使术后局部复发率由以前的20%～40%下降至3%～8%，被广泛认为是中低位直肠癌手术治疗的金标准。TME 手术强调沿筋膜间隙进行直肠系膜的精细剥离，以完整切除包裹在直肠系膜封套中潜在的转移性淋巴结或癌结节，避免因残留直肠系膜脂肪于盆腔而带来的复发。如何实现高质量的 TME 手术有赖于对直肠系膜周围的筋膜神经解剖的深入认识。特别是在腹腔镜手术技术过程中，细小解剖结构的辨识使得外科医生对直肠周围筋膜的精细解剖有了更多的认识。

【直肠后侧方神经、筋膜】

直肠后方周围筋膜结构相对疏松，在直肠手术过程中，进入直肠固有筋膜与后方盆筋膜及肠系膜下神经丛（inferior mesenteric plexus，IMP）的间隙相对容易，也是外科主流的操作入路，但此过程中如何识别神经，避免损伤神经亦存在难度。

与直肠癌 TME 手术相关的自主神经主要是供应后肠器官及盆腔脏器的交感神经及副交感神经。来自腰交感神经干的交感神经纤维在肠系膜下动脉两侧形成肠系膜下神经丛，该神经丛呈开口向头侧的“V”字形，其主干更多位于腹主动脉的左侧，肠系膜下丛发出分支沿肠系膜下动脉支配乙状结肠及直肠，在牵拉乙状结肠及上段直肠系膜时容易导致该神经丛主干向前“成角”，而容易受到误伤，该神经丛在肠系膜下动脉前方相对疏松，在左侧与肠系膜的致密关系亦不恒定，而肠系膜下动脉的头侧则少有神经分布。

肠系膜下神经丛向下延续并接受 L3、L4 来源的交感神经纤维后在腹主动脉分叉、骶骨岬前方形成上腹下神经丛（superior hypogastric plexus）。上腹下神经丛在骶骨岬下方向分出左右腹下神经（hypogastric nerve），腹下神经沿盆侧壁走向男性精囊腺及女性阴道后穹窿的后外侧，并在此与来自 S2～S4 的副交感神经（亦含交感神经）分支汇合形成下腹下神经丛（inferior hypogastric nerve），亦称作盆丛（pelvic plexus）。并继而在盆侧壁成扇形分开，支配膀胱、男女实质器官及直肠。其中男性病人支配外生殖器的神经（勃起神经）与膀胱下动脉的末梢支——前列腺包膜支并行与前列腺的后外侧，被称为血管神经束（neurovascular bundle，NVB）。自盆丛发出的副交感神经纤维亦可沿腹下神经、盆侧壁、输尿管上行，支配乙状结肠及肾脏。其中到结肠的上行副交感神经纤维亦呈扇形展开直接进入乙状结肠系膜，而非汇合至肠系膜下丛再沿动脉进行分布，这决定了保留这一部分神经纤维的难度，且保留这一部分神经对功能的影响亦不确定。损伤了肠系膜下丛、上腹下丛或腹下神经可导致射精功能障碍及性欣快感障碍。而损伤到 S2～S4、下腹下丛可引起排尿困难、尿失禁、勃起功能障碍及排便功能障碍，损伤 NVB 主要导致勃起功能障碍。

在直肠后方跨过盆丛继续向下，大部分人群会遇到骶直肠筋膜（rectosacral fascia or Waldeyer's fascia），骶直肠筋膜由 S2～S4 水平的骶前筋膜发出，到直肠与直肠系膜融合，将直肠后间隙分为上下两部分（图 1-2-5-1）。手术过程中若沿骶直肠筋膜往下分离容易进入直肠系膜内，导致系膜不完整。在靠后的地方切断骶直肠筋膜后能够很容易地进入下方的骶直肠间隙，后方为肛提肌筋膜，前方为直肠固有筋膜，间隙一直延续至肛提肌和直肠固有肌的交汇处，延续为内外括约肌肌间沟。

【直肠前、侧壁的筋膜、神经和血管】

盆丛神经由盆后壁向两侧沿盆侧壁成扇形分开，后在前侧方到达终点，男性支配外生殖器的神经与膀胱下动脉的末梢支构成血管神经束，而女性在阴道两侧亦有类似结构。其中两侧的盆丛神经构成了盆壁的内边界，与直肠固有筋膜一起界定了直肠和盆壁的分界。传统解剖学认为存在直肠中动脉及神经，经直肠侧韧带进入直肠，但外科医生在 TME 手术实践中罕见遇到大于 2mm 的血管从侧盆壁进入直肠系膜，新近的解剖学研究也证实直肠中动脉出现的概率小于 20%。而在直肠高清 MRI 图像中，也没有类似侧韧带及直肠中血管的结构。尽管直肠中动脉的缺失，外科医师及解剖学研究均描述在直肠系膜侧方及前壁有多支细小血管进入。因此越来越多的证据表明直肠侧壁的解剖模式为：盆侧壁的血管发出多发的细小分支，分支血管穿出盆侧壁的盆丛神经，走行供养直肠系膜（图 1-2-5-2）。由于这些血管的关系，直肠系膜被致密地固定在了盆丛神经及前列腺外侧的 NVB 后方。手术过程中，与直肠系膜后外侧间隙可采用钝性方法分离不同的是，在上述固定部位难以采用钝性方法快速推进解剖平面，主要原因可能源于细小血管起到的固定系膜作用，因而直肠前外侧间隙也成为直肠癌 TME 手术的关键困难点。

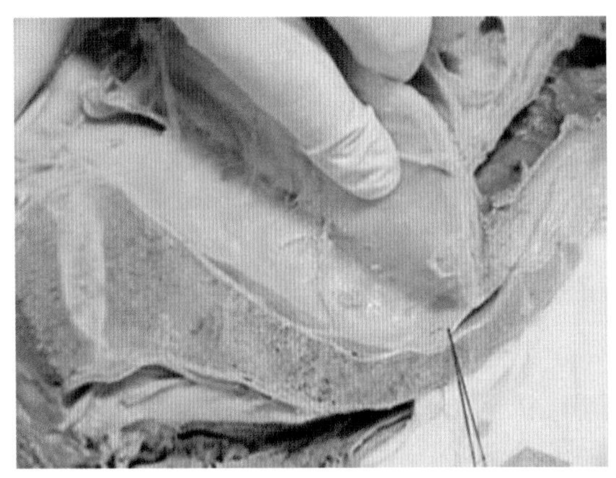

图 1-2-5-1　骶直肠韧带（rectosacral fascia）

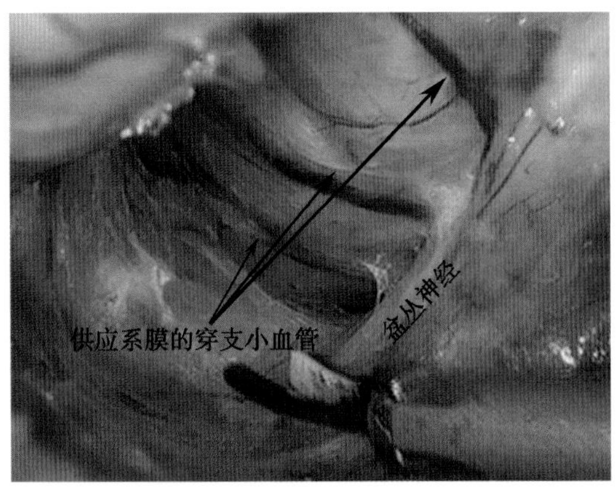

图 1-2-5-2　盆侧壁大血管发出穿支小血管穿过盆丛神经供养直肠系膜

而在直肠前方，邓氏筋膜（Denonvilliers'fascia，DVF）是 TME 手术过程中又一重要结构，DVF 是位于腹膜返折与会阴体之间的致密纤维组织，最早于 1837 年为法国外科医生 Charles-Pierre Denonvilliers 提出。关于该筋膜的胚胎起源，是单层、双层或多层结构，是否中止于 NVB，手术分离平面与 DVF 的关系等目前文献报道存在诸多争议。最新提出的"压力理论"指出胚胎发育的 15～20 周间直肠与前列腺或阴道间形成疏松结缔组织层，这些组织在后期发育中被不断扩大的直肠及泌尿生殖器官压迫，中央部分融合，周边部位仍保留多层疏松组织结构，并包绕 NVB，因而 DVF 手术过程中可以是单层、多层或碎片化结构（图 1-2-5-3A、图 1-2-5-3B）。DVF 在包绕 NVB 的过程中，依然有血管经 DVF 穿出进入直肠系膜表面，供应直肠系膜（图 1-2-5-4A、图 1-2-5-4B、图 1-2-5-4C）。

为充分理解这些细小血管的外科意义，还必须结合其与盆筋膜的关系加以理解。与腹膜的移行关系类似，前腹壁的腹膜外筋膜、后腹膜下筋膜与盆壁筋膜实际上是统一的整体。根据日本高桥孝等提出的筋膜理论，腹膜外筋膜如同皮下浅筋膜分为两层，也可分为腹膜外筋膜浅层与深层，并向后腹壁移行延续为肾后与肾前，腹主动脉后方及前方筋膜（图 1-2-5-5）。其中腹膜外筋膜深层伴随肠系膜上、下动脉的不断分支移行演变为肠系膜内的脂肪及其表面的筋膜。理解这些筋膜时，勿将其理解为一层纸样的膜，而应是具有一定厚度的结构，包括脂肪组织及覆盖其表面的光滑的膜。而包绕腹主动脉前后的深 / 浅层筋膜也向盆腔移行，分别覆盖于髂内血管及其分支的内外

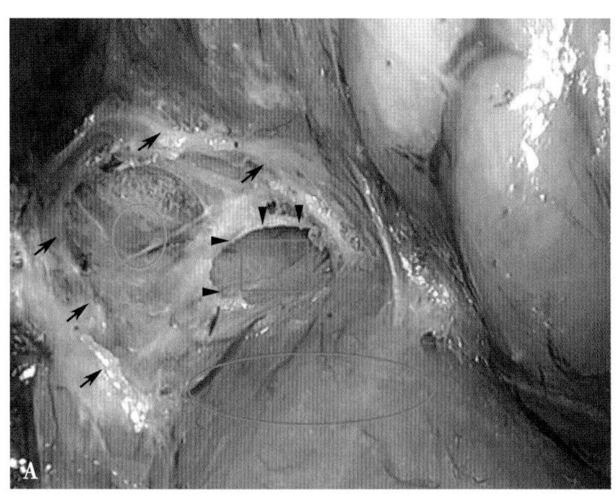

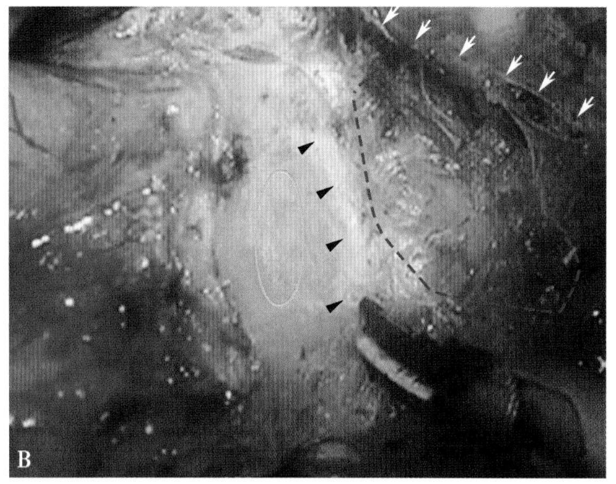

图 1-2-5-3

A. 直肠前正中，DVF 分为多层，前页（箭头）及后页部分（三角形）已切断；B. 直肠右前侧，DVF 前页（白箭头）及后页（三角）已切开，可见两页间血管神经周围的脂肪组织

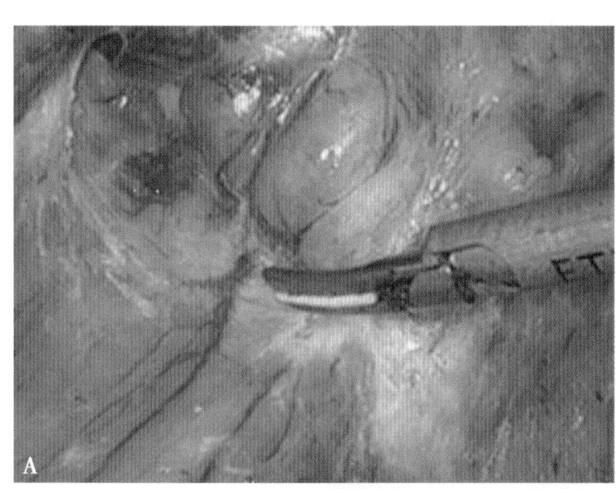

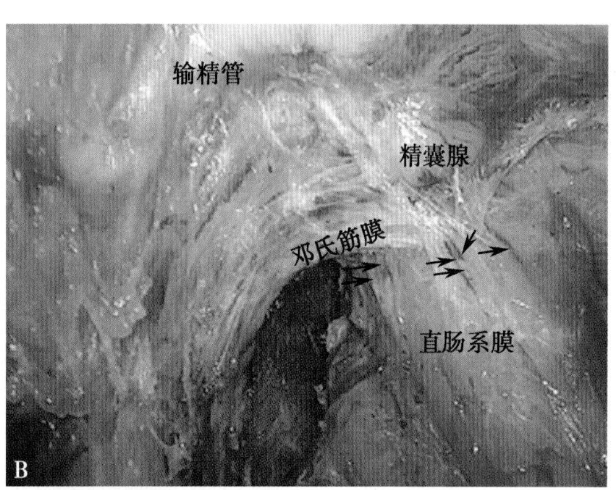

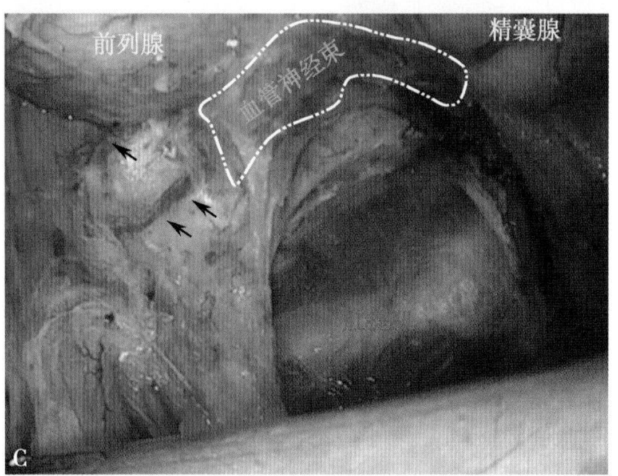

图 1-2-5-4　直肠前方经 DVF 穿出的细小血管

黑箭头：细小血管

侧，两层筋膜在有血管或器官分隔时相互分离，反之则融合为一层筋膜（如前腹部的腹膜外脂肪融合并几近消失）。

同理，覆盖于髂内血管（包括盆丛神经及 NVB）内侧的深层筋膜（即盆筋膜壁层）与 MRF（mesorectal fascia）实为同一层筋膜的延续，在直肠后方，骶直肠筋膜可理解为壁层筋膜向 MRF 的移行过程形成的增厚筋膜（可能由于骶尾骨向后弯曲之故）。

胚胎发育的5周至4个月后期，直肠的前侧方均为腹膜覆盖，因而有理由推测，上面提到的来源于前侧盆壁的细小血管很可能是在胚胎发育的更后期，以新生血管形式形成的。这些血管从盆前侧壁的主要血管发出时，理论上伴随着腹膜外筋膜深层的脂肪及筋膜的移行（包括后期发育的DVF），细小血管周围伴随微量脂肪与筋膜的这一推论在活体手术解剖过程中以及尸体解剖中也可见到。

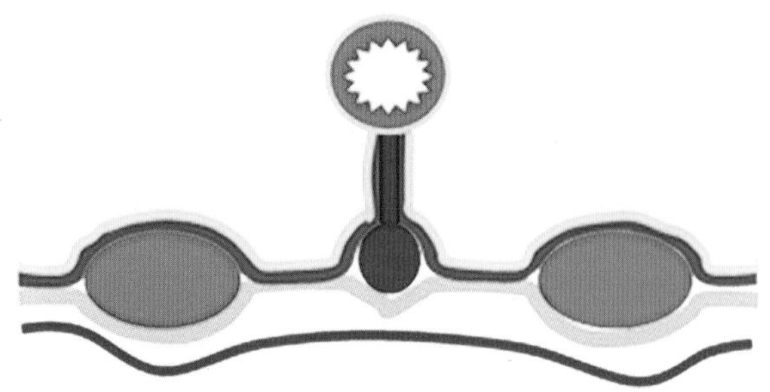

图1-2-5-5 腹膜（黄）、腹膜外筋膜深层（深蓝）、腹膜外筋膜浅层（浅蓝）及腹横筋膜（红）的移行关系

由于多支细小血管进入直肠系膜，使TME术理论上“假想完整”的MRF不断被中断。换言之，MRF（或DVF）在多个“点”不断延续为包裹NVB及盆丛神经的筋膜（图1-2-5-6），这也能解释Heald等提到的“在切除的直肠标本上，系膜前外侧难以获得光滑的表面”。而且由于这种延续关系，若手术中始终以跟踪筋膜为解剖辨识标志（当然通常外科医师会结合系膜弧度及筋膜辨认两点），容易导致解剖平面错误地进入到血管神经束或盆丛神经中，这一理论的核心意义在于：这些细小血管是NVB或盆丛神经与直肠系膜两者间的界面标示，能更准确地定义直肠TME手术的前外侧解剖平面。

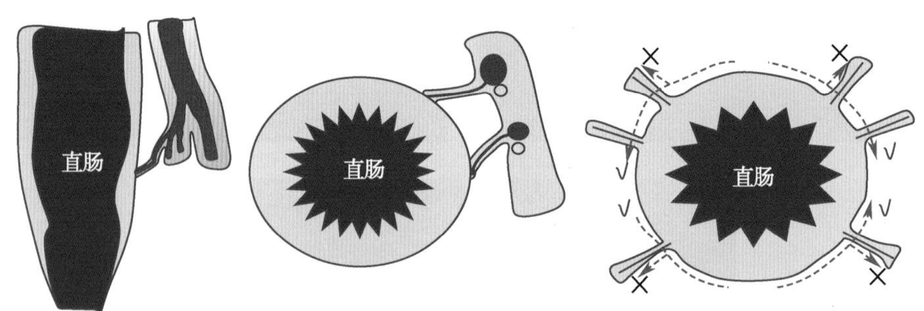

图1-2-5-6 来自前外侧盆壁的细小血管供应直肠系膜时伴随脂肪及筋膜组织，中断了直肠MRF的完整性及连续性；“√”正确分离平面，“×”错误分离平面关系

（王自强）

第六节 直肠侧方清扫区域的精细解剖

对于直肠癌的局部控制，直肠侧方淋巴结是不可回避的问题。关于直肠癌侧方淋巴结清扫的适应证目前日本与其他国家存在较大争议，多数学者认为侧方淋巴结清扫术创伤大、对泌尿、性功能影响大，不宜常规开展该术式，但对确诊转移的病人，侧方淋巴结清扫仍能带来生存获益。日本多数外科医生仍主张对腹膜返折以下的T3、T4及N+的病人常规行侧方淋巴结清扫，而我国目前对侧方淋巴结清扫术的指征尚未形成统一意见，对高度怀疑侧方淋巴结转移的病人可考虑行选择

性侧方淋巴结清扫术。但侧方淋巴结的清扫难度大，对局部解剖要求极高，本节我们将介绍直肠侧方的解剖结构。

直肠侧方淋巴引流区域是指直肠固有筋膜以外的淋巴引流区，位于盆丛神经和盆侧壁之间，前方达到膀胱外侧缘；后方为盆后壁肌肉（梨状肌和尾骨肌）及经骶孔穿出的神经（腰骶干和坐骨神经起始部）等结构；外侧为髂窝的骨性结构和闭孔内肌及其腱膜构成；由尾侧向头侧分为闭孔区域，髂内血管区域，髂外血管区域，髂总血管区域，同时侧方还包含直肠后壁骶正中血管周围的淋巴脂肪组织。侧方区域内走行着盆腔及下肢的血管及神经，直肠癌侧方淋巴结清扫手术难度高，对术者的解剖素养要求加大。

【侧方清扫区域的血管神经分布】

双侧髂总血管分叉即是直肠侧方清扫区域的开始，由髂总动脉向下分出髂外及髂内血管，而侧方淋巴结清扫过程又经髂血管及盆丛神经分为三间隙，第一间隙为 TME 手术间隙，第二间隙为髂内血管（近、远端）周围，第三间隙为闭孔内淋巴结。

第二间隙的边界在外侧为髂内动静脉，内侧为下腹神经及骶骨外侧，头侧为髂总动静脉，尾侧为盆丛神经，后方为梨状肌及骶骨外缘（图 1-2-6-1A、图 1-2-6-1B）。此区域常有肿大的淋巴结。区域内分布着由髂内血管分支而来的供应盆腔脏器及肌肉骨骼的部分血管。髂内动脉由髂总分出后多分为前干和后干，后干分支相对较少，向上发出髂腰动脉，向下发出骶外侧血管，终末支形成臀上动脉向后外上方走行经梨状肌上缘间隙穿出盆腔供应臀部肌肉。后干相对较细，分支变异相对较少，手术过程中可以根据血管走行方向辨认是否为臀上动脉，手术中应尽量保留，避免损伤。前干由于需供应盆腔脏器，多较后干粗大。从上到下发出脐动脉、闭孔动脉、膀胱下动脉、子宫阴道动脉（女性）、直肠中动脉（少部分人群）、阴部内动脉，最终演变为臀下动脉经梨状肌下方穿出，供应盆底肌肉血供。这些动脉及其伴行静脉变异度极大，膀胱上动脉多由脐动脉分出，但也可由髂内动脉直接分出，膀胱下动脉也可有多支经髂血管分出。髂内淋巴结处于髂内动脉、膀胱上动脉和从左右腹下神经延伸到盆腔神经丛区域，该组的淋巴结的尾缘延伸至阴部管（Alcock 管）；髂内淋巴结细分为中央和外周髂内淋巴结，以膀胱上动脉为界。在手术解剖过程中，常常由于肿

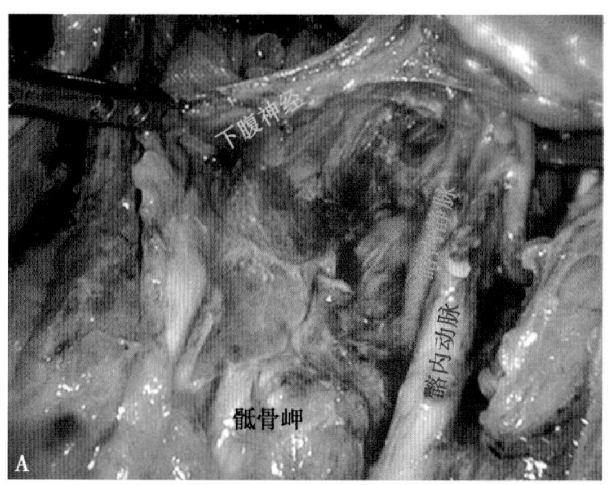

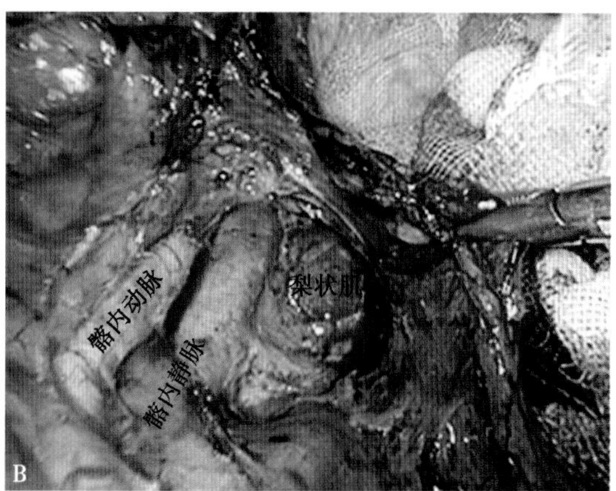

图 1-2-6-1 第二间隙清扫的边界：外侧为髂内动脉，内侧为下腹神经及骶骨外侧，头侧为髂总静脉，尾侧为盆丛神经，后方为梨状肌及骶骨外缘

大受侵的淋巴结累及而分离困难。在解剖过程中，应始终沿髂血管的长轴分离，首先沿髂内动脉前壁显示清楚髂内动脉，直至远端至显露出膀胱下动脉，确定髂内淋巴结与闭孔淋巴结的分界，再依次沿髂内动脉内侧、髂内静脉前方、髂内静脉内侧及骶外侧前方行纵轴方向的清扫。

第三间隙的内侧边界为输尿管及髂内血管及其向下延续后的血管神经丛，外侧边界为髂外静脉及闭孔内肌，后壁为坐骨神经和梨状肌，前边界为膀胱壁及耻骨联合，内有闭孔神经及闭孔动静脉穿行（图 1-2-6-2A、图 1-2-6-2B）。首先，髂外血管经髂总分出后向前外侧走行由股管穿出，髂外血管走行区域及构成了髂外血管淋巴引流区，髂外血管在盆腔内极少有血管分支，通常动脉走行于静脉内上方。清扫过程中，髂外血管周围清扫因其分支较少，有转移淋巴结的机会也相对较少，因而清扫相对容易。而在第三间隙的深部——闭孔区域，除了上述血管分支结构外，还有闭孔神经需要特别关注。闭孔清扫内侧平面的确立：在盆丛之头侧，内侧界面应该以髂内动静脉为界；在盆丛之尾侧，靠前方以膀胱内侧壁为界，靠后以血管神经束的外侧为界。分离过程中，先沿脐动脉分离，寻找膀胱上动脉是否与脐动脉共干，保留膀胱上动脉，切断脐动脉索，沿膀胱上动脉分离，找到膀胱外侧疏松间隙，并沿此间隙，钝性分离至肛提肌表面，切除膀胱外脂肪。沿闭孔内肌表面分离至显露闭孔神经及其出骨盆处，闭孔神经由腰丛发出，向下达到盆侧壁，经闭孔区域向外，经闭孔管穿出盆腔支配大腿内收肌群。在清扫过程中，应仔细辨认闭孔神经，避免损伤，导致下肢运动障碍。而在闭孔神经后方，骶神经汇聚成坐骨神经，经由坐骨大孔穿出，在剥离后外侧的脂肪筋膜组织时，应小心解剖，避免损伤坐骨神经。

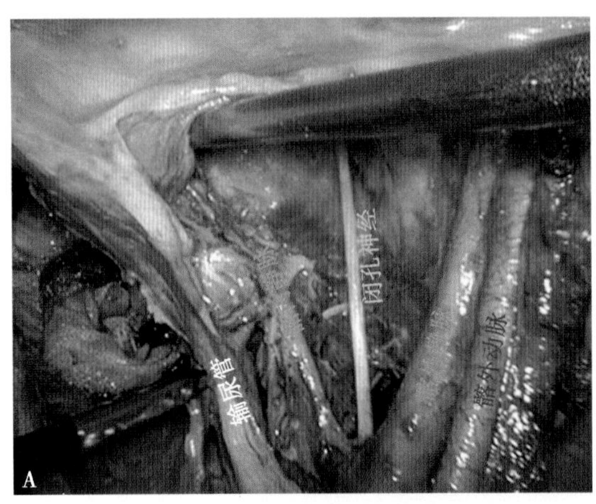

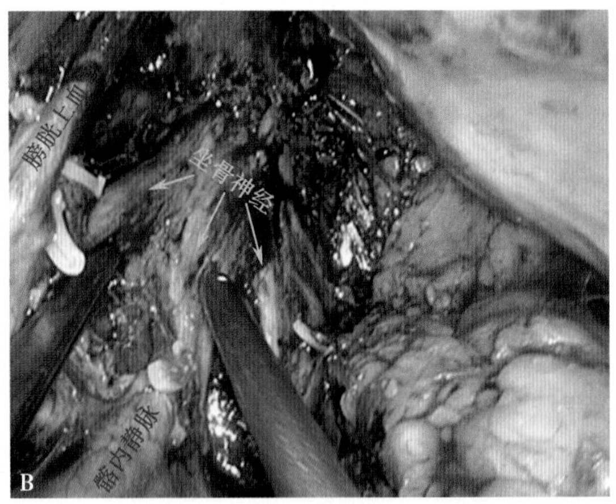

图 1-2-6-2 第三间隙的内侧边界为输尿管及髂内血管及其向下延续后的血管神经丛，外侧边界为髂外静脉及闭孔内肌，后壁为坐骨神经，前边界为膀胱壁及耻骨联合，内有闭孔神经及闭孔动静脉穿行

（王自强 邓祥兵）

【作者简介】

王自强，博士生研究生导师，主任医师，四川大学华西医院胃肠外科副主任。1995 年毕业于第三军医大学，毕业后就职于第三军医大学第一附属医院，2007 年 9 月就职于四川大学华西医院。主要从事结直肠外科、贲门胃底癌以及微创外科临床工作及科研工作。擅长腹腔镜结直肠癌根治及扩大根治术，低位直肠癌的保肛手术治疗、食管胃交界癌（贲门癌）根治及扩大根治术。提出了前列腺血管分支供应直肠及与 Denovilliers 筋膜分层结构关系的解剖新观点，提出了腹腔镜往复式右

半结肠癌 D3 根治术及手辅助腹腔镜完全预断血流的右半结肠 D3 根治术，在国内较早开展直肠癌选择性侧方淋巴结清扫术，在国内国际多次会议大会发言及手术演示，在国内较早开展了胸腹腔镜联合食管癌根治术，腹腔镜全结直肠切除加 IPAA 术、腹腔镜胃癌 D2 淋巴结清扫术、腹腔镜胃镜联合微创治疗等新技术。自 2011 年，作为召集人开展结直肠癌 MDT 综合治疗讨论，MDT 团队被卫生部授予结直肠癌 MDT 治疗模式的第一批五家示范单位之一。参与原国家卫生计生委《结直肠癌诊疗规范 2015 版》起草与制定工作。牵头开展了多中心及单中心的 RCT 研究 5 项。科研方面，承担过国家自然基金 2 项，省科技厅支撑计划 3 项，发表论文 76 篇，其中发表在 *Gastroenterology*、*Gut*、*Diseases of colon and rectum*、*Surgical endoscopy* 等国际知名 SCI 期刊发表论文 38 篇，SCI 论文影响因子 146.80。参编专著 5 部，主编原卫生部 CAI 课件 1 部，副主编消化系统整合教材 1 部。出版“中国当代医学名家经典手术”2 部：《腹腔镜低位直肠癌根治术并侧方淋巴结清扫术》及《腹腔镜乙状结肠癌根治术》（人民军医出版社）。曾获“中华医学会外科分会青年医生技能大赛”全国一等奖，获军队医疗成果一等奖 1 项（第三），省部级科技进步二等奖 1 项，三等奖 2 项，多次获得“四川大学优秀课堂教学奖”等。2009 年被评为推荐申报四川省学术和技术带头人后备人选。

参考文献

[1] Dattani M，Santiago I，Mahadevan V，et al. The mesorectum and mesocolon-Making sense of words. Int J Surg，2016，36（PtA）：390-391.

[2] Carlsen E，Schlichting E，Guldvog I，et al.Effect of the introduction of total mesorectal excision for the treatment of rectal cancer.Br J Surg，1998，85（4）：526-529.

[3] Heald RJ，Moran BJ.Embryology and anatomy of the rectum. Semin Surg Oncol，1998，15（2）：66-71.

[4] Jin Z M，Peng J Y，Zhu Q C，et al. Waldeyer's fascia：anatomical location and relationship to neighboring fasciae in retrorectal space. Surg Radiol Anat，2011，33（10）：851-854.

[5] García-Armengol J，García-Botello S，Martinez-Soriano F，et al. Review of the anatomic concepts in relation to the retrorectal space and endopelvic fascia：Waldeyer's fascia and the rectosacral fascia. Colorectal Dis，2008，10（3）：298-302.

[6] Lindsey I，Warren B F，Mortensen N J.Denonvilliers' fascia lies anterior to the fascia propria and rectal dissection plane in total mesorectal excision.Dis Colon Rectum，2005，48（1）：37-42.

[7] Heald R J. Rectal cancer in the 21st gentury—Radical operations：Anterior resection and abdominoperineal excision.Fischer's mastery of surgery. London：Springer，2012.

[8] Chapuis P H，Kaw A，Zhang M，et al.Rectal mobilisation：the place of Denonvilliers fascia and inconsistencies in the literature. Colorectal Disease the Official Journal of the Association of Coloproctology of Great Britain &，Ireland，2016，18（10）：939-948.

[9] Bertrand M M，Alsaid B，Droupy S，et al.Biomechanical origin of the Denonvilliers' fascia.

Surg Radiol Anat，2014，36（1）：71-78.

[10] 高桥孝．大肠癌根治术．韩方海，译．北京：人民卫生出版社，2003.

[11] Borkowski J M，Duerr M，Donehower R C，et al. The incidence of lateral pelvic side-wall nodal involvement in low rectal cancer may be similar in Japan and the West. British Journal of Surgery，2008，95（6）：33-49.

[12] Moriya Y. Treatment of lateral pelvic nodes metastases from rectal cancer：the future prospective. G Chir，2013，34（9-10）：245-248.

[13] Kim D J，Chung J J，Yu J S，et al. Evaluation of lateral pelvic nodes in patients with advanced rectal cancer. Ajr American Journal of Roentgenology，2014，202（6）：1245-1255.

[14] 日本大肠癌研究会．结直肠癌治疗指南（2014 版）．东京：日本大肠癌研究会，2014.

[15] Stearns M W，Deddish M R. Five-year results of abdominopelvic lymph node dissection for carcinoma of the rectum. Dis Colon Rectum，1959，2（2）：169-172.

[16] Glass R E，Ritchie J K，Thompson H R，et al. The results of surgical treatment of cancer of the rectum by radical resection and extended abdomino-iliac lymphadenectomy. Br J Surg，1985，72（8）：599-601.

[17] Sugihara K，Kobayashi H，Kato T，et al. Indication and benefit of pelvic sidewall dissection for rectal cancer. Dis Colon Rectum，2006，49（11）：1663-1672.

[18] Akiyoshi T，Watanabe T，Miyata S，et al. Results of a Japanese nationwide multi-institutional study on lateral pelvic lymph node metastasis in low rectal cancer：is it regional or distant disease? Annals of Surgery，2012，255（6）：1129-1134.

[19] Kim T H，Jeong S Y，Choi D H，et al. Lateral lymph node metastasis is a major cause of locoregional recurrence in rectal cancer treated with preoperative chemoradiotherapy and curative resection. Ann Surg Oncol，2008. 15（3）：729-737.

[20] Kusters M，Beets G L，van de Velde C J，et al. A comparison between the treatment of low rectal cancer in Japan and the Netherlands，focusing on the patterns of local recurrence. Ann Surg，2009，249（2）：229-235.

[21] Shin Fujita J M，Yukihide Kanemitsu M I，Yusuke Kinugasa K K，et al. A randomized trial comparing mesorectal excision with or without lateral lymph node dissection for clinical stageⅡ，Ⅲlower rectal cancer：Primary endpoint analysis of Japan Clinical Oncology Group study JCOG0212. J Clin Oncol，2016，34，（suppl，abstr 3508）.

[22] Akiyoshi T，Ueno M，Matsueda K，et al. Selective lateral pelvic lymph node dissection in patients with advanced low rectal cancer treated with preoperative chemoradiotherapy based on pretreatment imaging. Ann Surg Oncol，2014，21（1）：189-196.

[23] Lim S B，Yu C S，Kim C W，et al. Clinical implication of additional selective lateral lymph node excision in patients with locally advanced rectal cancer who underwent preoperative chemoradiotherapy. Int J Colorectal Dis，2013，28（12）：1667-1674.

第二篇
腹腔镜结肠手术

第一章 腹腔镜右半结肠切除术

第一节 "互"字型右半结肠切除术

腹腔镜右半结肠切除术是腹腔镜结直肠癌根治术中较为困难的手术，其手术要求既要做到CME[1]（全结肠系膜切除，complete mesocolic excision）又要求做到D3（第三站淋巴结）的清扫，因此技术难度较高。为了解决这个手术一些技术上的问题，国内外学者提出了许多种入路方式，虽然说名称有很多种叫法，但是从入路方向上来看，主要还是可以归结为中间入路和外侧入路两种（图2-1-1-1）。

在开放手术中，外侧入路较为常见，而腹腔镜手术中，中间入路较为常见[2]，本术式采用外侧入路法，通过对"互"字每个笔画和相关区域的阐释，确立了游离的起点和止点，明确了切开线、游离面，从点、线、面上立体的解释了"互"字在此手术中代表的含义，同时也强调"互"字中间的"口"正是十二指肠包绕胰腺的区域，其与周边筋膜相互独立的区域，该区域的解剖也自然成为本手术的重点及难点（图2-1-1-2）。

技术的优势在于：①便于掌握CME平面；②初学者容易掌握。

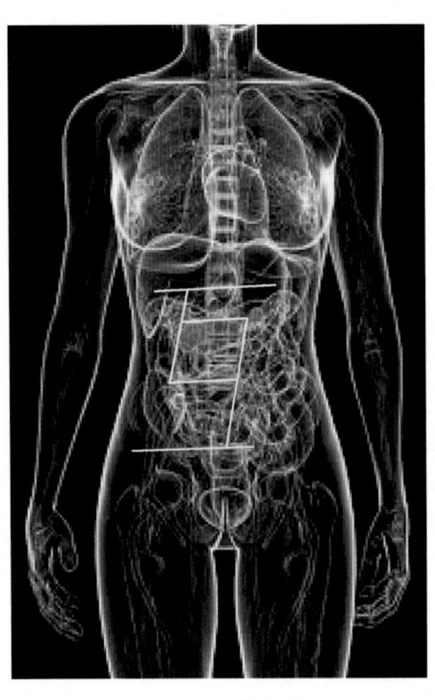

图2-1-1-1 模拟图示

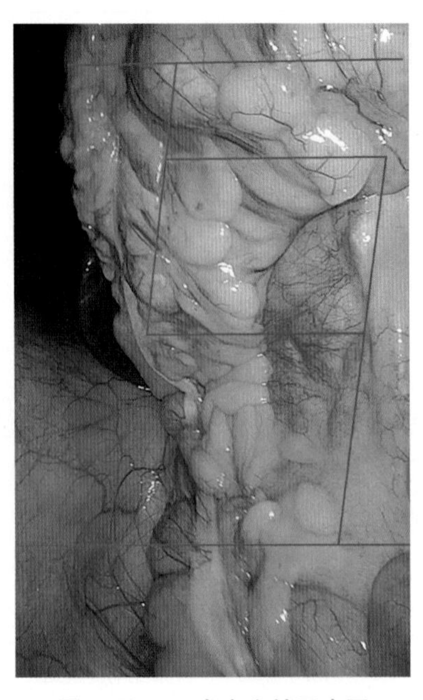

图2-1-1-2 术中实拍示意图

技术的局限在于：避免违背肿瘤“no touch”原则，外侧入路不能完全展开，需靠近肿瘤处停止游离，转向内侧。

【适应证和禁忌证】

1. 适应证　盲肠、升结肠及结肠肝曲部位的肿瘤。

2. 禁忌证　①肿瘤合并急性梗阻；②既往手术史，腹腔广泛粘连；③重度肥胖；④6个月内有心肌梗死的病史或有不稳定性心绞痛；⑤严重的肺部疾病。

【体位、戳卡位置以及手术站位】

1. 体位　病人采用仰卧分腿位(图2-1-1-3)。

2. 戳卡位置　5孔法，脐下2.0cm放置10mm套管作为观察孔；左侧肋缘下3cm锁骨中线处10mm套管为主操作孔；腹直肌外缘距离观察孔5cm处10mm套管为术者副操作孔；麦氏点位5mm套管及与主操作孔右侧对应位置5mm套管为助手操作孔(图2-1-1-4)。

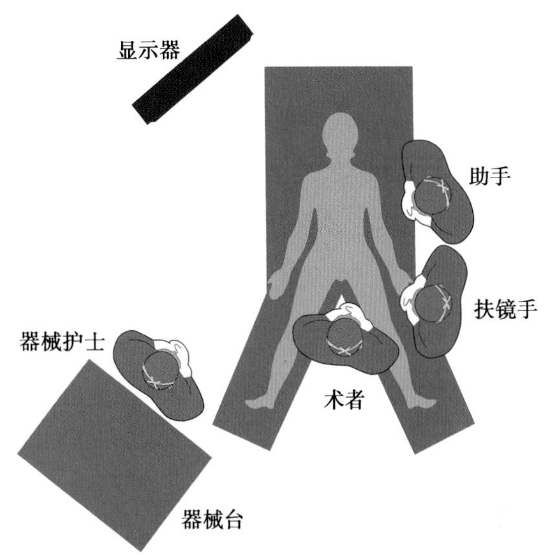

图2-1-1-3　手术的体位

3. 手术站位　术者站位于病人左侧，助手站位于病人右侧，扶镜手站立于病人两腿之间(图2-1-1-5)处理血管时，术者可变位至两腿之间，助手站位于左侧，扶镜手站位于术者右后侧。

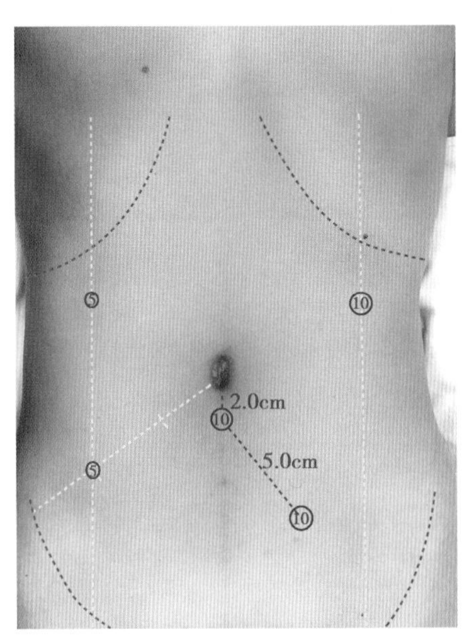

图2-1-1-4　戳卡位置

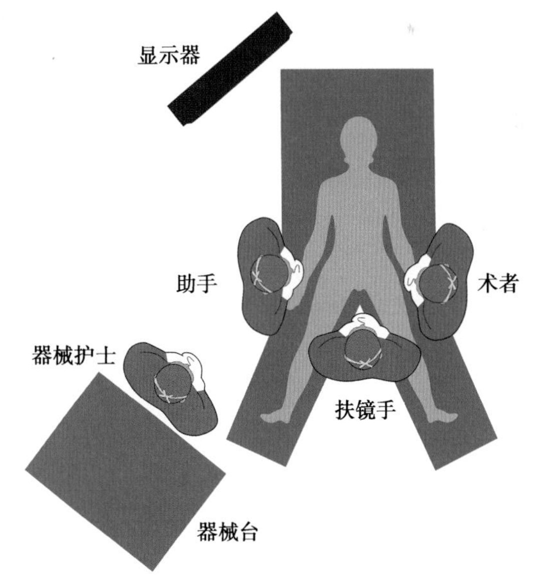

图2-1-1-5　手术站位

【术前检查】

术前通过结肠镜及病理检查明确病变性质，影像学检查明确术前临床分期。

【手术步骤】

1. “互”字式第一刀：下方横“一”。

2.“互”字式中的撇折“ㄥ”。

3.“互”字式上的横“一”。

4.“互”字式横撇“フ”中的“一”。

5.“互”字式横撇“フ”中“丨”。

【手术技巧】(【二维码】2-1-1-1)

1.“互”字式第一刀，下方横“一” 将小肠自回盲部翻向头侧，显露小肠系膜根，助手夹持阑尾及小肠系膜向腹侧提拉，辨识右侧髂总血管与右侧输尿管交界处，在其上方 1.0cm 处切开小肠背侧系膜。游离界限：外侧到达盲肠外侧腹膜，内侧达到腹主动脉前方小肠系膜附着处，沿 Toldt 间隙向头侧游离，游离层面在 Gerota 筋膜之上(图 2-1-1-6)。

2.“互”字式中的撇折“ㄥ” 自下腔静脉腹侧掀起十二指肠水平部，而后将十二指肠水平部自结肠系膜上松解下来(此步骤并非必须将十二指肠完全掀起，有时是分离的过程中顺势而为，应该在游离过程中随时调整视角进行判断，防止误损伤十二指肠水平部)，此处为 Toldt 筋膜内外侧不为相通的部位，需切开 Toldt 融合筋膜才能显露胰腺及沿此平面游离十二指肠降部。沿十二指肠和胰腺表面向内侧头侧继续游离，内侧显露可见肠系膜上动静脉停止游离，此处的游离目的是将肠系膜上动静脉从背侧显露，寻找“互”字中的撇折“ㄥ”，以其代表十二指肠降部及水平部(图 2-1-1-7)。

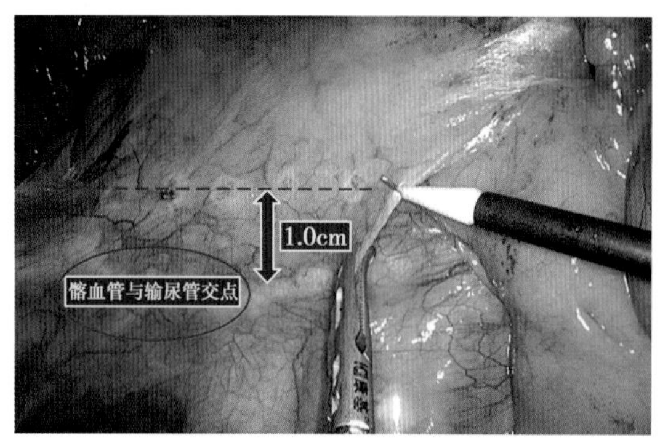

图 2-1-1-6 Toldt 间隙游离示意图

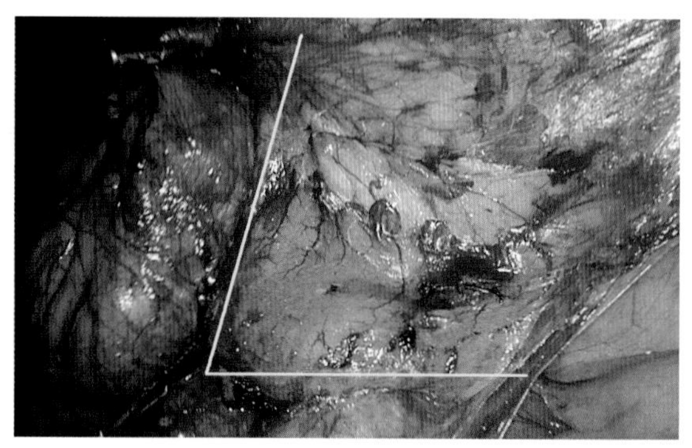
图 2-1-1-7 十二指肠水平部显露

3.“互”字式上的横“一” 以“互”字上横“一”标示胃结肠韧带，根据肿瘤位置在胃网膜血管弓内或者弓外切开，回盲部及升结肠肿瘤在弓外切开，不清扫 6 组淋巴结；肝曲肿瘤在胃网膜血管弓内切开，清扫 6 组淋巴结(图 2-1-1-8)。

注意：本文以升结肠近肝曲肿瘤为例，行扩大右半结肠切除术。

4.“互”字式横撇“フ”中的“一” 离断胃结肠韧带血管之后，需要显露胰腺，以横撇“フ”中“一”标示胰腺，其目的为了提示胰腺的显露在本术式中的作用，以胰腺为解剖标识点显露胃结肠干各属支血管，暂不予以处理，待内侧入路会合后再行离断(图 2-1-1-9)。

小技巧：局部衬垫小纱布，标识会合平面。

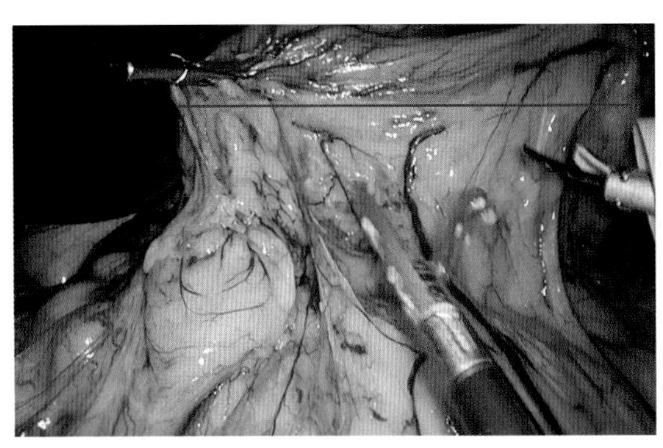

图 2-1-1-8 胃结肠韧带的处理

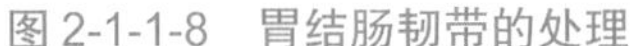

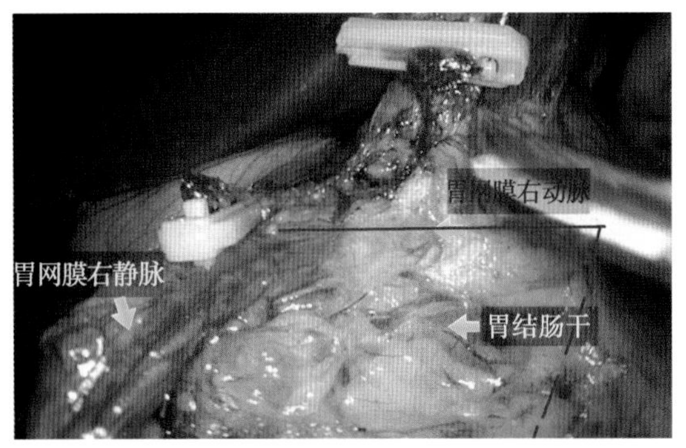

图 2-1-1-9 胰腺上缘的显露

5.“互”字式横撇“フ”中“丨” 回结肠血管蒂与肠系膜上血管交角处切开结肠腹侧系膜，因背侧间隙已经拓展完成，可沿预定切开线全层切开。此时沿回结肠血管和肠系膜上血管交角全层切开结肠系膜，以外侧游离显露的肠系膜上动静脉背侧面为指示，此时血管的处理会很轻松，因头侧胃结肠干各属支已经解剖显露，在回结肠血管处理以后，该手术剩下需要处理的也只有 5～6cm 长的外科干了（图 2-1-1-10）。

> 注意：根据肿瘤位置不同，选择切除范围。回盲部及升结肠肿瘤在结肠中血管右侧切开，保留结肠中血管的左支，肝曲肿瘤在结肠中血管左侧切开，在结肠中动脉根部离断。

【术后注意事项】 术后根据病理结果选择是否需要辅助治疗。

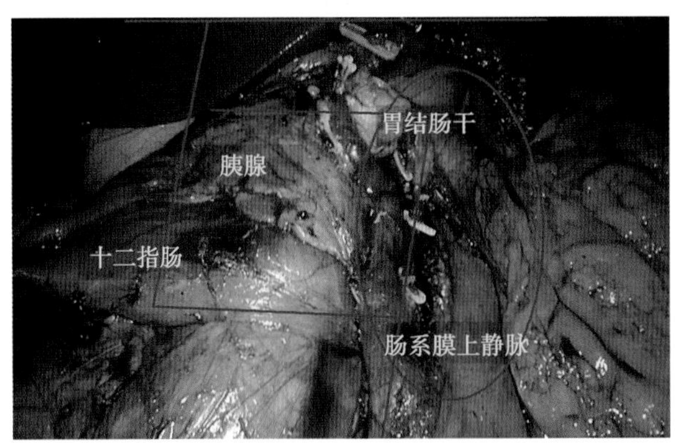

图 2-1-1-10 外科干的处理

【二维码】2-1-1-1 扩大右半结肠切除术

（谢忠士）

【文后述评】（房学东）

自从 1991 年 Jacobs[3]报告第 1 例腹腔镜结肠切除手术后，经过 20 多年的发展，腹腔镜结肠癌切除术无论从根治性及安全性方面均已得到了多项随机临床试验的论证[4]随着高清腹腔镜的出现和外科医生技艺的精湛，手术已经不再单纯局限在切除的层面，大家开始在胚胎学发生的角度去重新审视局部解剖结构，包括 CME 技术、日本学者的 D3 原则，还有膜解剖技术等，其目的均是为了获得肿瘤的最大根治，还有就是做到术中少出血甚至无血的手术。

那么在概念纷杂的今天，怎样能找到一个即简单易记又确切实用的办法呢？基于欧美学者提出的“信封样结构”以及将游离间隙比喻成“angel hair”等，可以看到文化和信仰均影响着外科医生对手术及解剖结构的领悟。同时通过大量的临床实践也发现右半结肠游离过程中，在十二指肠包绕胰腺的区域其膜性结构相对独立，如何能进入到正确的解剖间隙，如何能和其他间隙融会贯通，对初学者来说是很难掌握和无法理解的，受到日本学者提出的Toldt融合筋膜像汉字“互”字的启发，通过运用汉字“互”标示右半结肠切除术中的几个重要的解剖结构，这也是基于CME理论及其所描述的“信封样结构”的东方式理解吧。

本文作者通过对“互”字每个笔画和相关区域的阐释，确立了游离的起点和止点，明确了切开线、游离面，从点、线、面上立体的解释了“互”字在此手术中代表的含义，同时也强调“互”字中间的“口”正是十二指肠包绕胰腺的区域，其与周边筋膜相互独立的区域，该区域的解剖也自然成为本手术的重点及难点。

而“互”字左外侧的区域则为肿瘤生长的区域，本着肿瘤的非接触原则，此处操作可待血管处理完毕后进行。但笔者认为初始游离阶段如果能从外周完全掀起右侧结肠，可避免后期此处处理的重复动作，期待日本一项关于肿瘤“no touch”的随机对照研究JCOG1006[5]的结果。

此概念为单中心经验的总结，完全从下外侧、上外侧游离右半结肠，最后在中间血管区域会师，定义“互”字型可便于记忆和理解，但难免有个人理解偏差及牵强附会的可能，尚需临床资料的完善和整理，也期待不同入路的随机对照研究。

【作者简介】

谢忠士，男，医学博士，博士后，吉林大学中日联谊医院胃肠结直肠外科副主任医师。兼任中国中西医结合学会普通外科专业委员会青年委员，中国老年保健医学研究会老年胃肠外科分会委员，中国研究型医院学会肿瘤外科专业委员会委员，东北三省肠外与肠内营养支持专业委员会青年学组委员，吉林省医师协会第一届肛肠专业委员会常务委员，中国研究型医院学会精准医学与肿瘤MDT专业委员会肿瘤临床协作组（东北）委员。

【述评者简介】

房学东，男，教授，博士研究生导师，吉林大学中日联谊医院副院长、新民院区院长、吉林大学中日联谊医院胃肠结直肠肛门外科负责人。兼任中华医学会普通外科分会委员，中国医师协会外科医师分会常委，中华医学会肿瘤专业委员会胃癌学组副组长，中华医师协会普外分会上消化道专业委员会副主任委员，中国研究型医院学会微创外科专业委员会副主任委员，中国研究型医院学会机器人与腹腔镜专业委员会常务委员等。

参考文献

[1] Hohenberger W，Weber K，Matzel K，et al. Standardized surgery for colonic cancer：complete mesocolic excision and central ligation-technical notes and outcome. Colorectal Disease，2009，11（4）：354-364.

[2] Dimitriou N, Griniatsos J. Complete mesocolic excision: Techniques and outcomes. World Journal of Castrointestinal oncology, 2015, 7(12): 383-388.

[3] Jacobs M, Vere Ja J Goldstein H. Minimally invasive colon resection.Surg Laparosc Endosc Percutan Tech, 1991, 1: 144-150.

[4] 郑民华, 朱倩林. 中间入路腹腔镜辅助结肠切除术 150 例临床分析. 腹部外科, 2008, 21(1): 17-19.

[5] Yasumasa T, Yasuhiro S, Yoshihiro M, et al. A Randomized Controlled Trial of the Conventional Technique Versus the No-touch Isolation Technique for Primary Tumor Resection in Patients with Colorectal Cancer: Japan Clinical Oncology Group Study JCOG1006. Jpn J Clin Oncol, 2014: 44(1): 97-100.

第二节 翻页式右半结肠切除术

完整结肠系膜切除术(complete mesocolic excision, CME)是基于现代胚胎解剖学和肿瘤外科学理论提出的术式,强调锐性分离结肠系膜平面(mesocolic plane)与壁层平面(parietal plane),保持完整结肠系膜,廓清清扫区域与中央淋巴结,根部离断结肠供血血管,肠管纵行切除范围增大。同时诸多研究证明 CME 可降低局部复发率和改善结肠癌预后。随着腹腔镜技术的广泛应用,以及手术技术和器械的不断提高,研究表明腹腔镜 CME 与开腹 CME 具有相同的远期疗效,而并发症较开腹更少。腹腔镜下 CME 多以中间入路实现。

本章节所讲的翻页式完全中间入路(completely medial access by"page-turning"approach, CMAPA)是在完全中间入路的基础上加以改进的手术方式,与完全中间入路不同的是,翻页式强调"由点到线,由线到面"的手术策略。以回结肠血管的解剖投影为起步点,打开结肠系膜后,沿着肠系膜上静脉解剖并高位结扎血管,随后进入右结肠后间隙(right retocolic space, RRCS)或横结肠后间隙(transverse retrocolic space, TRCS)的无血管外科"平面"。这一策略使手术的起步、肠系膜上静脉的裸化、沿途血管的高位结扎和根部淋巴结清扫,再到外科平面的探寻等过程顺势连贯,一如平时翻书的动作特点(图 2-1-2-1)。

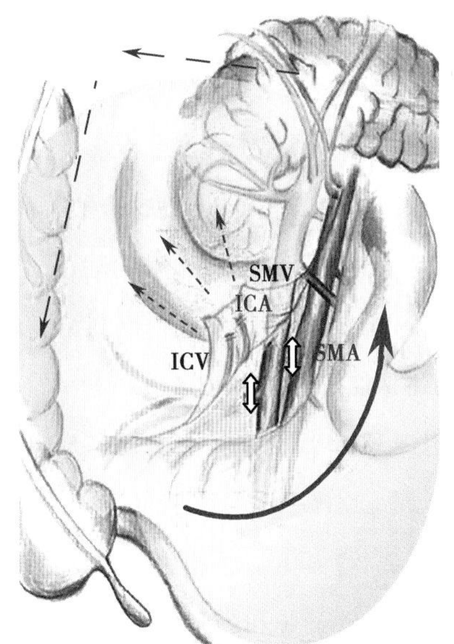

图 2-1-2-1 手术示意图

相较于其他术式,该术式的优势在于:①沿结肠系膜层面从左向右解剖,并拓展至 TRCS 和 RRCS,有效避免完全中间入路时的"杠杆"效应;②相比从下往上入路,CMAPA 能缩小镜头与操作杆间的盲区,扩大手术视野;③在游离肠段及接触肿瘤前优先处理血管,更符合"无瘤"原则;④对变异血管，尤其是外科干和 Henle 干及其属支的处理更为安全，避免因血管变异造成的出血或误伤；⑤手术操作方向始终由内到外，由下到上，配合容易，避免术中损伤。

【适应证与禁忌证】

1. 适应证　盲肠、升结肠及结肠肝曲癌的肿瘤。

2. 禁忌证　①术前发现肿瘤和周围组织器官广泛浸润边界不清和 / 或肿瘤融合包绕重要血管；②全身状况不良，不能耐受手术者。

【体位、戳卡位置及手术站位】

1. 手术体位　采取分腿平卧位，头低足高，右侧抬高直至小肠往头侧左侧移动。

2. 戳卡位置　采用 5 孔法。脐下 2cm 置 10mm 观察孔，置入 30° 腹腔镜，左上腹置 10mm 主操作孔，右上腹、右下腹、左下腹分别置 5mm 辅助操作孔 1 个（图 2-1-2-2）。

3. 手术站位　主刀医师站于病人左侧，第一助手站于右侧，扶镜手站于两腿间，术中根据情况变换位置。

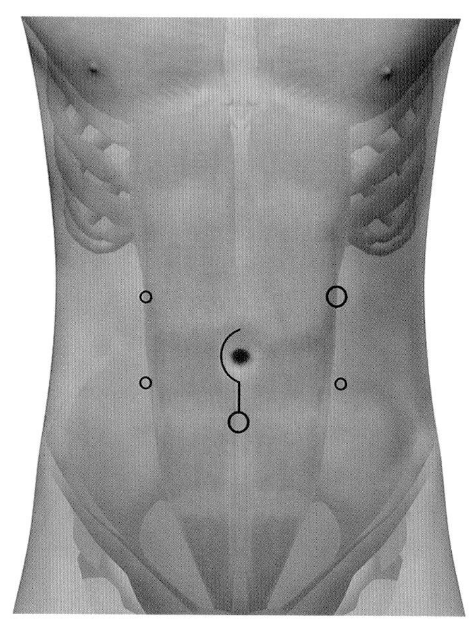

图 2-1-2-2　戳卡位置

【手术步骤】

1. 以回结肠血管（ICA/ICV）投影点为起点，打开结肠系膜。

2. 寻找 SMV。

3. 清扫外科干，并依次结扎各属支血管及清扫淋巴结。

4. 从左向右拓展至 TRCS。

5. 完整游离右半结肠及其系膜。

6. 做正中绕脐切口，移除病变肠管完成 CME。

7. 回肠横结肠侧侧吻合。

【手术具体步骤及要点】

1. 建立气腹，常规探查腹腔　明确肿瘤大小，有无侵犯浆膜，腹内脏器有无肿瘤转移及种植转移，是否能进行根治性切除。

2. 打开结肠系膜　以回结肠血管（ICA 与 ICV）解剖投影为起步点，在其下缘打开结肠系膜（图 2-1-2-3，图 2-1-2-4）。

3. 寻找肠系膜上血管（SMV/SMA）　SMV 是右半结肠手术中最重要的解剖学标志，是中间入路 CME 手术的解剖主线。该静脉位置较为表浅，腹腔镜下呈清晰的蓝色条状外观，易于辨认（图 2-1-2-5）。肠系膜上动脉（SMA）该动脉位置较深，腹腔镜下无特征性外观标识，故术中常根据回结肠动静脉和肠系膜上静脉的所在确定肠系膜上动脉与同名静脉间的位置关系，进而指导解剖右、中结肠血管。

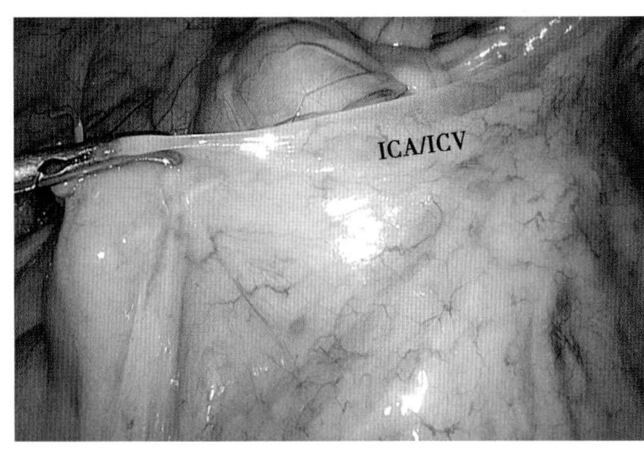

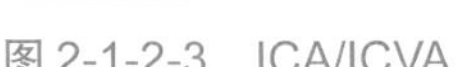
图 2-1-2-3　ICA/ICVA

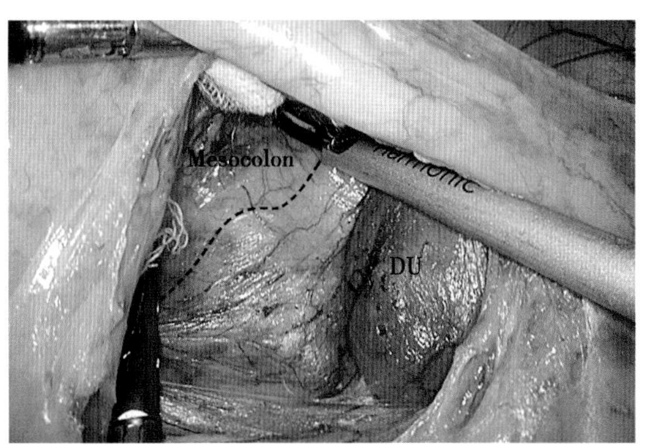

图 2-1-2-4　打开结肠系膜

4. 清扫外科干，并依次结扎各属支血管及清扫淋巴结　显露 SMV 后，沿 SMV 为解剖主干，依次清理 SMV 各属支，分离右、中结肠血管，根部结扎血管，并于胰腺下缘进入小网膜囊（图 2-1-2-6）。

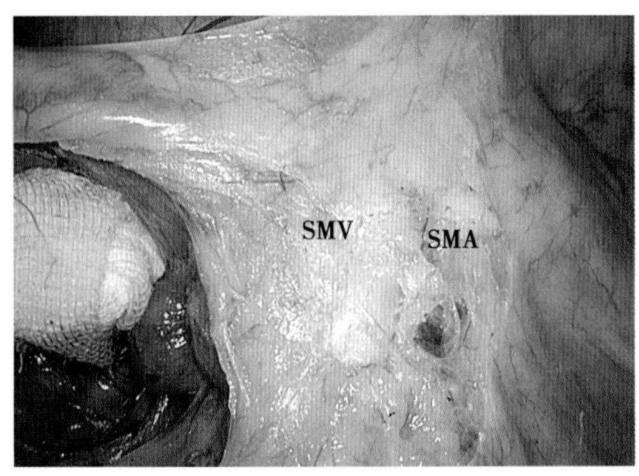

图 2-1-2-5　SMV 的解剖

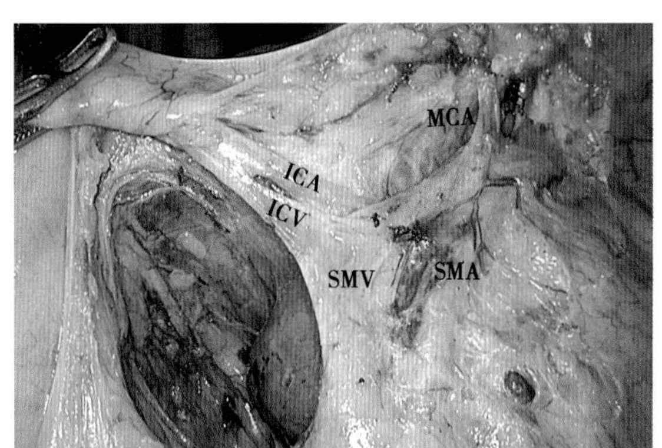

图 2-1-2-6　清扫外科干

5. Henle 干的解剖　右半结肠的血管解剖变异较多，特别是 Henle 干及其属支，在不同病人身上均可能有不同的变异。术中多自 SMV 由下往上解剖至胰腺下缘，先解剖结肠中血管并离断之，进而打开胰腺下缘层面，暴露 Henle 的根部，逐个解剖 Henle 干分支并离断（图 2-1-2-7）（【二维码】2-1-2-1）。

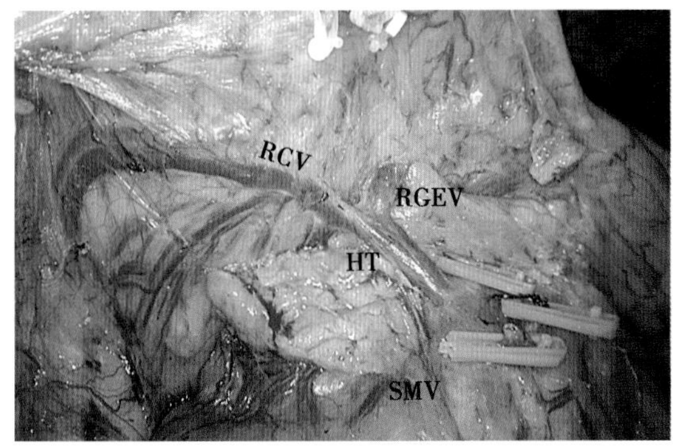

图 2-1-2-7　Henle 干的解剖

【二维码】2-1-2-1　Henle 干解剖

注意：虽然Henle干变异较多，但仍具有普遍的解剖学特点，术中应遵循下述结构特点处理Henle干：① Henle干直径约为5.2mm，结构较为粗短；② Henle干根部多靠近胰腺下缘，多位于胰腺下缘2.2cm处汇入SMV；③ Henle干距结肠中动脉（MCA）的距离约为1.0±0.6cm，距回结肠静脉（ICV）约3.4±1.0cm。

小技巧：Henle干损伤是拓展TRCS时造成出血的主要原因，术中常因过度牵拉或未能正确显露，导致其撕裂出血，其出血后较难控制，甚至可造成SMV的致命性出血。绝大多数RCV汇入Henle干，术中循RCV血管走行解剖可较容易地找到Henle干。

同时，我们建议分支解剖Henle干，而非自根部离端，以增加手术安全性，原因有三：① Henle干粗短，近远端夹子处理后，根部离断空间很窄，易致夹子滑脱而造成致命大出血，增加手术风险。② ASPDV有2～3分支，而且紧贴胰腺表面，往往最后汇入Henle干。如根部离断Henle干，要多经历超声刀直接离断ASPDV之额外风险，如遇粗壮ASPDV易致胰腺表面出血，腔镜下控制困难。③肿瘤位于回盲部、升结肠的右半结肠切除通常毋行扫幽门下淋巴结清扫。而根部离断Henle干，亦断离了RGEV，无意中扩大了手术范围，从而潜在增加手术并发症。

另外，在解剖胰腺下缘时，我们采取先行离断结肠中血管，后处理Henle干的策略。两者均位于胰腺下缘，平均相差1cm。Henle干往往深在，且易被结肠中血管特别是静脉遮掩，而结肠中血管则相对容易识别。因此笔者通常沿SMV从下往上解剖至胰腺下缘，先行离断结肠中血管，从而更易于胰腺下缘层面的打开与Henle干根部的暴露，增加手术安全性。

6. 从左向右拓展至TRCS 在完成Henle干的解剖后以及结扎各血管后，顺势由左向右的寻找结肠系膜平面并掀开，再进入TRCS，并向上向右拓展（图2-1-2-8）。

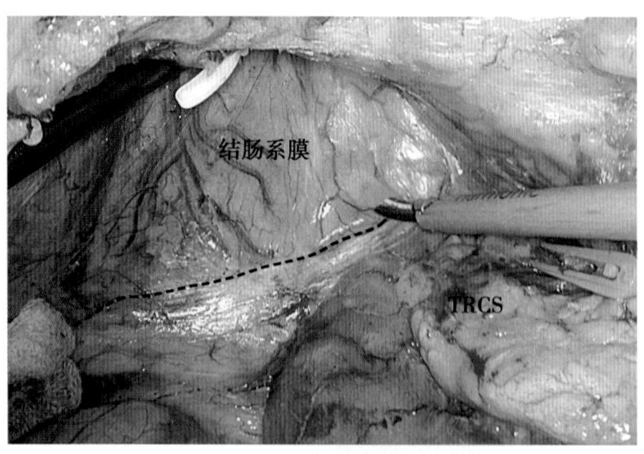

图2-1-2-8 拓展TRCS

7. 做正中绕脐切口，移除游离的肠管完成CME 充分游离右半结肠及结肠系膜，此时关闭气腹，做正中绕脐切口，脱出游离的肠管，于横结肠中部，以及距回盲部15cm处切断回肠并移除标本。

8. 回肠横结肠侧侧吻合　用吻合器进行回肠横结肠侧侧吻合（图 2-1-2-9）。

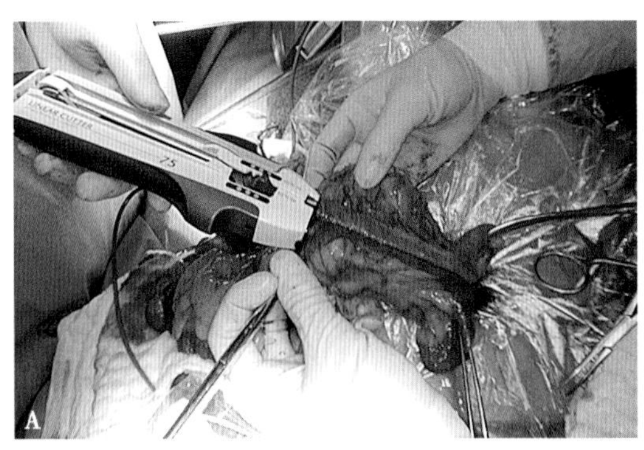
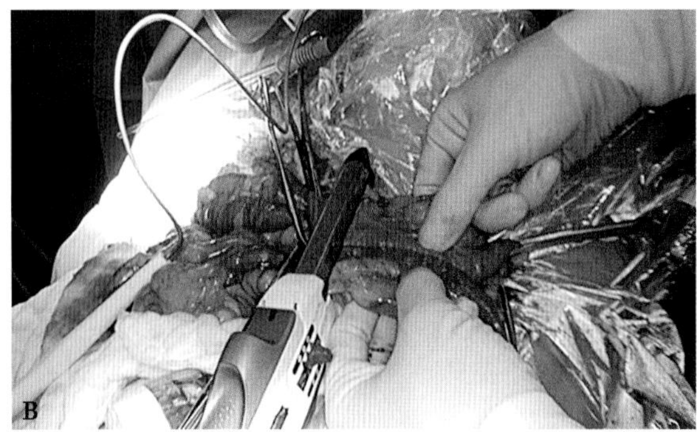

图 2-1-2-9　回肠横结肠侧侧吻合
A. 侧侧吻合；B. 闭合断端

9. 重建气腹，冲洗腹腔　严密止血，并留置引流于右结肠旁沟。

（冯　波）

【文后述评】（郑民华）

结肠系膜的完整连续性是 CME 的解剖学基础。传统开腹 CME 多采用外周入路，其手术先由外向内游离右半结肠，再将覆盖腹膜后组织的壁层腹膜与覆盖在胰腺及系膜的脏层筋膜进行锐性分离，直至 SMV，暴露各结肠供应血管，再完成完整的 CME。而腹腔镜 CME 采用中间入路，与外周入路不同的是，腹腔镜 CME 先清扫外科干，以及结扎中央血管，由内至外而实现完整结肠系膜的游离。完整右半结肠系膜的游离，是基于三个无血管的潜在外科间隙（即 RRCS、TRCS、IMS）和一个外科平面（即 PRF）而实现的。

我们团队提出并实践了三种中间入路：①联合中间入路；②完全中间入路；③翻页式中间入路。右半结肠尤其是 TRCS 的解剖结构存在变异，其血管走行、分支类型往往因人而异，结合不同个体解剖学特点选择合适的解剖径路对手术的顺利进行、减少手术并发症至关重要。完全中间入路要求自下而上拓展 TRCS，在 TRCS 向头侧拓展进入 IMS，实现横结肠系膜的完整切除。然而完全中间入路手术视野相对局限，在解剖 TRCS 的血管，尤其是 Henle 干及其分支时操作较为困难，如遇血管变异复杂的病例容易造成误伤。

“翻页式”完全中间入路是在完全中间入路上加以改进的一种入路。强调从左向右寻找结肠系膜并掀开，使整个过程呈翻页式推进，其操作亦须遵循 CME 与中央血管结扎原则。我们团队研究证实：“翻页式”完全中间入路安全可行，且在肿瘤学安全性方面具有较高的手术评级。相较完全中间入路，“翻页式”入路具有弱化“杠杆”效应、手术视野广阔、手术层次明确、血管解剖精准、手术配合更加流畅等优势。“翻页式”中间入路是可作为右半结肠癌手术的推荐入路之一。

【作者简介】

冯波，男，医学博士，硕士研究生导师，任上海交通大学医学院附属瑞金医院胃肠外科一病区主任，上海市微创外科临床医学中心副主任医师。主要从事胃肠肿瘤微创手术关键技术研究，擅长结直肠癌、胃癌的腹腔镜手术；甲状腺、胆、疝微创手术；胃肠镜下肿瘤治疗。美国康奈尔大学医学院附属组织长老会医院结直肠外科任访问学者。

任中华医学会外科学分会结直肠肛门外科学组委员；中国医师协会外科医师分会结直肠外科医师委员会委员；中国医师协会外科医师分会肛肠外科医师委员会委员；中国医师协会结直肠肿瘤专业委员会腹腔镜专委会委员；中国医师协会肛肠医师分会微创与内镜专业委员会委员；中国医师协会外科医师分会 MDT 医师青年委员会副主任委员；中国抗癌协会大肠癌专业委员会腹腔镜学组委员兼秘书；中国医师协会肛肠医师分会委员；海峡两岸医药卫生交流协会肿瘤防治专家委员会胃肿瘤专业学组常务委员；中国抗癌协会大肠癌专业委员会青年委员；华东地区微创外科医师联盟执行委员兼秘书；上海市抗癌协会腹腔镜外科学组副组长；上海市医学会外科分会微创外科学组委员兼秘书；《中华结直肠疾病电子杂志》通讯编委。

独立主持国家自然科学基金项目 1 项、上海市卫生局重点项目 1 项与上海市科委重点项目 1 项，并入选上海交通大学晨星计划。获国家发明专利 3 项。发表第一作者及通讯作者 40 篇，SCI 收录 20 篇。主编专著 1 部，参编 5 部。获“教育部科技进步奖”一等奖，“上海市科技进步奖”一等奖，“上海市医学科技奖”一等奖以及“中华医学奖”二等奖（第三完成人）。2013 年上海交通大学九龙奖，2015 大中华结直肠腔镜达人赛一等奖。担任国家 863 项目的联系人，开展腹盆腔外科经自然腔道及单孔腹腔镜关键技术的研究及推广。

【述评者简介】

郑民华，教授，博士研究生导师，主任医师，上海交通大学医学院附属瑞金医院胃肠外科主任，上海市微创外科临床医学中心主任。担任中华医学会外科学分会常委、中华医学会外科学分会腹腔镜与内镜外科学组组长、中国抗癌协会大肠癌专业委员会常委、中国抗癌协会大肠癌专业委员会腹腔镜学组组长、中国医师协会外科医师分会微创外科医师委员会副主委等学术团体职务。

专业方向为胃肠道肿瘤微创外科治疗的基础与临床研究，主编、参编学术专著 10 余部，在国内外核心期刊杂志发表论文近 200 篇。担任《中华腔镜外科杂志（电子版）》主编，《中华消化外科杂志》副主编，《中华结直肠疾病电子杂志》等杂志编委。获“中华医学科技奖”二等奖、“上海市科技进步奖”一等奖、“上海医学科技奖”一等奖、“教育部科学技术进步奖”一等奖等奖项，承担负责国家 863 项目、国家自然科学基金项目及上海市委重点项目等多项课题研究。

参考文献

[1] Hohenberger W，Weber K，Matzel K，et al. Standardized surgery for colonic cancer：complete mesocolic excision and central ligation-technical notes and outcome. Colorectal Dis，2009，11（4）：354-364.

[2] 池畔，黄颖. 腹腔镜全结肠系膜切除术. 中华消化外科杂志，2012，11（1）：49-51.

[3] 郑民华，马君俊. 腹腔镜右半结肠完整结肠系膜切除术. 中华腔镜外科杂志（电子版），2015，8（1）：1.4.

[4] Feng B, Ling T L, et al. Completely medial versus hybrid medial approach for laparoscopic complete mesocolic excision in right hemicolon cancer. Surg Endosc, 2014, 28: 477-483.

[5] Feng B, Sun J, Ling T L et al. Laparoscopic complete mesocolic excision (CME) with medial access for right-hemi colon cancer: feasibility and technical strategies.Surg Endosc, 2012, 26(12): 3669-3675.

[6] Complete mesocolic excision: Lessons from anatomy translating to better oncologic outcome. World J Gastrointest Oncol, 2016, 8(3): 235-239.

第三节 尾侧入路法右半结肠切除术

自首次报道腹腔镜结直肠癌切除术至今已有20余年，众多随机对照研究不但证实了腹腔镜手术具有创伤小[1]、恢复快、美容效果好等短期临床疗效，同时还证实腹腔镜结直肠癌切除病人在长期生存率、无瘤生存率等长期疗效方面不低于开腹手术[2]。腹腔镜微创手术已成为结肠癌根治术的常规术式[3]。

目前对于可切除的右半结肠癌手术入路方法尚未有权威定论，腹腔镜右半结癌根治术传统手术入路主要有外侧入路法与中间入路法。外侧入路(lateral to medial approach)[2]是开腹右半结肠切除术的传统、经典手术入路，该法首先切开盲肠侧韧带进入右结肠后间隙，由外侧向内侧完全游离右半结肠，然后再处理中央血管。此法由易而难，解剖平面容易寻找，不易损伤血管，安全操控性好，但因有直接接触肿瘤的嫌疑、不太符合肿瘤根治的原则而存争议。中间入路法(medial to lateral approach)[2]是近年来国内外学者采用较多的入路方法，此法以肠系膜上静(动)脉(SMV/SMA)为航标，向心性逐步处理右半结肠血管，再显露并拓展Toldt间隙，由中央向外侧完全游离并切除右半结肠。中间入路目前被认为符合肿瘤根治的原则[4,5]，由于它追求血管优先处理，因此手术难度较大、风险高，术中一旦出血(尤其是Henle干静脉出血)处理极为困难，对术者技术(尤其是解剖技术)要求高，在肥胖、系膜充血水肿的病例中操作困难。尾侧入路法(caudal-to-cranial approach)正是为解决这一困难而提出的。尾侧入路法以SMV/SMA为中心，采用右半结肠系膜前后夹击法，先利用腹腔镜的可旋转视角先解剖并游离小肠系膜后方的Toldt间隙，由尾侧到头侧先解剖SMV/SMA的后方，彻底显露SMV/SMA及其属支；再由尾侧向头侧解剖SMV/SMA的前方，根部结扎SMV/SMA的相应右侧属支，清扫相应的淋巴结。以肿瘤为中心，由远至近游离整个右半结肠及系膜，从而达到根治右半结肠肿瘤的目的。尾侧入路法充分利用了腹腔镜视野下善于“挖地洞、打隧道、拆房顶”的特点，在天然的组织间隙中解剖，从结肠后方到结肠前方，完全颠覆了传统手术中的从前方到后方的解剖顺序。尾侧入路法很好地利用和印证了当代结直肠系膜解剖理论[6,7,8]、符合结肠全系膜切除的理念[9]，小肠系膜与结肠系膜(右半结肠系膜)是一个以肠系膜上静(动)脉(SMV/SMA)为根部起始点的连续旋转的整体，小肠系膜和右结肠系膜以SMV/SMA为中心，由左上向右下方扇形附着于后腹壁，系膜后方是一层天然的、无血管的 Toldt 融合筋膜。此融合筋膜间隙在腹腔镜下是极易显露的解剖学结构，SMV/SMA 位于结肠系膜后方的固有筋膜表面，一旦 Toldt 筋膜间隙游离充分，SMV/SMA 在系膜后方的解剖及其变异一览无余。而 SMV/SMA 在肠系膜前方往往是难于显露和解剖的，尤其是在肥胖、充血水肿的病人。

尾侧入路法腹腔镜右半结肠根治术具有以下几点优势：①由于只游离 SMV/SMA 后方所在的 Toldt 间隙，以 SMV/SMA 为中心，先后方再前方，由远到近分离，系膜优先，沿肿瘤由远而近进行游离，同样符合“no touch technique isolation”肿瘤外科学原则；②由于尾侧入路更容易进入正确的解剖层次 Toldt 间隙，以 SMV/SMA 为中心，采用双面夹击相互贯通的解剖方法，右结肠系膜的完整性保存更好，更符合 CME 原则，而不会出现像部分初学者那样为了进入 Toldt 间隙，紧贴回结肠血管进行分离将回结肠血管根部（NO.203 LN.）大部分脂肪淋巴组织残留于 SMV 远心端；③由于 SMV 的解剖并不是一成不变的，它分为单支型，二支型及多支型[10, 11]，加之其属支的解剖变异，此处血管的解剖就更加复杂困难，而 SMV 及其属支在后方极易显露，因此，SMV/SMA 后方所在的 Toldt 间隙的优先游离，意义极大，既符合现代“膜”解剖的理念，又在游离平面后方，保护了胰头、十二指肠及输尿管等重要脏器，在游离平面前方，预先明了 SMV 及其属支解剖走行变异；④该入路由于一开始能较容易的进入正确的、天然无血管的解剖层次（哪怕是对于初学者），手术较为流畅，可缩短手术时间，且手术观赏性较强。

【适应证和禁忌证】

1. 适应证　此种手术入路同其他腹腔镜辅助根治性右半结肠切除术式：阑尾、盲肠、升结肠及结肠肝曲恶性肿瘤等右半结肠的肿瘤。

2. 禁忌证　①不能耐受手术及麻醉者；②严重凝血机制障碍；③妊娠期结肠肿瘤病人；④腹腔内淋巴结广泛转移、腹腔镜下清扫困难；⑤肠梗阻等原因腹胀明显无法腹腔镜下操作；⑥腹腔粘连明显，尤其是小肠系膜根部、右侧髂血管区域粘连紧密；⑦邻近多个器官受侵犯，需行联合脏器切除。

【体位、戳卡位置以及手术站位】

1. 体位与戳卡位置　腹腔镜操作时病人采用水平分腿位。采用 5 孔法：脐下至脐下 3cm 为观察孔（12mm），左侧锁骨中线肋缘下 3cm、平脐为副操作孔（3mm），主操作孔位于观察孔与耻骨联合的中点（10mm），右侧麦氏点为副操作孔（3mm）（图 2-1-3-1）。

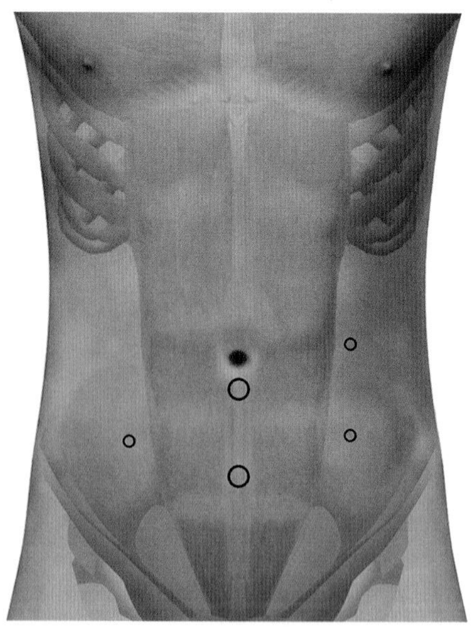

图 2-1-3-1　手术体位与戳卡位置

> 手术要点：如病人腹腔空间大，脐下观察孔戳卡下移至脐下 3cm，这样腹腔镜视野较为开阔。

2. 手术站位　术者站位于病人两腿之间，助手站位于病人左侧，扶镜手站立于助手左侧。

3. 特殊手术器械　套管穿刺器（trocar）、分离钳、抓钳、超声刀、施夹器和施夹钳、金属夹或可吸收夹、持针器、切割闭合器、腹腔镜圆形吻合器，吸引器。

【手术步骤】

1. 暴露小肠系膜与后腹膜的交界线。

2. 解剖进入并拓展 Toldt 筋膜间隙。

3. 游离胰头、十二指肠前筋膜，显露肠系膜上静脉根部及属支。

4. 显露肠系膜上静脉在后腹膜的投影，切开后腹膜，解剖肠系膜上静脉。

5. 肠系膜上静脉右侧切穿小肠系膜，使其前后贯通。

6. 解剖并清扫回结肠动静脉根部淋巴结。

7. 解剖并清扫右结肠动静脉根部淋巴结、中结肠动静脉根部淋巴结，清扫 NO.213 LN. 和 NO.223 LN。

8. 解剖并处理 Henle 属支。

9. 离断胃结肠韧带、肝结肠韧带、升结肠侧韧带，完全游离右半结肠、辅助小切口切除肿瘤，结肠、小肠侧侧吻合。

10. 冲洗放置引流管。

【手术技巧】

1. 暴露小肠系膜与后腹膜的交界线　取头低脚高 30°、左侧倾斜 15°～20°，将小肠、网膜等腹腔内容物移置左上腹，从盆侧腹腔镜视野来看，小肠系膜根部呈左上方向右下方斜形走行，助手用两把无创抓分别抓取末端回肠及小肠系膜根部起始处（SMV/SMA 根部所在的系膜），呈扇形向头侧牵拉，适当绷绷紧，充分暴露小肠系膜与后腹膜的交界线，即通常所说的“黄白交界线”（图 2-1-3-2）。

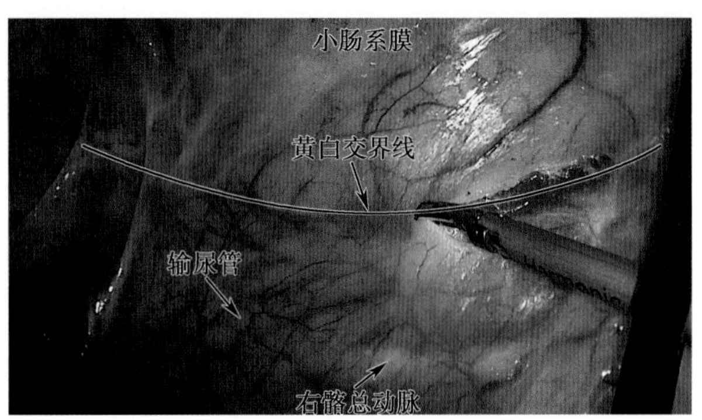

图 2-1-3-2　小肠系膜与后腹膜的交界线——“黄白交界线”

2. 进入并拓展 Toldt 筋膜间隙　以十二指肠水平段下方的“黄白交界线”为入口，切开并进入融合筋膜间（Toldt 间隙），适当拓展 Toldt 间隙，右侧至生殖血管，内侧至肠系膜上静脉（superior mesenteric vein，SMV）左侧，上侧显露胰头、十二指肠各段（图 2-1-3-3）（【二维码】2-1-3-1）。

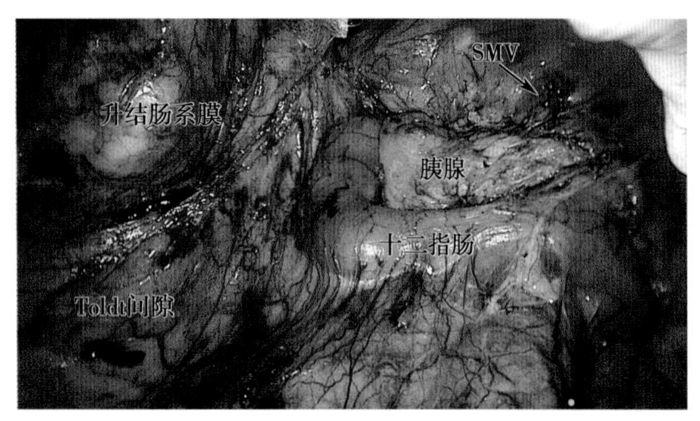

图 2-1-3-3　显露右侧 Toldt 间隙的肠系膜上静脉

【二维码】2-1-3-1　解剖进入并拓展 Toldt 筋膜间隙

注意：由尾侧向头侧游离 Toldt 间隙游的视肿瘤的位置而略有不同，尽可能不先触碰肿瘤所在的区域（尤其是后方腹膜间隙），以免有触碰挤压肿瘤的嫌疑。如肿瘤位于肝曲，适当切开盲肠侧韧带以扩大 Toldt 间隙入口，但如果肿瘤位于回盲部，不可切开回盲部所在的“黄白交界线”，先不游离肿瘤后方所在 Toldt 间隙。其实，由于“黄白交界线”呈左上方向右下方斜形的喇叭口样走行，暴露空间非常大，不存在在狭窄区域里操作游离的情况。

3．游离胰头、十二指肠前筋膜，从系膜后方显露肠系膜上静脉根部及属支以十二指肠为航标，在系膜后叶筋膜与胰十二指肠前筋膜之间进行解剖，游离横结肠系膜后间隙，由尾侧至头侧解剖并分离 SMV 及其属支，显露 SMV/SMA 根部的后方，显露 Henle 静脉干及相关属支（图 2-1-3-4）。

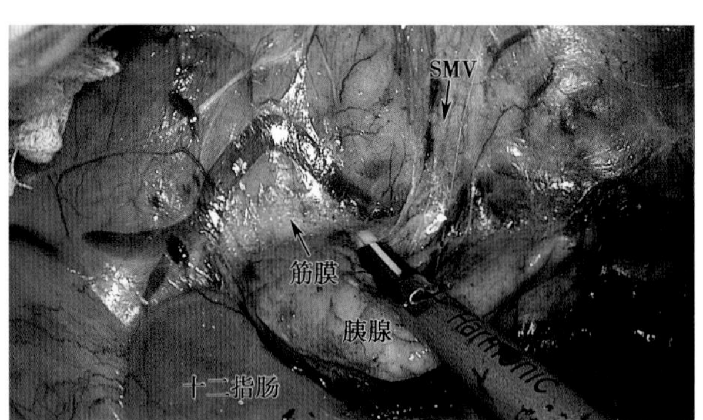

图 2-1-3-4　显露 SMV/SMA 根部及 Henle 静脉干

注意：隧道式地在胰十二指肠前筋膜间隙之间解剖，SMV/SMA 根部及其属支在系膜的后方极易显露，基本上钝性游离即可，但由于胰头与 SMV/SMA 之间偶有一两支细小的无名小血管，助手的牵拉暴露力量要适中，以防撕裂造成不必要的出血。同时，本步骤只暴露 SMV/SMA 根部及其属支，不做血管的结扎离断等处理。这将为下一步的高位血管结扎（CVL）和 D3 淋巴结的清扫提供极大的便利，大大降低了手术难度。

4. 显露肠系膜上静脉在后腹膜的投影，切开后腹膜，解剖肠系膜上静脉　翻转系膜至正常解剖位，暴露 SMV 在后腹膜的投影（图 2-1-3-5）（【二维码】2-1-3-2）。

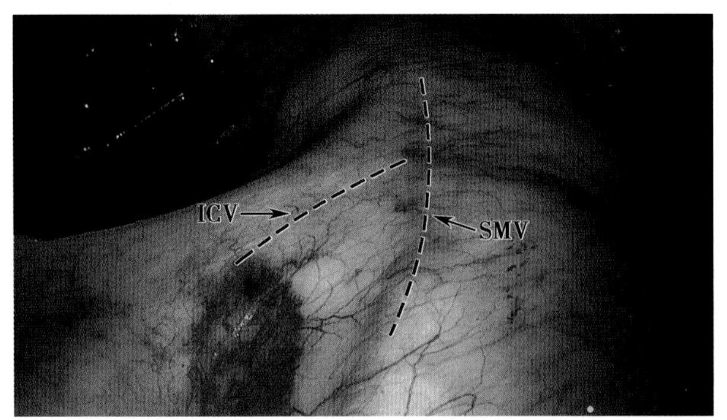

图 2-1-3-5　系膜上静脉在后腹膜的投影
ICV：回结肠静脉；SMV：肠系膜上静脉

【二维码】2-1-3-2　显露肠系膜上静脉在后腹膜的投影，切开后腹膜，解剖肠系膜上静脉

5. 肠系膜上静脉右侧切穿小肠系膜，使其前后贯通　回结肠血管远心端解剖 SMV 并在其右侧壁切穿系膜，前后贯通（图 2-1-3-6）。

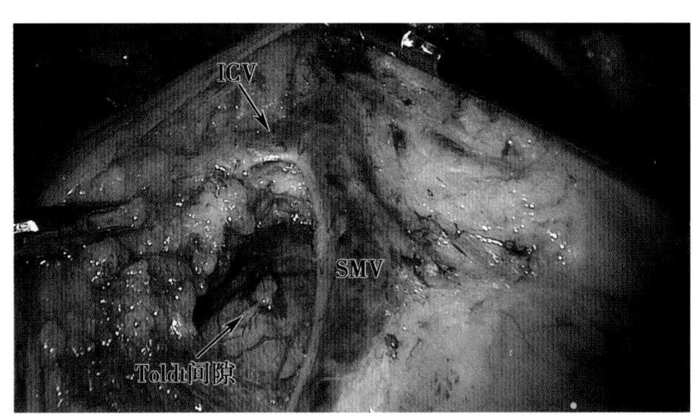

图 2-1-3-6　肠系膜上静脉右侧切穿小肠系膜
ICV：回结肠静脉；SMV：肠系膜上静脉

注意：在回结肠血管远心端至少 2cm 以上暴露并解剖 SMV，以彻底清扫回结肠血管根部淋巴结（No.203 LN.），为了正确进入 Toldt 间隙而紧贴回结肠血管来解剖的做法有淋巴清扫不足的嫌疑。在切穿系膜，和前期已经游离的 Toldt 间隙前后贯通后，SMA 往往走行在 SMV 右侧（病人体位来说），注意不要损伤 SMA 远心端。

6. 解剖并清扫回结肠动静脉根部淋巴结（No.203 LN.）（图 2-1-3-7）。

小技巧：站在病人的两腿之间，以 SMV/SMA 为航标，在 Toldt 间隙后方游离的前提下，顺超声刀的方向，很容易很安全地解剖回结肠血管并清扫相应淋巴结。

7. 解剖并清扫右结肠动静脉根部淋巴结、中结肠动静脉根部淋巴结，清扫 No.213 LN. 和 No.223 LN.（图 2-1-3-8）。

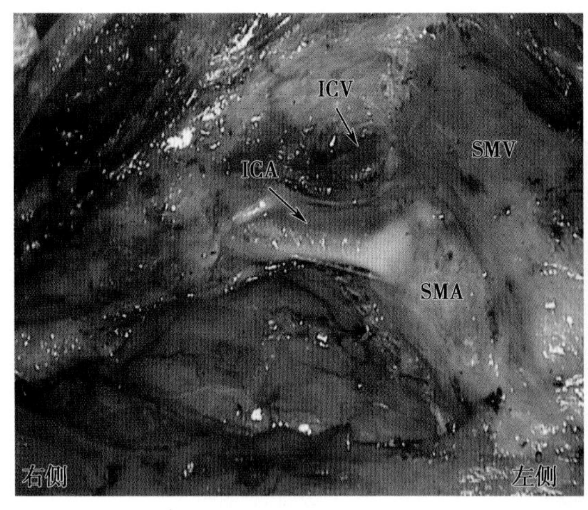

图 2-1-3-7　清扫 NO.203 LN.
ICV：回结肠静脉；ICA：回结肠动脉；SMA：肠系膜上动脉；SMV：肠系膜上静脉

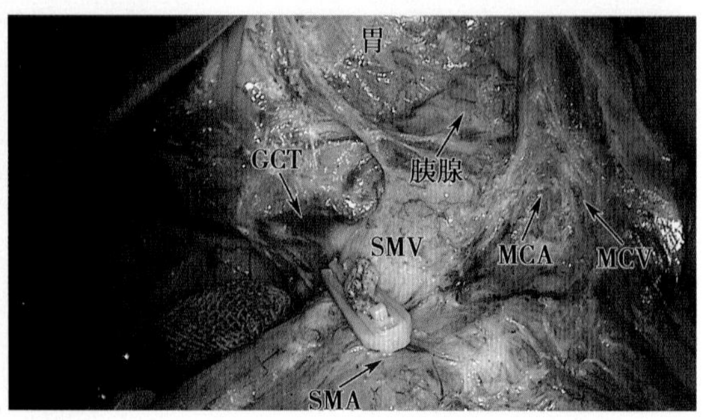

图 2-1-3-8　清扫 NO.213 LN. 和 NO.223 LN.
GCT：胃结肠静脉干；SMV：肠系膜上静脉；SMA：肠系膜上动脉；MCV：结肠中静脉；MCA：结肠中动脉

小技巧：靠近胰腺近胰颈由尾侧向头内里解剖 SMV 时，可碰上一横跨 SMV 的增厚系膜血管影，此处往往是结肠中动（静）脉的体表投影，沿此间隙可解剖并追踪中结肠动（静）脉的根部并清扫其相应淋巴结。

8. 解剖并处理 Henle 干属支　清扫完 No.223 LN. 后，仔细解剖 Henle 干及其属支，依据手术规范要求结扎相应血管（图 2-1-3-9，图 2-1-3-10）（【二维码】2-1-3-3）。

【二维码】2-1-3-3　解剖并离断肠系膜上动静脉及其属支

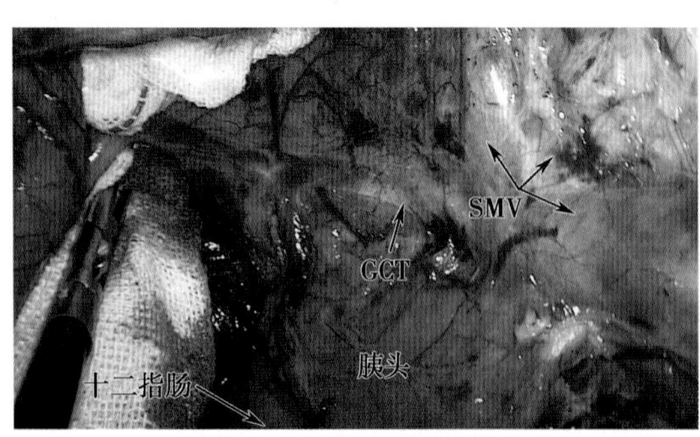

图 2-1-3-9　解剖并处理 Henle 干属支
GCT：胃结肠静脉干；SMV：肠系膜上静脉

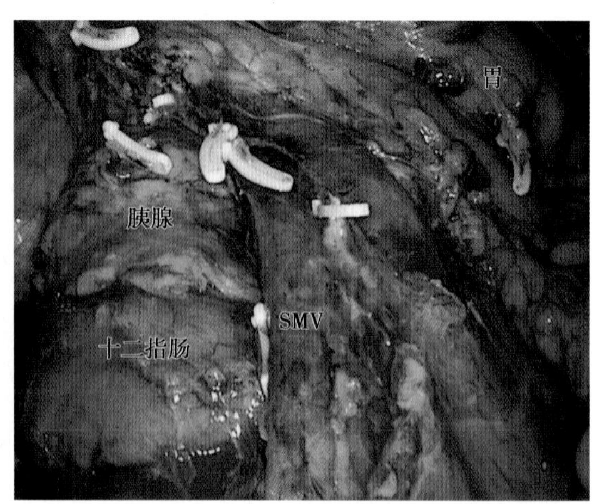

图 2-1-3-10　清扫后的 SMV/SMA 及其属支

> 注意：Henle 干的解剖与处理是右半结肠癌根治术中的难点与要点之一，也是手术最容易出血的部位之一，一旦出血极难止血。在处理 Henle 干之前，优先解剖及处理中结肠血管。结肠中动（静）脉的解剖及根部淋巴结的清扫使得胰头区横结肠系膜后间隙完全游离。至此，Henle 干及其属支的后方、下方及前方暴露无遗，解剖及结扎相应属支变得十分简单和安全。

9. 离断胃结肠韧带、离断肝结肠韧带、升结肠侧韧带，完全游离右半结肠，辅助小切口切除肿瘤，结肠、小肠侧侧吻合。

> 注意：一旦右结肠系膜后方、横结肠系膜后间隙完全分离、完成高位血管根部结扎及中央组淋巴清扫之后，这个过程显比较简单，也就是在腹腔镜下拆除“屋顶”的过程，将右半结肠及其系膜完整游离。

10. 冲洗放置引流管。

> 注意：将引流管放置在右结肠旁沟之前需要将小肠理顺，防止术中因反复体位、暴露等原因导致的小肠扭转。

【术后并发症预防及注意事项】

1. 高碳酸血症　严密观测生命体征的变化，有无酸中毒症状。高碳酸血症，往往需要进行过度排气及对症常规治疗。

2. 皮下气肿　术中少量的皮下气肿一般无需特殊处理，术后自行吸收。若在术中出现大范围的皮下气肿，应立即穿刺排气；或皮下切开排气，尤其是对于消瘦病人，术中易出现皮下气肿，可在手术进行中提前在腹部预定切口处切开一定长度皮肤直达皮下浅筋膜，以利于皮下气体的排出。同时利用各种工具如疝针尽可能的关紧戳口孔，防止气体进一步进入腹壁皮下。

3. 吻合口瘘　右半结肠切除术回肠结肠吻合瘘比结肠结肠吻合口瘘的概率要低。术后应密切关注引流液及腹部体征。

4. 淋巴瘘　D3 根治后淋巴瘘有一定的发生率。术中在动脉根部清扫淋巴结时，如遇到较粗大的淋巴管需要超声刀慢凝，甚至结扎。一旦引流管引流出乳白色液，一般可给予营养支持等对症处理，通常无再次手术。

5. 尿路感染、肺部感染　最多见于年老体弱的病人，通常给予敏感抗生素、尽早下床活动、加强心肺功能锻炼及对症处理。

6. 静脉血栓　肿瘤病人往往血液黏稠，气腹时间过长、长时间的制动使下肢静脉血栓形成和肺栓塞的风险增高。预防措施包括术中术后穿弹力袜，术后尽早床上活动或下床活动，对于有高危因素的病人，常规预防性使用抗凝药物。

（邹瞭南）

【文后述评】（俞金龙）

腹腔镜尾侧入路充分利用结肠筋膜解剖的特点，毫无难度地进入右半结肠需要解剖的融合筋膜间隙：Toldt 筋膜间隙。同时可轻易地解剖暴露 SMV/SMA 的后方，并清扫其后方的淋巴结，在保护后方重要脏器如胰头、十二指肠、输尿管的同时，也使下一步手术步骤中沿 SMV/SMA 进行 D3 淋巴结清扫变得极其简单与轻松。腹腔镜尾侧入路法一改传统手术入路由表及里，由上及下的方式，充分利用腹腔镜独有的视角视野优势，"打地洞""搭帐篷""拆屋顶"，尾侧到头侧，酣畅淋漓，一气呵成，手术观赏性极强。从本法切除的手术标本来看，它是进展期结肠癌 D3 根治与 CME 的完美结合。

【作者简介】

邹瞭南，副教授，硕士研究生导师，广东省中医院胃肠外科副主任医师。英国 St.Marks Hospital 访问学者，美国 Minnesota University Hopistal 访问学者，美国 Cleveland Clinic 访问学者，美国结直肠外科医师学会（ASCRS）官方杂志 DCR 论文审稿专家，《中华结直肠疾病电子杂志》第二届编委会通讯编委，《腹腔镜外科杂志》编委，美国胃肠腹腔镜外科医师学会（SAGES）会员，肿瘤康复委员会胃肠肿瘤分会常委，中国医师协会上消化道专业委员会青年委员会委员，中国医师协会肛肠专业委员会青年委员会委员，中国医师协会肛肠专业委员会微创和内镜专业委员会委员，中国中西医结合学会第三届普通外科专业委员会委员，广东省抗癌协会大肠癌专业委员会委员，CATP 全国胃肠讲师团成员。曾荣获过 5 次全国不同级别的腹腔镜胃手术及结直肠手术比赛的冠军，是尾侧入路法腹腔镜右半结肠癌根治术的创始人及倡导者，是国内率先熟练开展腹腔镜下胃癌网膜囊外根治性切除手术、进展期结直肠癌三联根治性疗法的专家之一。发表中文核心期刊论文 30 余篇，SCI 论文 7 篇。

【述评者简介】

俞金龙，副教授，硕士研究生导师，主任医师，南方医科大学珠江医院普通外科科室主任。主要研究方向为大肠癌的发病机制、临床治疗及生物治疗，在微创治疗胃肠道肿瘤等方面有较深的造诣。在单通道腹腔镜（LESS）技术、经自然孔道腔镜（NOTES）、经自然孔道标本取出（NOSE）技术上取得了一定的成绩及突破。广东省医学会加速康复外科分会副主任委员，广东省医师协会 MDT 分会副主任委员，中国医药教育协会腹部肿瘤分会委员，广东省医疗行业协会胃肠分会常务委员，广东省医师协会微创外科医师工作委员会常务委员，广东省健康管理学会胃肠病学专业委员会常务委员，广东省医学会胃肠外科分会委员，广东省医师学会胃肠外科医师工作委员会委员，广东省医学会医学鉴定专家库成员，广州市医学会医疗事故技术鉴定委员会特聘专家，广州市劳动能力鉴定医疗卫生专家，国际外科学院（International College of Surgeons）会员，医疗卫生专家库普外科专家，《中华胃肠外科杂志》特邀评审专家，《岭南现代临床外科》特邀评审专家，广东省和谐医患纠纷人民调解委员会第一届医学专家顾问。

参考文献

[1] Jacobs M，Verdeja J C，Goldstein H S. Minimally invasive colon resection（laparoscopic colectomy）. Surg Laparosc Endosc，1991，1（3）：144-150.

[2] 严俊，应敏刚，周东，等. 腹腔镜右半结肠切除中间入路与侧方入路的前瞻性随机对照研究. 中华胃肠外科杂志，2010，13(6)：403-405.

[3] 郑民华. 腹腔镜手术——结直肠癌根治性手术金标准？中国实用外科杂志，2012(09)：731-733.

[4] Turmbull R B，KyleK，WatsonF R，et a1.Cancer of the colon：the influence of the no-touch isolation technic on survival rates.Ann Surg，1967，166(3)：420-427.

[5] Wiggers T，Jeekel J，Arends J W，et al. No-touch isolation technique in colon cancer：a controlled prospective trial. Br J Surg，1988，75(5)：409-415.

[6] Coffey J C，Culligan K，Walsh L G，et a1. An appraisal of the computed axial tomographic appearance of the human mesentery based on mesenteric contiguity from the duodenojejunal flexure to the mesorectal level. Eur Radiol，2016，26(3)：714-721.

[7] Coffey J C，Dillon M，Sehgal R，et al. Mesenteric-based surgery exploits gastrointestinal，peritoneal，mesenteric and fascial continuity from duodenojejunal flexure to the anorectal junction—a review. Dig Surg，2015，32(4)：291-300.

[8] Culligan K，Walsh S，Dunne C，et al. The mesocolon：a histological and electron microscopic characterization of the mesenteric attachment of the colon prior to and after surgical mobilization. Ann Surg，2014，260(6)：1048-1056.

[9] Sehgal R，Coffey J C. Comprehensive standardization of complete mesocolic surgery is now possible. Tech Coloproctol，2014，18(7)：675-676.

[10] Sakaguchi T，Suzuki S，Morita Y，et al. Analysis of anatomic variants of mesenteric veins by 3-dimensional portography using multidetector-row computed tomography. Am J Surg，2010，200(1)：15-22.

[11] Kim H J，Ko Y T，Lim J W，et al. Radiologic anatomy of the superior mesenteric vein and branching patterns of the first jejunal trunk：evaluation using multi-detector row CT venography. Surg Radiol Anat，2007，29(1)：67-75.

第四节　动脉优先入路右半结肠切除术

研究显示 CME 手术能有效降低肿瘤 5 年复发率，提高 5 年生存率。CME 手术的要点是：①高位结扎营养血管，以达到最多的淋巴清扫；②锐性分离，寻找并维持胚胎解剖学外科平面，保证脏层筋膜光滑、完整无缺损；但是，右半结肠癌 CME 手术淋巴结清扫的内侧界到底应该在 SMA？还是 SMV？或者是两者之间？一直没有定论。按照肠系膜淋巴结引流规律以及日本指南建议，右半结肠癌 D3 根治手术要求清扫右半结肠滋养血管根部周围淋巴结。这就是说，右半结肠癌根治术需要在右结肠供血动脉根部进行裸化，并清扫根部周围也就是肠系膜上动脉（superior mesenteric artery，SMA）旁淋巴结。这符合胃癌、直肠癌等胃肠肿瘤的淋巴结清扫原则。然而，目前国内外学术界却普遍将右半结肠癌清扫范围的内侧界局限于肠系膜上静脉（superior mesenteric vein，SMV）。显然，这种做法与结肠淋巴引流的规律是不相符的，也与胃癌、直肠癌等消化道肿瘤的淋巴结清扫原则不一致。另外，有研究表明，即使没有淋巴结转移的Ⅱ期结肠癌病人，也能从扩大的淋巴结清扫中获益。动脉优先入路腹腔镜右半结肠癌的核心理念是完全按照右半结肠淋巴结引流规律，以 SMA 中线作为内侧界进行解剖学上的 D3 淋巴结清扫（图 2-1-4-1、图 2-1-4-2）。我们的数据显示，该手术方法并不增加手术的风险，且能提高淋巴结检出数目以及清扫程度，有可能改善病人预后。现将该手术介绍如下。

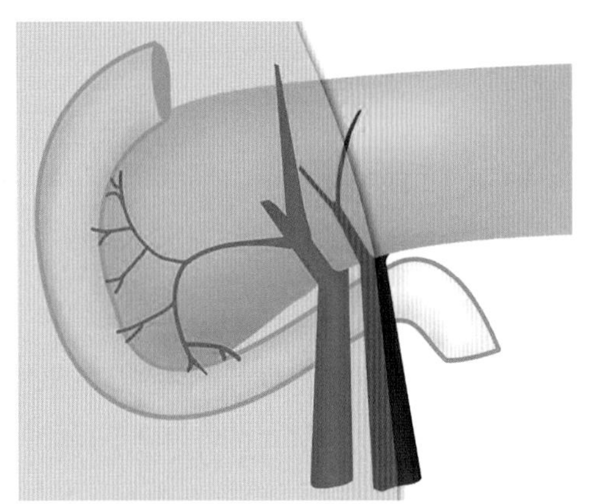

图 2-1-4-1　手术清扫范围

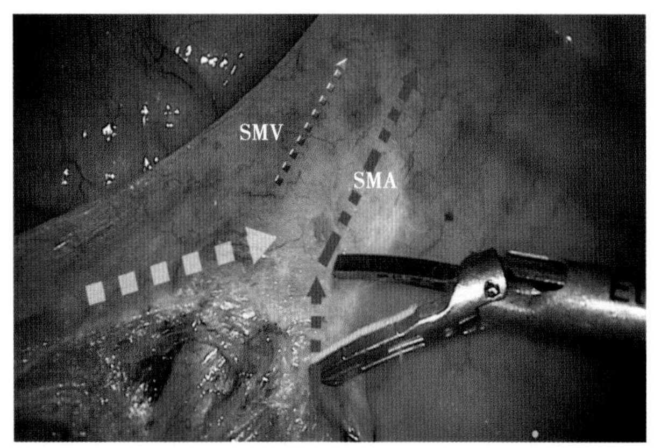

图 2-1-4-2　肠系膜内侧界清扫路线

【适应证和禁忌证】

1. 适应证　①肠镜下病理证实为结肠腺癌；②肿瘤 T 分期为 T2 以上，没有远处转移，临床评估可 R0 切除；③年龄<75 岁；④没有肠道梗阻；⑤没有腹部手术史。

2. 禁忌证　①同时性胃肠道肿瘤；②妊娠和哺乳期妇女；③严重心理疾病；④ 6 个月内有心肌梗死的病史或有不稳定性心绞痛；⑤严重的肺部疾病；⑥近期接受激素治疗。

【体位、戳卡位置以及手术站位】

1. 体位　病人仰卧分腿位，双上肢可外展，呈“大”字形。

2. 戳卡位置　套管放置采用 5 孔法，如图 2-1-4-3 所示。

3. 手术站位　术者位于病人左侧，扶镜手位于病人两腿之间，助手位于病人右侧，器械护士位于病人左侧紧邻术者（图 2-1-4-4）。

【手术步骤】

1. 肠系膜上动脉旁淋巴结的清扫。

2. 肠系膜上静脉周围淋巴结的清扫。

3. 右结肠后间隙的拓展。

4. 右半结肠的游离。

5. 标本切除与消化道重建。

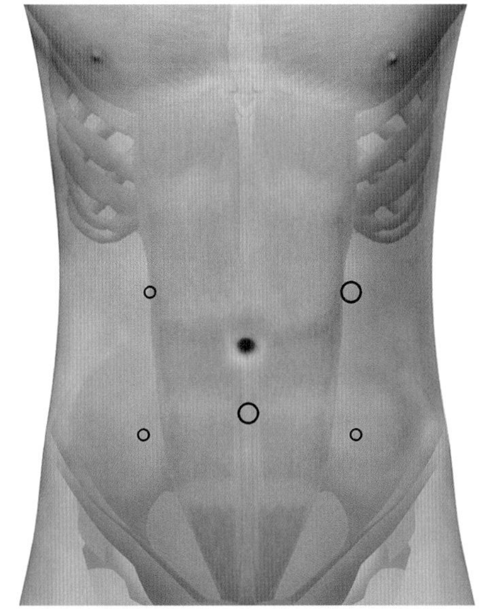

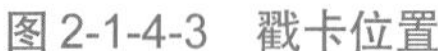
图 2-1-4-3 戳卡位置

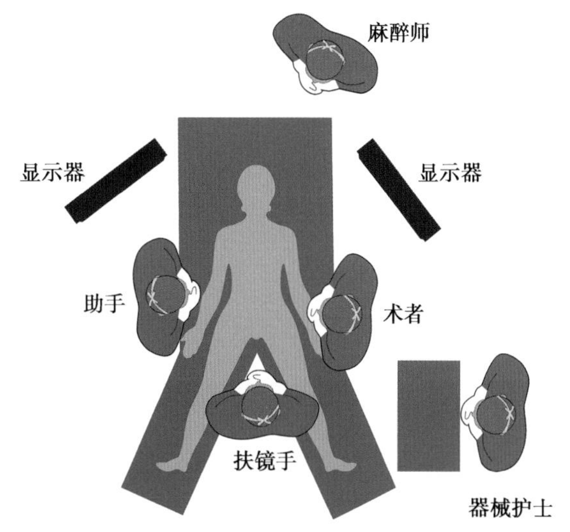

图 2-1-4-4 手术站位

【手术技巧】

1. 肠系膜上动脉旁淋巴结的清扫 助手左手用肠钳提起结肠中血管蒂向头侧腹侧牵引，右手用无创抓钳提起回结肠血管蒂，使系膜紧张。在右结肠系膜与小肠系膜交界处（自然皱褶处）切开系膜前叶，向 SMA 远心端方向切开系膜，并以后腹膜 SMA 投影作为航标，分层切开肠系膜脂肪淋巴组织，（拟行鞘内清扫者可以打开 SMA 血管鞘膜，）完全显露 SMA 主干及其分支，清扫 SMA 旁淋巴结（图 2-1-4-5～图 2-1-4-8）(【二维码】2-1-4-1)。

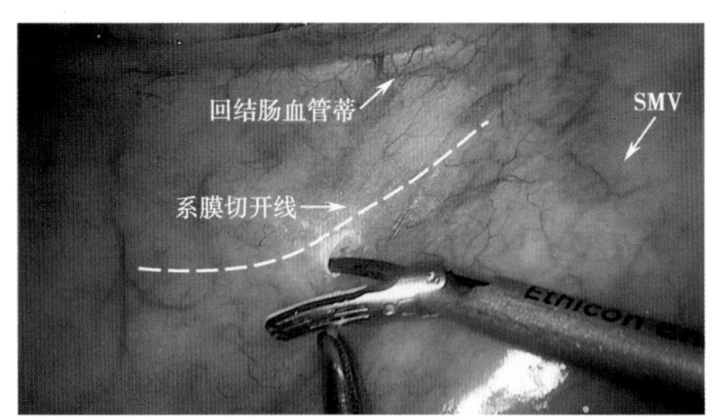

图 2-1-4-5 在右半结肠系膜与小肠系膜交界处切开系膜前叶

【二维码】2-1-4-1 SMA 的裸化及周围淋巴脂肪组织清扫

> 注意：SMA 血管鞘主要由肠系膜的自主神经构成，打开血管鞘会损伤部分自主神经，容易导致术后胃肠功能紊乱，主要表现为阵发性腹痛和严重腹泻。同时，清扫 SMA 血管鞘时容易损伤肠系膜的淋巴管，从而增加术后淋巴漏的风险。

2. 肠系膜上静脉周围淋巴结的清扫 沿第一刀切开线进入右结肠后间隙，并适当拓展，显露 SMV 远心端。沿 SMA 动脉鞘内间隙或鞘外间隙清扫 SMV 与 SMA 之间淋巴链，血管鞘内裸化 SMV 主干。裸化、高位结扎、切断回结肠血管，继续适当拓展右结肠后间隙，再裸化右结肠动静脉，整块清扫 No.203、No.213 组淋巴结。紧贴 SMV 右侧壁切开胰头前固有筋膜，拓展胰头前间隙。裸化 SMA、SMV、胃结肠干近端和结肠中动静脉，清扫 NO.223、14 组淋巴结。高位结扎、切断右结肠血管和结肠中血管（图 2-1-4-9～图 2-1-4-14）（【二维码】2-1-4-2）。

> 注意：SMV 及其属支根部有一些微小血管汇入，在裸化 SMV 及其属支血管时容易损伤这些微小静脉导致出血。

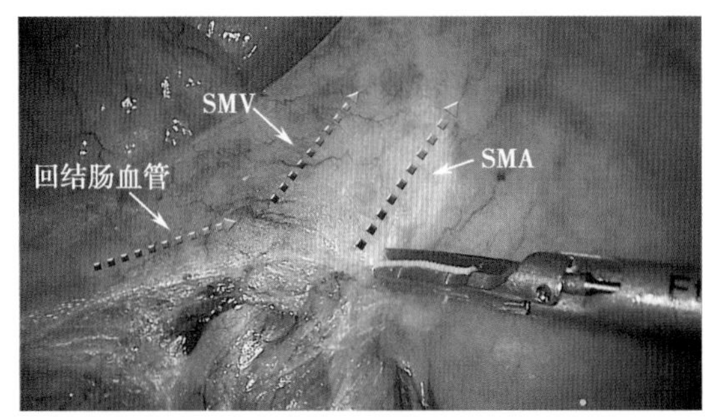

图 2-1-4-6　沿切割线向 SMA 远心端发动，以 SMA 中线投影为航标，切开后腹膜

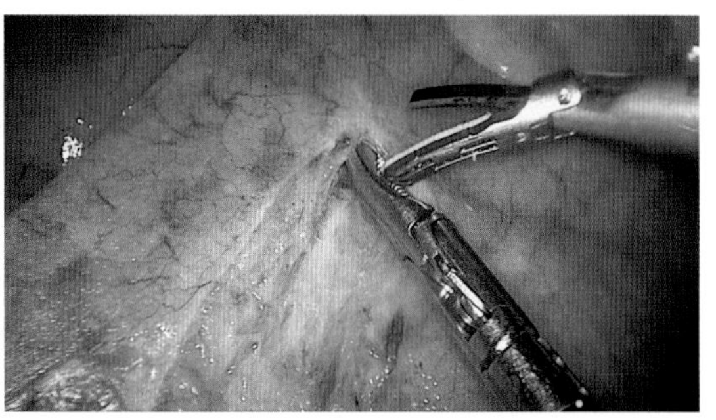

图 2-1-4-7　分层切开 SMA 前方脂肪淋巴组织，显露动脉鞘膜

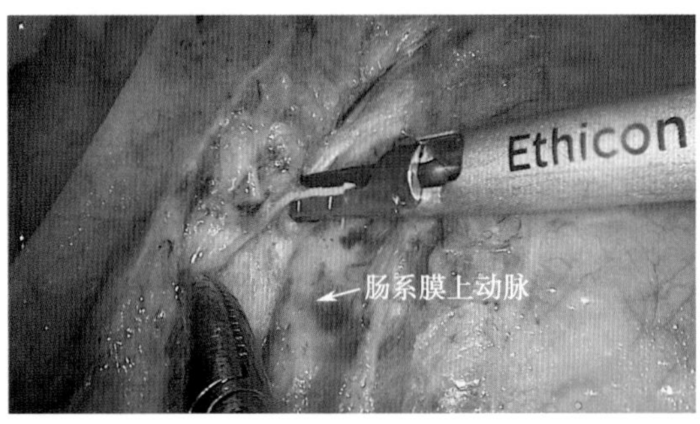

图 2-1-4-8　打开 SMA 动脉鞘图 12 血管鞘内裸化 SMA

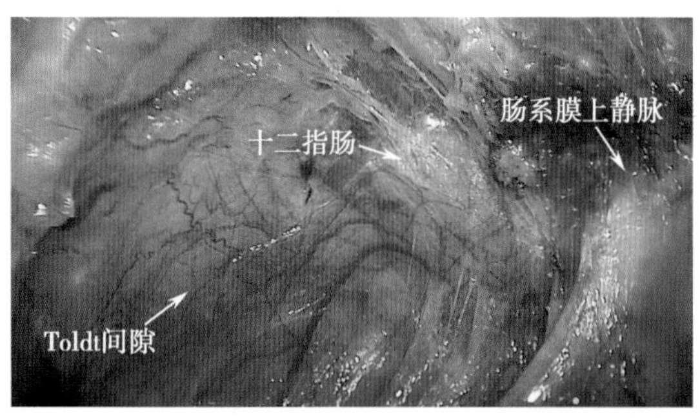

图 2-1-4-9　适当拓展右结肠后间隙，显露 SMV 远心端

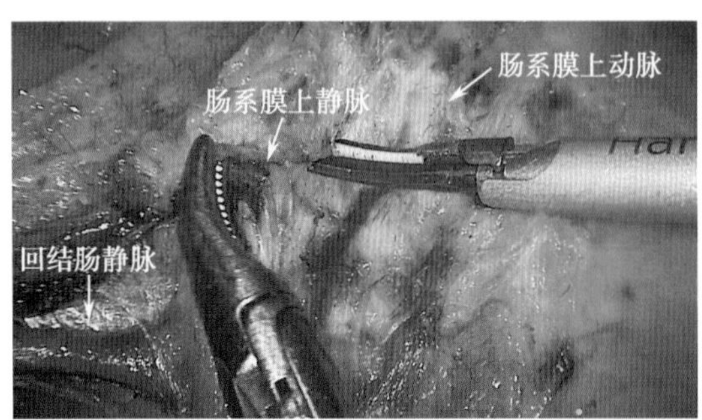

图 2-1-4-10　清扫 SMV 和 SMA 之间淋巴链，裸化 SMV 左侧

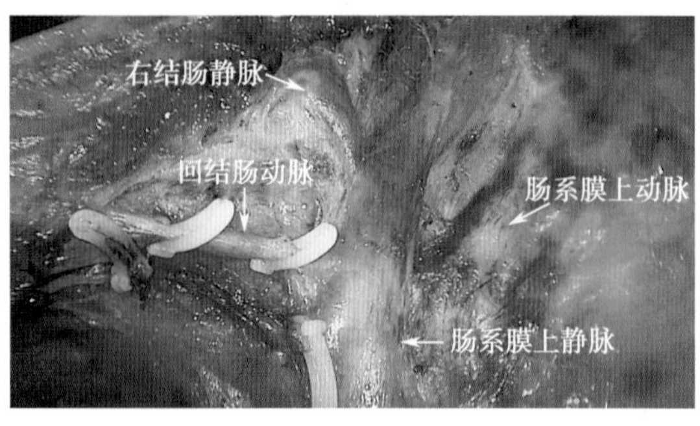

图 2-1-4-11　裸化、结扎、高位切断回结肠动静脉，清扫 No.223 组淋巴结

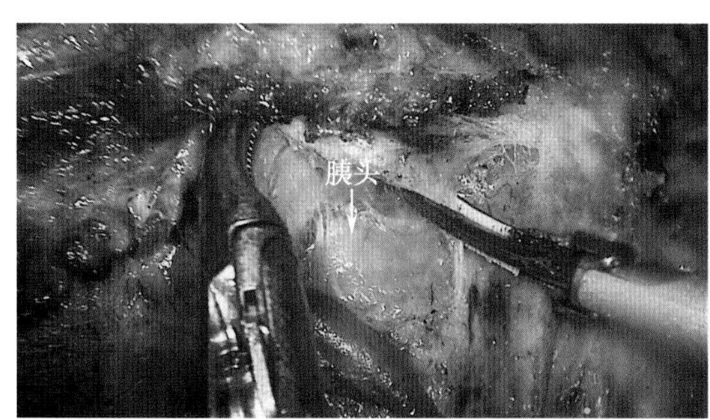

图 2-1-4-12 紧贴 SMV 右侧壁切开胰头固有筋膜，进入胰头前间隙，裸化 SMV 主干近端

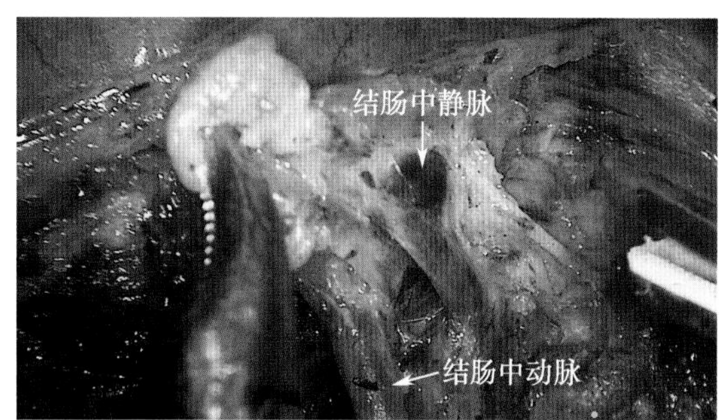

图 2-1-4-13 继续裸化 SMA、SMV 主干近端以及结肠中动静脉

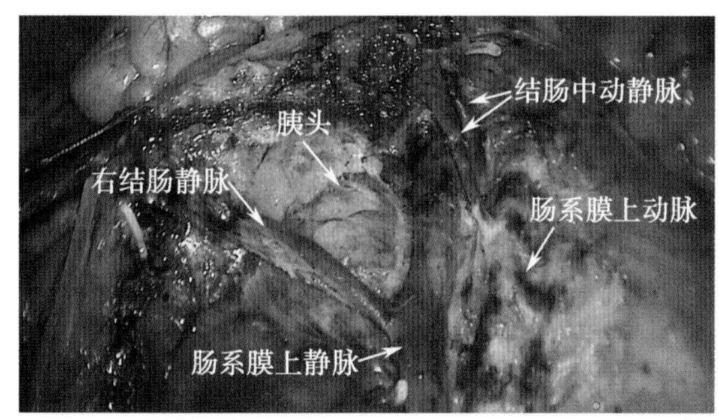

图 2-1-4-14 第 3 站淋巴结清扫完成，依次高位结扎、切断右结肠血管和结肠中血管

【二维码】2-1-4-2 SMV 的裸化及其属支、SMA 分支动脉的处理

小技巧：在裸化血管时，先用超声刀对这些微小血管进行预处理，即闭合式电凝，而非直接用超声刀钝性分离。

争议：有关 No.14V 淋巴结的清扫与否尚存争议，本人认为，No.14V 淋巴结与 No.223 淋巴结没有明确的界限，而且属于同一个引流平面，需要常规清扫，这也有利于系膜的完整切除。

3．右结肠后间隙的拓展 从内向外拓展横结肠后间隙和右结肠系膜后间隙，向外侧达侧腹膜或者升结肠内侧缘，肿瘤所在区域除外（暂不处理）。向头侧拓展并显露胃结肠干，结扎、切断副右结肠静脉、网膜右动静脉，切断横结肠系膜前叶，显露胃窦后壁，向头侧拓展 Toldt 间隙达肝脏下缘（图 2-1-4-15～图 2-1-4-18）（【二维码】2-1-4-3）。

【二维码】2-1-4-3 右结肠系膜后间隙的充分拓展和胃结肠干属支的处理

注意：右结肠系膜后间隙的拓展切勿向肿瘤所在区域后方拓展，否则可能造成对肿瘤的挤压和干扰。如果肿瘤位于升结肠，Toldt 间隙的拓展向外到达升结肠内侧缘即可。

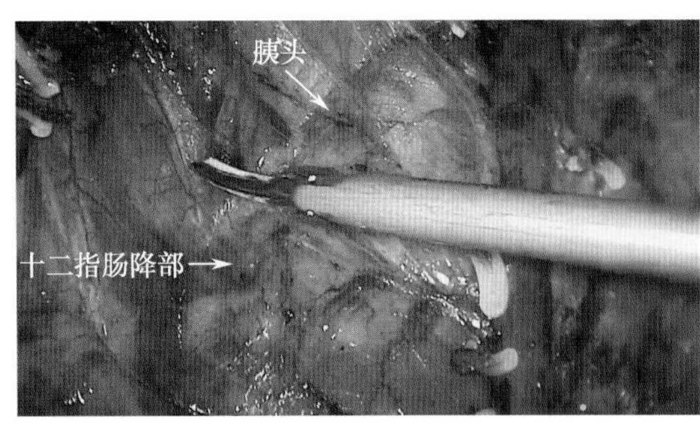

图 2-1-4-15 从内向外拓展横结肠后间隙和右结肠后间隙

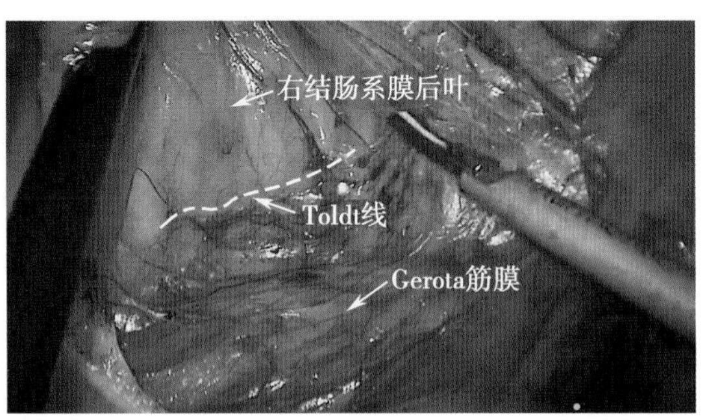

图 2-1-4-16 向外侧拓展右结肠后间隙达侧腹膜处，保持肾前筋膜和右结肠系膜后叶的完整，肿瘤所在区域暂不处理

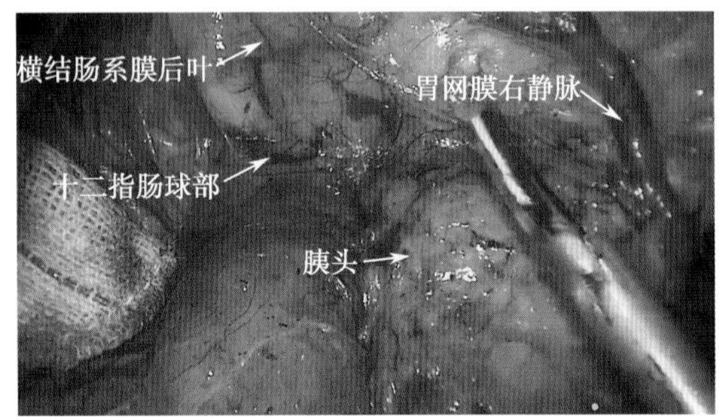

图 2-1-4-17 向头侧拓展横结肠后间隙，显露胃结肠干及其属支

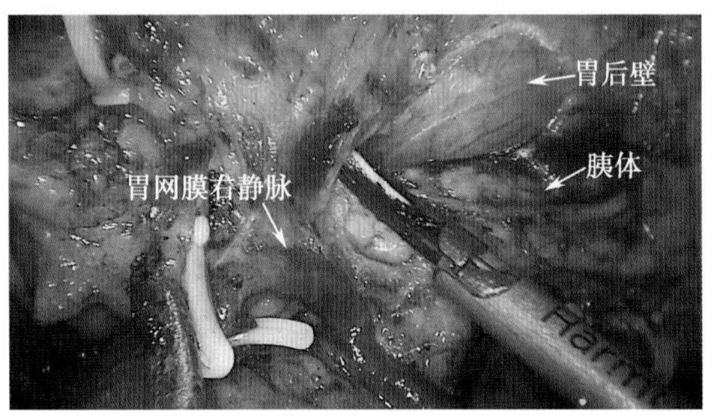

图 2-1-4-18 拓展胰腺前间隙，根部切断横结肠系膜前叶，显露胃后壁

4. 右半结肠的游离 张紧胃结肠韧带，在网膜血管弓中点向左侧切断胃结肠韧带（弓外），一直到近脾曲。（扩大清扫者）在网膜血管弓中点进入血管弓内，向右侧紧贴胃壁离断胃结肠韧带，游离网膜右系膜，清扫第 6 组淋巴结。紧贴十二指肠球部上缘、肝下缘离断横结肠系膜，游离结肠肝曲。再取头低脚高位，助手提起小肠系膜尾侧及右结肠系膜尾侧，显露肠系膜与后腹膜形成的膜桥，切断膜桥，与先前拓展的 Toldt 间隙会师，完全游离右半结肠（图 2-1-4-19～图 2-1-4-27）（【二维码】2-1-4-4）。

注意：①右侧横结肠系膜应该在根部离断，才属于真正的 CME。这就要求横结肠系膜需要在紧贴胰腺下缘、十二指肠球部上缘、肝脏下缘离断。我们发现，横结肠系膜与肝脏下缘事实上存在一个间隙，在此间隙切开可顺利完成右侧横结肠系膜的 CME 手术。②如果行 SMA 鞘内清扫，清扫完毕后，需要在 SMA 周围及 SMV 左侧用生物胶水喷洒，以封堵淋巴管，预防淋巴漏。

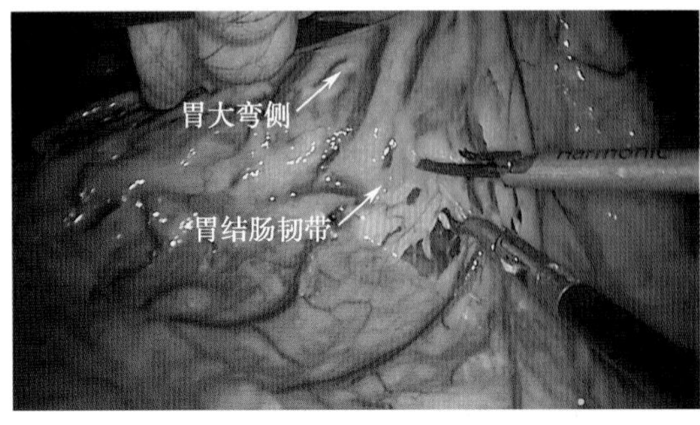

图 2-1-4-19 在血管弓外切断胃结肠韧带

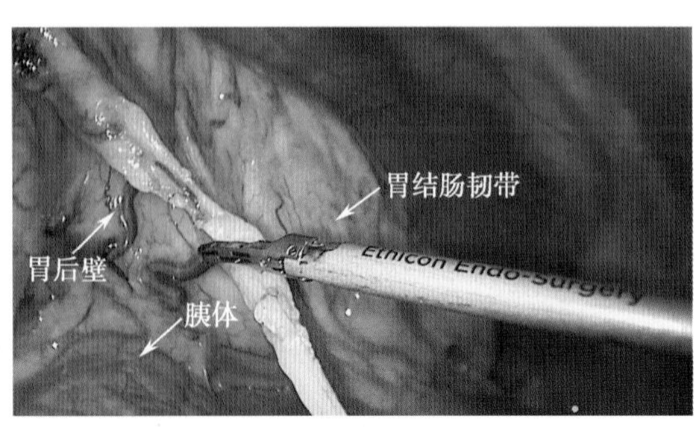

图 2-1-4-20 向左离断胃结肠韧带至近脾曲

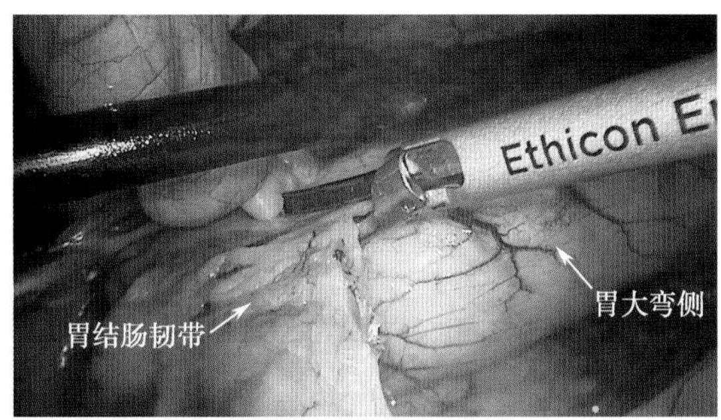

图 2-1-4-21 在胃大弯中点处进入大网膜血管弓内，紧贴胃壁向右离断胃结肠韧带及胃网膜右系膜

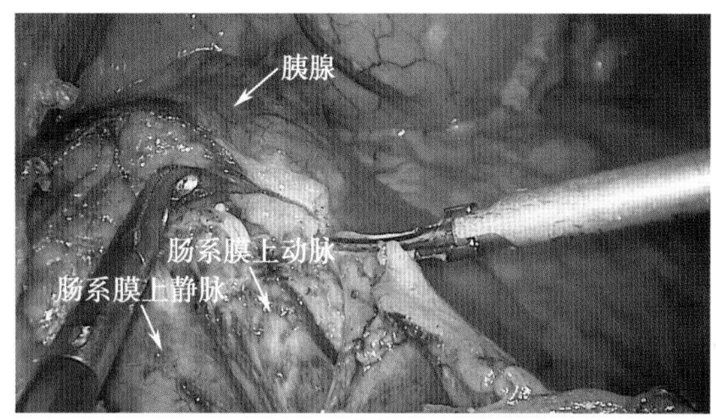

图 2-1-4-22 紧贴胰腺下缘离断横结肠系膜前叶，向左达 SMA 左侧

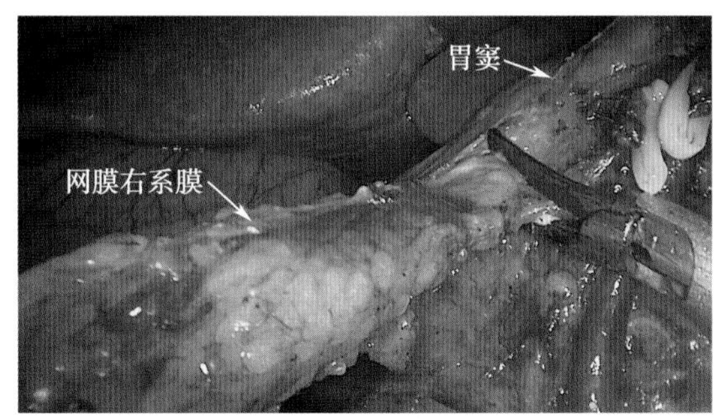

图 2-1-4-23 切除胃网膜右系膜

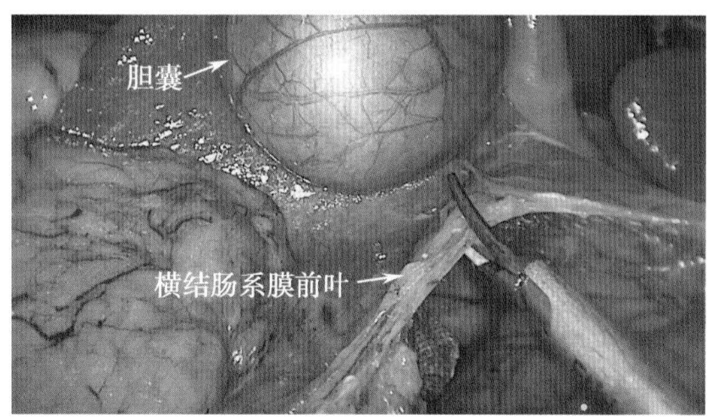

图 2-1-4-24 紧贴肝脏下缘切断横结肠系膜，游离结肠肝曲

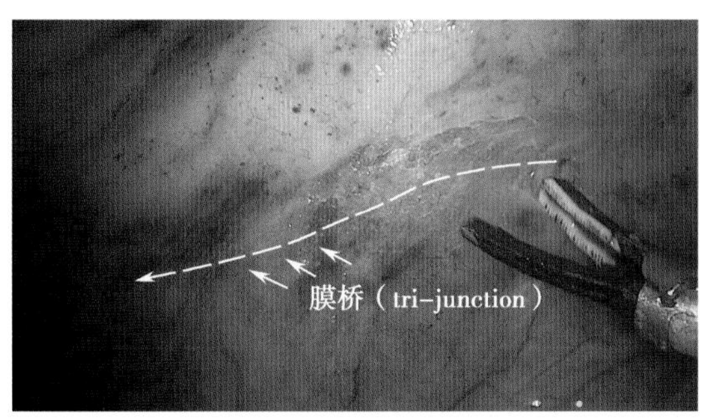

图 2-1-4-25 张紧右半结肠系膜尾侧，展示右半结肠系膜与后腹膜交界处的“膜桥”（tri-junction），沿该膜桥切开，向内达十二指肠升段起始部，向外并向上切断，完全游离右半结肠

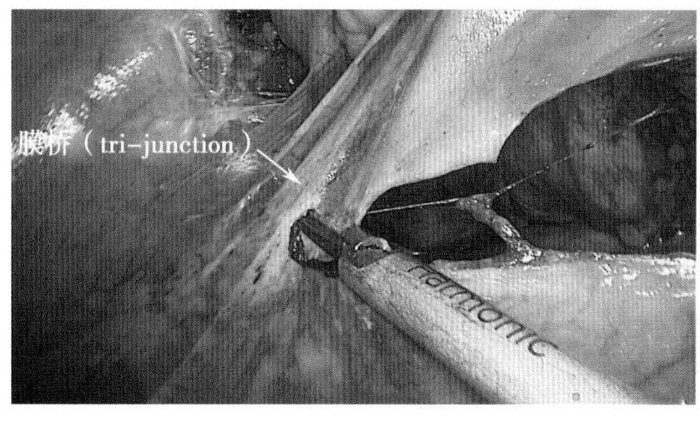

图 2-1-4-26 张紧右半结肠系膜尾侧，展示右半结肠系膜与后腹膜交界处的“膜桥”（tri-junction），沿该膜桥切开，向内达十二指肠升段起始部，向外并向上切断，完全游离右半结肠

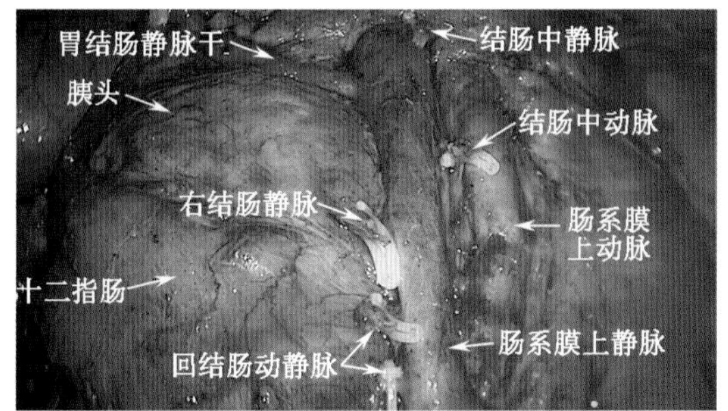

图 2-1-4-27 清扫完毕手术场景

【二维码】2-1-4-4 右半结肠的游离、标本切除和吻合

5. 标本切除与消化道重建　手术标本切除、吻合同完全中间入路法。

（刁德昌）

【文后述评】（王颢）

完整系膜切除（CME）手术理念的推广是21世纪结肠癌手术发展的一个重要里程碑。研究显示CME手术能有效降低肿瘤5年复发率，提高5年生存率。CME手术的要点是：①高位结扎营养血管，以达到最多的淋巴清扫。②锐性分离，寻找并维持胚胎解剖学外科平面，保证脏层筋膜光滑、完整无缺损。但是，右半结肠癌CME手术的范围目前仍然没有统一意见。从结肠系膜胚胎发育过程以及淋巴结引流规律来看，右半结肠引流淋巴结分布于肠管滋养动脉周围，手术的清扫范围应以动脉为导向，在滋养动脉的根部进行清扫。1977年日本结直肠癌学会对结肠引流淋巴结进行了编号，其中No.203、No.213、No.223、No.253淋巴结位于肠系膜上动脉旁及其分支血管根部，属于D3手术的清扫范围。文献报道进展期右半结肠癌第三站淋巴结转移率在0～5.8%，甚至达到11%。因此，日本的结直肠手术指南规定，结肠癌D3清扫必须裸化部分SMA并根部结扎其分支血管，整块清扫周围淋巴结。按照这个规定，右半结肠癌CME术的内侧界需要到达SMA中线。我们看到，日本、欧洲、美国很多专家，包括国内的池畔教授都是按照这个原则来手术的。刁德昌教授的研究也表明，通过学习掌握相关技巧，该手术具有清扫彻底，安全性好的特点。然而，SMA的裸化和清扫势必会损伤肠系膜的部分自主神经，可能导致严重的术后腹泻以及胃肠功能紊乱，同时也会大大增加淋巴漏的风险。日本有一项研究显示，右半结肠的淋巴引流很少跨越SMV向左引流，提示无需裸化SMA。目前学术界绝大部分学者仍然将以SMV作为右半结肠癌切除的内侧界。因此，是否应该常规清扫肠系膜上动脉周围淋巴结尚存争议，有待设计严格的临床随机对照研究明确其临床价值。尽管存在争议，但掌握相关手术技巧以备不时之需还是需要的。我们当前仅对于肠系膜上动脉周围存在明显肿大淋巴结的病人进行相关淋巴结清扫。术中应避免损伤肠系膜上动静脉主干及空回肠分支，不打开SMA血管鞘，关腹前在SMA周围用生物胶水喷洒，尽量减少术后的并发症发生。

【作者简介】

刁德昌，广东省中医院胃肠外科副主任医师、副教授。中山大学胃肠外科博士，广州中医药大学中西医结合博士后。广东省"千百十人才工程"培养对象，中国医师协会结直肠肿瘤委员会腔镜专委会委员，中国医师协会结直肠外科委员会中青年委员。阳江市中医院、阳春市中医院挂职副院长，龙川县中医院普外科名誉科主任。擅长胃肠肿瘤手术治疗尤其是腹腔镜微创手术治疗，3次获得全国手术视频大赛冠军，曾经受邀在美国SAGES年会、印度Trivandrum肿瘤年会作报告，多次受邀作大会现场手术演示，为广东省多个地级市开展了首例胃肠肿瘤根治手术。主持科研课题4项，发表学术论文40篇，其中SCI论文8篇。

【述评者简介】

王颢，第二军医大学附属长海医院肛肠外科副主任、副主任医师、副教授、硕士研究生导师。现任中国医师协会肛肠外科医师委员会委员兼秘书长、中国医师协会结直肠肿瘤专委会腹腔镜专委会委员、中国医师协会结直肠外科医师委员会青年委员、中国抗癌协会大肠癌专业委员会青年委员、中国抗癌协会康复会胃肠肿瘤专业委员会副主任委员、上海市医学会普外科专科分会结直肠专业学组委员、上海市抗癌协会大肠癌专业委员会委员、美国结直肠外科学会委员（FASCRS）、美国胃肠道及内镜外科医师学会会员（MSAGES）；任《结直肠肛门外科杂志》编委、《中华胃肠外科杂志》通讯编委、《中华结直肠疾病电子杂志》通讯编委。以第一申请人承担国家自然科学基金等共3项；近年以第一作者（含共同）于美国结直肠外科学会会刊DCR等杂志发表SCI论文7篇；参编专著3部，其中英文专著1部。

参考文献

[1] 郑民华，马君俊. 腹腔镜右半结肠完整结肠系膜切除术. 中华腔镜外科杂志（电子版），2015（01）：1-4.

[2] Hohenberger W，Weber K，Matzel K，et al. Standardized surgery for colonic cancer：complete mesocolic excision and central ligation-technical notes and outcome. Colorectal Dis，2009，11（4）：p. 354-364；discussion 364-365.

[3] Japanese Society for Cancer of the Colon and Rectum. Japanese classification of colorectal carcinoma. 2nd ed（English）. Tokyo，Japan：Kanehara Co.，2009.

[4] 康向朋，刘忠臣. 浅谈中德右半结肠癌 CME 手术的统一和差异. 中华结直肠疾病电子杂志，2014（04）：248-252.

[5] Sondenaa K，Quirke P，Hohenberger W，et al. The rationale behind complete mesocolic excision（CME）and a central vascular ligation for colon cancer in open and laparoscopic surgery：proceedings of a consensus conference. Int J Colorectal Dis，2014，29（4）：419-428.

[6] McDaniel K P，Charnsangavej C，DuBrow R A，et al. Pathways of nodal metastasis in carcinomas of the cecum，ascending colon，and transverse colon：CT demonstration. AJR Am J Roentgenol，1993，161（1）：61-64.

[7] Chow C F，Kim S H.Laparoscopic complete mesocolic excision：West meets East. World J Gastroenterol，2014，20（39）：14301-14307.

[8] Sobin L H，Gospodarowiez M K，Wittekind C. International Union Against Cancer（UICC）TNM classification of malignant tumours. 7th ed. New York：John Wiley & Sons，2011.

[9] Kotake K，Honjo S，Sugihara，et al. Number of lymph nodes retrieved is an important determinant of survival of patients with stage Ⅱ and stage Ⅲ colorectal cancer. Jpn J Clin Oncol，2012，42（1）：29-35.

[10] Kobayashi H，Ueno H，Hashiguchi Y，et al. Distribution of lymph node metastasis is a prognostic index in patients with stage Ⅲ colon cancer. Surgery，2006，139（4）：516-522.

[11] Park I J，Choi G，Jun S. Lymph node metastasis patterns in right-sided colon cancers：is segmental resection of these tumors oncologically safe? Ann Surg Oncol，2009，16（6）：1501-1506.

[12] Benz S，Yu T，Andrea T，et al. The uncinate process first approach：a novel technique for laparoscopic right hemicolectomy with complete mesocolic excision. Surg Endosc，2016，30（5）：1930-1937.

[13] Killeen S，Kessler H. Complete mesocolic excision and central vessel ligation for right colon cancers. Tech Coloproctol，2014，18（11）：1129-1131.

[14] Tsai H L，Lu C Y，Jan-Sing Hsieh，et al. The prognostic significance of total lymph node harvest in patients with T2-4N0M0 colorectal cancer. J Gastrointest Surg，2007，11（5）：660-665.

[15] Rosenberg R，Engel J，Bruns C，et al. The prognostic value of lymph node ratio in a population-based collective of colorectal cancer patients. Ann Surg，2010，251（6）：1070-1078.

第五节　单孔腹腔镜右半结肠切除术

单孔腹腔镜与传统腹腔镜相比，其优势主要在于腹部切口只有一个放置单孔腹腔镜器械的2～3cm的切口，且位置通常位于脐孔，与传统腹腔镜多孔的手术相比，戳孔更少，位置更隐蔽，更美观。但是，单孔腹腔镜由于“单孔”的限制，所有器械均集中在一点进入腹腔，造成手术者缺乏操作角度，经常会遇到器械相互碰撞干扰，对抗牵拉困难，有时术者需双手交叉操作等不便。另外，大多数单孔装置，只提供3～4个操作孔，与传统腹腔镜结直肠手术常用的5孔法相比，缺少1～2个操作孔，亦在一定程度上给牵拉暴露带来困难。

所以，单孔腹腔镜右半结肠癌根治术与传统腹腔镜手术在操作上的区别和难点，更多地体现在如何在操作孔减少的环境下充分利用各种条件，创造出良好的操作角度，并且运用足够的技巧，去更好地完成整个手术的CME过程。

【适应证与禁忌证】

主要适用于阑尾、盲肠、升结肠和结肠肝曲的恶性肿瘤。对于肿瘤直径大于5cm者，标本取出可能需过多延长单孔器械的切口，失去单孔手术切口微创、隐蔽的意义，因此不适合行单孔腹腔镜手术。

【麻醉、体位、戳卡位置及手术站位】

1. 麻醉　同传统结直肠手术，一般采用气管内插管全身麻醉。手术过程中应尽量避免使用N_2O，因其可造成术中肠道扩张。术前应通过各种检查对病人状况进行全面的术前评估，尤其是肺功能和心血管功能。ASA Ⅰ～Ⅱ级病人对体位及气腹的影响一般都能耐受，但心肺储备功能受损的ASA Ⅲ～Ⅳ级病人可导致严重并发症。对那些高风险的手术病人，如伴有COPD、哮喘、缺血性心脏病、过度肥胖、老年病人等，应格外警惕，做好病房内的术后监护，及时发现可能发生的缺氧和血液动力学变化并有效处理。

2. 体位　病人取仰卧位，可视手术操作采用15°～30°头高脚低位，水平分腿固定，呈“大”字形，气腹建立后手术台向左侧倾斜15°～30°。

3. 手术站位 主刀位于病人左侧，第一助手位于病人右侧，持镜者位于两腿之间；或术者位于病人两腿之间，第一助手和持镜者分别位于病人右侧和左侧，但以前者应用更广泛。监视器、气腹和光源系统安置在病人头侧。

4. 单孔装置的位置 与传统腹腔镜镜头 trocar 的位置相似，在脐孔下方 2cm 的正中线上，开放式逐层进腹后，置入单孔装置（SILS™port）。

利用 SILS™Port 的进气孔，也置入一枚 5mm 器械，使这一原本可容纳 3 个 port 的器械变成 4 孔器械，这样，就可以多一个 trocar，多一个助手的辅助器械进行必要时的牵拉（图 2-1-5-1）。

与传统腹腔镜手术时需要对 trocar 位置进行合理布置一样，在单孔腹腔镜手术中，SILS™port 上这 3～4 个 port 分别放入哪些器械，对手术操作的便利性和空间暴露的有效性也有非常重要的作用。我们经过多例单孔腹腔镜下右半结肠癌根治术的体会后，发现这些 port 如下布置时，可以获得比较良好的操作三角，使手术视野的暴露更加有效，主刀操作的便利性更强，器械间的相互干扰也较少（图 2-1-5-2）。

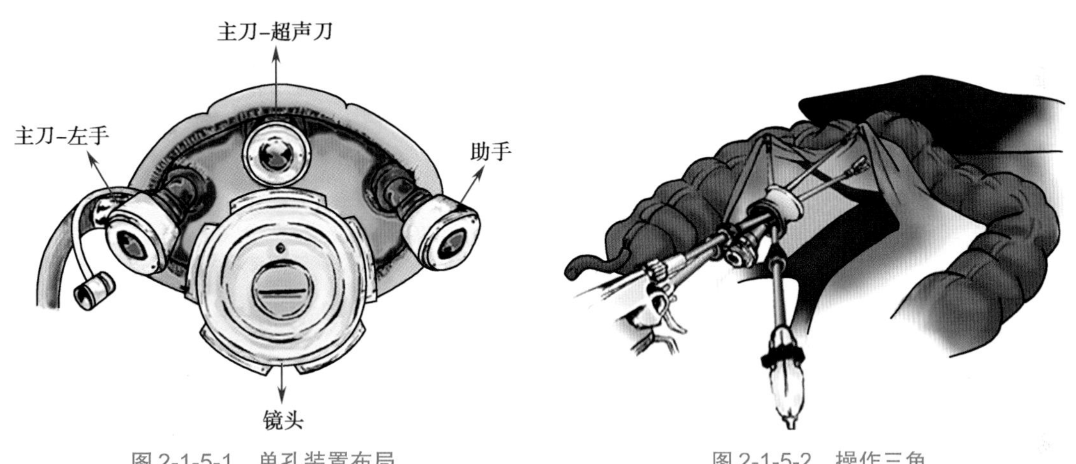

图 2-1-5-1 单孔装置布局　　图 2-1-5-2 操作三角

【手术特殊器械】

手术只需传统腹腔镜器械，单孔装置可使用 SILS™ port。

【手术步骤】

1. 处理回结肠血管——系膜开窗、打开 SMV 血管鞘、显露血管根部。

2. 右结肠后间隙拓展。

3. 解剖外科干。

4. 解剖 Henle 干。

5. 处理中结肠血管。

6. 自胰腺下缘进入小网膜囊。

7. 横结肠后间隙拓展。

8. 打开胃结肠韧带。

9. 游离结肠肝曲。

10. 打开侧腹膜。

11. 小切口辅助完成体外消化道重建。

【手术具体步骤及要点】

1. 处理回结肠血管——系膜开窗、打开 SMV 血管鞘、显露血管根部 ①系膜开窗：主刀以左手自己牵拉回结肠血管蒂，代替传统 5 孔手术时助手的功能，而右手自回结肠血管蒂下缘起始，完成系膜开窗和右结肠后间隙的寻找（图 2-1-5-3）。助手此时可以稍事休息，因为如能在较少器械完成操作的情况下，就尽可能地少置入器械，避免单孔条件下器械间不必要的干扰。②打开 SMV 血管鞘：主刀此时左手提起 SMV 表面血管鞘，右手以超声刀剪开血管鞘。助手以右手牵拉回结肠血管蒂（图 2-1-5-4）。③显露血管根部：主刀的左手提起 SMV 前方系膜，部分代替了原本助手应该完成的动作，使牵拉暴露的效果可以基本达到传统腹腔镜下的效果。而右手则在大部分情况下“单兵”作战，依靠分离钳或者超声刀，完成“挑、拨、离、间”等技术动作，显露血管根部。助手动作相对简单，继续以右手向外侧牵拉回结肠血管蒂，保持合适张力即可（图 2-1-5-5）。

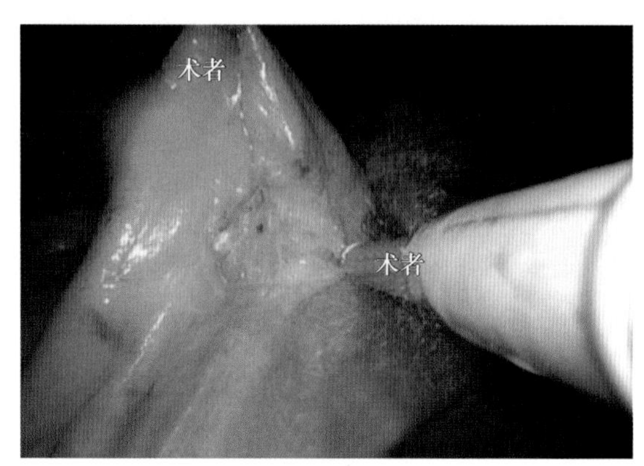

图 2-1-5-3　系膜开窗

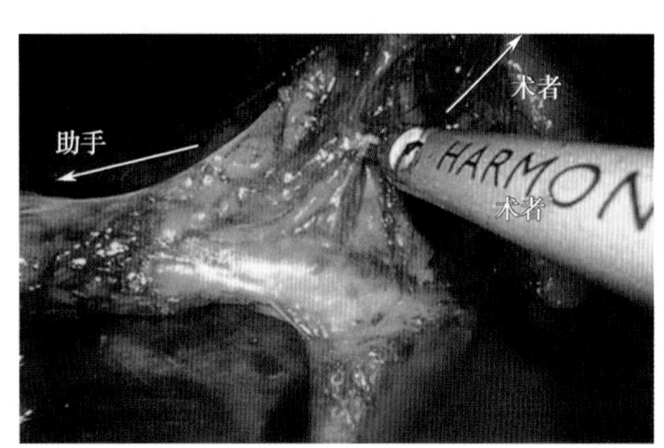

图 2-1-5-4　打开 SMV 血管鞘

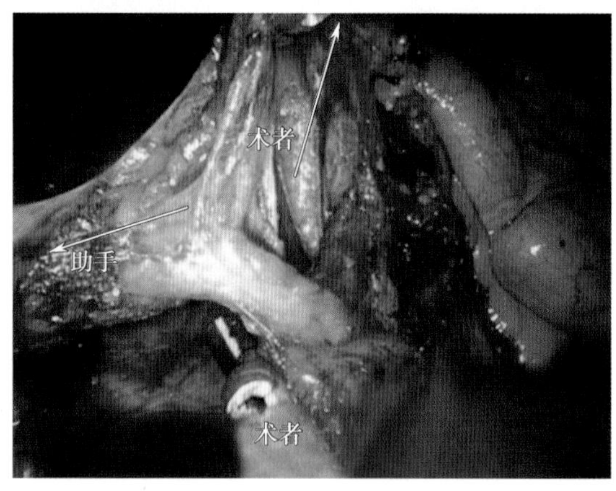

图 2-1-5-5　显露血管根部

2. 右结肠后间隙拓展　主刀左手代替五孔法中助手作用，进入右结肠后间隙内向左上挑起结肠系膜。右手独自完成钝锐分离相结合的右结肠后间隙的拓展。助手右手持无损伤钳进入右结肠后间隙内，向右上挑起系膜（图 2-1-5-6）（【二维码】2-1-5-1）。

3. 解剖外科干　主刀以左手向上提起 SMV 前方系膜，右手借助分离钳和超声刀显露并处理血管根部。助手则仍仅需以右手持钳向右牵拉结肠系膜（图 2-1-5-7）。

4. 解剖 Henle 干　主刀左手代替传统五孔法中助手的动作，向上向左牵拉中结肠血管蒂，右手以超声刀结合分离钳撑开、分离、显露共同干其分支。助手右手仅以向右上牵拉结肠系膜（图 2-1-5-8）。

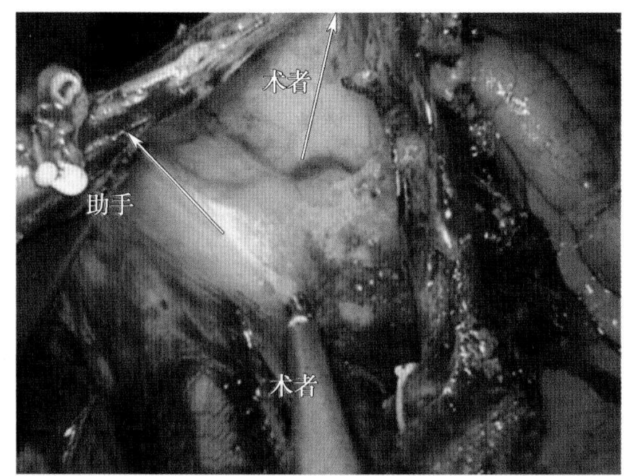

图 2-1-5-6 拓展右结肠后间隙

【二维码】2-1-5-1 处理回结肠血管、拓展右结肠后间隙

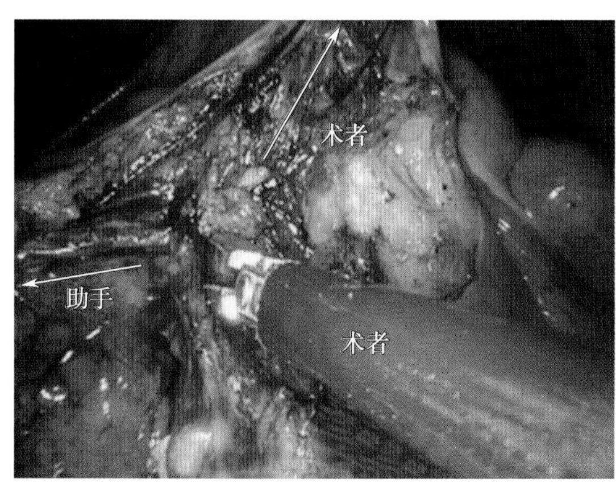

图 2-1-5-7 解剖外科干

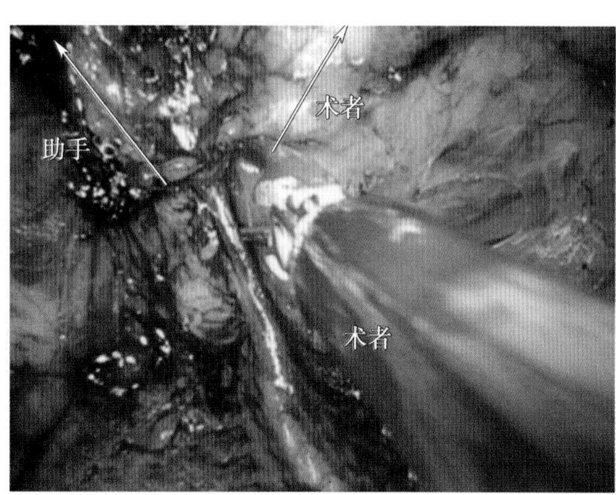

图 2-1-5-8 解剖 Helen's 干

5. 处理中结肠血管 主刀左手代替五孔法中助手的作用，向上向左牵拉中结肠血管蒂，右手独自完成显露和处理血管根部的动作。助手右手仍然和五孔法一样，向上向右牵拉横结肠系膜(图 2-1-5-9)(【二维码】2-1-5-2)。

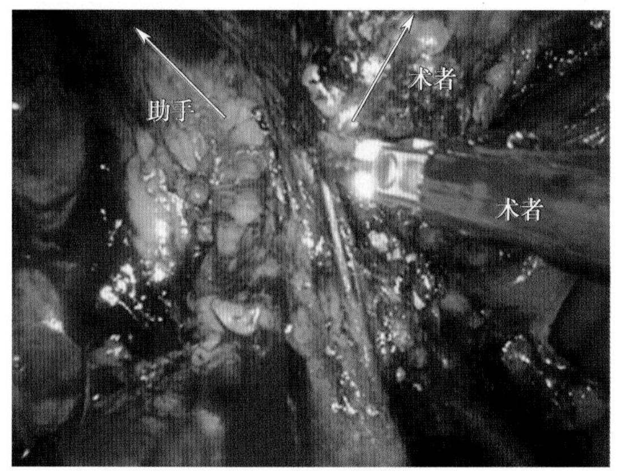

图 2-1-5-9 处理结肠中血管

【二维码】2-1-5-2 解剖外科干、解剖 Henle 干、处理右和中结肠血管、拓展横结肠后间隙

6. 自胰腺下缘进入小网膜囊 主刀左手代替五孔法中助手的作用，向上向左牵拉中结肠血管蒂或横结肠系膜，右手打开小网膜囊，显露胃后壁。助手右手向上向右牵拉横结肠系膜(图 2-1-5-10)。

7. 横结肠后间隙拓展　该场景中的操作策略和右结肠后间隙拓展场景中的相似(图 2-1-5-11)。

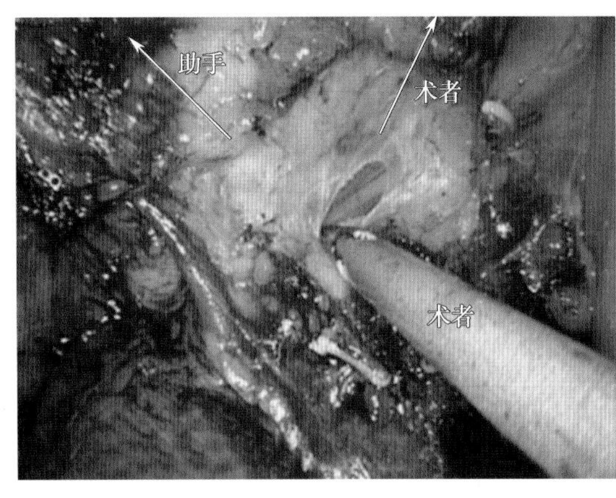

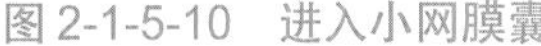
图 2-1-5-10　进入小网膜囊

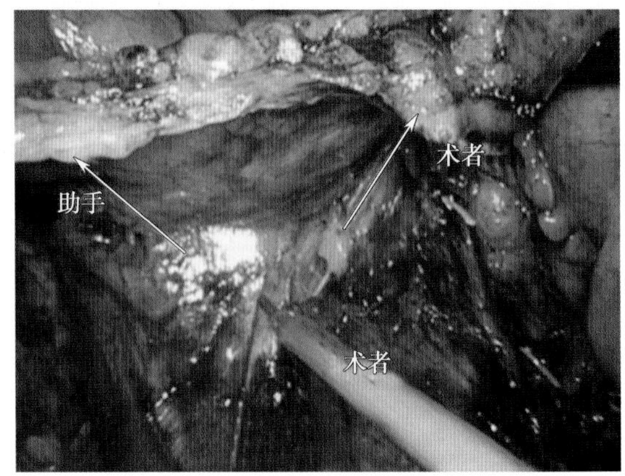

图 2-1-5-11　拓展结肠后间隙

8. 打开胃结肠韧带　主刀左手与传统五孔法一样，向下牵拉大网膜，右手打开胃结肠韧带。助手此时仅能依靠右手向上对抗牵拉胃体前壁，亦可为主刀医师打开胃结肠韧带提供充分的张力，但由于未能将整个胃结肠韧带呈扇形张开，因此主刀医师超声刀切开点后方的视野显露不及五孔法手术(图 2-1-5-12)。

9. 游离结肠肝曲　主刀左手向下牵拉结肠肝曲及系膜，右手打开结肠系膜和胃系膜的融合、打开横结肠系膜，也即可与之前下方入路所打开的间隙会师。助手仅以右手向左上对抗牵拉胃窦部系膜(图 2-1-5-13)。

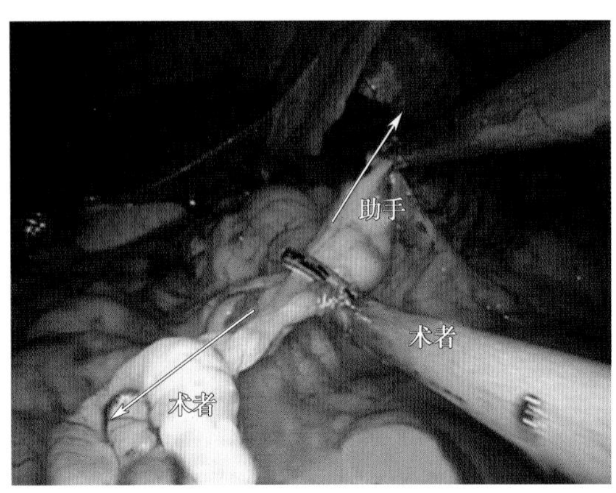

图 2-1-5-12　打开胃结肠韧带

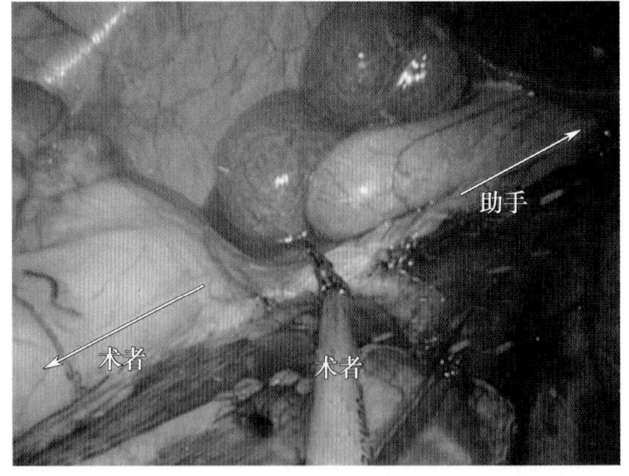

图 2-1-5-13　游离结肠肝区

10. 打开侧腹膜　主刀左手向左侧、左上牵拉回盲部，右手由下而上打开侧腹膜，完成“外围包抄”，同时也完成了整个腔镜下的右半结肠的游离(图 2-1-5-14)(【二维码】2-1-5-3)。

助手：此时可以休息，不给主刀的操作增加干扰。

11. 小切口辅助完成体外消化道重建　适当延长单孔器械戳孔，在切口保护前提下，拖出已游离的末端回肠和右半结肠至体外，行端端或侧侧回肠 - 结肠吻合。

【术后管理及并发症处理】

同常规腹腔镜术后管理与并发症处理。

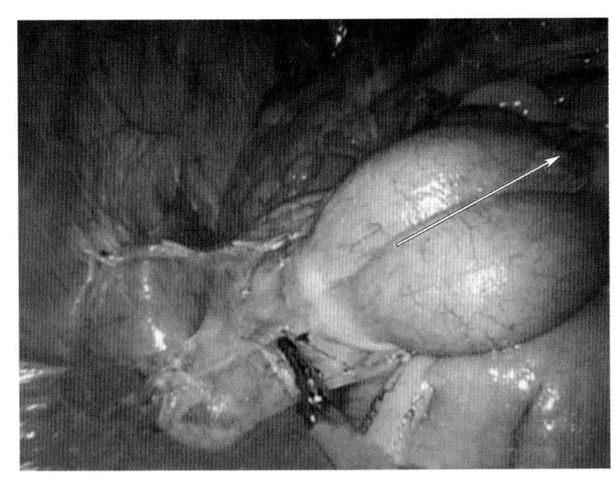

图 2-1-5-14 打开侧腹膜

【二维码】2-1-5-3 打开胃结肠韧带、游离结肠肝区、打开侧腹膜

（马君俊 张鲁阳）

【文后述评】（郑民华）

随着手术技术的逐渐成熟，手术器械的优化，以及微创外科医师对"单孔"理念的不断认识，单孔腹腔镜下亦可完成更高质量的结直肠癌根治性手术。如使用"辅助孔"技术，或使用 SILS^{TM} Port 等四通道的单孔器械，使得器械置入少、缺乏操作三角等难题得到相对的缓解，从而使手术中牵拉暴露、打开血管鞘、钝性锐性结合分离 Toldt 间隙、完整结肠系膜切除、高位血管根部结扎等关键技术均可得到实施。因此，在经验丰富的微创结直肠外科医师的操作下，单孔腹腔镜手术亦可成功完成结肠癌的 CME 切除或者 D3 淋巴结清扫，提示在技术层面上，单孔腹腔镜并不是高质量淋巴清扫的技术障碍。相信今后单孔技术在根治性结直肠癌手术中的应用会有更大的发展空间。

【作者简介】

马君俊，男，1979 年 6 月生，外科学博士。上海交通大学医学院附属瑞金医院普外科、胃肠外科副主任医师，上海市微创外科临床医学中心副主任医师。2010—2011 年赴美国康奈尔大学医学院附属纽约长老会医院进行为期一年的访学，从事腹腔镜结直肠手术的临床研究工作。目前担任中国医师协会外科医师分会肿瘤外科医师专业委员会青年委员，中国医师协会内镜医师分会腹腔镜外科专业委员会委员、中国医疗保健国际交流促进会结直肠癌肝转移治疗专业委员会委员、中华医学会《中华消化外科杂志》特约审稿专家、《腹腔镜外科杂志》编委等学术团体职务。主要从事普外科常见疾病的微创治疗，包括胆囊疾病、疝疾病等的微创外科治疗，以及胃肠道肿瘤的微创外科治疗，包括胃肠肿瘤的内镜治疗和腹腔镜治疗，以及内镜联合腹腔镜治疗等各种胃肠道微创诊疗技术和胃肠肿瘤的外科综合治疗。先后在国内外学术期刊杂志发表学术论文近百篇。其中以第一作者或通讯作者发表论文 20 余篇，SCI 收录 10 篇。参编《普通外科腹腔镜手术操作规范与指南》《肿瘤外科手术学》和《腹腔镜胃肠手术笔记》学术著作 6 部。

【述评者简介】

郑民华，教授，主任医师，博士研究生导师。现任上海交通大学医学院附属瑞金医院普外科副主任，上海交通大学医学院附属瑞金医院胃肠外科主任，上海市微创外科临床医学中心主任，世界内镜外科联盟常务理事，亚洲内镜与腹腔镜外科医师学会（ELSA）前任主席，中华医学会外科学分会常务委员，中华医学会外科学分会腹腔镜与内镜外科学组组长，中国抗癌协会大肠癌专业委员会常务委员，中国抗癌协会大肠癌专业委员会腹腔镜外科学组组长。专业方向为消化道肿瘤的微创外科治疗。

第六节　减孔腹腔镜右半结肠切除术

自20世纪90年代初腹腔镜技术被用于结直肠切除以来，其被证实与开腹手术相比，有恢复快、住院时间短、美容效果好、围手术期并发症发生率低等优势[1,2]，且具有相似的手术安全性和肿瘤学疗效[3,4]。随着近年来微创技术的发展，结直肠外科医师试图探索创伤更小恢复更快的手术方式。2008年，Bucher等[5]和Remzi等[6]报告了单孔腹腔镜（single incision laparoscopic surgery，SILS）右半结肠切除术；经过近10年的发展，在取得显著成绩的同时，仍存在一些问题与争议。相对于其他手术技术，单孔腹腔镜结直肠癌手术的发展还是相对缓慢的，循证医学证据级别较高的研究结果不多[7]。纯单孔手术操作难度大，器械冲突、缺乏对抗牵引及直线视角等问题使该技术学习曲线相对较长[8]，很多外科医师难以坚持甚至望而却步。

有学者尝试"单切口加一孔（single incision laparoscopic surgery plus one port，SILS+1）"的手术入路，在脐部切口的基础上，增加一处长5mm或12mm的操作孔辅助完成手术，形成减孔腹腔镜（reduced-port laparoscopic surgery，RPLS），即"两孔法"。目前对于右半结肠、左半结肠、乙状结肠及直肠切除术，均有开展两孔腹腔镜手术的报道[9,10,11]。两孔法腹腔镜相比单孔可以将术者的右手主操作杆独立出来，在尽可能保持单孔腹腔镜手术微创和节省人力资源优势的基础上，减少主操作器械的冲突，方便术者双手间建立对抗牵引，为腹腔镜观察主操作器械提供了适宜的角度，大幅度降低了难度[12]，使其获得普遍推广成为可能。下面为大家介绍一下两孔腹腔镜根治性D3右半结肠切除术。

【适应证和禁忌证】

1. 适应证　①肠镜下病理证实为阑尾、盲肠、升结肠及结肠肝曲癌；②肿瘤术前分期为cT1-4aN0-2M0；③肿瘤最大直径≤5cm；④年龄<80岁；⑤体重指数<30kg/m^2；⑥没有肠道梗阻；⑦5年内无腹部手术史。

2. 禁忌证　①肿瘤周围组织广泛浸润；②右半结肠癌的急诊手术；③腹腔严重粘连；④全身情况不良，虽经术前治疗仍不能纠正者；⑤有严重心脏、肝、肾疾病不能耐受手术者。

【体位、戳卡位置以及手术站位】

1. 体位　腹腔镜操作时采用仰卧分腿位，根据术者需要调整头低足高并右高左低（图2-1-6-1）。

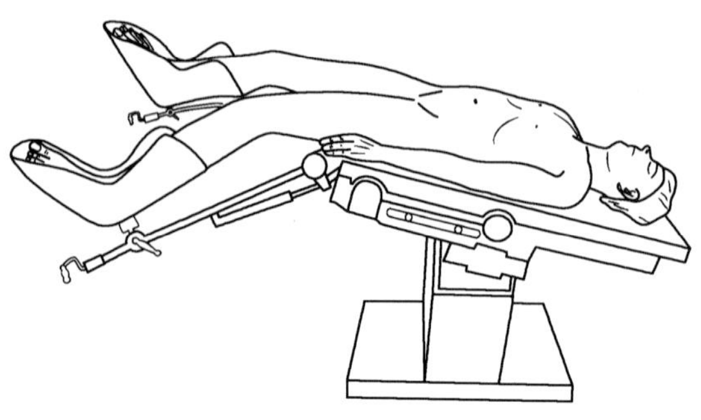

图2-1-6-1　手术的体位

2. 戳卡位置　经脐纵行切开3～5cm切

口，置入自制手套简易单孔腹腔镜装置或商用单孔腹腔镜操作平台，左侧腹锁骨中线脐下 3cm 置入 5mm 或 12mm 戳卡作为主操作孔（图 2-1-6-2）。

注意：手套简易单孔腹腔镜装置（图 2-1-6-3）包括 1 个切口保护套、1 只外科无菌手套，1 个 12mm 腹腔穿刺器插入无菌手套的中指作为观察孔，1 个 5mm 腹腔穿刺器插入无菌手套的拇指作为术者的副操作孔，1 个 5mm 腹腔穿刺器插入无菌手套小拇指作为备用孔，分别以丝线固定（若有 5mm hem-o-lok 血管夹，左侧腹主操作孔使用 5mm 戳卡即可）。

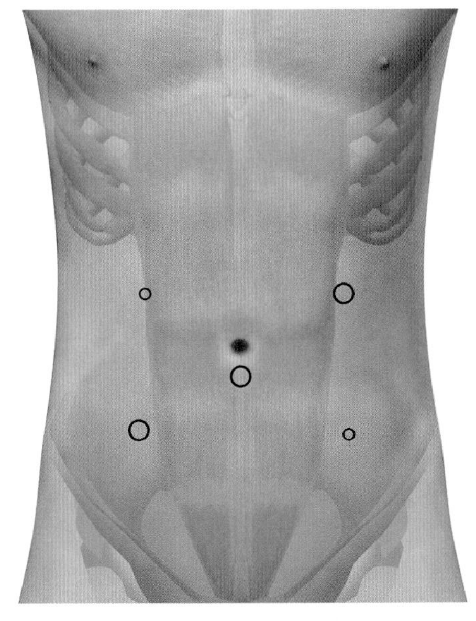

图 2-1-6-2　戳卡位置

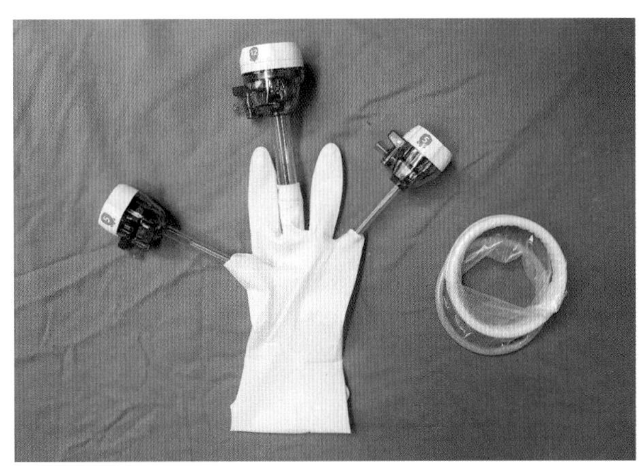

图 2-1-6-3　手套简易单孔腹腔镜装置

3. 手术站位　术者站位于病人左侧，扶镜手站立于病人两腿之间（图 2-1-6-1）。

4. 特殊手术器械　根据术者医院条件使用手套简易单孔腹腔镜装置或商用单孔腹腔镜操作平台。术者左手钳建议使用胃钳（鸭嘴钳）（图 2-1-6-4），此钳口有弧度，较为灵活，抓持力好。

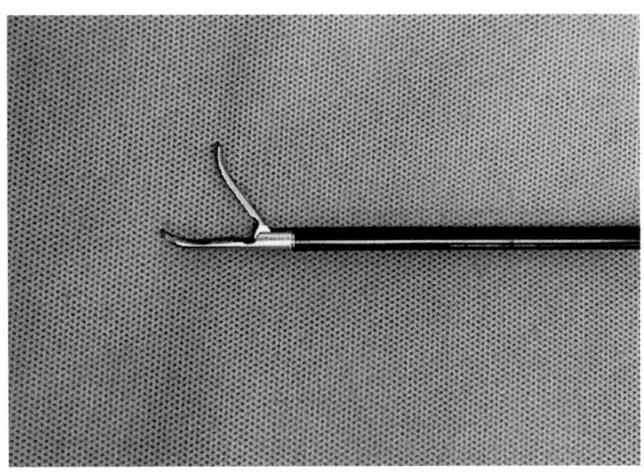

图 2-1-6-4　胃钳（鸭嘴钳）

【手术步骤】

1. 右半结肠内部游离

（1）切开回结肠血管蒂下缘系膜进入层面；

（2）打开肠系膜上静脉血管鞘；

（3）处理回结肠血管并清扫淋巴结；

（4）继续打开肠系膜上静脉血管鞘；

（5）继续扩展右侧 Toldt 间隙；

(6) 处理右结肠血管并清扫淋巴结;

(7) 处理中结肠血管并清扫淋巴结;

(8) 处理胃结肠静脉干、胃网膜右动脉并清扫淋巴结。

2. 横结肠及结肠肝曲游离。

3. 右半结肠周围游离。

4. 标本取出及肠切除吻合。

【二维码】2-1-6-1 两孔腹腔镜根治性扩大右半结肠切除术

【手术技巧】(【二维码】2-1-6-1)

1. 右半结肠内侧游离

(1) 切开回结肠血管蒂下缘系膜进入层面:病人处于头低足高并左倾体位,将小肠移至左上腹部、大网膜翻向上腹部肝胃之间,充分暴露术野(图 2-1-6-5)。单人操作时,借助体位暴露术野非常重要。主刀左手抓钳向右尾侧并腹侧牵拉回结肠血管蒂,使其被覆的结肠系膜张紧,主刀右手持超声刀切开回结肠血管蒂下缘的结肠系膜(图 2-1-6-6)。由此进入右结肠系膜和右侧肾前筋膜间的融合筋膜间隙(Toldt 间隙),在此间隙向头侧扩展至十二指肠水平段下缘,向右扩展至生殖血管外侧,向左扩展至肠系膜上静脉(图 2-1-6-7)。

> 注意:由于单人腹腔镜下操作,主刀左手钳牵拉位置要根据扩展 Toldt 间隙的位置不同而移动,以得到最好的组织张力,保持系膜完整。当感觉单手牵拉张力不足时可停止 Toldt 间隙拓展,进行同水平血管游离。

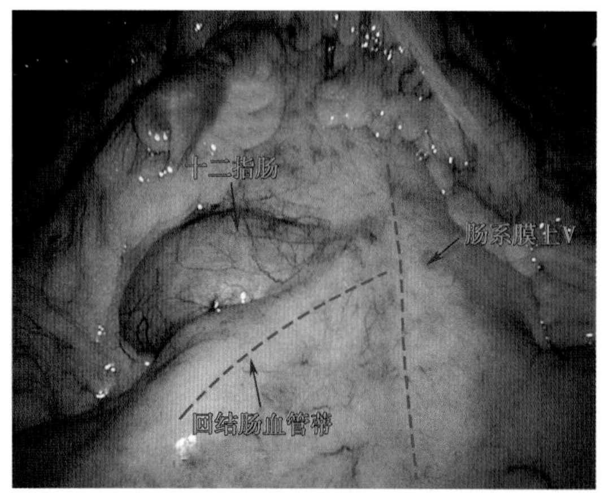

图 2-1-6-5 手术起始场景

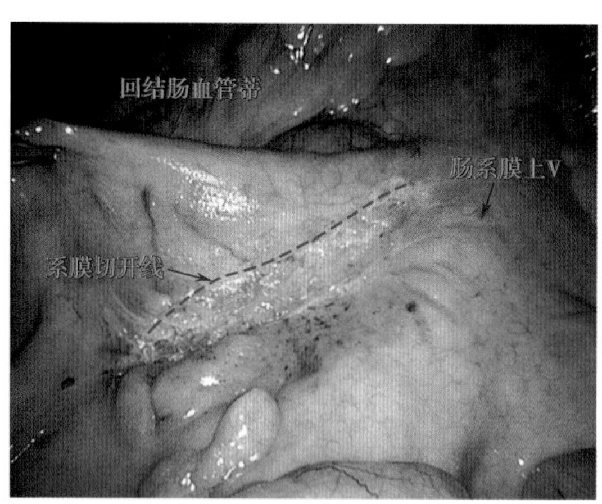

图 2-1-6-6 切开回结肠血管下缘系膜

(2) 打开肠系膜上静脉血管鞘:当单手牵拉张力不足时可停止 Toldt 间隙拓展,沿肠系膜上静脉左侧剪开血管鞘,充分显露肠系膜上静脉(图 2-1-6-8),向上分离暴露至回结肠动静脉根部。

> 注意:由于单人腹腔镜下操作,主刀左手钳用于张紧回结肠血管蒂,肠系膜上静脉血管鞘的分离和切开可由右手超声刀头模仿分离钳工作完成,注意超声刀头紧贴肠系膜上静脉分离血管鞘前要适当冷却工作刀头。

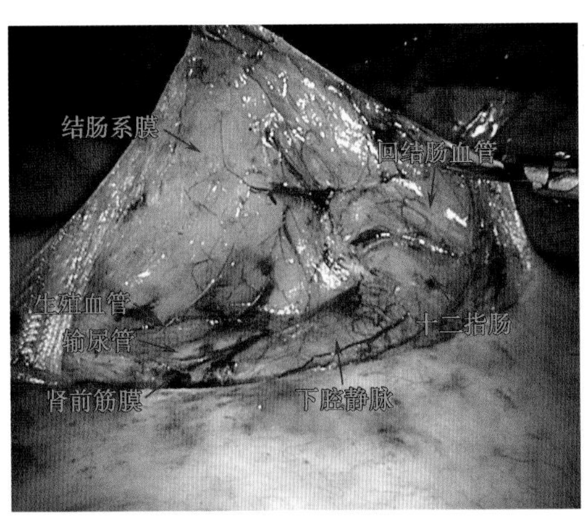

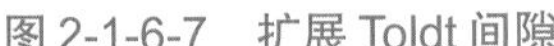
图 2-1-6-7 扩展 Toldt 间隙

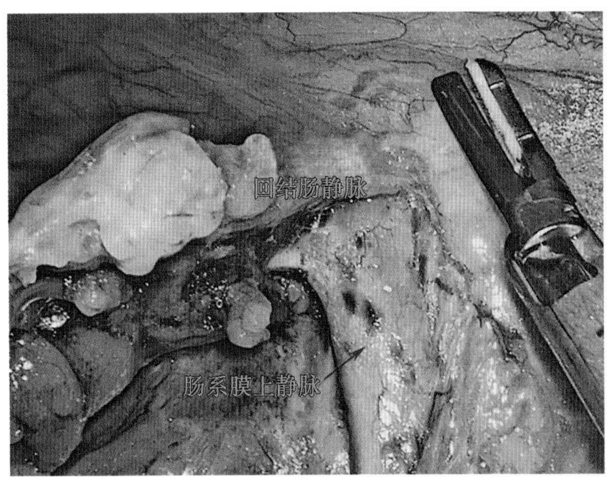

图 2-1-6-8 充分显露肠系膜上静脉

（3）处理回结肠血管并清扫淋巴结：回结肠动脉与肠系膜上静脉位置关系多变。当回结肠动脉从肠系膜上静脉表面跨过时（图 2-1-6-9），建议先处理回结肠动脉，用超声刀头将回结肠动脉根部与肠系膜上静脉表面分开，游离至根部夹闭、切断。然后沿肠系膜上静脉游离暴露回结肠静脉，根部夹闭、切断。若回结肠动脉从肠系膜上静脉背侧通过时（图 2-1-6-10），建议先处理回结肠静脉，回结肠静脉根部游离、夹闭、切断后用超声刀头将肠系膜上静脉拨向左侧，充分显露回结肠动脉根部汇入肠系膜上动脉处，夹闭、切断回结肠动脉。

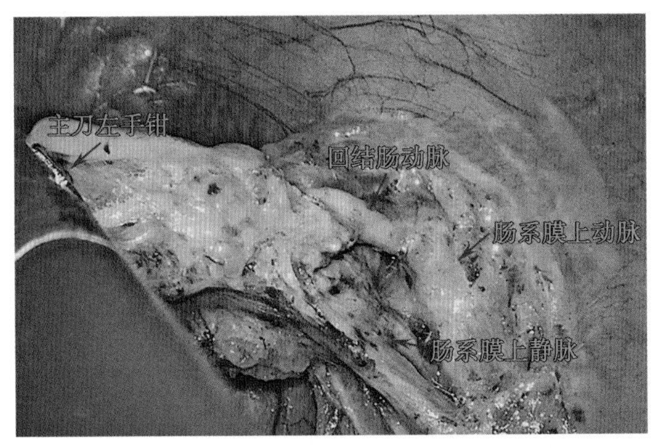

图 2-1-6-9 回结肠动脉沿肠系膜上静脉表面跨过

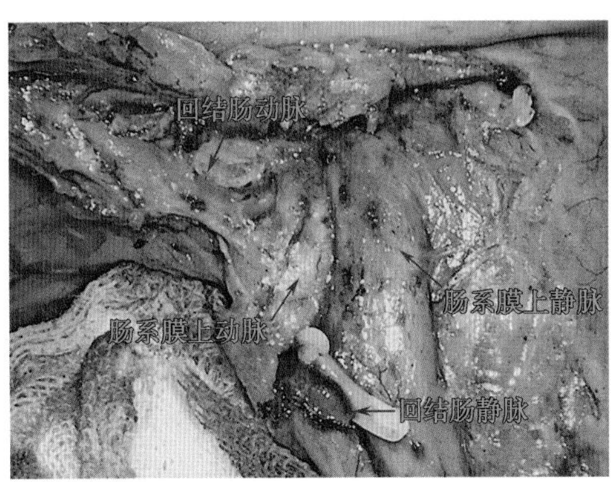

图 2-1-6-10 回结肠动脉沿肠系膜上静脉背侧通过

> 注意：回结肠动脉从肠系膜上静脉背侧通过时，肠系膜上动脉一般位于肠系膜上静脉背侧，此时根部清扫离断回结肠动脉稍困难，需要超声刀非工作面将肠系膜上静脉向左侧推开，显露肠系膜上动脉后方可做到根部清扫离断回结肠动脉。

（4）继续打开肠系膜上静脉血管鞘：离断回结肠血管后，继续沿肠系膜上静脉左侧剪开血管鞘，显露肠系膜上静脉（图 2-1-6-11）。向上分离至右结肠动脉或中结肠动脉根部。单人腹腔镜下操作，主刀左手抓钳用于张紧升结肠系膜，肠系膜上静脉血管鞘的分离和切开可由右手超声刀头模仿分离钳工作完成。

注意：若术前CT提示肠系膜上动脉表面有可疑转移淋巴结，可将肠系膜上动脉表面淋巴脂肪组织清扫，但不要打开动脉血管鞘，避免切断淋巴管和肠系膜上动脉表面的内脏神经。

（5）继续扩展右侧Toldt间隙：剪开肠系膜上静脉血管鞘后，建议暂不处理右结肠动脉或中结肠动脉。可向右侧扩展右侧Toldt间隙。此时升结肠系膜可完整向右侧掀开，方便融合筋膜间隙游离。外侧至升结肠后方，向上可逐渐暴露十二指肠降段、胰腺勾突和胰头（图2-1-6-12）。

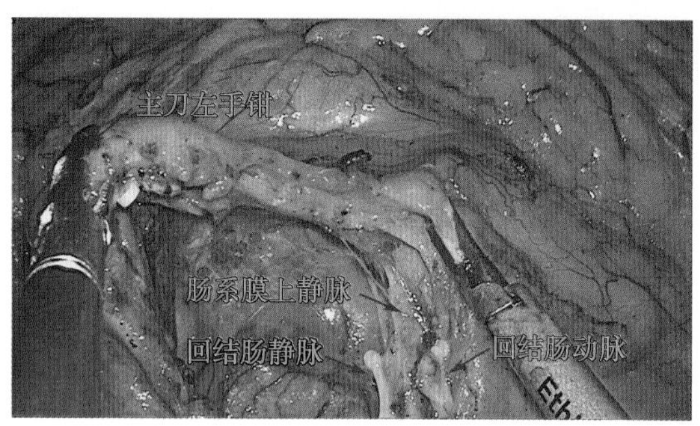

图2-1-6-11 继续向头侧打开肠系膜上静脉血管鞘

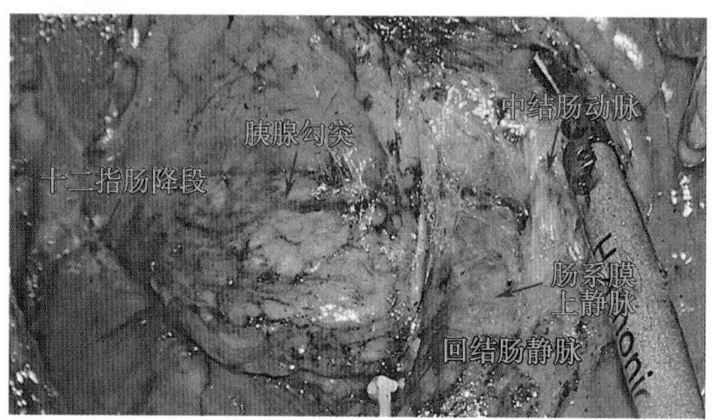

图2-1-6-12 继续扩展Toldt's间隙

注意：此时扩展右侧Toldt间隙时，上界以显露上右结肠静脉和胰十二指肠上前静脉的交汇点为宜（图2-1-6-13），在未离断上右结肠静脉前继续向上扩展层面可能导致上右结肠静脉和胰十二指肠上前静脉的交汇点撕裂出血。

（6）处理右结肠血管并清扫淋巴结：右结肠动脉的出现率报道不一，只有40%左右病人存在右结肠动脉，且右结肠动脉有85%左右从肠系膜上方跨过。因此，以肠系膜上静脉为解剖标志，向头侧追踪可帮助定位右结肠动脉。单人操作时，主刀左手钳牵拉右结肠动脉血管蒂，右手超声刀进行根部清扫并离断（图2-1-6-14）。单独出现的右结肠静脉较少见，多数病人为汇入胃结肠静脉干的上右结肠静脉，其清扫见胃结肠静脉干的清扫。

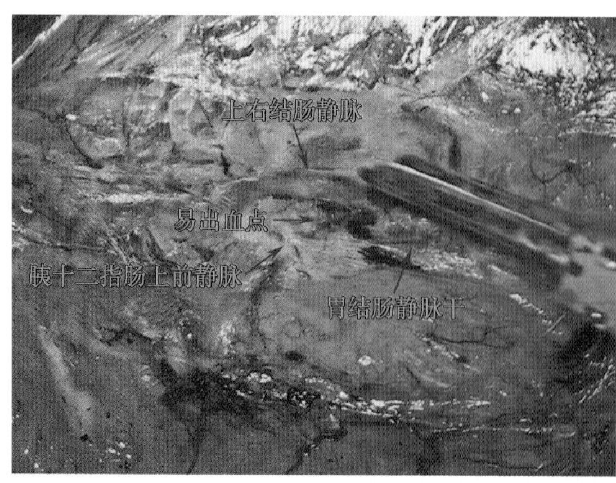

图2-1-6-13 上右结肠静脉和胰十二指肠上前静脉的交汇点

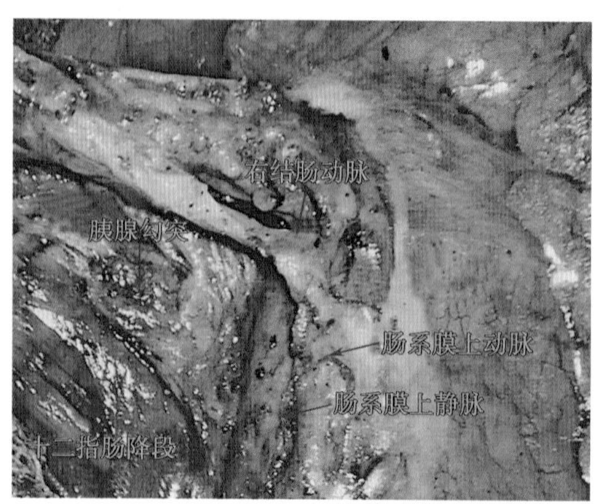

图2-1-6-14 根部清扫右结肠动脉

（7）处理中结肠血管并清扫淋巴结：离断回结肠动脉或右结肠动脉后沿肠系膜上动脉表面打开系膜，向头侧追寻可见中结肠动脉根部。单人操作时，主刀左手钳牵拉张紧中结肠血管蒂，方便右手超声刀于根部解剖中结肠动脉。若行根治性扩大右半结肠切除时，由根部离断结肠中动静脉，并清扫周围淋巴结。标准右半结肠切除时，沿中结肠血管根部向肠侧游离至发出左右分支，从根部离断中结肠动脉右支并清扫周围淋巴结。中结肠静脉汇入点变异较大，半数以上病人直接从胰腺下缘汇入肠系膜上静脉。离断中结肠动脉后沿肠系膜上静脉表面追索，可以根部处理中结肠静脉（图 2-1-6-15）。中结肠血管离断后顺势沿胰腺表面向两侧切开横结肠系膜，进入小网膜囊，暴露胃后壁。

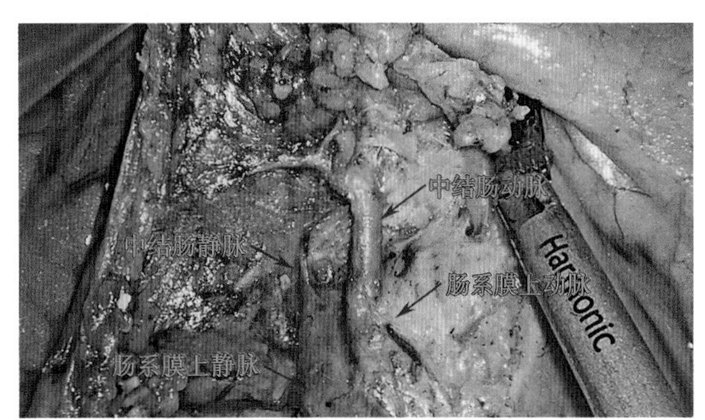

图 2-1-6-15　根部游离中结肠动静脉

注意：多数情况下中结肠动脉根部与胃结肠干根部在相似水平，在单人两孔腹腔镜操作中建议先离断结肠中动脉后于胰腺下缘剪开横结肠系膜，进一步展开右侧横结肠和升结肠系膜后再向右侧清扫胃结肠静脉干，可以获得更好的术野。

（8）处理胃结肠静脉干、胃网膜右动脉并清扫淋巴结：离断中结肠动静脉后向右沿肠系膜上静脉右侧追索可见胃结肠静脉干位于胰头前方，汇入肠系膜上静脉。其属支构成复杂，最常见的形式是“上右结肠静脉 + 胃网膜右静脉 + 胰十二指肠上前静脉”（图 2-1-6-16）。沿胃结肠静脉干向右上 1～2cm 可发现其属支汇合处，于此处离断上右结肠静脉，注意保护胰十二指肠上前静脉。行扩大右半结肠切除时，需解剖离断胃网膜右动静脉。分离开结肠系膜与胃系膜之间的融合间隙后，暴露胃网膜右静脉，根部离断。由胰头下缘过渡到胰头表面，向右前方小心解剖出胃网膜右动脉并向近心端游离，于幽门下方胃十二指肠动脉起源处离断，同时清扫周围淋巴结（图 2-1-6-17）。

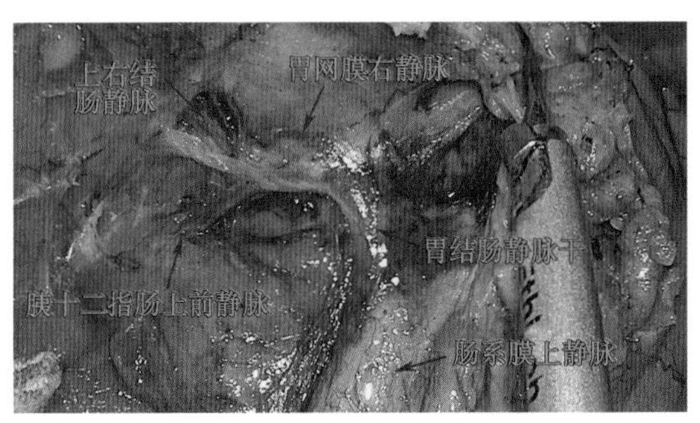

图 2-1-6-16　胃结肠静脉干及其属支

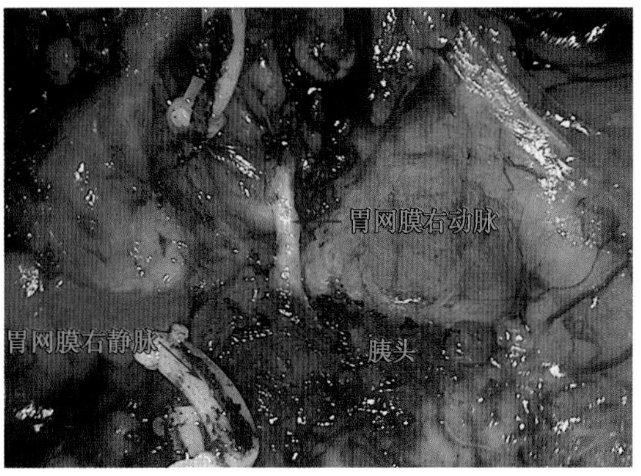

图 2-1-6-17　胃网膜右动脉

注意：单人腹腔镜操作时，主刀左手钳张紧横结肠和升结肠系膜，右手超声刀沿胃结肠静脉干根部向远端游离，建议先离断上右结肠静脉，游离过程中左手牵拉张力适中，避免撕裂上右结肠静脉和胰十二指肠上前静脉的交汇处。胃网膜右动脉根部多位于静脉的右上方的胰头上缘处，因此以胃网膜右静脉为标志，由胰头下缘过渡到胰头表面寻找胃网膜右动脉。解剖暴露胃网膜右静脉后沿胰颈下缘过渡至胰头表面，此时主刀要注意辨认胰腺，认准胰前间隙，逐步向十二指肠及胃窦方向解剖，避免切入胰腺组织内引起出血或胰瘘。血管游离结束后转向头侧处理横结肠及肝曲前，建议在胰头、十二指肠及肠系膜上血管表面放置腔镜纱布作为头侧游离的指引。

2. 横结肠及结肠肝曲游离　若行标准右半结肠根治术，则于胃大弯侧中点血管弓外无血管区剪开胃结肠韧带，进入小网膜囊。向右侧继续切断胃结肠韧带，沿胃系膜及结肠系膜之间的融合间隙将二者分开，注意保护胃网膜右血管（图 2-1-6-18）。于横结肠中段处剪开横结肠系膜，此时向下翻转横结肠，可见横结肠后间隙和前面解剖的右结肠后间隙在胰腺前方处贯通。继续向右侧延长切口直至离断肝结肠韧带。

若行扩大右半结肠根治术，则紧贴胃大弯胃网膜血管弓内的无血管区切开胃结肠韧带，进入小网膜囊（图 2-1-6-19）。向右侧切断走向胃大弯的胃网膜血管诸分支，清除幽门下淋巴结。此时向下翻转横结肠，可见横结肠后间隙和前面解剖的右结肠后间隙在胰腺前方处贯通。继续向右侧延长切口直至离断肝结肠韧带与外侧切口会师。

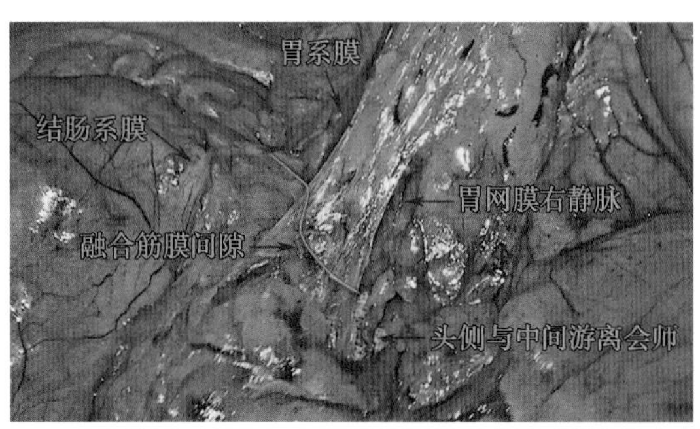

图 2-1-6-18　分离胃系膜与结肠系膜之间的融合间隙

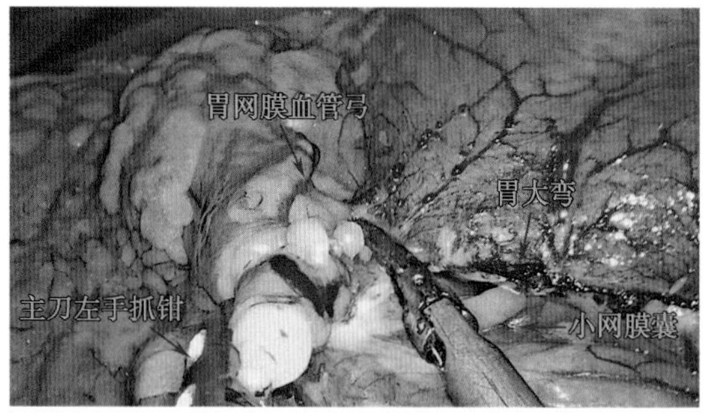

图 2-1-6-19　血管弓内剪开胃结肠韧带

注意：单人腹腔镜进行头侧横结肠及结肠肝曲游离是操作难点，特别较为肥胖的病人。在第一刀打开胃结肠韧带时建议主刀左手钳抓起胃壁，从胃结肠韧带中段偏左无血管区且网膜菲薄处进入。一旦进入小网膜囊后用主刀左手钳牵拉网膜结肠侧抬起，直视小网膜囊的情况下根据需要从网膜血管弓内或弓外切开胃结肠韧带。在标准右半结肠切除，分离幽门下胃系膜及结肠系膜之间的融合间隙时，主刀左手钳夹起胃窦部，右手超声刀用分拨的手法进入层次。

3. 右半结肠周围游离 利用体位将小肠倒向头侧，主刀左手牵起小肠系膜，沿小肠系膜与盆壁腹膜附着处剪开小肠系膜，与之前游离的右结肠后间隙贯通(图 2-1-6-20)。向左上腹游离小肠系膜至十二指肠下缘，方便小肠取出切口。由回盲部开始切开结肠系膜与腹膜愈着直至肝曲会师。同时紧贴升结肠背侧系膜向头侧及中线侧游离，使其与前述右结肠后间隙完全贯通，完成游离。

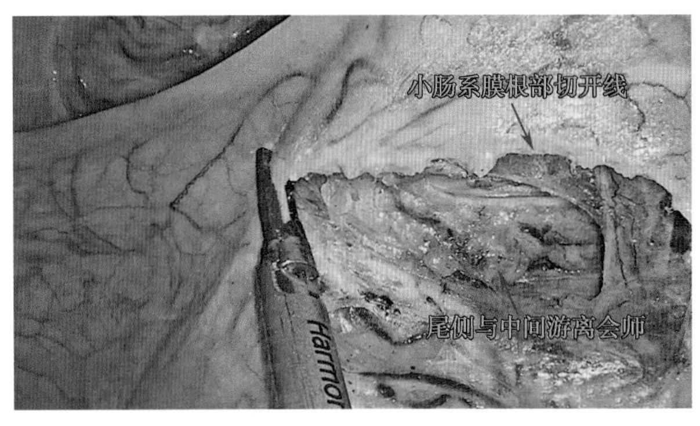

图 2-1-6-20 剪开小肠系膜根部

4. 标本取出及肠切除吻合 取原脐部切口，在抓钳的引导下先取出回盲部肠管，后逐渐将升结肠、肝曲、横结肠及网膜取出。预定切除线位于横结肠中段或横结肠距肿瘤 10cm 以上肠段和回肠末端 10cm 处。将预切除线近端小肠及远端横结肠肠壁靠拢，游离肠系膜后根据术者习惯行肠管端端、端侧或侧侧吻合，间断浆肌层加固吻合口。检查无活动性出血，肠管血运良好，间断缝合关闭结肠和小肠系膜后，将吻合部位肠管送回腹腔，覆盖于腹后壁创面上。

5. 检查清理术野 再次安装好单孔操作平台，建立气腹，理顺肠管，防止扭曲、内疝等。冲洗腹腔，检查术野无活动性出血。根据病人情况选择是否置入引流。

(王亚楠)

【文后述评】(张卫)

微创外科技术的开展及应用是外科领域的一次革命性的进步，随着技术的日益精湛，各类器械的不断完善，微创技术所带来的优势越来越凸显了出来，因此近年该项技术得到了加速的普及、推广及改进。所有这一切的发展与进步很大程度上得益于外科医生不断追求完美的内心冲动，而这一冲动及追求一直在发生及延续着，例如单孔腹腔镜理念及技术的提出，目前 Noses 技术的推广等，都是在这种原动力的驱使下，使我们的外科理念、技术及手段不断推陈出新并日趋完善，从而造福我们的广大病人，而这种追求往往是从外科医生的“自虐”开始，最终以是否能让病人获益为评判标准，目前开展的单孔腹腔镜技术可谓外科医生“自虐”的典型例证。

正如王亚楠教授所阐述的那样：经过近 10 年的发展，单孔腹腔镜结直肠癌手术的发展还是相对缓慢的，循证医学证据级别较高的研究结果不多。纯单孔手术操作难度大，器械冲突、缺乏对抗牵引及直线视角等问题使该技术学习曲线相对较长，很多外科医师难以坚持甚至望而却步。我们都知道，在目前条件下坚持着的医生是克服了多少艰难困苦而砥砺前行。有腹腔镜手术经验的医生应该清楚，在现有器械条件下，要开展纯单孔腹腔镜进行结直肠癌切除手术的难度可想而知，而且为了减少穿刺孔带来的损伤而大大增加手术难度，明显延长手术时间，增加并发症发生的可能同时影响肿瘤的根治效果是得不偿失的，这种以“自虐”开始，而最终病人获益有限甚至受损的结果是无法让大家接受的，这也是该项技术 10 年无法推广的主要原因。但无论如何这一理念是符合我们追求完美的目标的，因此聪明的外科医生在此基础上进行了改进，例如增加一个操作孔，是否可以最大限度地发挥单孔腹腔镜的长处并克服其缺点呢？本文的操作步骤及要点很好地诠释了这一结果，通过增加一个主操作孔，不但大大便利了手术医生的操作，缩短手术时间，降低手术难度，而且清扫效果从提供的手术照片来看完全能够达到常规腹腔镜的效果，因此减孔腹腔镜是目前走向单孔的一个重要步骤，我相信，随着技术的不断进步，特别是器械的不断完善，终将会有一天普及单孔腹腔镜操作。

对于目前的减孔腹腔镜手术，我们应该进一步总结经验，并提供更多的循证医学证据，同时在不断总结经验的基础上开发出更适合单孔腹腔镜的专业器械，此外如果能够同时结合目前推广开展的 Noses 手术，将更加符合我们提出单孔腹腔镜的初衷，那就是不断减少对病人的损伤同时使病人最大获益。

【作者简介】

王亚楠，男，1981 年生，医学博士，南方医科大学南方医院普外科副主任医师。英国皇家外科学院助理讲师，中国医师协会结直肠肿瘤专业委员会临床技能培训工作委员会委员，中国医师协会结直肠肿瘤专业委员会单孔腹腔镜专业委员会委员，中国医疗保健国家交流促进会结直肠癌肝转移分会青年委员，中国中西医结合学会大肠肛门病专业委员会委员，中国经肛腔镜外科学院讲师团讲师，广东省精准医学应用学会结直肠癌分会会员，广东省医学会肠外肠内营养学分会第三届委员会委员，广东省中西医结合学会青年委员。

【述评者简介】

张卫，教授，博士研究生导师，海军军医大学附属长海医院肛肠外科主任，国家重点专科学科带头人。中国医师协会肛肠医师分会常务委员，中国医师协会肛肠医师分会造口专业委员会主任委员，全军科学技术委员会结直肠学组副主任委员，中国医师协会结直肠医师分会亚微外科专业委员会副主任委员，中华医学会外科医生分会结直肠外科专委会委员，上海市普通外科质控中心结直肠癌质控专家组组长，中华医学会上海市外科分会结直肠专业组副组长。

参考文献

[1] Lacy A M，García-Valdecasas J C，Delgado S，et al. Laparoscopy-assisted colectomy versus open colectomy for treatment of non-metastatic colon cancer：a randomised trial.Lancet，2002，359（9325）：2224-2229.

[2] Veldkamp R，Kuhry E，Hop W C，et al. Laparoscopic surgery versus open surgery for colon cancer：short-term outcomes of a randomised trial. Lancet Oncol，2005，6（7）：477-484.

[3] Jayne D G，Guillou P J，Thorpe H，et al. Randomized trial of laparoscopic-assisted resection of colorectal carcinoma：3-year results of the UK MRC CLASICC Trial Group. J Clin Oncol，2007，25（21）：3061-3068.

[4] West N P，Hohenberger W，Weber K，et al. Complete mesocolic excision with central vascular ligation produces an oncologically superior specimen compared with standard surgery for carcinoma of

the colon. J Clin Oncol，2010，28（2）：272-278.

[5] Bucher P，Pugin F，Morel P. Single port access laparoscopic right hemicolectomy. Int J Colorectal Dis，2008，23（10）：1013-1016.

[6] Remzi F H，Kirat H T，Kaouk J H，et al. Single-port laparoscopy in colorectal surgery. Colorectal Dis，2008，10（8）：823-826.

[7] Brockhaus A C，Sauerland S，Saad S. Single-incision versus standard multi-incision laparoscopic colectomy in patients with malignant or benign colonic disease：a systematic review，meta-analysis and assessment of the evidence. BMC Surg，2016，16（1）：71.

[8] Pucher P H，Sodergren M H，Singh P，et al. Have we learned from lessons of the past? A systematic review of training for single incision laparoscopic surgery. Surg Endosc，2013，27（5）：1478-1484.

[9] Lim S W，Kim H J，Kim C H，et al. Umbilical incision laparoscopic colectomy with one additional port for colorectal cancer. Tech Coloproctol，2013，17（2）：193-199.

[10] Uematsu D，Akiyama G，Narita M，et al. Single-access laparoscopic low anterior resection with vertical suspension of the rectum. Dis Colon Rectum，2011，54（5）：632-637.

[11] Song J M，Kim J H，Lee Y S，et al. Reduced port laparoscopic surgery for colon cancer is safe and feasible in terms of short-term outcomes：comparative study with conventional multiport laparoscopic surgery. Ann Surg Treat Res，2016，91（4）：195-201.

[12] Yu H，Shin J Y. Short-term outcomes following reduced-port，single-port，and multi-port laparoscopic surgery for colon cancer：tailored laparoscopic approaches based on tumor size and nodal status. Int J Colorectal Dis，2016，31（1）：115-122.

第七节　腹腔镜右半结肠切除术（经自然腔道取标本技术）

右半结肠毗邻脏器多、血管关系复杂，解剖变异大。因此腹部无辅助切口经阴道拖出标本的腹腔镜下右半结肠癌根治术 NOSES（Natural Orifice Specimen Extraction Surgery）Ⅷ式也是 NOSES 手术系列中难度较大的一种术式。右半结肠标本的取出途径仅适用于阴道，因为右半结肠切除后若想经横结肠、降结肠、乙状结肠、直肠、肛门拖出，虽理论上可行，但实际操作难度极大，故 NOSES 术不推荐用于男性右半结肠切除术。NOSES Ⅷ式操作特点表现在腹腔内完全游离切断右半结肠，经阴道将右半结肠标本取出体外，再进行全腹腔镜下末端回肠与横结肠的功能性端端吻合。该术式的难点主要体现在两个方面：一个难点体现在腹腔镜手术的共性关键技术，包括正确的辨认解剖标识，合理的手术入路以及完整的系膜切除，系膜根部血管结扎和淋巴结清扫，以及重要组织器官的显露和保护。另一个难点体现在 NOSES 手术特有的操作步骤，即全腹腔镜下进行消化道重建，重建难度超过其他术式，对术者和助手的要求较高，在标本经阴道取出的过程中，无菌术、无瘤术的精准运用至关重要。

【适应证和禁忌证】

1. 适应证 ①女性右半结肠肿瘤；②肿瘤环周径小于5cm为宜；③肿瘤未侵出浆膜为宜。

2. 禁忌证 ①肿瘤环周径大于5cm；②肿瘤侵犯周围组织器官；③病人过于肥胖（BMI>$35kg/m^2$）；④男性右半结肠癌。

【体位、戳卡位置以及手术站位】

1. 体位 腹腔镜操作时采用分腿平卧位或功能截石位（图2-1-7-1）。

2. 戳卡位置 腹腔镜镜头戳卡孔（10mm戳卡）位于脐至脐下方5cm的范围内均可；术者主操作孔（12mm戳卡）位于左上腹中部，腹直肌外侧缘；术者辅助操作孔（5mm戳卡）位于左下腹，与腹腔镜镜头戳卡孔不在同一水平线；助手主操作孔（12mm戳卡）位于右下腹并尽量靠外侧脐与髂前上棘连线中外1/3处，便于消化道重建时放入直线切割闭合器；助手辅助操作孔（5mm戳卡）位于右上腹，右锁中线与横结肠投影区交叉处（图2-1-7-2）。

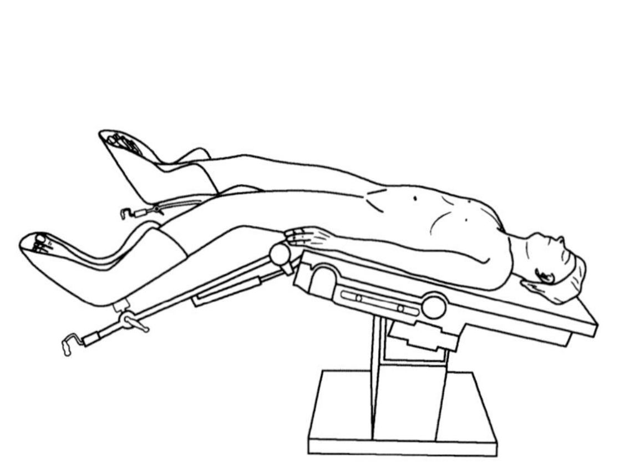

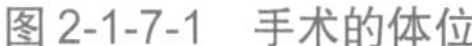

图2-1-7-1 手术的体位

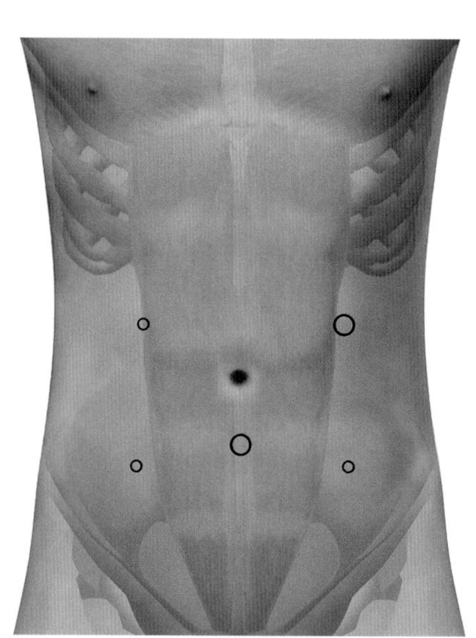

图2-1-7-2 戳卡位置

3. 手术站位 右半结肠游离与切除：术者站位于病人左侧，助手站位于病人右侧，扶镜手站位于术者同侧或病人两腿之间（图2-1-7-3A）；消化道重建及标本取出：术者站位于病人右侧，助手站位于病人左侧，扶镜手站位于术者同侧（图2-1-7-3B）。

4. 特殊手术器械 超声刀、60mm直线切割闭合器、阴道缝合线、无菌保护套、举宫器。

【手术步骤】

1. 探查。

2. 回结肠动静脉根部解剖与离断 。

3. 右结肠动静脉根部的处理。

4. 中结肠动静脉根部的处理。

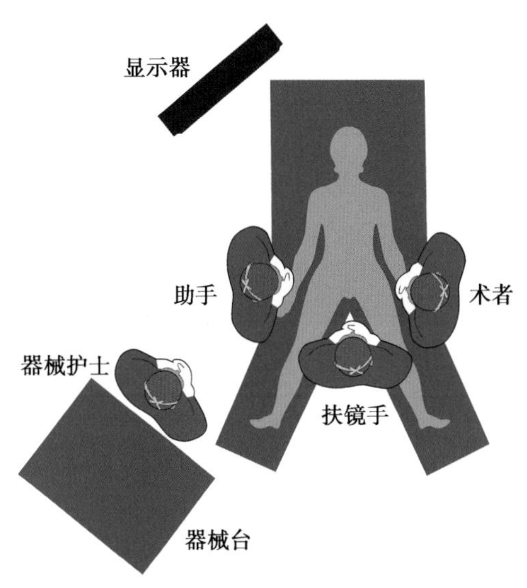

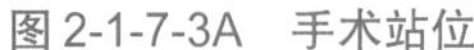
图 2-1-7-3A 手术站位

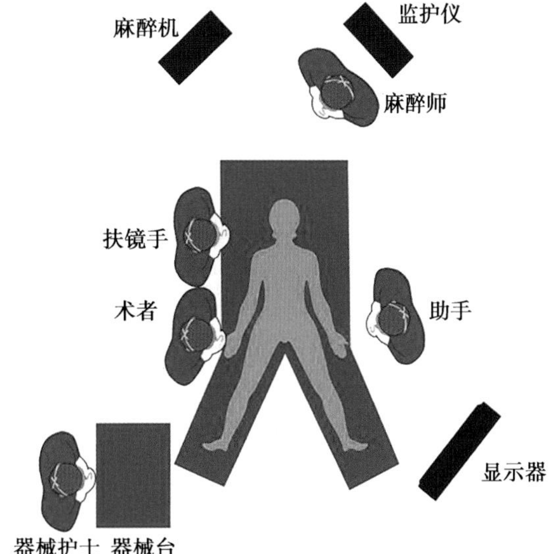

图 2-1-7-3B 标本取出站位

5. 结肠系膜的游离。

6. 回肠系膜的处理。

7. 大网膜及第 6 组淋巴结的处理。

8. 横结肠系膜的处理。

9. 标本的切除与消化道重建。

10. 标本取出。

11. 缝合阴道切口。

12. 关闭戳卡孔。

【手术具体步骤及要点】

1. 探查　进镜至腹腔后，常规探查肝脏、胆囊、胃、脾脏、结肠、小肠、大网膜和盆腔有无肿瘤种植和腹水（图 2-1-7-4、图 2-1-7-5）；探查肿瘤部位，肿瘤位于右半结肠，未侵出浆膜，肿瘤环周径 <5cm 为宜（图 2-1-7-6）；解剖结构的判定：右半结肠切除术较为复杂，毗邻脏器较多，需判定回结肠动静脉、右结肠动静脉、中结肠动静脉，尤其中结肠动静脉，血管分支较多，如果处理困难，建议在中结肠动静脉根部结扎切断。此外，还需判定横结肠游离后可否行镜下回肠横结肠功能性端端吻合。因为目前设备、技术条件无法完成全腔镜下环形吻合器下的回肠横结肠端端或端侧吻合。如横结肠系膜过短，勿实施 NOSES-Ⅷ式手术。

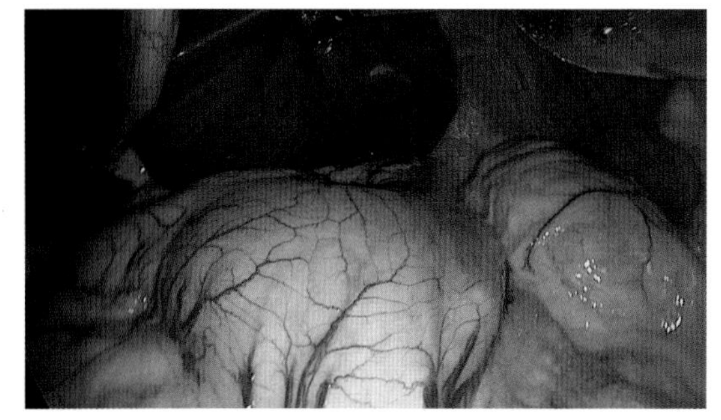
图 2-1-7-4 探查胃及肝左叶脏面

注意：此术式不适合采用联合脏器切除术。

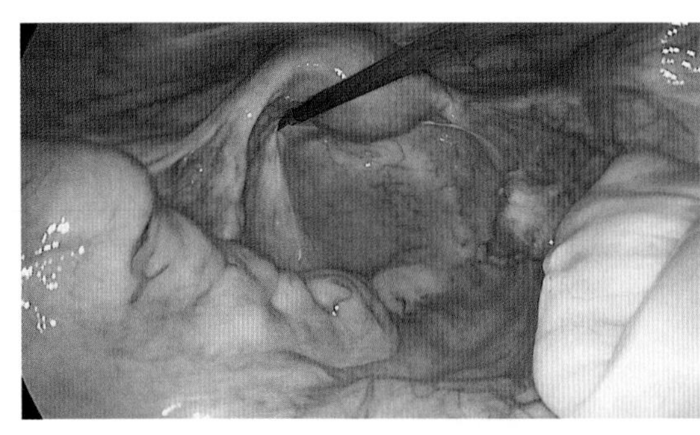
图 2-1-7-5 探查盆腔

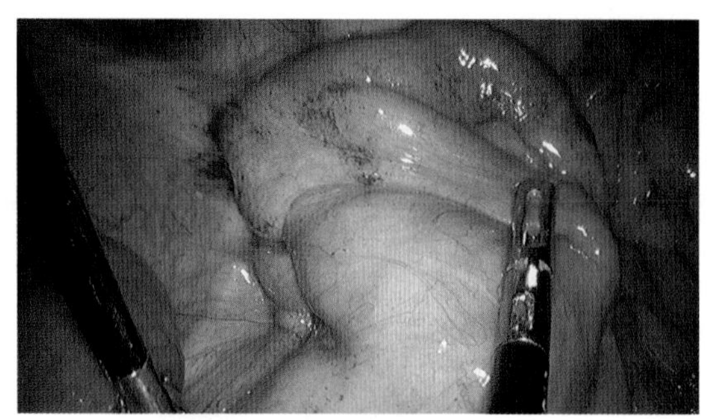
图 2-1-7-6 探查肿瘤位置

2. 回结肠动静脉根部解剖与离断 术者左手持钳，沿肠系膜上静脉充分暴露系膜表面。此时可见回结肠动静脉与肠系膜上静脉夹角有一凹陷薄弱处(图 2-1-7-7，图 2-1-7-8)，用超声刀打开此处系膜(图 2-1-7-9)，慢慢分离裸化血管。沿 Toldt 间隙向上、向外侧分离，呈洞穴状，向上游离可见十二指肠，表明间隙正确(图 2-1-7-10，图 2-1-7-11)。在回结肠动静脉根部尽量打开肠系膜上静脉鞘，向上分离，在其右侧与后方相贯通。裸化回结肠动静脉根部，清扫淋巴脂肪组织，用血管夹双重结扎切断(图 2-1-7-12，图 2-1-7-13)。

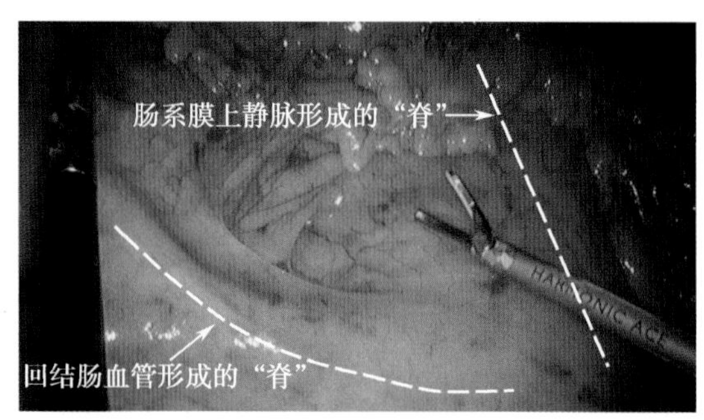

图 2-1-7-7 肠系膜上静脉与回结肠血管的交角处

经验分享：(1) 采用内侧入路，回结肠动静脉的寻找至关重要。对于体型瘦弱病人并不困难。但对于肥胖病人有一定难度。

(2) 这需要外科医生要有立体的解剖思维，判定的标志有三点：①肠系膜上静脉走行有个"脊"；②十二指肠水平部往往能看到；③回结肠动静脉往往有个隆起的"脊"。

配合技巧：助手左手持钳用纱布条将横结肠推向上腹部，暴露横结肠系膜根部，右手持钳提起回结肠动静脉表面系膜。

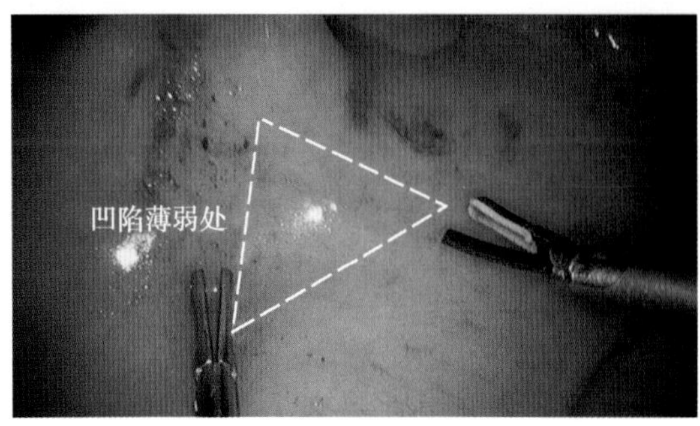

图 2-1-7-8 回结肠动静脉与肠系膜上静脉夹角凹陷处

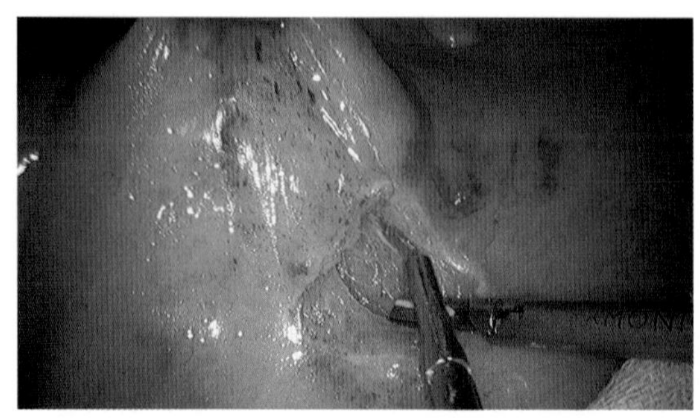
图 2-1-7-9 第一刀切入点

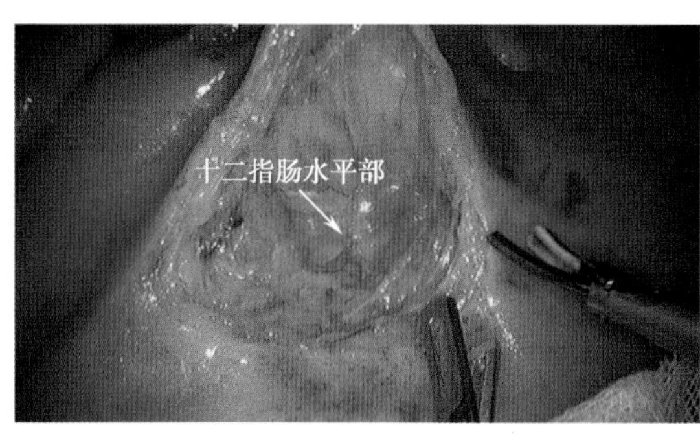

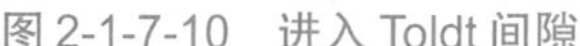

图 2-1-7-10 进入 Toldt 间隙

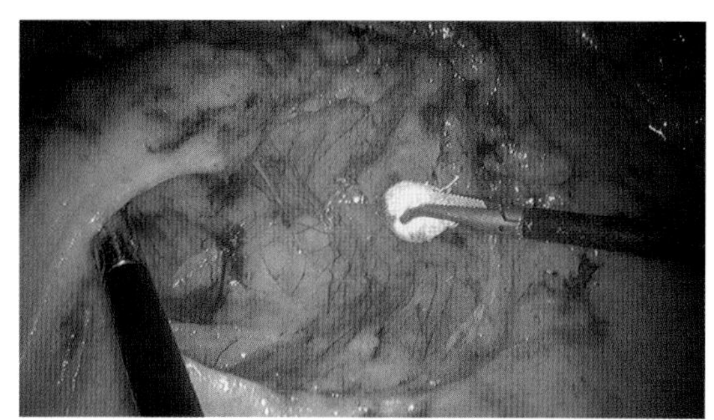

图 2-1-7-11 沿 Toldt 间隙向外侧游离

操作技巧：系膜游离过程中，可采用钝性游离与锐性游离相结合的方式。

经验分享：这个区域血管较多，必须谨慎细致地进行操作，也可在术野旁放置小纱布一块，如遇到出血等情况，可迅速进行压迫止血。

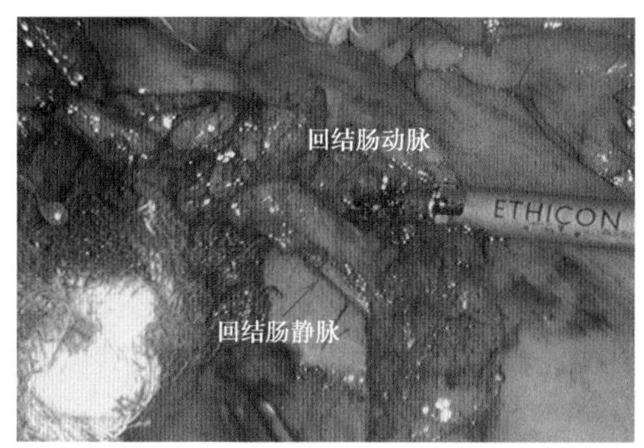

图 2-1-7-12 裸化回结肠血管根部

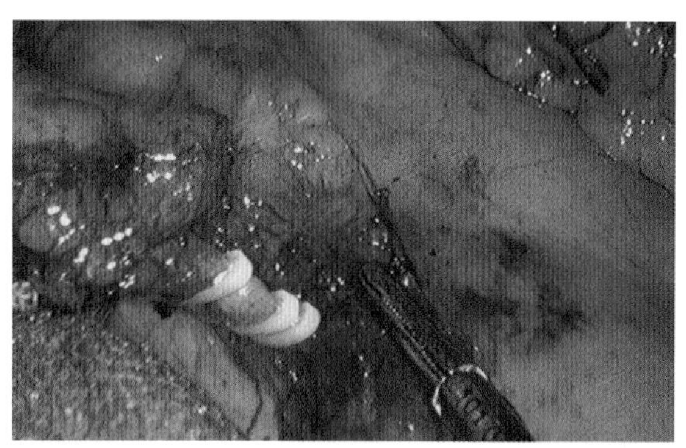

图 2-1-7-13 结扎切断回结肠血管

3. 右结肠动静脉根部的处理 沿着 Toldt 筋膜在十二指肠表面游离，仔细分离后可见右结肠静脉、胃网膜右静脉、Henle 干（图 2-1-7-14，图 2-1-7-15）共同汇合进入肠系膜上静脉，结扎切断右结肠静脉（图 2-1-7-16），沿肠系膜上静脉向上分离可见右结肠动脉（图 2-1-7-17），在根部双重结扎切断。

操作技巧：在升结肠系膜内可见右结肠静脉走行（图 2-1-7-15），以此为标记向胰头方向分离，分离出右结肠静脉、胃网膜右静脉及 Henle 干。

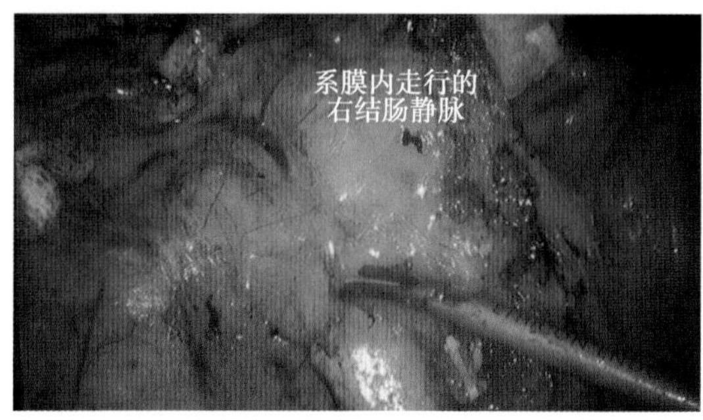

图 2-1-7-14 游离十二指肠表面

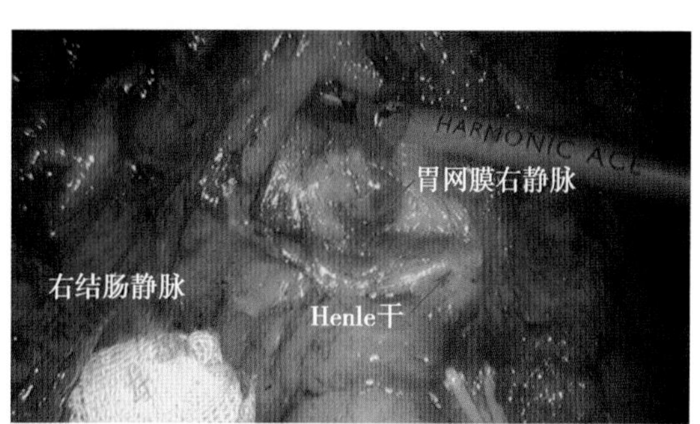

图 2-1-7-15 显露 Henle 干

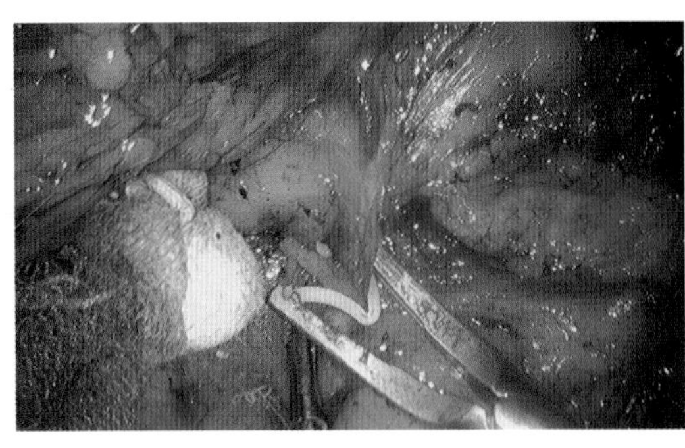
图 2-1-7-16 结扎右结肠静脉

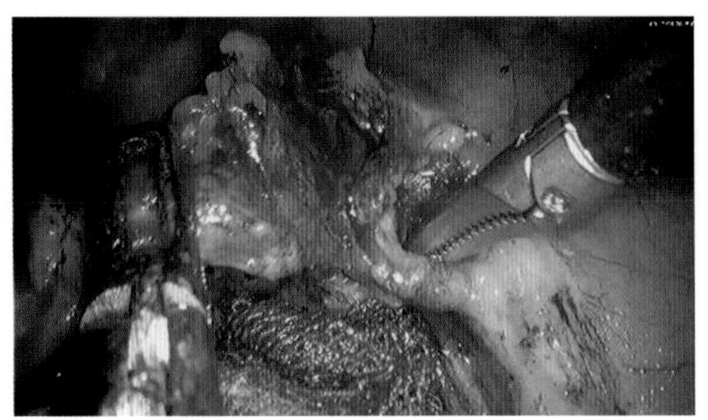
图 2-1-7-17 裸化右结肠动脉

4. 中结肠动静脉根部的处理 在分离完右结肠动静脉之后，继续向上分离。在胰颈表面透一层薄膜可见胃窦后壁即停止分离，随即垫一块小纱条。沿肠系膜上静脉向上分离，于胰腺下缘双重结扎切断中结肠动静脉（图 2-1-7-18，图 2-1-7-19）。至此供应右半结肠血管均解剖离断。

经验分享：右半结肠癌根治术中，中结肠动脉的结扎位置要根据肿瘤的位置和切除的范围而定，如切除范围是扩大的右半结肠切除，可考虑于结肠中动脉根部结扎该血管，如切除范围较小，可保留中结肠动脉左支，仅结扎切断右支即可。

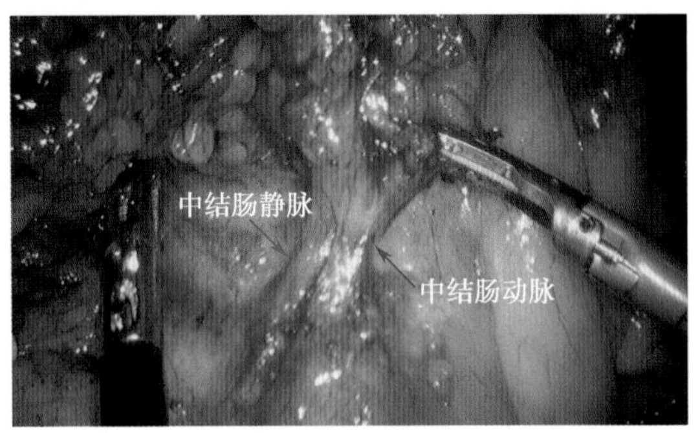

图 2-1-7-18 裸化中结肠动静脉

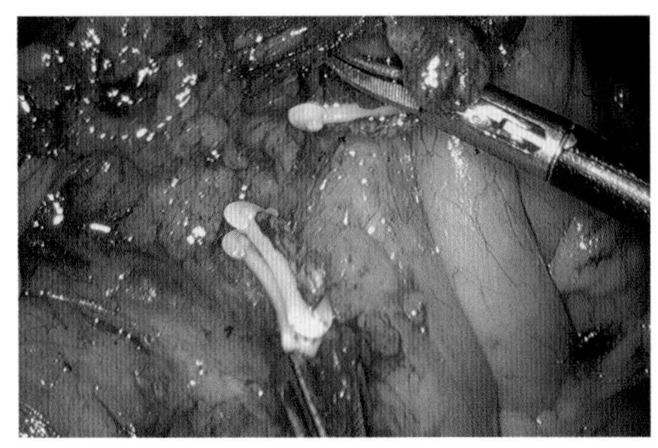
图 2-1-7-19 结扎并切断中结肠动静脉

5. 结肠系膜的游离 继续沿 Toldt 间隙进一步向外侧、上方及下方分离，可见整个游离的表面光滑、平整、干净（图 2-1-7-20，图 2-1-7-21）（【二维码】2-1-7-1）。

【二维码】2-1-7-1 右半结肠血管处理及系膜游离

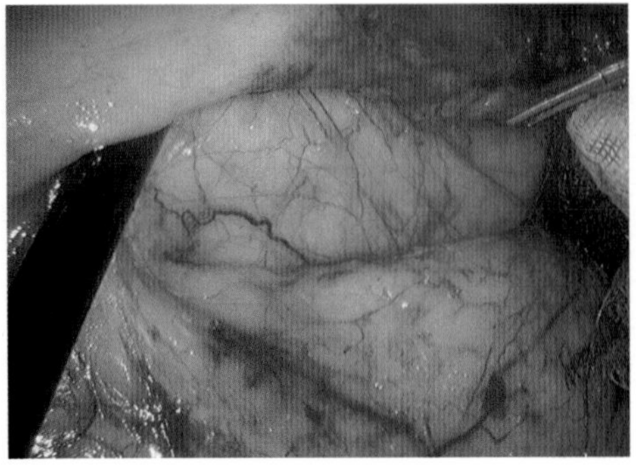
图 2-1-7-20 沿 Toldt 间隙向外侧游离

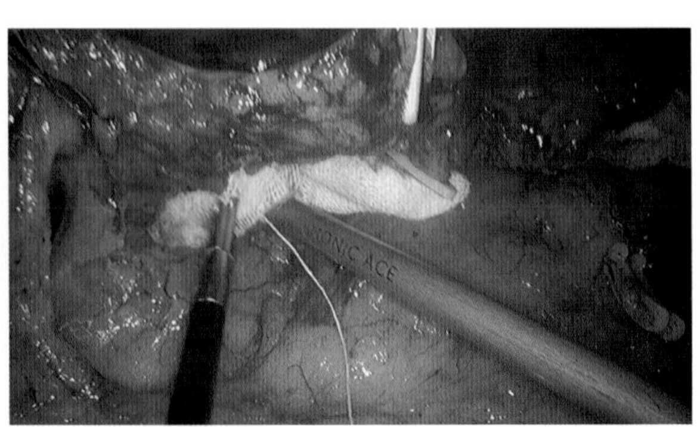
图 2-1-7-21 小纱布置于系膜下方

小纱布妙用：在游离的系膜下方，平行放置一纱布条，起到保护和标识作用（图 2-1-7-25）。

6. 回肠系膜的处理　当盲肠下部腹膜打透贯穿后，其根部附着的筋膜尽量打开，使回肠的游离度变大一些，便于镜下肠管吻合（图 2-1-7-22）。助手提起末端回肠，术者用超声刀裁剪回肠系膜，注意系膜的血运走行与方向。切割至末端回肠壁，向近端裸化 2cm 肠管（图 2-1-7-23）。

经验分享：①小肠血运丰富，供血的节段性十分明显，裸化小肠壁后可清晰见到肠管的血运分界线。②末段回肠系膜的分离，游离度应大一些，提拉至上腹部便于吻合。

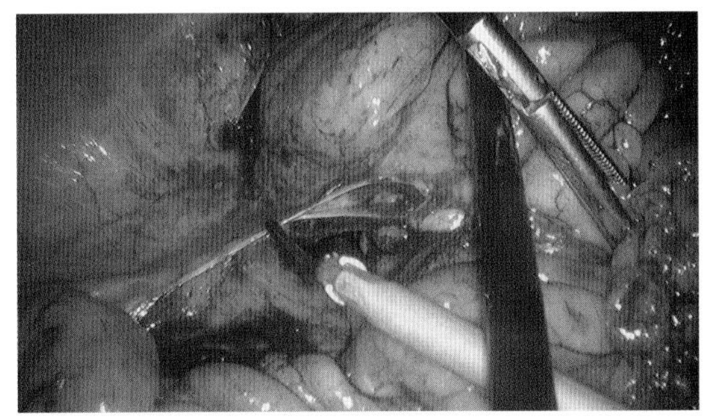
图 2-1-7-22　打开盲肠后方腹膜

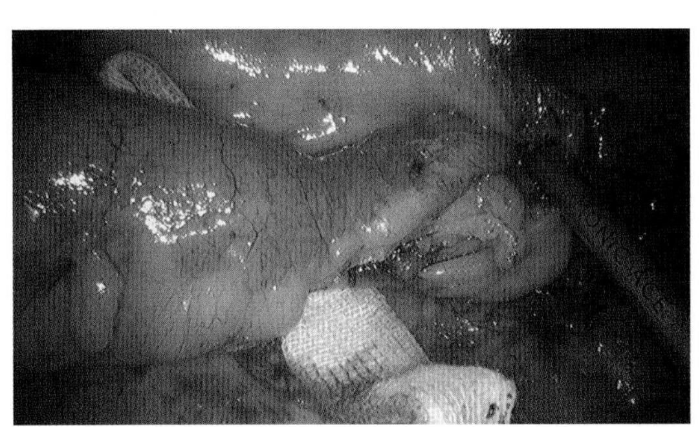
图 2-1-7-23　裸化回肠肠壁

7. 大网膜及第 6 组淋巴结的处理　判断横结肠预切定线，游离大网膜（图 2-1-7-24）。用超声刀裁剪右侧大网膜至横结肠壁。将其拉向右侧腹腔，助手左手持钳提起胃壁，可见胃网膜右动静脉走行。从横结肠向其分离切断胃结肠韧带进入网膜腔（图 2-1-7-25）。沿胃网膜右动静脉血管弓外缘向右侧分离切断（图 2-1-7-26，图 2-1-7-27），分离至胰头可见胃网膜右静脉与 Henle 干，同时与下方游离间隙贯通。

经验分享：在这过程中有一支未命名的血管从胃网膜右静脉分出，走向结肠肝曲，血管管径较粗，需用血管夹夹闭。

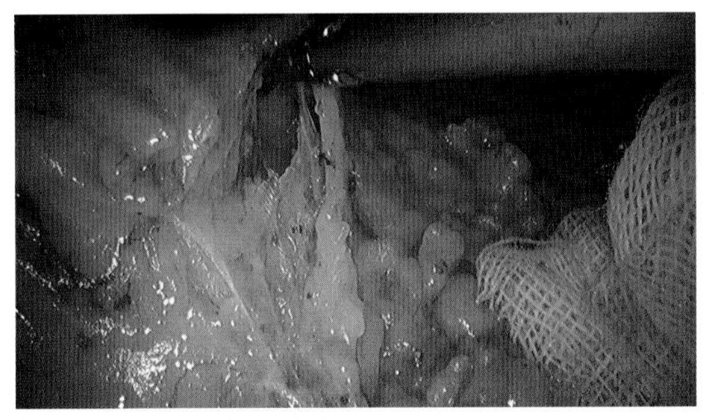
图 2-1-7-24　游离大网膜

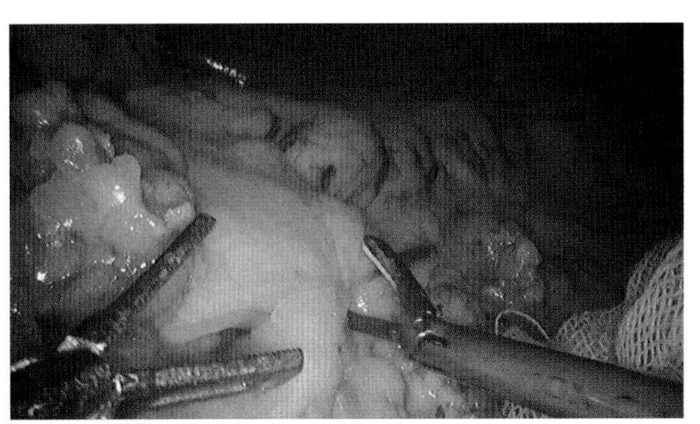
图 2-1-7-25　分离切断胃结肠韧带

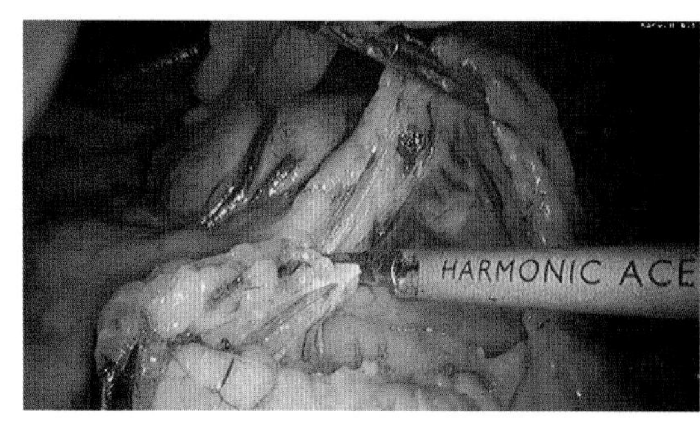

图 2-1-7-26 沿胃网膜右动静脉血管弓外缘向右侧分离

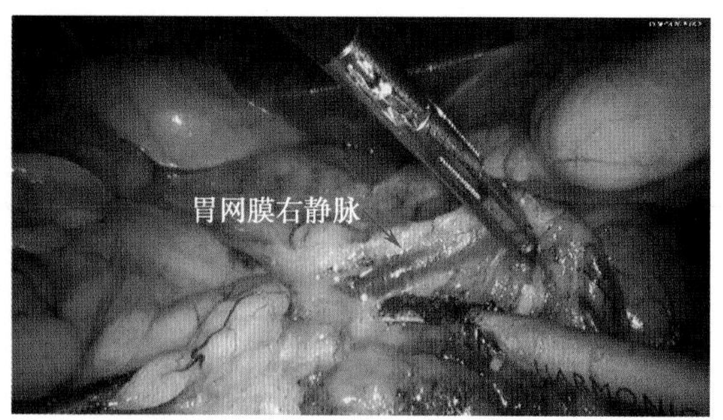

图 2-1-7-27 沿胃网膜右静脉清扫淋巴组织

8. 横结肠系膜的处理 在胃窦十二指肠胰头区离断后，可见垫于系膜后方的纱布条，将其横行切开，向横结肠系膜无血管方向分离（图 2-1-7-28）。结扎离断边缘血管，进一步向横结肠预切定线分离，裸化肠壁 1cm（图 2-1-7-29）。

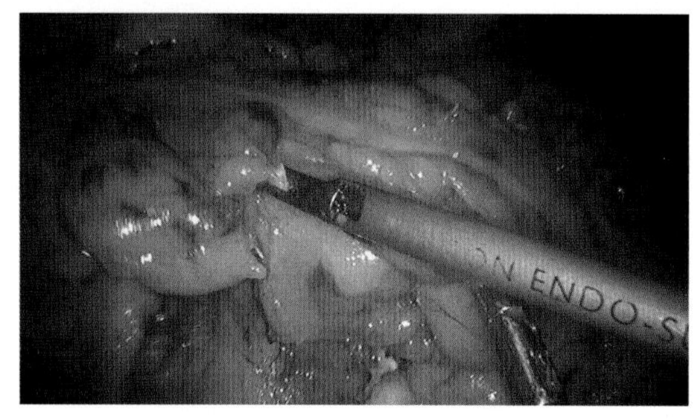

图 2-1-7-28 裁剪横结肠系膜

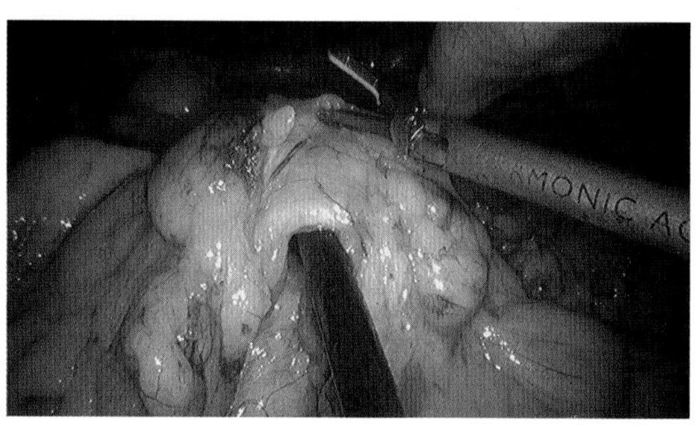

图 2-1-7-29 裸化横结肠肠壁

9. 标本的切除 用直线切割器在横结肠预切定线处缝合切割肠管（图 2-1-7-30），将近端翻向右下腹，此时其在右结肠旁沟及肝下的附着处清晰可见，并可见后方垫的纱布条。用超声刀在纱布条的指示和保护下沿右结肠旁沟向右髂窝分离，直至与下方贯通（图 2-1-7-31）。在回肠裸化区，血运分界线清晰可见（图 2-1-7-32），用直线切割闭合器在血运线内侧横断回肠（图 2-1-7-33）。至此，右半结肠切除完成，将标本置于盆腔。

经验分享：由于小肠血运丰富，节段性明显，因此建议分界线出现后再进行切割吻合，这样更加安全可靠。

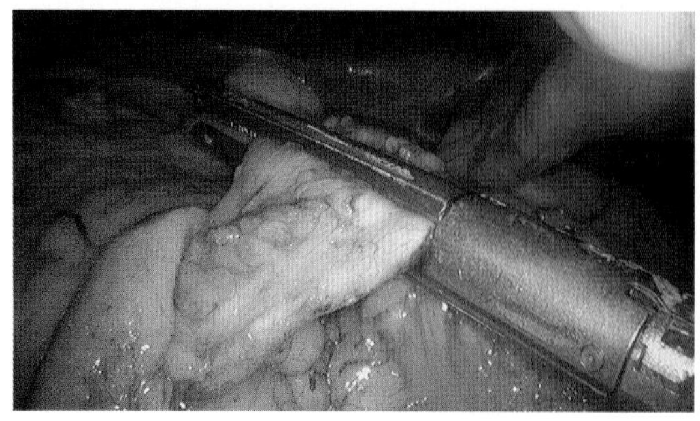

图 2-1-7-30 闭合切断横结肠

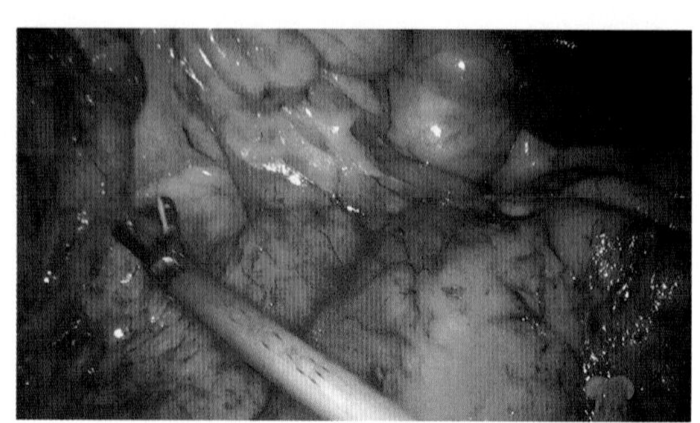

图 2-1-7-31 沿右结肠旁沟向下游离

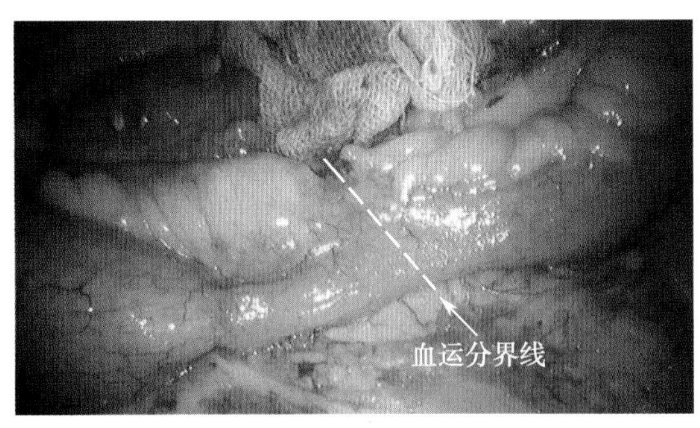

图 2-1-7-32　末端回肠血运分界线

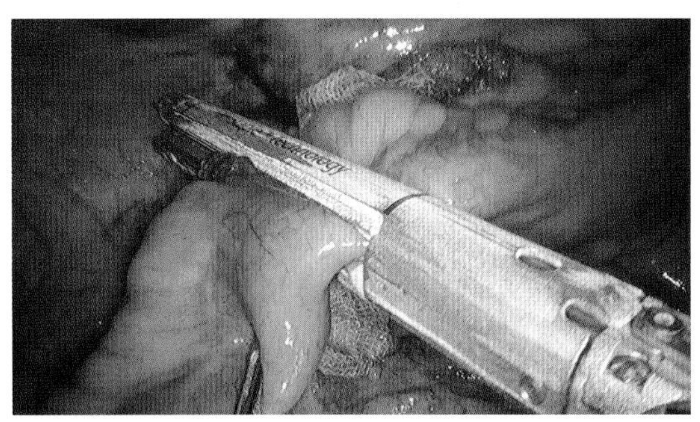
图 2-1-7-33　闭合切断回肠

10. 消化道重建　将横结肠拉直摆放，并将末端回肠拉至上腹部与横结肠平行摆放（图 2-1-7-34）。将回结肠末端一角用剪刀沿吻合钉剪开 5mm 小口（图 2-1-7-35），助手经右下腹 12mm 的戳卡置入 60mm 直线切割闭合器，将钉座侧置入回肠肠腔内并含住（图 2-1-7-36）。同样在横结肠断端一角剪开约 10mm 小口（图 2-1-7-37），助手和术者将结肠提起，将直线切割闭合器钉仓侧套入结肠肠腔内（图 2-1-7-38），确认无误后击发，完成回肠横结肠侧侧吻合（图 2-1-7-39）。

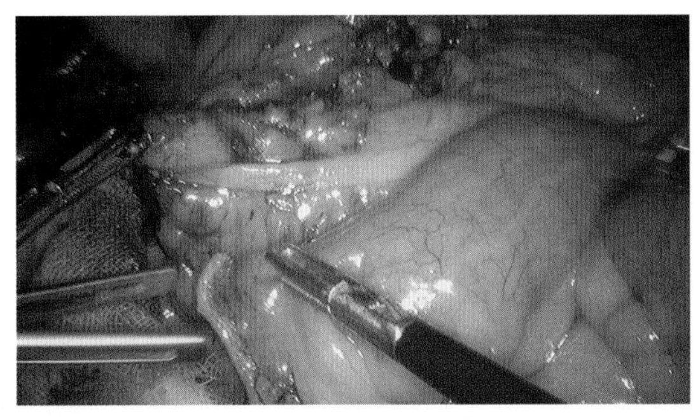
图 2-1-7-34　将横结肠与回肠平行摆放

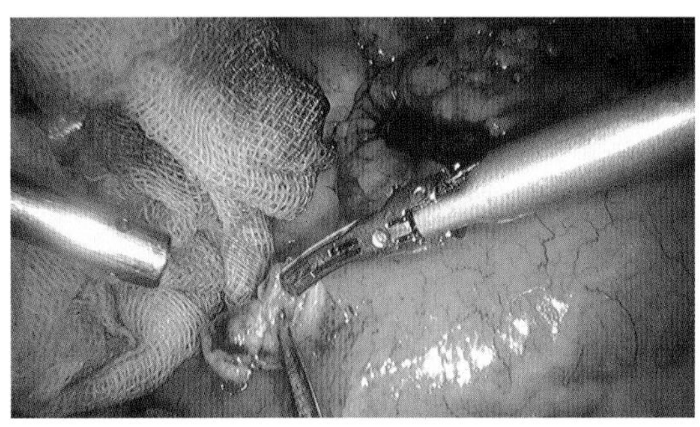
图 2-1-7-35　剪开末端回肠

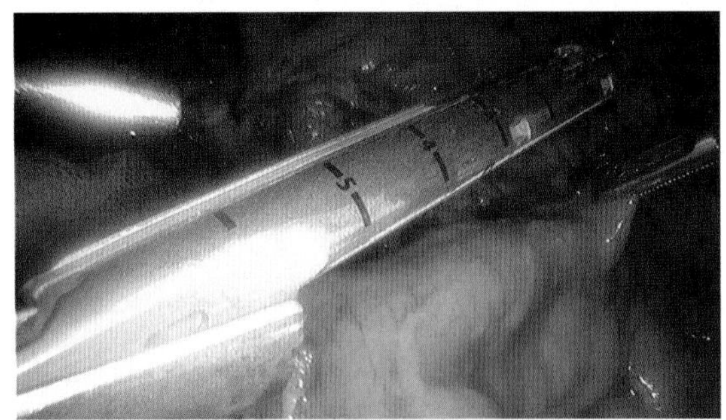
图 2-1-7-36　将直线切割闭合器钉座侧置入回肠

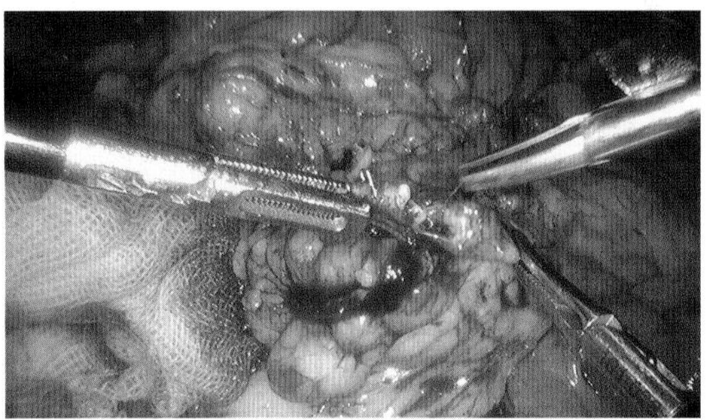
图 2-1-7-37　剪开横结肠

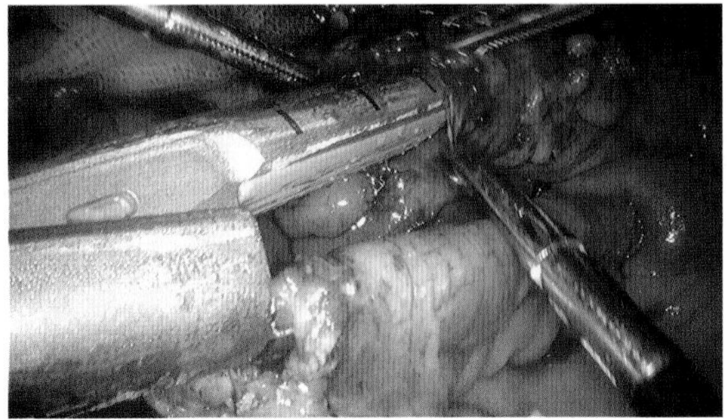
图 2-1-7-38　将直线切割闭合器钉仓侧置入横结肠

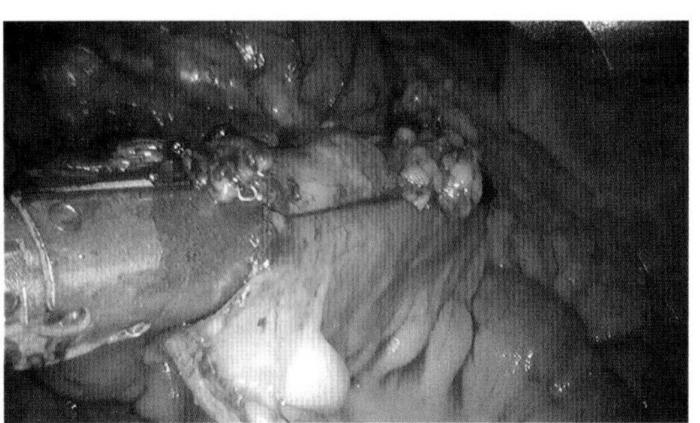
图 2-1-7-39　回肠横结肠侧侧吻合

检查吻合口内腔有无明显出血(图 2-1-7-40)，确认无出血后，提起断端，术者经左上腹 12mm 戳卡置入直线切割器，横行闭合残端，完成功能性端端吻合(图 2-1-7-41)，切下的残端组织用取物袋经 12mm 的戳卡取出。镜下浆肌层缝合回横吻合结合处，以减轻吻合口张力(图 2-1-7-42)。至此完成右半结肠切除后的消化道重建。

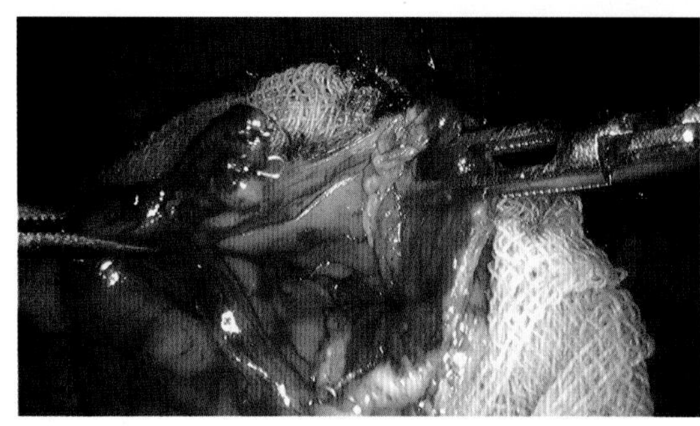

图 2-1-7-40 检查吻合口有无出血

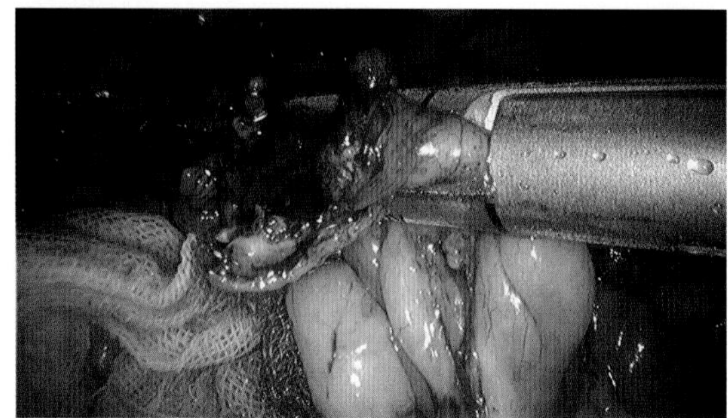

图 2-1-7-41 横行闭合残端

> 经验分享：①在进行回肠横结肠吻合前，需检查回肠横结肠侧面对合情况，勿夹入系膜和脂肪垂；②在进行回肠横结肠吻合时，需要术者和助手密切配合。

11. 标本取出 在切开阴道之前，术者需换位置于病人右侧，同时转换腹腔镜显视器位置，病人体位由头高足低位改为足高头低位，助手于体外用举宫器将子宫抬起，进而充分暴露阴道后穹窿(图 2-1-7-43)。术者用超声刀横行切开阴道 3cm(图 2-1-7-44)，纵向牵拉将切口扩展至 5～6cm，助手用卵圆钳经阴道后穹窿切口将无菌塑料保护套送入腹腔(图 2-1-7-45)。术者与助手配合，撑开无菌套，将标本的一端置入其中(图 2-1-7-46)，助手于体外用卵圆钳夹持住标本一端慢慢向外牵拉，术者与助手将标本顺畅置入保护套内，缓缓从阴道拉出标本及保护套，至此标本移出体外(图 2-1-7-47)(【二维码】2-1-7-2)。

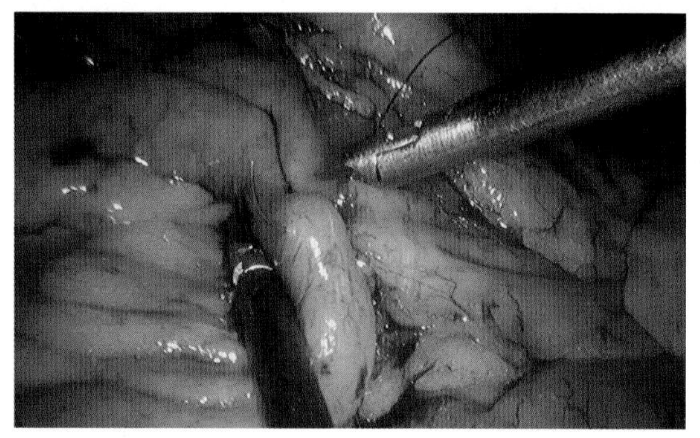

图 2-1-7-42 缝合加固吻合口

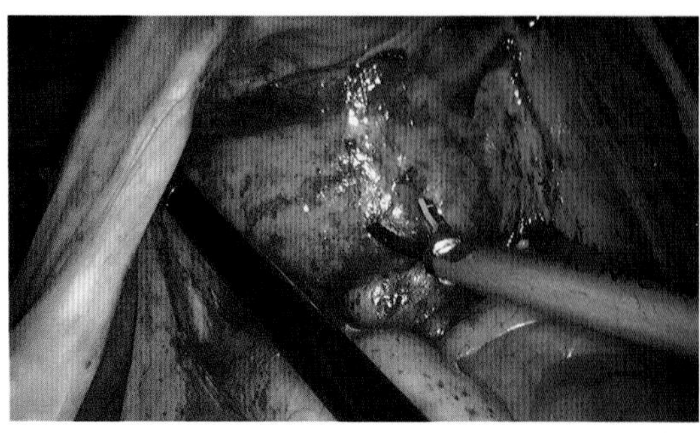

图 2-1-7-43 暴露阴道后穹窿

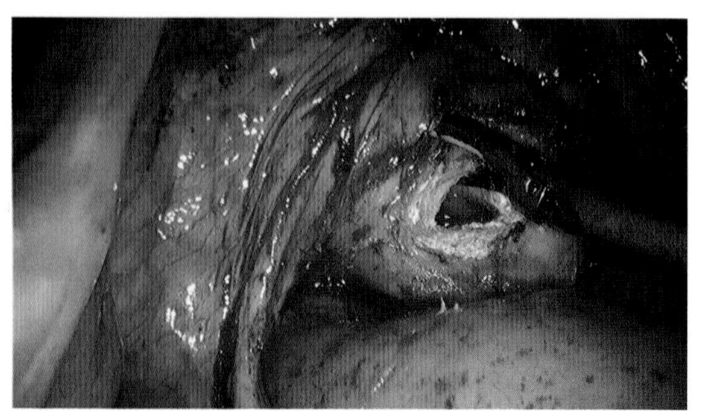

图 2-1-7-44 打开阴道后穹窿

配合技巧：在行阴道切开时，助手将膀胱拉钩尖端置入阴道内，以其尖端顶起阴道后穹窿，有助于术者选择阴道后穹窿的切入点。

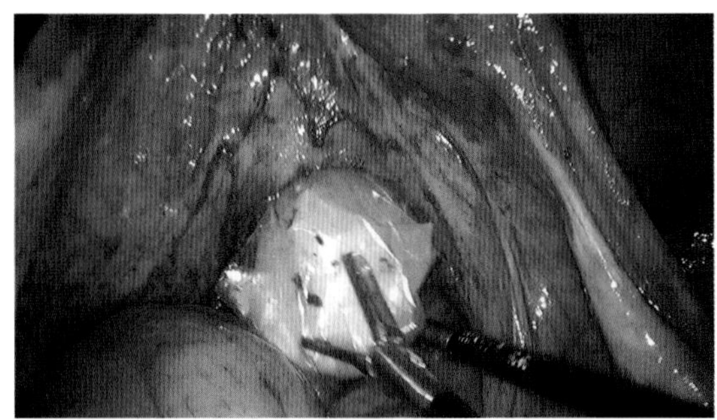
图 2-1-7-45　经阴道置入无菌塑料保护套

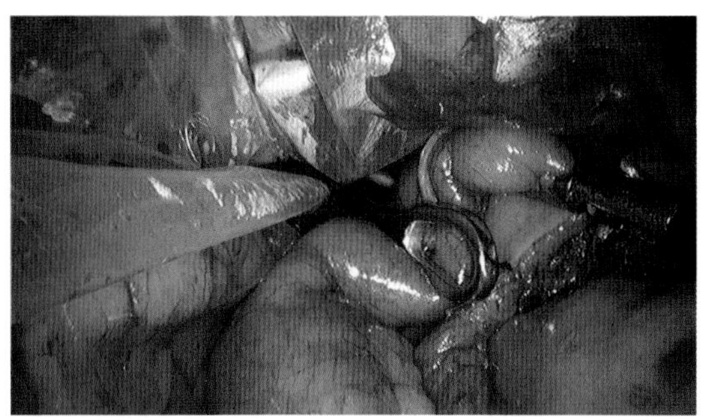
图 2-1-7-46　经阴道置入卵圆钳夹持右半结肠标本

经验分享：经阴道取标本是手术成功的关键：①准确判断肿瘤的大小及位置；②阴道切口大小要适当；③由于标本两端都是闭合的，往往肠腔内积气，取标本时形成气囊，不利于标本取出。故当一部分标本取出体外时，可在阴道外剖开肠管，减压吸净肠腔内气体，使标本易取出。

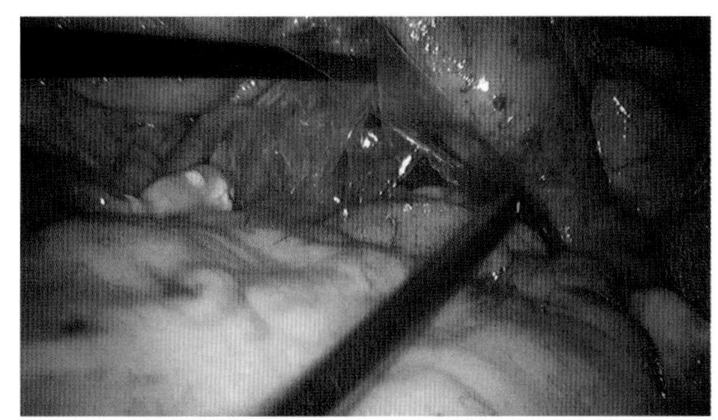
图 2-1-7-47　经阴道将标本拉出体外

【二维码】2-1-7-2　消化道重建及标本取出

12. 缝合阴道切口，关闭戳卡孔　缝合阴道：阴道牵开后，在后穹窿切口前后壁各置一枚爱丽丝钳牵拉，切口清晰可见，用可吸收缝线间断缝合（图 2-1-7-48、图 2-1-7-49）。利用右侧两个戳卡孔置入两枚引流管于右上腹（图 2-1-7-50）。

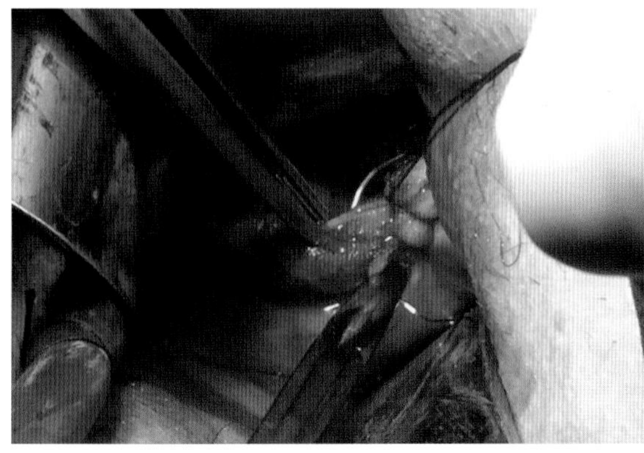
图 2-1-7-48　充分暴露并缝合阴道切口

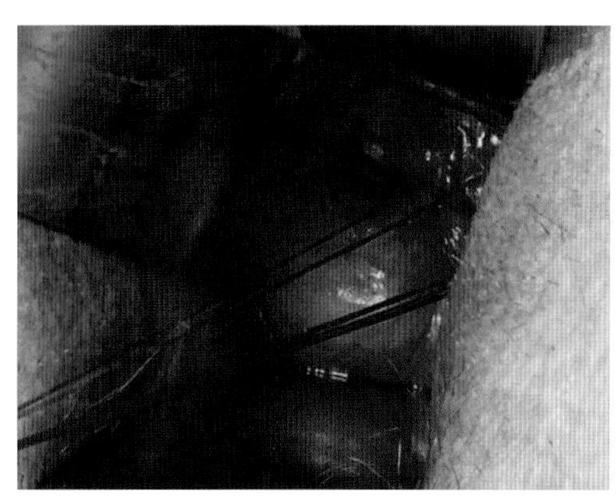
图 2-1-7-49　检查阴道切口是否缝合确切

经验分享：阴道缝合后，可在阴道内置入一枚碘伏纱团压迫后穹窿，术后48h取出。

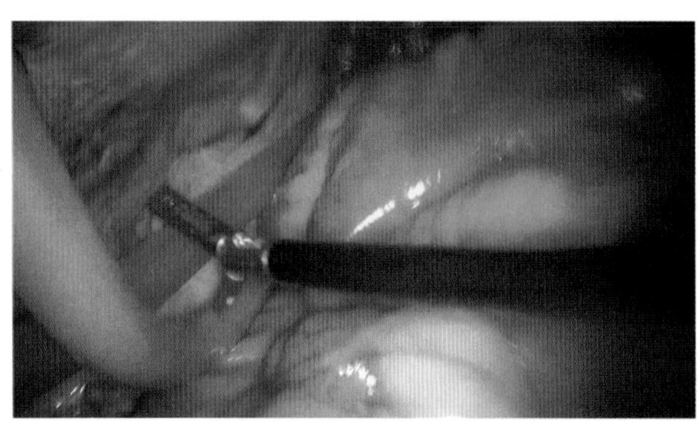

图2-1-7-50 置入腹腔引流管

【术后管理及并发症处理】

除注意常规腹腔镜结肠癌手术的并发症外，应注意阴道切口有无出血、感染症状。长期随访过程中观察手术对病人性生活是否有影响。

（王贵玉）

【文后述评】（王贵英）

右半结肠手术中遇到的解剖层面较之左半结肠、乙状结肠和直肠往往更为复杂，而右半结肠的血管解剖变异也更多，故而在手术操作中常常会遇到各种变数，这是右半结肠手术的特点。腹腔镜下右半结肠手术的手术入路、手术步骤已规范化、程序化，并得到广泛的认同。目前通常采用由内向外、自下而上的中间入路进行手术。

腹腔镜下右半结肠手术中常以回结肠血管为解剖发动点，以肠系膜上静脉干为解剖中心，肠系膜上静脉的右侧主要有回结肠静脉、右结肠静脉以及胃结肠静脉干汇入，左侧毗邻肠系膜上动脉。为保证右半结肠切除的完整性，必须要充分暴露肠系膜上静脉干，并在各分支的血管根部进行结扎切断。在胚胎发育过程中，升结肠后壁及升结肠系膜后叶与腹后壁腹膜融合，形成右侧Toldt融合筋膜。右侧Toldt筋膜与右半结肠系膜前叶（后腹膜）包裹其内的神经、血管、淋巴脂肪组织构成了升结肠系膜，其与横结肠系膜一起构成右半结肠系膜。右侧Toldt融合筋膜切开之后即进入右侧Toldt间隙，该间隙是右半结肠癌手术的外科平面。所以，腹腔镜右半结肠切除要正确的进入右侧Toldt间隙，以右结肠后间隙-横结肠后间隙这一无血管平面为解剖层面，完成整个右半结肠的游离和解剖。右半结肠癌可发生结肠动脉根部的淋巴结转移，D3根治术及CME切除均强调结肠动脉血管根部的淋巴结清扫。

在NOSES VⅢ式手术中，消化道重建方式是回肠、横结肠侧侧吻合术，需要在全腔镜下使用四把直线切割器完成此种重建，该吻合方式是一种比较安全、易行的吻合方式。与传统端侧吻合相比，由于回肠横结肠侧侧吻合术的吻合口径大，可以避免出现吻合口狭窄的发生，也可以避免回肠与横结肠两端肠管管径粗细相差较大的尴尬处境；它也降低了在全腔镜消化道重建中的难度，缩短了操作时间；避免端侧吻合在一侧肠管出现结肠盲端，降低术后并发症的发生。但在操作中需严格注意无菌操作，包括及时吸引清除肠内容物，注意碘伏纱布条的应用等，这些操作需要术者及助手之间更加密切的配合。

腹腔镜右半结肠手术技术比较成熟，这为开展右半结肠的NOSES手术提供了条件，右半结肠癌根治术NOSES手术的开展不仅可以降低切口相关并发症，未来可能为结直肠癌的完全经自然腔道内镜手术提供过渡。但是由于需要在全腹腔镜下进行消化道重建并经阴道取标本，这与传统腹腔镜手术相比仍是难度较大的一种手术。因此，在病人的选择方面更应慎重，通常认为肿瘤大小是一个重要排除标准，然而术前检查难以精确测量肿瘤体积，因而术中探查应包含对预切肠管及肿瘤能否经阴道拖出的判断。既往有开放性腹腔/盆腔手术史可能导致手术困难并延长手术时间，但不作为手术的绝对禁忌。而术中发现盆腔广泛粘连、子宫内膜异位症、肿瘤过大不应采用该术式。在正常病人中，完整的子宫可作为阴道和膀胱间的屏障，目前认为，既往子宫切除手术史不是该术式的禁忌。术中可向头侧牵拉子宫切除的残端后将其与膀胱、直肠分离。

由于NOSES手术的特殊性，这要求我们开展NOSES手术的医生更加关注病人的恢复时间、术后并发症的发生率、阴道功能损伤情况等，这些具有重要的临床意义。

【作者简介】

王贵玉，博士，博士后，主任医师，哈尔滨医科大学附属第二医院肿瘤中心副主任，结直肠肿瘤外科科室负责人，佳木斯中心医院院长助理。2015年黑龙江省五四青年奖章获得者。现任中国抗癌学会大肠癌专业委员会委员等国家级、省级委员17个；担任《中华胃肠外科杂志》、*Journal of Cancer Research and Clinical Oncology*等杂志编委或审稿专家。核心期刊论文发表50余篇，其中第一或通讯作者发表SCI收录17篇，总影响因子达53。获10余项省部级奖励。相继获得新技术奖9项。参与主持国家自然基金等课题，总经费超过200万。工作业绩突出，获得原卫生部普外科和肿瘤学重点建设专科项目（每项500万）。每年独立完成结直肠肿瘤手术300余例，开展了多项新技术。

【述评者简介】

王贵英，女，教授，博士研究生导师，主任医师，河北医科大学第四医院副院长。从事胃肠道肿瘤诊治20余年，对腹腔镜下手术技术比较熟练。主要社会任职：中国抗癌协会大肠癌专业委员会常务委员；中国抗癌协会肿瘤微创治疗专委会肿瘤外科微创治疗分会副主任委员；中国医促会胃肠外科分会副主任委员；中国医师协会肛肠医师分会常务委员；中国医师协会结直肠肿瘤专业委员会第一届腹腔镜专业委员会（学组）委员；中国医师协会结直肠肿瘤专业委员会第一届委员会委员；中国医疗保健国际交流促进会外科分会常务委员；中国老年保健医学研究会老年胃肠外科分会第一届委员会副主任委员；中国医师协会结直肠肿瘤专业委员会器官功能保护专业委员会（学组）第一届委员会副主任委员；中国医药教育协会腹部肿瘤专业委员会河北基地副主任委员；中国医师协会肛肠医师分会造口专业委员会第一届委员会委员；中国NOSES联盟首届会员；河北省女医师协会副会长；河北省住院医师规范化培训专委会副主任委员；河北省抗癌协会大肠癌专委会候任主任委员；河北省医学会肿瘤学分会大肠癌专委会候任主任委员；河北省医师协会内镜医师分会主任委员；河北省医师协会肛肠医师分会候任主任委员。

第八节 腹腔镜右半结肠切除术(手辅助技术)

腹腔镜结直肠手术可以取得与开腹结直肠手术相似的肿瘤学结果。目前常用的术式包括标准腹腔镜手术和手辅助腹腔镜手术，手辅助腹腔镜手术的雏形是由 Boland 等于 1992 年提出的。有文献报道，与标准腹腔镜结直肠切除术比较，手辅助腹腔镜结直肠切除术有利于牵拉分离肠管，但是手在腹腔内操作容易遮挡视野。目前关于标准腹腔镜手术与手辅助腹腔镜手术的对照研究也陆续被报道，但各研究间得出的结果不尽相同，并且单个研究的样本量均较小，证据强度不足。随着腹腔镜技术的发展，标准腹腔镜右半结肠术(standard laparoscopic right hemicolectomy，SLC)越来越普及，而手辅助腹腔镜右半结肠切除术(hand assisted laparoscopic right hemicolectomy，HALC)开展的中心并不多，但是作为一种技术有其存在的特点和优势。

【适应证和禁忌证】

1. 适应证　①适用于治疗阑尾癌、盲肠癌、升结肠癌；②扩大右半结肠切除术适用于结肠肝曲癌及横结肠近段癌。

2. 禁忌证　①肿瘤直径大于 6cm 或与周围组织广泛浸润；②腹部广泛粘连、重度肥胖、急性梗阻、穿孔等急症手术；③全身情况不良，虽经术前营养支持仍不能纠正或改善者；④有严重心、肺、肝、肾疾患而不能耐受手术者。

【术前准备】

不做标准肠道准备，不留置胃管，术前晚口服复方聚乙二醇电解质散，口服葡萄糖水直至术前 2 小时；心、肺、肝、肾等各个器官功能检查；全腹 CT 检查评估肿瘤分期；营养风险筛查和营养状态评估。

【病人体位和手术室设置】

病人可选择改良截石位或分腿位，腹腔镜设备位于头部，术者位于两腿之间，扶镜手位于病人左侧，如果需要助手则位于右侧。

【手术步骤】

一、置入蓝蝶直视操作

1. 脐部为中心切开 6～8cm 切口置入腹壁牵开装置。此时可以探查腹腔(图 2-1-8-1、图 2-1-8-2)。

2. 直视下清楚的显露肠系膜上动静脉，回结肠动静脉，完成回结肠动静脉的离断和结扎(图 2-1-8-3)。

3. 分离拟切断回肠系膜，直至距离回盲部 20cm，裸化肠壁，切割闭合器切断回肠(图 2-1-8-4)。

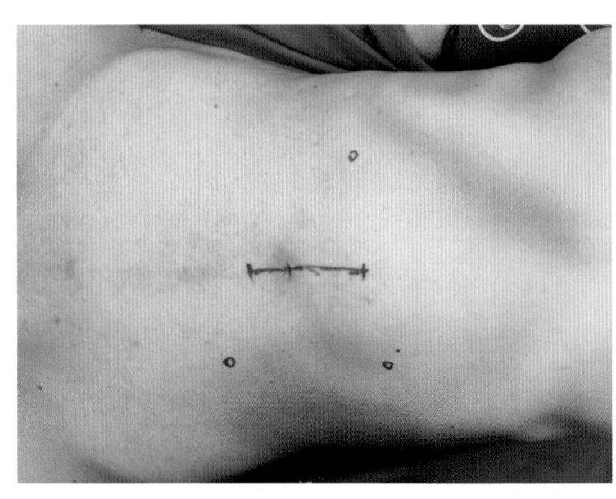

图 2-1-8-1　脐部切口

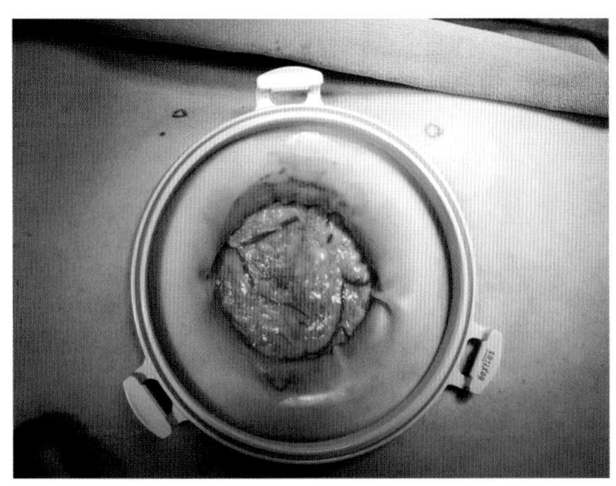

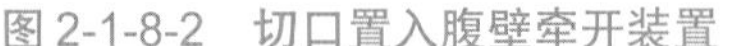

图 2-1-8-2　切口置入腹壁牵开装置

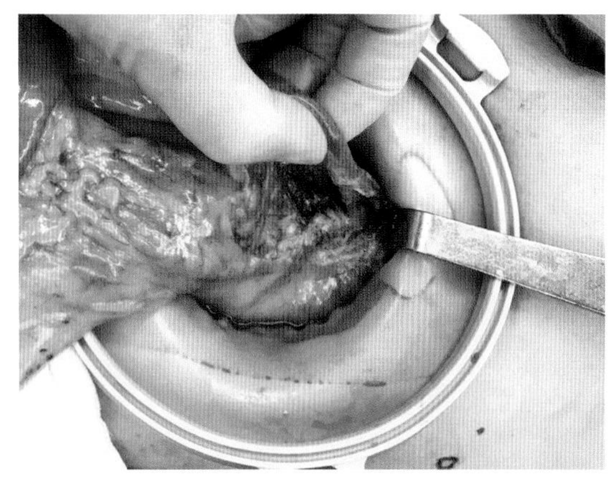

图 2-1-8-3　回结肠动静脉的离断和结扎

4. 于横结肠拟切断处部分分离大网膜和横结肠系膜，切割闭合器切断闭合横结肠（图 2-1-8-5）。

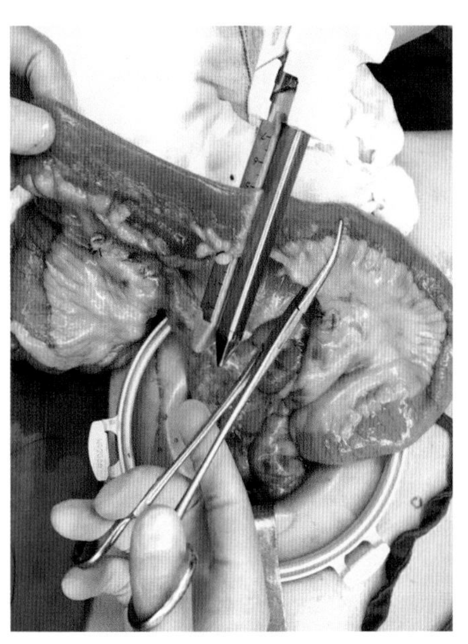

图 2-1-8-4　切割闭合器切断回肠

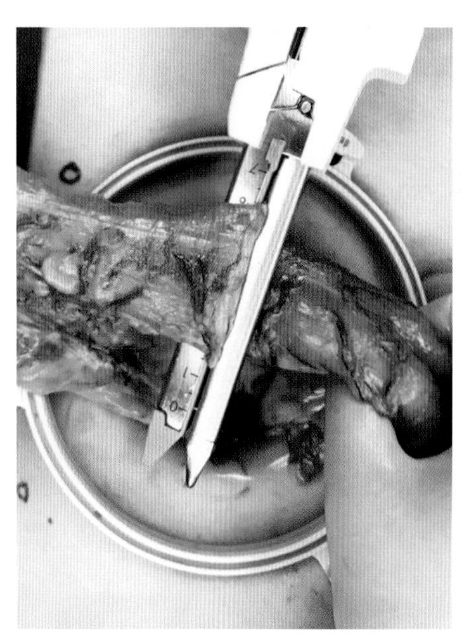

图 2-1-8-5　切割闭合器切断闭合横结肠

二、置入戳卡建立气腹，腹腔镜下操作

1. 分别于左上腹及左下腹腹直肌外缘置入 10mm 戳卡，右上腹部可根据需要置入 5mm 戳卡，协助提拉和牵引横结肠系膜。

2. 左手提起右结肠系膜，切开右结肠系膜，把结肠系膜向右上腹部方向牵拉，显露 Toldt 筋膜，在右结肠系膜后方沿结肠后间隙拓展直至肝结肠韧带，此时可以显露和保护右侧输尿管和生殖血管（图 2-1-8-6）。

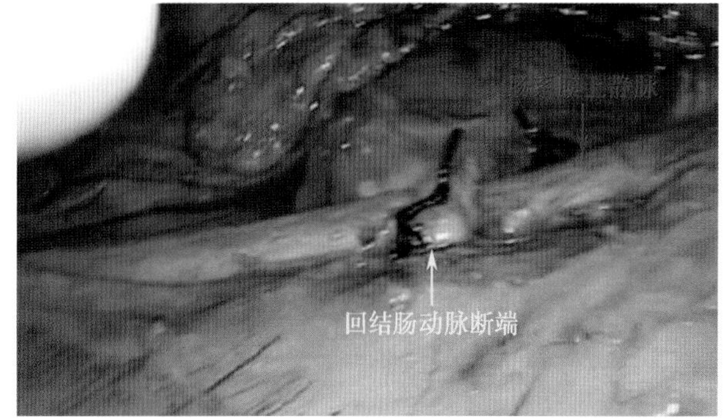

图 2-1-8-6　右侧结肠后间隙拓展

3. 沿血管鞘膜分离肠系膜上静脉和肠系膜上动脉，直至胰腺下缘，切断右结

肠动脉、横结肠动脉和横结肠静脉（或横结肠动静脉右支）（图 2-1-8-7）。

4. 显露胰头部和十二指肠，分离 Henle 干，显露胃网膜右静脉和右结肠静脉及副右结肠静脉。于汇合处夹闭离断右结肠静脉和副右结肠静脉，不用从根部离断 Henle 干（图 2-1-8-8）。

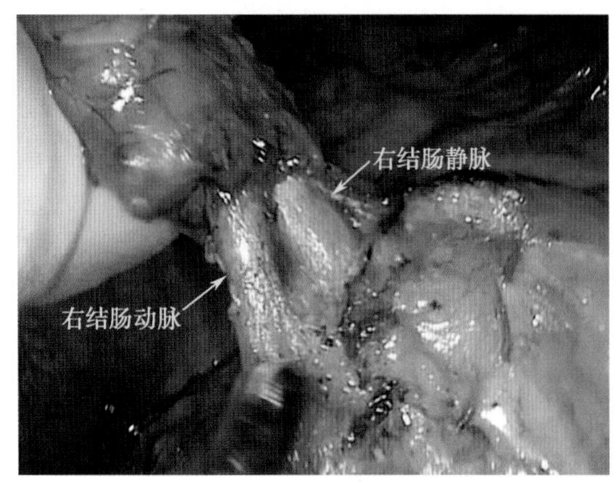

图 2-1-8-7　右结肠动脉和静脉

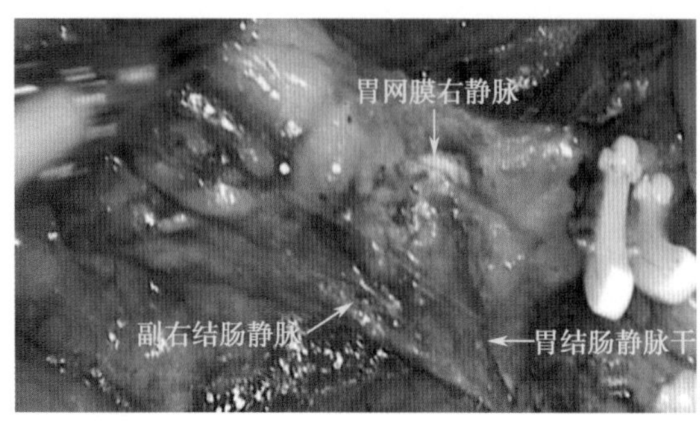

图 2-1-8-8　胃结肠静脉干（Henle's 干）

5. 离断大网膜，胃网膜血管弓内（肝曲肿瘤）或弓外（盲升结肠肿瘤），切断肝结肠韧带和右侧腹膜愈着处，充分游离右半结肠（图 2-1-8-9）。

6. 排除气腹，于蓝蝶处取出切除的右半结肠，将回肠断端和横结肠断端提出体外，将吻合器的抵钉座置入回肠断端收紧结扎荷包缝合线，包埋抵钉座（检查末端回肠有没有血运障碍），于横结肠对系膜缘切开，向远端结肠内置入圆形吻合器，距断缘 3～4cm 穿出螺钉，完成回肠与横结肠端侧吻合（图 2-1-8-10）（吻合完成后检查吻合口有无渗漏和出血）。直线型切割闭合器缝闭横结肠断端。将吻合口和横结肠断端加浆肌层缝合，缝闭系膜间隙。

7. 重新建立气腹，检查术区，留置引流管，缝合腹壁切口。

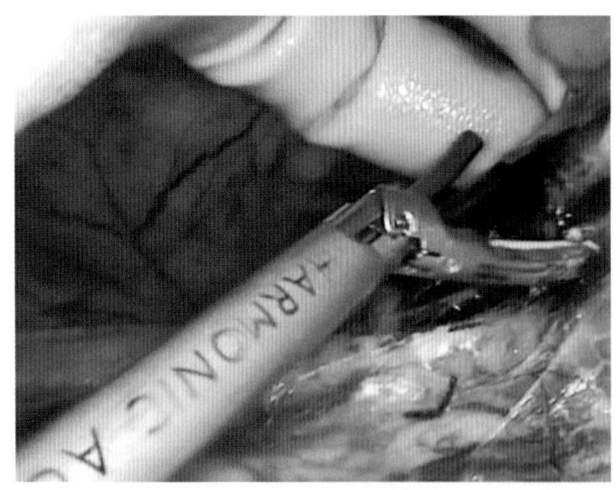

图 2-1-8-9　充分游离右半结肠

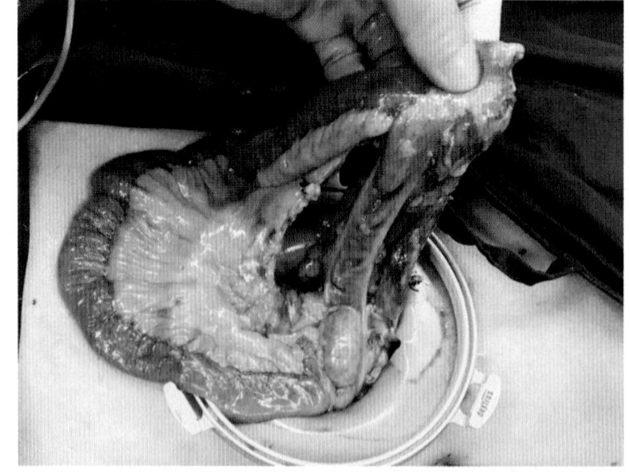

图 2-1-8-10　回肠与横结肠端侧吻合

【术后处理】

术后当天可进水，术后第一天可进流食；术后第一天离床活动；术后 3 天拔出腹腔引流管；术后 5～6 天出院。

（周建平）

【文后述评】（董明）

随着腹腔镜技术的发展，尤其是3D腹腔镜的广泛应用，全腹腔镜和腹腔镜辅助右半结肠手术逐渐成为主流，手辅助腹腔镜手术开展的中心并不多。手辅助技术由于手可以伸入腹腔内，易于操作和分离，出现并发症特别是出血易于控制，有一定优势。通过腹壁牵开装置可以完成大部分操作，节省手术时间。但是这种术式缺点也是很明显，违反肿瘤根治和no touch原则，虽然no touch对于肿瘤根治作用还有争议。另外，手在腹腔内遮挡视野，不利于操作。这是优点和缺点都很明显的术式。

【作者简介】

周建平，医学博士，教授，硕士研究生导师，主任医师。辽宁青年名医。中国医科大学附属第一医院胃肠外科/疝外科副主任。中华医学会外科学分会青年委员；中华医学会外科分会腹腔镜与内镜学组委员；中华医学会肠外与肠内营养学分会委员；辽宁医学会肠外与肠内营养学分会候任主任委员兼青委会主任委员；辽宁医学会外科学分会肠外与肠内营养学组组长；辽宁省医师协会外科分会常委兼干；中国医师协会外科医师分会结直肠外科专委会青年委员、TaTME专委会委员和临床营养医师委员会委员；中国医师协会结直肠肿瘤专委会ERAS学组、亚微外科学组和器官功能保护学组委员。

【述评者简介】

董明，教授、博士研究生导师、主任医师、辽宁省特聘教授、中国医科大学附属一院胃肠外科/疝与腹壁外科主任。中华医学会外科学分会委员、中华医学会肠外肠内营养学分会委员、中华医学会肿瘤学分会结直肠肿瘤学组委员、中华医学会外科学分会外科感染与重症医学学组委员、辽宁医学会外科学分会候任主任委员、辽宁医学会肠外肠内营养学分会主任委员。

第九节　腹腔镜扩大右半结肠切除术

全结肠系膜切除术（complete mesocolic excision，CME）可定义为直视下锐性游离脏壁层间筋膜间隙，保持脏层筋膜的完整性，使根部充分暴露以便血管结扎。CME能够最大限度地减少腹腔肿瘤播散和获得足够的区域淋巴结清除，从而获得更低的局部复发和更好的生存受益。血管根部结扎（central vascular ligation，CVL）这个概念的提出就是为了更好地完成淋巴结清扫和中心血管的高位结扎。根据日本大肠癌规约，结肠癌的D3手术定义是指在淋巴清扫时彻底切除相应肠段的第3站淋巴组织。第3站淋巴结是指围绕分布在血管主干根部的淋巴组织（回结肠动脉根部、右结肠动脉根部和结肠中动脉根部淋巴结）。结肠癌D3手术具体实施的关键点有：无接触操作、血管根部断离、主淋巴结清扫、精确的间隙分离和足够的肠段切除。CME要求以肠系膜上动脉为界切除结肠系膜。CME与D3都表现出了很好的系膜切除比率，切除了足够的肠管。CME手术确实增加了系膜切除范围，但是并没有增加检出淋巴结的数目。对于两种术式的比较还有待观察。

右半结肠癌可以根据肿瘤的位置大致分为三种类型：回盲部、升结肠和结肠肝曲及横结肠近肝曲。对于位于肝曲的右半结肠肿瘤，因为第六组淋巴结有4%～5%的转移率，所以需要清扫幽门下淋巴结（第六组淋巴结）（图2-1-9-1）。

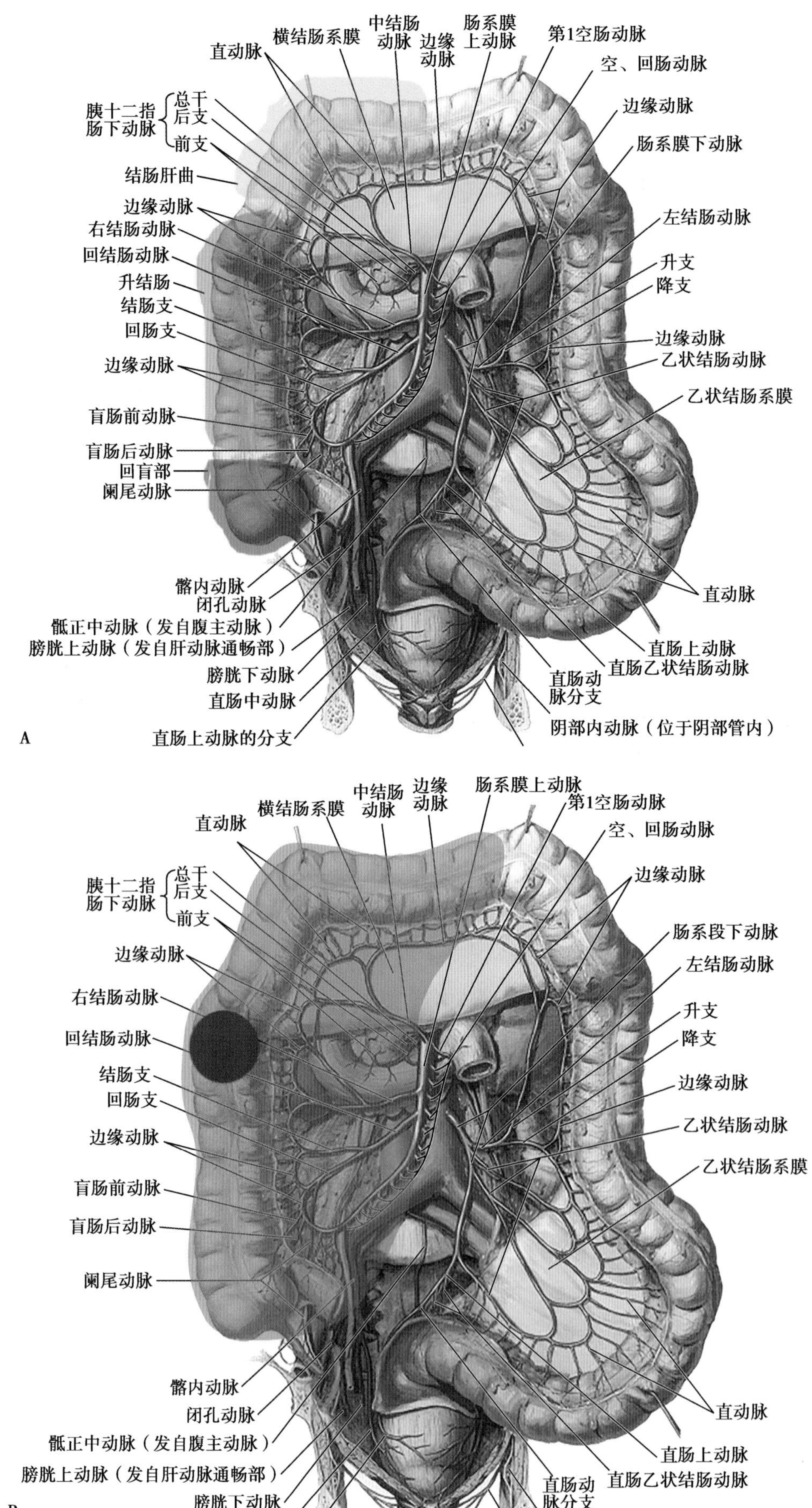
直动脉
横结肠系膜
中结肠动脉
边缘动脉
肠系膜上动脉
第1空肠动脉
空、回肠动脉
边缘动脉
肠系膜下动脉
胰十二指肠下动脉
总干
后支
前支
结肠肝曲
边缘动脉
右结肠动脉
回结肠动脉
升结肠
结肠支
回肠支
边缘动脉
盲肠前动脉
盲肠后动脉
回盲部
阑尾动脉
左结肠动脉
升支
降支
边缘动脉
乙状结肠动脉
乙状结肠系膜
直动脉
髂内动脉
闭孔动脉
骶正中动脉（发自腹主动脉）
膀胱上动脉（发自肝动脉通畅部）
膀胱下动脉
直肠中动脉
直肠上动脉的分支
直肠上动脉
直肠乙状结肠动脉
直肠动脉分支
阴部内动脉（位于阴部管内）
A
直动脉
横结肠系膜
中结肠动脉
边缘动脉
肠系膜上动脉
第1空肠动脉
空、回肠动脉
边缘动脉
胰十二指肠下动脉
总干
后支
前支
边缘动脉
右结肠动脉
回结肠动脉
结肠支
回肠支
边缘动脉
盲肠前动脉
盲肠后动脉
阑尾动脉
肠系段下动脉
左结肠动脉
升支
降支
边缘动脉
乙状结肠动脉
乙状结肠系膜
直动脉
髂内动脉
闭孔动脉
骶正中动脉（发自腹主动脉）
膀胱上动脉（发自肝动脉通畅部）
膀胱下动脉
直肠上动脉
直肠乙状结肠动脉
直肠动脉分支
B

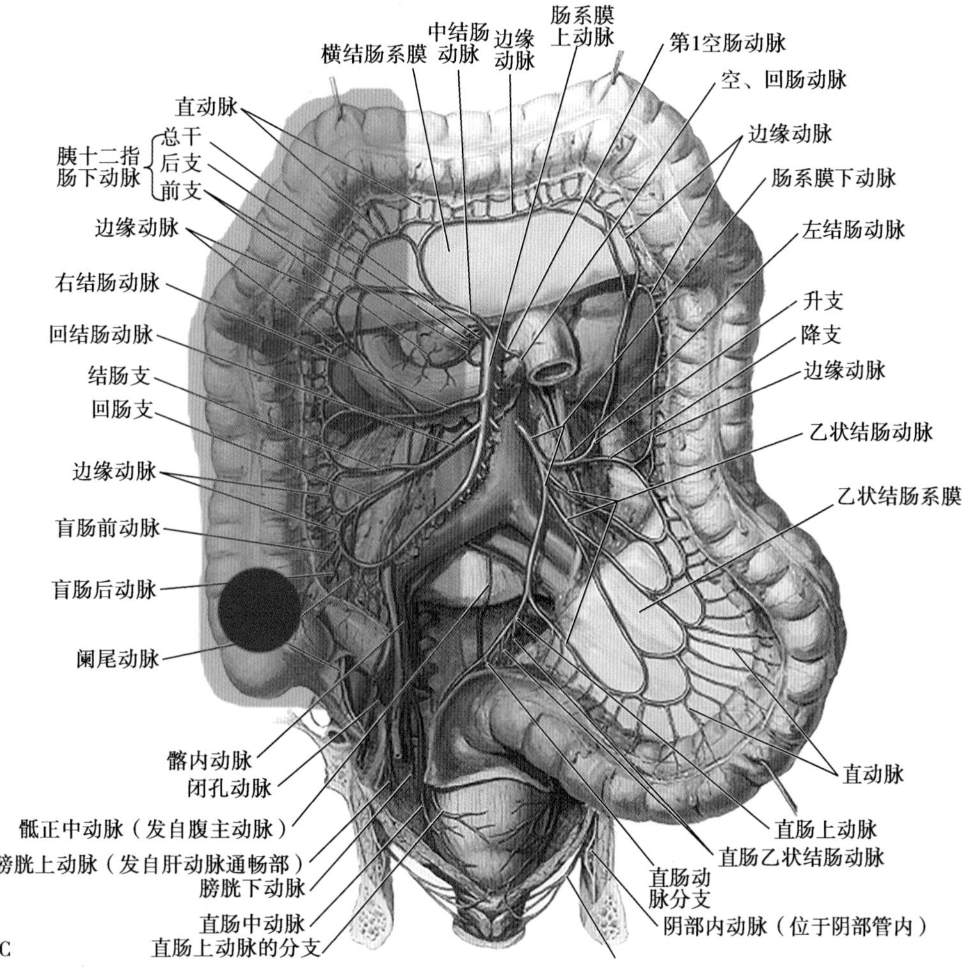

图 2-1-9-1 右半结肠肿瘤位置及切除范围

A. 右半结肠癌三种位置；B. 肝曲肿瘤的切除范围；C. 回盲部肿瘤的切除范围

实现 CME 有两种手术径路，即外周入路与中间入路腹腔镜右半结肠癌根治术，早期多以侧方入路法（lateral-to-medial approach）为主，如尾侧入路，首先从回盲部进入右结肠后间隙开始向头侧结肠肝曲游离肠管，最后结扎回结肠动静脉等血管。从技术上讲，该入路容易进入到胰后间隙从而造成不必要的副损伤。中间入路法（medial-to-lateral approach）腹腔镜右半结肠癌根治术，首先于中线侧结扎回结肠、右结肠和结肠中等血管，然后向外侧游离结肠系膜直至 Toldt 线，完成切除组织的游离。我们提出的腔镜右半结肠癌扩大根治术（头侧中央入路）技术的优势在于完成 CME 原则的基础上实现了以下几点改进：①提高手术安全性，减少副损伤；②缩短手术时间；③缩短学习曲线；④符合减孔法。

【适应证和禁忌证】

1. 适应证　①全身状态和各脏器功能可耐受手术；②肿瘤局限于肠壁或侵犯周围脏器，但可以整块切除，且区域淋巴结能完整清扫；③已有远处转移，如肝转移、卵巢转移、肺转移等，但可全部切除，部分病人可酌情同期或分期切除转移灶；④广泛侵袭或远处转移，但伴有梗阻、大出血、穿孔等症状需选择姑息性手术者。

争议：目前，腹腔镜右半结肠癌手术对于一些肥胖的病人、T4的病人或巨大肿瘤病人还存在争议图2-1-9-2，如病人肥胖BMI>32kg/m^{2}存在操作空间狭小，增加手术难度的可能，但是腹腔镜手术有助于加速病人恢复；对于T4的病人或巨大肿瘤病人可在腹腔镜下完成血管离断系膜切除，进行右半结肠的游离，选择开口位置直视下完整切除肿瘤及受侵组织达到R0切除。

2. 禁忌证　①全身状态和各脏器功能不能耐受手术和麻醉；②广泛远处转移和外侵，无法完整切除，无梗阻、穿孔、大出血等严重并发症。

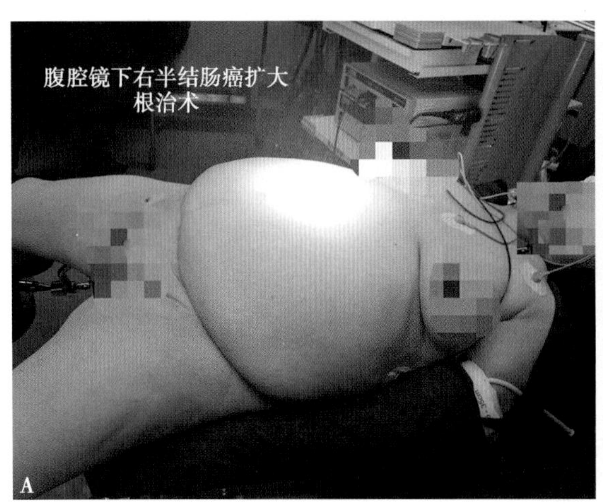

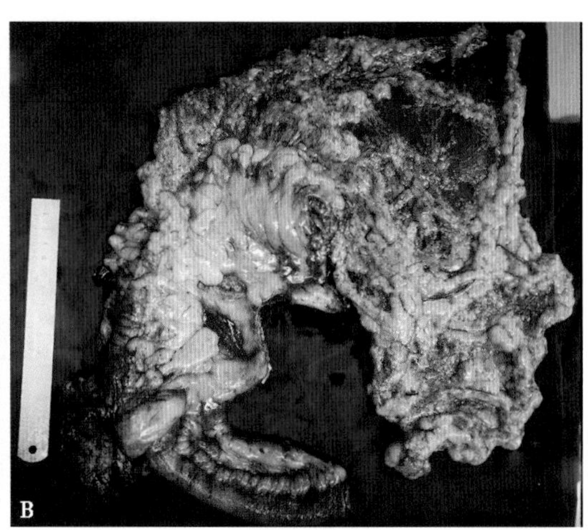

图2-1-9-2　肥胖病人及T4肿瘤
A. 肥胖病人；B. T4肿瘤标本

【体位、戳卡位置以及手术站位】

1. 体位　病人呈截石位，放低病人左腿，避免影响术者操作。

2. 戳卡位置　4孔法：观察孔使用12mm的trocar，位于脐上1cm，术者左手操作孔位于麦氏点使用5mm的trocar，右手操作孔位于反麦氏点附近使用12mm trocar，助手操作孔使用5mm trocar，位于肋弓下缘与左侧锁骨中线交点下大约3cm处（图2-1-9-3A）。

5孔法：观察孔放置在脐上，反麦氏点处置入12mm套管为术者中间站位时的主操作孔，右侧对应点置入5mm套管为术者副操作孔，左侧肋缘下3cm锁骨中线处置入5mm套管为术者左侧站位时的主操作孔，右侧对称点置入5mm套管为助手操作孔（图2-1-9-3B）。

注意：如需清扫第六组淋巴结建议助手操作孔放置12mm trocar。trocar的位置根据术者操作习惯而定。

3. 手术站位　术者站在病人两腿之间或病人左侧，扶镜手和助手站在病人左侧。器械护士站在病人下右侧，显示器位于病人右肩侧（图2-1-9-4）。

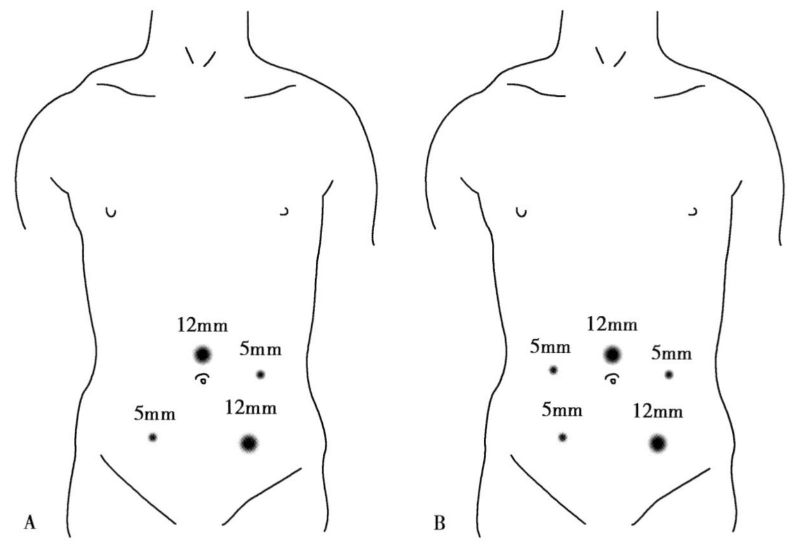

图 2-1-9-3 戳卡位置
A. 4孔法; B. 5孔法

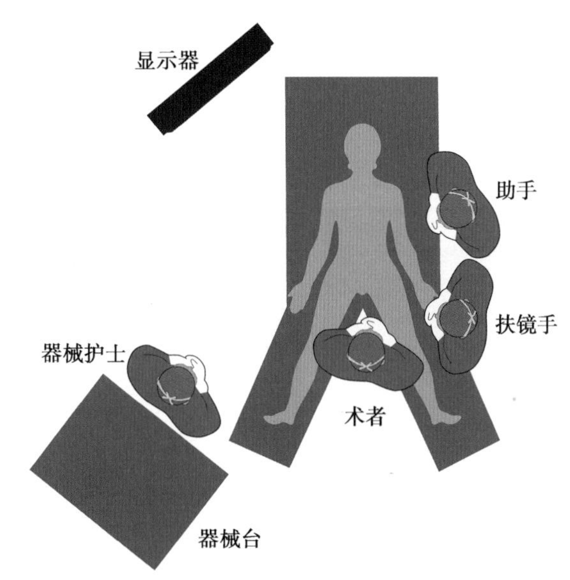

图 2-1-9-4 手术站位

【术前检查】

术前检查首先要完成腹部触诊，其他辅助检查包括：①肠镜（明确病理诊断并可以标记银夹明确肿瘤位置）；②钡剂灌肠（确定肿瘤位置）；③结肠三维 CT（明确肿瘤位置及还原血管成像确定有无血管变异）；④肺部、肝脏 CT（检查是否存在远处转移）；⑤腹部超声；⑥ PET-CT（不常规推荐）。

【手术步骤】

腹腔镜探查：腹膜、肝脏、脾脏、胃、结肠、小肠及 Douglas 窝。

1. 以肝圆韧带为界劈开大网膜至横结肠（需要切除 2/3 大网膜）。

2. 进入网膜囊尽量向脾曲拓展以便获得更好的游离度。

3. 打开胃胰韧带显露胰腺。

4. 沿胰腺下缘打开横结肠系膜前叶，显露结肠中动静脉及副中结肠动脉（罕见）。

5. 沿融合间隙向结肠肝曲拓展，显露右结肠静脉及副右结肠静脉。

6. 完全游离结肠肝曲注意保护十二指肠及胆囊。

7. 向头侧翻转横结肠显露结肠系膜。

8. 显露肠系膜上静脉，解剖离断回结肠动静脉。

9. 离断右结肠动脉，离断结肠中动静脉。

10. 显露胃结肠静脉干，离断右结肠静脉及副右结肠静脉。

11. 游离回盲部与结肠旁沟，裁剪小肠系膜，游离右结肠后间隙。

12. 保护切口，取出标本，体外吻合。

13. 缝合切口，重新建立气腹，检查吻合口方向，观察血运，放置引流，排列肠管。

【手术技巧】

1. 以肝圆韧带为界劈开大网膜至横结肠　腹腔探查腹膜、肝脏、脾脏、胃、结肠、小肠及Douglas窝，确定肿瘤位置，大网膜是否存在粘连。病人处于头低足高并向左倾斜体位。以肝圆韧带为界劈开大网膜至横结肠（需要切除2/3大网膜），术者左手牵拉大网膜，右手持超声刀，助手牵拉大网膜与其对抗牵引（图2-1-9-5）（【二维码】2-1-9-1）。

【二维码】2-1-9-1　上腹部横结肠系膜前叶的手术操作

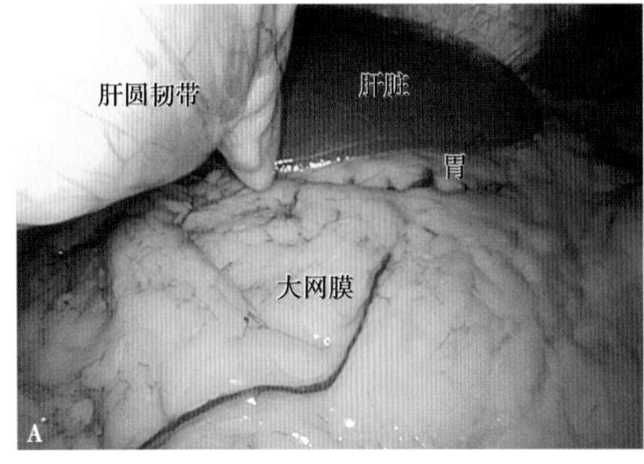

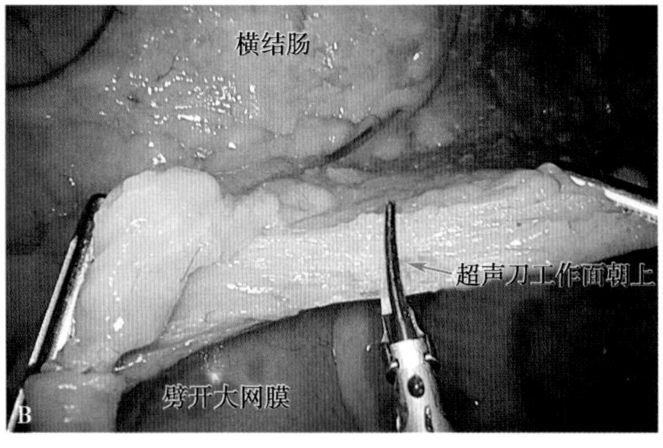

图2-1-9-5　确定位置及切开大网膜
A. 以肝圆韧带为界；B. 劈开大网膜

2. 进入网膜囊尽量向脾曲拓展以便获得更好的游离度　劈开大网膜沿横结肠壁切开大网膜进入网膜囊，此时助手向下牵拉横结肠以便获得更好的间隙，如无需清扫第六组淋巴结，应避免损伤到胃网膜血管弓。向脾曲拓展以便获得更好的游离度，方便将结肠更好的拉出体外。

> 注意：如果为结肠肝曲肿瘤必须清扫第六组淋巴结，在胃网膜左和右动静脉交汇处切断胃网膜右动静脉，沿胃网膜弓内走行至幽门下，根部离断胃网膜右动静脉，完成第六组淋巴结清扫（图2-1-9-6）。

3. 打开胃胰韧带显露胰腺　助手将胃提起显露胃胰韧带，一般胰胃韧带横行于胰腺下缘，切断胃胰韧带后显露胰腺（图2-1-9-7）。

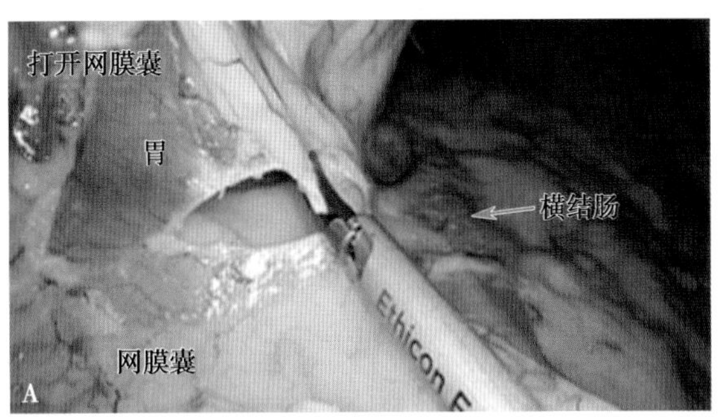

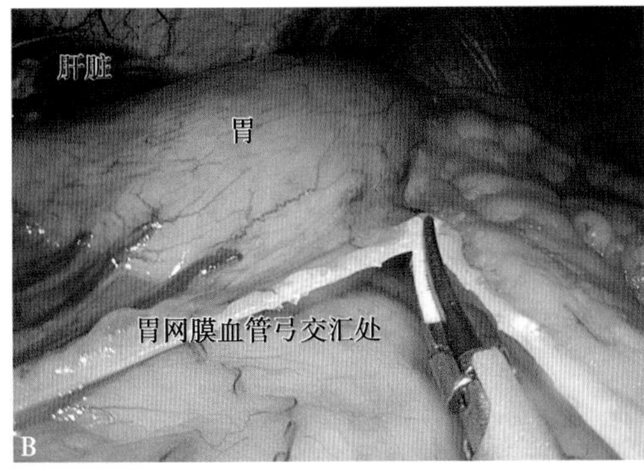

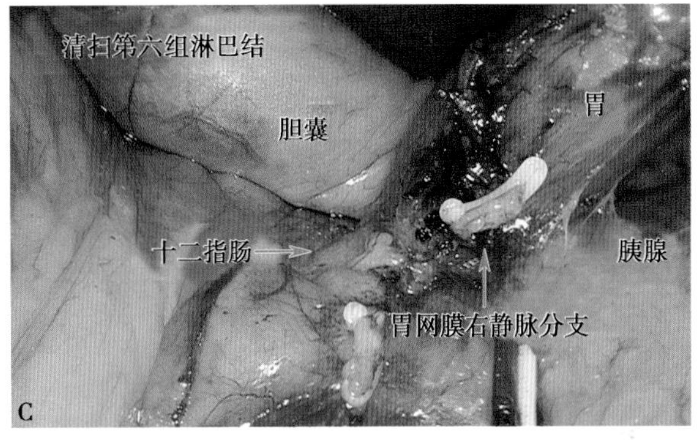

图 2-1-9-6 第六组淋巴结清扫步骤

A. 进入网膜囊；B. 血管弓内走行；C. 清扫第六组淋巴结

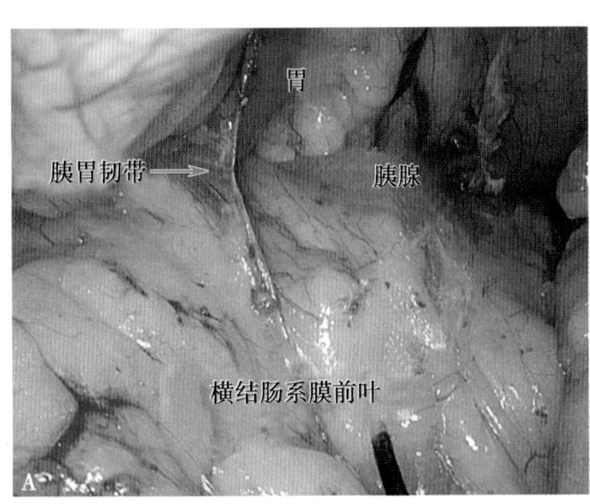

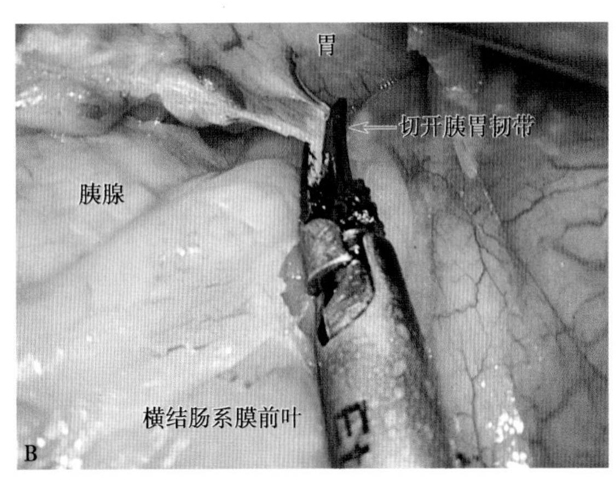

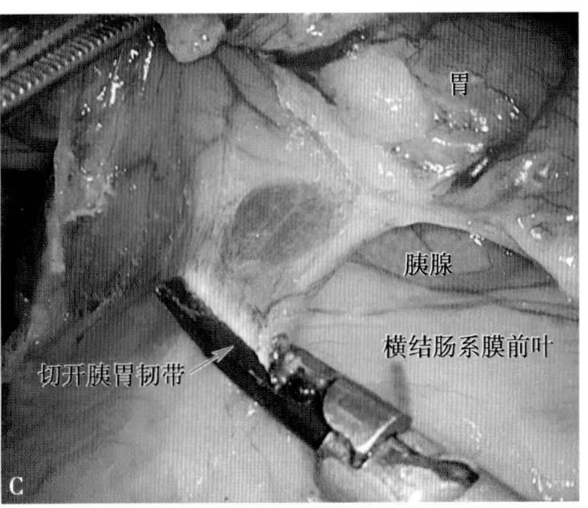

图 2-1-9-7 打开胰胃韧带步骤

A. 胰胃韧带的位置；B. 切开胰胃韧带；C. 继续切开胰胃韧带

注意：胃胰韧带位于胃后壁，解剖位置恒定，离断后可显露胰腺，游离时远离胃壁侧，避免造成副损伤。

4. 沿胰腺下缘打开横结肠系膜前叶，显露结肠中动静脉及副中结肠动脉（罕见） 助手将胃向上提起，术者沿胰腺下缘切开横结肠系膜前叶，注意胰腺下缘分支血管，确切凝扎，在结肠中动静脉处放置纱条一枚，为后续手术起到指引的作用（图 2-1-9-8）。尽量紧贴胰腺下缘解剖，避免损伤结肠系膜，解剖至胰体尾部注意保护屈式韧带，保证结肠系膜后叶的完整性。

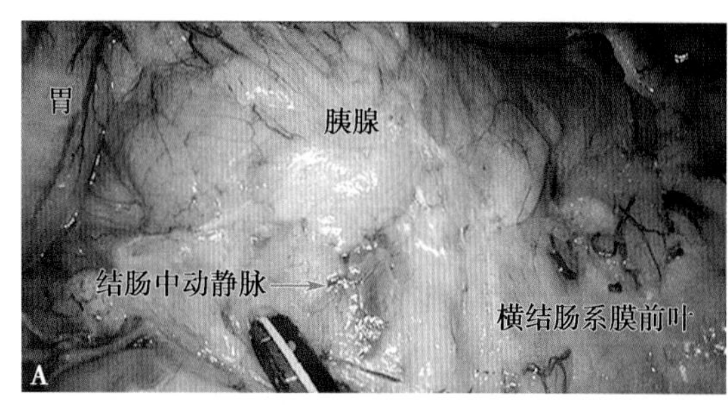

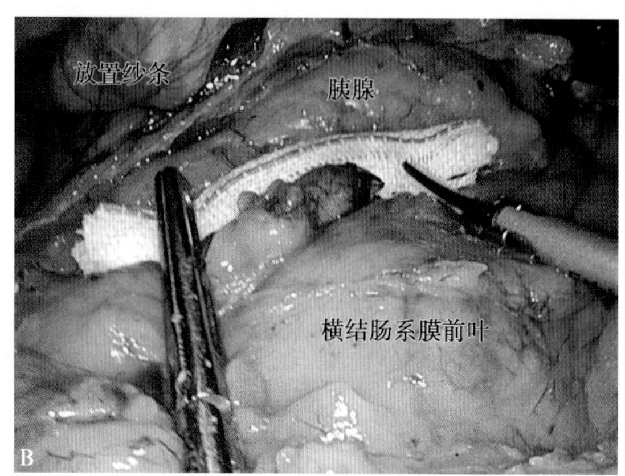

图 2-1-9-8 显露结肠中血管及放置纱条
A. 显露结肠中血管；B. 放置纱条

5. 沿融合间隙向结肠肝曲拓展，显露右结肠静脉及副右结肠静脉 融合间隙是指显露横结肠系膜前叶后，由中央向结肠肝曲拓展胃系膜和结肠系膜之间的间隙。沿着融合间隙向结肠肝曲拓展时，十二指肠与结肠融合致密，可通过十二指肠蠕动观察其与结肠的界限，精心分离，此处尽量向结肠肝曲拓展。向下牵拉结肠肝曲，沿融合间隙向结肠肝曲拓展，牵拉胃系膜，以便更清晰地显露融合间隙（图 2-1-9-9）（【二维码】2-1-9-2）。

【二维码】2-1-9-2 右半结肠血管的显露

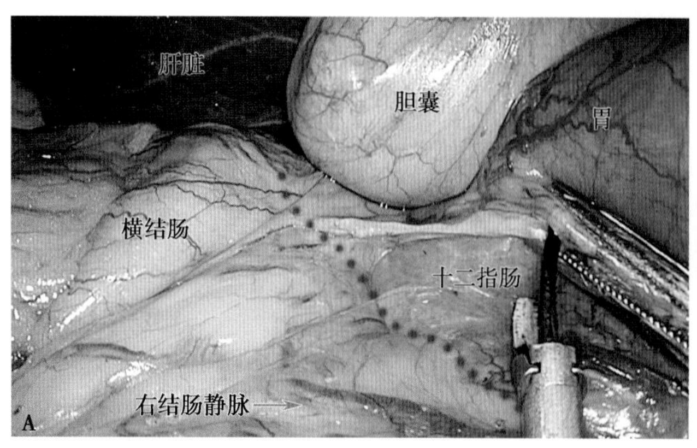

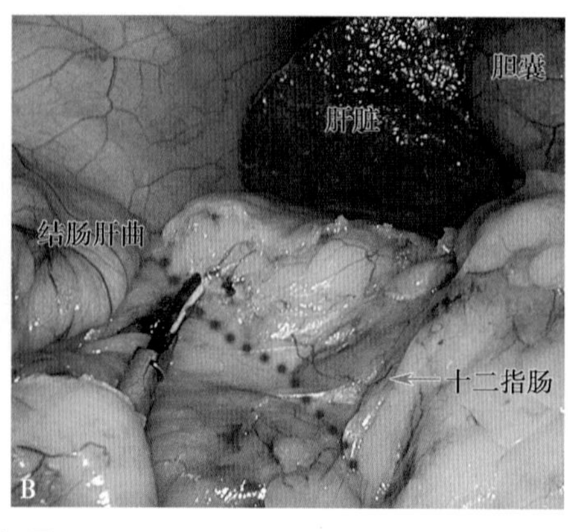

图 2-1-9-9 向融合间隙拓展
A. 向融合间隙拓展显露十二指肠；B. 向融合间隙拓展至结肠肝曲

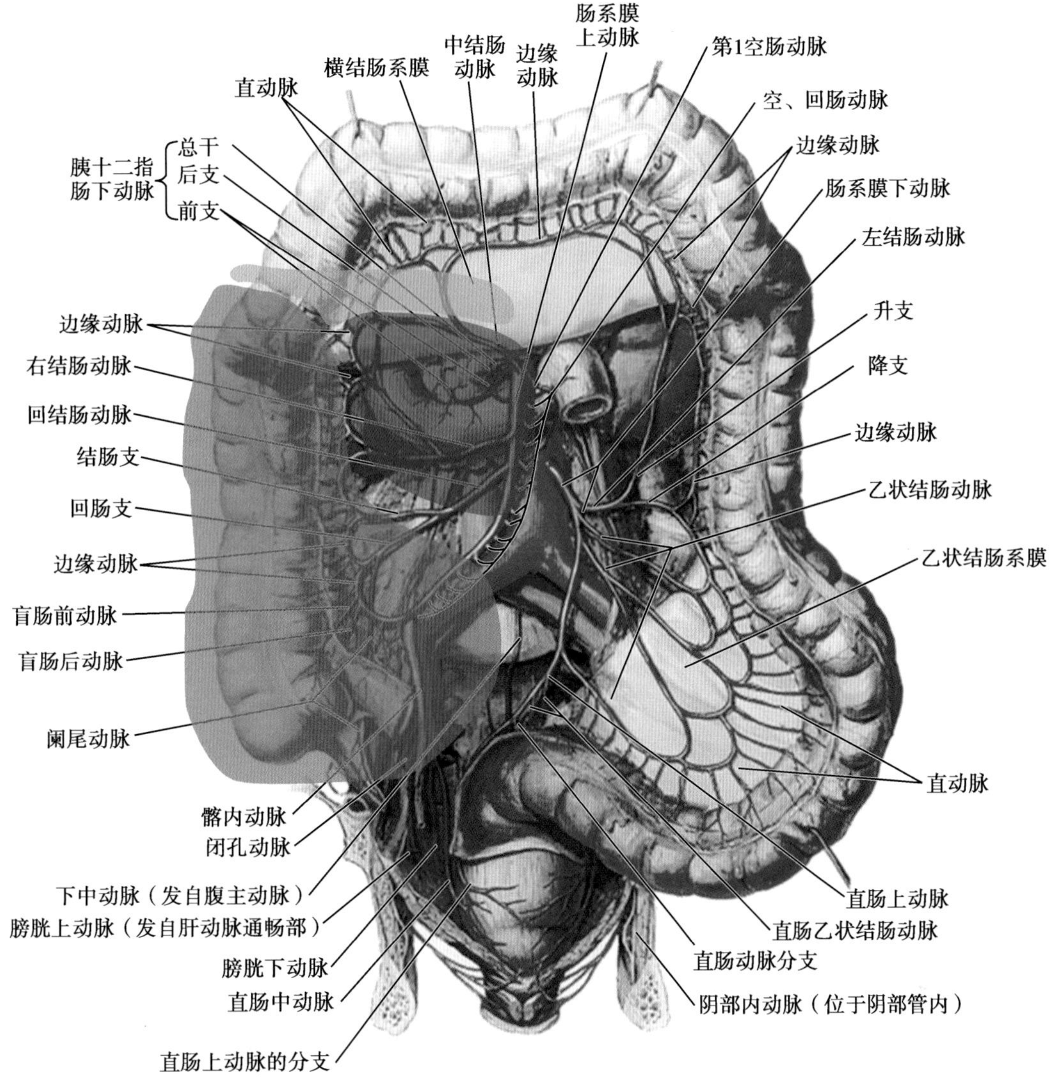

图 2-1-9-10　右半结肠外科间隙

融合间隙：显露横结肠系膜前叶后，由中央向结肠肝曲拓展，会发现胃系膜和结肠系膜之间的间隙，称之为融合间隙（图 2-1-9-10）；横结肠后间隙（transverse retrocolic space，TRCS）：右半结肠切除术中需要游离横结肠后间隙右半部分，横结肠后间隙位于横结肠系膜与胰十二指肠之间，是左右结肠后间隙相通的链接。胰颈下缘、胰头和十二指肠降段前面是横结肠系膜根右半部分融合的部位。于十二指肠水平段下缘切开结肠系膜，即进入横结肠后间隙，向右直至结肠肝曲与侧腹壁的融合边界。

小技巧：在游离过程中术者左手无损伤钳牵拉肠管应轻柔注意保护右结肠静脉及副右结肠静脉，以免损伤显露的横结肠血管。

注意：如果肿瘤位于结肠肝曲或升结肠近肝曲，应先行切断结肠中静脉后在分离融合间隙。

6. 完全游离结肠肝曲注意保护十二指肠及胆囊 沿融合间隙向结肠肝曲拓展游离至十二指肠外侧缘即进入部分右结肠后间隙，术者左手向上、向尾侧牵拉结肠肝曲，以便获得更好解剖间隙，进入右结肠后间隙游离，避免进入肾脂肪囊内（图 2-1-9-11）。

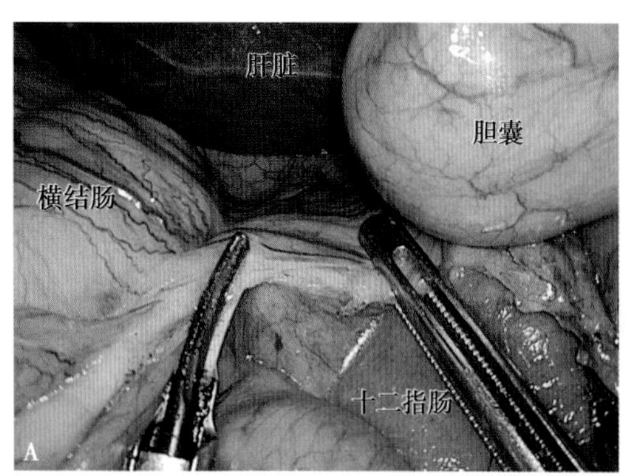

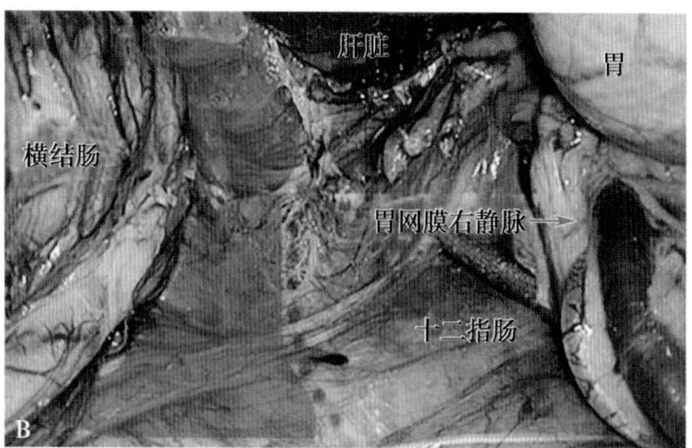

图 2-1-9-11 横结肠后间隙向右结肠后间隙过度

A. 由此进入右结肠后间隙；B. 蓝色：部分右结肠后间隙，红色：横结肠后间隙

右结肠后间隙：右结肠后间隙（right retrocolic space，RRCS）是右半结肠癌切除术中游离回盲肠、升结肠、结肠肝曲及其系膜的天然外科平面。中线侧界：肠系膜上静脉（superior mesenteric vein，SMV）主干；外侧界：右结肠旁沟腹膜返折；头侧界：十二指肠降段和水平段下缘，经此与横结肠后间隙、胰后间隙交通；尾侧界：小肠系膜根尾端、回盲部；前界：升结肠、结肠肝曲系膜；后界：右侧肾前筋膜。

7. 向头侧翻转横结肠显露结肠系膜 调整体位，呈头低臀高位约 15°，病人左侧倾斜约 15°，将横结肠及系膜向头侧翻转，助手应向上、向头侧牵拉横结肠系膜，此时可见胰腺下缘放置的纱条投影，重新排列小肠后便可以显露出右半结肠及横结肠系膜（图 2-1-9-12）。

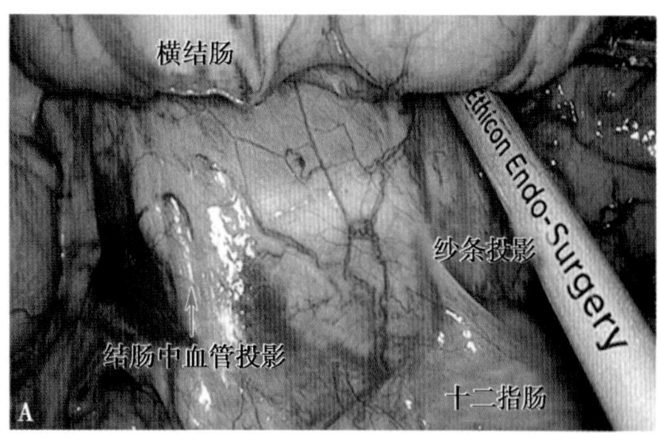

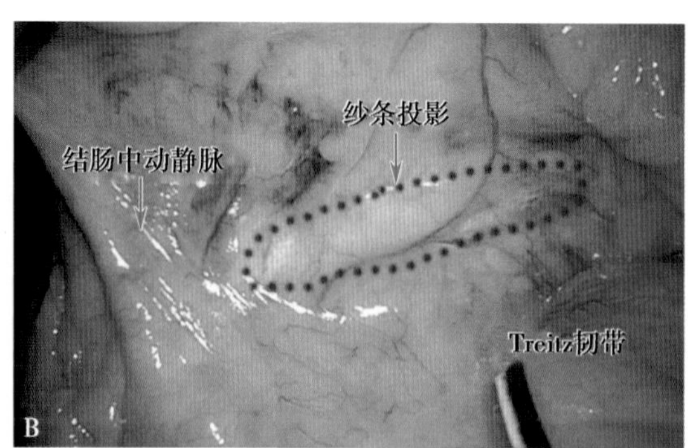

图 2-1-9-12 显露右半结肠及横结肠系膜

A. 较容易辨认病人；B. 肥胖病人

注意：根据术者的习惯，可以站在病人的两腿之间，也可以站在病人的左侧。

8. 显露肠系膜上静脉，解剖离断回结肠动静脉　术者无损伤钳在回盲部上隐窝处牵拉结肠系膜，在此处切开结肠系膜，会直接进入右结肠后间隙，超声刀锐性分离，工作面尽量远离血管。沿此间隙向头侧向中央拓展，显露肠系膜上动静脉，分别显露回结肠动静脉，在根部结扎，回结肠动脉是比较恒定的，在SMV前方走行的概率为36.67%，在后方走行的概率为63.33%(图2-1-9-13)。

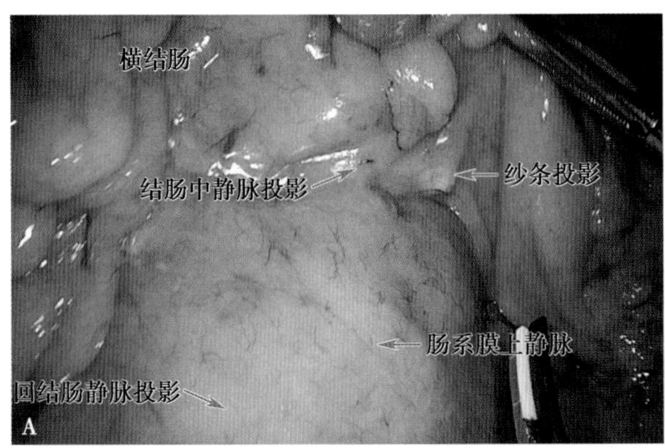

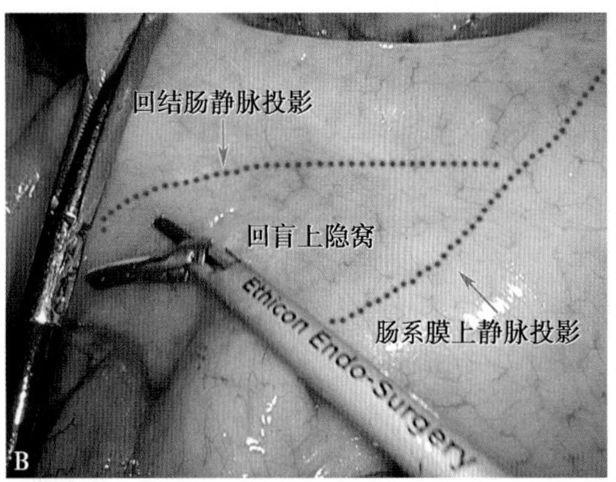

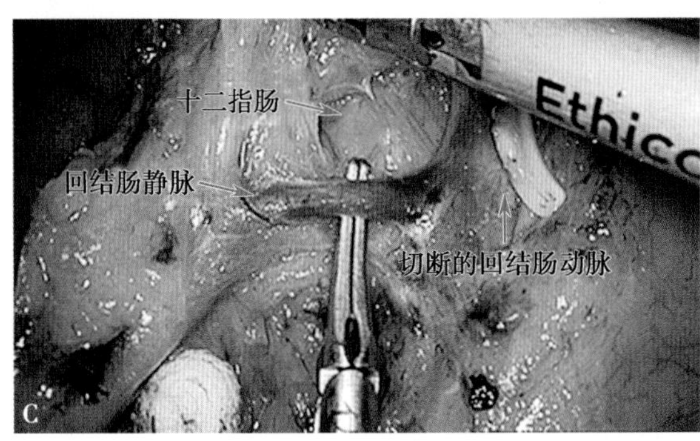

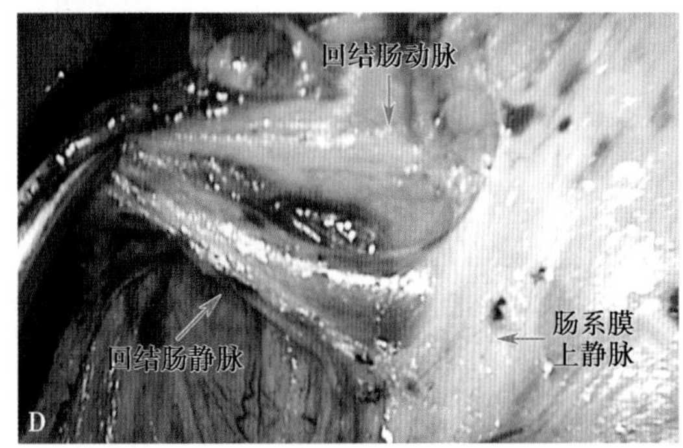

图2-1-9-13　显露肠系膜上静脉，解剖回结肠动静脉

A. 手术起始场景；B. 切开回结肠血管下缘系膜；C. 所示为回结肠动脉在肠系膜上静脉前方走行；D. 所示为回结肠动脉在肠系膜上静脉后方走行

> 注意：助手应持续向头侧、向上牵拉横结肠系膜，以便获得更好术野。

9. 离断右结肠动脉，离断结肠中动静脉　离断回结肠动静脉后，向头侧拓展注意保护十二指肠，术者左手向上牵拉结肠系膜，右手超声刀非工作面可紧邻肠系膜上静脉操作，完整显露肠系膜上静脉。根据术者习惯，扶镜手此时可将肠系膜上静脉与屏幕至于垂直状态，也可与屏幕横轴倾斜15°。继续向头侧解剖时，血管辨认较复杂，结肠中动静脉多伴行，可先离断结肠中动脉，再离断结肠中静脉。对于回盲部或者升结肠的肿瘤在清扫完结肠中动脉淋巴结后，根部结扎结肠中血管的右支，对于肝曲的肿瘤，应在结肠中血管的主干根部结扎。(图2-1-9-14)

> 注意：右结肠动脉出现的概率大约为41%而其在SMV前方走行比率大约为84%，在其后方走行比率大约为16%。
>
> 由于此前在胰腺下缘放置纱条，可清楚辨认结肠中动静脉，可先行贯通系膜，避免进入胰腺下后方。

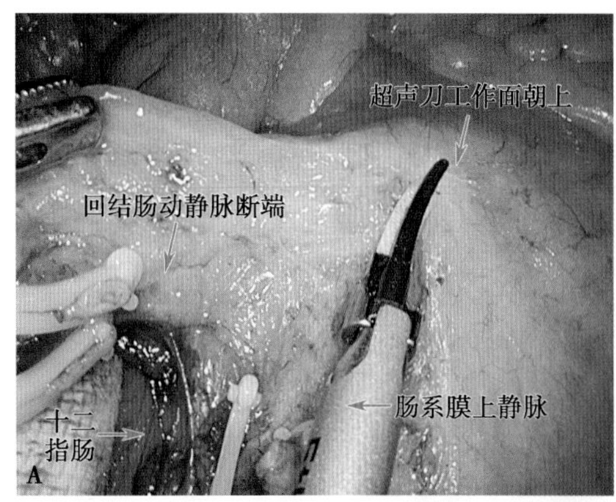

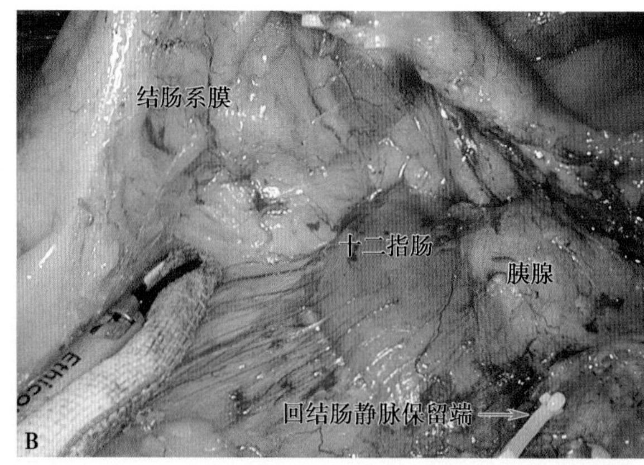

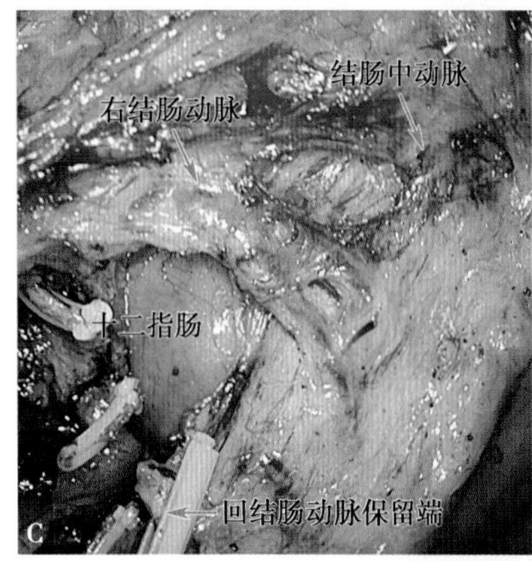

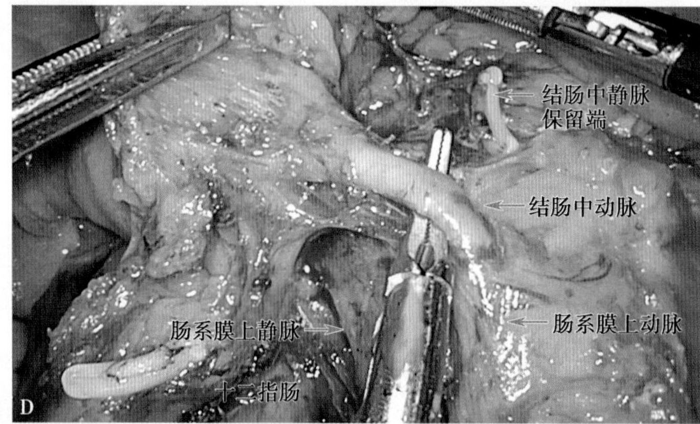

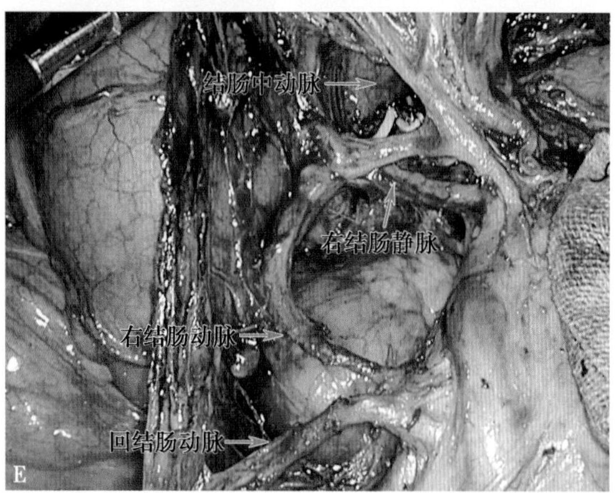

图 2-1-9-14 离断右结肠动脉，离断结肠中动静脉

A. 沿肠系膜上静脉继续向头侧拓展；B. CVL 和结肠系膜；C. 右结肠动脉；D. 结肠中动脉；E. 根据日本大肠癌规约淋巴结分类

10. 显露胃结肠静脉干，离断右结肠静脉及副右结肠静脉 胃结肠静脉干最常见的是由胃网膜右静脉，右结肠静脉，胰十二指肠上前静脉共同汇合而成，胃结肠干的各种变异如下所示：①胃结肠没有分支滋养静脉 36/62（58.1%）；②胰十二指肠上前 + 右结肠 + 胃网膜右静脉 10/62（16.1%）；③右结肠和副右结肠在胃网膜右静脉主干的上方或下方汇入 5/62（8.1%）；④右结肠和结肠中主干上方汇入 2/62（3.2%）；⑤只有结肠中动脉在胃网膜主干上方 2/62（3.2%）（图 2-1-9-15）。

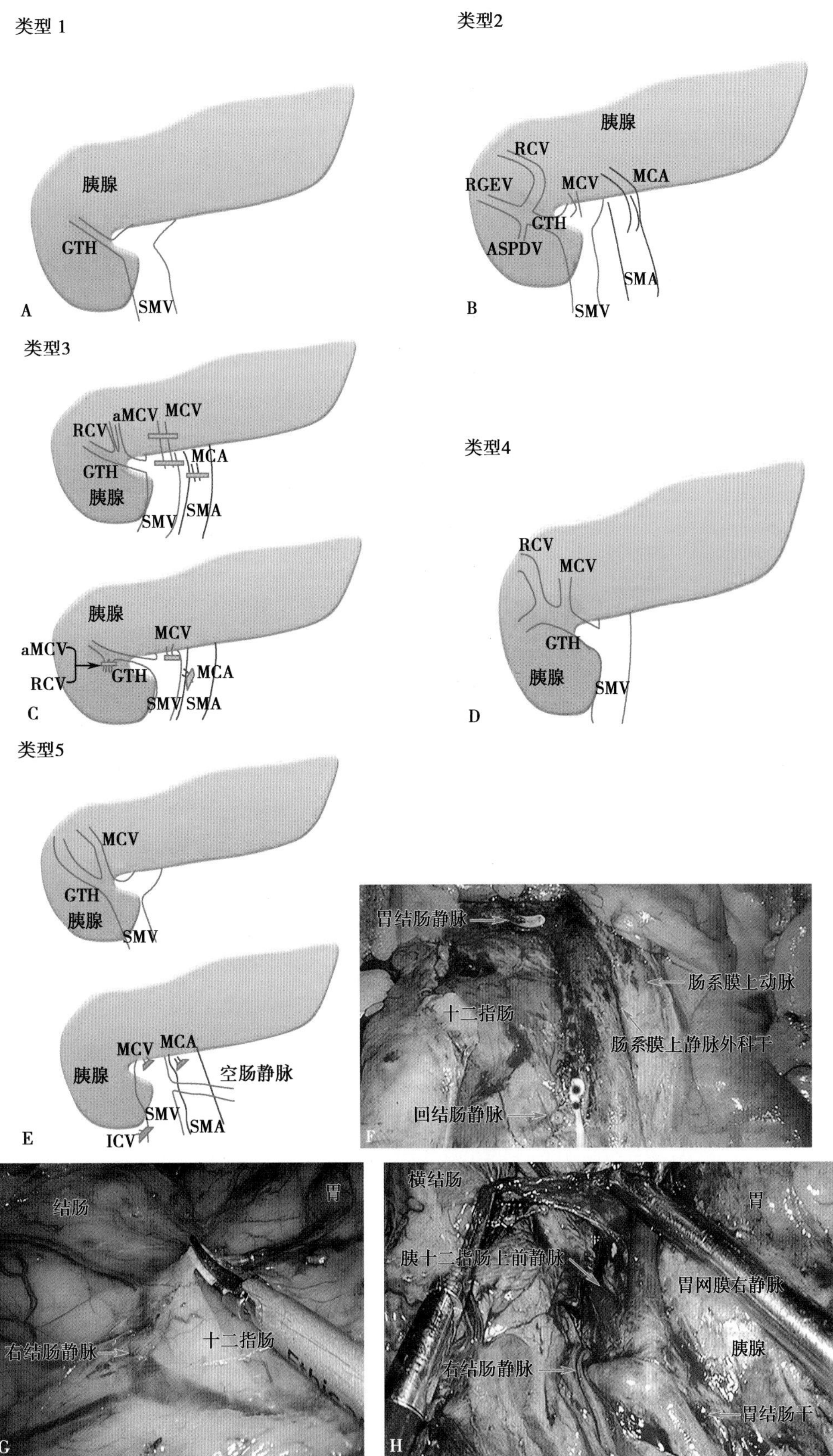

图 2-1-9-15 Henle 干常见的类型及术中图所见

A～E. Henle 干常见的类型；F. 肠系膜静脉外科干；G. 上面观的右结肠静脉；H. 完整解剖的胃结肠静脉干

SMV：肠系膜上静脉；GTH：胃结肠干 Henle；ICV：回盲瓣；RCV：右转肠静脉；MCV：中结肠静脉；aMCV：副中结肠静脉；SMA 肠系膜上动脉；MCA：中结肠动脉；ASPDV：胰十二指肠上前静脉；RGEV：网膜右静脉

注意：肠系膜上静脉外科干是指回结肠静脉根部到胃结肠静脉干之间的肠系膜上静脉。在游离胃结肠干时一定要小心谨慎，避免过度牵拉损伤到肠系膜上静脉主干。

11. 游离回盲部与结肠旁沟，裁剪小肠系膜根部，游离右结肠后间隙 术者左手无损伤钳向上向头侧牵拉回盲部，右手超声刀在回盲部与腹膜附着处切开，助手用无损伤钳挡住盆腔小肠。游离回盲部时，进入右结肠后间隙，向下游离，离断小肠系膜根部，以便获得更好的游离度。右结肠后间隙与横结肠后间隙相贯通，完全游离右半结肠（图 2-1-9-16）。

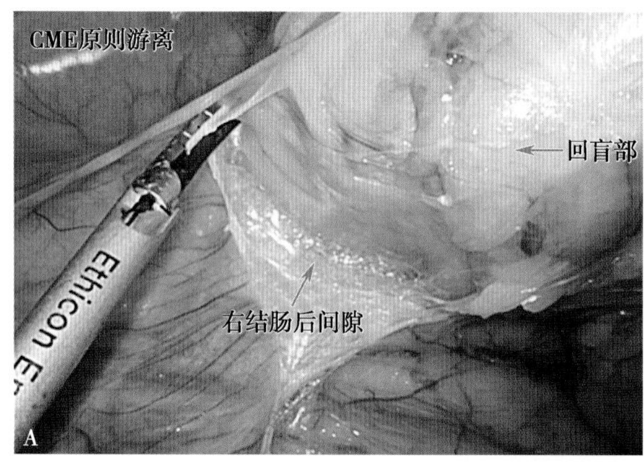

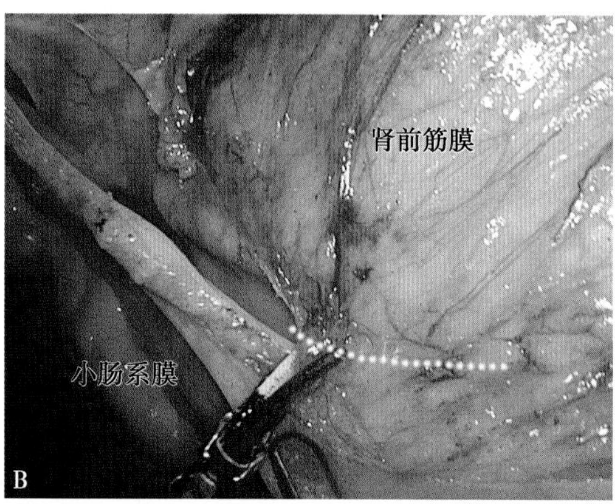

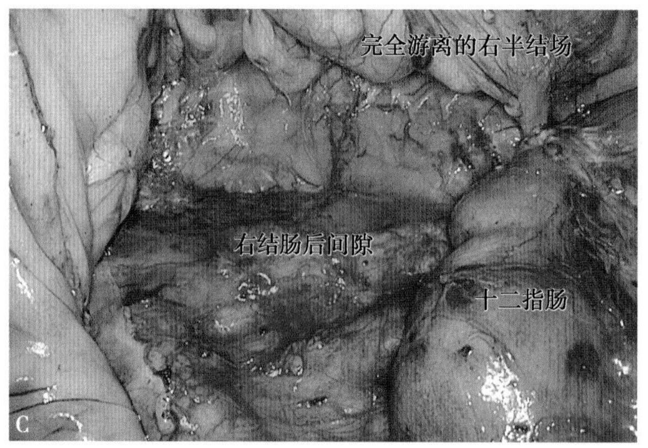

图 2-1-9-16 游离回盲部及完全游离的右半结肠
A. 游离回盲部；B. 裁剪小肠系膜根部；C. 完全游离的右半结肠

12. 保护切口，取出标本，体外吻合 沿脐上观察孔切开皮肤长约 5cm 切口（可向上，可向下经脐），逐层打开，置入切口保护器，取出完全游离的右半结肠肠管及大网膜，进行体外吻合，设定预切线位于横结肠中部或距肿瘤 10cm，切断横结肠系膜达肠管壁，距回盲部 10～15cm 设定预切线，离断小肠，结扎此段回肠系膜至肠壁，切除标本，行回肠横结肠吻合（可行端侧或侧侧吻合）（图 2-1-9-17）。

13. 缝合切口，重新建立气腹，检查吻合口方向，放置引流，排列肠管 缝合上腹部正中切口，再次建立气腹，腹腔镜下观察，远近端系膜方向无误，腹腔镜下排列肠管，防止系膜扭转，内疝等。腹腔冲洗，检查术野，确认无活动性出血，经右下腹 trocar 孔置入引流管一根于吻合口旁（图 2-1-9-18）。

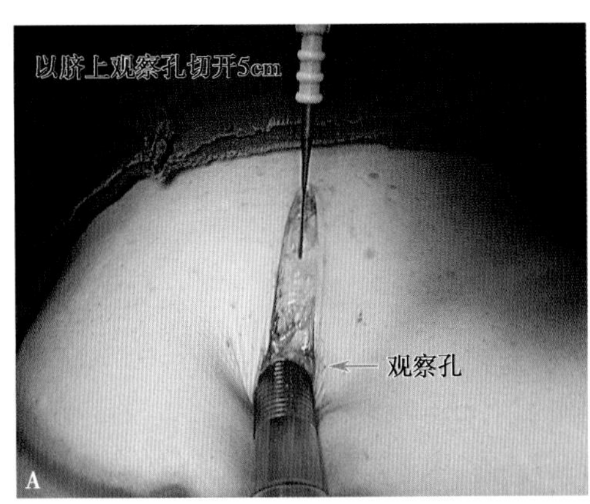

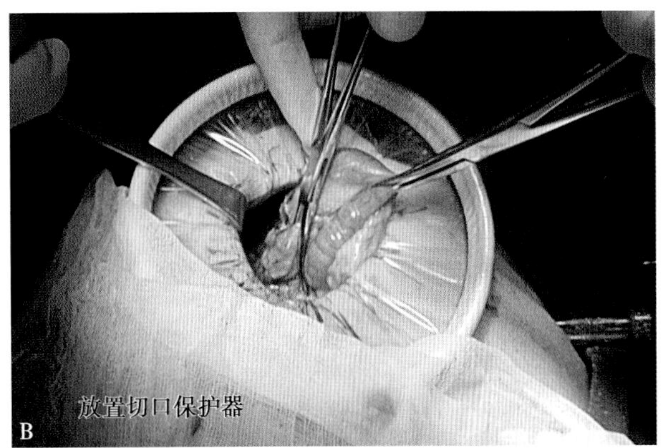

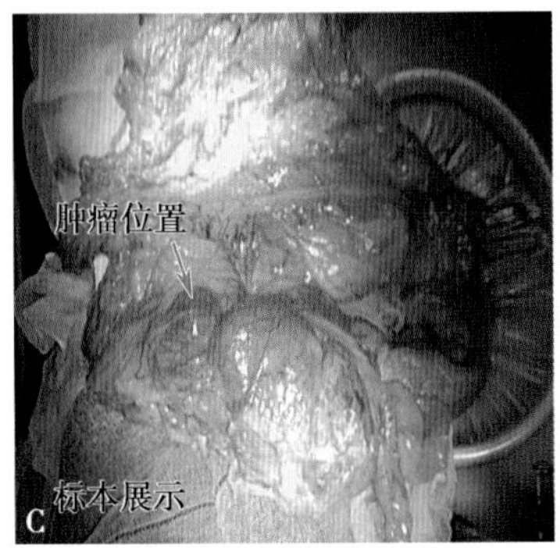

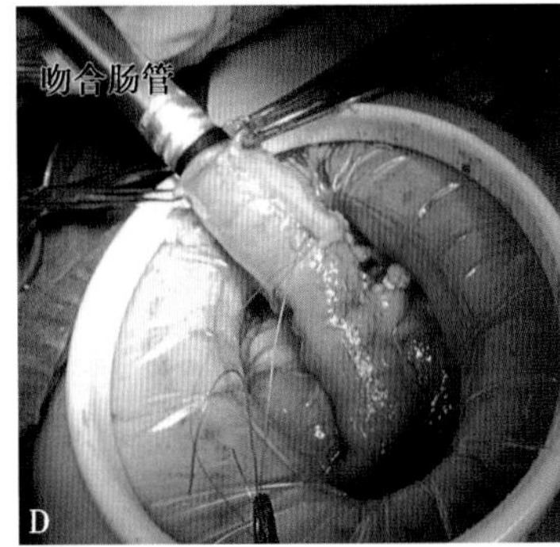

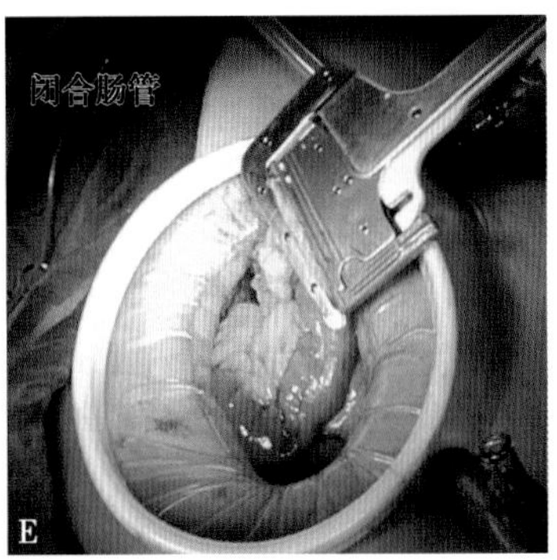

图 2-1-9-17 保护切口，取出标本，体外吻合

A. 上腹部正中切开 5cm；B. 取出标本；C. 标本展示；D. 吻合肠管；E. 闭合肠管

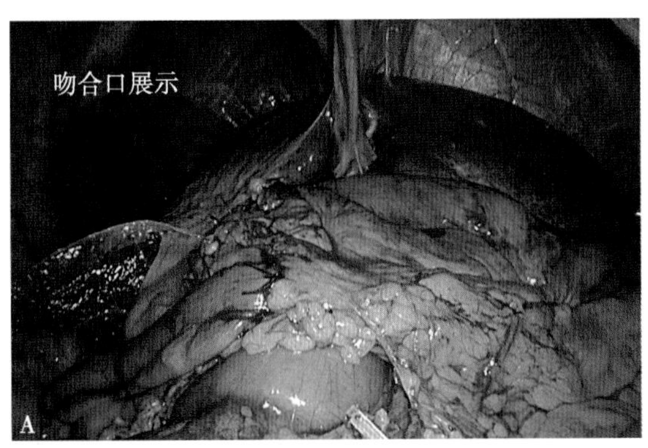

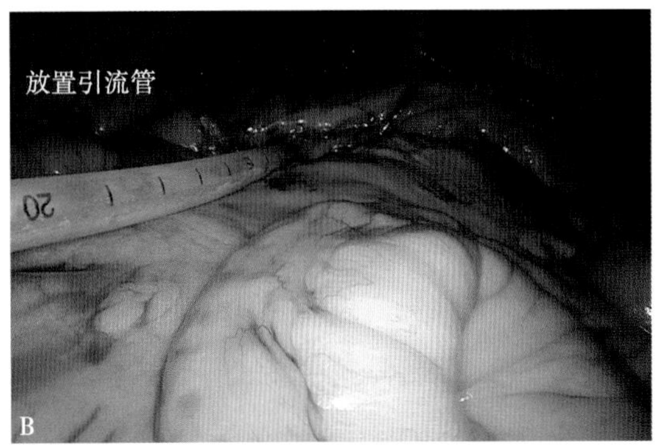

图 2-1-9-18 吻合口展示及放置引流管

A. 吻合口展示；B. 放置引流管

【术后注意事项】 由于淋巴结清扫较彻底，可能出现乳糜性腹水（乳糜漏）。腹腔内的淋巴液异常蓄积定义为乳糜性腹水（乳糜漏），根据 Baek 的研究在大肠癌手术中，乳糜腹水出现的总概率为 6.6%，其中右半结肠出现乳糜性腹水占 33.3%，左半结肠出现乳糜性腹水占 2%，直肠手术（不区分前切除，低位前切除术，腹会阴联合切除等）出现乳糜性腹水总的概率为 54.2%，常规乳糜漏液颜色表现为乳白色液体，但并非所有的乳糜漏都表现为典型的乳白色液体，主要取决于饮食中脂肪的含量。普食中含有大量长链甘油三酯，经肠道吸收后进入淋巴系统，增加乳糜液的形成，此时，病人需要绝对禁食 3～5 天。

（崔滨滨）

【文后述评】（丁克峰）

值得一提的是过去的一个世纪，传统观念认为肠系膜是不连续的，或者认为大部分右半结肠是腹膜间位器官，并无结肠系膜存在。主要由于两个理论，第一个是 Sir Frederick Treves[8]，他认为左右系膜融合之后都消失了。第二个理论是一旦系膜被游离下来，这个系膜就跟原始的结构有区别了，但是整个腹膜下游离肠系膜的手术过程都是以系膜的完整性和连续性作为依据实行的。随着腹腔镜在最近十年中的快速发展和 CME 的手术创新，5 年复发率由 6.5% 降低至 3.6%，5 年生存率由 82.1% 升至 89.1%[1]，相比 D3 根治术的效果也得到了肯定[3]。在 CME 报道的开始，虽然对其有一些不同的看法，但是最新的研究表明，CME 在结肠癌的手术中比传统的术式切除了更多的结肠系膜，且显著降低局部复发并提高生存率的。腹腔镜观察到的术野与开腹手术的术野不相同（腹腔镜是 2D 视角而开腹手术则为 3D 视角），甚至出现了腹腔镜手术解剖学科，腹腔镜大肠癌手术中，右半结肠切除术是比较复杂的手术，而对于术中观察到的解剖结构，许多外科医生有着不同的理解，使得一些解剖结构没有一个准确的统一的名词。所以出现了许多以胚胎学作为基础的对肠道以及肠系膜的发生的研究，在胚胎 6～7.5 周的时候由于肠袢的快速生长，形成生理性脐疝，这时对于小肠和大肠还是没有区别的，在 7.5 周之后的 9～15 周时，虽然还没有明确的原因，很大可能由于肝脏、肾脏体积的减少，形成的 U 型肠袢逐渐回到腹腔。在这个过程中，卵黄蒂以下的原始小肠经过两次逆时针（第一次 90°，第二次 180°）的旋转逐渐变成结肠，垂直的肠系膜上动脉也逐渐与躯干平行。整个原始肠系膜贴附在腹膜上，这时融合 Toldt 筋膜形成了，也就是大多数外科医生所推崇的外科无血管神经束的解剖安全平面，而对于 CME 理论的主要步骤就是在 Toldt 筋膜的锐性分离。

在 CME 发展的过程中，也出现了一些头侧中间入路的术式，比如 Benz 所提出的 UFA（unicate process first approach），就是在十二指肠的升部作为切入点，切开系膜完成 CME，但是对于还处在右半结肠学习曲线中的医生，此种术式要求外科医生的腔镜技巧。同时还有 Matsuda[18]提出的中央入路也与上文提到头侧中央入路相似，唯一不同的是对于胃结肠干的处理顺序，因为胃结肠干的变异较多且极其脆弱[3]，稍事不当的牵拉会造成不必要的出血，且止血困难，根据 Ignjatovic 的研究，以胃结肠干作为腹腔镜的解剖标志还是有一些难度的。所以我们更倾向于传统从下向上的方向处理胃结肠干。

腹腔镜大肠癌手术是相对复杂的，需要经过一个漫长的学习曲线，而对于胰腺爬坡的处理在曲线中是比较重要的一环，我们提出的这种头侧中央入路的手术方式可能比传统的尾侧入路更快捷方便，而且安全，在某种意义上帮助外科医生更快地完成整个腹腔镜的学习曲线，但是此实验只涉及短期的预后，对于远期的预后还是有待观察。

【作者简介】

崔滨滨，男，教授，博士研究生导师，任哈尔滨医科大学附属肿瘤医院结直肠外科主任医师。兼任中国抗癌协会大肠癌专业委员会常务委员、中华医学会肿瘤学分会结直肠肿瘤学组委员、中国医师学会多学科专业委员会委员、中国研究型医院学会精准医学与肿瘤 MDT 专业委员会常务委员、黑龙江省医学会结直肠肿瘤分会主任委员。负责及参与完成国家自然基金 1 项，多项省级课题，获得黑龙江省政府科技进步二等奖 1 项、三等奖 2 项、黑龙江省卫生厅科技进步奖二等奖 1 项、黑龙江省高校科学技术奖 1 项、哈尔滨医科大学医疗新技术三等奖 1 项。发表 SCI 核心期刊 20 余篇。在《中华外科杂志》《世界华人消化杂志》等核心期刊发表科研论文多篇。主编和参编人民卫生出版社、实用医学音像出版社教材 4 部。主编人民卫生出版社出版的《腹腔镜直肠癌根治术图谱》。

【述评者简介】

丁克峰，浙江大学医学部教授、博士生导师，主任医师。浙江大学医学院附属第二医院院长助理、肿瘤外科副主任、大肠外科病区主任。浙江大学肿瘤研究所副所长、中国抗癌协会理事，浙江省抗癌协会常务理事，中国抗癌协会大肠癌专业委员会副主任委员，中国医师协会结直肠外科委员会常委兼副秘书长，中国抗癌协会肿瘤转移专业委员会常务委员，浙江省医学会肿瘤外科学副主任委员，浙江省抗癌协会肿瘤转移专业委员会主任委员，浙江省抗癌协会大肠癌专业委员会副主任委员。

参考文献

[1] Hohenberger W，Weber K，Matzel K，et al.（2009）Standardized surgery for colonic cancer：complete mesocolic excision and central ligation-technical notes and outcome. Colorectal Dis，11：354-364.

[2] 林锋，李勇．结肠癌 D3 手术规范化实施和关键点．中国实用外科杂志，2011（6）：481-484.

[3] Toyota S，Ohta H，Anazawa S. Rationale for extent of lymph node dissection for right colon cancer. Diseases of the colon & rectum，1995，38（7）：705-711.

[4] West N P，Kobayashi H，Takahashi K，et al. Understanding optimal colonic cancer surgery：comparison of Japanese D3 resection and European complete mesocolic excision with central vascular ligation. Journal of Clinical Oncology，2012，30（15）：1763.

[5] 李国新，赵丽瑛．腹腔镜结直肠癌根治术解剖概要．中国实用外科杂志，2011（9）：844-848.

[6] Alsabilah J F，Razvi S A，Albandar M H，et al. Intraoperative Archive of Right Colonic Vascular Variability Aids Central Vascular Ligation and Redefines Gastrocolic Trunk of Henle Variants. Diseases of the Colon & Rectum，2017，60（1）：22-29.

[7] Ignjatovic D，Sund S，Stimec B，et al. Vascular relationships in right colectomy for cancer：clinical implications. Techniques in Coloproctology，2007，11（3）：247.

[8] Baek S J，Kim S H，Kwak J M，et al. Incidence and risk factors of chylous ascites after colorectal cancer surgery. American Journal of Surgery，2013，206（4）：555.

[9] Jamieson J K，Dobson J F. Ⅶ. Lymphatics of the Colon：With Special Reference to the

Operative Treatment of Cancer of the Colon[J]. Journal of Physiology, 1909, 50(6): 1077.

[10] Galizia G, Lieto E, De Vita F, et al. Is complete mesocolic excision with central vascular ligation safe and effective in the surgical treatment of right-sided colon cancers? A prospective study. Int J Colorectal Dis, 2014, 29(1): 89-97.

[11] Storli K E, Sndenaa K, Furnes B, et al. Outcome after Introduction of complete mesocolic excision for colon cancer is similar for open and laparoscopic surgical treatments. Dig Surg, 2013, 30(4-5): 317-327.

[12] West N P, Hohenberger W, Weber K, et al.Complete mesocolic excision with central vascular ligation produces an oncologically superior specimen compared with standard surgery for carcinoma of the colon. Journal of Clinical Oncology, 2009, 28(2): 272-278.

[13] Bertelsen C A, Bols B, Ingeholm P, et al.Can the quality of colonic surgery be improved by standardization of surgical technique with complete mesocolic excision?. Colorectal Disease the Official Journal of the Association of Coloproctology of Great Britain & Ireland, 2011, 13(10): 1123.

[14] Mike M, Kano N. Laparoscopic surgery for colon cancer: a review of the fascial composition of the abdominal cavity. Surgery Today, 2015, 45(2): 129-39.

[15] Barussaud M L, Danion J, Castagnet M, et al. From anatomy to laparoscopic surgery, or how to reconcile surgeons to embryology. Surgical and Radiologic Anatomy, 2015, 37(4): 393-398.

[16] Matsuda T, Iwasaki T, Sumi Y, et al. Laparoscopic complete mesocolic excision for right-sided colon cancer using a cranial approach: anatomical and embryological consideration. International Journal of Colorectal Disease, 2016, 32(1): 1-3.

[17] The Developing Human. Clinically Oriented Embryology

[18] Moore K L, Persaud T V N, Torchia M G. The Developing Human: Clinically Oriented Embryology.10th ed. Netherlands: Elsevier Press, 2015

[19] Benz S, Tam Y, Tannapfel A, et al. The uncinate process first approach: a novel technique for laparoscopic right hemicolectomy with complete mesocolic excision. Surgical Endoscopy, 2016, 30(5): 1930-1937.

[20] Matsuda T, Iwasaki T, Mitsutsuji M, et al. Cranially approached radical lymph node dissection around the middle colic vessels in laparoscopic colon cancer surgery. Coloproctology, 2015, 400(3): 113.

[21] Kuzu MA1, Ismail E, Celik S, et al. Variations in the Vascular Anatomy of the Right Colon and Implications for Right-Sided Colon Surgery. Diseases of the Colon & Rectum, 2017, 60(3): 290.

[22] Adamina M, Manwaring M L, Park K J, et al. Laparoscopic complete mesocolic excision for right colon cancer. Surgical Endoscopy, 2012, 26(10): 2976-2980.

[23] Voiglio E J, Boutillier d R C, Neidhardt J P, et al. Gastrocolic vein. Definition and report of

two cases of avulsion. Surgical and Radiologic Anatomy，1998，20（3）：197-201.

[24] Ignjatovic D，Spasojevic M B. Can the gastrocolic trunk of Henle serve as an anatomical landmark in laparoscopic right colectomy? A postmortem anatomical study. American Journal of Surgery，2010，199（2）：249-254.

第二章 腹腔镜横结肠切除术

腹腔镜横结肠癌 D3 根治术（laparascopic transverse colon cancer radical resection，LTCR）比较少见，手术难度也较大。通常，横结肠癌有三种类型，即距离肝曲 10cm 以内的横结肠癌，通常做扩大右半结肠切除术；距离脾曲 10cm 以内的横结肠癌，通常做扩大左半结肠切除术；以及位于两者之间的真正意义上的横结肠癌。本文主要谈的是第三种情形，这种横结肠癌一般需要松解肝曲和脾曲，部分横结肠非常游离的病人，可以不游离脾曲（图 2-2-1-1）。

LTCR 手术做法类似于中间入路的扩大右半结肠切除术，区别在于手术入路不同，LTCR 从回结肠血管襞的右上方切开进入十二指肠水平部及胰头前方的间隙，保留回结肠血管；不清扫幽门下脂肪淋巴组织；可能需松解脾曲。手术难点在于中结肠根部脂肪淋巴组织的清扫（D3）。手术关键是肠系膜上静脉（SMV）的显露（图 2-2-1-2）、胰头十二指肠前方间隙的游离、胰腺在松解横结肠系膜根部的解剖标志作用。吻合方式可以行侧侧或端侧吻合。

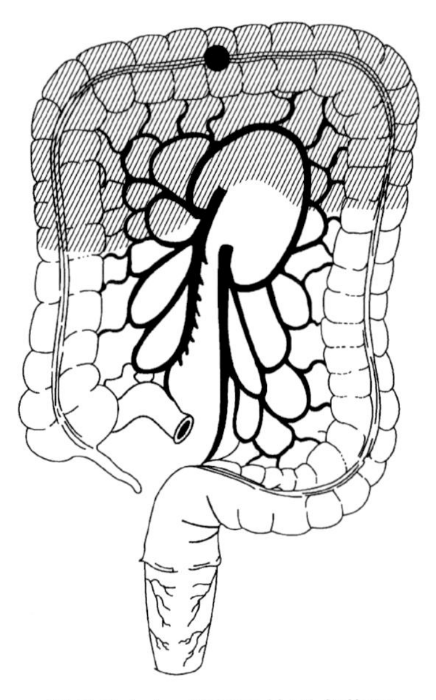

图 2-2-1-1　LTCR 的手术范围

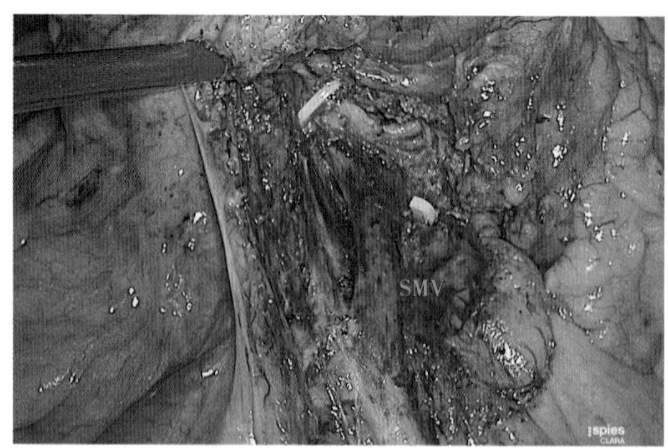

图 2-2-1-2　SMV 的显露

技术的优势在于：① SMV 做指引；②十二指肠及胰头、胰颈及胰体尾下缘显露好；清扫彻底、安全；横结肠游离好，吻合无张力、稳妥。

技术的局限在于：手术难度较大，需要术者有一定经验及一个良好配合的团队。

【适应证和禁忌证】

1．适应证 ①肠镜下病理证实为结肠腺癌，组织学分级Ⅰ/Ⅱ级；②肿瘤距离结肠肝曲 10cm 的远侧及距离脾曲 10cm 的近侧；③肿瘤 T 分期为 T2 以上，或肠系膜有明显肿大淋巴结，没有远处转移；④肿瘤最大直径≤5cm；⑤年龄<75 岁；⑥没有结直肠手术史；⑦体重指数（body mass index，BMI）$<30kg/m^2$。

2．禁忌证 ①同时性胃肠道肿瘤；②伴有机械性肠梗阻；③妊娠和哺乳期妇女；④严重心理疾病；⑤ 6 个月内有心肌梗死的病史或有不稳定性心绞痛；⑥严重的肺部疾病；⑦近期接受激素治疗。

【体位、戳卡位置以及手术站位】

1．体位 腹腔镜操作时采用平卧分腿位。

2．戳卡位置 5 孔法（同腹腔镜右半结肠切除术），脐下 10mm 戳卡为观察孔。（图 2-2-1-3）

> 注意：左上腹的主操作孔要常规的 12mm 戳卡，在左锁骨中线平脐上 1cm，副操作孔在左下腹反麦氏点，右下腹的 5mm 戳孔在麦氏点偏上方 3cm（便于松解脾曲），右上腹的 5mm 戳孔在右锁骨中线和腋前线中间。术者和助手各自的操作孔之间的距离以一拳左右为好。

3．手术站位 术者站位于病人左侧，助手站位于病人右侧，扶镜手站立于病人两腿之间（图 2-2-1-4）。游离脾曲时术者换至病人右侧，助手换至病人两腿之间，扶镜手换至病人右下侧。

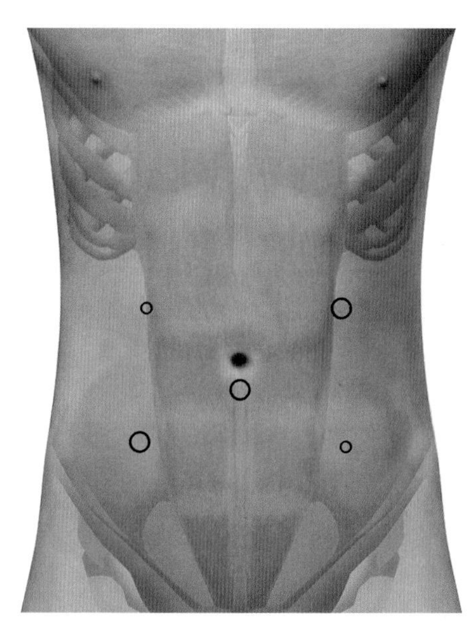

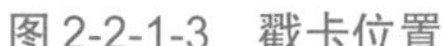

图 2-2-1-3 戳卡位置

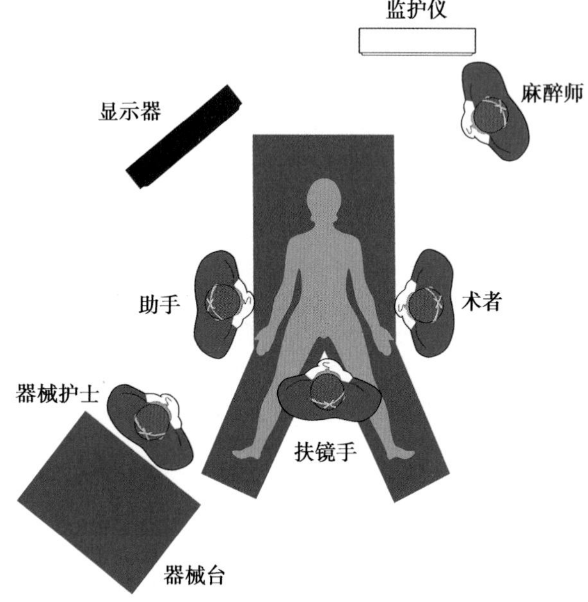

图 2-2-1-4 手术体位及站位

【术前检查】

术前定位很重要：①术前腹部增强 CT 定位；②钡灌肠定位；③病变体积较小者，术前 1 天行肠镜下纳米碳定位。

【手术步骤】

（一）右半侧操作

1. 显露SMV主干。

2. 回结肠血管襞头侧进入胰头十二指肠前间隙及右侧Toldt间隙。

3. 依次处理右结肠动脉、结肠中动静脉及右结肠静脉，达胰颈胰体下缘，完成D3清扫。

4. 切断横结肠系膜根并左右拓展，沿胰腺表面进入小网膜囊。

（二）头侧操作

1. 切开胃结肠韧带。

2. 游离胃系膜和横结肠系膜间隙。

3. 切断肝结肠韧带和头侧升结肠旁沟侧腹膜。

（三）左半侧操作（改变站位）

1. 游离降结肠系膜。

2. 根部切开左半横结肠系膜。

3. 切开头侧降结肠旁沟侧腹膜。

4. 游离脾曲（“三线合一”游离脾曲）。

5. 切除吻合、冲洗留置引流。

【手术技巧】

（一）右半侧操作

1. 显露SMV主干　在回结肠血管蒂部内侧1cm左右，切开回肠系膜前叶（部分病人透过回肠系膜，可以看到蓝色的SMV），可以看到SMV，打开SMV前方的血管鞘（鞘内操作滋养血管直接凝断，不易出血），向头侧游离，注意工作刀头背向SMV（图2-2-1-5）。

2. 入路　回结肠血管襞头侧进入胰头十二指肠前间隙及右侧Toldt间隙（这两个间隙是相连通的），并充分拓展（图2-2-1-6）。注意勿损伤回结肠血管。

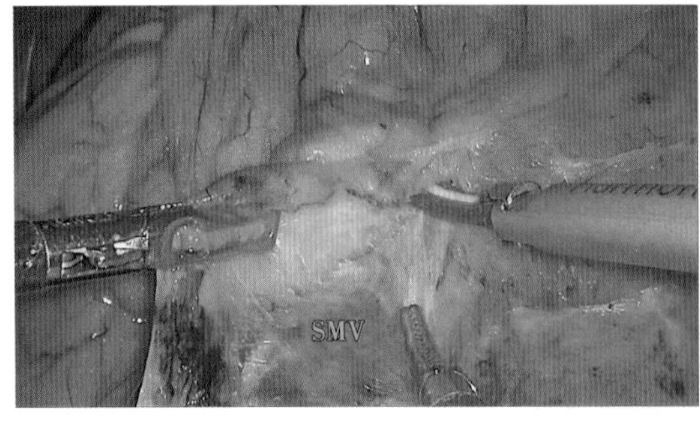

图2-2-1-5　SMV的显露

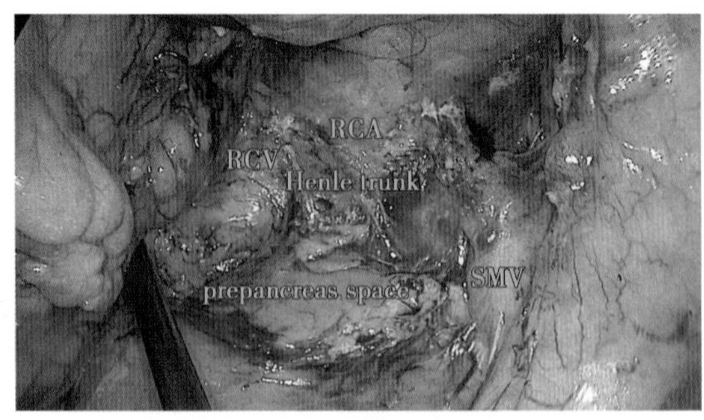

图2-2-1-6　胰头十二指肠前间隙及右侧Toldt间隙（RCA：右结肠动脉，RCV：右结肠静脉，Henle trunk：亨利氏干，SMV：肠系膜上静脉，prepancreas space：胰前间隙）

3. D3清扫（难点）　在回结肠血管蒂头侧、SMV右侧切开升结肠系膜，以SMV及胰头为指引，依次处理右结肠动脉、结肠中动静脉及右结肠静脉，达胰颈胰体下缘，完成D3清扫（图2-2-1-7）。

在SMV左侧清扫肠系膜上动脉（SMA）表面的脂肪淋巴组织，不需裸化SMA。

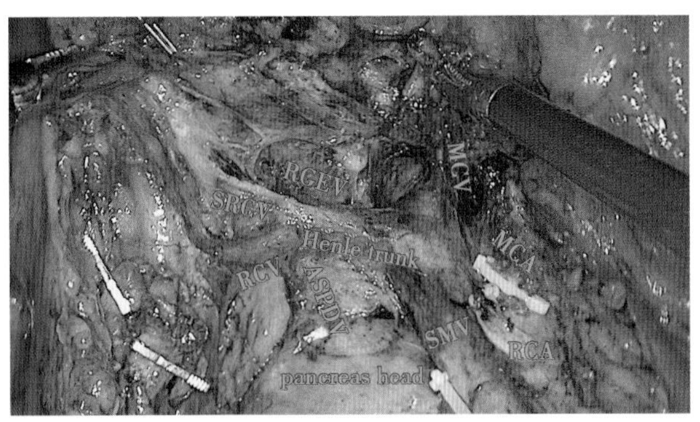

图2-2-1-7 D3清扫

SRCV：副右结肠静脉；RCV：右结肠静脉；RGEV：胃网膜右静脉；Henle trunk：亨利氏干；ASPDV：胰十二指肠上前静脉；pancreas head：胰头；SMV：肠系膜上静脉；MCV：结肠中静脉；MCA：结肠中动脉；RCA：右结肠动脉

> 注意：显露胰颈胰体下缘比较困难。通常有两种显露方法：①在十二指肠空肠曲头侧切开横结肠系膜根部，可显露胰体；②头侧切开胃结肠韧带后，分离横结肠系膜前叶和胃后壁之间的粘连，显露胰腺，在胰颈、胰体下缘切开横结肠系膜前叶。

4. 进入网膜囊 由胰腺下缘切开横结肠系膜根部，转向胰腺表面进入网膜囊，并左右拓展（图2-2-1-8）。向右拓展至幽门下方，向左尽可能拓展至胰尾（图2-2-1-9）。

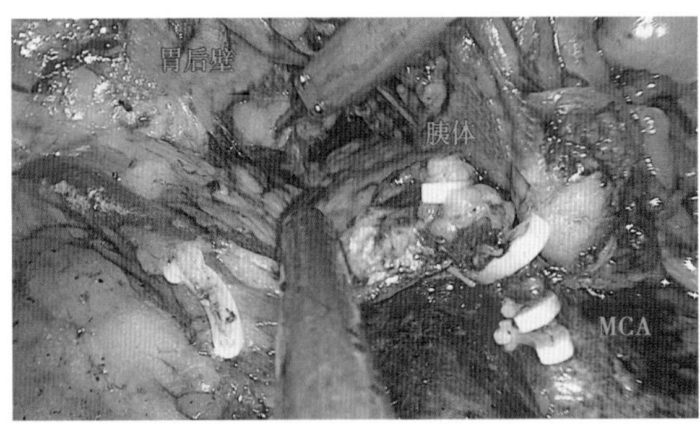

图2-2-1-8 进入网膜囊

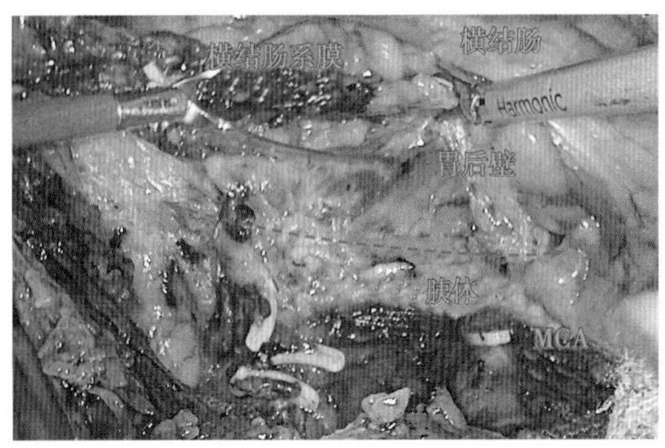

图2-2-1-9 拓展网膜囊

（二）头侧操作

1. 切开胃结肠韧带 距离肿瘤10cm以内，由左侧开始弓内切断胃结肠韧带，进入网膜囊；向右侧弓外切除所有剩余的胃结肠韧带；向左侧弓外尽可能多地切除胃结肠韧带（图2-2-1-10）。

> 小技巧：弓内切断直动脉时注意不要伤及胃壁，也不要伤及血管弓。

2. 游离胃系膜和横结肠系膜间隙 切开表面的胃结肠韧带后，先松解胃后壁和横结肠系膜前叶之间的粘连，显露胰腺。助手左手夹持胃窦并垂直胰腺提起，助手右手夹持胃系膜并向腹侧牵拉，术者左手往下牵拉横结肠系膜，进入胃系膜和横结肠系膜疏松间隙，可以看到胃系膜内的胃网膜右静脉，以及横结肠系膜内的右结肠静脉，直至胰头，向右侧达十二指肠降部外侧（图 2-2-1-11）。

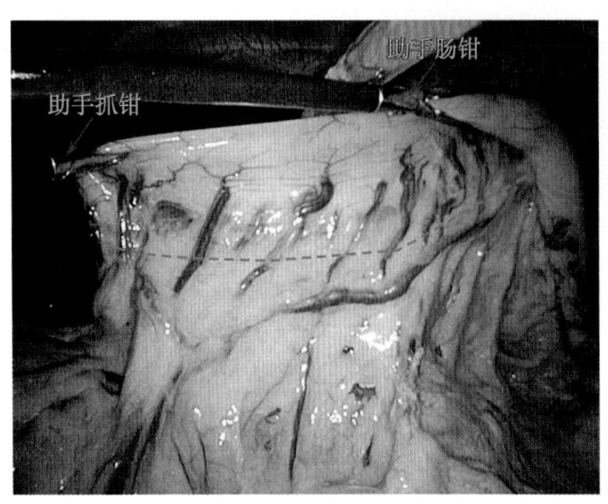

图 2-2-1-10　弓内切断胃结肠韧带

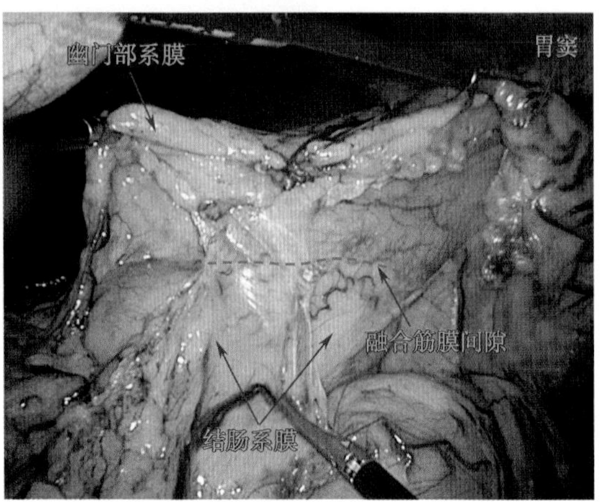

图 2-2-1-11　胃系膜和横结肠系膜间隙

> 小技巧：此间隙的游离类似胃癌根治术。要指挥好助手的牵拉力度和方向；要注意辨认胰头的血管，以免损伤出血。

3. 切断肝结肠韧带和头侧升结肠旁沟侧腹膜　从十二指肠降部外侧剪开肝结肠韧带和头侧升结肠旁沟侧腹膜，注意勿损伤胆囊（图 2-2-1-12）。

（三）左半侧操作

1. 游离降结肠系膜　在肠系膜下静脉外侧剪开降结肠系膜，进入并充分拓展左侧 Toldt 间隙，向外达降结肠旁沟，向尾侧达降结肠中段，向头侧达胰体胰尾下缘，注意不要进入胰腺后方。

2. 根部切断左半横结肠系膜　沿显露的胰体下缘，向左切开横结肠系膜根部直至胰尾、脾下极（图 2-2-1-13）。

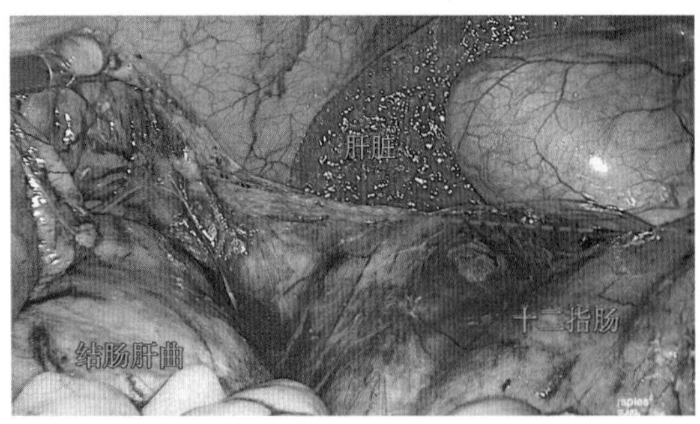

图 2-2-1-12　结肠肝曲的游离

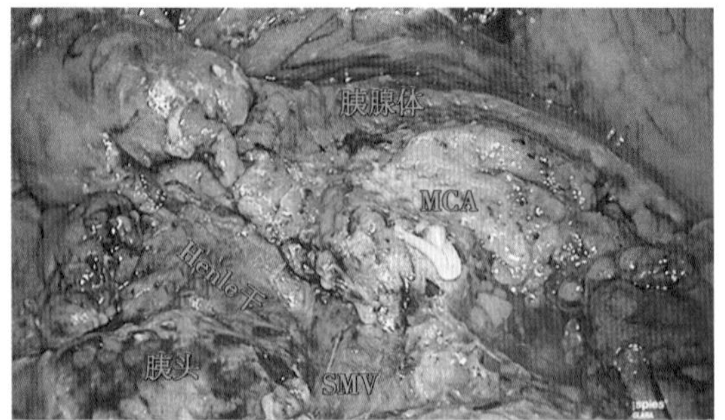

图 2-2-1-13　左半横结肠系膜根部的切断

> 注意：以胰体胰尾及网膜囊为指引，贴着胰腺表面离断左半横结肠系膜根部，注意不要损伤胰尾及脾脏，注意胰尾内上方的胃网膜左血管。

3. 切开头侧降结肠旁沟侧腹膜　调床使病人右倾，切开头侧降结肠旁沟系膜直达脾下极，注意与内侧胰尾表面相通，勿损伤胰尾，切断粘连在脾脏的网膜（图 2-2-1-14）。

注意：助手牵拉网膜的力量要轻柔，优先切断粘连在脾脏上的网膜（“罪恶韧带”），不要切开胰尾或进入胰尾后方。

4. 松解脾曲　切开剩余的左侧胃结肠韧带（“ 三线合一”游离脾曲）（图 2-2-1-15）。

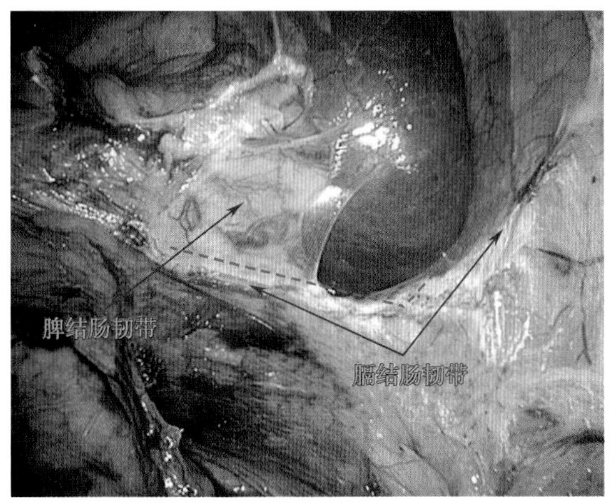

图 2-2-1-14　切开头侧降结肠旁沟侧腹膜

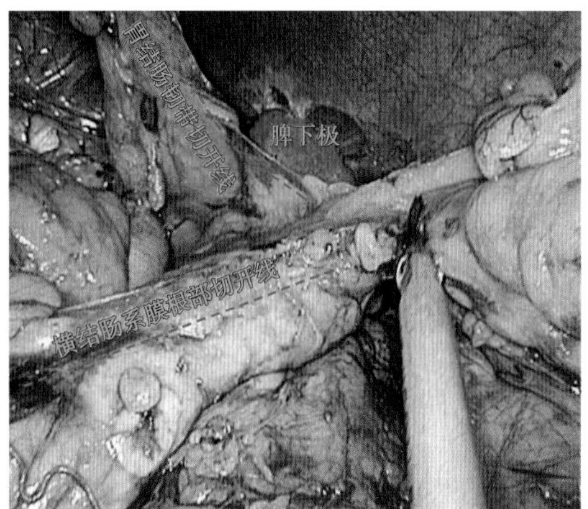

图 2-2-1-15　松解脾曲

注意：经过前面的游离，常常还剩下靠近脾下极的胃结肠韧带及少量的脾结肠韧带未离断。尤其对于肥胖病人，大网膜堆积在脾曲，如何高效地松解脾曲是个难点。之前游离了左侧横结肠系膜及降结肠外侧侧腹膜，就是为了显露胰尾及脾下极。所谓“三线”是指：胰腺体尾下缘根部横结肠系膜的切开线、降结肠外侧侧腹膜的切开线、胃结肠韧带的切开线。“合一”是指胰尾上方近脾下极处是 3 条切开线的汇集处。游离靠近脾下极的胃结肠韧带时，术者左手夹持胃侧胃结肠韧带，助手左手夹持切开的横结肠系膜（目的是显露胰尾），助手右手牵拉游离侧胃结肠韧带，以最短的距离直视下松解脾曲。

5. 切除吻合、冲洗放置引流　取脐上正中切口，长约 4～6cm，距离肿瘤近、远侧各 10cm 切断肠管及相应肠系膜，可用直线切割器行侧侧吻合或行端侧吻合。必要时可手工缝合加固浆肌层。不缝合系膜裂孔（图 2-2-1-16）。

注意：如游离充分，可行侧侧吻合，如一侧游离不够充分，则行端侧吻合，不充分侧为端。注意吻合口要无张力。

通常通过右下腹戳卡处留置一枚引流（图 2-2-1-17）。

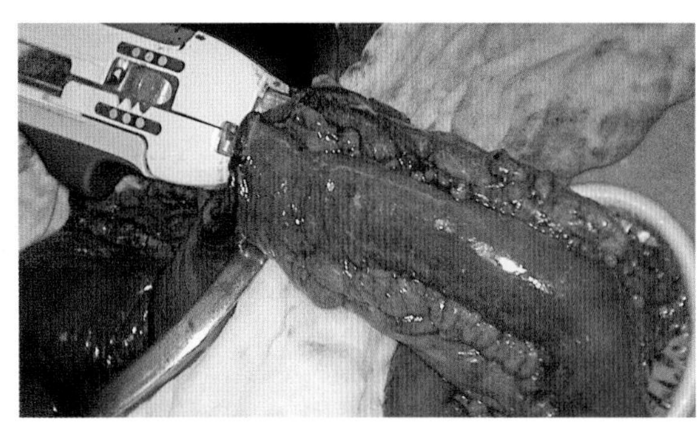
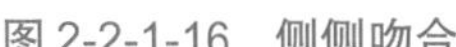
图 2-2-1-16 侧侧吻合

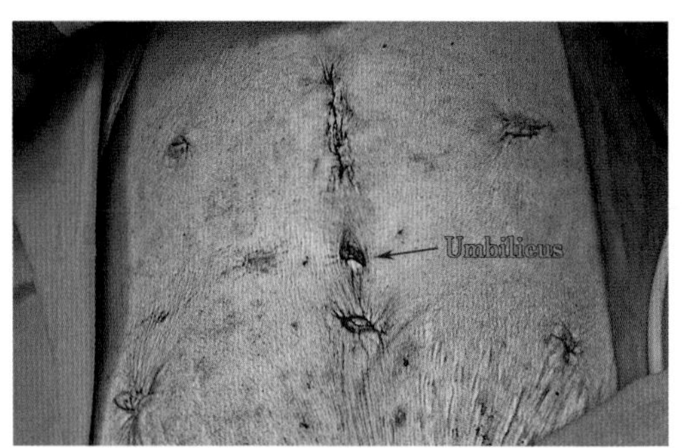

图 2-2-1-17 术后腹部切口状况

【术后注意事项】 如病人一般情况好，无严重基础疾病，术后即可拔除胃管，麻醉苏醒无呕吐反射后即可进食少量水，术后第 1 天进食清流食、下地行走，术后第 2 天进食流食，术后第 3 天进食半流食，术后第 4 或 5 天可以出院。有少数病人术后会出现腹部胀痛（非严重的阵发性绞痛），腹部立位平片提示多发气液平，这可能与 D3 清扫导致的肠自主神经功能紊乱有关，经禁食、生长抑素、补液等治疗后多能缓解。

（邓海军）

【文后述评】（李国新）

中段横结肠癌临床很少见，因结肠肝曲和脾曲的牵拉，手术需同时游离结肠肝曲和脾曲，并进行 D3 清扫，手术范围大，难度也大。

该手术以肠系膜上静脉为指引，进行 D3 清扫，要求裸化回结肠血管蒂头侧至胰颈下缘的 SMV（建议鞘内游离，不易出血，更简单安全），清扫 SMA 表面的脂肪淋巴组织，在 SMV 左侧根部结扎右结肠动脉和中结肠动脉，以胰头、胰颈下缘和 SMV 为指引切断结扎中结肠静脉及右结肠静脉，保留回结肠血管，保证了 D3 清扫的根治性。

该手术需要把握好 4 个间隙：胰头十二指肠前方横结肠系膜后方间隙、右侧升结肠后 Toldt 间隙、胃系膜横结肠系膜间隙及左侧上半部降结肠后 Toldt 间隙。其中前两个间隙可以十二指肠降部及水平部做指引；胃系膜横结肠系膜间隙从头侧游离更简单清晰。

要重视胰腺在手术中的标志作用。游离胰头十二指肠前间隙时需贴着胰头表面进行；游离胃系膜及横结肠系膜间隙需直达胰头表面；游离切断横结肠系膜根部需贴着胰颈、体、尾部下缘及表面进行，保证了升、降结肠系膜与横结肠系膜的连续性（符合 CME 要求）。

如何高效、安全的游离结肠脾曲常是个难题，对肥胖病人更是如此。“三线合一”法正是为了打薄脾曲的胃结肠韧带，从 3 个方向往胰尾及脾下极游离，最后以显露的胰尾及脾下极为指引，指挥好助手的抓持和牵拉，直视下安全高效地松解胃结肠韧带和脾结肠韧带。

以 SMV 为主线，充分拓展胰头十二指肠前间隙，以胰颈、胰体下缘为标志，进行 D3 清扫是安全有效的。这在我们近 1 年来 50 余例腹腔镜右半结肠癌根治术中得到了证实。

【作者简介】

邓海军，男，1975 年生，医学博士，硕士研究生导师，南方医科大学南方医院普通外科副主任，副主任医师，结直肠专业组组长。现为中国医师协会肛肠医师分会常务委员、中国医师协会肛肠医师分会青委会副主任委员、中国医师协会结直肠肿瘤专业委员会快速康复专委会委员、中国抗癌协会肿瘤代谢与营养支持治疗委员会委员，中国中西医结合学会大肠肛门病分会青年委员，广东省医学会结直肠肛门病分会常务委员，广东省医学会消化道肿瘤分会常务委员，广东省抗癌协会大肠癌专业委员会委员，广东省医师协会微创委员会委员。

【述评者简介】

李国新，二级教授，博士研究生导师，博士后合作导师，主任医师，南方医科大学南方医院普通外科主任，南方医科大学微创外科解剖学研究所副所长，广东省微创外科工程技术研究中心主任。国家重点研发计划项目首席科学家，英格兰皇家外科学院院士（FRCS），世界胃肠内镜医师协会（WGEDA）副主席，中华医学会外科学分会全国委员，中国医师协会外科医师分会微创外科医师委员会副主任委员，中国医师协会内镜医师分会常委兼腹腔镜协会副主任委员，广东省医学会微创外科分会主任委员，广东省医学会胃肠外科分会副主任委员，主编专著 1 部，第一作者或通讯作者发表 SCI 论文 90 余篇，其中包括 JCO、Ann Surg、JAMA Surg、JACS 等Ⅰ区杂志，担任国家重点研究计划项目首席科学家，主持国家重点研发计划项目、国家自然科学基金面上项目、国家 863 子课题等国家级及省部级重大科研项目 20 余项，研究经费逾千万。2004 年牵头成立国内唯一的微创外科解剖学研究所，2006 年牵头创立南方医科大学腹腔镜技能培训中心以及结直肠、胃癌规范化培训课程，通过英格兰皇家外科学院（RCS）认证。2009 年牵头成立中国腹腔镜胃肠外科研究组（CLASS），国内率先提出“打造智能精准微创外科体系”的发展思想，带领团队致力于微创外科新设备新技术的原研和创新，于 2017 年获科技部国家重点研发计划专项资助。

第三章 腹腔镜左半结肠切除术

第一节　腹腔镜左半结肠切除术(特色技术)

结直肠癌占我国恶性肿瘤的第四位，其中左半结肠癌约占 5%～6%[1]。1991 年，Jacops 等首次将腹腔镜技术应用在结直肠癌的治疗上，其近远期疗效上与开腹手术相当[2,3]。2009 年，德国人 Hohenberger 等[4]提出结肠癌 CME(comlete mesocolic excision)原则。临床上，由于左半结肠解剖层次复杂[5,6]，毗邻胰腺、脾脏和肾脏等重要器官，其血管和淋巴回流多变，致使左半结肠癌根治手术难度大，技术要求高，手术方案尚缺乏明确的共识。我们中心借助腹腔镜技术，遵循全结肠系膜切除和 D3 根治原则，在掌握规范、合理的腹腔镜操作技巧及熟悉解剖层次的情况下，对左半结肠癌根治术进行了探索和流程优化，总结了一些浅薄的经验，与诸位分享。

【适应证和禁忌证】

1. 适应证　乙状结肠上段、降结肠癌、结肠脾曲癌及横结肠近脾曲 10cm 以内的恶性肿瘤。

2. 禁忌证　①妊娠妇女；②心肺功能差，不能耐受气腹；③肿瘤直径超过 6cm、腹腔广泛粘连、肠梗阻及穿孔并发症。

【体位、戳卡位置以及手术站位】

1. 体位　病人采取分腿位，双手内收，使用延长的静脉通道和监护仪器导线(图 2-3-1-1)，病人取平卧分腿位，以方便在游离胃结肠韧带和结肠脾区周围时，扶镜手需要站在两腿之间，可以减少对主刀和助手的干扰。体位的调整应根据不同的术野而定：一般先取头低足高位，向右侧倾斜。小肠聚向右上腹，便于显露降结肠的系膜根部的处理和游离左侧的 Toldt 间隙。在完成降结肠操作后，再取头高足低位，向右侧倾斜。小肠聚向右下腹，便于显露横结肠及其系膜根部、胃结肠韧带。

2. 戳卡位置　通常采取 5 孔法，镜孔取脐下，术者的右手戳卡设在右下腹，左手辅助戳卡在右上腹，助手的左手和右手戳卡设在左上腹部和左下腹部的锁骨中线上(图 2-3-1-2)。

要点：镜孔取脐下是为了兼顾整个左腹部操作，尤其要能为显露肠系膜下血管，中结肠血管和脾下极提供合适的距离和视野。

（1）术者主操作戳卡的定位时应初步测量脾下极至主操作戳卡之间的距离，大约等于超声刀使用的最大长度。

（2）戳卡必须相隔至少4手指距离，以免干扰。

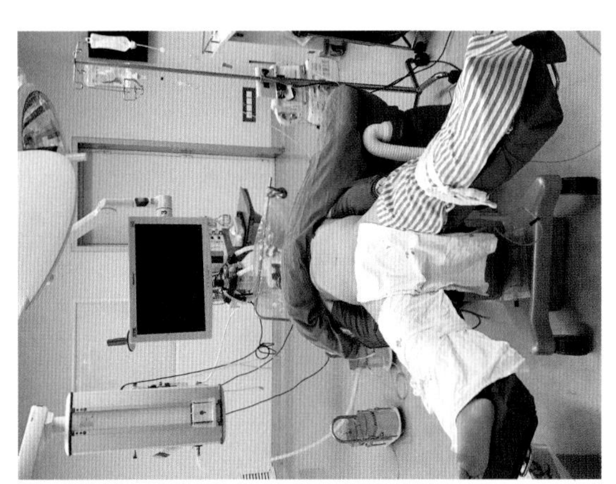

图 2-3-1-1　平卧分腿位

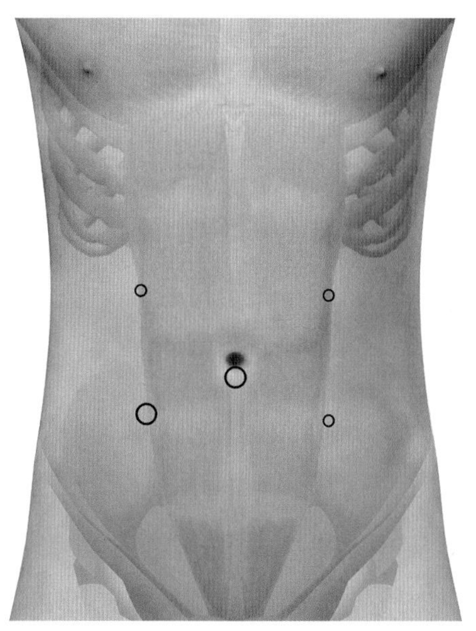

图 2-3-1-2　戳卡位置

3. 手术站位（图 2-3-1-3）　术者站位于病人右侧，助手站位于病人左侧；扶镜手需要根据术野改变站位：在进行降结肠及系膜术野是站立于术者左侧，显示器放在病人腿侧；在进行横结肠及系膜、胃和脾下极操作时改站在病人两腿之间，显示器放在病人头侧（我们中心使用一体化多显示屏手术室，3个显示屏分摆在病人两腿上方和头侧）（图 2-3-1-4）。

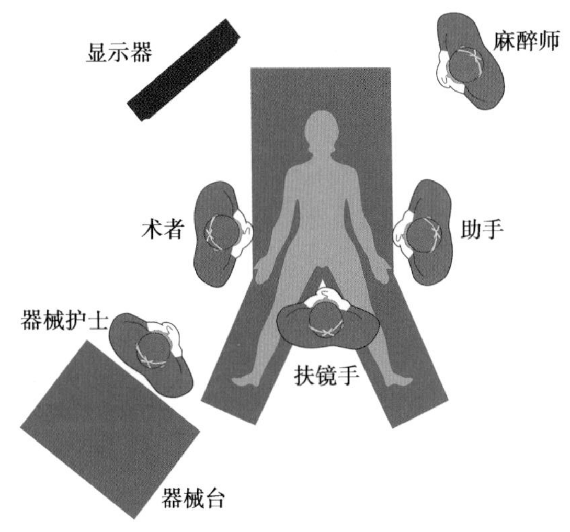

图 2-3-1-3　手术站位

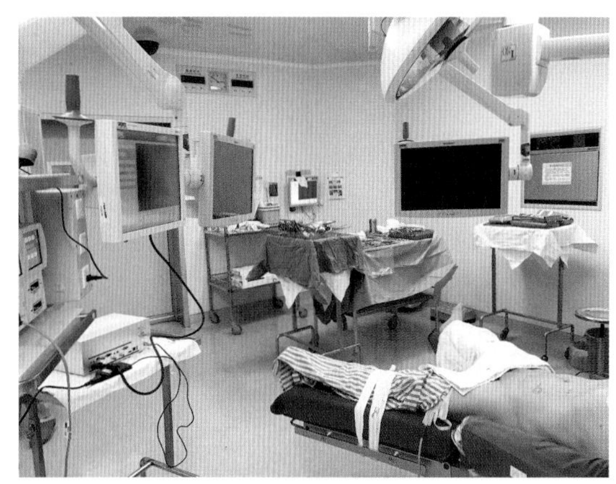

图 2-3-1-4　一体化手术室

4. 特殊手术器械　超声刀，LigaSure，带电凝功能的吸引器。

【术前检查】

①病理确诊，影像学资料明确术前 cTNM 分期；②结合结肠镜和 CT 或钡剂大肠造影明确肿

瘤的位置；③排除腹腔镜手术禁忌证；④控制基础疾病（高血压、糖尿病、COPD、冠心病等）及改善营养不良。

【技术路线】

术中探查后采取中央入路、由下而上、从内到外的手术策略切除左半结肠及其引流的血管、淋巴和系膜。由于左半结肠淋巴回流非常复杂，可以向结肠中血管周围淋巴结和肠系膜下血管淋巴结回流，行淋巴结清扫术并考虑到清扫后吻合肠管的血供和张力，我们中心根据肿瘤的位置将腹腔镜左半结肠癌根治手术的淋巴清扫分为以下三种情况：

一、乙状结肠上段癌和降结肠癌

（1）清扫肠系膜下动脉主干周围淋巴结（No.253），根部结扎左结肠支及乙状结肠第1～2支，保留直肠上动脉；

（2）胰腺下缘高位结扎肠系膜下静脉；

（3）在结肠中血管左侧切开横结肠系膜，不需清扫结肠中血管周围淋巴结；

（4）胃网膜血管弓外离断胃结肠韧带；

（5）切除至少距离肿瘤10cm大网膜。

二、结肠脾曲癌

（1）清扫肠系膜下动脉主干周围淋巴结（No.253），根部结扎左结肠支及乙状结肠第1～2支，保留直肠上动脉；

（2）胰腺下缘高位结扎肠系膜下静脉；

（3）清扫结肠中血管根部周围淋巴结，分别根部离断结肠中动脉和静脉的左支；

（4）胃网膜血管弓内离断胃结肠韧带，清扫4sa组淋巴结；

（5）切除至少距离肿瘤10cm大网膜。

三、近脾曲横结肠癌（不选择行扩大右半结肠癌根治术者）

（1）清扫肠系膜下动脉主干淋巴结（No.253），根部结扎左结肠支，保留直肠上动脉及乙状结肠血管；

（2）胰腺下缘高位结扎肠系膜下静脉；

（3）分别根部离断结肠中动脉和静脉，清扫结肠中血管根部周围淋巴结；

（4）弓内离断胃结肠韧带，清扫4sa组淋巴结；

（5）切除至少距离肿瘤10cm大网膜。

【手术步骤】

1. 游离左侧Toldt间隙（图2-3-1-5，图2-3-1-6）

采取中央入路游离左侧Toldt间隙带来以下的好处：

（1）在乙状结肠系膜根部和左右髂血管之间切开对初学者尤为安全；

（2）可以优先显露上腹下丛主干并保护，同时把神经作为Toldt间隙的平面指示；

（3）在游离好左侧Toldt间隙后再清扫No.253组淋巴结可以轻松处理肠系膜下血管的各种意外损伤；

（4）左侧Toldt间隙游离界限上至胰腺下缘，下至直肠后间隙，内侧为屈氏韧带-十二指肠升部外侧缘-肠系膜下动脉，外侧为降结肠旁沟至脾下极；

（5）遵循CME原则；

（6）分离过程中可以见到有脏层系膜和左侧肾前筋膜融合的白色Toldt线。

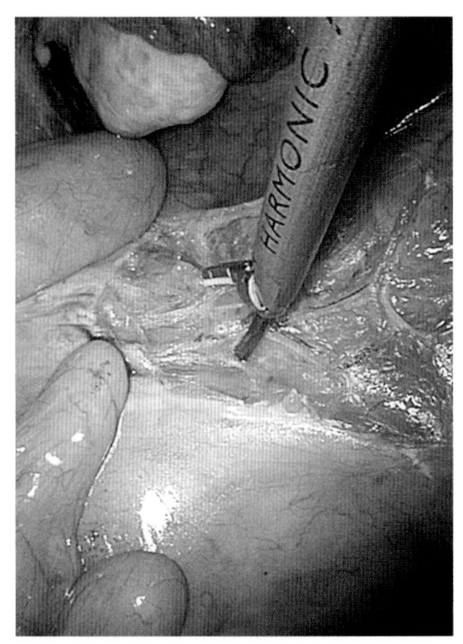

图2-3-1-5　分离Toldt间隙

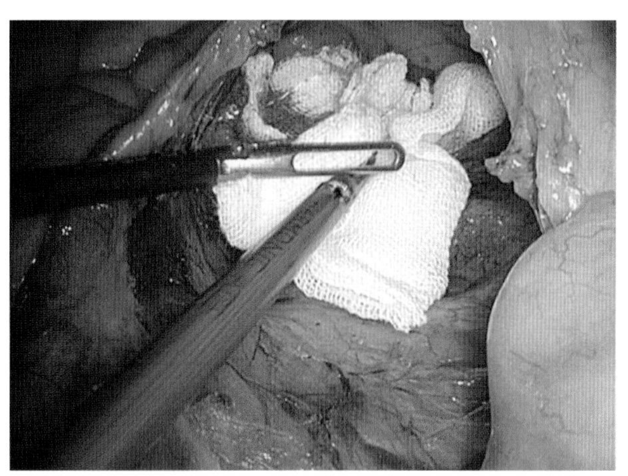

图2-3-1-6　拓展Toldt间隙

技巧：拓展左侧Toldt间隙有以下几种技巧：①可利用腔镜纱布推离，纱布可以提供较大的面积的摩擦力，同时纱布可以吸走小渗血，保持术野清洁；②使用带电凝的吸引进行仔细的分离，精细但耗时。

注意：显露并保护左侧输尿管及生殖血管，更要注意保护好系膜的完整性，这是CME原则的前提。拓展完毕后，胰尾部和输尿管表面放置腔镜纱布，作为分离降结肠沟的指引。

2．清扫肠系膜下血管根部淋巴结，保留直肠上血管（图2-3-1-7）　根据无瘤原则，先结扎引流的血管，以免在后续操作中挤压肿瘤增加血性转移的风险。对于降结肠癌和结肠脾曲癌的手术，在准确进入Toldt间隙后开始围绕肠系膜下动脉根部清扫No.253组淋巴结（在IMA根部距离腹主动脉1cm处开始裸化IMA，注意保护上腹下丛神经）。由于左半结肠切除手术需要保留较长的远端大肠，所以最好保留直肠上动脉来保障远端结肠的血供（【二维码】2-3-1-1）。

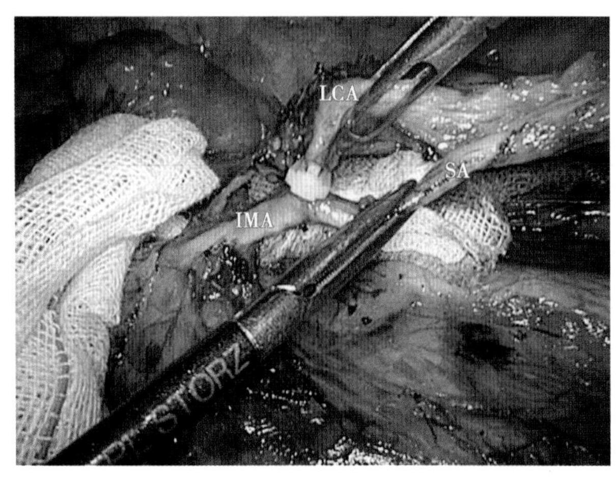

图 2-3-1-7 清扫、结扎肠系膜下动脉

【二维码】2-3-1-1 腹腔镜辅助下左半结肠癌 D3 根治术 part1

技巧：在 No.253 组淋巴结和 Toldt 间隙之间放置一块小纱布，避免意外损伤左侧输尿管。助手双手交叉提起肠系膜下动脉根部周围淋巴脂肪组织，方便术者清晰分离 No.253 组淋巴结保留直肠上动脉。逐支显露并结扎左结肠动脉和乙状结肠各支动脉，同时夹闭切断在直肠上动脉外侧的肠系膜下静脉远端。

3. 结扎肠系膜下静脉（图 2-3-1-8） 继续沿十二指肠空肠曲外侧缘切开左半结肠根部系膜，直至胰腺下缘，显露肠系膜下静脉后夹闭切断。继续向左向上拓展左侧 Toldt 间隙，直达胰腺下缘、胰尾和脾下极结合处。

4. 降结肠旁沟游离（图 2-3-1-9） 病人向右倾斜，助手向内推拉降结肠，主刀由下而上，从乙状结肠开始切开左结肠旁沟侧腹膜，直至脾结肠韧带。

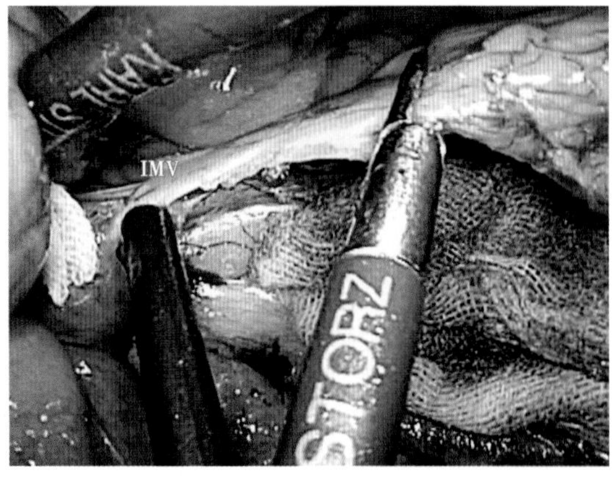

图 2-3-1-8 分离、结扎肠系膜下静脉

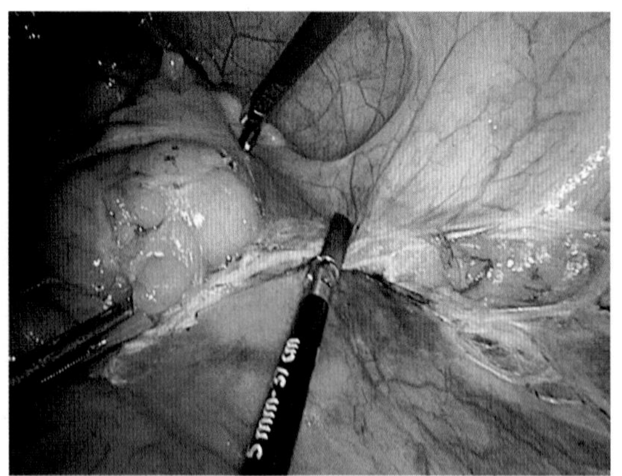

图 2-3-1-9 游离降结肠旁沟

技巧：①切开降结肠旁沟腹膜前在左侧 Toldt 间隙交界处放置干净纱布，一方面可以吸走渗血，切开降结肠旁沟作为层面汇合的标志，另一方面可以保护输尿管；②在脾区放置纱布，作为标记。

5. 结肠中血管的处理和切断横结肠系膜（图 2-3-1-10～图 2-3-1-13）

依据肿瘤部位决定结肠中血管的处理：

（1）当肿瘤位于降结肠，在结肠中动脉左侧切开横结肠系膜即可；

（2）当肿瘤位于结肠脾区，结扎结肠中动脉左支就足够，但需要同时清扫结肠中血管周围淋巴结；

（3）当肿瘤位于横结肠远端，根部结肠中动静脉并仔细清扫周围淋巴结。

调整体位至头高足低位，并向右倾斜。助手向头侧牵连横结肠，显露横系膜根部。术者于肠系膜上血管投影部切开系膜脂肪组织，首先暴露肠系膜上动静脉血管，向上游离寻找并定位结肠中血管，沿着结肠中血管立体清扫淋巴结。根据肿瘤部位决定结肠中血管的处理（【二维码】2-3-1-2）。

【二维码】2-3-1-2 腹腔镜辅助下左半结肠癌 D3 根治术 part2

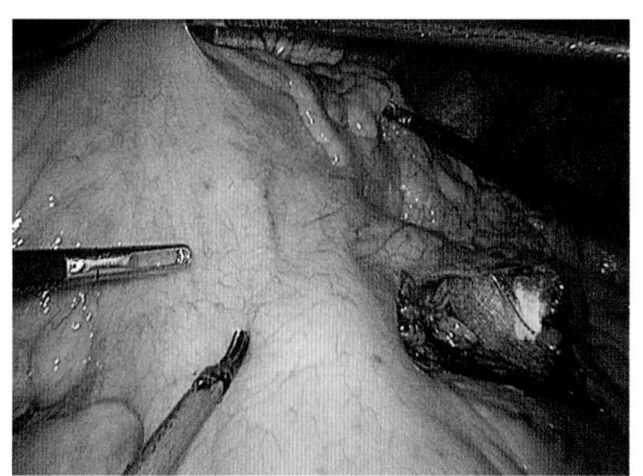

图 2-3-1-10 结肠中血管投影

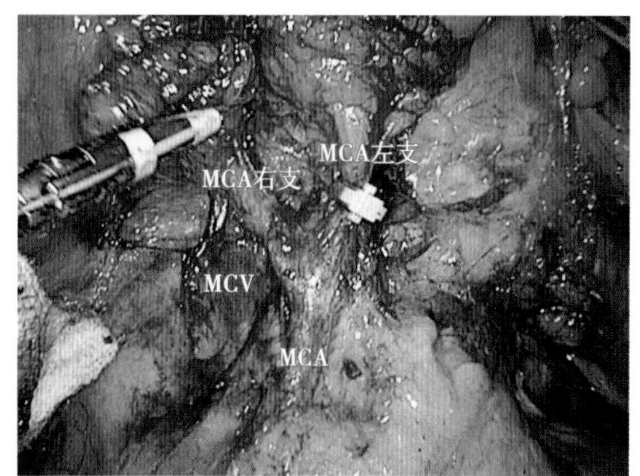

图 2-3-1-11 分离、结扎结肠中动脉左支

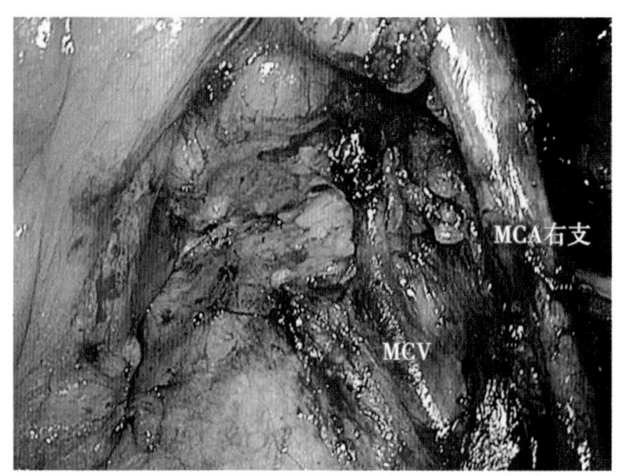

图 2-3-1-12 分离、结扎结肠中静脉右支

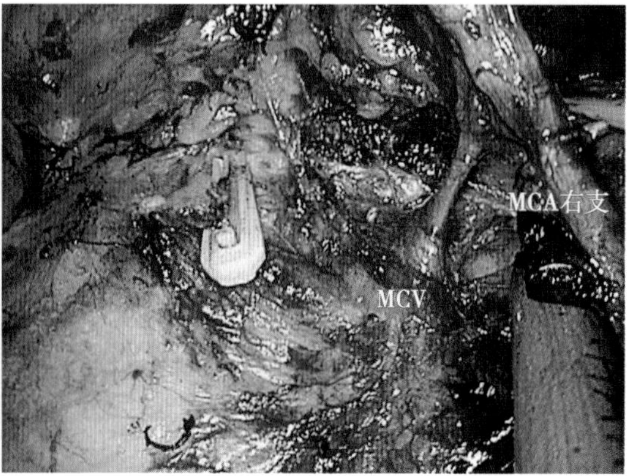

图 2-3-1-13 分离、结扎结肠中静脉左支

技巧：①在清扫结肠中动脉时，先显露血管左侧的胰腺下缘；②显露胃结肠静脉干前，先显露胰头更加安全；③处理完横结肠下区后，横结肠系膜根部放置 1～2 块干净的纱布，以方便从大网膜囊切开横结肠系膜时作为指引。

6. 切除大网膜及脾曲的游离（图 2-3-1-14，图 2-3-1-15） 在至少距离肿瘤 10cm 处切开网膜囊，显露横结肠系膜前叶。如果肿瘤位于横结肠和结肠脾区，应该沿胃大弯网膜血管弓内切断胃结肠韧带，直至胃网膜左血管并夹闭离断，继续游离至脾下极。在胰腺下缘和结肠中动脉根部左侧交界处切开横结肠系膜，并沿胰腺下缘切断横结肠系膜直至完全切开脾结肠韧带，与降结肠系膜后方游离间隙于脾曲汇合。至此，脾曲完全松解，横结肠左半、结肠脾曲、降结肠、乙状结肠上段及系膜已完全游离。

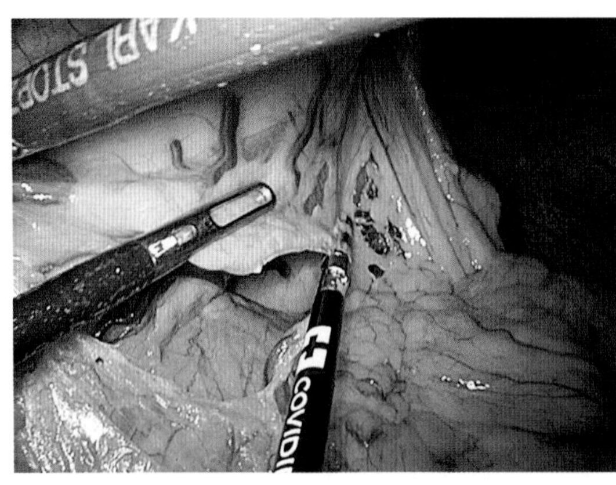

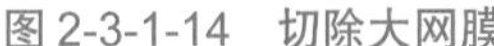

图 2-3-1-14 切除大网膜

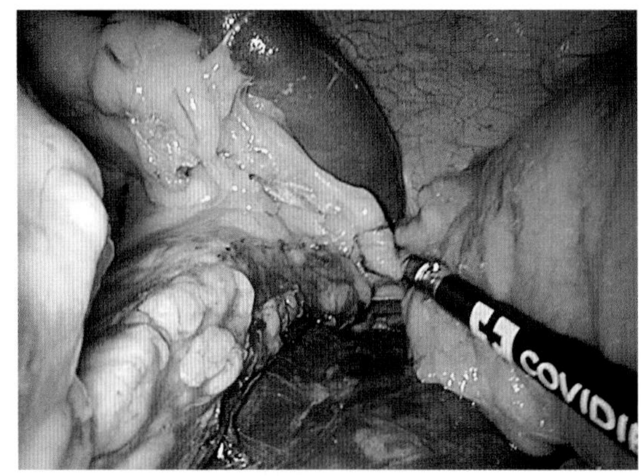

图 2-3-1-15 游离脾区

7. 肿瘤移除及吻合（图 2-3-1-16～图 2-3-1-18） 取左侧腹壁经腹直肌切口，大小根据肿瘤而定。放置切口保护套保护切口，将游离的肠段及系膜提出腹腔外，于肿瘤两侧约 10cm 处切断结肠及相应结肠系膜，行结肠侧侧吻合。回纳吻合肠管，缝合切口，重新建立气腹，观察腹腔无出血，肠管吻合无张力，冲洗术野，不常规放置引流管，结束手术（【二维码】2-3-1-3）。

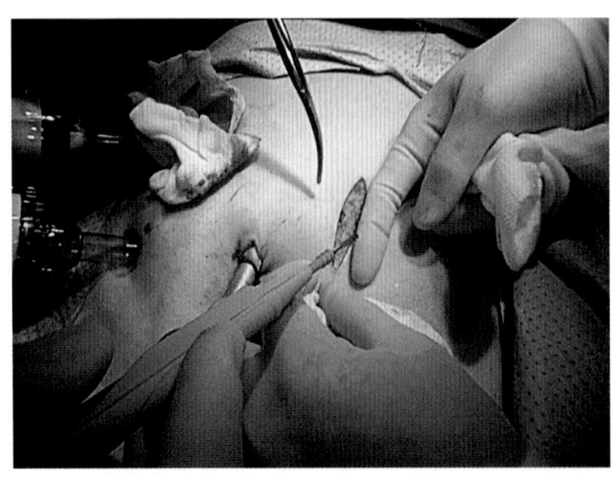

图 2-3-1-16 小切口辅助

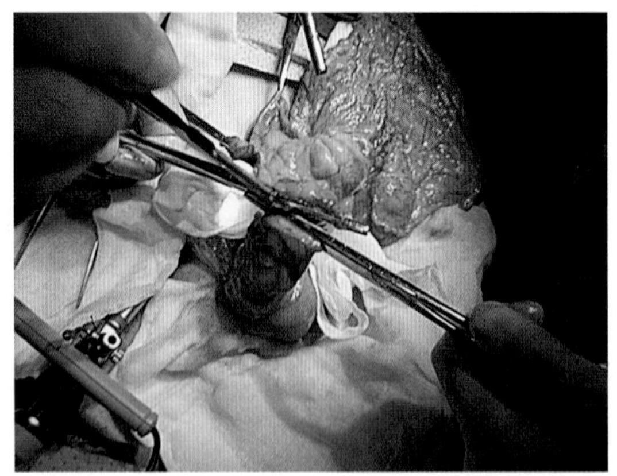

图 2-3-1-17 移除标本

【注意事项】

术后注意事项：①如果术中胃胀气需要插胃管减压，麻醉复苏前拔除胃管；②非梗阻择期手术的病人术后可以尽早经口进食，逐渐过渡到半流；③监测腹部情况和体温；④术后第 1、3 天需要监测血常规和 CRP；⑤根据我们中心数据的分析，如果病人进食半流无发热无腹痛，能自行下床活动，术后第 3 天 CRP<80mg/L，则其吻合口的阴性预测值为 88%，病人可以于术后第四天出院。

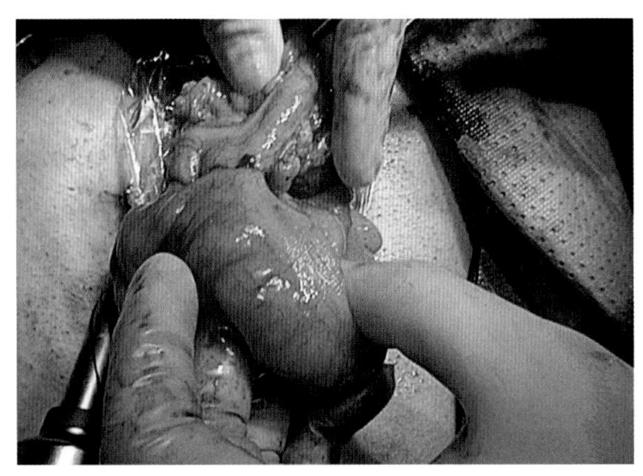

图 2-3-1-18　消化道重建

【二维码】2-3-1-3　腹腔镜辅助下左半结肠癌 D3 根治术

左半结肠癌的范围包括降结肠癌、结肠脾曲癌以及横结肠近脾曲癌。左半结肠癌根治术在血管游离、淋巴结清扫及间隙拓展等步骤存在一定的难度。NCCN 指南认为在有经验的中心，结肠癌的腹腔镜手术效果等同于开腹手术，并具有切口小，康复快的优势。腹腔镜手术作为 ERAS（术后快速康复）方案的重要构成环节，减轻围手术期应激，病人术后疼痛轻，恢复快，并发症少，住院时间缩短[7,8]。在我们中心，病人术前 2 小时可进全流饮食，麻醉时常规行腹横筋膜阻滞，术中术后常规不留置胃管及引流管，术后早期进食等措施，促进病人的早期恢复，减轻疼痛，增强手术效果。

腹腔镜手术讲究团队配合，扶镜手必须时刻确保最佳的显露视野，一助最重要的是协助暴露操作平面，提供合适的张力，而主刀需保持严谨的手术操作思维，合理调配助手及扶镜手，确保手术顺利进行。

结合我科既往开展的经验，我们认为腹腔镜左半结肠癌根治术有以下的特点和难点。

第一，血管保留及离断的技巧及难度。腹腔镜左半结肠癌根治术中需做到肠系膜下血管 D3 淋巴结清扫目的，并且须保证直肠上段的血供，因而术中需离断肠系膜下动脉 IMA 的降结肠支，必要时结扎 1～2 支乙状结肠支，这要求手术者必须充分熟悉肠系膜下血管区域、左侧 Toldt 间隙腹侧面的所有解剖，包括 IMA、IMV、降结肠支发出点、胰腺、十二指肠空肠曲以及结肠系膜。与此同时，需明确 D3 淋巴结清扫的范围。我们建议在裸化相关 IMA 前，先游离好左侧 Toldt 间隙，这样可以充分暴露裸化血管的术野，并且可以避免损伤左侧的输尿管及生殖血管。另外，IMV 需在胰腺下缘进行离断，而 IMA 裸化的起点应选择在距离腹主动脉 1cm 处，注意对于神经丛的保护。另外，主刀站在病人的右侧清扫结肠中血管周围淋巴结时，需要先显露肠系膜上动静脉。由于没有像右半结肠手术一样先显露右侧的 Toldt 间隙，在辨认 SMV 位置时必须非常小心。我们中心就试过出现损伤 SMV 的案例。如果没有把握，主刀可以站在病人的左侧，类似右半结肠手术一样显露 SMV 后清扫结肠中动脉周围淋巴结。

第二，左侧 Toldt 间隙游离注意点。左半结肠癌根治术所涉及的层面较广，胰腺周边层面的游离和把握存在一定的难度。首先，我们需要在正确的入路选择正确的层面进行拓展。笔者单位采用传统的中间入路法，在乙状结肠系膜右侧切开进入间隙，一般在张力适中的情况，以神经为导向，可以顺利进入间隙，若术中无法顺利进入间隙，可以尝试往盆腔方向在骶岬部前方直肠后疏松间隙寻找间隙，也可在 IMA 根部左侧与 IMV 之间寻找间隙，此处 Toldt 间隙最为疏松，且浅显容易拓展。另外，游离至胰腺下缘时，需注意改变游离方向，切忌顺着左肾脂肪囊表面的肾前筋膜往头侧继续分离，而进入错误的间隙 - 胰腺后方，此时注意向胰腺表面横结肠系膜根部进行过渡，注意保护胰腺正常组织。

第三，手术入路的选择及优化。中间入路法是腹腔镜下各类结肠切除术的推荐路径，甚至称为"标准手术路径"。该入路法行腹腔镜结直肠切除术具有手术操作方便、手术并发症低及术后恢复快等优点[9]。然而，在腹腔镜左半结肠癌根治术中，由于结肠脾曲复杂的解剖结构，脾曲的游离是一个难点和重点，同时对于部分肥胖病人，系膜肥厚，影响术者从结肠后间隙往头侧方向对于胰腺的判断，从而导致术者容易进入错误间隙，误伤胰腺及系膜血管等。为更好游离脾曲及应对高 BMI 病人，有学者提出右侧卧位的方法[10]，可以更好地显露脾曲结构，方便脾曲从胰尾、脾脏处游离出来。然而，这种体位对其他手术区域的操作却存在很大不便，术中体位变动大，延长手术时间，因而难以推广。临床上也出现腹腔镜下的侧方入路法、前方入路法以及各种杂交方法。国内李国新教授团队提倡的"三路包抄"方法能较方便地完成脾曲的游离，事实上这也是目前国内外最通用的手术方法[5]。与此同时，广东省中医院团队认为"三路包抄"的方法虽然降低了脾曲游离的手术难度，但左侧 Toldt 间隙与网膜囊的会师却仍然存在较大困难。原因是向头侧扩展 Toldt 间隙进入胰腺后间隙，这个间隙与网膜囊不在同一个解剖平面，需要辨认出胰腺下缘并切开其附着筋膜才能与网膜囊会师。对于部分病人，尤其是肥胖病人，准确及时地辨认胰腺并不容易，容易误伤胰腺及周围脏器。因而，有学者提出了横向入路法[11]，即先切断横结肠系膜后叶，进入并充分扩展胰腺前间隙后，切断胰腺后方下缘附着的筋膜，提前从上方进入左侧 Toldt 间隙，此入路法可以更好辨认脾曲周边的解剖结构，尤其胰腺，方便手术平面的更好汇合，有一定的临床应用效果，值得学习。

第四，脾曲癌的难点。若肿瘤肿瘤位于脾曲，淋巴结引流包括肠系膜上动脉和结肠中动脉两个方向。须同时保留直肠上动脉的肠系膜下动脉根部周围淋巴结清扫和保留结肠中动脉右支的结肠中动脉根部淋巴结清扫。但此双 D3 清扫方案尚存在争议，缺乏足够的循证医学证据，而我科目前正在开展此项研究。现在普遍的共识是：如果肿瘤位于降结肠，则不需要清扫结肠中血管根部淋巴结。同理，如果肿瘤位于横结肠，则只需清扫结肠中动脉周围淋巴结即可。对于是否清扫脾门淋巴结，笔者认为没有预防清扫的必要，除非明确有淋巴结转移和可根治性切除。另外，关于环周切缘的问题，由于结肠脾曲肿瘤毗邻胰腺及脾脏，如果肿瘤为 T4，术中应充分评估切缘，必要时可行胰体尾脾切除，以保证根治的效果。

腹腔镜辅助左半结肠癌根治术是临床上难度相对较大的腹腔镜手术，其在手术入路、淋巴结清扫范围等尚存争议，脾曲游离是该手术的关键。同时，该手术对于助手要求高，大多时候需要反手镜面操作，技术难度高，学习曲线长。建议在有成熟的腹腔镜手术团队中开展此手术。

（李 勇 吴德庆）

【文后述评】（林锋）

由于左半结肠在供血及淋巴回流系统的复杂性，当前左半结肠癌根治术在整个大肠癌手术系统中尚未达成共识，存在争议。本文详细地介绍了广东省人民医院胃肠外科在开展腹腔镜左半结肠癌根治术的经验，充分阐述了腹腔镜及CME原则的优势，手术视频清晰展示了腹腔镜操作水平和手术的规范性。同时作者就左半结肠癌根治术目前存在的问题进行了讨论，比如肿瘤部位对切除及清扫范围的影响，结肠中血管根部清扫在左半结肠癌根治术中的必要性等，值得阅读。希望贵中心能够认真对既往左半结肠癌根治术的病例进行回顾性分析，评估该种治疗模式是否有利于预后转化，为临床实践提供更有力的循证医学证据，同时，也希望贵中心能够多分享团队建设的经验。

【作者简介】

李勇，肿瘤学博士，硕士研究生导师，广东省人民医院副主任医师，普外科行政副主任、普外一区行政主任。在国内外核心期刊发表论文20篇，主编《腹腔镜胃肠手术笔记》和《胃肠外科加速康复实战》。现任中国医师协会肿瘤外科分会青委会副主任委员，广东省抗癌协会胃癌青年委员会主任委员，CSCO全国青年委员会委员，国际外科、消化道和肿瘤科医师协会（IASGO）委员，中国抗癌协会胰腺癌专业委员会神经内分泌肿瘤学组委员，中国医师协会外科医师分会MDT专委会委员，中国抗癌协会大肠癌专业委员会委员，广东省医学会结直肠外科分会委员，广东省抗癌协会胃癌专业委员会委员，广东省医师协会胃肠外科委员会委员，广州市抗癌协会大肠癌专业委员会副主任委员，广州市抗癌协会胃癌专业委员会常委。《中国普通外科杂志》《中华消化外科杂志》《中华胃肠外科杂志》编委，《中华外科杂志》特约通讯员。

【述评者简介】

林锋，教授、博士研究生导师、主任医师，我国胃肠道肿瘤著名专家。中山大学附属第六医院胃肠外科学科带头人。中国抗癌协会胃癌专业委员会外科常委兼外科组组长、中国抗癌学会大肠癌专业委员会常委、中华医学会肿瘤分会委员、中华医学会外科营养支持学组副组长、广东省医疗行业协会微创外科管理分会主任委员、广东省医学会外科分会副主任委员、广东省医学会胃肠外科分会副主任委员、广东省抗癌协会胃肠专委会副主任委员、广东省医学会大肠癌专委会副主任委员、广东省干部保健专家、NCCN中国版胃癌诊疗指南专家组组长、原卫生部大肠癌及胃癌诊治规范制定专家组成员。担任《中华胃肠外科杂志》《中华普通外科杂志》《中国实用外科杂志》《肠内肠外营养杂志》《结直肠癌》《中国癌症防治杂志》《腹腔镜外科杂志》等杂志编委。从事胃肠外科临床工作30余年，并主要专注于胃肠道肿瘤的研究，擅长胃肠道肿瘤的综合治疗、胃肠道肿瘤的外科手术治疗，尤其在胃肠道微创及腹腔镜手术方面在国内享有很高声誉，多次受邀在国际及国内专业会议作主题演讲及胃肠肿瘤手术表演。承担多项国家级、省级科研项目，2009年获广东省科技进步二等奖。参加编著《结直肠及肛管肿瘤》（国家重点出版项目、常见肿瘤防治教科书）、《现代外科学》、《外科疑难疾病处理》、《普通外科学》、《胃肠外科手术学》等多部专著。

参考文献

[1] 邓俊晖，黄学军，黄玉宝，等. 腹腔镜下践行完整结肠系膜切除理念的左半结肠癌根治术. 中华胃肠外科杂志，2014，(8)：833-835.

[2] Lacy A M，Garcia-Valdecasas J C，Delgado S，et al. Laparoscopy-assisted colectomy versus open colectomy for treatment of non-metastatic colon cancer：a randomised trial. Lancet，2002，359（9325）：2224-2229.

[3] Matsuda T，Fujita H，Kunimoto Y，et al. Clinical outcomes of laparoscopic surgery for transverse and descending colon cancers in a community setting. Asian J Endosc Surg，2013，6（3）：186-191.

[4] Hohenberger W，Weber K，Matzel K，et al. Standardized surgery for colonic cancer：complete mesocolic excision and central ligation--technical notes and outcome. Colorectal Dis，2009，11（4）：354-364；discussion 364-365.

[5] 李国新，丁自海，张策，等. 腹腔镜下左半结肠切除术相关筋膜平面的解剖观察. 中国临床解剖学杂志，2006，（03）：298-301.

[6] Patroni A，Bonnet S，Bourillon C，et al. Technical difficulties of left colic artery preservation during left colectomy for colon cancer. Surg Radiol Anat，2015.

[7] Pedziwiatr M，Pisarska M，Wierdak M，et al. The Use of the Enhanced Recovery After Surgery（ERAS）Protocol in Patients Undergoing Laparoscopic Surgery for Colorectal Cancer-A Comparative Analysis of Patients Aged above 80 and below 55. Pol Przegl Chir，2015，87（11）：565-572.

[8] Chand M，De'ath H D，Rasheed S，et al. The influence of peri-operative factors for accelerated discharge following laparoscopic colorectal surgery when combined with an enhanced recovery after surgery（ERAS）pathway. Int J Surg，2016，25：59-63.

[9] Day W，Lau P Y Y. Impact of the Standardized Medial-to-Lateral Approach on Outcome of Laparoscopic Colorectal Resection. Is it a Fair Comparison? World Journal of Surgery，2010，34（5）：1148-1149.

[10] Frame R J，Wahed S，Mohiuddin M K，et al. Right lateral position for laparoscopic splenic flexure mobilization. Colorectal Disease the Official Journal of the Association of Coloproctology of Great Britain & Ireland，2011，13（7）：e178-e180.

[11] 刁德昌，万进，王伟，等. 横向入路法腹腔镜左半结肠癌根治术的临床应用. 中华胃肠外科杂志，2015（10）：1056-1059.

第二节　腹腔镜左半结肠切除术（内侧入路）

2009 年，德国 Hohenberger 教授基于胚胎发育和解剖学理论基础提出结肠癌完整结肠系膜切除术（complete mesocolic excision，CME），并成为结肠癌的规范化手术方式。国外学者认为完整系膜切除（CME）联合中央血管结扎（CVL）能显著提高Ⅰ～Ⅲ期结肠癌病人术后 4 年无病生存率，CME 手术淋巴结清扫数量、切除系膜面积、肿瘤距高位血管结扎点距离、切除结肠的长度各方面，均优于传统结肠癌手术。CME 的手术操作要点包括：①保证脏层筋膜完整的锐性游离；②高位结扎主干血管；③对肠系膜根部淋巴结清扫；④侵及周围脏器时行联合脏器的扩大切除。

腹腔镜左半结肠切除的需遵循的手术原则：no touch（不接触原则）、D3 根治术、完整结肠系膜切除术 CME。腹腔镜左半结肠切除术的难点是主干血管的高位结扎及脾曲的游离。腹腔镜左半结肠手术有中间入路、外侧入路及头侧入路，其中中间入路优先处理血管，清扫根部淋巴结，然后再行结肠系膜完整切除，是微创及无瘤原则的完美结合。

【适应证及术前准备和麻醉】

1. 适应证　适用于结肠脾曲，降结肠和上段乙状结肠癌。

2. 术前准备和麻醉　与普通开腹手术相同。

【体位、戳卡位置以及手术站位】

1. 体位　采用平卧分腿位，右上肢内收，左上肢可内收或外展，在进行降结肠下段和乙状结肠操作时可采用头低脚高 30° 位置，同时适当向右侧倾斜 15° 左右。在进行脾曲和横结肠的处理时可采用头高脚低位 30° 位置，同时适当向右侧倾斜 15° 左右。

2. 穿刺器套管位置　脐下置入 10～12cm 套管作为观察孔，右下麦氏点置入 12cm 套管作为主操作孔。在右锁骨中线脐上 1～2cm 点置入 5mm 套管作为辅助操作孔。在左髂前上棘与脐连线中外 1/3 点置入 5mm 套管作为助手主操作孔，于左锁骨中线脐上 1～2cm 处置入 5mm 套管作为助手辅助的操作孔。但在临床实际操作过程中，操作孔的位置可根据病人的体型和肿瘤位置做适当的上下移动。

【手术步骤】

1. 腹腔探查　腹腔镜进入腹腔后，先查看腹腔肠管表面，大网膜，左右肝脏，腹腔腹壁侧、膈肌以及盆腔表面有无种植结节。借助体位改变，依次探查盆腔，卵巢，小肠系膜，同时暴露左侧后腹腔及其左半结肠系膜，之后依次探查直肠上段，乙状结肠和降结肠，脾曲以及横结肠，并探查肿瘤。较早期的肿瘤借助术中结肠镜或术前的定位来确定肿瘤位置。目前定位的方式主要有 3 种：一是术中肠镜直接定位，但容易出现肠胀气影响视野，延长手术时间；二是术前肠镜检查时于肿瘤远侧肠管钛夹标记并拍腹部立位片；三是在手术前一天进行内镜下纳米碳标记定位（图 2-3-2-1）。

2. 中央入路　采用以血管为中心入路的方式切开肠系膜下动脉根部右侧系膜。助手将肠系膜下血管向上提起并拉向尾侧，使得肠系膜下动脉处于紧张状态便于主刀游离肠系膜下血管。充分暴露乙状结肠系膜右侧，用超声刀在靠近肠系膜下动脉根部切开右侧乙状结肠系膜（图 2-3-2-2A），逐步沿着腹主动脉表面向头侧延伸转向左侧（图 2-3-2-2B）。

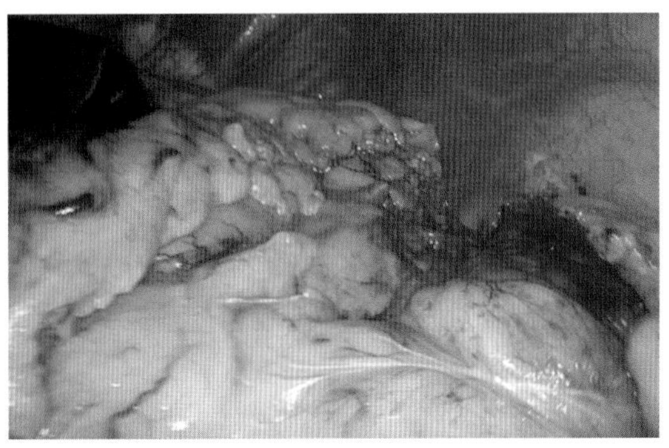
图 2-3-2-1　术中肿瘤定位

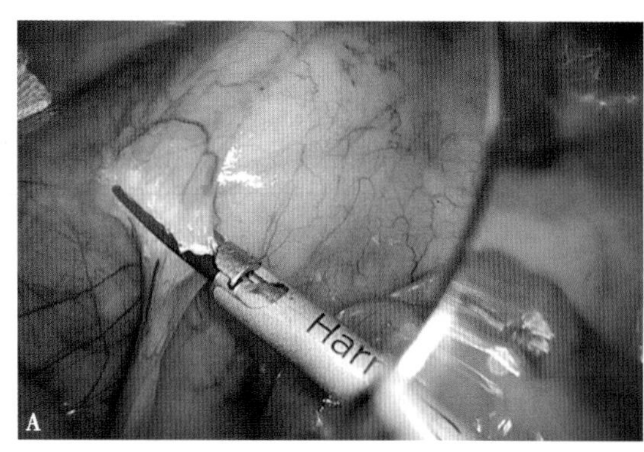
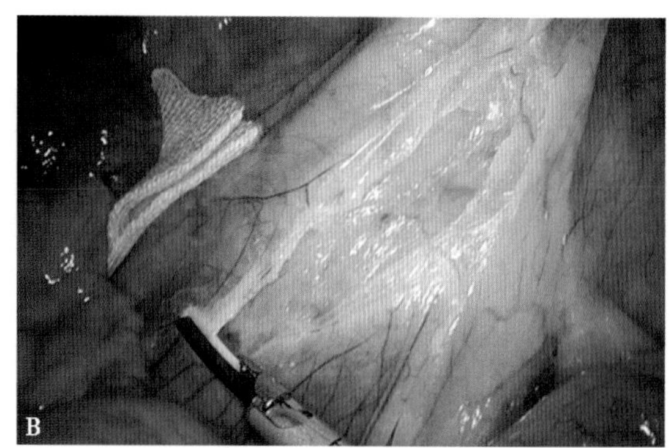

图 2-3-2-2
A. 切开肠系膜下动脉根部右侧系膜；B. 靠近肠系膜下动脉根部切开右侧乙状结肠系膜

3. 裸化肠系膜下血管　主刀左手用分离钳抓取肠系膜下动脉根部周围组织，右手用超声刀仔细分离肠系膜下动脉周围的淋巴结和脂肪组织，向远侧分离至肠系膜下动脉发出左结肠动脉（LCA）处，该分支向左上近心端走行。沿左结肠动脉走行向近心端分离，清除左结肠血管、肠系膜下动脉、腹主动脉夹角间第 253 号淋巴结左结肠动脉（图 2-3-2-3）。在腹主动脉的髂血管分叉处及肠系膜下动脉根部周围，可见肾前筋膜覆盖的灰白色的呈网状分布的上腹下神经丛，注意加以保护。

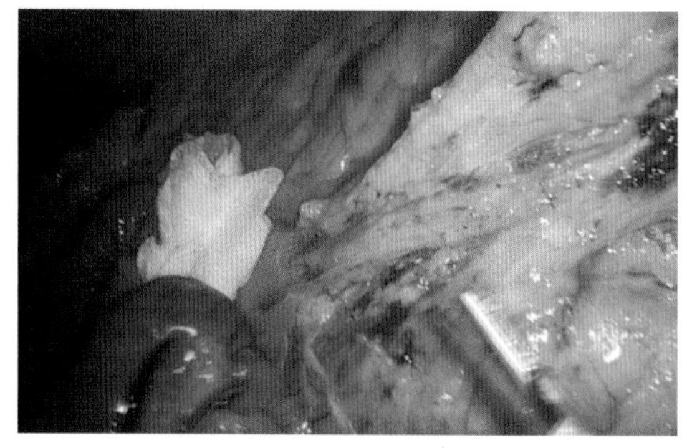

图 2-3-2-3　裸化肠系膜下血管

4. 分离切断左结肠动脉　在沿着肠系膜下动脉向上裸化过程中，可以找到第一个分支，这个分支多为左结肠动脉。于左结肠动脉根部予以夹闭切断左结肠动脉及伴行的肠系膜下静脉（图 2-3-2-4A，图 2-3-2-4B）。

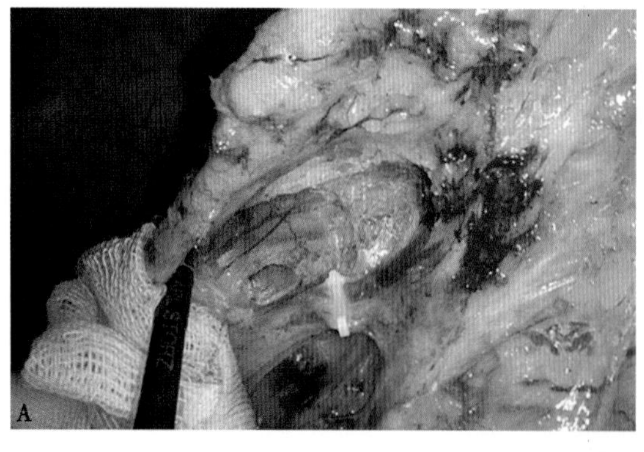
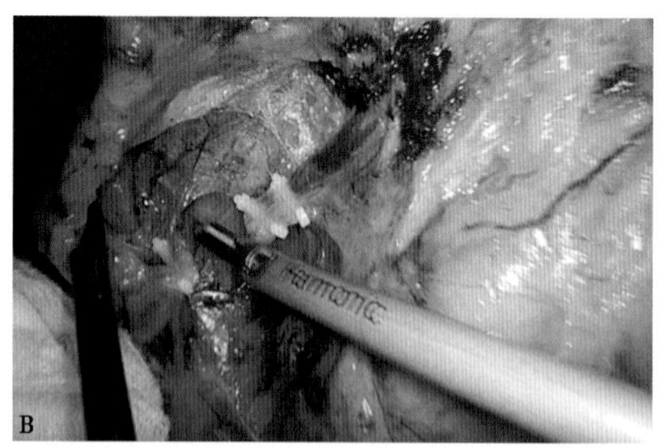

图 2-3-2-4
A. 夹闭切断左结肠动脉及伴行的肠系膜下静脉 1；B. 夹闭切断左结肠动脉及伴行的肠系膜下静脉 2

5. 分离乙状结肠第一分支血管　沿着肠系膜下动脉继续向远处分离和裸化，在远侧可见分支到乙状结肠的动脉（图 2-3-2-5），这是第一支乙状结肠血管，根据肿瘤位置和切除肠管的范围决定是否夹闭和切断这支动脉，为减少吻合张力通常予以切断。

6. 左半结肠后间隙的游离　离断左结肠动脉后，上提乙状结肠系膜，显露融合筋膜

(图 2-3-2-6A，图 2-3-2-6B)，主刀用超声刀沿着Toldt间隙做锐性剥离，继续向左侧及头尾侧拓展分离，可清晰地看到Toldt间隙下的输尿管及其外侧的生殖血管。向尾侧分离直肠系膜下动脉下方，左外侧尽量至近左侧腹壁处。

7. 肠系膜下静脉根部处理　继续向头侧和外侧扩大Toldt间隙，于屈氏韧带可见肠系膜下静脉根部，游离血管于其根部夹闭切断(图 2-3-2-7A，图 2-3-2-7B)。

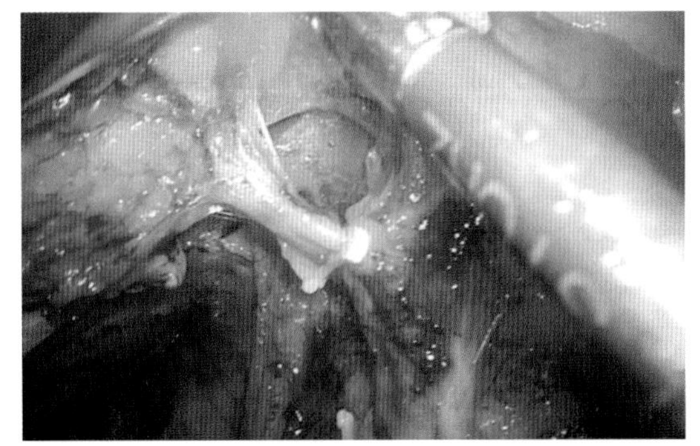

图 2-3-2-5　分离乙状结肠第一分支血管

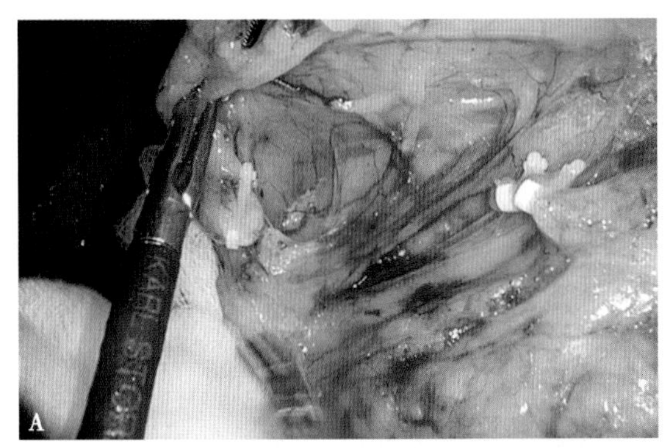

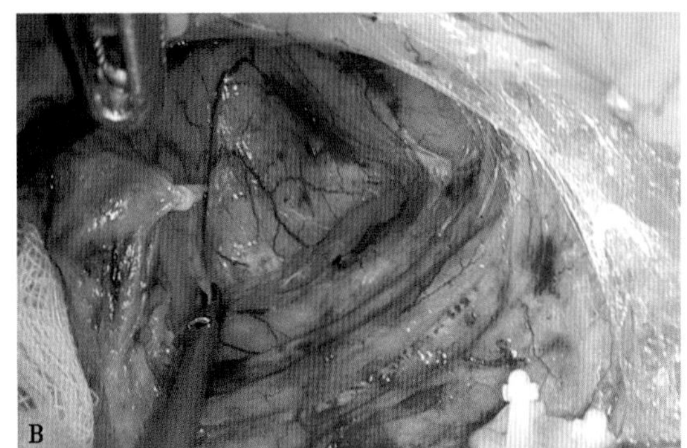

图 2-3-2-6

A. 左半结肠后间隙的游离 1；B. 左半结肠后间隙的游离 2

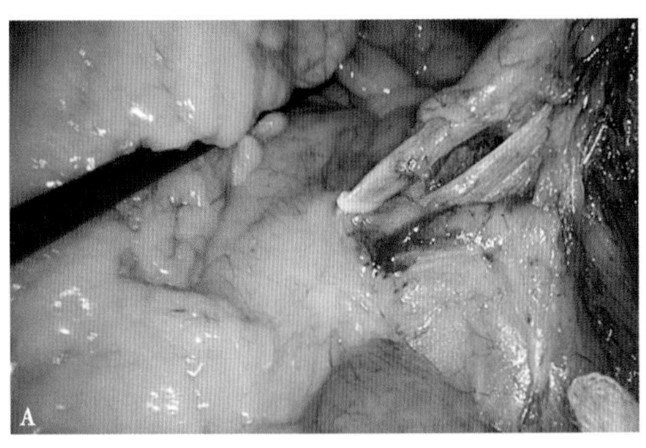

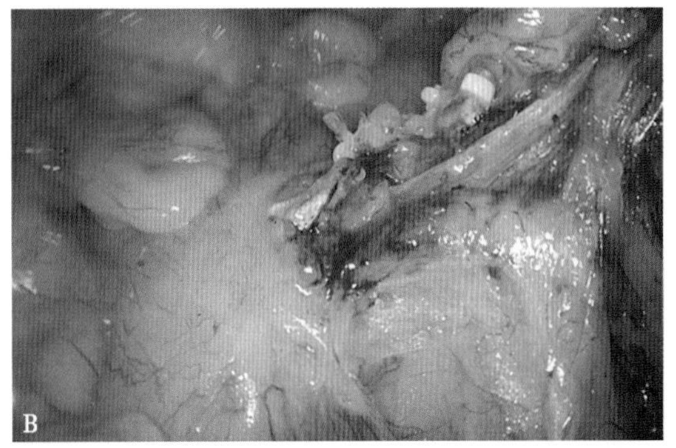

图 2-3-2-7

A. 于屈氏韧带可见肠系膜下静脉根部；B. 肠系膜下静脉根部夹闭切断

8. 肾脂肪囊周围的Toldt间隙的分离　在切断肠系膜下静脉之后，调整病人体位，使病人处于头高左侧抬高 30°，继续沿着原来的Toldt间隙向头侧和外侧游离，并逐渐将整个左肾脂肪囊暴露(图 2-3-2-8A)，向头侧分离直至看到胰腺组织。向外侧逐渐分离至降结肠外侧之结肠旁沟(图 2-3-2-8B)。

9. 胰腺的显露　在显露胰腺组织之后，沿胰腺背侧下缘切断第三层，第四层大网膜在胰腺的附着点(图 2-3-2-9A)，并沿着胰腺表面向胰尾部游离，显露中下部的胰体尾部(图 2-3-2-9B)。

10. 降结肠外侧的游离　在完全游离降结肠及乙状结肠内侧系膜并处理肠系膜下动静脉之

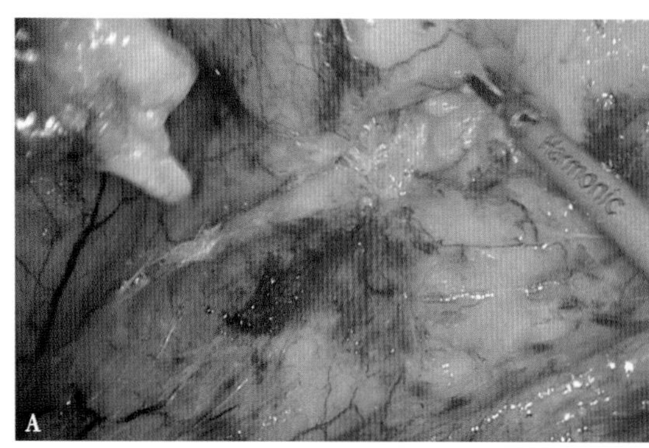
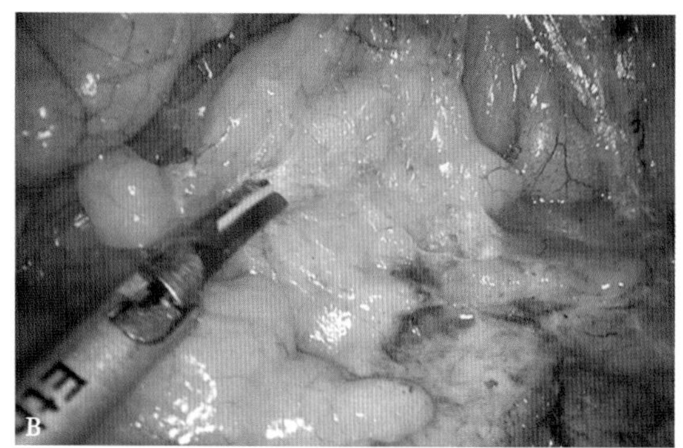

图 2-3-2-8
A. 向头侧和外侧游离，并逐渐将整个左肾脂肪囊暴露；B. 向头侧分离直至看到胰腺组织

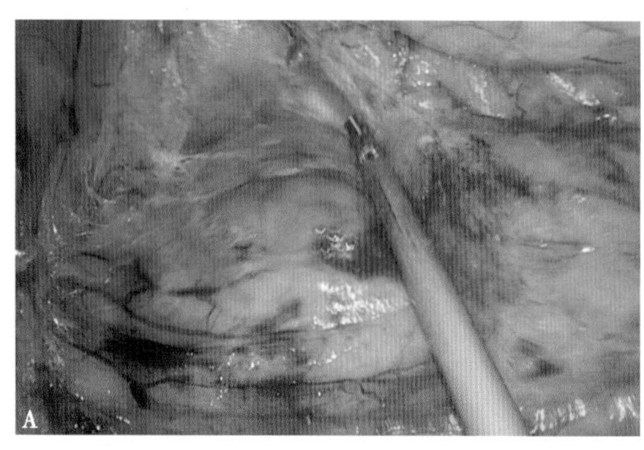
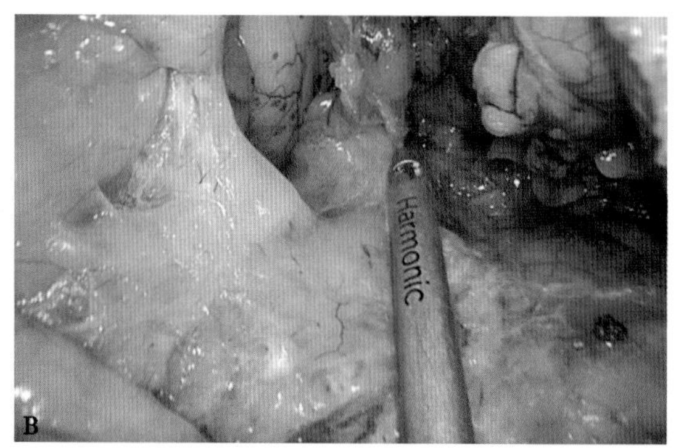

图 2-3-2-9
A. 沿胰腺背侧下缘切断第三层，第四层大网膜在胰腺的附着点；B. 沿着胰腺表面向胰尾部游离，显露中下部的胰体尾部

后，主刀左手和助手将降结肠和乙状结肠拉向右侧，使得降结肠旁沟的腹膜紧张，沿着结肠旁沟的自尾侧向头侧逐步游离直至脾曲附近，分离找到隔结肠韧带并切断(图 2-3-2-10)。

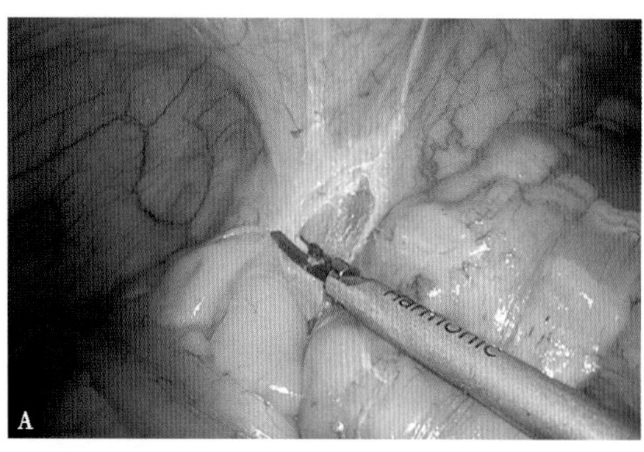
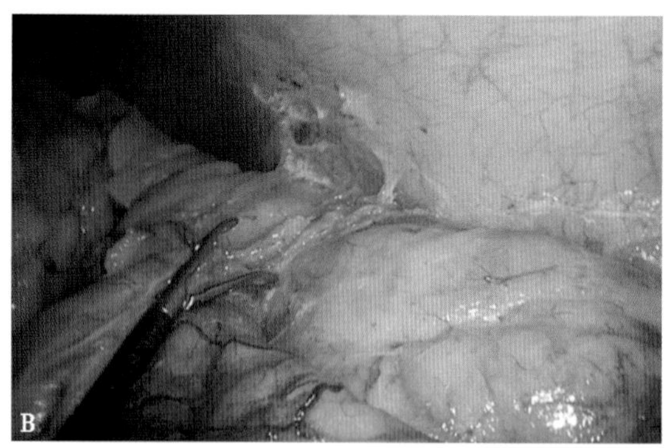
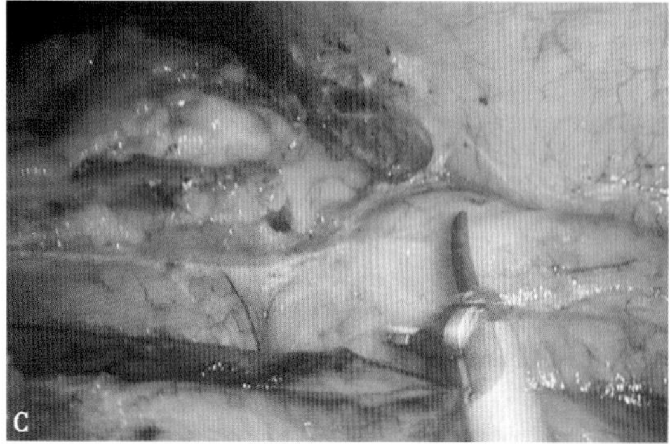

图 2-3-2-10
A～C. 沿着结肠旁沟的自尾侧向头侧逐步游离直至脾曲附近，分离找到隔结肠韧带并切断

11. 胃结肠韧带的处理　助手右手夹持胃壁，左手展开大网膜，找到胃大弯侧血管弓，于横结肠中部在血管弓外切开大网膜（图 2-3-2-11A），一直分离至向脾下极区（图 2-3-2-11B）。

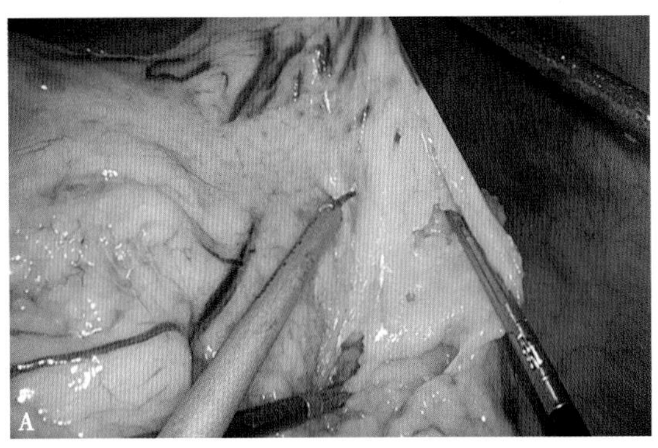

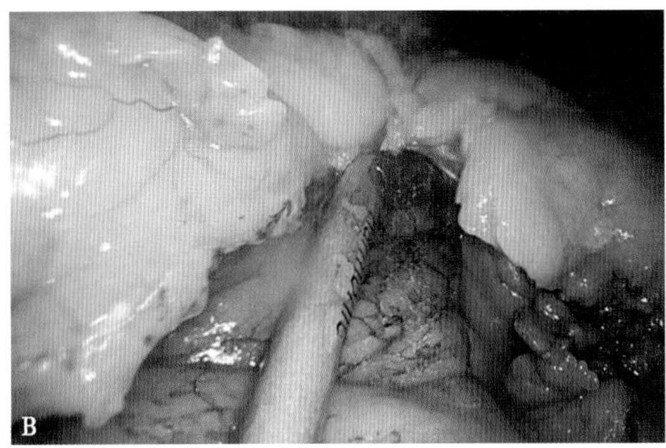

图 2-3-2-11
A. 横结肠中部在血管弓外切开大网膜；B. 一直分离至向脾下极区

12. 横结肠系膜的游离　展开横结肠系膜之后，可以看到胰腺，以此为标志，沿着胰腺下缘切断横结肠系膜附着点，将整个胰体尾下缘游离并与之前游离的腹膜后 Toldt 间隙相通（图 2-3-2-12）。此时，助手将结肠脾曲部向下适当牵拉，进一步暴露脾曲和胰尾部，仔细游离，可以看到脾结肠韧带，予以切除。这样就完全游离结肠脾曲，将整个结肠脾曲移除，检查脾和后腹膜区域，检查完整性及是否有出血。

13. 标本取出及系膜裁剪　取左下腹 trocar 处切口上下延长 5cm（图 2-3-2-13），逐层切开，进入腹腔，用卵圆钳将左半结肠拖出切口外，在拖出过程中注意动作轻柔，避免撕扯，保护好血管和系膜及结肠。标本拖出体外后，进一步游离大网膜，并进行系膜裁剪，在肿瘤远侧结肠至少 10cm 预定切除线处用荷包钳夹闭并切断远侧降结肠，置入吻合器钉，将横结肠与远侧结肠行端侧吻合（图 2-3-2-14A），在预定横结肠切断处用闭合器夹闭并切断结肠，移除标本，同时加固缝合断端和吻合口（图 2-3-2-14B），检查血供情况后放入腹腔内。

14. 检查吻合后的腹腔情况　将吻合后的肠管放入腹腔后，重新建立气腹后，检查整个术野是否有出血，冲洗术野，完善止血后，检查肠管有无扭转以及肠管和吻合口区域的血运和张力情况。并于左结肠外侧旁沟放置一根引流管，经腹壁左下方穿刺孔引出并固定（图 2-3-2-15）。逐层关闭腹壁切口及各穿刺孔。

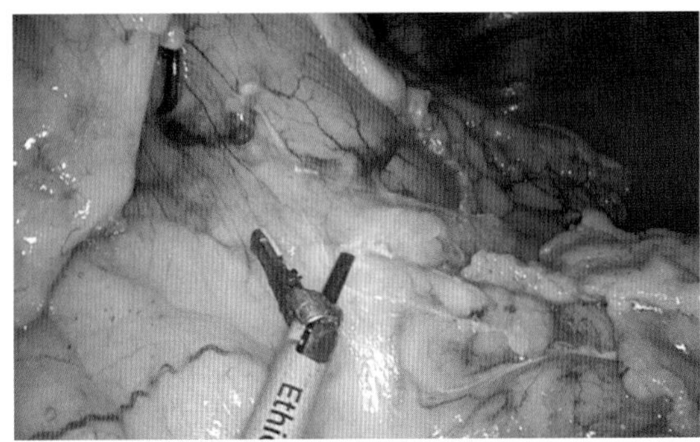

图 2-3-2-12　沿着胰腺下缘切断横结肠系膜附着点

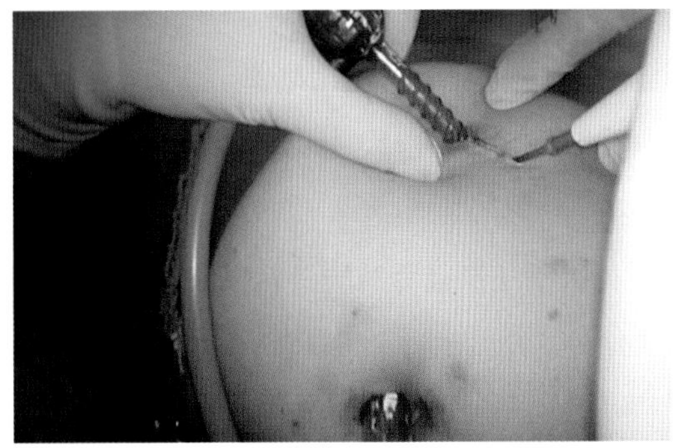

图 2-3-2-13　取左下腹 trocar 处切口上下延长 5cm

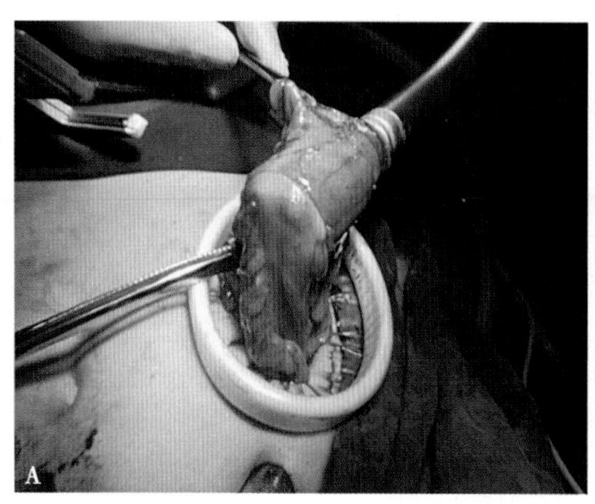

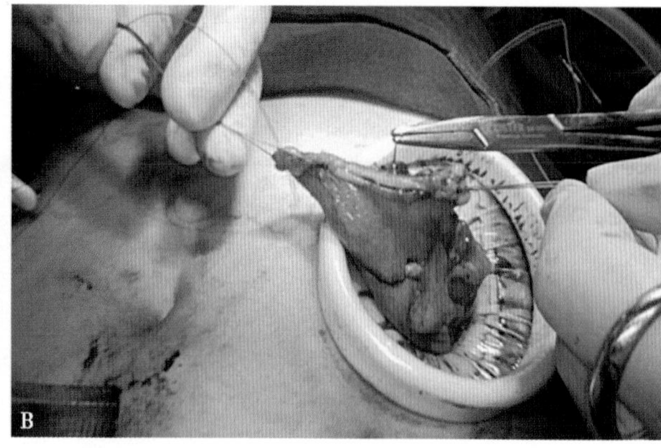

图 2-3-2-14
A. 横结肠与远侧结肠端侧吻合；B. 加固缝合断端和吻合口

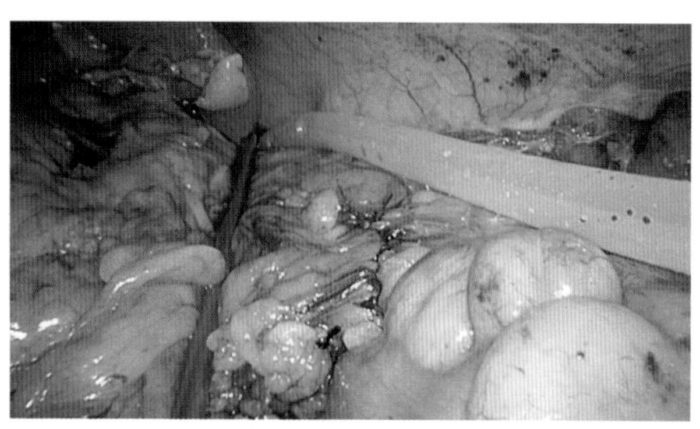

图 2-3-2-15 检查吻合后的腹腔情况，放置引流管

（李心翔）

【文后述评】（蔡三军）

腹腔镜左半结肠切除术需注意以下的技术关键点：

1. 充分利用体位的变化显露入路 左半结肠手术受到小肠的干扰比较大，系膜和血管的暴露受到一定的影响，所以手术过程中根据手术步骤，依靠体位的改变来帮助暴露能起到比较好的效果。比如，裸化肠系膜下动脉时采用头低脚高并向右侧倾斜位。离断左结肠动脉根部后，向头侧分离 Toldt 间隙及游离脾曲时采用头高脚底位置。

2. 肠系膜下血管根部淋巴结（No.253）清扫技巧 肠系膜下血管根部淋巴结（No.253）清扫至关重要。在清扫过程中以腹主动脉为标志，沿肠系膜下动脉根部向上裸化其主干，直至左结肠动脉的起始部。以左结肠动脉为主线再向根部分离，同时清扫腹主动脉、肠系膜下动脉主干及左结肠动脉三角区域的 253 淋巴结。

3. 胰腺的暴露步骤 在分离左半结肠腹膜后 Toldt 间隙向头侧的游离过程中，由于解剖的关系，如果不注意很容易顺着间隙分离到胰腺后间隙，所以，在分离过程中辨别胰腺的位置很重要，Toldt 间隙游离到胰腺下缘水平即应该终止，之后在胰腺的表面下缘水平切开横结肠系膜在胰腺的附着处（横结肠系膜第三层，第四层），将左侧横结肠系膜在胰腺的附着处游离后，为下一步切开大网膜暴露胰腺提供方便。

4. 脾曲的游离方法　左半结肠的切除难点之一就是脾曲的游离，因为脾曲位置深在，周围关系密切，如果分离不清楚容易造成周围脏器的损伤。所以在游离结肠脾曲上需要讲究一定的策略和方法。根据脾曲特点可以采用顺时针（胃结肠韧带 - 脾结肠韧带 - 隔结肠韧带）或逆时针（隔结肠韧带 - 脾结肠韧带 - 胃结肠韧带），或中间会合（先分离胃结肠韧带与隔结肠韧带）。

【作者简介】

李心翔，男，1971 年生。教授、博士研究生导师，复旦大学附属肿瘤医院大肠外科主任医师、科室副主任。上海市抗癌协会肿瘤微创治疗专委会腔镜外科学组组长、上海市盆底疾病专业委员会副主委、CSCO 结直肠癌专家委员会委员、中国医师协会结直肠肿瘤专委会腹腔镜专委会副主任委员、中国医师协会肛肠医师分会委员、中国医师协会内镜医师分会委员、中国研究型医院学会肿瘤外科专业委员会常委兼副秘书长、中国研究型医院学会肿瘤学专业委员会常委、中国抗癌协会大肠癌专业委员会腹腔镜学组委员。

【述评者简介】

蔡三军，男，1956 年生。教授，博士研究生导师复旦大学附属肿瘤医院大肠外科主任，大肠癌多综合治疗组首席专家，复旦大学大肠癌诊治中心主任。上海市疾病控制中心大肠癌专业委员会主任，中国抗癌协会大肠癌专业委员会主委，中国临床肿瘤协作中心（CSCO）常委，继续教育委员会主任，CSCO 科研基金学术委员会委员，中国 CSCO 肿瘤营养协会主任委员，中国疾病控制中心中国胃肠肿瘤管理项目副组长，中国老年学学会老年肿瘤专业委员会常委。《美国临床肿瘤指南（NCCN）（中国版）》专家委员会委员，《NCCN 大肠癌临床实践指南（中国版）》外科执笔人，复旦 - 法国梅理埃联合实验室大肠癌项目负责人。

第三节　腹腔镜左半结肠切除术（十字吻合）

消化道病变切除后的修复与重建一直是消化外科的关键环节，关系到手术的成败。改进吻合技术一直是临床研究的热点，其经历了从手工吻合到吻合器吻合的过程[1, 2, 3]。随着腹腔镜技术的不断发展和进步，目前已广泛地普及到消化外科手术操作过程中。腹腔镜下完成肿瘤切除、淋巴结清扫术已经非常成熟[4]，但吻合技术却没有太多发展。特别是在结肠肿瘤的手术治疗中，术后需开一个较大辅助切口将切除标本取出在体外进行吻合，其操作存在以下问题：①游离吻合过程中可能对系膜造成牵拉，导致血栓、出血等严重的并发症；②腹部辅助切口较大，与微创理念相悖，影响术后美观；③吻合操作时术野暴露差。相较以上缺点，全腹腔镜吻合术具有美观、安全的特点，受到外科医师的青睐。笔者在 Venkatesh 的开腹结肠三角端端吻合术[5]的基础上进行改良，发明一种可靠的全腹腔镜下结肠吻合技术：“十字吻合”技术。现将该吻合术的要点及步骤介绍如下。

【适应证和禁忌证】

“十字吻合”是基于常规腹腔镜手术技术基础上开展的，其手术切除范围、淋巴结清扫区域及游离走行的解剖层次与普通腹腔镜手术是一致的。因此，一般适应证与禁忌证与普通左半结肠手术是一样的。此外，由于“十字吻合术”涉及一些特殊手术步骤，还有一些特殊的适应证及禁忌证要求。

1．适应证 ①适用于右半结肠、横结肠、结肠脾曲、降结肠和乙状结肠的恶性肿瘤手术；②肿瘤浸润深度小于 T4a，术前评估肿瘤与周围组织无明显粘连；③既往无腹部手术史；④术前评估营养状况良好，BMI 23～30kg/m^2；⑤基础疾病控制良好，麻醉分级小于 2 级。

2．禁忌证 ①肿瘤外侵严重，与周围组织粘连明显，严重腹水；②伴有肠梗阻病人；③存在腹腔种植转移病人；④一般状况差，存在严重恶液质，麻醉分级为 3 级以上，伴有未给予干预治疗的严重基础疾病者，如高血压、糖尿病、心脏病、慢性呼吸系统疾病等；⑤既往有腹部手术史病人；⑥其余严重的手术禁忌证。

【术前肠道准备】

腹腔镜下左半结肠十字吻合术由于其独特的操作技巧与步骤，特别由于其术中需腹腔内开放肠道，因此“十字吻合术”对肠道准备的要求相比一般肠道手术更加严格。

病人一般术前 3 日开始进少渣饮食，口服酚酞片 2～4 片 / 次，3 次 /d（或番泻叶泡饮）进行缓泻，同时口服庆大霉素，8 万 U/ 次，3 次 /d。术前日下午开始口服复方聚乙二醇电解质散或磷酸钠盐口服液清洁肠道，同时在肠道准备过程中注意能量与电解质的补充。按照以上肠道准备要求进行，可以有效避免术中腹腔污染及术后感染的发生。

目前肠道清洁药物中，各种药物腹泻作用均较剧烈，在应用过程中应注意水分与电解质的补充，避免造成电解质紊乱。而液状石蜡、乳果糖、小剂量番泻叶等具有起效慢，作用温和的特点，可以配合流质饮食联合应用于年龄较大，或存在不完全性肠梗阻病人的肠道准备。不管应用何种肠道清洁药物，均需配合甲硝唑或庆大霉素口服，降低肠道厌氧菌菌群数量，避免发生术中、术后腹腔污染的风险。

【“无菌术”与“无瘤术”操作要点】

目前，“十字吻合”技术尚处于发展阶段，还需要在实践中进一步改进和完善。其中“无菌术”与“无瘤术”是贯穿整个手术过程中最为关键的两个环节，需要严格把握。

拟施行“十字吻合术”的病人在术前必须进行严格的术前肠道准备，减少肠道菌群数量。在切除肿瘤后，可以在距断端 10～15cm 处使用“哈巴狗钳”暂时封闭肠管，避免在吻合过程中有消化液流出。“十字吻合”施行时，需在断端打开小切口，助手需要第一时间使用吸引器将肠道内容物吸尽，避免溢出污染腹腔。同时可使用碘伏纱条对断端切口进行消毒。吻合完成后应对腹腔进行严格有效的冲洗，并使用吸引器充分将冲洗水充分吸尽。术中、术后需按照抗生素使用要求给予预防性抗生素，避免术后感染发生。经过实践证明，只要做好充分的准备，熟练掌握手术技巧，“十字吻合术”是完全能够符合无菌术要求的。

“无瘤术”也是十字吻合的一个重要操作要点。首先在切除肿瘤时，在保证足够吻合长度的前提下，局部肿瘤边缘上下缘须有 8～10cm 的距离。将肿瘤切除后也需尽快装入无菌袋进行隔离。碰触肿瘤的腹腔镜器械需及时使用酒精充分隔离。在完成吻合后，将肿瘤经腹部辅助切口取出时应注意避免对周围的污染，需对辅助切口放置保护套进行保护，避免腹壁种植发生。对于术中存在肿瘤外侵的病人，术后可腹腔内喷洒5-FU注射液或使用中仁氟安等药物进行控制。

【"十字吻合"操作步骤】

1. 完成肠道游离及淋巴结清扫（图2-3-3-1）。

2. 距肿瘤上下缘8～10cm处游离对应结肠系膜。

3. 在距肿瘤上下缘8～10cm使用腹腔镜下一次性切割闭合器切断结肠，注意切割闭合器需与肠管纵轴呈45°～60°，使系膜对侧略长于系膜缘侧（图2-3-3-2）。

4. 自主操作孔置入隔离袋，将切除肿瘤置入隔离袋中，置于盆腔。

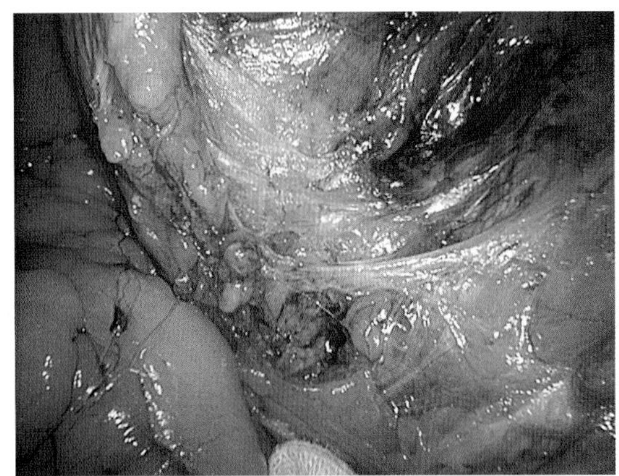

图2-3-3-1 充分游离结肠及系膜

5. 分别于距离两个残端10～15cm处使用"哈巴狗钳"夹闭肠管（图2-3-3-3），于两个残端的系膜对侧打开一长约1cm小切口（图2-3-3-4），助手需及时吸引流出的肠内容物，并使用碘伏纱条充分擦拭切口。

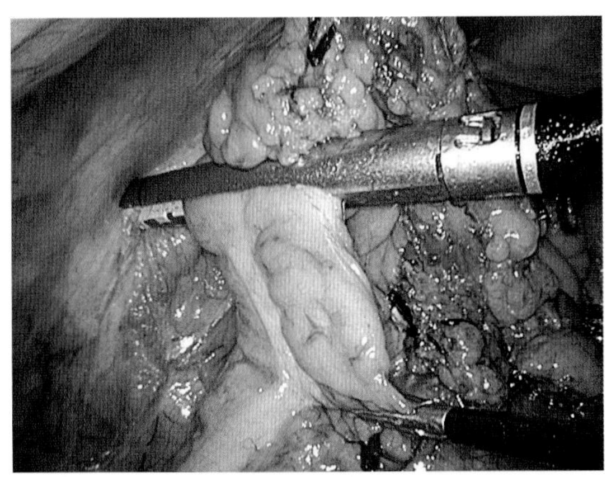

图2-3-3-2 直线切割器需与肠道纵轴呈45°～60°

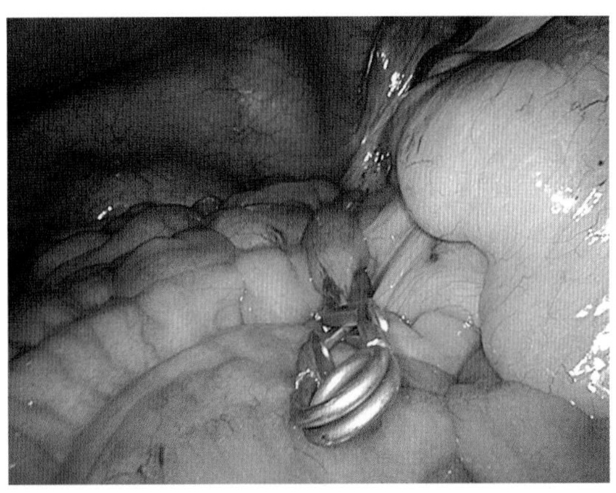

图2-3-3-3 暂时封闭近端及远端肠道

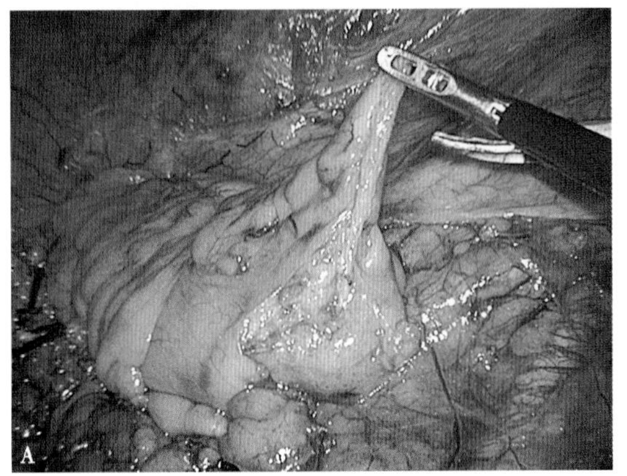

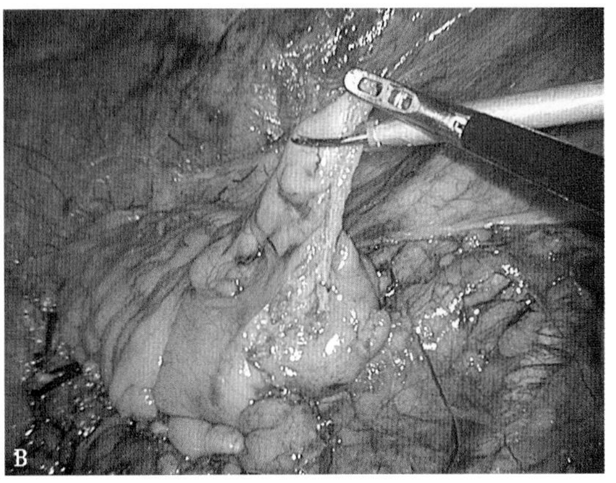

图2-3-3-4

A. 在结肠断端系膜对侧缘开一长约1cm小口1；B. 在结肠断端系膜对侧缘开一长约1cm小口2

注意：在距离两个残端10～15cm处使用"哈巴狗钳"夹闭肠管。在夹闭前可使用无损伤腹腔镜钳将肠内容物赶出夹闭区域，减少打开残端后消化液对腹腔污染可能。

6. 将结肠两断端靠拢，使两残端的系膜对侧缘相对，检查无系膜扭转后将腹腔镜切割闭合器的两端分别置入两个小切口中，夹闭长度约4～5cm，确认无扭转后完成切割闭合（图2-3-3-5）。

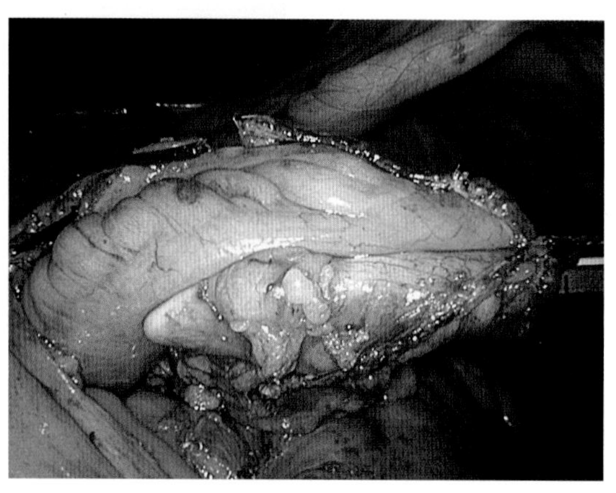

图2-3-3-5 置入直线切割缝合器

注意：将两侧断端靠拢，将直线切割闭合器的一侧置入一侧断端的开口中，适当关闭直线切割闭合器，将另一侧断端开口牵向直线切割闭合器另一侧，稍松开闭合器后套入。调整插入长度约4～5cm，将系膜对侧缘相对，并检查肠系膜无扭转后击发直线切割闭合器。

7. 闭合完成后可形成以鸟嘴样共同开口，使用腹腔镜检查共同开口内无出血、狭窄等情况（图2-3-3-6）。

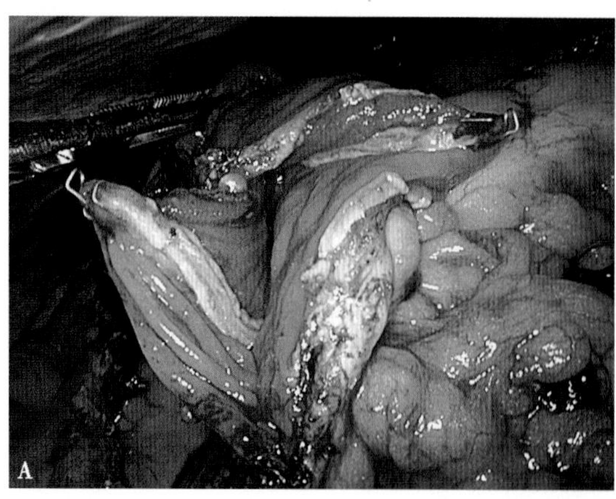

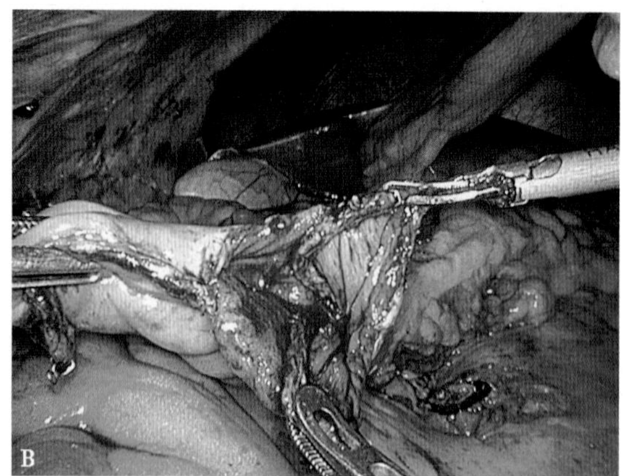

图2-3-3-6
A. 形成鸟嘴样共同开口；B. 腹腔镜仔细检查吻合口

8. 使用一次性切割闭合器垂直第一次吻合线关闭共同开口，完成消化道重建，将共同开口置入隔离袋中（图2-3-3-7）。

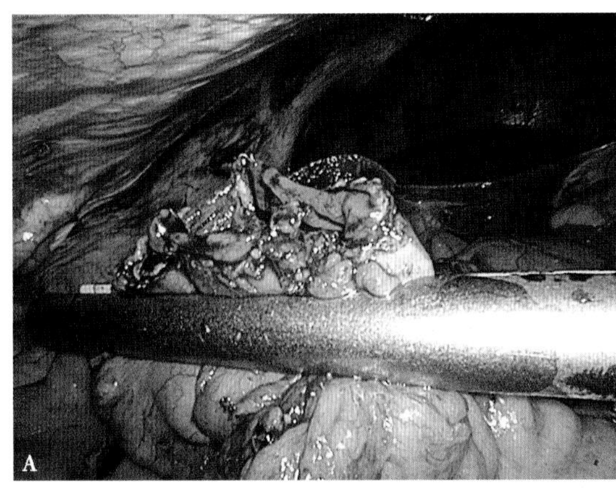
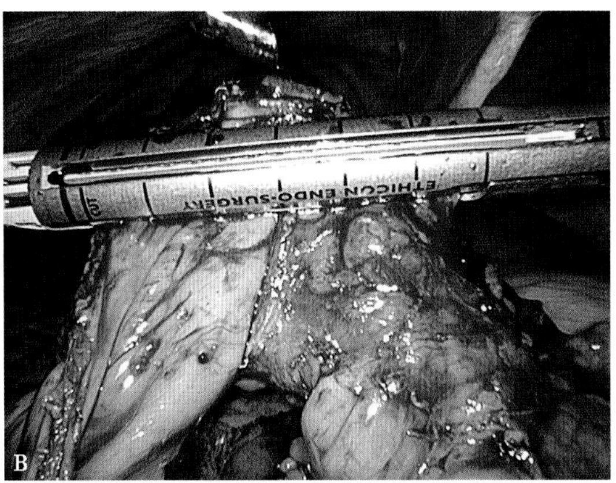

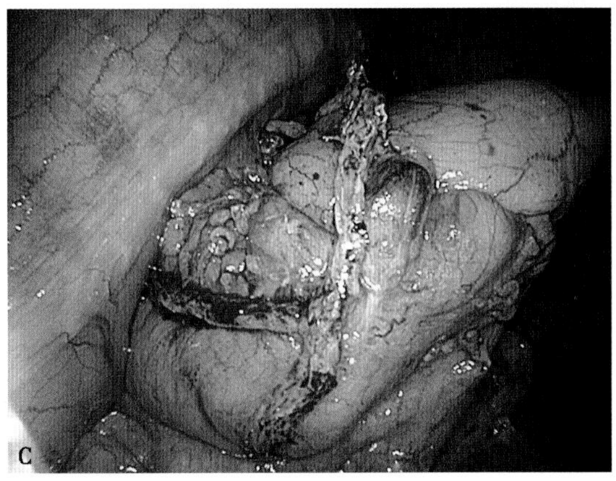

图 2-3-3-7
A. 关闭共同开口 1；B. 关闭共同开口 2；C. 吻合后吻合口外观

注意：关闭共同开口时需注意将整个共同开口放入切割范围之内，避免关闭不全，但也不可切除过多，避免吻合口狭窄。切除共同开口时需与第一次吻合线垂直。

9. 横向绕脐行一长约 5cm 辅助切口，置入切口保护套后，将标本与共同开口取出（图 2-3-3-8），夹闭辅助切口，腹腔镜下充分冲洗腹腔、盆腔，喷洒药物后，撤去腹腔镜器械，关闭戳空及腹部辅助切口。

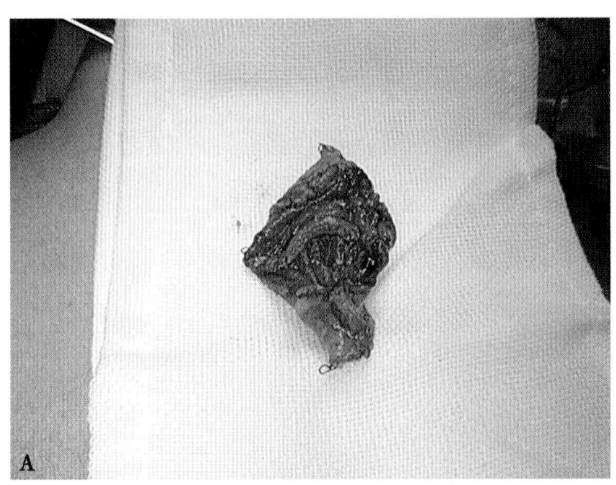
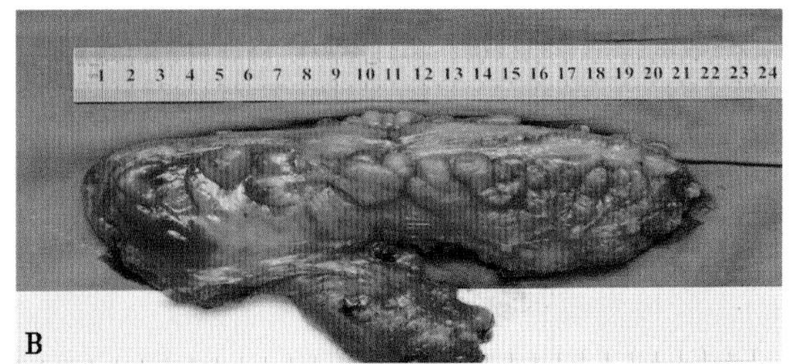

图 2-3-3-8
A. 共同开口标本；B. 肿瘤标本

【“十字吻合”技术要点及关键环节】

1. 扶镜手与助手必须经过规范训练，有熟练的操作技能，充分配合术者手术步骤并保持协调一致，保证整个手术过程顺畅。

2. 术前准备一定充分、到位，避免术中消化液流出，污染腹腔。

3. 肠管和系膜游离一定要充分，不可出现吻合后较大张力，减少术后吻合口瘘发生风险。

4. 切断结肠时应注意直线切割闭合器应与肠管纵轴呈 45°～60° 夹角，切割吻合应在系膜对侧进行，切割成形时共同开口深度为 4～5cm 比较适宜，太长不能将共同开口封闭，增加局部张力，同时影响吻合口血运；太短则易造成吻合口狭窄。

5. 不要试图将残端并拢后同时置入切割闭合器的钉仓与钉砧，可先于一侧置入钉仓，暂时闭合后然后拉取另一侧残端，松开钳口后再置入钉砧，再进行必要的调整，操作一定轻柔，切不可使用暴力。

6. 完成吻合前一定确认系膜方向，避免系膜扭转；完成吻合口一定通过腹腔镜确认吻合口，必要时可行肠镜检查。

【常见并发症及处理原则】

按照笔者的经验，施行“十字吻合”并发症与常规吻合方式并发症发生率并无明显差别。但仍需要大样本数据进一步证明。“十字吻合”并发症分早期并发症与中晚期并发症。

1. 吻合口闭合不全　吻合口闭合不全是在施行“十字吻合”早期常见并发症。多由于术者在术中追求手术速度，而忽视手术操作确切性，从而导致肠壁对位不好；或者直线切割吻合器全部插入肠腔，造成切割范围过大，不能完全封闭共同开口导致。术中通过仔细检查多可发现。如对吻合存疑，可以在术中使用内镜进一步检查明确是否存在吻合不良。一旦发现吻合口闭合不良，切不可心存侥幸。对于较小的吻合不全，可以用缝合针线荷包缝合的方式进行加固。对于较大的吻合口闭合不全，则需要使用直线切割闭合器进行重新吻合。再次吻合时需尽量沿着第一次吻合线进行，避免形成尖角，造成局部血运不良，后期形成吻合口瘘。如再次吻合时操作困难，切忌过分为追求腹腔镜手术效果而过分牵拉肠道，避免造成吻合口损伤。建议必要时中转开腹，充分游离两侧肠管后再行吻合。保证吻合确切。

2. 出血　出血也是在行“十字吻合”术中较常见的并发症之一。其发生的根本原因，也是由于术者过分追求手术速度而忽略了操作细节导致。吻合后出血多由于裸化肠管断端，尤其是远侧端肠管的脂肪垂、系膜处理不彻底，有较大直径血管进入吻合口导致。肠管断端组织厚薄不均、肠壁水肿、吻合后动作粗暴吻合口撕裂、术中肠道断端止血不良，导致局部血肿形成，也是导致吻合口出血的重要原因。另外，使用吻合器时操作不熟练，导致吻合钉成形不佳、闭合不严密致黏膜下渗血也是吻合口出血的常见原因。吻合口出血是发生吻合口瘘的高危因素，因此在能够确切止血的前提下不可单纯靠术后止血。吻合口出血的预防很重要，在游离肠管时需充分裸化系膜，施行吻合时也需操作确切，避免将系膜等夹入吻合口中。在形成共同开口后需将腹腔镜探入公共开口内充分观察吻合口情况，如有出血需及时止血。在关闭共同开口后也需观察吻合口一定时间，如有较多出血吻合口在吻合后多较快呈饱满状。如发现吻合口少量出血，可应用能量器械止血或进行缝扎止血；出血较多，必要时则需中转开腹，必要时重新吻合。

3. 吻合口漏　吻合口漏是消化道手术后常见并发症，“十字吻合”吻合口漏发生率与常规手术并无明显差别。吻合口漏分为早期漏与中晚期漏。早期发生吻合口漏多与吻合技术欠佳导致。中晚期吻合口漏则多与吻合口血运、感染、营养有关。因此在进行手术过程中，需要严格遵守操作要点，保证吻合的确切、可靠，将吻合口漏发生风险降到最低。术后一旦发现吻合口漏，可以通过局部充分引流、局部冲洗等方式保持局部清洁，配合全肠外营养促进吻合口漏愈合。如病人病情反复，或出现急腹症、感染等症状，则需当机立断，施行远端回肠造瘘，旷置吻合口，使吻合口漏愈合后再行造口还纳。

4. 吻合口狭窄　在使用管状吻合器时，吻合口的宽度是一定的，无法改变，但使用“十字吻合”时，吻合口的宽窄却需要术者进行把握。由于直线切割器的长度远大于管状吻合器的直径，因此施行“十字吻合”时发生吻合口狭窄可能性较小，只有在钉仓、钉砧伸入长度较短，且共同开口切除过多时才会发生。因此在施行“十字吻合”时需要按照操作要点进行，把握适当的吻合深度及切除范围。当发生吻合口狭窄时，可以待瘢痕完全形成后施行内镜下球囊扩张术，或是放置支架，但以上措施处理后吻合口可能再次出现狭窄。如狭窄严重或反复发作，则需进行近端肠道的造瘘术。

【“十字吻合”的技术特点与操作优势】

“十字吻合”方法不需要将肠管提出体外进行吻合，避免在结肠牵出体外吻合造成的血管弓牵拉、损伤、出血等风险。同时在腹腔镜直视下完成更方便检查，避免出现肠扭转等风险。

避免了置入管状吻合器砧座、荷包缝合等步骤，节省操作时间；同时不受肠管粗细的限制，解决了因肠管充血水肿或扩张导致断端管径粗细不均，吻合困难的问题。可保持大口径吻合口，避免远期吻合口狭窄发生。

左半结肠十字吻合技术仍是一项研究中的技术，以上是笔者的一些经验总结，仍需更多的病例与临床实践，进一步完善此项技术，进一步推广，使该技术得到广泛应用。

（刘东博）

【文后述评】（梁小波）

近十年来，以腹腔镜为代表的微创技术发展迅猛，在整个外科领域掀起一场大变革。在此背景下，我国结直肠外科事业也取得了巨大的进步与提高，而全腹腔镜下结直肠肿瘤切除及消化道重建是能够将微创理念发挥到极致的新的探索。

在前人的基础上，通过长期的临床实践，全腹腔镜下结肠肿瘤切除及结肠“十字吻合”技术应运而生。此种消化道重建方式是完全意义上的全腹腔镜手术，它跨越了以往传统吻合模式的束缚，另辟蹊径，以独特的方式完成了肠道的重建。为腹腔镜下吻合又提供了一种可靠的选择。此种吻合方式有其特殊操作特点，在初期应严格选择适应证，并按照操作要点完成，切忌盲目施行及粗暴操作。

希望在不久的将来该项吻合技术可以得到广泛的推广和普及，使更多病人受益；也希望这种吻合方式能给我们带来更多灵感，使临床工作者有更好的技术革新及创造涌现出来，为腹腔镜技术的发展添砖加瓦。

【作者简介】

刘东博，男，1969 年生。山西省肿瘤医院消化内镜微创外科副主任医师。山西省抗癌协会大肠癌专业委员会委员，山西省医师协会内镜分会委员，从事结直肠肿瘤治疗工作 10 余年，擅长结直肠肿瘤的诊断及治疗，尤其擅长于腹腔镜结直肠肿瘤手术，对直肠癌新辅助放化疗亦有独到见解。

【述评者简介】

梁小波，男，1958 年生。山西省肿瘤医院副院长，山西省肿瘤医院消化内镜微创外科主任医师，硕士研究生导师。中国抗癌协会大肠癌专业委员会副主任委员、中国医师学会结直肠肿瘤分会外科专委会主任委员、中国 GIST 北区专家、《肿瘤研究与临床》杂志主编，国内多家学术杂志编者及编委，参与编写中国结肠癌诊疗规范的多项国家级诊疗规范。曾承担并完成多项国家级、省级科研项目，多次获得山西省科技进步奖。擅长于结直肠肿瘤、胃肠道间质瘤的诊断及治疗。尤其对腹腔镜“膜”解剖盆腔自主神经保护直肠癌根治术、直肠癌新辅助治疗、胃肠道间质瘤的治疗方面有较深造诣。

参考文献

[1] 黄从云，彭淑牖. 胃肠道吻合的沿革. 中华胃肠外科杂志，2005，8(6)：545-547.

[2] 刘凤林，秦新裕. 胃肠外科吻合技术发展与应用. 中国实用外科杂志，2008，28(1)：28-29.

[3] Moran B J.Stapling instruments for intestinal anastomosis in colorectal Surgery.Br J Surg，1996，83(7)：902-909.

[4] 郑民华. 中国腹腔镜下结直肠手术关键技术的建立与规范化推广. 上海医学，2012，35(11)：914-916.

[5] Venkatesh K S，Morison N，Larson D M，et al.Triangulating Stapling Line technique：an alternative approach to colorectal anastomosis.Dis Colon Rectum，1993，36(1)：73-76.

第四章 腹腔镜乙状结肠切除术

乙状结肠癌根治术是大肠癌手术中最为常见的术式，在腹腔镜普及的时代，腹腔镜乙状结肠癌根治术可以说是大肠癌的入门级手术。但这并不意味着腹腔镜乙状结肠癌根治术是非常简单的手术，对于肥胖病人、乙状结肠系膜异常生理性粘连或者乙状结肠过短者还是具有一定难度的。乙状结肠的游离过程中需要不断地准确地辨识关键的解剖学标志，这是保证手术质量和安全性，避免周围器官损伤的关键。

对乙状结肠及直肠相关融合筋膜解剖的熟悉是掌握腹腔镜乙状结肠癌根治术的前提。日本学者 Mike 对盆腔的筋膜构成以及对于乙状结肠和直肠的游离层次做了详尽的阐述，对很多解剖学概念上的错误进行了更正[1,2]（图 2-4-1-1）。对于靠近降乙交界部位的乙状结肠癌，为了更加方便地进行吻合，往往需要游离结肠脾曲；而对于靠近直乙交界者，手术基本等同于高位直肠癌的操作。根据乙状结肠癌位置的不同，游离的范围以及对血管的处理也可能不尽相同[3]（图 2-4-1-2）。为了保证近端或远端良好的血运，在保证清扫质量的情况下，根据肿瘤的位置可以选择保留左结肠血管或直肠上动脉（图 2-4-1-3，图 2-4-1-4）。

乙状结肠的游离技术的关键是不断识别解剖学标志并始终创造良好的视野[4,5]，主要有以下几点：①右侧入路进入正确的层次，并追寻直肠固有筋膜这一标识进行游离；②在肠系膜下动脉根部清扫时，注意识别神经，避免损伤；③利用肠系膜下血管带的支撑和系膜不同点的提拉，使其乙状结肠系膜呈帐篷状抬起，有利于对其背侧筋膜间隙的游离。

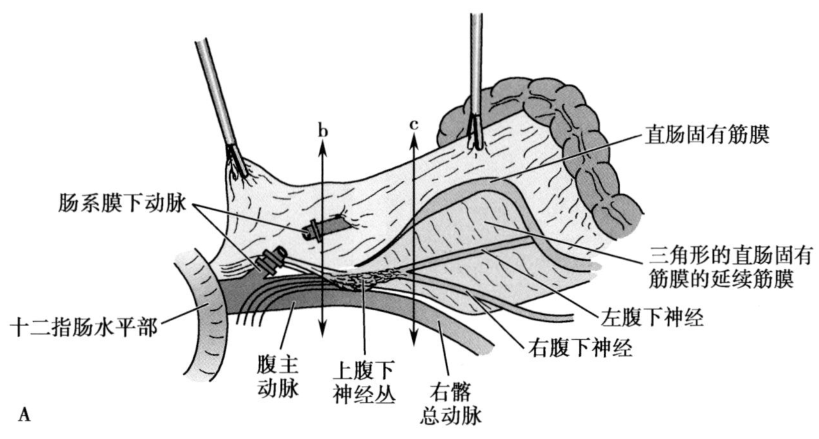

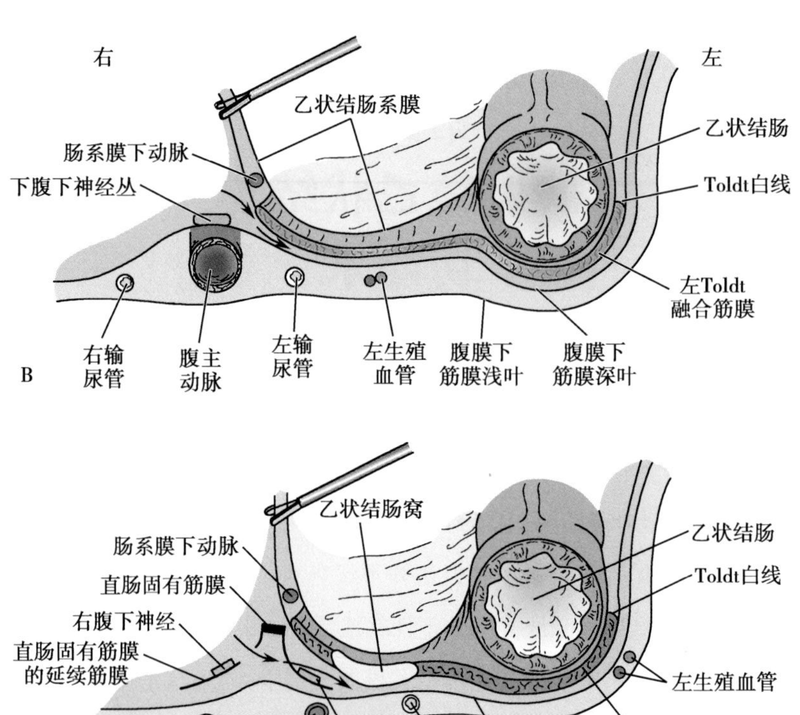

图 2-4-1-1

A. 乙状结肠的融合筋膜以及游离层次 1；B. 乙状结肠的融合筋膜以及游离层次 2；C. 乙状结肠的融合筋膜以及游离层次 3

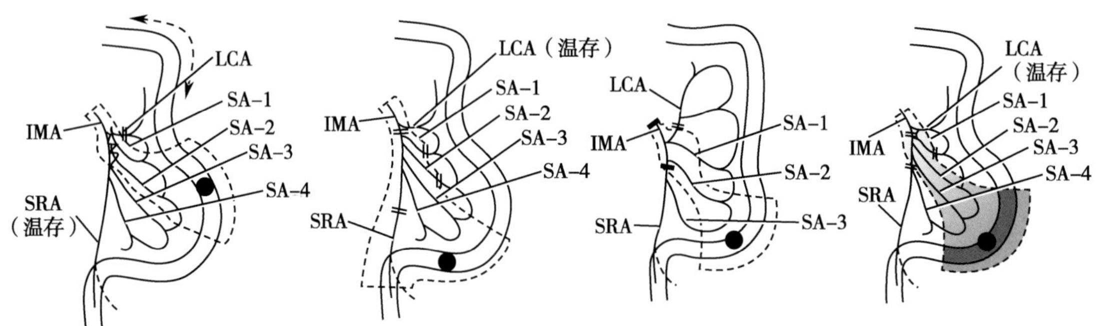

图 2-4-1-2　不同位置肿瘤血管的处理

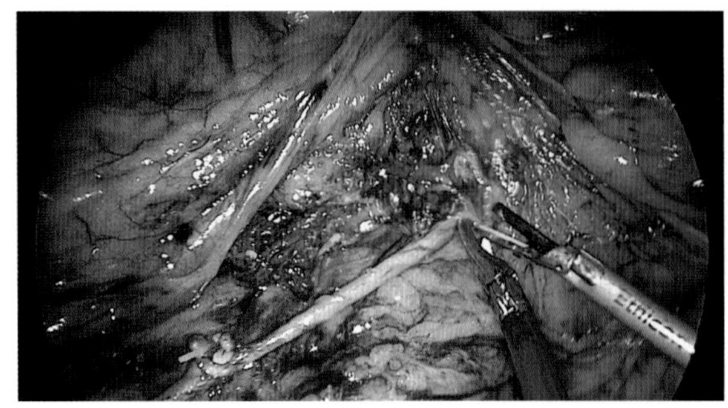

图 2-4-1-3　保留直肠上动脉的 D3 清扫

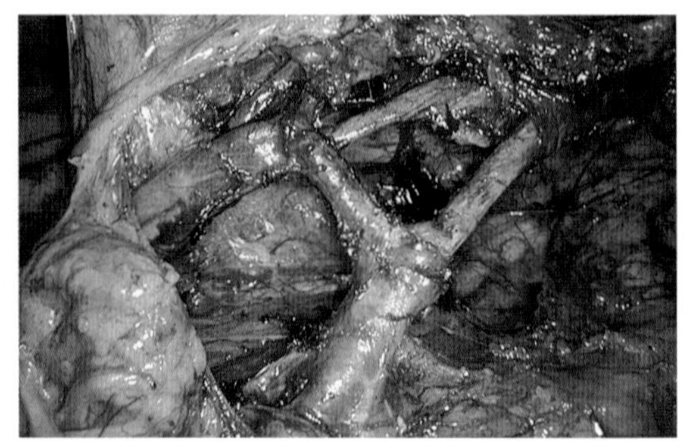

图 2-4-1-4　保留左结肠动脉的 D3 清扫

【适应证和禁忌证】

1. 适应证 ①乙状结肠不同位置的早期乙状结肠癌或局部进展期癌；②经导管或支架治疗后的乙状结肠癌梗阻；③不适合内镜切除的乙状结肠息肉恶变或巨大良性息肉。

2. 禁忌证 ①腹腔内广泛粘连者；② T4b 乙状结肠癌侵犯周围组织、器官，有盆壁浸润或腹膜转移；③合并不可切除的远处转移，而原发灶无梗阻和 / 或出血等并发症者；④乙状结肠癌伴急性完全性肠梗阻者；⑤重度肥胖或伴发严重内科疾病无法耐受手术、全身麻醉及长时间气腹者。

注意：随着支架和导管技术的开展，乙状结肠癌梗阻可以在术前得到解决，待充分肠道准备或新辅助治疗后完全可以实施腹腔镜手术。同时，随着腔镜技术的进步，越来越多的有过多次手术史的腹腔粘连病人可以通过腹腔镜完成规范的肿瘤根治手术。但是出于尽可能减少肿瘤周围组织撕扯和"no-touch"原则的考虑，对于某些致密而广泛的乙状结肠周围粘连者，腹腔镜手术仍需非常谨慎。此外，对于 T4b 肿瘤而言，有经验的技术娴熟的肿瘤专科医生可以选择性开展。

【体位、戳卡位置以及手术站位】

1. 体位 对于肿瘤位置较高，经肛门吻合距离较远，需要辅助切口体外吻合者，可以采用左上肢外展的 Trendelenburg 体位，因为手术中需要头低右倾体位，故双侧肩部和右侧躯干应安装防滑落装置。对于肿瘤位于乙状结肠中部或下部者，常规应用小腿支撑器摆成低截石位，以利于双吻合器技术经肛吻合操作时方便地将下肢抬高（图 2-4-1-5，图 2-4-1-6）。

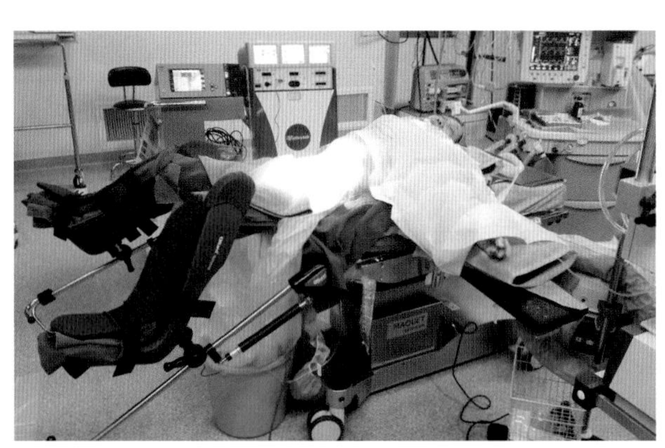

图 2-4-1-5 手术的体位

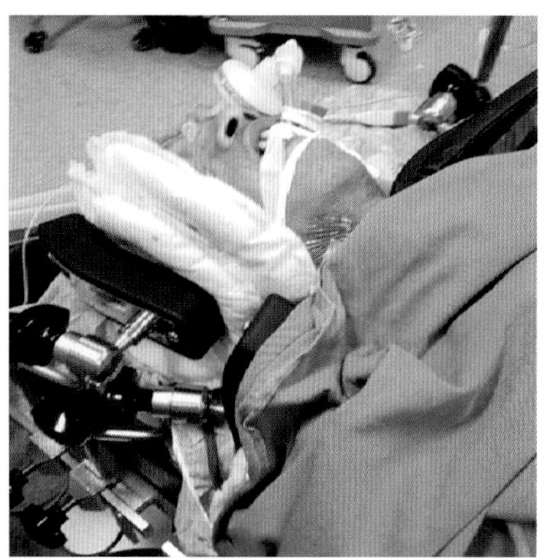

图 2-4-1-6 肩部防滑装置及头部保护挡板

注意：根据病人胖瘦程度选择头低和左侧抬高的角度，便于将大网膜和小肠翻转推送到右上腹，以获得乙状结肠系膜根部良好的显露。应该从横结肠和大网膜开始，顺序地将小肠翻向右上方，由于腹腔空间狭小，这一动作类似于在"窄小的床铺上叠被子"。对于小肠系膜较短且肥胖的病人，可以利用纱布置于肠系膜根部进行阻挡。

2. 戳卡位置　笔者大多选用5孔法，观察孔位于脐部，如果肿瘤位置较高位于降乙结肠交界部，可以适当上移1～3cm。左右上腹部和左下腹部戳孔采用5mm戳卡，右下腹主操作孔采用12mm戳卡（图2-4-1-7）。

注意：对于初学者来讲，出于安全性来考虑，右下腹的主操作孔最好使用12mm戳卡，以便可以在出血时能有更多的10mm工具可供选择，例如：生物夹、钛夹、Hem-o-lok结扎夹等。对于技术较为熟练并且具有5mm血管夹闭工具的术者，可以选用5mm戳卡。

3. 手术站位　术者站在病人右侧，助手则站在病人左侧，扶镜手站在术者头侧。显示器位于病人脚侧，为了更多地照顾到术者的舒适程度，往往要将显示器稍偏向左侧摆放（图2-4-1-8）。

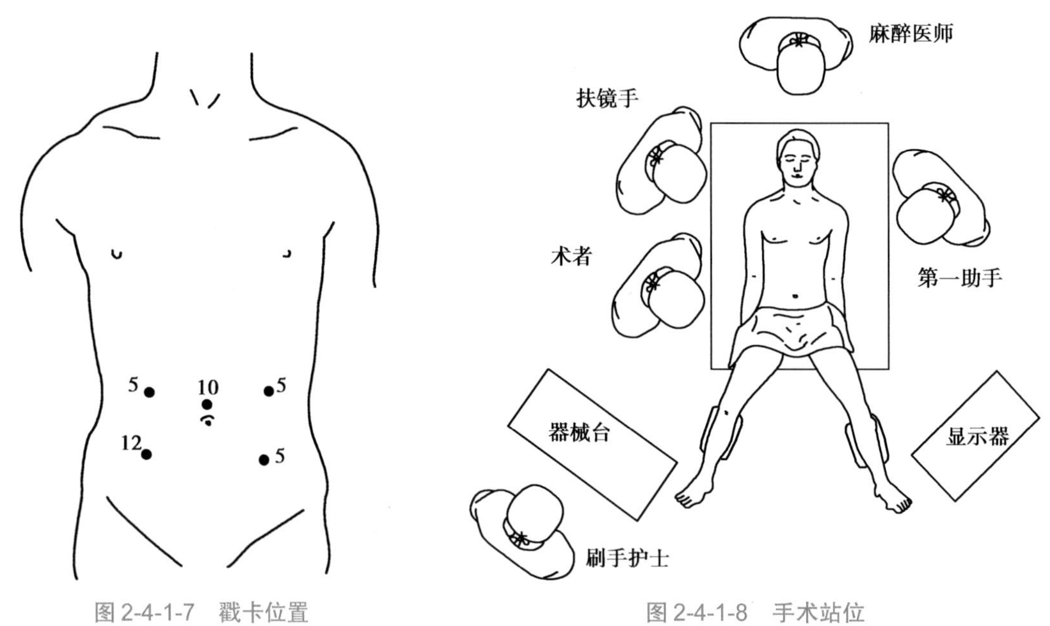

图2-4-1-7　戳卡位置

图2-4-1-8　手术站位

4. 手术器械　助手两把无损伤抓钳，术者左手无损伤抓钳，右手持单极电铲或超声刀。接单极柔和电凝功能的冲洗吸引装置。

注意：能量外科器械对于高质量的腹腔镜手术尤为重要。为了手术过程中尽可能保持清晰的白色术野，除了超声刀和单级电铲以外，笔者习惯应用柔和电凝吸引器。后者可以将出血或积液吸净，获取局部最佳组织导电效应的同时进行精准、安全地止血。由于其能量输出的特点，在不产生碳化焦痂和放电的情况下，使表浅组织凝固，避免了超声刀止血的副损伤危险，是开展腹腔镜手术非常得力的止血工具。

【术前准备】

主要包括：①各个脏器功能评估，吸烟者戒烟1～2周，控制有可能带来手术风险的并发症，改善贫血和营养状态。②术前进行病期的判断，排除远处转移以及后腹膜、肠系膜淋巴结转移情况。③肠镜和钡灌肠定位，对于早期肿瘤或息肉恶变者，可以通过术前肠镜注射染色剂定位。以便术中判断恰当的游离范围和血管的保留。④合并完全性肠梗阻的病人，需要利用导管或支架将梗阻解除，使肠道尤其是结肠获得充分的去污和“预康复”，包括促进排便、微生态重建、减轻水肿等。⑤普通病人可术前一天进无渣饮食，并酌情使用缓泻剂，便秘病人提前应用缓泻剂，术前可用复方聚乙二醇进行肠道去污。⑥术前晚口服碳水化合物800ml，手术前2～3h再次服碳水化合物400ml。⑦术前30～60min常规应用抗生素预防感染，如果手术时间超过3h，追加应用一次。⑧麻醉后放置尿管，常规安装双下肢间歇式加压装置防治下肢静脉血栓形成。另外，术中应用保温装置。

【手术步骤】

1. 乙状结肠系膜的切开和层次的剥离。

2. 直肠后间隙的游离。

3. 肠系膜下动脉根部的显露。

4. 肠系膜下动脉根部头侧方间隙的切开和Toldt间隙的游离。

5. 253组淋巴结清扫和肠系膜下动脉的夹闭和离断。

6. Toldt间隙的充分游离。

7. 肠系膜下静脉的解剖、夹闭和离断。

8. 乙状结肠左侧粘连的解离、Toldt白线的切开。

9. 远端切缘的测量和肠系膜的瘦身，裁剪系膜。

10. 远端切缘夹闭，同时经肛门灌洗远端直肠。

11. 直线切割闭合器切断远端。

12. 从辅助口切除标本。

13. 重建气腹，腹腔冲洗。

14. 经肛门圆形吻合器吻合。

15. 摆放引流。

【手术技巧】

1. 乙状结肠系膜的切开和层次的剥离　助手两把无损伤抓钳抓住乙状结肠向直肠延伸的系膜右侧，向上方偏左侧提起，类似于“斗牛士的斗篷”，保持适度张力。术者左手抓钳做轻轻地反向牵拉，右手持电铲，从骶骨岬水平为始点，沿系膜黄白交界处上下延长呈“～”形切开浆膜。此时可见疏松的白色网状组织，电铲用电凝模式边切边推，进入乙状结肠系膜和腹下神经前筋膜之间的疏松间隙(图2-4-1-9)。

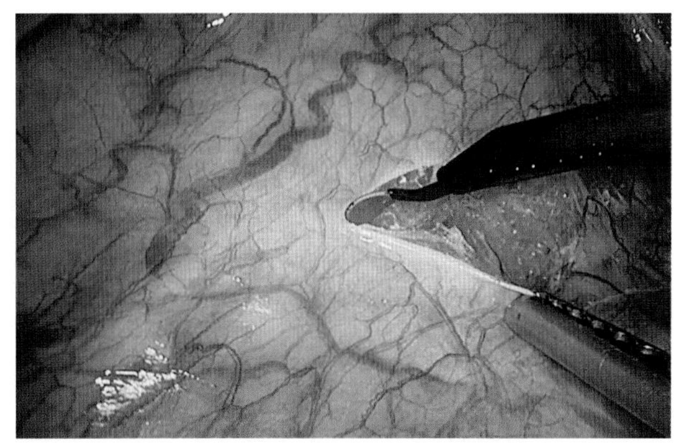

图2-4-1-9　Toldt间隙游离示意图

注意：笔者个人认为超声刀虽然止血效果好，但是由于其组织封闭和空洞效应可以将层次打乱，而电铲的使用较超声刀的优势是游离快速，并且对层次的把握更加准确。使用电铲时有推、切、剥、挑、勾、拨、压等几个动作，此步骤中多运用推切结合的动作，推开间隙的同时，根据组织被推动时的移位以及力反馈，有利于术者更加准确的识别正确间隙，并推出下一次要切的点。而此时，左手对神经的保护和对组织的适度牵拉也显得尤为重要。

2. 直肠后间隙的游离　为保证吻合口无张力通常要向下方游离至直肠后间隙。由右侧紧贴三角形的直肠固有筋膜向下游离直肠后间隙，向左进入到直肠固有筋膜的延续筋膜后方游离（图 2-4-1-10）（【二维码】2-4-1-1）。乙状结肠中部的肿瘤，一般右侧切开至乙状结肠与直肠交界处或腹膜返折水平即可。对于直乙交界处肿瘤，则游离范围类似于高位直肠癌，需要向尾侧游离直肠才能获得足够的切缘和直肠的游离度以避免吻合张力。

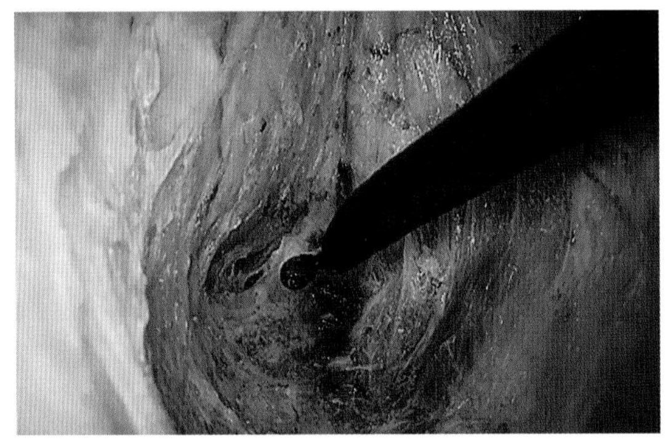

图 2-4-1-10　紧贴直肠固有筋膜进行直肠后间隙游离

【二维码】2-4-1-1　乙状结肠系膜切开及直肠后间隙的游离

技巧：游离直肠后间隙时，即便是有经验的术者也有可能走错层次。为了避免副损伤，需要遵循固定的标识。笔者一般以直肠固有筋膜作为标识，始终紧靠直肠固有筋膜进行游离。

3. 肠系膜下动脉根部的显露　沿肠系膜下动脉向根部背侧后方进行游离时，注意神经保护，贴近乙状结肠系膜后叶边推边凝。也可左手钳将系膜撑起，同时右手将电铲弧面将上腹下神经前筋膜向下进行剥离，扩大肠系膜下动脉背侧空间。此时保持层面的无血状态显得尤为重要，这有助于识别筋膜间隙。至肠系膜下动脉根部，可见到由腰内脏神经发出的细小的结肠支，此时换成超声刀予以切断。左手轻轻抓住肠系膜下动脉根部的系膜，电铲从血管根部向末梢侧游离，逐渐从背侧转向左侧。此时并不急于离断血管（图 2-4-1-11）。

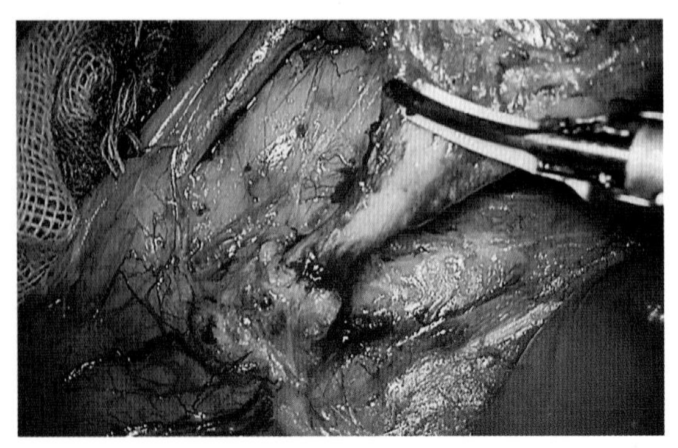

图 2-4-1-11　肠系膜下动脉根部的显露

注意：随着Toldt间隙游离，乙状结肠系膜下垂会影响进一步的游离。肠系膜下动脉视为支撑“帐篷”的“梁”，适当的牵拉，可以使乙状结肠系膜这个“帐篷”呈撑起的状态，所以笔者不建议过早的切断肠系膜下动脉。

4. 肠系膜下动脉根部头侧方间隙的切开和Toldt间隙的游离　完成肠系膜下动脉根部解剖后，助手左手抓钳向头侧抓住肠系膜下静脉部位的乙状结肠系膜向上提起(【二维码】2-4-1-2)。右手钳仍抓住肠系膜下动脉边缘的系膜，两把钳子呈交叉状。此时乙状结肠系膜由于不同点位的提拉，成为立体的“帐篷”(图2-4-1-12)。此时，沿主操作孔和肠系膜上动脉连线的角度向头侧肠切开肠系膜(【二维码】2-4-1-3)，很容易进入肠系膜下静脉后方的Toldt间隙，并将之拓展(图2-4-1-13)。

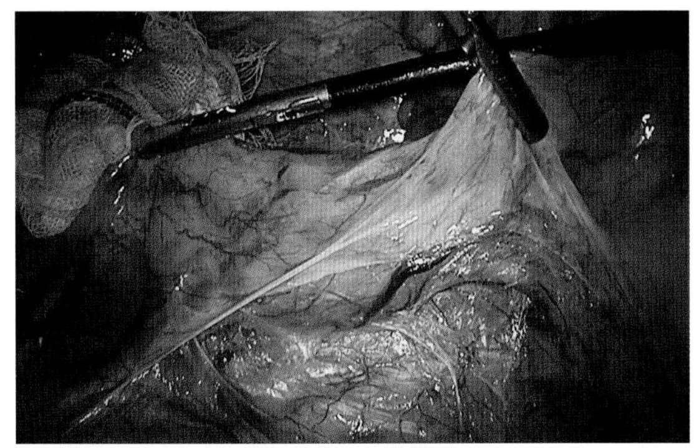

图2-4-1-12　乙状结肠系膜的立体牵拉

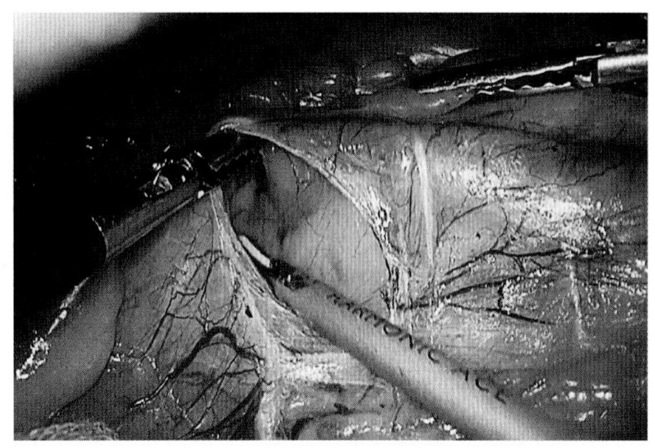

图2-4-1-13　肠系膜下动脉头侧系膜的切开

【二维码】2-4-1-2　提起乙状结肠系膜

【二维码】2-4-1-3　打开肠系膜下动脉头侧间隙

5. 253组淋巴结清扫和肠系膜下动脉的夹闭和离断　由主操作孔向肠系膜下动脉背侧连线的解剖可以将253组淋巴结完整地囊括在切除范围内。在靠近肠系膜下动脉根部处打开动脉鞘，借助分离钳从动脉后方分离，使肠系膜下动脉完全游离。以两枚hem-o-lok结扎夹或钛夹夹闭肠系膜下动脉，超声刀离断。因为头侧和尾侧系膜间隙已经贯通，其后方仅残留左腰内脏神经发出的较为致密的结肠支与乙状结肠系膜相连(图2-4-1-14)(【二维码】2-4-1-4)。

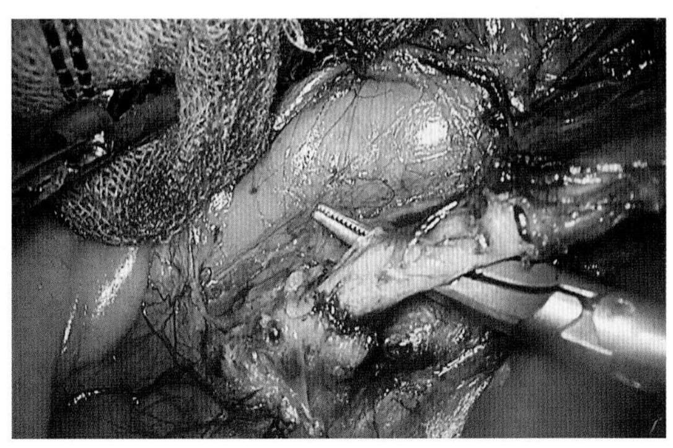

图2-4-1-14　离断肠系膜下动脉

【二维码】2-4-1-4　肠系膜下动脉根部处理

注意：由于主操作孔的操作角度，切断肠系膜下动脉后方的神经支时注意不要损伤左侧腰内脏神经。

6. Toldt 间隙的充分游离　切断肠系膜下动脉后方的支配结肠神经支后，降结肠系膜和乙状结肠、直肠后方的间隙贯通。仍然以抓钳和电铲的推、剥、切的动作充分向头侧和左侧游离，如间隙较为清晰，可利用电铲弧面向下压的动作进行分离。此过程中可见融合筋膜后方的左侧输尿管及其外侧的性腺血管（图 2-4-1-15）（【二维码】2-4-1-5）。

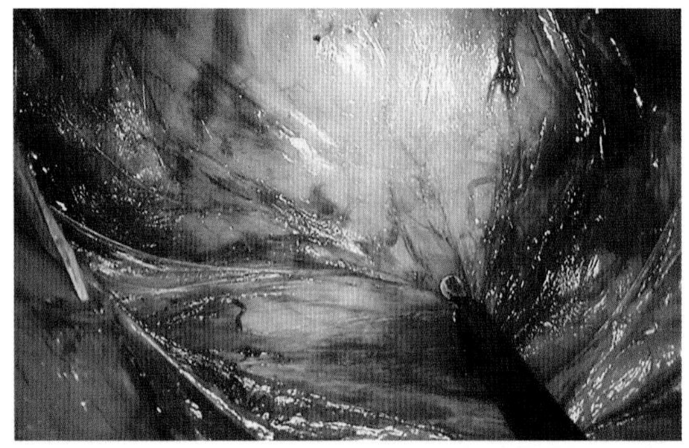

图 2-4-1-15　电铲分离 Toldt's 间隙

【二维码】2-4-1-5　Toldt's 间隙的充分游离

注意：从肠系膜上动脉头侧的 Toldt 间隙向尾侧和左侧拓宽的过程中，会遇到粘连紧密的白色膜状组织，此处即为乙状结肠窝处的腹膜。切开此处即可打通左侧乙状结肠系膜。

7. 肠系膜下静脉的解剖、夹闭和离断　注意避开十二指肠水平段，肠系膜下静脉非常容易解剖，游离出 1cm 左右长度后可以用 hem-o-lok 结扎夹闭后超声刀离断（图 2-4-1-16）。

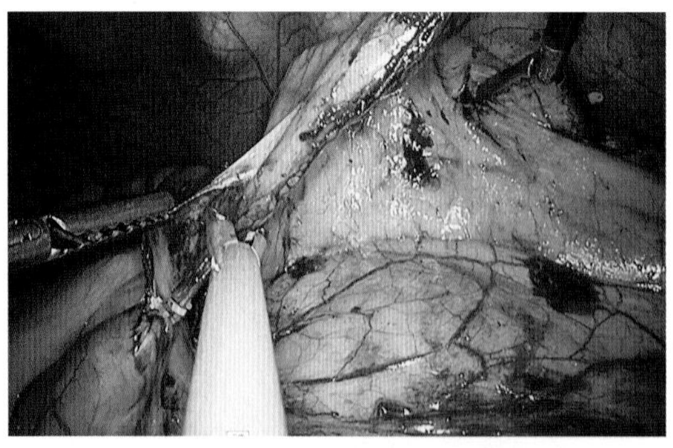

图 2-4-1-16　离断肠系膜下静脉

注意：在充分游离头侧 Toldt 间隙之前先不急于离断肠系膜下静脉。后者可以为降结肠系膜提供一定张力，并且能起到阻挡小肠的作用。

8. 乙状结肠左侧粘连的解离、Toldt 白线的切开　以电铲切开乙状结肠与左侧腹壁的生理性粘连。由于之前右侧的游离已经非常充分，此时的操作相对非常容易。向上、下方延长切开 Toldt 白线，与右侧游离的层面贯通（图 2-4-1-17）（【二维码】2-4-1-6）。

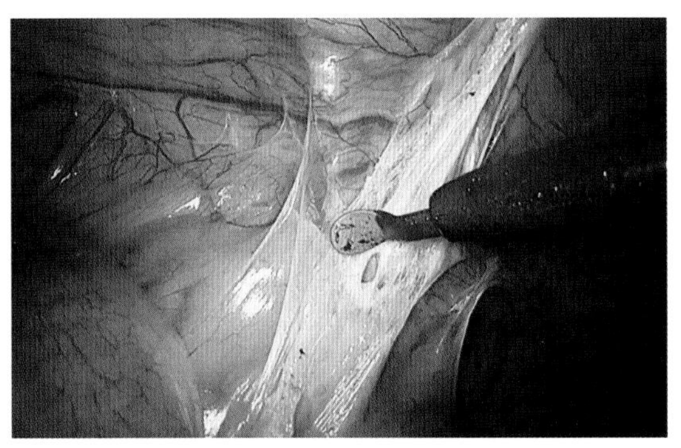
图 2-4-1-17　乙状结肠左侧粘连切开游离

【二维码】2-4-1-6　左侧系膜切开

注意：对于乙状结肠相对较短或者位置较高的乙状结肠癌，左侧向头侧的游离会较高甚至需要游离脾曲，方可在吻合时有充分的游离度。

9. 远端切缘的测量和肠系膜的瘦身，裁剪系膜　用一根 10cm 丝线测量肿瘤远端切缘，用一枚钛夹作标记，在此处进行系膜的瘦身和裁剪。利用超声刀边分边切，注意直肠上动脉和边缘弓的夹闭止血，直至该处肠管裸化（图 2-4-1-18）（【二维码】2-4-1-7）。裸化的长度一般在 2～3cm，以便于有足够的空间供直线切割闭合器夹闭。

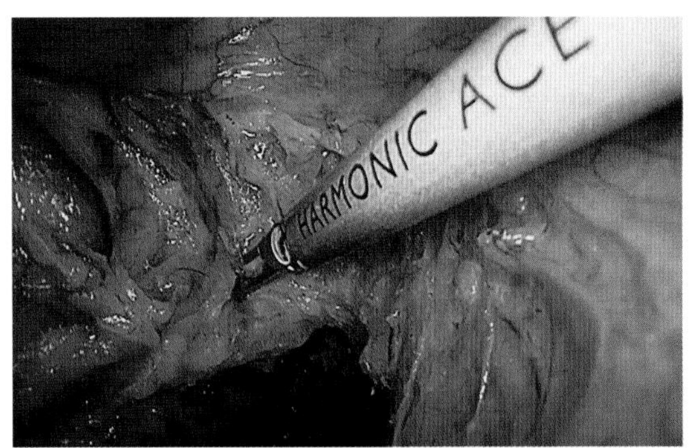

图 2-4-1-18　肿瘤远端肠管裸化

【二维码】2-4-1-7　肠管裸化

注意：超声刀的非工作端朝向肠壁，分离时可以撑开肠壁，避免肠壁的损伤，并能感受到具有张力的血管。此外，助手尽可能地将预计的远端切缘肠管牵拉至术者操作孔垂直的位置，以保证肠管左右侧在同一水平裸化。

10. 远端切缘夹闭，同时经肛门灌洗远端直肠　用长哈巴狗夹闭肿瘤远端切缘，调节小腿支撑器抬高双腿。助手经肛门用 10% 安尔碘溶液 2 000ml 进行直肠灌洗，目的是直肠去污并冲洗掉脱落的肿瘤细胞（图 2-4-1-19）。

11. 直线切割闭合器切断远端肠管　用直线切割闭合器在哈巴狗远端夹闭肠管，压榨 30s 后切断肠管。如肿瘤位于乙状结肠中部且乙状结肠较长，可直接从辅助切口提出进行切除吻合（图 2-4-1-20）。

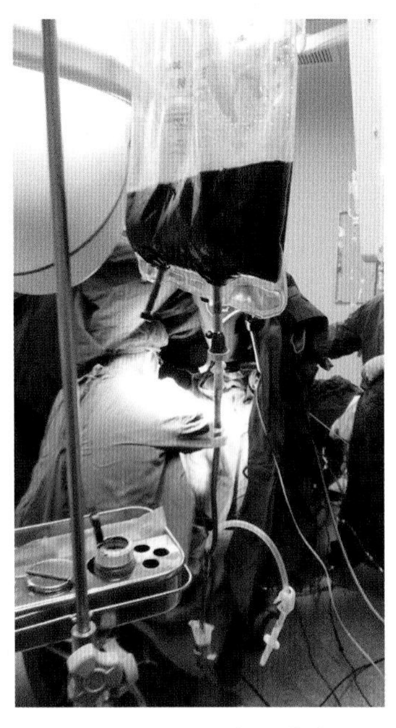

图 2-4-1-19　直肠灌洗

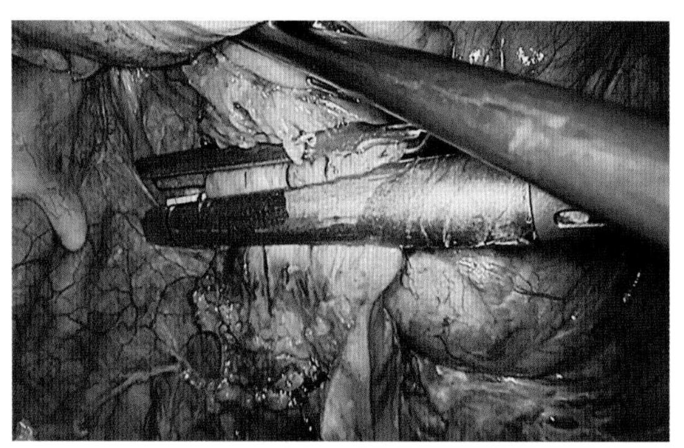

图 2-4-1-20　切断肿瘤远端肠管

注意：建议使用可调节角度的直线切割闭合器钉仓，以便尽可能地垂直切闭肠管。在助手的协助下尽可能地将肠管充分含在钉仓内，只用一枚 60mm 钉仓切断肠管。

12. 从辅助口切除标本　远端切断后，用一把抓钳夹住近端切缘的肠脂垂，提至脐下位置，关闭气腹。根据病人体型和乙状结肠长度选择辅助切口位置和长度。一般选择将脐部戳孔延长至 4～5cm。用保护套保护切口，将乙状结肠提出体外，用软尺测量肿瘤近端 10cm，做标记。切缘直视下裁剪系膜，荷包钳夹闭后切断肠管，移除标本。近端肠腔安尔碘擦净后放入抵钉座，结扎荷包线，放回腹腔。

13. 经肛门吻合　重建气腹后，用温热蒸馏水冲洗腹盆腔。助手扩肛后经肛门放入 29mm 圆形吻合器，于直肠残端闭合线一侧出钉。术者将近端抵钉座与之对合，调整近端肠管角度，避免扭转。助手旋紧吻合器后，压榨 30s 后击发完成吻合（图 2-4-1-21）（【二维码】2-4-1-8）。

14. 摆放引流　仔细检查吻合口，大多数情况下不需要加强缝合。对于吻合口不太满意者可以腔镜下间断加强缝合，尤其是“dog ear”处。如感觉吻合口略有张力，可再次对头侧和直肠周围间隙进行适当游离。利用电凝吸引器边冲洗，边用柔和电凝模式仔细止血，在盆腔放置腹腔引流管一根经左侧尾侧戳孔引出体外。

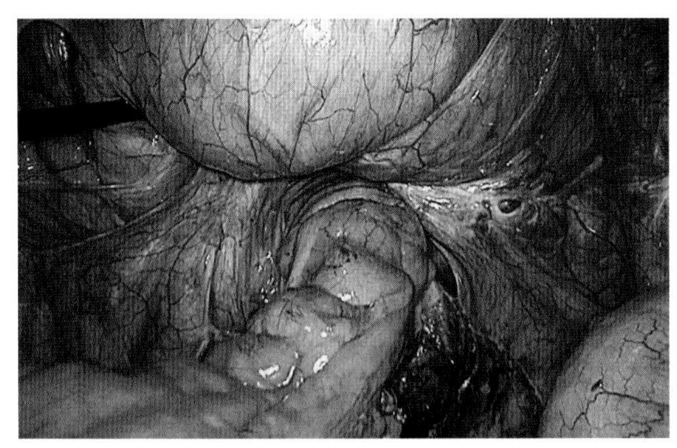

图 2-4-1-21 吻合

【二维码】2-4-1-8 吻合

【术后注意事项】 对于大多数择期的乙状结肠癌根治术术后病人，术后第二天即可开始饮水，下地活动。开始排气后即可口服肠内营养制剂，一般在 2～3 天内过渡到半流质。对于有便秘病史或术前存在肠梗阻的病人，肠功能恢复可能较慢。

（于向阳）

【文后述评】（王西墨）

乙状结肠是大肠癌发病相对较高的部位，由于肠管相对游离，动静脉解剖简单且变异较少，所以腹腔镜乙状结肠癌根治术已经成为胃肠外科和结直肠外科医生从事大肠癌腹腔镜手术的入门术式。从手术入路及手术步骤上来说，腹腔镜乙状结肠癌根治术与开放手术实际上并无太大区别，而腹腔镜又具有独特的视野和视觉优势，所以这一术式很快得到广泛认可和普及。尽管如此，做好腹腔镜乙状结肠癌根治术也并非易如反掌。对于不能耐受气腹、肿瘤巨大、侵犯周围脏器、广泛而严重的腹盆腔粘连、重度肥胖合并肠管缩短等情况仍然是开展这一手术的相对禁忌。腹腔镜乙状结肠癌根治术的基本技术要点包括：在正确的部位切开系膜进入疏松层次；保护神经的前提下，肠系膜下动脉根部的裸化；完整清扫动静脉根部之间的 No.253 组淋巴结；动脉后方头侧与尾侧 Toldt 间隙的正确识别与贯通；根据肿瘤部位对游离切除范围的需要，在正确的 Toldt 间隙内充分拓展；根据肿瘤部位以及切除吻合的张力决定降结肠和直肠的游离程度；经肛吻合前的直肠充分去污；无张力而稳妥的吻合。近年来很多学者在充分清扫的前提下，为了保障更优的血运，针对不同部位的乙状结肠肿瘤就是否保留左结肠动脉或直肠上动脉开展研究，虽然在技术上并不增加太多难度，但目前尚无充分证据证明保留左结肠动脉或直肠上动脉能够减少吻合口瘘的发生。实际上，除了根治需要的血管处理以外，腹腔镜乙状结肠癌根治术最主要的操作就是按照 CME 原则进行 Toldt 间隙的清晰无血地拓展。由于乙状结肠本身较为游离，在尽可能少翻动结肠的情况下，如何有效地将整个系膜空间搭建起来，提供术者精细操作的空间，尽可能地用锐性分离的方式完成整个系膜的游离是整个手术赏心悦目的关键所在。

【作者简介】

于向阳，男，1973 年生。医学博士，硕士研究生导师。天津市南开医院胃肠外科主任，主任医师，日本国立癌症研究中心东病院胃外科、大肠骨盆外科访问学者。兼任中国中西医结合学会普通外科专业委员会青年委员兼秘书、中国研究型医院学会微创外科专业委员会委员、中国研究型医院学会肿瘤外科专业委员会委员、中国医师协会肛肠医师分会微创和内镜专业委员会委员、天津市医学会外科学分会委员、天津市医师协会微创外科专业委员会常委、天津市医师协会肛肠专业委员会委员。《微创外科杂志》编委。

【述评者简介】

王西墨，医学博士、教授、主任医师享受政府特殊津贴专家，南开大学医学院、天津医科大学博士研究生导师，消化外科专家，现任天津市中西医结合医院•天津市南开医院院长、党委副书记，天津市大肠肛门病研究所所长。中国中西医结合学会理事、中国中西医结合学会大肠肛门病专业委员会副主任委员、中华医学会外科学分会委员、中华医学会外科学分会结直肠外科学组委员、中华医学会消化内镜学会内镜外科学组委员、天津医学会外科学分会副主任委员、天津医学会外科学分会结直肠肛门外科学组组长、《中华肝胆外科杂志》编委、《天津医药杂志》编委。曾在加拿大西安大略大学多器官移植中心和伦敦健康科学中心从事博士后研究，美国哈佛大学医学院、美国明尼苏达大学、美国匹兹堡大学访问学者，天津市131人才第一层次人选、天津市劳动模范、全国优秀援藏干部。

参考文献

[1] Makio M，Nobuyasu K.Laparoscopic-assisted low anterior resection of the rectum—a review of the fascial composition in the pelvic space. Int J Colorectal Dis，2011，26：405-414.

[2] Makio M，Nobuyasu K. Laparoscopic surgery for colon cancer：a review of the fascial composition of the abdominal cavity. Surg Today，2015，45：129-139.

[3] 山口茂樹. Ⅳ.S状結腸癌に対する D3郭清，2. 腸管•腸間膜の剝離•授動におけるコツ•工夫. ②血管処理範囲をめるコツ. 腹腔鏡下大腸癌手術の要点と盲点（文光堂）2016，108-111.

[4] 池田篤，小倉直人，内藤正規，等. S状結腸切除術における腸管授動の landmark—後腹膜の膜解剖—. 手術. 臨時增刊号. 内視鏡外科医のための微細局所解剖アトラス. 2012，66（6）：877-822.

[5] 奥田準二. 腹腔鏡下S状結腸切除術. 消化器外科. 臨時增刊号. 新アトラスデ学ぶ達人の手術. 2016，39（5）：625-633.

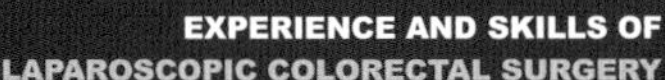

第三篇
腹腔镜直肠手术

第一章 腹腔镜直肠低位前切除术

第一节 以血管为中心入路的直肠低位前切除术

目前，直肠全系膜切除术（TME）是治疗直肠癌标准方式，该术式提供了显著的肿瘤学获益，减少了局部复发及增加5年存活率。腹腔镜结直肠癌手术自从1990年引入后稳步发展，而腹腔镜TME（Lap TME）是直肠癌理想的微创外科手术方式，与开腹手术相比，腔镜手术具有类似的手术安全性，切除完整性以及预后[1, 2]。

直肠TME手术首要原则是寻找解剖学外科平面，保证直肠筋膜脏层完整无缺损，因此在膜解剖基础上发展了腹腔镜外侧入路和中间入路。对于手术经验丰富者，可采用外侧入路达到正确的层面，但易误入肾后间隙。目前应用较多的是中间入路解剖法，即以骶骨岬水平或肠系膜动脉根部为起始，沿着腹主动脉向上打开直乙结肠系膜，寻找解剖层面，进而裸化肠系膜血管根部，清扫血管根部淋巴结。肿瘤根治手术的另一个原则是优先处理血管，包括血管周围淋巴脂肪组织的清扫及血管的离断，遵循先静脉后动脉，以降低术中肿瘤血行转移的概率，对于TME手术需脉络化肠系膜下动脉及伴行血管，并首先离断肠系膜下静脉。此外，在保证肿瘤根治的前提下，保护吻合肠管的供应血管如左结肠动脉也日益重要，越来越多证据显示左结肠血管的离断可能增加术后吻合口瘘的概率。传统的腹腔镜中间入路TME手术多遵循先层面后血管的顺序，在实际操作中会出现因直肠系膜后方早期分离Toldt间隙导致系膜游离，术中左结肠血管及肠系膜下静脉暴露、肠系膜下动脉根部淋巴结清扫困难等情况。因此我们在遵循TME手术原则，同时结合直肠癌血管淋巴清扫的需要，改变了既往层面到血管的传统中间入路手术顺序，提出先处理血管再扩展层面的概念，即先解剖血管径路，在处理血管同时拓展直肠后间隙层面，这是以血管为中心中间入路的腹腔镜TME手术中心概念。

该术式优势在于：①完全遵循肿瘤根治原则，最大可能降低肿瘤术中血行转移；②相比较先层面后血管，因血管后间隙未游离，血管相对固定，沿血管层面解剖可轻易寻找肠系膜下动脉主干、左结肠血管及肠系膜下静脉，操作简单；③血管的全程显露有利于血管间淋巴特别是253淋巴结的清扫；④有利于左结肠血管的保留；⑤简化了手术流程，缩短手术时间。

【适应证和禁忌证】

1. 适应证　①术前直肠磁共振（MRI）和/或直肠腔内超声内镜检查考虑临床分期为cT1-cT3

期和N阴性的直肠癌或下段乙状结肠癌；②术前直肠磁共振（MRI）和或直肠腔内超声内镜检查考虑环周切缘（circumferential resection margin，CRM）可疑阳性和 / 或N阳性且距肛缘≤12cm的中低位直肠癌，建议新辅助放化疗后再行手术治疗。

2. 禁忌证　①肿瘤学禁忌证：环周切缘阳性或可疑阳性的病例，包括直肠癌周围脏器的严重浸润，盆腔内巨大肿瘤，不能达到充分减压的肠梗阻病例；②病人本身禁忌证：全身情况差，伴发其他严重疾病，无法耐受麻醉及手术者。

【麻醉、体位、戳卡位置及手术站位】

1. 麻醉　气管插管全身麻醉，可加用连硬外麻醉。

2. 体位　截石位，右髋关节伸直、外展约45°，膝关节屈30°，臀部垫高，双下肢高度低于臀部。右上肢内收，左上肢根据需要内收或者外展。手术后调整至头低足高30°，向右侧倾斜15°（图3-1-1-1）。

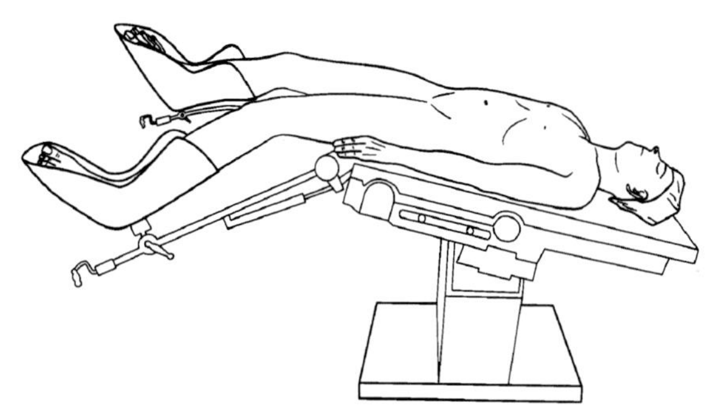

图3-1-1-1　体位

3. 套管放置位置　脐上缘放置直径10mm套管，充气后置入腹腔镜作为观察孔，腹腔镜直视下右下腹（右侧锁骨中线与两侧髂前上棘连线交点）置12mm套管作为主操作孔，左侧锁骨中线平脐处置5mm套管作为辅助操作孔，左侧锁骨中线与两侧髂前上棘连线交点作5mm套管辅助操作孔（图3-1-1-2、图3-1-1-3）。

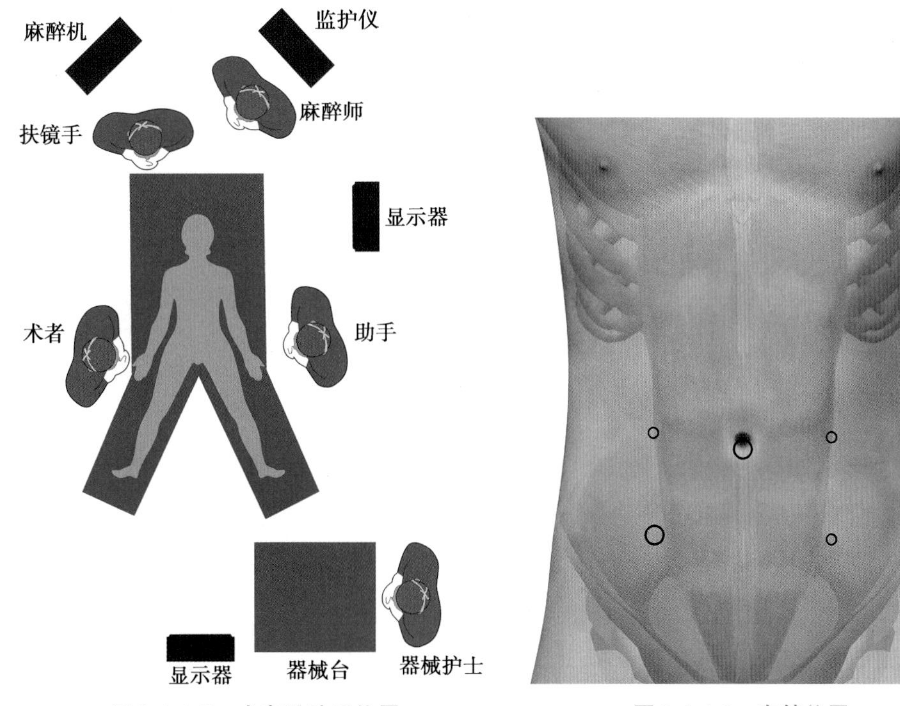

图3-1-1-2　术者及助手位置

图3-1-1-3　套管位置

【手术具体步骤及要点】

1. 插入穿刺套管后，助手移动到病人的左侧，位于术者上方。病人取头低脚高位，倾斜为

15°～20°，这样可以使小肠移动到上腹腔，显露小肠系膜根部（图 3-1-1-4），腔镜纱布推挡小肠（图 3-1-1-5）（【二维码】3-1-1-1）。

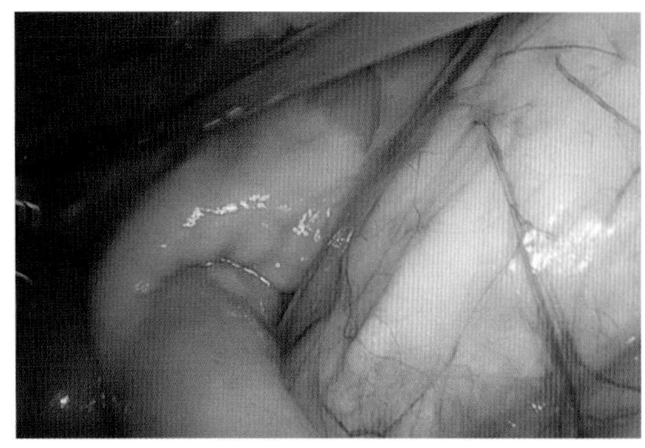

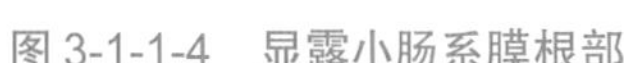

图 3-1-1-4　显露小肠系膜根部

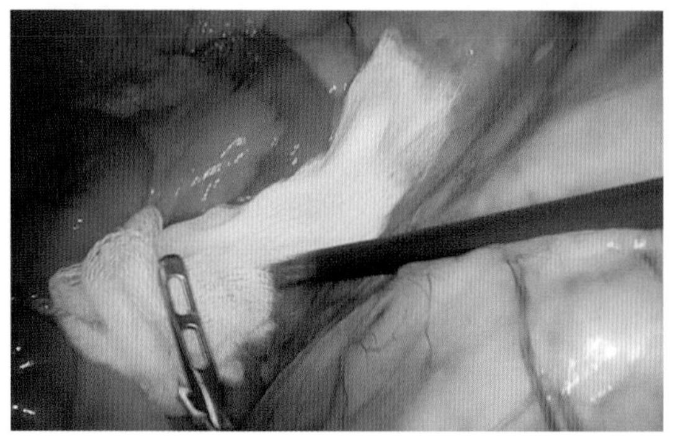

图 3-1-1-5　腔镜纱布推挡小肠

2. 将乙状结肠及直肠向左、向上牵拉，显露直肠右侧系膜，使得肠系膜下血管蒂和后腹膜之间形成一道沟槽样间隙，沿此线切开后腹膜，上至小肠系膜附着处下缘，下至骶骨岬（图 3-1-1-6、图 3-1-1-7）（【二维码】3-1-1-2）。

【二维码】3-1-1-1　术区暴露

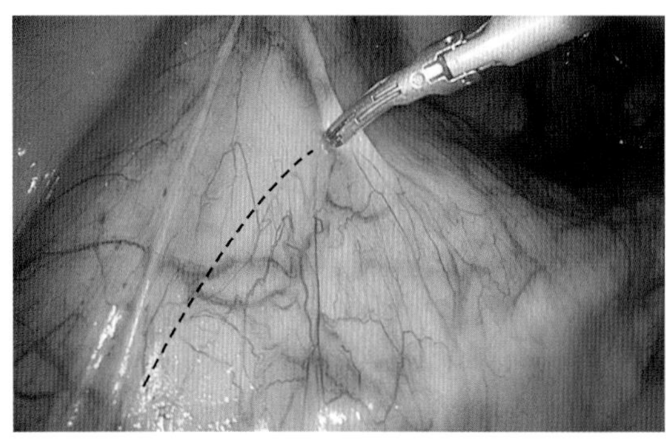

图 3-1-1-6　虚线所示间隙

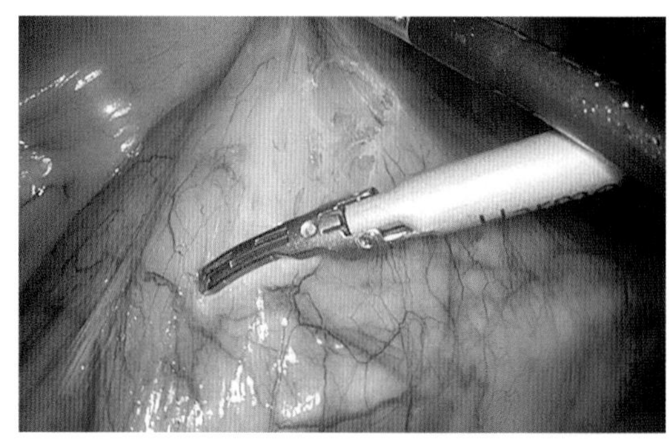

图 3-1-1-7　沿该间隙分离

3. 切开腹主动脉前方腹膜，提起该处腹膜，分离脂肪组织，直至见到白色肠系膜下动脉血管鞘（IMA）（【二维码】3-1-1-3）。确认肠系膜下动脉走行，并沿该血管鞘向远侧剥离脂肪淋巴组织（图 3-1-1-8～图 3-1-1-11）（【二维码】3-1-1-4）。

【二维码】3-1-1-2　沿直肠系膜分离

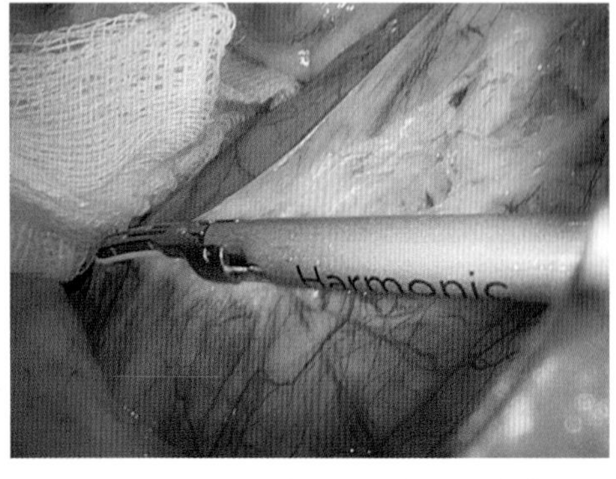

图 3-1-1-8　分离 IMA 根部前方腹膜

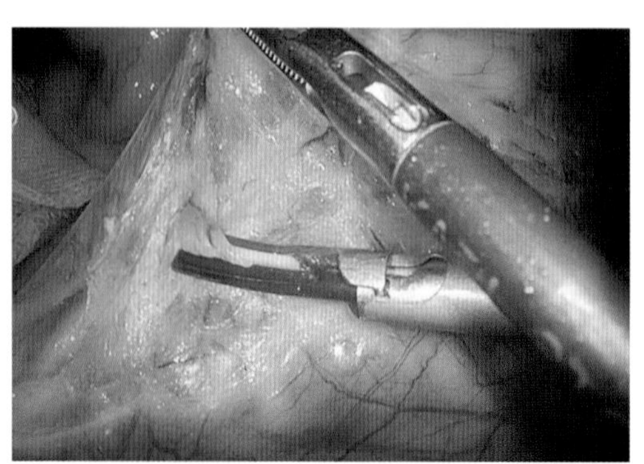

图 3-1-1-9　剥离 IMA 前方淋巴脂肪组织

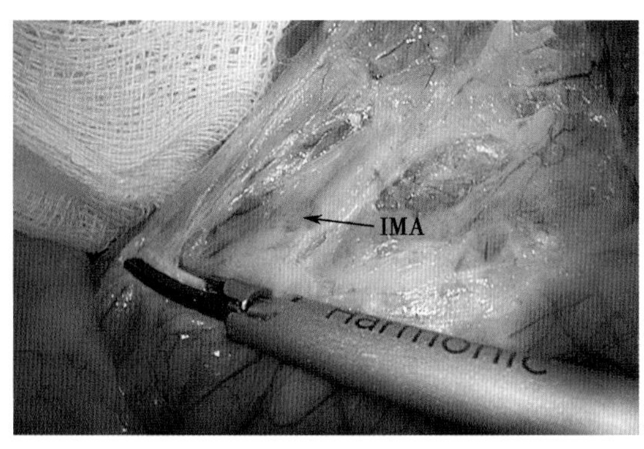

图 3-1-1-10 显露 IMA 血管根

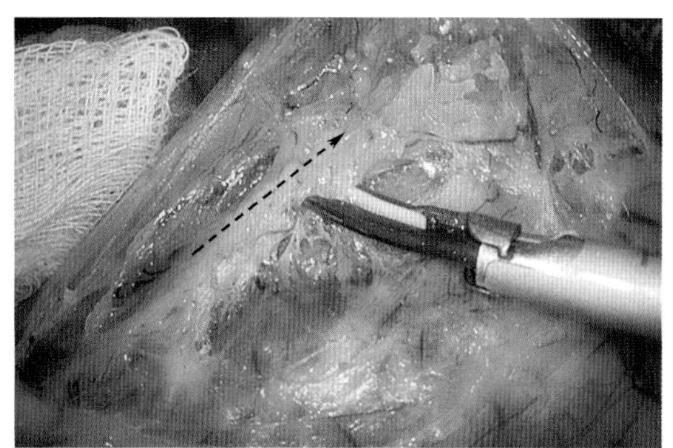
图 3-1-1-11 沿 IMA 剥离淋巴脂肪组织

【二维码】3-1-1-3 显露肠系膜下血管

【二维码】3-1-1-4 剥离肠系膜下血管

4. 向远侧分离至肠系膜下动脉发出左结肠动脉（LCA）处，该分支向左上近心端走行。沿左结肠动脉走行向近心端分离，清除左结肠血管、肠系膜下动脉、腹主动脉夹角间第 253 号淋巴结（图 3-1-1-12～图 3-1-1-15）（【二维码】3-1-1-5）。

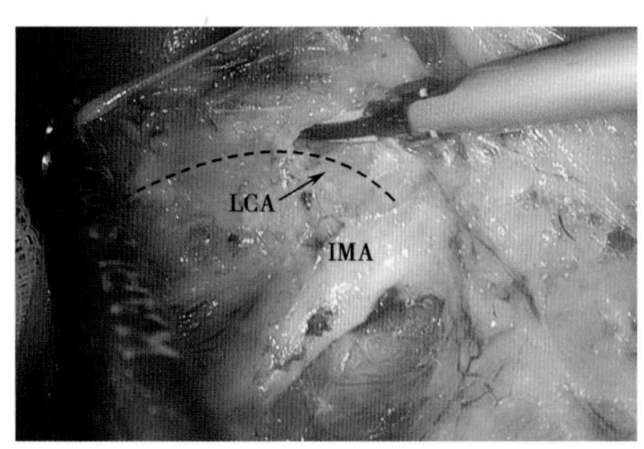

图 3-1-1-12 弧形标记为左结肠血管走行

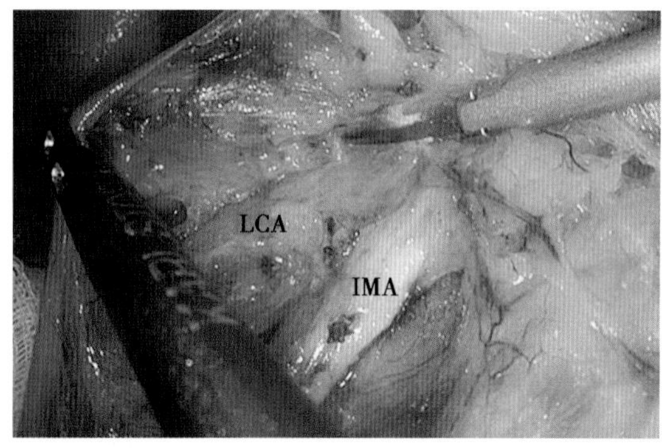

图 3-1-1-13 沿左结肠血管剥离血管

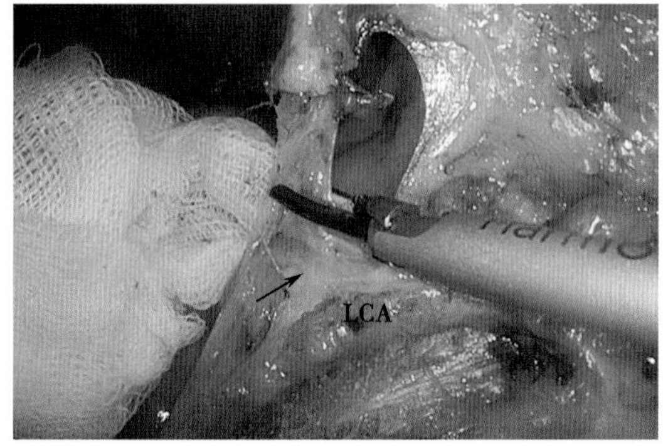

图 3-1-1-14 沿左结肠血管分离至下行支

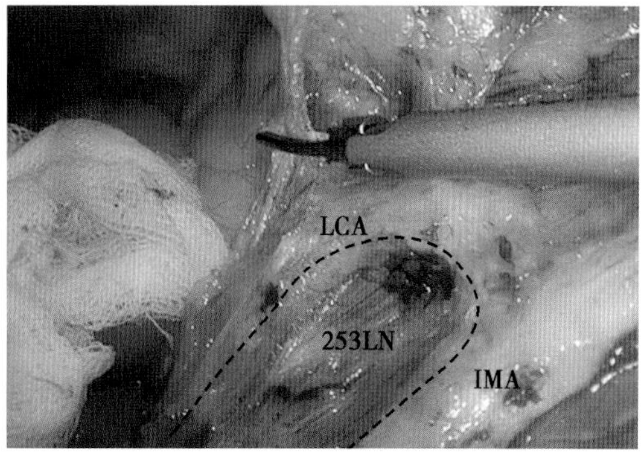

图 3-1-1-15 该区域为清扫的肠系膜下动脉和左结肠血管间 253 淋巴结

5. 沿左结肠血管及肠系膜下动脉平面向远心端分离，一般可见肠系膜下静脉（IMV）位于左结肠血管下方或外侧经过，沿该层面拓展，剥离直肠上动脉（图 3-1-1-16，图 3-1-1-17）（【二维码】3-1-1-6）。

【二维码】3-1-1-5 剥离左结肠血管

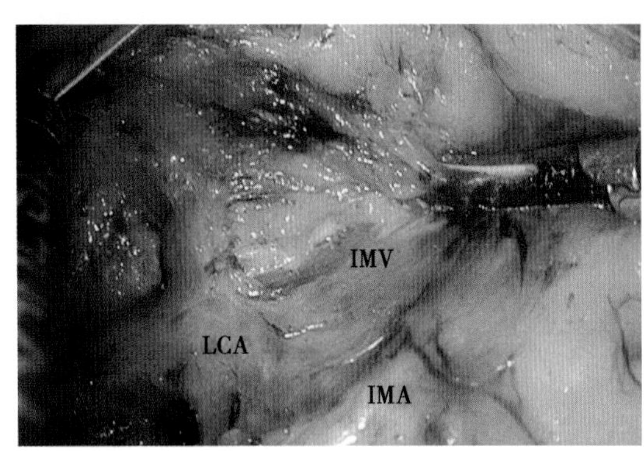

图 3-1-1-16 左结肠血管、肠系膜下动静脉对应关系 1

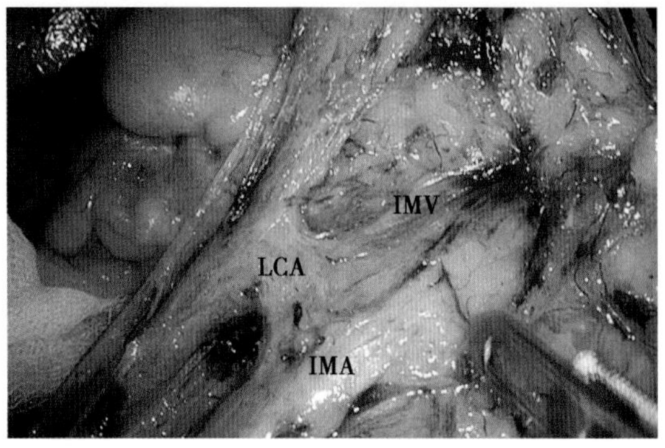

图 3-1-1-17 左结肠血管、肠系膜下动静脉对应关系 2

6. 分离肠系膜下动脉后方间隙 分离间隙是注意贴近血管，保护上腹下神经丛（SHP）、左侧输尿管、左侧生殖血管（图 3-1-1-18，图 3-1-1-19）。

【二维码】3-1-1-6 继续剥离并拓展层面

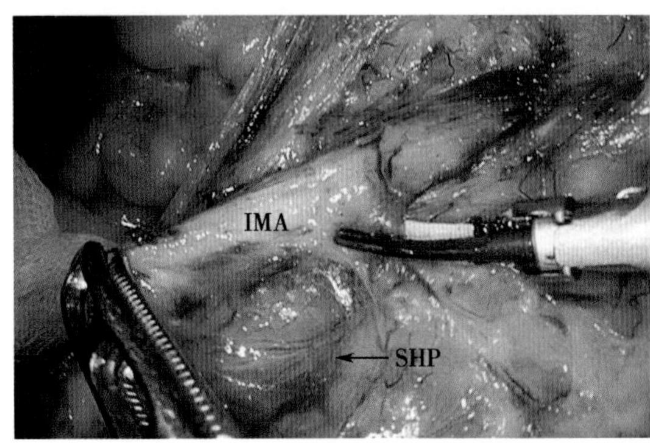

图 3-1-1-18 分离肠系膜下血管后方间隙 1

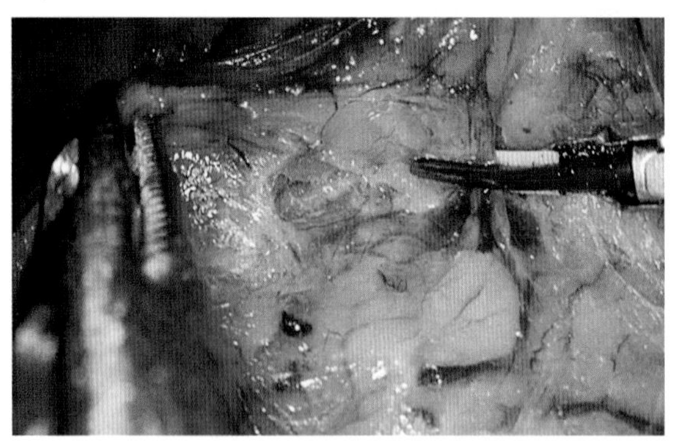

图 3-1-1-19 分离肠系膜下血管后方间隙 2

7. 依次离断肠系膜下静脉及直肠上动脉（【二维码】3-1-1-7） 直肠后 Toldt 间隙可清晰可见，并可见左侧输尿管及生殖血管，沿该层面向外侧拓展至左侧结肠旁沟，注意保护上腹下丛（图 3-1-1-20～图 3-1-1-23）。

8. 解剖直肠后间隙（【二维码】3-1-1-8） 直肠后间隙又称为 holy 间隙，是位于脏层筋膜与壁层筋膜之间的一无血管平面，内含有少量疏松结缔组织和支配盆腔脏器的自主神经，下界为骶直肠韧带，侧方为侧韧带。将离断的血管根部上提，同时持续向前及头侧牵拉直肠，在直肠系膜的脏层与壁层筋膜之间锐性解剖分离，准确进入直肠后间隙（腹下神经与直肠固有筋膜之间）（图 3-1-1-24～

图 3-1-1-26），交替进行直肠后间隙与直肠侧壁的分离，逐渐向下进行分离。可先沿直肠后行隧道式分离，再延展至外侧，沿标志线切开（图 3-1-1-27～图 3-1-1-31）。

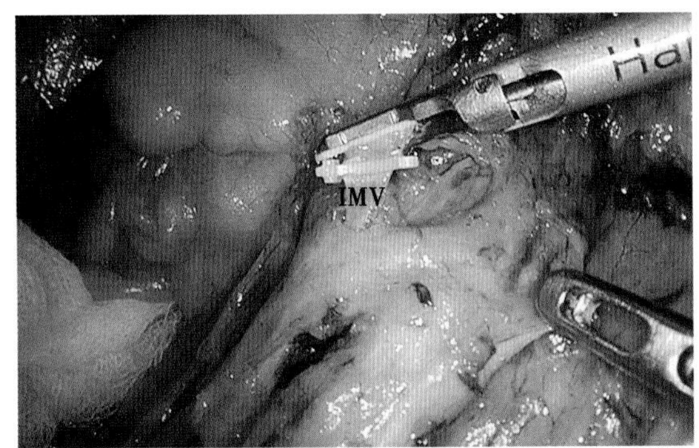

图 3-1-1-20　离断肠系膜下静脉

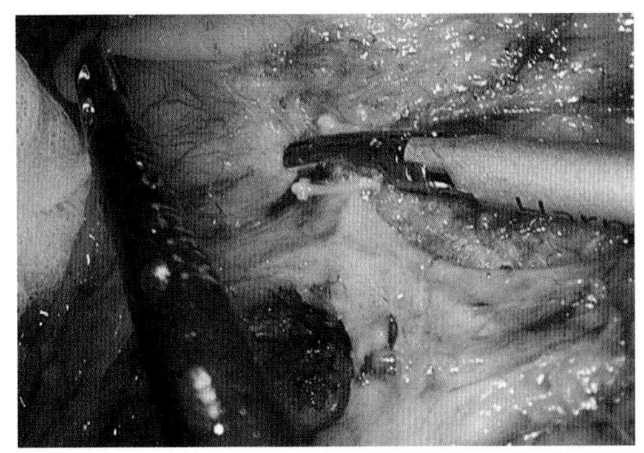

图 3-1-1-21　离断乙状结肠分支血管

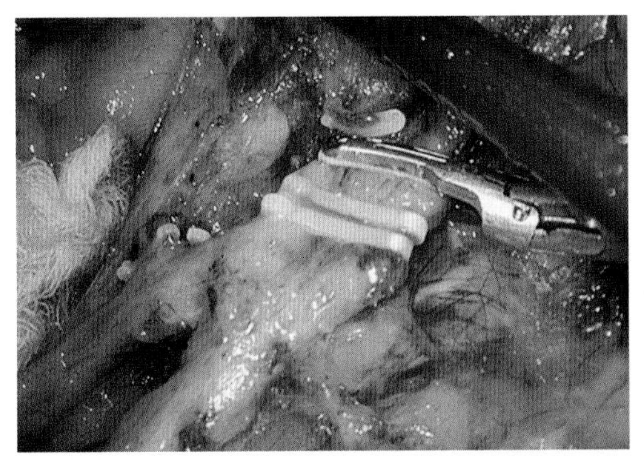

图 3-1-1-22　离断直肠上动脉

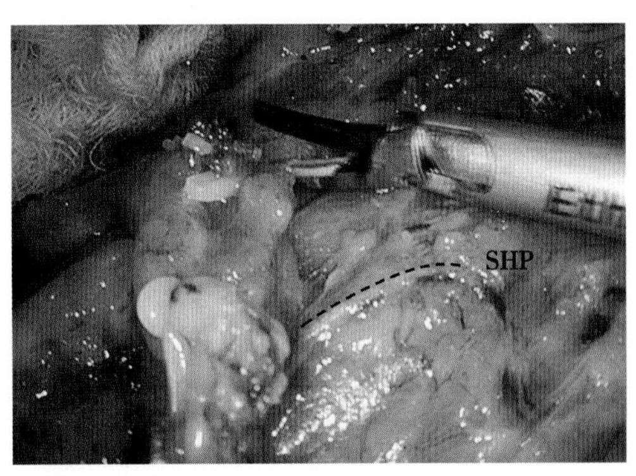

图 3-1-1-23　注意保护上腹下神经丛（SHP）

【二维码】3-1-1-7　游离血管后间隙，离断血管

【二维码】3-1-1-8　分离直肠后间隙

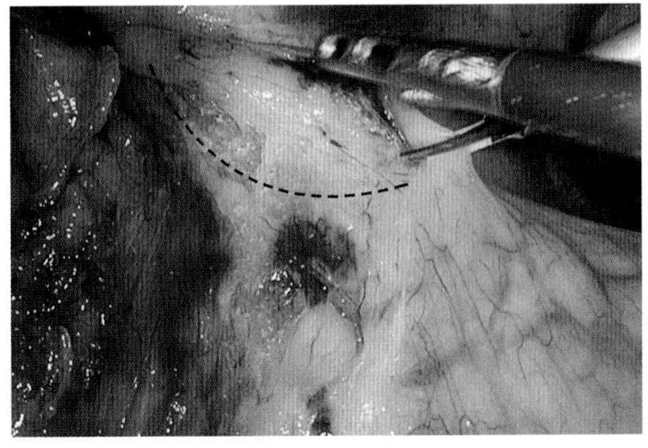

图 3-1-1-24　虚线所示直肠后间隙

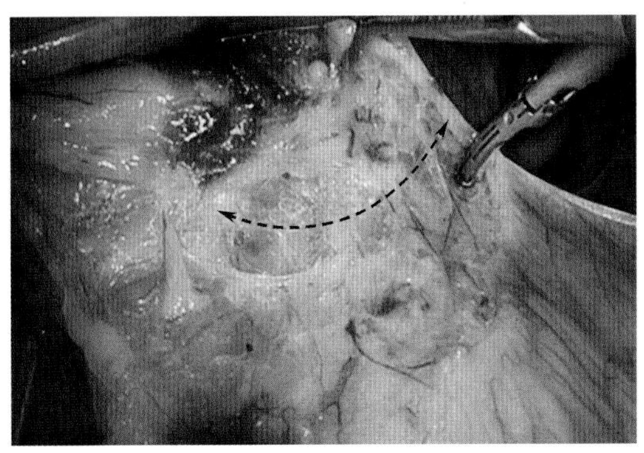

图 3-1-1-25　沿该间隙分离

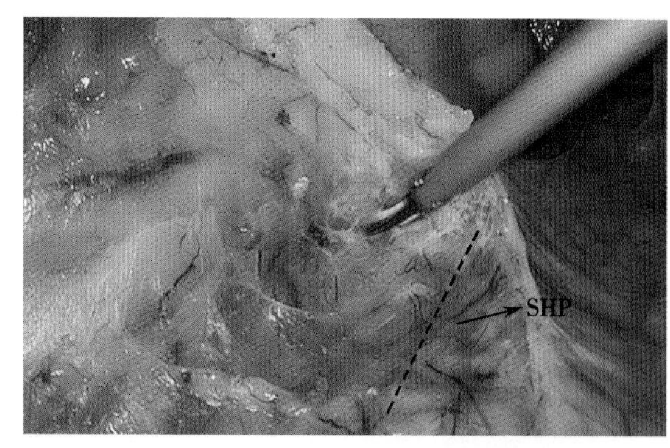

图 3-1-1-26 注意保护髂腹下神经

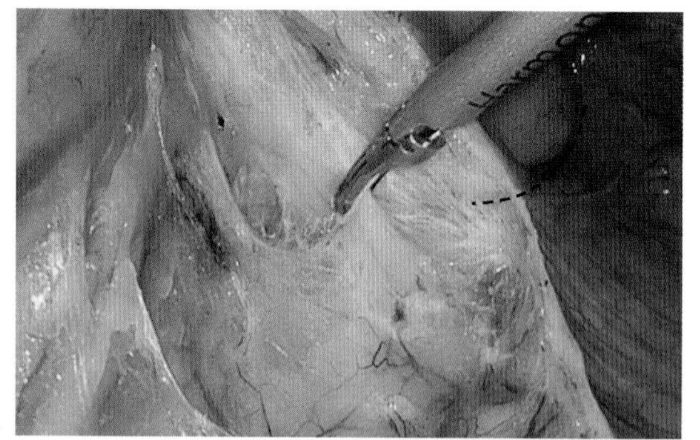
图 3-1-1-27 侧方沿直肠旁沟及腹膜返折分离

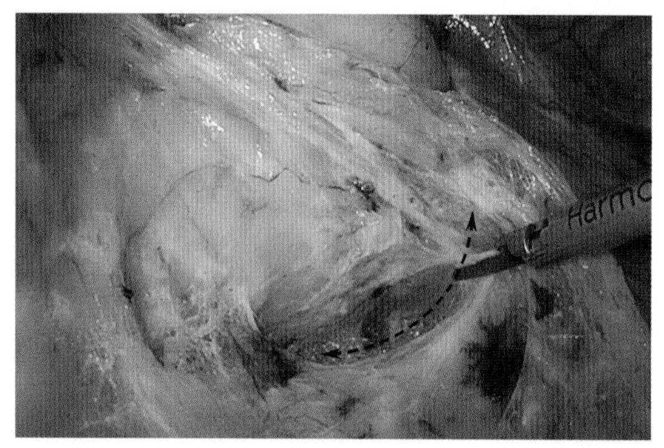
图 3-1-1-28 沿间隙行隧道样分离

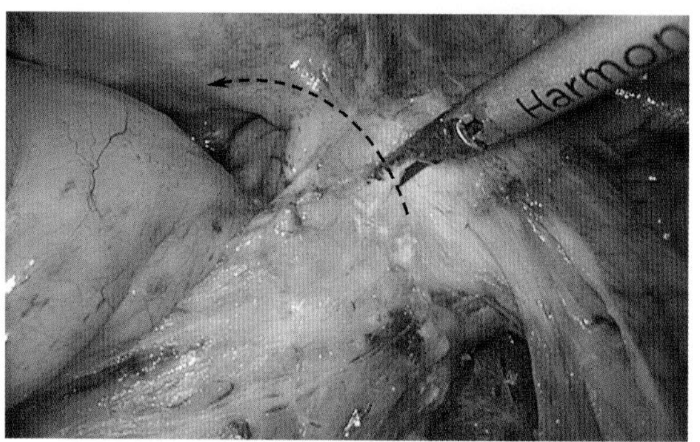
图 3-1-1-29 沿腹膜返折线向中线分离

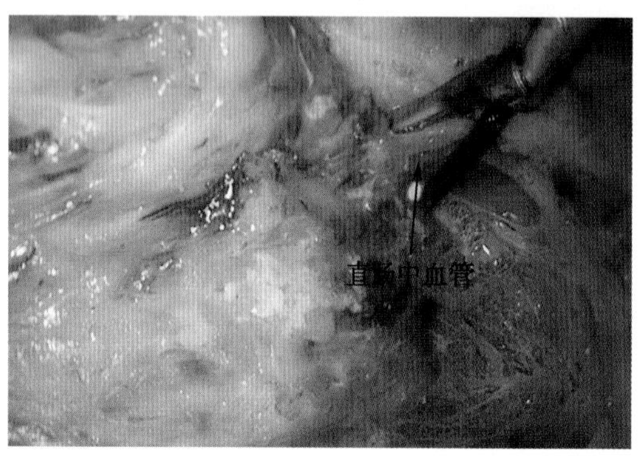
图 3-1-1-30 离断直肠侧韧带中直肠中血管

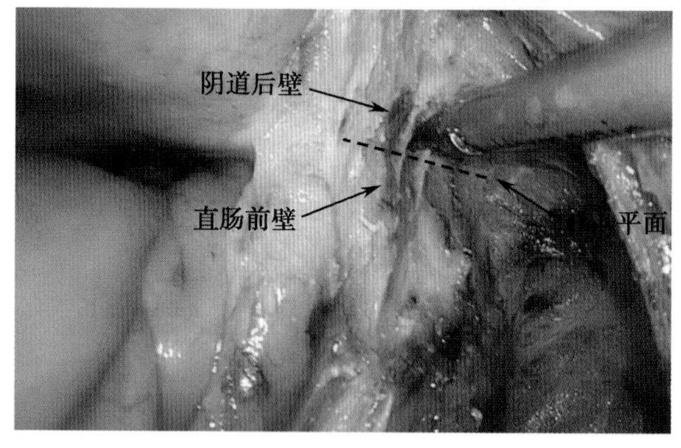

图 3-1-1-31 由侧壁逐渐向前壁分离

9. 直肠侧方间隙分离(【二维码】3-1-1-9)、(【二维码】3-1-1-10) 沿黄白交界处打开侧腹膜，并延伸侧腹膜切口，助手把直肠向头侧及反向侧牵拉，助手与主刀之间形成良好的牵拉，保持足够张力，注意保护侧方的盆神经(图 3-1-1-32～图 3-1-1-35)。

10. 肛提肌上间隙分离 向下分离相当于腹膜反折对应的直肠后间隙水平，感觉分离阻力，意味抵达骶骨直肠筋膜的地方，此时需要把致密的骶骨直肠筋膜切开，切开后就重新进入一疏松间隙(肛提肌上间隙)，继续往肛侧分离就到肛提肌垂直平面，进入直肠后骶前间隙，分离该区域，此处可见到蔓状骶前静脉丛，避免损伤。直肠后方及两侧方分离到肛提肌裂孔边缘，其标志为可见环形包绕直肠的耻骨直肠肌，充分游离(图 3-1-1-36，图 3-1-1-37)(【二维码】3-1-1-11)。

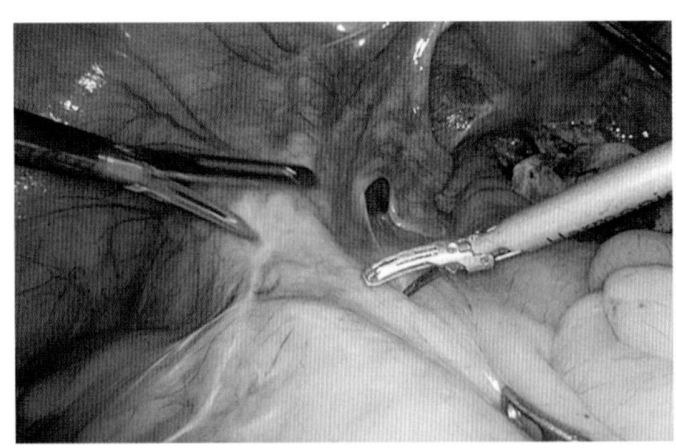
图 3-1-1-32 左侧沿黄白交界处打开侧腹膜

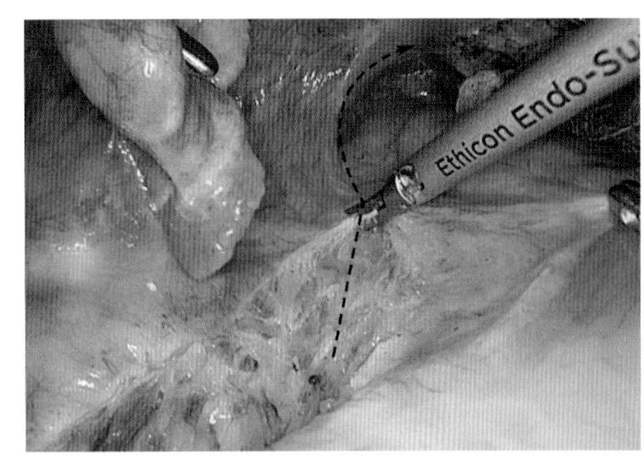

图 3-1-1-33 沿腹膜返折切开左侧腹膜

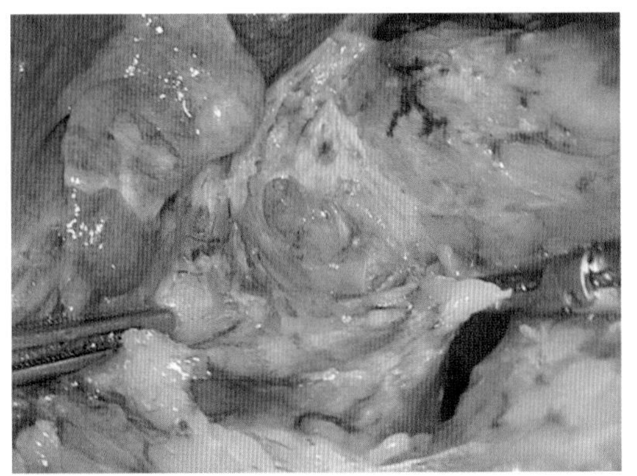
图 3-1-1-34 后方分离贯通

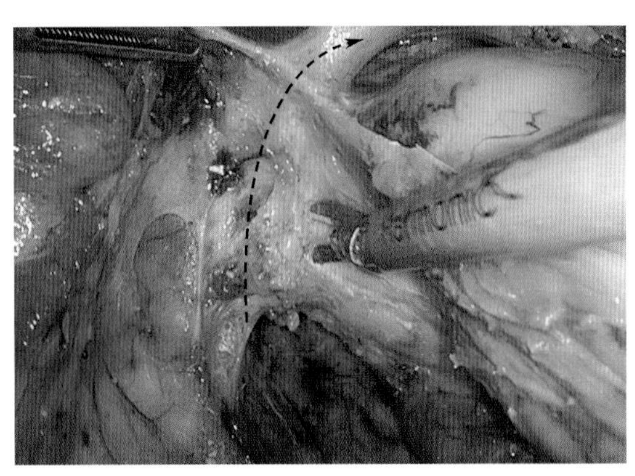
图 3-1-1-35 沿左侧腹膜返折处切开，离断左侧直肠侧韧带

【二维码】3-1-1-9 分离直肠右侧间隙

【二维码】3-1-1-10 分离直肠左侧间隙

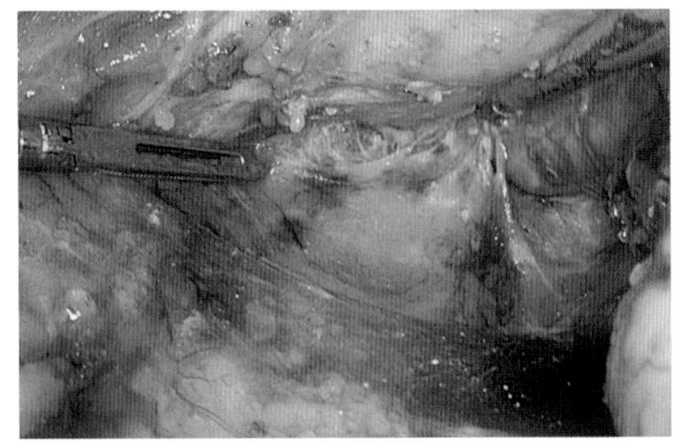
图 3-1-1-36 沿直肠后骶前间隙分离

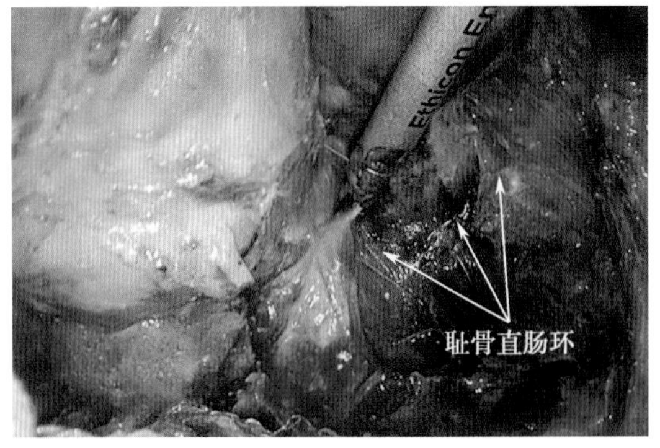

图 3-1-1-37 分离至耻骨直肠环

11. 直肠前间隙分离 通常在腹膜返折上 1.0cm 弧形切开腹膜，在邓氏筋膜前方分离，男性在精囊腺底部切开邓氏筋膜，女性没有明显解剖标志，一般在接近末段直肠系膜时全层切开邓氏筋膜(图 3-1-1-38，图 3-1-1-39)(【二维码】3-1-1-12)。

【二维码】3-1-1-11 分离骶前间隙

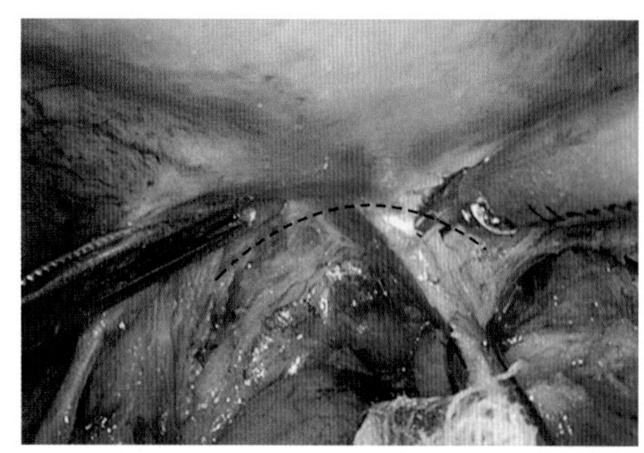

图 3-1-1-38　两侧腹膜返折切开处会师

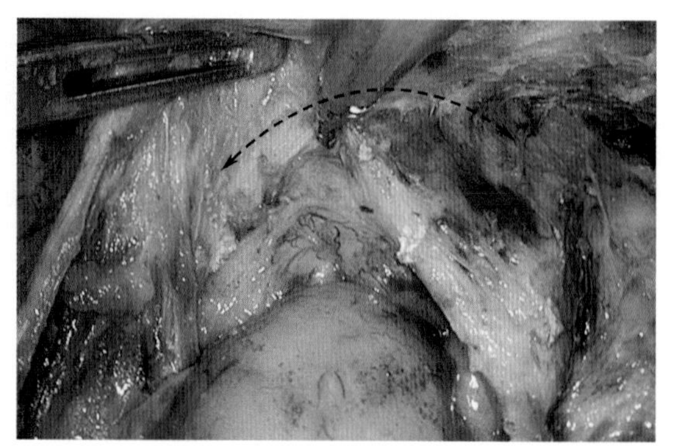

图 3-1-1-39　全层切开邓氏筋膜

【二维码】3-1-1-12　分离直肠前间隙

12. 直肠切断　通过肛检确定肿瘤下缘，可上钛夹标记，远端切缘距离肿瘤下缘约 2～3cm 以上。仔细分离直肠侧壁及后壁附属直肠系膜，避免损伤及穿透肠壁。扩肛冲洗后，由主操作孔置入可旋转切割闭合器，夹持肠壁后调整闭合器角度，远端助手辅以无损伤钳协助将肠管完全置入闭合器切割范围内。激发闭合肠管，通常需两次闭合，应注意两次闭合需有重叠区域，以保证残端完全闭合（图 3-3-1-40，图 3-1-1-41）（【二维码】3-1-1-13、【二维码】3-1-1-14）。

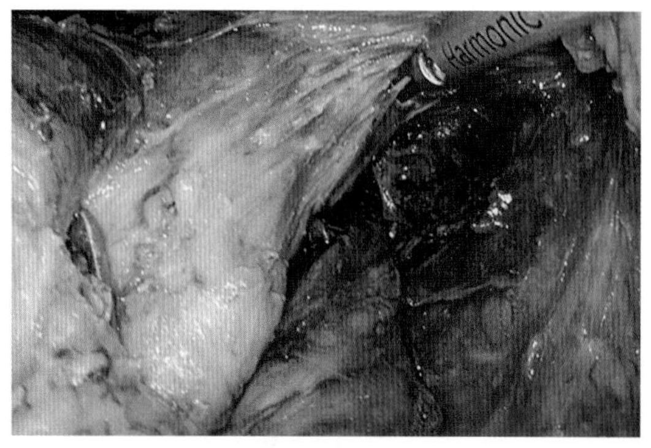

图 3-1-1-40　分离直肠末端系膜组织

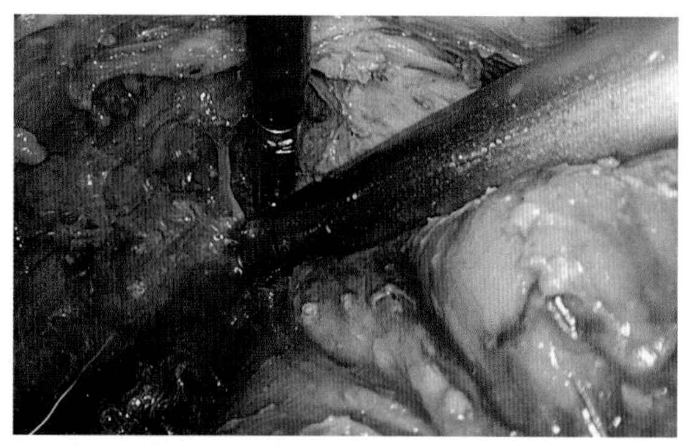

图 3-1-1-41　闭合器闭合直肠末端

【二维码】3-1-1-13　游离末端直肠系膜

【二维码】3-1-1-14　闭合离断直肠

【二维码】3-1-1-15　沿 Toldt 间隙游离乙状结肠

13. 游离及裁剪拟切除直肠系膜　提起直肠断端，沿左侧 Toldt 线向近心端游离，充分游离乙状结肠及部分降结肠，分别提起远近端直肠及已离断的直肠血管蒂，形成如图 3-1-1-43 所示的三角平面，沿预切线游离拟切除直肠系膜（图 3-1-1-42，图 3-1-1-43）（【二维码】3-1-1-15）。

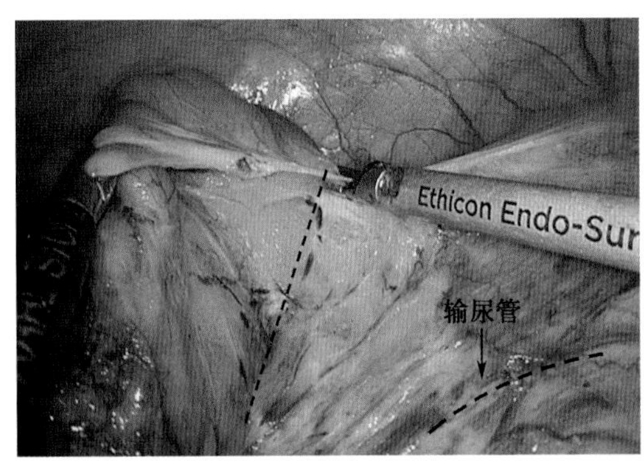

图 3-1-1-42　沿左侧 Toldt 线向近心端游离

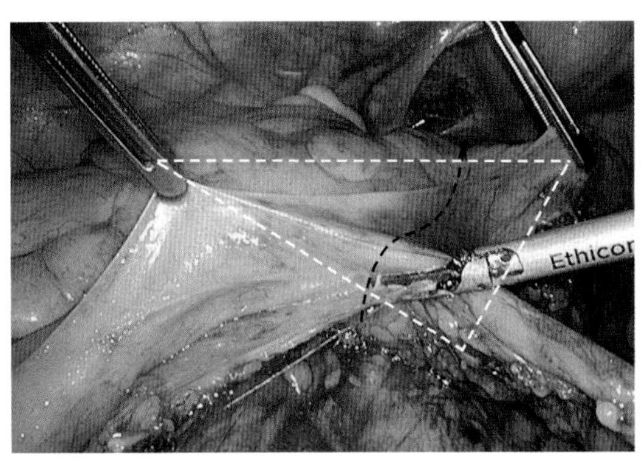

图 3-1-1-43　裁剪直肠系膜

14. 标本取出　通常在脐下取 4～5cm 切口，如需要预防性造口病人，可以充分利用造瘘切口，即右侧主操作孔，扩大并适当延长切口，借此孔取出游离标本，距离肿瘤近端约 10cm 处离断肠管，移除标本（图 3-1-1-44～图 3-1-1-47）（【二维码】3-1-1-16）。

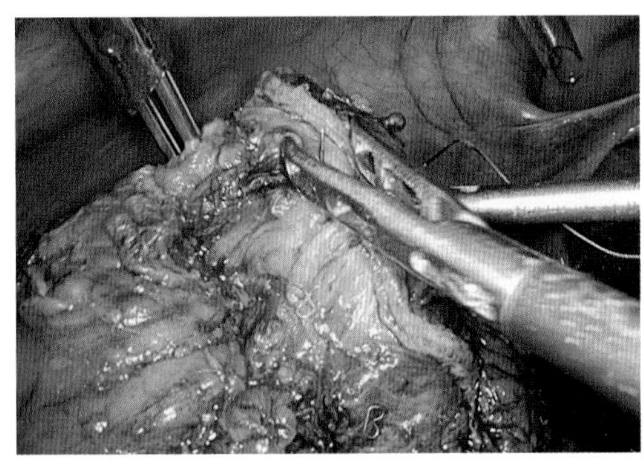

图 3-1-1-44　缝合直肠断端，预留尾线，从主操作孔引出，便于牵引

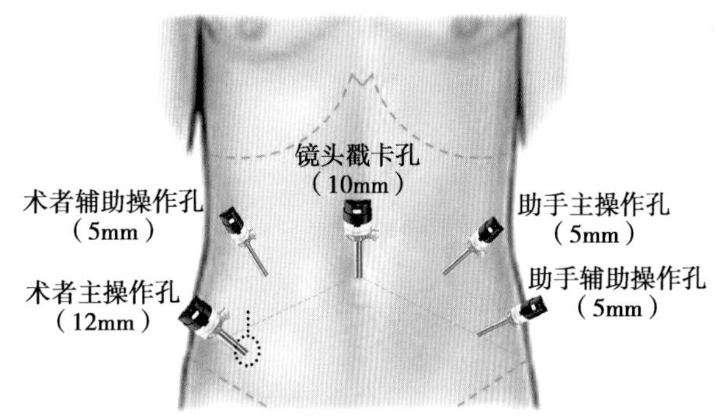

图 3-1-1-45　虚线所示扩大右侧主操作孔作为切口

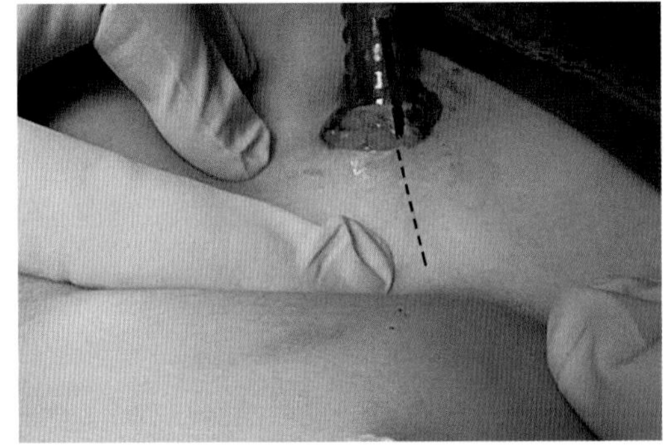

图 3-1-1-46　扩大右侧主操作孔

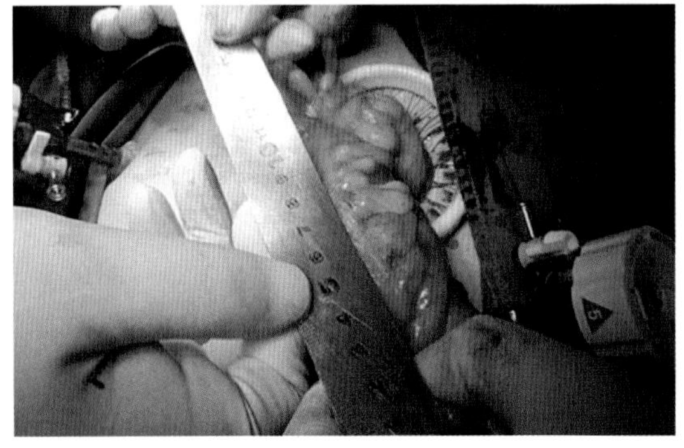

图 3-1-1-47　距离肿瘤上缘 10cm 离断肠管

15. 直肠吻合　扩肛，置入 29～33mm 吻合器，穿刺部位尽量选择两次闭合交叉处，以减少术后吻合口瘘可能。激发前注意检查吻合肠管是否扭转，激发后可行直肠充气实验，明确是否存在吻合口漏，置双套管一根于直肠后低位（图 3-1-1-48～图 3-1-1-50）（【二维码】3-1-1-17）。

【二维码】3-1-1-16　缝合断端裁剪系膜

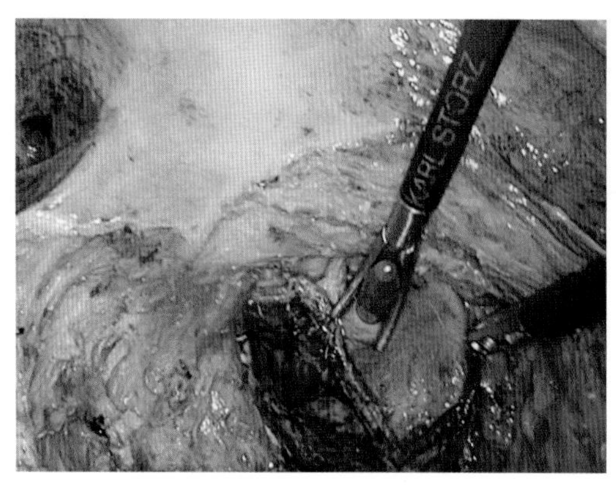

图 3-1-1-48 穿刺锥穿出位置

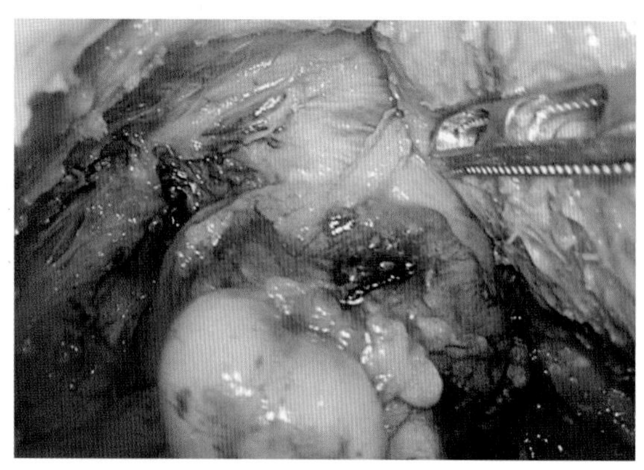
图 3-1-1-49 吻合后检查吻合口情况

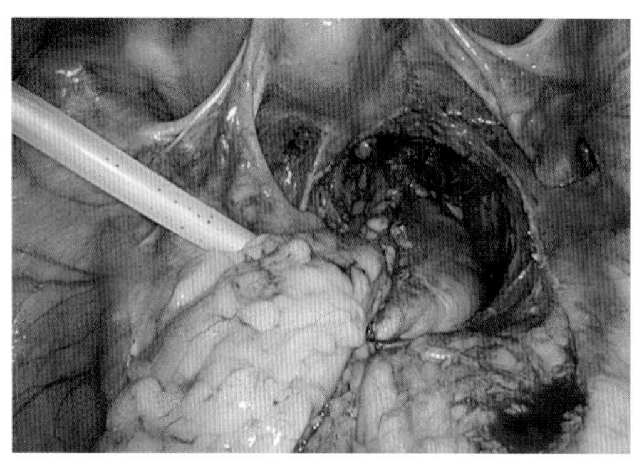
图 3-1-1-50 双套管一根置于直肠后低位

【二维码】3-1-1-17 离断、冲洗、吻合、放置引流管

（李心翔）

【文后述评】（蔡三军）

直肠 TME 手术已经成为直肠癌根治的金标准，可有效降低直肠癌的局部复发。该理念强调：①沿肿瘤引流血管根部解剖，最大限度清扫淋巴结。②寻找并维持胚胎解剖学外科平面，保证脏层筋膜光滑、完整无缺损。腹腔镜下 TME 手术同样需要遵循开腹 TME 的基本原则，而且对直肠周围相关解剖学认识提出了更高要求。

首先是血管的处理和淋巴清扫范围。直肠 TME 手术中处理肠系膜下动脉的方式分为两种，一种是高位结扎，指在肠系膜下动脉自腹主动脉发出后的起始处结扎，一种是低位结扎，指在左结肠动脉起始的下方结扎。在腹腔镜下 TME 手术中，外科医生多倾向于游离肠系膜下动脉并于其根部行高位结扎，这样做可以简单有效地清扫高位淋巴结，并更快速地找到正确的解剖学间隙进行 TME 手术[3,4]。但需要指出的是，手术方式的合理性并不仅仅以手术的操作简易评判，需要考量两个主要因素：①高位淋巴结清扫的必要性；②左结肠血管保留的必要性。

肠系膜下动脉根部淋巴结为直肠癌第三站淋巴结，既往两个独立研究发现第三站淋巴结转移与肿瘤 T 分期间的相关性，T1、T2、T3、T4 肿瘤第三站淋巴结转移率分别为 0%、0.4%、2.6%、2.9%[5] 和 0%、1.0%、2.6%、4.3%[6]，复旦大学附属肿瘤医院的数据显示相应的转移概率则分别为：0%、0.95%、5.22%、6.12%，数据提示直肠癌淋巴结沿肠系膜下动脉向上转移的程度与肿瘤的局部浸润程度相关，第三站淋巴结癌转移多发生于 T3 和 T4 期肿瘤。此外，大约 6% 的病人第三站淋巴结是唯一受侵及的淋巴结，即第三站淋巴结的跳跃转移[7]。因此，对于 T1 和 T2 期的直肠癌，理论上低位结扎就足以达到肿瘤根治性切除的目的。但问题在于，目前并没有任何一种办法能够准确评估术前、术中肿瘤 T 分期以指导淋巴结的切除范围[8]，加之跳跃转移及微转移可能性，因此，在术中对可根治性切除的直肠癌病人行第三站淋巴结的清扫是十分必要的。

肠系膜下动脉高位结扎后降结肠及乙状结肠的血供完全来自中结肠动脉和边缘动脉弓[9, 10]，虽然一些研究认为中结肠动脉和边缘动脉弓的血供足以维持远端结肠及吻合口的成活[11]，但多数研究证实了肠系膜下动脉的高位结扎显著降低远端结肠及吻合口的血供[12, 13]。Seike 等人通过术中的测量发现约有五分之一的病人高位结扎后出现显著的吻合口血供减少，并且以老年男性病人居多，低位前切除术组中更高，而保留左结肠动脉则可缓解这一情况[14]。笔者通过吲哚菁绿术中造影也发现该现象，阻断左结肠血管后结肠近端吻合口及边缘动脉弓血流明显降低。此外，由于部分病人存在肠系膜上动脉和肠系膜下动脉间侧支循环的缺失，则可能导致术后严重的吻合口缺血，进而出现吻合口狭窄及吻合口瘘[15]。因此术中保留左结肠血管将有助于降低吻合口瘘的发生，特别是对于老年男性或者低位吻合病人。

权衡两者关系，由此发展了改良直肠癌术式，即在肠系膜下动脉发出左结肠动脉的下方结扎，并清扫左结肠动脉和肠系膜下动脉根部间的脂肪和淋巴结组织（253 淋巴结）[16]。研究证实：保留左结肠动脉并联合第三站淋巴结清扫所收获的淋巴结数量与高位结扎所收获的淋巴结数量无统计学差异[17]。然而需要指出，与高位结扎相比，腹腔镜下行保留左结肠动脉的 D3 根治术需要更长的手术时间[18]。该手术方式的开展和普及需要术者手术技巧的提高，同样也需要简单合理的手术入路。

腹腔镜 TME 手术目前已发展了外侧入路和中间入路方式。外侧入路是由开腹手术引用至腔镜手术，但是术中易误入肾后间隙，应用较少。目前应用较多的是中间入路。2004 年欧洲内镜外科医师协会正式将其确定为腹腔镜结直肠切除术的推荐径路[19]。经典的中间入路是指先从中线侧即肠系膜下动脉后侧进入 Toldt 间隙，显露系膜后方神经丛、输尿管、生殖血管，游离拓展该层面至侧腹膜先天融合处，然后游离结扎血管根部，逐步游离系膜并清除淋巴结，最后游离各部位肠段的方法。这是一种先层面后血管的手术方式，优势在于术野暴露充分、解剖平面清晰，出血量少，在切除肠管长度、肿瘤下切缘长度、淋巴结清除数目等方面与开腹组相当。然而在实际操作中特别是保留左结肠血管 D3 清扫时仍会遭遇困难，例如早期分离直肠后 Toldt 间隙可致系膜游离，局部解剖标志变形，可能会导致左结肠动脉暴露困难，进而无法保留左结肠血管以及 253 淋巴结有效清扫困难等问题。

遵循 TME 手术原则，同时结合血管淋巴清扫的需要，我们改变了既往先层面后血管的手术顺序，提出先处理血管再扩展层面的概念，先解剖血管径路，在处理血管同时拓展直肠后间隙层面，这是以血管为中心中间入路的腹腔镜全直肠系膜切除术中心概念。首先以超声刀于乙状结肠系膜与后腹膜折返处打开后腹膜，但并不在此时进入并拓展 Toldt 间隙，而是于肠系膜下动脉的投影根部切开腹膜并显露肠系膜下动脉血管鞘，并沿血管鞘剥离直至显露左结肠动脉根部。沿左结肠动脉根部及肠系膜下动脉平面上下拓展，由于血管后间隙未游离，所以局部解剖平面相对固定，较易显露左结肠血管、253淋巴结、肠系膜下静脉以及直肠上和乙状结肠分支血管。血管脉络化后再清扫253淋巴结，先静脉后动脉的离断肠系膜下静脉及直肠上动脉。完成上述操作后，助手提起远端系膜血管断端，直肠后Toldt间隙清晰可见，沿该间隙拓展完成余下TME手术。

相比传统中间入路，该手术方式的优势在于：①首先处理血管，符合肿瘤学原则，可最大程度地降低肿瘤血行转移可能；②因血管后间隙未游离，血管标志相对固定，首先沿血管层面解剖可较易寻找肠系膜下动脉主干、左结肠血管及肠系膜下静脉；③引流区域血管的显露，有利于相应区域淋巴脂肪组织的清扫，特别是253淋巴结；④左结肠血管的优先暴露，可增加保留该血管的概率，有助于减少术后吻合口瘘的发生；⑤血管剥离、离断、淋巴清扫、后间隙的显露都在后腹膜下筋膜前方进行，因此可明显减少后腹膜血管、输尿管、自主神经的损伤概率；⑥简化了手术流程，方式简单易上手，整个显露及清扫过程约10～15min。

总之，随着高清与3D摄像系统的使用，精准解剖和裸化血管得以更好的实现，手术的精准性不断提高。在此基础上，合理的入路和清扫顺序对于完成高质量的TME手术显得尤为重要，以血管为中心中间入路腹腔镜全直肠系膜切除术提供了简化、安全的操作程序，更符合肿瘤根治手术原则，值得在临床上推广应用。

【作者简介】

李心翔，男，1971年生。教授、博士研究生导师，复旦大学附属肿瘤医院大肠外科主任医师、科室副主任，上海市抗癌协会肿瘤微创治疗专委会腔镜外科学组组长、上海市盆底疾病专业委员会副主委、CSCO结直肠癌专家委员会委员、中国医师协会结直肠肿瘤专委会腹腔镜专委会副主任委员、中国医师协会肛肠医师分会委员、中国医师协会内镜医师分会委员、中国研究型医院学会肿瘤外科专业委员会常委兼副秘书长、中国研究型医院学会肿瘤学专业委员会常委、中国抗癌协会大肠癌专业委员会腹腔镜学组委员。

【述评者简介】

蔡三军，男，1956年生。教授，博士研究生导师。复旦大学附属肿瘤医院大肠外科主任，大肠癌多综合治疗组首席专家，复旦大学大肠癌诊治中心主任，上海市疾病控制中心大肠癌专业委员会主任。中国抗癌协会大肠癌专业委员会主委，中国临床肿瘤协作中心（CSCO）常委、继续教育委员会主任，CSCO科研基金学术委员会委员，中国CSCO肿瘤营养协会主任委员，中国疾病控制中心中国胃肠肿瘤管理项目副组长，中国老年学学会老年肿瘤专业委员会常委。美国临床肿瘤指南（NCCN）中国版专家委员会委员，NCCN大肠癌临床实践指南（中国版）外科执笔人，复旦-法国梅理埃联合实验室大肠癌项目负责人。

参考文献

[1] van der Pas，M H G M，Haglind E，et al. Laparoscopic versus open surgery for rectal cancer（COLORⅡ）：short-term outcomes of a randomised，phase 3 trial. Lancet Oncol，2013，14（3）：210-218.

[2] Kennedy R H，Francis E A，Wharton R，et al.，Multicenter randomized controlled trial of

conventional versus laparoscopic surgery for colorectal cancer within an enhanced recovery programme: EnROL. J Clin Oncol, 2014, 32(17): 1804-1811.

[3] Hartley J E, Mehigan B J, Qureshi A E, et al. Total mesorectal excision: assessment of the laparoscopic approach. Dis Colon Rectum, 2001, 44(3): 315-321.

[4] Mario M, Umberto P, Giuseppe G, et al. Laparoscopic total mesorectal excision: a consecutive series of 100 patients. Ann Surg, 2003, 237(3): 335-342.

[5] Pandey, D. Survival benefit of high ligation of the inferior mesenteric artery in sigmoid colon or rectal cancer surgery(Br J Surg 2006, 93: 609-615). Br J Surg, 2006, 93(8): 1023; author reply 1023.

[6] Chin C C, Yeh C Y, Tang R, et al. The oncologic benefit of high ligation of the inferior mesenteric artery in the surgical treatment of rectal or sigmoid colon cancer. Int J Colorectal Dis, 2008, 23(8): 783-788.

[7] Kim J C, Lee K H, Yu C S, et al.The clinicopathological significance of inferior mesenteric lymph node metastasis in colorectal cancer. Eur J Surg Oncol, 2004, 30(3): 271-279.

[8] Wald C, Scheirey C D, Tran T M, et al., An update on imaging of colorectal cancer. Surg Clin North Am, 2006, 86(4): 819-847.

[9] Hida J, Yasutomi M, Maruyama T, et al., Indication for using high ligation of the inferior mesenteric artery in rectal cancer surgery. Examination of nodal metastases by the clearing method. Dis Colon Rectum, 1998, 41(8): 984-987; discussion 987-991.

[10] Liang J T, Huang K C, Lai H S, et al., Oncologic results of laparoscopic D3 lymphadenectomy for male sigmoid and upper rectal cancer with clinically positive lymph nodes. Ann Surg Oncol, 2007, 14(7): 1980-1990.

[11] GOLIGHER, J C, The adequacy of the marginal blood-supply to the left colon after high ligation of the inferior mesenteric artery during excision of the rectum. Br J Surg, 1954. 41(168): p. 351-353.

[12] Dworkin, M J, Allen-Mersh TG. Effect of inferior mesenteric artery ligation on blood flow in the marginal artery-dependent sigmoid colon. J Am Coll Surg, 1996. 183(4): p. 357-360.

[13] Corder, A P. Flush aortic tie versus selective preservation of the ascending left colic artery in low anterior resection for rectal carcinoma. Br J Surg, 1992. 79(7): p. 680-682.

[14] Seike, K. Laser Doppler assessment of the influence of division at the root of the inferior mesenteric artery on anastomotic blood flow in rectosigmoid cancer surgery. Int J Colorectal Dis, 2007. 22(6): p. 689-697.

[15] Siddharth P, Smith NL. An anatomic basis to prevent ischemia of the colon during operations upon the aorta. Surg Gynecol Obstet, 1981. 153(1): p. 71-73.

[16] Pandey D. Survival benefit of high ligation of the inferior mesenteric artery in sigmoid colon or rectal cancer surgery(Br J Surg 2006; 93: 609-615). Br J Surg, 2006. 93(8): p. 1023; author reply 1023.

[17] Sekimoto M. Laparoscopic lymph node dissection around the inferior mesenteric artery with

preservation of the left colic artery. Surg Endosc，2011. 25（3）：p. 861-866.

[18] Kobayashi M. Laparoscopic lymph node dissection around the inferior mesenteric artery for cancer in the lower sigmoid colon and rectum：is D3 lymph node dissection with preservation of the left colic artery feasible? Surg Endosc，2006. 20（4）：p. 563-569.

[19] Veldkamp R，Gholghesaei M，Bonjer H J，et al.，Laparoscopic resection of colon Cancer：consensus of the European Association of Endoscopic Surgery（EAES）. Surg Endosc，2004. 18（8）：p. 1163-1185.

第二节 头侧中间入路的直肠低位前切除术

对于直肠癌手术，全直肠系膜切除术（total mesorectal excision，TME）的概念已被广泛接受，即利用盆腔筋膜脏层和壁层之间的天然解剖平面完整切除肿瘤和包绕肿瘤的直肠系膜，从而避免肿瘤在系膜内播散造成的复发。遵循 TME 原则的腹腔镜直肠癌根治术也已趋于成熟与规范，但对于手术入路上，有外侧入路和中间入路两种选择。目前较多应用的是中间入路解剖法，以骶骨岬水平或肠系膜动脉根部为起始，沿腹主动脉自下而上打开直乙结肠系膜，裸化肠系膜血管根部，寻找解剖层面及清扫血管根部淋巴结。在腹腔镜技术的推广下，该种术式已被广泛接受。但此种入路仍存在不少技术难点：①游离肠系膜下动脉（inferior mesenteric artery，IMA）根部时，小肠遮挡影响视野；②第 253 组淋巴结难以有效的清扫；③左结肠动脉（left colic artery，LCA）与肠系膜下静脉（inferior mesenteric vein，IMV）关系辨认不清；④ Toldt 筋膜与 Gerota 筋膜解剖层面易走错，游离直肠后间隙时牵拉直肠张力不足。基于以上的技术难点，本章节探讨的头侧中间入路（cranial-medial to lateral approach），相较于中间入路，在同样安全、可行的基础上，具有能正确进入解剖间隙、对抗牵拉等方面优势。具体表现在：①在 Treitz 韧带水平牵拉并打开结肠系膜，从而避免小肠肠袢对血管根部视野的阻挡；②使 IMA 血管根部的裸化和第 253 组淋巴结的清扫更加彻底和便捷；③从头侧到尾侧将整个间隙打开贯通后，IMV、IMA 和 LCA 之间原本非常紧密的关系变得更易裸化和显露；④整个间隙打开后，能更加良好的显示腔镜下对直乙结肠牵拉与对抗牵拉的效果，为后续直肠后间隙的分离提供更为充分的张力；⑤整个手术过程涉及较大的层面和范围，可通过多种能量器械的合理使用来实现。

【适应证与禁忌证】

1. 适应证　直肠或乙状结肠肿瘤。

2. 禁忌证　①术前发现肿瘤与周围组织粘连不清和 / 或肿瘤包绕重要血管，手术难以完整切除；②全身状况不良，难以耐受手术者。

【体位、戳卡位置及手术站位】

1. 手术体位　改良截石位，头低足高，左侧抬高，直至小肠自然往头侧、右侧移动。

2. 戳卡布置　采用 5 孔法，脐部上方 10mm 观察孔 1 个，麦氏点置 12mm 主操作孔，右中腹部、左中腹部及耻骨上（或反麦氏点）分别置 5mm 辅助操作孔 1 个。

3．手术站位　主刀位于病人右侧，扶镜手位于主刀左侧，助手位于病人左侧，术中根据具体情况变化站位（图 3-1-2-1）。

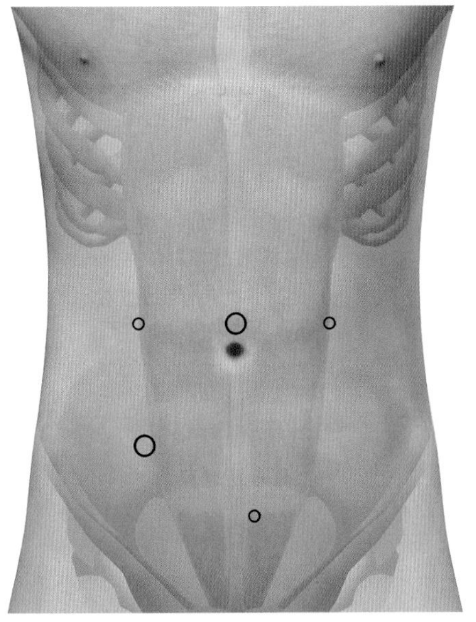
图 3-1-2-1　Trocar 布置

【手术步骤】

1．推开肠管至右上腹，显露 Treitz 韧带、左侧结肠系膜、腹主动脉及 IMA。

2．打开腹膜，进入左结肠后间隙。

3．拓展左结肠后间隙，并清扫各区域淋巴结。

4．打开乙结肠系膜，并拓展乙结肠后间隙至与左结肠后间隙相通。

5．结扎处理相关血管。

6．游离直肠完成 TME 并进行消化道重建。

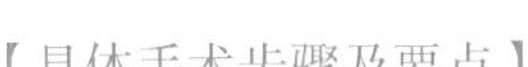
【具体手术步骤及要点】

1．建立气腹，常规探查腹腔　明确肿瘤位置及大小，观察肿瘤有无侵犯浆膜及周围组织，是否能手术切除。

2．推开肠管至右上腹，显露 Treitz 韧带和左侧结肠系膜、腹主动脉及 IMA 主刀可将左手无损伤钳推开 Treitz 韧带处的空肠，并用超声刀或剪刀切断附着的筋膜及韧带，将小肠肠袢完全推至右上腹部，此时 Treitz 韧带和结肠系膜，腹主动脉及 IMA 均可清楚的呈现（图 3-1-2-2）。

3．在 IMA 头侧打开腹膜，进入左结肠后间隙从 IMA 头侧的腹主动脉（abdominal aorta，AA）表面腹膜处打开进入左结肠后间隙（图 3-1-2-3）。

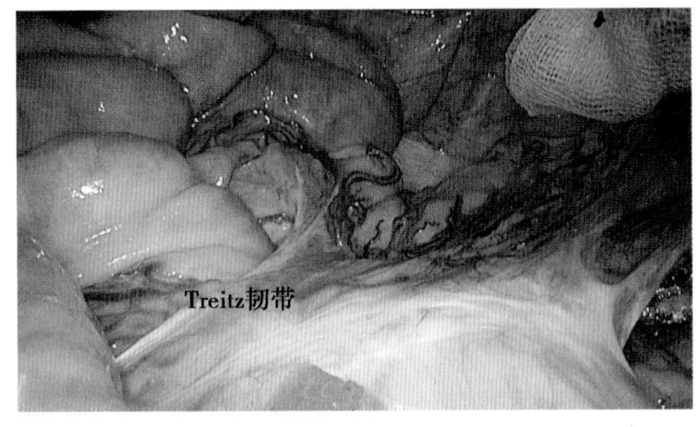

图 3-1-2-2　切断 Treitz 韧带

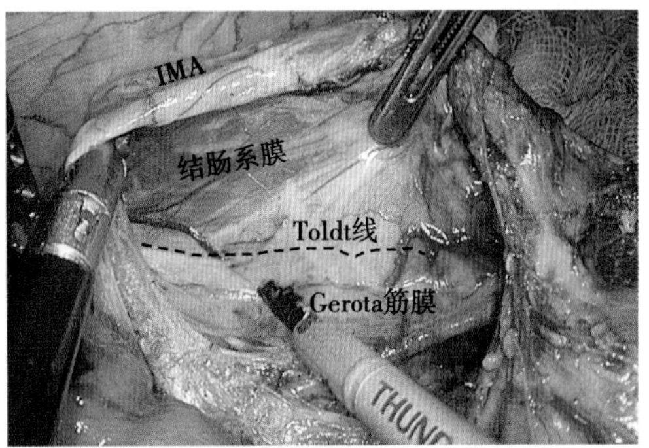

图 3-1-2-3　IMA 头侧打开腹膜

4．向外侧、头侧和尾侧不断地拓展左结肠后间隙，并清扫第 253 组淋巴结助手此时可操作左手耻骨上戳孔中的无损伤钳，协同主刀将结肠系膜向腹侧牵拉起来，使左侧结肠系膜产生充分张力，并将小肠挡在右侧腹部以避免遮挡影响腔镜下的视野。主刀在助手提供充分张力的显露下，将 Gerota 与 Toldt 筋膜逐渐分离，（此时因注意保护左侧输尿管和生殖血管），充分拓展左结肠后间隙，头侧至胰腺下缘，外侧至降结肠侧腹壁融合部，向尾侧顺势裸化 IMA 的上方，并清扫由 IMA、

IMV、LCA 和 AA 围成区域内的第 253 组淋巴结(图 3-1-2-4)。

小技巧：腹腔镜下可清楚观察到输尿管的蠕动，可用器械轻触诱发，以行鉴别。

注意：左侧腹膜后有生殖血管和输尿管并行(男性为精索动静脉血管，女性为卵巢动静脉血管)，二者直径相仿，可能导致混淆，但可通过蠕动现象加以区别。

5. 打开乙结肠系膜，进入并拓展乙结肠后间隙　助手此时向上外侧及下外侧牵拉降乙结肠和直乙结肠交界处的肠系膜，寻找 AA 分叉处，在 IMA 根部起始，打开乙结肠系膜，由此进入并拓展乙结肠后间隙，并继续沿着 AA 向上剥离肠系膜，裸化 IMA 下方，顺势清扫该出淋巴结。至此，乙结肠后间隙和左结肠后间隙已完全融会贯通。

6. 结扎处理相应血管　由于左结肠后间隙和乙结肠后间隙已完全贯通，各层面也已显露清楚，IMA 和 IMV 根部、LCA 等分支亦已完全裸化，IMV 与 LCA 的关系都显露得非常清楚，且肠系膜下神经丛亦得到保护，因而可以从容结扎处理相关血管，并选择是否保留 LCA(图 3-1-2-5)(【二维码】3-1-2-1)。

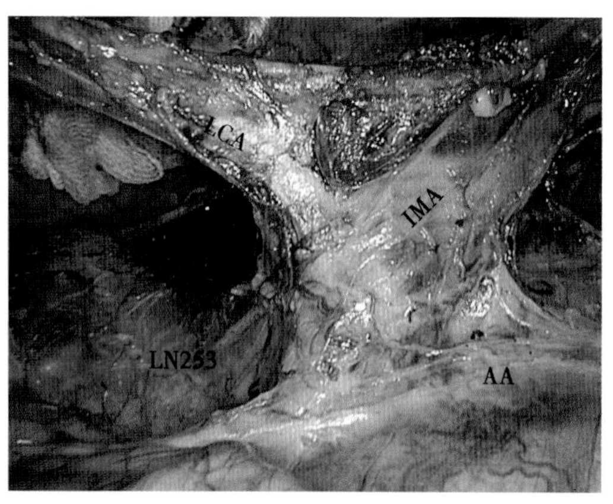

图 3-1-2-4　清扫第 253 淋巴结

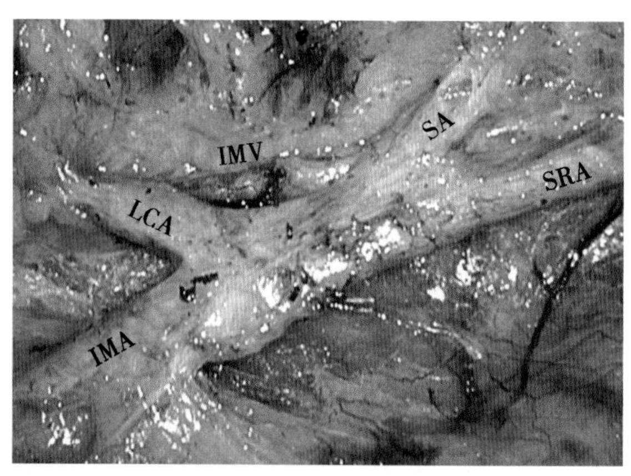

图 3-1-2-5　显露各血管位置

7. 完成 TME 并进行消化道重建　由于左结肠、乙结肠后方整个间隙已经完全贯通连续，此时牵拉直乙结肠可将整个直乙结肠完全撑起，产生足够的张力，使直肠后间隙的辨识和游离变得更为精准。此后游离直肠，完成 TME，并进行消化道重建的过程与经典腹腔镜直肠癌根治手术相似。

【二维码】3-1-2-1　TME 头侧解剖

注意：游离直肠前壁时，男性病人应注意与精囊腺分界，女性病人注意与子宫颈和阴道穹窿分界。

(冯　波)

【文后述评】（郑民华）

头侧中间入路相较于传统中间入路，最大的区别在于手术起始入路的不同。头侧中间入路是从IMA头侧的AA表面腹膜处打开并进入左结肠后间隙，而传统的中间入路则是沿乙状结肠系膜自下而上进行分离。因此头侧中间入路比传统中间入路增加拓展左结肠后间隙这一步骤，然而在实际操作中我们发现两者手术时间差异并无统计学意义。我们认为头侧中间入路在拓展左结肠后间隙时，可以顺势裸化IMA，使得清扫IMA周围淋巴结更加便捷有效。

以往在实施传统中间入路时，我们发现在骶骨岬水平打开乙状结肠系膜进入的这一Toldt间隙较为紧密，极易产生层次不清楚的情况，层面走得过深容易损伤神经和血管，层面走得过浅则无法保证直肠系膜的完整性。而IMV背侧的Toldt间隙是左侧Toldt间隙中最为疏松的部分，头侧中间入路，在IMV起始水平进入Toldt间隙，更易找到正确的解剖层面。手术当中，一旦整个间隙从头侧到尾侧完全打开贯通，则可使得IMV和LCA原本非常紧密的关系变得更易裸化和显露，为IMV的离断和LCA的选择性保留提供了良好的空间，简化的手术操作。此外，当整个间隙打开后，牵拉直肠乙状结肠就犹如“撑帐篷”一般，能够充分显示整个直乙结肠在腹腔镜下牵拉与对抗牵拉的效果，为后续的直肠间隙的分离提供更为充分的张力。

腹腔镜直肠癌手术发展至今，手术入路方式多种多样，传统中间入路已被广泛认可并被广泛应用。现在还未发现一种手术入路能替代所有手术入路，因此选择合适的手术入路对于我们外科医生尤为重要，根据病人的个体情况，做到个性化选择。我们提出的头侧中间入路，相较于传统中间入路，在同样安全可行的基础上，在进入正确解剖间隙、清扫血管根部淋巴结、手术视野暴露、对抗牵拉等方面具有一定优势。

【作者简介】

冯波，男，医学博士，硕士研究生导师。上海交通大学医学院附属瑞金医院胃肠外科一病区主任，上海市微创外科临床医学中心副主任医师。美国康奈尔大学医学院附属纽约长老会医院结直肠外科任访问学者。任中华医学会外科学分会结直肠肛门外科学组委员；中国医师协会外科医师分会结直肠外科医师委员会委员；中国医师协会外科医师分会肛肠外科医师委员会委员；中国医师协会结直肠肿瘤专业委员会腹腔镜专委会委员；中国医师协会肛肠医师分会微创与内镜专业委员会委员；中国医师协会外科医师分会MDT医师青年委员会副主任委员；中国抗癌协会大肠癌专业委员会腹腔镜学组委员兼秘书；中国医师协会肛肠医师分会委员；海峡两岸医药卫生交流协会肿瘤防治专家委员会胃肿瘤专业学组常务委员；中国抗癌协会大肠癌专业委员会青年委员；华东地区微创外科医师联盟执行委员兼秘书；上海市抗癌协会腹腔镜外科学组副组长；上海市医学会外科分会微创外科学组委员兼秘书；《中华结直肠疾病电子杂志》通讯编委。

【述评者简介】

郑民华，教授，博士研究生导师，主任医师。上海交通大学医学院附属瑞金医院胃肠外科主任，上海市微创外科临床医学中心主任。担任中华医学会外科学分会常委、中华医学会外科学分会腹腔镜与内镜外科学组组长、中国抗癌协会大肠癌专业委员会常委、中国抗癌协会大肠癌专业委员会腹腔镜学组组长、中国医师协会外科医师分会微创外科医师委员会副主委等学术团体职务。

专业方向为胃肠道肿瘤微创外科治疗的基础与临床研究，主编、参编学术专著10余部，在国内外核心期刊杂志发表论文近200篇。担任《中华腔镜外科杂志（电子版）》主编，《中华消化外科杂志》副主编，《中华结直肠疾病电子杂志》等杂志编委。获“中华医学科技奖”二等奖、“上海市科技进步奖”一等奖、“上海医学科技奖”一等奖、“教育部科学技术进步奖”一等奖等奖项，承担负责国家863项目、国家自然科学基金项目及上海市委重点项目等多项课题研究。

参考文献

[1] Poon J T，Law W L. Laparoscopic resection for rectal cancer：a review. Ann Surg Oncol，2009，16（11）：3038-3047.

[2] A comparison of laparoscopically assisted and open colectomy for colon cancer. N Engl J Med，2004，350（20）：2050-2059.

[3] 郑民华，马君俊，臧潞，等. 头侧中间入路腹腔镜直肠癌根治手术. 中华胃肠外科杂志，2015，18（8）：835-836.

[4] Poon J T，Law W L. Laparoscopic resection for rectal cancer：a review. Ann Surg Oncol，2009，16（11）：3038-3047.

[5] Heald R J，Husband E M，Ryall R D. The mesorectum in rectal cancer surgery--the clue to pelvic recurrence? Br J Surg，1982，69（10）：613-616.

[6] MacFarlane J K，Ryall R D，Heald R J. Mesorectal excision for rectal cancer. Lancet，1993，341（8843）：457-460.

第三节　保留左结肠动脉的直肠低位前切除术

在直肠癌根治术中，清扫位于肠系膜下动脉根部的第三站淋巴结能够增加淋巴结收获数量，带来更好的预后[1]。目前，大多数的学者在直肠癌根治术中进行肠系膜下动脉的高位结扎，也就是在肠系膜下动脉自腹主动脉发出后约1cm处结扎动脉，以清扫位于肠系膜下动脉根部的第三站淋巴结，然而肠系膜下动脉高位结扎后远端结肠的血供全部来自于由中结肠动脉所形成的结肠边缘动脉弓。虽然现在普遍认为该边缘动脉弓足以维持远端结肠的血供[2,3]，但是一些研究发现肠系膜下动脉的高位结扎会显著地降低远端结肠的血供[4-8]。此外，对于结肠边缘动脉弓存在缺陷的病人，肠系膜下动脉的高位结扎可能会导致严重的远端结肠缺血[9]。相对而言，自左结肠动脉发出处远端结扎肠系膜下动脉的肠系膜下动脉低位结扎术，被认为能够很好地解决远端结肠血供不足的问题。但由于低位结扎术没有对位于肠系膜下动脉根部的第三站淋巴结进行清扫，可能会导致肿瘤的非根治性切除，而且一部分直肠癌病人存在第三站淋巴结的跳跃转移[10,11]。因此，近年来有人提出对直肠癌病人行肠系膜下动脉的低位结扎联合第三站淋巴结清扫的直肠癌根治术，即保留左结肠动脉的直肠癌 D3 根治术[12, 13]。理论上这种术式可以保证更好的远端结肠及吻合口血供，并且保证与传统的肠系膜下动脉高位结扎相同的淋巴结收获数量。

笔者已施行了大量保留左结肠血管的直肠癌 D3 根治术，保留左结肠动脉并联合第三站淋巴结清扫能够保证更好的吻合口血供，而且不会影响总淋巴结和第三站淋巴结的收获数量，也不会显著的增加病人的手术时间，同时，联合清扫第三站淋巴结可以切除潜在的微转移淋巴结。

【适应证和禁忌证】

1. 适应证　①术前评估为单发的可行根治性切除的直肠癌；②癌灶距离肛缘 3～20cm；③直肠癌为初发的恶性肿瘤；④年龄<75 岁。

2. 禁忌证　①病人术前评估存在远处转移；②病人术前接受放化疗或激素治疗；③病人因急性梗阻或穿孔而行急诊手术；④病人有腹部外伤或腹部手术史；⑤术中探查发现存在远处转移；⑥术中无法行直肠癌前切除术 Dixon 吻合，而转行经腹会阴联合直肠癌根治术或 Hartmann 手术；⑦肝硬化或门脉高压；⑧重度肺功能减退；⑨特发性血小板减少性紫癜；⑩ 6 个月内有心肌梗死的病史或有不稳定性心绞痛。

【体位、戳卡位置以及手术站位】

1. 体位　病人取截石位，头低足高，同时偏向右侧约 15°，在脐部上方 0.5cm 做 10mm 观察孔，穿刺建立气腹，维持压力在 12～14mmHg（1mm Hg=0.133kPa）。

2. 戳卡位置　左右髂前上棘与脐连线中外 1/3 处分别置入 5mm 和 10mm Trocar，在左右锁骨中线平脐下 1 横指处分别置入 10mm 和 5mm Trocar。

3. 手术站位　术者站在病人躯干右侧，一助站在病人躯干左侧，二助（扶镜手）站在病人头右侧。

4. 手术特殊器械　超声刀、电凝钩、电棒、套管穿刺器（Trocar）、分离钳、抓钳、施夹器、可吸收夹和金属夹、腹腔镜切割闭合器、腹腔镜圆形吻合器。

【术前特殊辅助检查】

病人术前需行肠系膜下动脉重建，明确肠系膜下动脉、左结肠动脉和乙状结肠动脉的相对位置关系，进行术前评估，以减少术中副损伤的发生。我科室统计了 104 名病人的肠系膜下动脉重建情况，左结肠动脉发自肠系膜下动脉的占 57.7%（图 3-1-3-1），左结肠动脉发自乙状结肠动脉的占 42.3%（图 3-1-3-2）。

【手术步骤】

1. 探查腹腔。

2. 肠系膜血管根部血管显露、D3 淋巴结清扫。

3. 按 TME 原则完成直肠前切除术。

4. 开腹行肠管及所属系膜切除。

5. 完成吻合。

6. 冲洗、留置引流管、关腹。

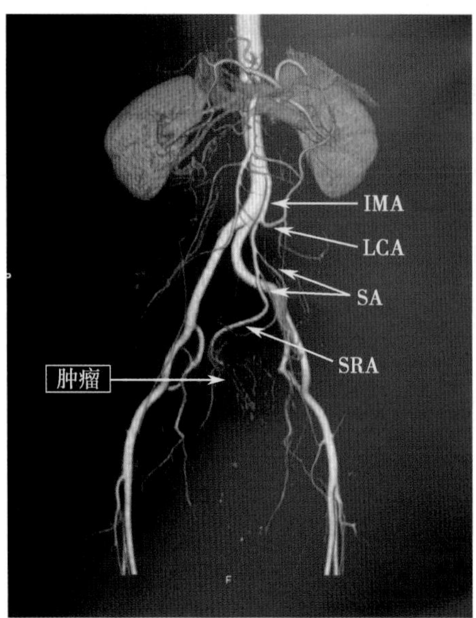

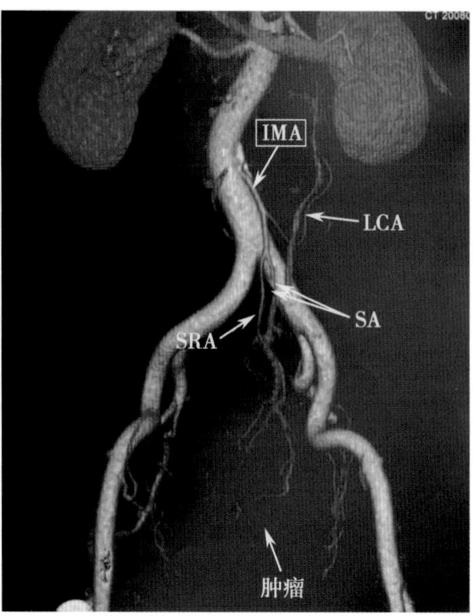

图 3-1-3-1 左结肠动脉发自肠系膜下动脉

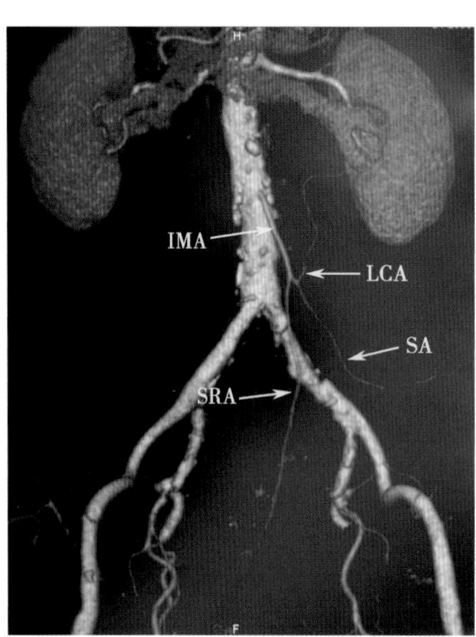

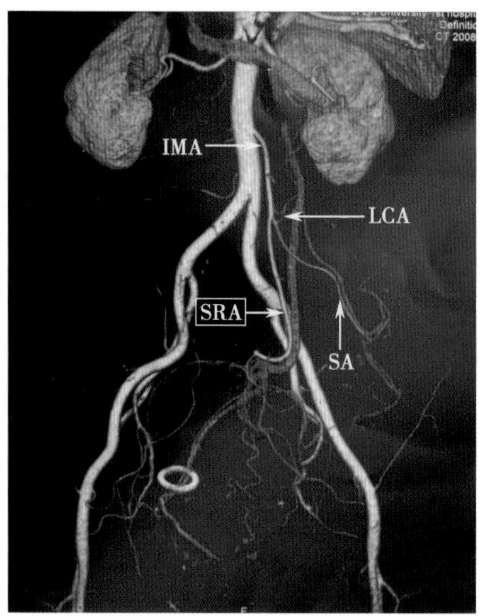

图 3-1-3-2 左结肠动脉发自乙状结肠动脉

【手术具体步骤及要点】

1. 探查腹腔 探查腹腔是否有积液、腹腔肠管表面、系膜、腹膜有无转移结节，肝脏膈面、脏面是否有转移灶、肿瘤位置，肿物是否浸透浆膜。寻找肠系膜下动脉和肠系膜下静脉解剖标志，术中定位肠系膜下动脉、肠系膜下静脉及第三站淋巴结清扫范围（图 3-1-3-3）。

2. 肠系膜血管根部血管显露、D3 淋巴结清扫 以超声刀于乙状结肠系膜与后腹膜折返处打开后腹膜，进入 Toldt 筋膜前间隙游离至肠系膜下动脉根部（图 3-1-3-4），沿肠系膜下动脉走行方向剥离血管表面组织，裸化肠系膜下动脉，显露左结肠血管根部（图 3-1-3-5），沿左结肠血管走行方向进一步裸化左结肠血管直至其与肠系膜下静脉交叉部，有些病例可显露发出于左结肠血管的乙状结肠血管分支。清扫位于右至肠系膜下动脉右缘、左至肠系膜下静脉左缘、上至肠系膜下动脉根部、下至左结肠动脉所构成的区域内所有结肠系膜组织，内含完整的第三站淋巴结，至此完成第三站中央淋巴结清扫（图 3-1-3-6）（【二维码 3-1-3-1】）。于肠系膜下动脉发出左结肠动脉之下离断肠系膜下动脉，结扎、切断发出于左结肠血管的乙状结肠血管（图 3-1-3-7）（【二维码】3-1-3-2）。

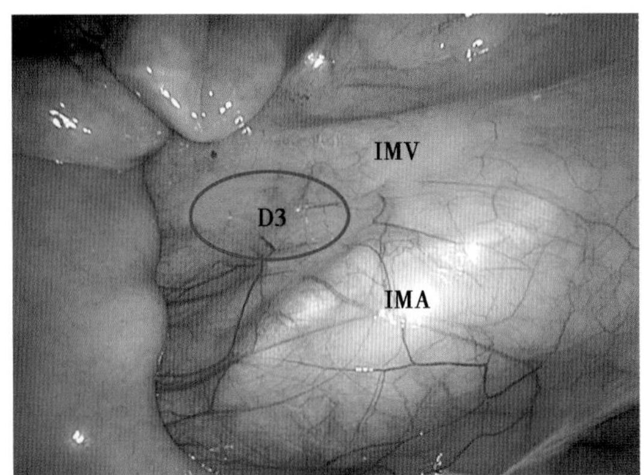

图 3-1-3-3　第三站淋巴结清扫范围

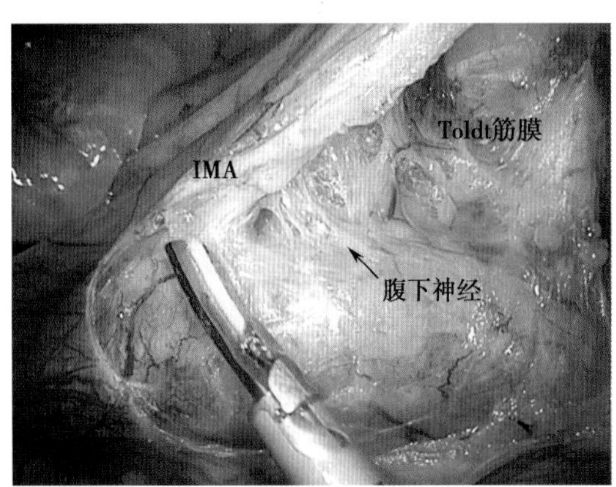

图 3-1-3-4　游离至肠系膜下动脉根部

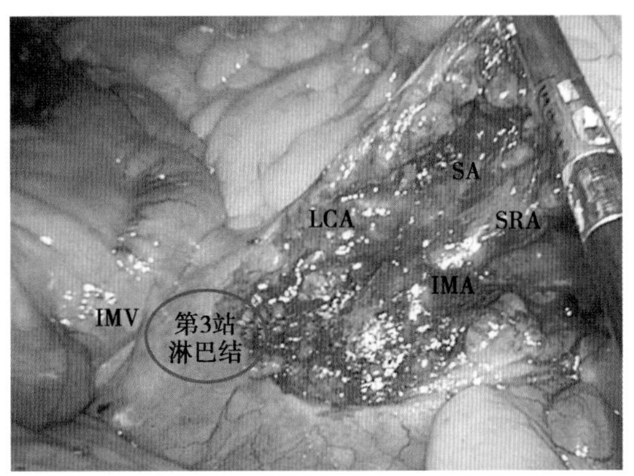

图 3-1-3-5　显露左结肠血管根部

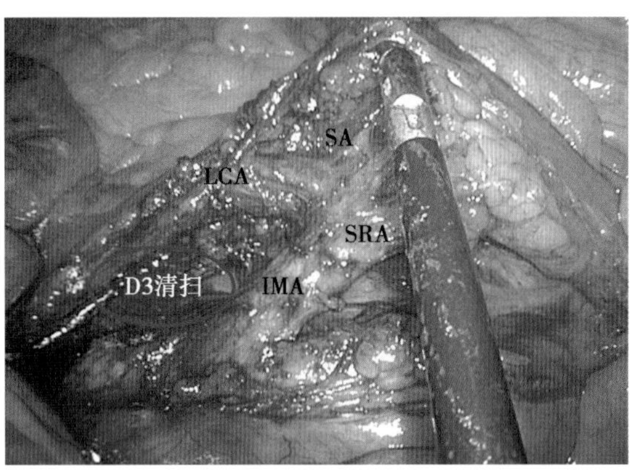

图 3-1-3-6　完成第三站中央淋巴结清扫

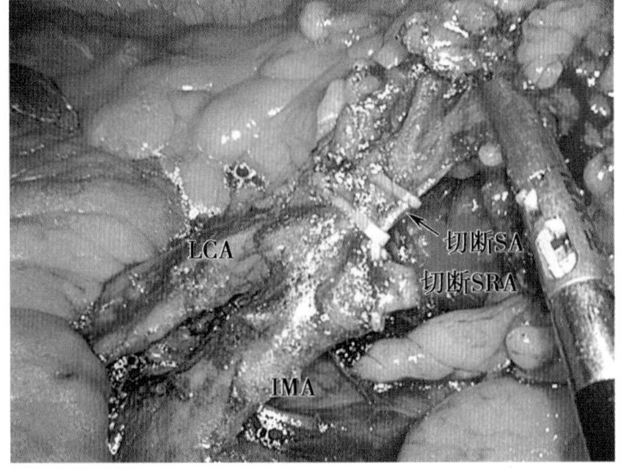

图 3-1-3-7　结扎、切断发出于左结肠血管的乙状结肠血管

【二维码】3-1-3-1　第 253 组淋巴结的清扫，左结肠动脉、肠系膜下动脉显露

【二维码】3-1-3-2　断血管，游离骶前间隙

3. 按 TME 原则完成直肠前切除术　沿骶前间隙锐性游离直肠系膜（图 3-1-3-8），打开直肠两侧腹膜及前方腹膜返折，沿迪氏筋膜表面游离直肠前间隙，距肿瘤下缘 3cm 以腔内切割闭合器切

断直肠及其系膜组织。根据术中情况，选择性游离结肠脾曲（图 3-1-3-9），使左侧结肠有足够的游离度，保证吻合口无张力。

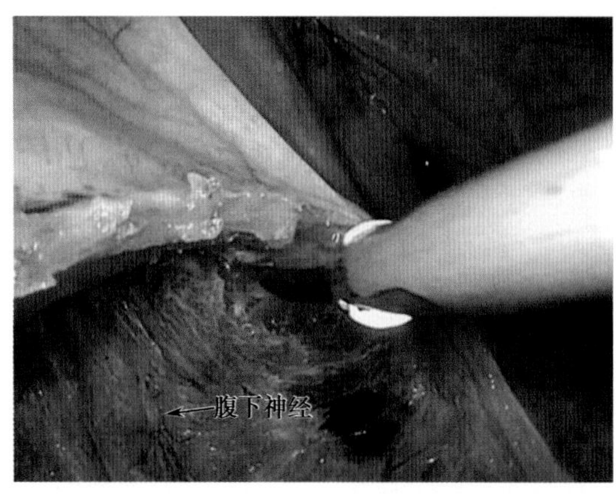

图 3-1-3-8 沿骶前间隙锐性游离直肠系膜

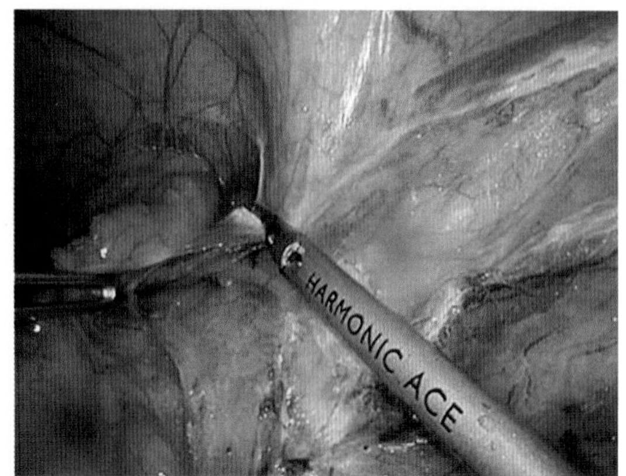

图 3-1-3-9 选择性游离结肠脾曲

4. 开腹行肠管及所属系膜切除取脐下腹正中 5～8cm 大小纵向切口，以切口保护套保护切口，取出已充分游离的肠管和系膜，打开系膜，游离并结扎乙状结肠动脉，这样就保留了自中结肠动脉和左结肠动脉发出，一直延续到直肠上动脉的一个完整的结肠动脉弓。于拟切断肠管处将边缘动脉弓结扎，并完整切除直肠肠管及其所属系膜。

5. 完成吻合 将切除后的近端肠管置入砧板并固定。重新建立气腹，将 33mm 环形吻合器置入肛门，于腔镜下完成吻合，确保吻合口无张力。

6. 冲洗、留置引流管、关腹 吻合完成后，冲洗并于骶前吻合口后方放置两根引流管，根据术中情况，选择性进行预防性末端回肠造瘘术，检查无活动性出血，关腹。

【手术质量控制要求】

1. 肠系膜下动脉由起始部至左结肠血管起始部以下约 2cm 的区段裸化。

2. 肠系膜下静脉由肠系膜下动脉发出水平至左结肠血管水平的区段裸化。

3. 左结肠血管由起始部至与肠系膜下静脉交叉处的区段裸化。

4. 上述裸化血管所围成的区域间结肠系膜组织的完整切除。

【术后管理及并发症处理】

病人术后给予全量静脉营养，待病人出现排气后开始给予肠内营养联合静脉营养。最终完全过度至肠内营养。每个入组病人在术后第 6 天都会进行全腹部多排 CT 平扫以明确病人腹腔内情况，尤其着重对吻合口情况进行评估。术后吻合口瘘的诊断主要依据病人的临床症状体征、引流管引流物性质以及术后 CT 对吻合口状态的评估。

（王大广）

【文后述评】（所剑）

对于直肠癌的外科手术治疗，现在普遍进行的是肠系膜下动脉高位结扎的直肠癌 D3 根治术，但是肠系膜下动脉的高位结扎可能会对远端结肠血供造成影响。尤其是对于结肠边缘动脉弓存在缺陷的病人，肠系膜下动脉的高位结扎可能会导致严重的远端结肠缺血。进而增加吻合口瘘发生的概率。保留左结肠动脉可以保证更好的远端结肠血供，但是单纯保留左结肠动脉而不清扫第三站淋巴结，在一定程度上影响淋巴结的收获数量，进而影响术后病理分期和术后辅助治疗的选择。此外，第三站淋巴结的微转移率并不低，不清扫第三站淋巴结可能会导致肿瘤的非根治性切除，进而影响病人预后，因此，保留左结肠动脉并联合进行第三站淋巴结清扫的直肠癌 D3 根治术可以很好地解决这一矛盾，优于肠系膜下动脉高位结扎的直肠癌 D3 根治术的。

在该手术中，准确地判断第三站淋巴结的范围并进行规范的清扫是手术的关键。有关第三站淋巴结的清扫范围，日本结直肠癌规约有明确的定义，规约中将第三站淋巴结定义为沿着肠系膜下动脉起始部至左结肠动脉起始部为止的这段肠系膜下动脉分布的淋巴结，并明确指出进展期直肠癌应进行包括中央淋巴结在内的第三站淋巴结清扫，渡边昌彦等认为第三站淋巴结的分布范围为肠系膜下动脉起始部为头侧缘，肠系膜下静脉内侧为外侧缘，左半结肠动脉为足侧缘，肠系膜下动脉右侧为内侧缘。因此，在保留左结肠动脉的情况下，单独清扫这一区域的淋巴结理论上可以达到和高位结扎肠系膜下动脉一样的淋巴结清扫范围。

保留左结肠动脉所带来的另一个问题就是吻合口张力的问题。在笔者所进行的保留左结肠动脉的直肠癌 D3 根治术中，通过充分地游离结肠的脾曲，可以保证吻合口无明显张力。有研究表明保留左结肠动脉并联合第三站淋巴结清扫会明显在增加手术时间。但是通过打开肠系膜下动脉的动脉鞘并将动脉鞘连同鞘外组织一并切除的方法可以加快保留左结肠动脉的第三站淋巴结清扫速度，缩短手术时间。在笔者所进行的手术中，因为考虑到打开动脉鞘可能会增加病人术后动脉瘤的发生率，因此，术中并没有打开肠系膜下动脉鞘，而是将鞘外组织剥离干净。手术时间受很多因素的影响，不只与手术的复杂程度有关，还与术者的手术技巧以及熟练程度有关。

笔者对保留左结肠动脉的直肠癌 D3 根治术进行了临床随机对照研究，并已有成果发表。笔者所进行的腹腔镜下直肠癌根治术中保留左结肠动脉的 253 组淋巴结清扫术与不保留左结肠动脉的 253 组淋巴结清扫术的临床随机对照研究结果提示，吻合口处结肠的边缘动脉弓压力与远端结肠长度以及病人的年龄负线性相关，与病人的外周血压正线性相关。病人的年龄以及手术方式是影响病人吻合口处边缘动脉弓压力的独立危险因素。协方差分析提示保留左结肠组病人吻合口血供更优。而这两种术式在手术时间、总淋巴结收获数量以及 253 组淋巴结收获数量上没有明显统计学差异。在吻合口瘘发生率方面，不保留左结肠组病人吻合口瘘发生率为 10.3%，而保留左结肠组病人吻合口瘘发生率为 3.6%。协方差分析提示无吻合口瘘的病人吻合口血供要明显优于有吻合口瘘的病人。

此外，笔者还进行了直肠癌 253 组淋巴结的微转移与病人临床病理因素以及 KRAS、NRAS 基因突变间关系的研究，通过 RT-PCR 和免疫组化测 253 组淋巴结微转移，发现 253 组淋巴结的转移率为 3.88%，而微转移率高达 23.53%。影响 253 组淋巴结微转移的独立危险因素是 KRAS 基因突变和 TNM 分期，TNM 分期越高，或是 KRAS 基因存在突变，253 组淋巴结微转移率就越高。

因此，与腹腔镜下肠系膜下动脉高位结扎的直肠癌 D3 根治术相比，保留左结肠动脉并联合第三站淋巴结清扫的直肠癌 D3 根治术可以保证更好的吻合口血供，而且不会影响总淋巴结和第三站淋巴结的收获数量，也不会显著的增加病人的手术时间；联合清扫第三站淋巴结可以切除潜在的微转移淋巴结，尤其是对于TNM分期较高的病人以及KRAS基因存在突变的病人，第三站淋巴结的清扫有重要意义。

【作者简介】

王大广，男，博士，副主任医师、副教授、硕士研究生导师。现任吉林大学第一医院胃结直肠肛门外科副主任。1978年生于长春，2004年毕业于吉林大学临床医学七年制，获得硕士学位，2011年获得吉林大学第一医院普外科博士学位，曾赴美国纽约西奈山医学院和俄亥俄州立大学医学院任访问学者，主要研究方向为消化道肿瘤的综合治疗。发表学术论文40余篇，其中SCI论文10余篇。承担和参与科研课题19项。社会兼职：中华医学会肠内与肠外营养分会青年委员，中国医师协会微创外科专业委员会青年委员，中国医师协会减重与代谢外科专业委员会委员，中国抗癌协会肿瘤营养与代谢治疗专业委员会委员。

【述评者简介】

所剑，教授，博士研究生导师，吉林大学第一医院胃结直肠肛门外科主任。早年留学日本并获得博士学位，回国后主攻胃肠道肿瘤的综合治疗，将国际消化系统肿瘤的先进治疗经验引入国内。先后承担国家自然科学基金、国家“十一五”科技支撑子课题、卫生部医药卫生科技发展专项课题及省级科研课题近20项。以第一作者或通讯作者发表论文100余篇，其中SCI论文10余篇，影响因子总分近30分。获得多项吉林省科技进步奖、吉林大学医疗成果奖。被评为“吉林省优秀专家”等荣誉称号，享受长春市政府特殊津贴，并多次被国家奖励工作办公室、教育部、卫生部、自然科学基金委等部门遴选为科研项目评审、评议专家。

参考文献

[1] Titu L V，Tweedle E，Rooney P S. High tie of the inferior mesenteric artery in curative surgery for left colonic and rectal cancers：a systematic review. Dig Surg，2008，25（2）：148-157.

[2] Morgan C N，Griffiths J D. High ligation of the inferior mesenteric artery during operations for carcinoma of the distal colon and rectum. Surg Gynecol Obstet，1959，108（6）：641-650.

[3] Goligher J C.The adequacy of the marginal blood-supply to the left colon after high ligation of the inferior mesenteric artery during excision of the rectum. Br J Surg，1954，41（168）：351-353.

[4] Seike K，Koda K，Saito N，et al.Laser Doppler assessment of the influence of division at the root of the inferior mesenteric artery on anastomotic blood flow in rectosigmoid cancer surgery. Int J Colorectal Dis，2007，22（6）：689-697.

[5] Pezim M E，Nicholls R J. Survival after high or low ligation of the inferior mesenteric artery during curative surgery for rectal cancer. Ann Surg，1984，200（6）：729-733.

[6] Hall N R，Finan P J，Stephenson B M，et al. High tie of the inferior mesenteric artery in distal colorectal resections—a safe vascular procedure. Int J Colorectal Dis，1995，10（1）：29-32.

[7] Dworkin M J，Allen-Mersh T G.Effect of inferior mesenteric artery ligation on blood flow in the marginal artery-dependent sigmoid colon. J Am Coll Surg，1996，183（4）：357-360.

[8] Corder A P，Karanjia N D，Williams J D，et al. Flush aortic tie versus selective preservation of the ascending left colic artery in low anterior resection for rectal carcinoma. Br J Surg，1992，79（7）：680-682.

[9] Siddharth P，Smith N L. An anatomic basis to prevent ischemia of the colon during operations upon the aorta. Surg Gynecol Obstet，1981. 153（1）：71-73.

[10] Mc E J，Bacon H E，Trimpi H D.Lymph node metastases；experience with aortic ligation of inferior mesentery artery in cancer of the rectum. Surgery，1954，35（4）：513-531.

[11] Kim J C，Lee K H，Yu C S，et al.The clinicopathological significance of inferior mesenteric lymph node metastasis in colorectal cancer. Eur J Surg Oncol，2004，30（3）：271-279.

[12] Sekimoto M，Takemasa I，Mizushima T，et al.Laparoscopic lymph node dissection around the inferior mesenteric artery with preservation of the left colic artery. Surg Endosc，2011，25（3）：861-866.

[13] Kobayashi M，Okamoto K，Namikawa T，et al. Laparoscopic lymph node dissection around the inferior mesenteric artery for cancer in the lower sigmoid colon and rectum：is D3 lymph node dissection with preservation of the left colic artery feasible? Surg Endosc，2006，20（4）：563-569.

第四节　改良双孔腹腔镜直肠低位前切除术

减孔腹腔镜手术（reduced-port laparoscopic surgery，RPLS）是一种用尽可能少和 / 或小型的操作孔进行腹腔镜操作的手术方式。腹腔镜手术的基本原理是微创，传统的腹腔镜直肠癌手术通常需要 5 个操作孔，为了达到更加微创的目的，外科医师们已经将传统的 5 孔改良为减孔和单孔进行操作，但是，单孔手术通常需要特殊的器械和较长的学习曲线，而减孔手术似乎是两者的桥梁，既能达到微创的目的又能缩短学习曲线而适合广泛开展。

无论是减孔还是单孔手术，都需要经脐放置一个多通道装置，这种单孔腹腔镜专用的多通道穿刺套管设备较昂贵，加重了病人的经济负担。笔者应用一种简易的由切口保护器和外科手套自制的多通道装置，外加一个 12mm 穿刺孔的双孔方式，进行了直肠癌前切除术的初步尝试（图 3-1-4-1，图 3-1-4-2）（【二维码】3-1-4-1、【二维码】3-1-4-2）。

技术的优势：①提高了腹部切口的美观度；②与单孔腹腔镜相比，降低了手术难度，缩短了学习曲线；③多通道装置价格低廉，便于得到，减轻病人经济负担。

技术的局限：不适宜初学者，适合有一定传统 5 孔腹腔镜手术经验的外科医师。

【适应证和禁忌证】

1. 适应证　与传统 5 孔腹腔镜手术相同。尤其适用于乙状结肠癌及高位直肠癌根治术。

2. 禁忌证　与传统 5 孔腹腔镜手术相同。

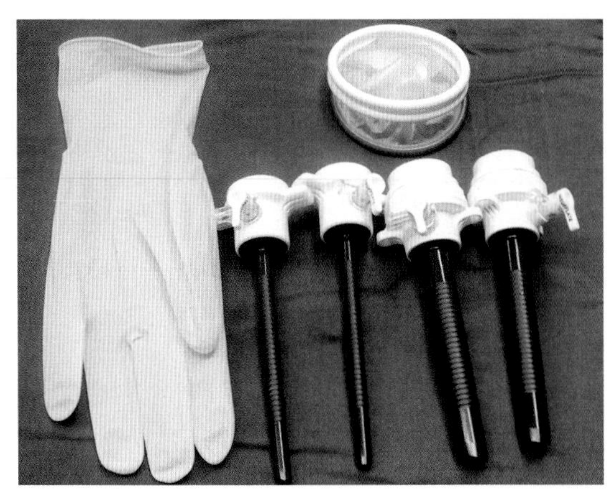
图 3-1-4-1 自制多通道系统的组成

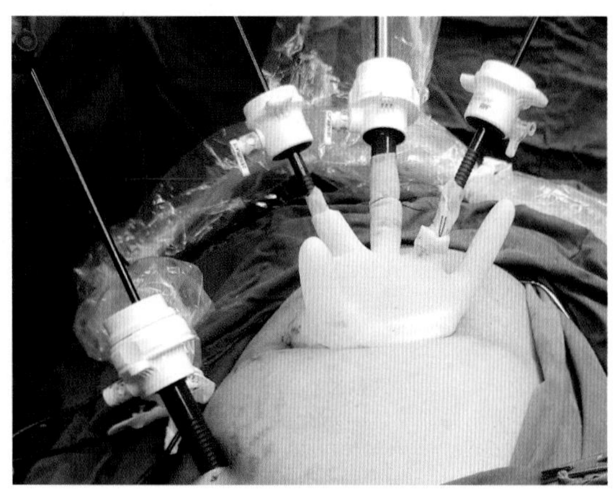
图 3-1-4-2 实际操作示意图

【二维码】3-1-4-1 自制多通道装置 1

【二维码】3-1-4-2 自制多通道装置 2

【体位、戳卡位置、手术站位及手术器械】

1. 体位 改良低腿截石位(图 3-1-4-3)。右腿较左腿要更低一些,因术中需头低位,右腿升高会妨碍术者右手的操作,尤其是向头侧处理肠系膜下血管的操作。病人的右上肢放在躯干侧,方便术者和扶镜助手的站位。左上肢可以外展以利于术中输液和采血处置。放置完各套管后体位调整为头低右倾位。

2. 戳卡位置 脐部和右髂前上棘内侧 3cm(图 3-1-4-4)。

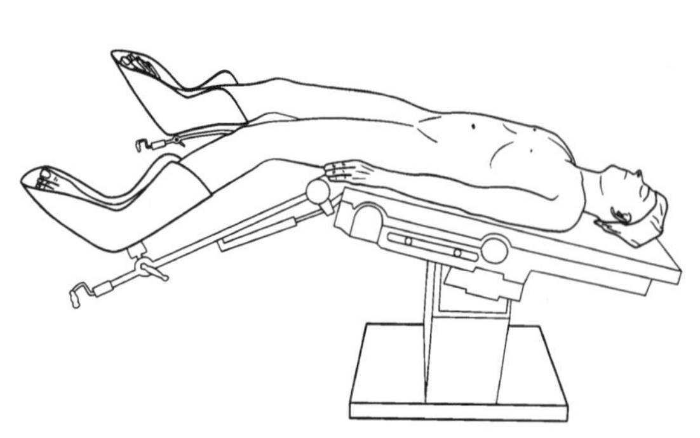
图 3-1-4-3 手术的体位

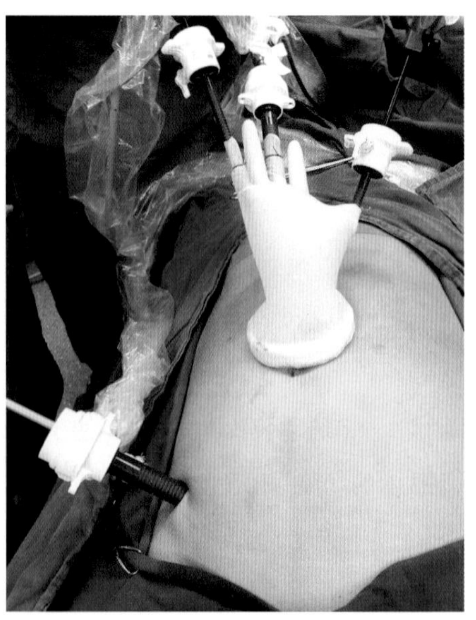
图 3-1-4-4 戳卡位置

注意：多通道装置置入脐部切口，做切口时不宜过大，容易漏气，即使病人体重指数较高也不宜扩大切口，3～5cm 大小为宜，6～8cm 切口保护套可置入即可。切口尽量靠近脐部，做围绕脐部的弧形切口，可提高术后切口美观度。

小技巧：脐部切口在皮肤处应尽量靠近脐部，以便术后美观。

3. 手术站位　术者站位于病人右侧，助手站位于病人左侧，扶镜手与术者同侧（图 3-1-4-5）。

4. 手术器械　常规腹腔镜手术器械。

【手术步骤】

1. 建立气腹，探查腹腔。
2. 置入自制多通道装置，建立右髂前上棘内侧穿刺孔。
3. 游离乙状结肠悬韧带、降结肠。
4. 处理肠系膜下动静脉，裁剪系膜。
5. 游离直肠（TME 原则）。
6. 裸化肠壁，离断闭合直肠。
7. 由脐部切口取出并切除标本，包埋吻合器钉砧头。
8. 重新建立气腹，吻合肠管。
9. 冲洗腹腔，留置盆腔引流，缝合切口。

【手术技巧】

1. 建立气腹，探查腹腔　脐孔留置 10mm 穿刺器，置入腹腔镜作为观察孔，充分探查腹腔，确定术中分期。术前结肠镜没能通过病变进入近端肠腔的时候更要注意不要遗漏了近端重复病变。对于病变较小，腹腔镜下难以明确定位时，可结合术中结肠镜检查定位（图 3-1-4-6）。

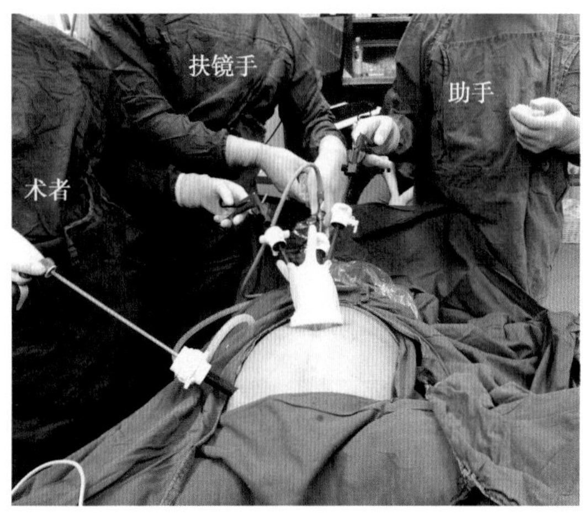

图 3-1-4-5　手术站位

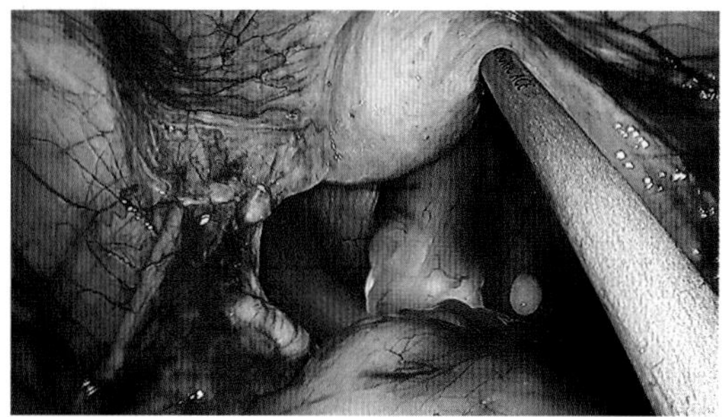

图 3-1-4-6　术中结肠镜定位

注意：先置入穿刺器探查腹腔，如果腹腔情况较复杂或分期较晚，可避免直接留置多通道装置带来的相对较大的腹壁创伤。穿刺孔尽量靠近脐孔，最大程度地隐藏切口瘢痕。

小技巧：穿刺孔建议采用脐部右缘纵向切口，便于延长为脐部切口。

2. 置入自制多通道装置，建立右髂前上棘内侧穿刺孔　扩大脐部穿刺孔至3～5cm，置入切口保护器，将外科手套套入切口保护器腹腔外测端，向外下翻转固定保护器，剪开三个外科手套手指指端，分别放置两个5mm trocar和一个10mm trocar，作为观察孔、副操作孔和助手操作孔，然后丝线固定，建立气腹，气腹压力设定为12mmHg，右髂前上棘内侧3cm放置12mm trocar，作为主操作孔。

小技巧：最好术前充分评估肿瘤大小，选择合适的切口保护器，避免术中更换，增加病人经济负担。需要增加手术器械时，可随时剪开手套指端，放置trocar。普通trocar较长，在狭小的空间内容易互相干扰，可自行截断部分trocar，制作成较短的trocar，更加灵活（图3-1-4-7）。如脐部切口过大漏气时，可用巾钳或丝线闭合部分切口。

注意：剪开手套手指指端时，不宜裁剪过多，避免trocar集中在腹壁切口，造成拥挤，减少器械的活动度。由于切口保护器的口径远大于trocar直径，扶镜手尽量将镜头贴紧腹壁，以减轻镜头晃动。

3. 游离乙状结肠悬韧带、降结肠　按照传统5孔腹腔镜直肠癌前切除进行操作，因为要从脐部拉出标本，通常需要游离足够的降结肠甚至到达脾曲，保证切除的长度及吻合无张力（图3-1-4-8）。

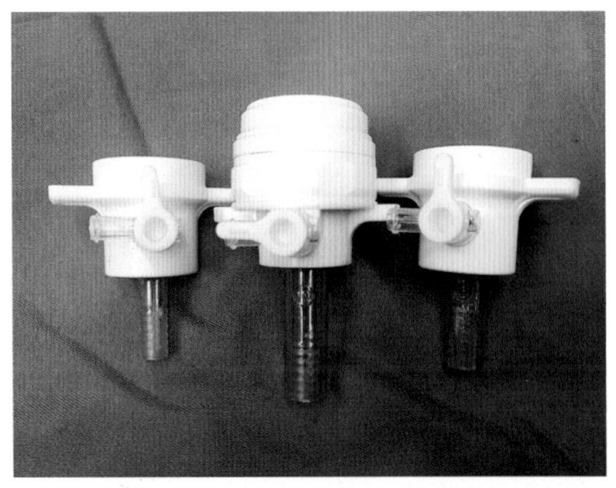

图3-1-4-7　自制较短的trocar示意图

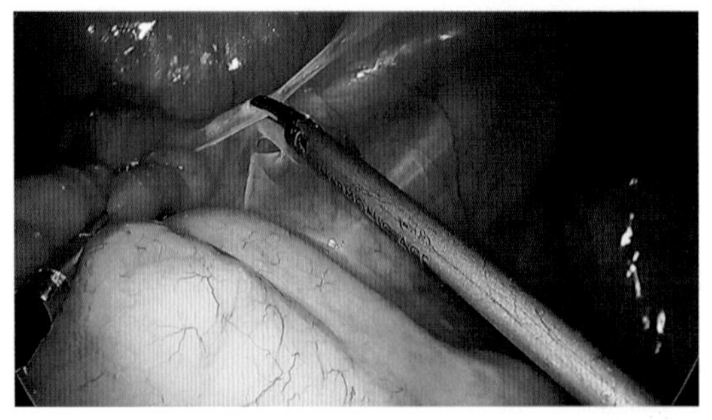

图3-1-4-8　游离乙状结肠悬韧带

小技巧：此处操作较为方便，多数情况下术者可独立完成，一般不需助手辅助操作。

4. 处理肠系膜下动静脉，裁剪系膜　扶镜手应使腹主动脉处于显示器的水平位置。术者左手用抓钳向腹侧牵拉乙状结肠和直乙交接处的肠系膜，使拟切开处保持一定张力，右手用超声刀于右侧输尿管内侧 2cm 骶骨岬水平处切开乙状结肠系膜前叶与后腹膜的移行处，向头侧肠系膜下动脉根部逐渐切开（图 3-1-4-9）（【二维码】3-1-4-3）。高位结扎离断肠系膜下动静脉（图 3-1-4-10）（【二维码】3-1-4-4、【二维码】3-1-4-5）（图 3-1-4-11），部分病人可选择性保留左结肠动脉，清扫肠系膜下动脉根部 253 淋巴结。沿 Toldt 间隙向外侧拓展至左侧结肠旁沟与外侧游离相通，后方可见左侧输尿管及生殖血管，同时注意保护上腹下丛（图 3-1-4-12）。沿血管断端向肠管方向裁剪系膜。

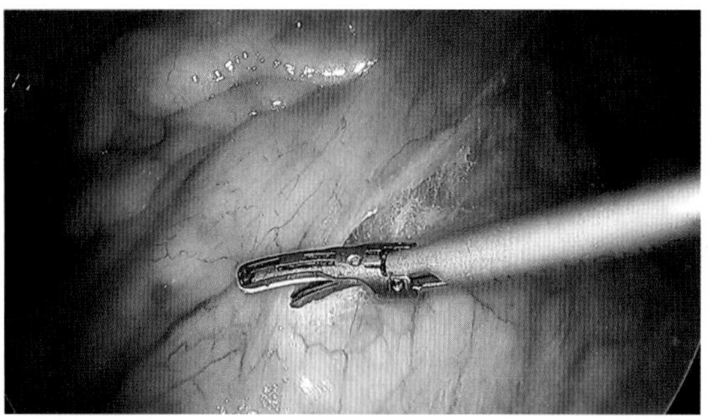

图 3-1-4-9　切开乙状结肠系膜前叶与后腹膜的移行处

【二维码】3-1-4-3　切开膜桥拓展间隙

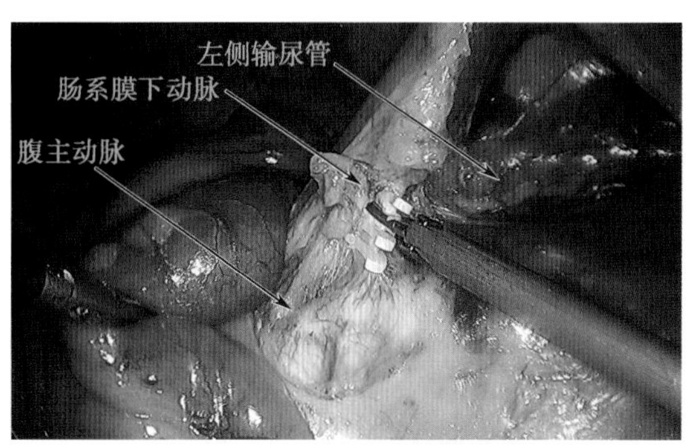

图 3-1-4-10　高位结扎肠系膜下动脉

【二维码】3-1-4-4　结扎肠系膜下动脉

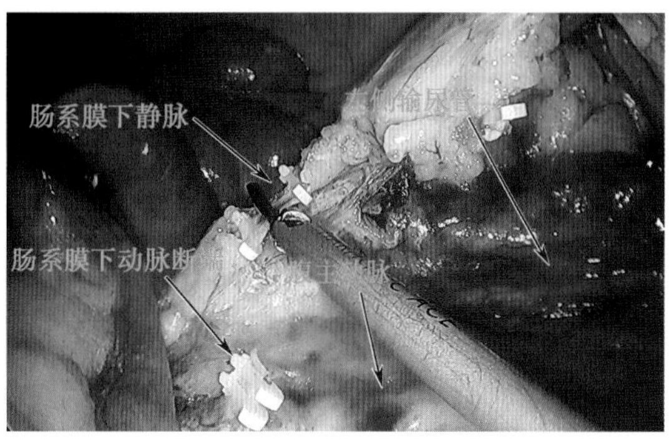

图 3-1-4-11　结扎肠系膜下静脉

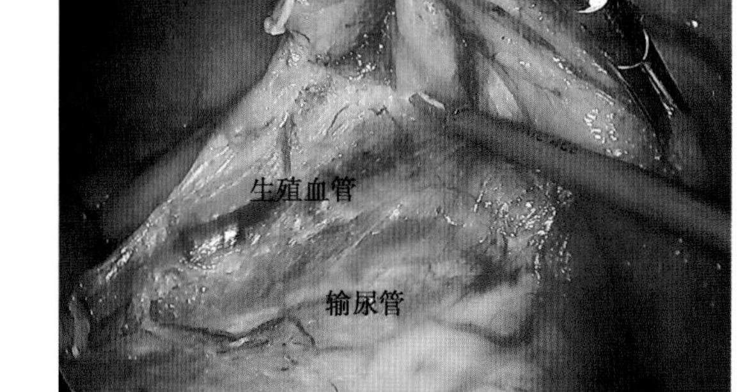

【二维码】3-1-4-5　结扎肠系膜下静脉

图 3-1-4-12　沿 Toldt 间隙游离

小技巧：裁剪系膜时，有时由肠管方向向血管断端方向逆向裁剪更为方便（图 3-1-4-13）。处理肠系膜下动脉根部时，助手多数情况需用肠钳将小肠向头侧推开，帮助显露，以便术者操作（图 3-1-4-14）。

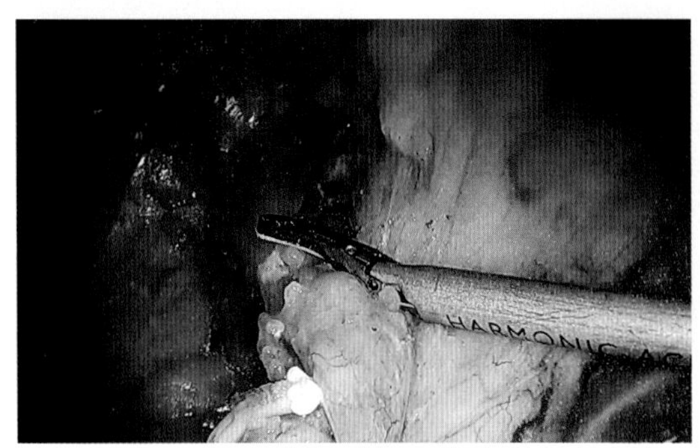

图 3-1-4-13 逆向裁剪系膜

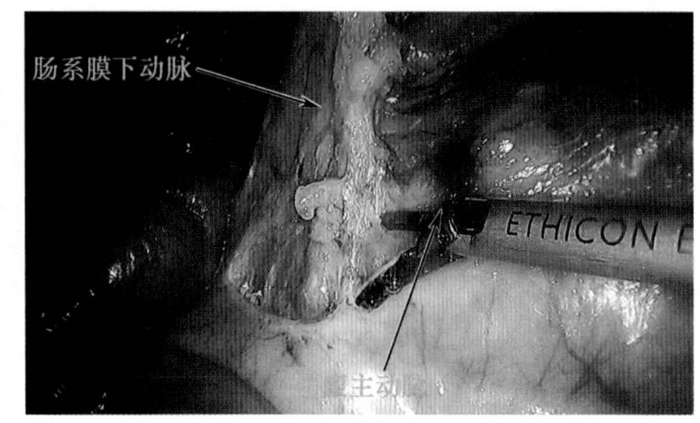

图 3-1-4-14 助手向头侧推挡小肠

注意：因无单孔腹腔镜带来的“筷子效应”，具体操作与传统 5 孔腹腔镜基本相同。

5. 游离直肠（TME 原则） 按 TME 原则游离直肠。先游离直肠后方：助手持抓钳钳夹已被切断的肠系膜下血管断端向头侧及腹侧牵拉。术者左手钳向腹侧顶起直肠，右手用超声刀或电钩紧贴脏层筋膜锐性游离，注意保持盆筋膜脏层的完整性（图 3-1-4-15）。游离直肠侧方：右侧方游离，术者左手持抓钳向头侧腹侧牵拉直肠，助手肠钳将盆壁向左侧推挡与术者对抗显露分离平面。注意保护腹下神经，游离侧方时避免过度牵拉，紧贴脏层筋膜切断，不要过于向外侧游离，防止损伤输尿管及右腹下神经。也不要过于向内，以免进入直肠系膜（图 3-1-4-16）。同法游离左侧方（图 3-1-4-17）。游离直肠前方：由两侧壁向前壁延伸分离，有利于寻找间隙。助手向头侧牵拉绷紧直肠，术者于直肠前壁腹膜返折处上方约 1cm 处切开腹膜并向下锐性分离，沿 Denonvilliers 筋膜前后两叶之间疏松间隙内向下剥离（图 3-1-4-18）。男性病人注意勿损伤两侧精囊腺。女性病人分离较困难。助手可向腹侧顶起阴道后壁，术者向头侧背侧牵拉已切开的腹膜返折处以利于显露。必要时可结合指诊指示阴道后壁与直肠间隙。显露深部盆底时，用纱布带结扎直肠上段，由助手钳夹纱布带牵拉直肠进行游离（图 3-1-4-19）。

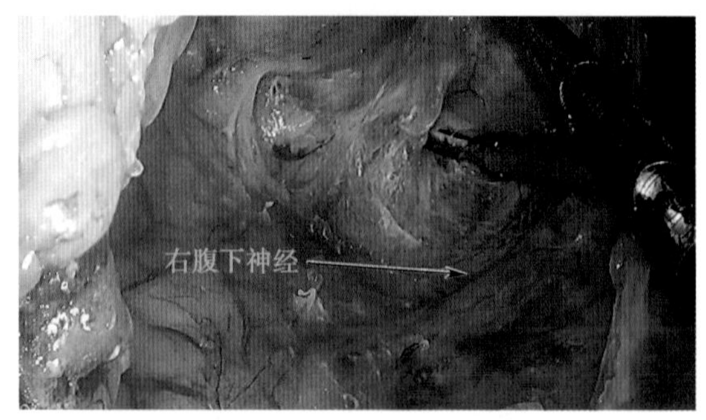

图 3-1-4-15 直肠后方游离

小技巧：女性病人可用烟包线将子宫悬吊起来，便于直肠的游离（图 3-1-4-20，图 3-1-4-21）。

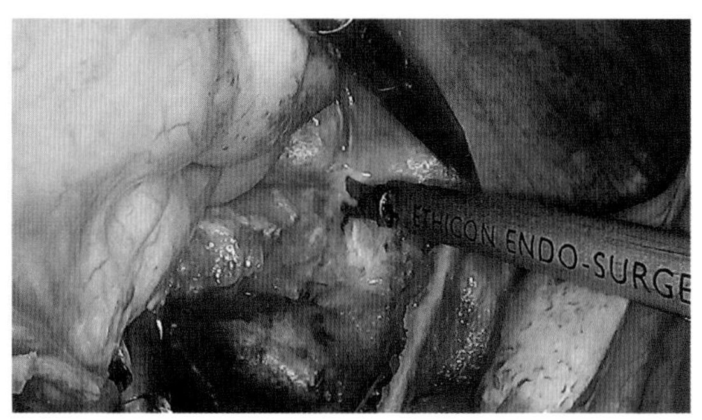

图 3-1-4-16 直肠右侧游离

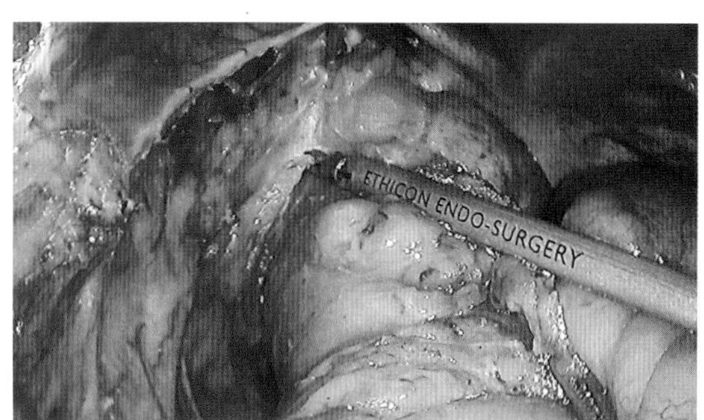

图 3-1-4-17 直肠左侧游离

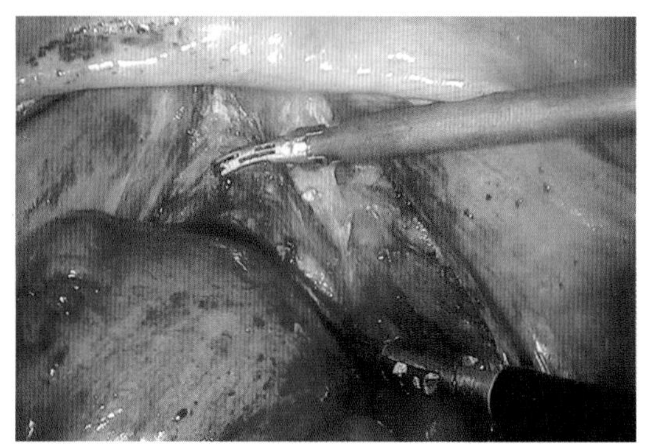
图 3-1-4-18 直肠前方游离

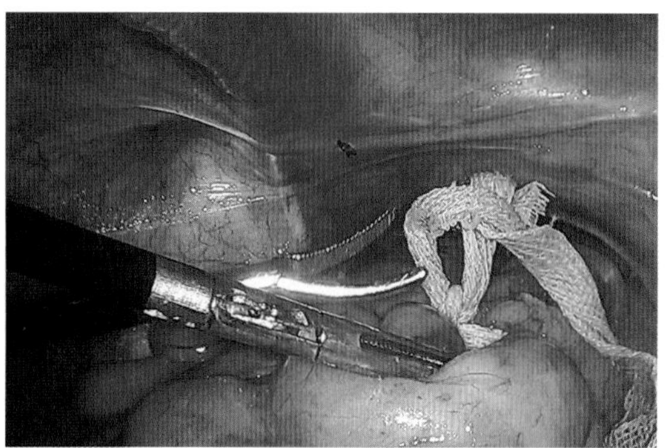
图 3-1-4-19 纱布带结扎直肠上段便于牵拉显露

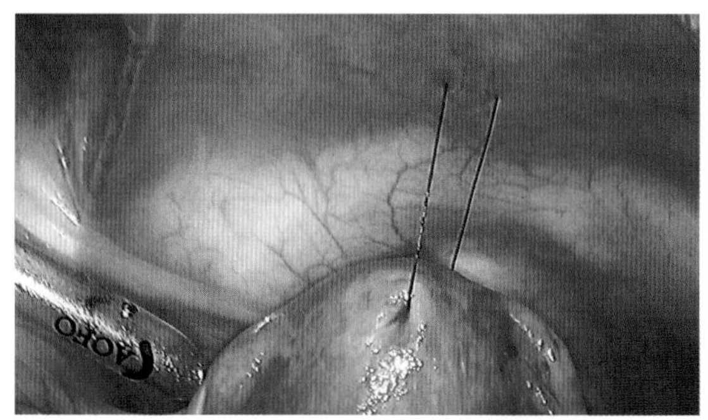
图 3-1-4-20 直接穿透子宫悬吊

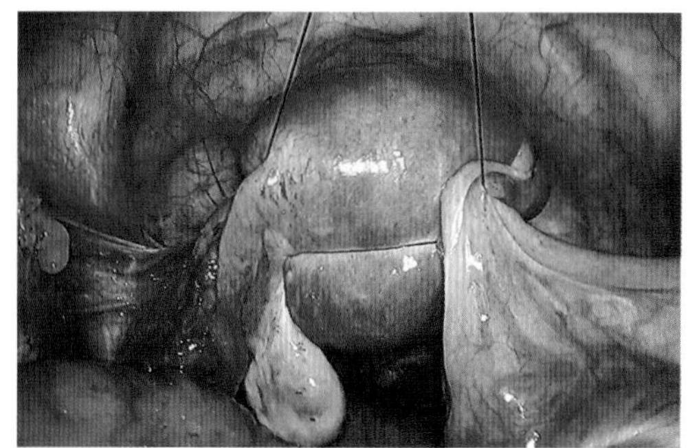
图 3-1-4-21 通过子宫阔韧带悬吊

注意：显露深部盆底时，助手与术者同轴运动，无论是腹腔内和腹腔外的器械均会出现一定的相互限制，需要术者与助手较长时间的磨合和较高的默契度。吻合完成后将悬吊的子宫放下，需用电钩电凝子宫缝线穿经处针孔，确切止血。

6. 裸化肠壁，离断闭合直肠　于肿瘤下缘 2～3cm 处裸化肠壁(图 3-1-4-22)，阻断肠腔，经肛门冲洗后离断闭合直肠(图 3-1-4-23)。

注意：裸化时需注意直肠前后壁组织相对于左右侧壁要薄，避免术中穿孔。

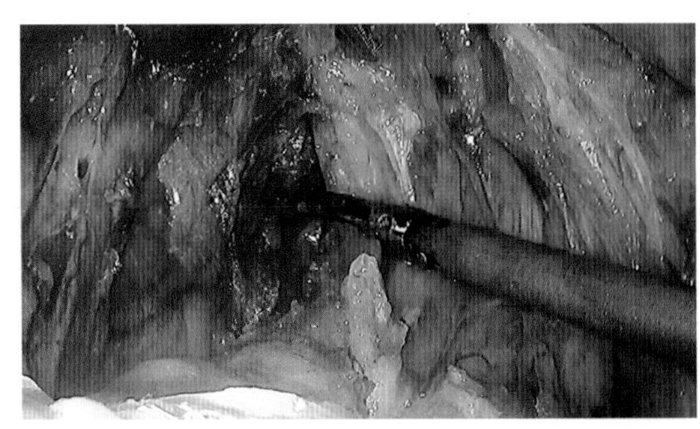

图 3-1-4-22 裸化肠壁

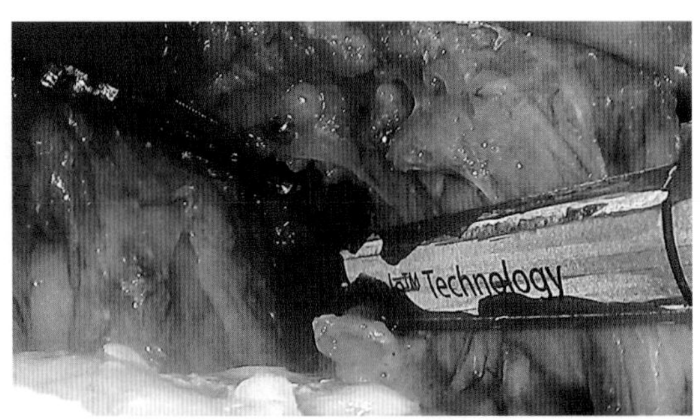

图 3-1-4-23 切断闭合直肠

7. 切除标本，包埋吻合器钉砧头 向上翻转切口保护器腹腔外侧端，取下手套及 trocar，向内翻转固定切口保护器，拉出并切除标本，近端肠管包埋吻合器钉砧头，放回腹腔。

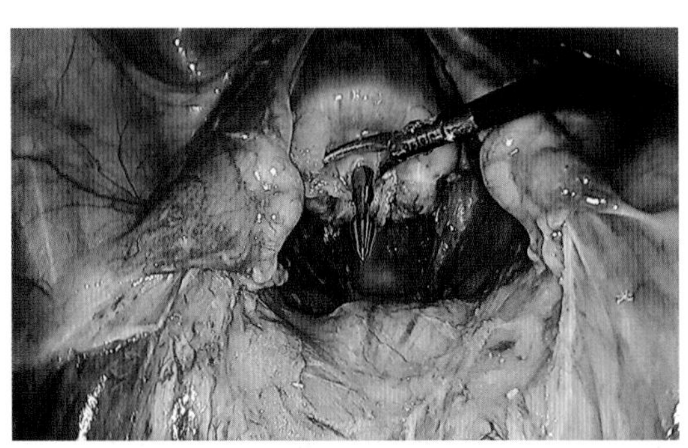

图 3-1-4-24 穿刺锥穿出

8. 重新建立气腹，吻合肠管 再次翻转固定外科手套装置，重新建立气腹。确保系膜无扭曲、吻合部位血运好、无张力的情况下经肛门用圆形吻合器完成直肠与近端结肠的吻合（图 3-1-4-24）（图 3-1-4-25）。

9. 冲洗腹腔，留置盆腔引流，缝合切口 充分冲洗腹腔后，右髂前上棘内侧的穿刺孔留置一枚盆腔引流（图 3-1-4-26），缝合脐部切口。

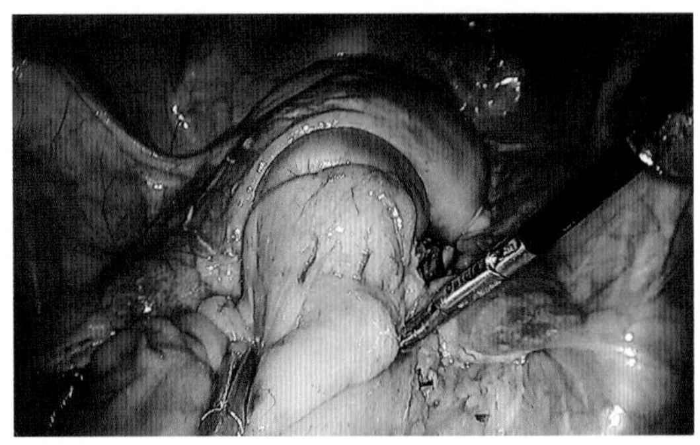

图 3-1-4-25 完成吻合

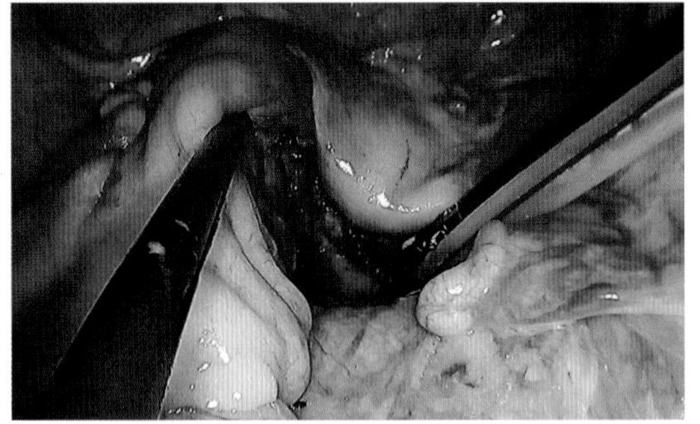

图 3-1-4-26 留置盆腔引流

> 小技巧：用镍钛合金或可吸收线缝合切口，可减轻脐部瘢痕，提高美观度。

（张 宏 刘鼎盛）

【文后述评】（冯勇）

传统腹腔镜手术通常需要 5 个操作孔，这种多孔方式可能会降低病人的美观满意度，增加诸如疼痛、trocar 疝、切口感染和切口种植转移等并发症。为了解决这些问题，一些更加微创的外科技术随之出现，其中单孔腹腔镜是可以最大化微创理念的手术方式，然而，因为单孔腹腔镜手术的

"筷子效应"一定程度上限制了手术器械的操作空间和手术视野的显露效果，增加结直肠暴露和分离的难度。此外，单孔腹腔镜操作复杂，需要较长的学习曲线[1]，再加上特殊器械的需求，给单孔腹腔镜的广泛开展带来更多困难。近年开展的减孔腹腔镜手术似乎是两者的桥梁，在脐部单切口的基础上增加一个穿刺孔，降低手术难度的同时又保留了腹部切口的美观度。一些研究已经证实结直肠的减孔腹腔镜手术具有安全性和可行性[2-6]，其术中失血，切除系膜完整度、中转开腹率，淋巴结清扫数，远端切缘长度和住院时间均与常规腹腔镜手术相当。

术后疼痛一直是困扰外科医师的棘手问题，常规止痛药往往会抑制肠道功能的恢复，增加病人的住院时间，腹腔手术的疼痛通常来自切口，切口的大小和数目与疼痛程度是相关的，很多对比单孔腹腔镜和常规腹腔镜临床疗效的研究发现单孔腹腔镜组的术后疼痛情况优于常规腹腔镜组[7-11]，这说明减少穿刺孔是可以减轻病人术后疼痛的。张宏教授带领的团队做了双孔和传统5孔腹腔镜手术术后疼痛的对比，发现双孔法的术后疼痛评分低于传统5孔法。

大部分外科医生做单孔或减孔腹腔镜手术时，使用的都是单孔腹腔镜专用多通道穿刺套管设备，这种多通道设备大多较昂贵，增加了病人的经济负担。张宏主任团队使用切口保护套和外科手套自制的多通道装置，在一定程度上降低了病人的费用。另外，自制的多通道系统也展现了其他的优点，将trocar插入指套中，与单孔腹腔镜专用多通道穿刺套管设备相比增加了器械的活动度，可以在体内较容易的形成操作三角，再加上右髂前上棘内侧的穿刺孔一定程度上避免了器械的干扰，不会出现单孔腹腔镜特有的"筷子效应"。因为有五个指套，有需要时甚至可以随时增加一到两个穿刺器。另一方面，切口保护套可以有选择的上下卷动，适合不同腹壁厚度的病人，同时也有效的预防切口的感染和种植转移。是否会漏气导致气腹不充分是最初的一个顾虑，但实际操作中发现其发生率很低，而且可以在手术当中很容易解决。他们团队并不是第一个使用此种手套多通道装置的，此种装置已经应用于脾切除术、阑尾切除术、胆囊切除术和肾上腺切除术，且均得到了良好的效果[12-14]。

直肠手术留置的盆腔引流管对吻合口瘘是否有影响是有争议的，特别是在快速康复外科的理念下，留置盆腔引流管是不推荐的[15]。但是，张宏教授团队在手术中常规留置盆腔引流管，双孔腹腔镜手术中右髂前上棘内侧的穿刺孔，可以作为较好的放置引流的通道。尽管放置盆腔引流管并不会预防吻合口瘘的发生[16]，但引流物颜色或性状的改变可以较快、较容易的提示吻合口瘘的发生，进而及时采取有效的治疗措施。除此之外，当吻合口瘘发生的时候，引流管也可以作为有效冲洗和引流通道。利用右下腹的穿刺孔放置引流管也解决了单孔手术不放引流或者经脐部引流的不利。

到目前为止，张宏教授团队已经完成了80余例双孔腹腔镜手术，与常规5孔腹腔镜手术相比较，他们评估了短期临床疗效，发现术中失血量、手术时间、中转开腹率及术后恢复情况与传统腹腔镜手术相当。标本远端切缘长度、淋巴结清扫数和术后病理TNM分期等情况也无显著差异，另外，在随访期间，两组病人均无局部复发及死亡病例。这些结果说明双孔腹腔镜手术安全可行，与常规腹腔镜手术的短期临床疗效相当。

【作者简介】

张宏，男，医学博士，硕士研究生导师，教授，主任医师，中国医科大学附属盛京医院结肠直肠肿瘤外科副主任。1994年毕业于中国医科大学临床医学专业。2002—2003年留学日本金泽医科大学一般消化器外科，师从高岛茂树教授，侧重结直肠肿瘤的研究。主持及参与辽宁省自然科学基金、辽宁省科技厅及辽宁省教育厅科技攻关计划7项。发表论文50余篇。主编《腹腔镜结直肠手术经验与技巧》，主译《直肠肛门外科手术操作要领与技巧》《腹腔镜下大肠癌手术》《腹腔镜下大肠切除术》《腹腔镜上消化道标准手术》《腹腔镜下消化道标准手术》《日本静冈癌中心大肠癌手术》6部著作，副主编《临床造口学》《肿瘤营养治疗手册》，参编《直肠癌保肛手术学》《肛肠外科学》《肛肠外科手术技巧》《中国罕少见病学》《腹部急症学》5部论著。研究课题主要是结直肠肿瘤的浸润转移机制相关领域。目前独立完成腹腔镜下各类结直肠手术3 000余例，积极探索并实施多项腹腔镜结直肠手术的新技术。学术任职：中华结直肠外科学院学术委员会委员、中国医师协会外科医师分会经肛全直肠系膜切除术专业委员会副主任委员、中国中西医结合学会普通外科专业委员会直肠癌防治专业委员会副主任委员、中国医师协会外科医师分会结直肠外科医师委员会委员、中国医师协会外科医师分会肛肠外科医师委员会委员、中国医师协会结直肠肿瘤专业委员会委员、中国医师协会结直肠肿瘤专业委员会外科专业委员会委员、中国医师协会结直肠肿瘤专业委员会加速康复外科专业委员会委员、中国医师协会结直肠肿瘤专业委员会NOSES专委会委员、中国医师协会结直肠肿瘤专业委员会单孔腹腔镜专委会委员、中国医师协会肛肠医师专业委员会MDT专委会委员。

【述评者简介】

冯勇，教授，主任医师，医学博士，博士研究生导师。中国医科大学附属盛京医院结直肠、疝、微创外科主任。学术任职：中华医学会外科学分会结直肠外科学组委员；中国老年保健医学研究会老年胃肠外科分会常务委员；中国医师协会外科医师分会结直肠外科医师委员会委员；中国医师协会肛肠医师分会大肠肿瘤专业委员会委员中国医疗保健国际交流促进会外科分会委员；中国医学装备协会外科医学装备分会第一届委员；大中华结直肠腹腔镜外科学院讲师；辽宁省医学会外科学分会委员；辽宁省医学会外科学分会腹腔镜与内镜学组组长；辽宁省抗癌协会肿瘤微创治疗专业委员会副主任委员；辽宁省抗癌协会大肠癌专业委员会常务委员；辽宁省抗癌协会肿瘤营养与支持治疗专业委员会常务委员。

参考文献

[1] Makino T，Milsom J W，Lee S W. Feasibility and safety of single-incision laparoscopic colectomy：a systematic review. Ann Surg，2012，255（4）：667-676.

[2] Bae S U，Baek S J，Min B S，et al. Reduced-port laparoscopic surgery for a tumor-specific mesorectal excision in patients with colorectal cancer：initial experience with 20 consecutive cases. Ann Coloproctol，2015，31（1）：16-22.

[3] Lim S W，Kim H J，Kim C H，et al. Umbilical incision laparoscopic colectomy with one additional port for colorectal cancer. Tech Coloproctol，2013，17（2）：193-199.

[4] Kawamata F，Homma S，Minagawa N，et al.Comparison of single-incision plus one additional port laparoscopy-assisted anterior resection with conventional laparoscopy-assisted anterior resection for rectal cancer. World J Surg，2014，38（10）：2716-2723.

[5] Hu J，Li Y，Xiang M，et al. Clinical study of reduced-port laparoscopy-assisted resection for cancer at the sigmoid colon and upper rectum. Zhonghua Wei Chang Wai Ke Za Zhi，2014，17（12）：1212-1215.

[6] Kawahara H，Watanabe K，Ushigome T，et al. Umbilical incision laparoscopic surgery with one assist port for anterior resection. Dig Surg，2010，27（5）：364-366.

[7] Sourrouille I，Dumont F，GoéréD，et al. Resection of rectal cancer via an abdominal single-port access：short-term results and comparison with standard laparoscopy. Dis Colon Rectum. 2013；56（11）：1203-1210.

[8] Wolthuis A M，Penninckx F，Fieuws S，et al.Outcomes for case-matched single-port colectomy are comparable with conventional laparoscopic colectomy. Colorectal Dis，2012，14（5）：634-641.

[9] Pedraza R，Aminian A，Nieto J，et al. Single-incision laparoscopic colectomy for cancer：short-term outcomes and comparative analysis. Minim Invasive Surg，2013，283438.

[10] Bulut O，Aslak K K，Levic K，et al. A randomized pilot study on single-port versus conventional laparoscopic rectal surgery：effects on postoperative pain and the stress response to surgery. Tech Coloproctol，2015，19（1）：11-22.

[11] Poon J T，Cheung C W，Fan J K，et al. Single-incision versus conventional laparoscopic colectomy for colonic neoplasm：a randomized，controlled trial. Surg Endosc，2012，26（10）：2729-2734.

[12] Lee J，Lee S R，Kim H O，et al. Outcomes of a single-port laparoscopic appendectomy using a glove port with a percutaneous organ-holding device and commercially-available multichannel single-port device. Ann Coloproctol，2014，30（1）：42-46.

[13] Choi S H，Hwang H K，Kang C M，et al. Transumbilical single port laparoscopic adrenalectomy：a technical report on right and left adrenalectomy using the glove port.Yonsei Med J，2012，53（2）：442-445.

[14] Gumbau Puchol V，Mir Labrador J. Glove port cholecystectomy. Cir Esp，2014，92（5）：363-364.

[15] Nygren J，Thacker J，Carli F，et al.Enhanced Recovery After Surgery（ERAS）Society，for Perioperative Care；European Society for Clinical Nutrition and Metabolism（ESPEN）；International Association for Surgical Metabolism and Nutrition（IASMEN）. Guidelines for perioperative care in elective rectal/pelvic surgery：Enhanced Recovery After Surgery（ERAS®）Society recommendations. World J Surg，2013，37（2）：285-305.

[16] Jesus E C，Karliczek A，Matos D，et al. Prophylactic anastomotic drainage for colorectal surgery. Cochrane Database Syst Rev，2004，（4）：CD002100.

第五节 经脐单孔腹腔镜直肠低位前切除术

单孔腹腔镜手术（laparoendoscopic single-site surgery，LESS or single-incision laparoscopic surgery，SILS）是腹腔镜手术发展过程中外科医师手术技巧的进步和手术器械进步的基础上微创理念的进一步延伸，目前甚至有机器人单孔腹腔镜技术（Robtic-SILS）的应用报道。由于结直肠肿瘤手术一般以限期手术为主，手术方式和类别比较固定，对于需要行根治手术的病人需要更加优异的操作技术，2008年由Bucher等报道了第一例单孔腹腔镜右半结肠切除术，而由于更小和更深的操作空间，对三角操作和暴露的依赖更强，对术者和器械的要求更高，因此单孔腹腔镜直肠手术，特别是TME（全直肠系膜切除术）报道较少，首次报道见于2010年。此后国内外越来越多的学者开展了单孔腹腔镜结直肠手术，证实单孔腹腔镜结直肠癌根治术是一种安全、可行的微创手术，能够优化人力资源，在微创美容和减轻病人疼痛和早期恢复，减少住院天数有一定的优势，符合ERAS理念。

单孔腹腔镜手术开展的主要难点在于一下几个方面：①操作三角的丢失：传统的腹腔镜需要腹腔镜与术者左右手操作孔尽可能分布成倒置的等边三角形，即“三角分布原则”。而单孔腹腔镜的器械操作违反了这个重要原则，产生了即为所谓的“筷子效应”。②器械“打架”：器械的碰撞干扰是单孔腹腔镜操作中的一般常见现象。所有器械需通过单一通道必然造成拥挤现象，这导致器械的相互碰撞在病人的体内和体外均容易发生。③牵拉和暴露不佳：良好的暴露对于手术的重要性不言而喻，即使在传统的腹腔镜手术操作中，周围脏器的干扰也往往会影响术野暴露。但在实际操作过程中只要掌握了一些单孔操作技能和技巧，开展单孔腹腔镜结直肠手术并不是一件特别复杂的外科手术。笔者在开展单孔腹腔镜结直肠手术的过程中也总结了一些手术经验和技巧，有助于早期开展单孔腹腔镜结直肠手术，缩短学习曲线。比如合理的体位调整，平行手法，筷子手法，内交叉手法，外交叉手法等，此外，开展减孔腹腔镜手术也是缩短单孔腹腔镜手术学习曲线的重要途径。当然，单孔腹腔镜结直肠手术有自己的适应证，下面就手术适应证和结直肠手术进行具体阐述。

【适应证和禁忌证】

1. 适应证　①腹膜返折以上直肠肿瘤；②肿瘤最大直径≤5cm；③体重指数（body mass index，BMI）<30kg/m^2；④年龄<75岁；⑤没有肠道梗阻；⑥没有结直肠手术史。

2. 禁忌证　①腹腔广泛粘连；②妊娠和哺乳期妇女；③严重心理疾病；④6个月内有心肌梗死的病史或有不稳定性心绞痛；⑤严重的肺部疾病。

【器械准备和切口】

1. 器械准备　常规腹腔镜肠钳，超声刀；镜头可采用奥林巴斯360°可弯曲软镜；单孔port采用单孔穿刺器（SILS™ port）（图3-1-5-1）。

2. 切口　右侧绕脐3cm切口。

【体位、戳卡位置以及手术站位】

1. 体位　腹腔镜操作时采用截石位，根据术中情况采取头低右倾位。

2. 手术站位　根据手术情况，术者位于病人右侧相应扶镜手位于病人头侧。

【手术步骤和入路】

1. 手术入路　中间入路。

2. 手术步骤　基本手术过程同腹腔镜直肠低位前切除术。

(1) 裸化肠系膜下血管；

(2) 分离左侧结肠与左侧腹壁粘连；

(3) 游离骶前筋膜；

(4) 离断直肠；

(5) 吻合；

(6) 放置引流管(图 3-1-5-2)，关闭切口。

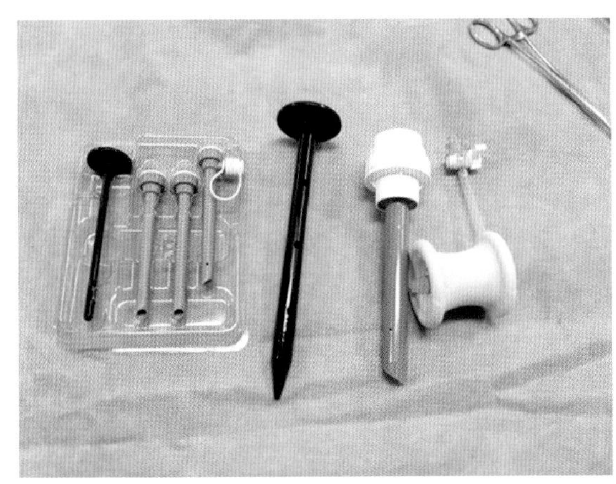

图 3-1-5-1　单孔腹腔镜结直肠手术器械

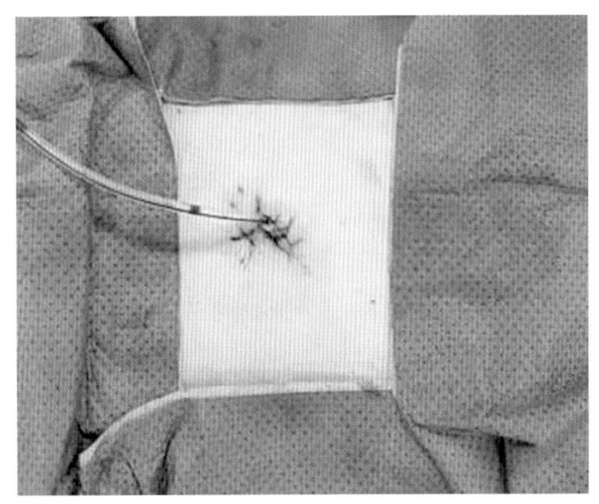

图 3-1-5-2　单孔腹腔镜 Dixon 术骶前引流管的放置

【手术技巧】(【二维码】3-1-5-1)

1. 合理的镜头和操作器械放置　传统腹腔镜直肠癌根治术，术者与扶镜手有合理的操作三角，故操作时比较少出现器械打架，在单孔腹腔镜手术中，需要扶镜手与主要医生合理地进行空间分配才能避免打架，在实际操作过程中，扶镜手需要将镜头置于操作器械(超声刀和肠钳)的对侧，然后通过 360° 可弯曲镜头进行调控，这样视野好而且器械不会打架。

【二维码】3-1-5-1　单孔直肠癌根治术

注意：在空间分配的过程中主要动作要缓慢且轻柔，这样能够最快达到最佳视野效果。

2. 肠系膜下血管的游离和裸化　游离和裸化肠系膜下血管的操作流程与传统腹腔镜手术类似，但是在操作过程中由于空间和器械的原因比较困难，需要使用一些小的手术技巧，例如内交叉技术(器械交叉)和外交叉技术(手交叉)，这样手术能够顺利进行(图 3-1-5-3、图 3-1-5-4)。

3. 合理的悬吊技巧和体位调控　单孔腹腔镜技术有难度，需要借助一些手术室的外在条件完成手术，例如女性病人直肠低位前切除术可以利用荷包线穿过腹壁进行悬吊，在分离左侧可以合理地右倾，游离右侧时合理地左倾。

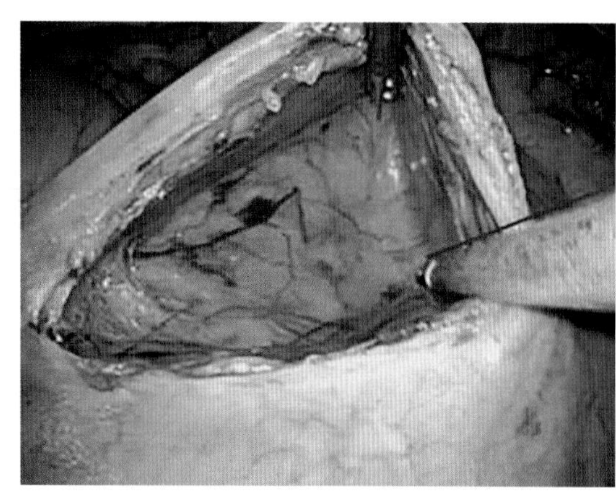

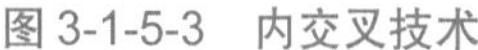
图 3-1-5-3 内交叉技术

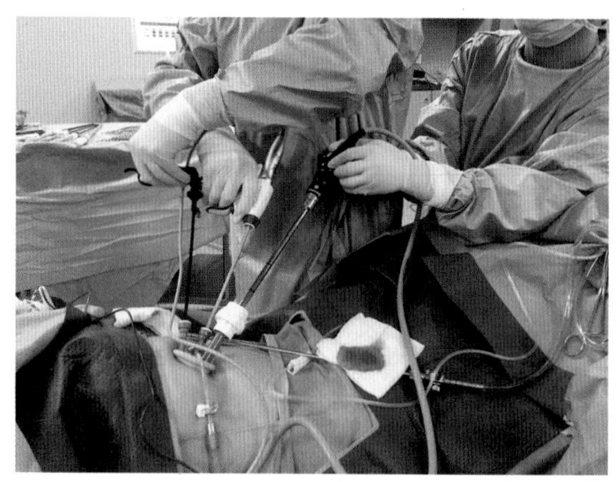

图 3-1-5-4 外交叉技术

（赵 任）

【文后述评】（王振宁）

传统腹腔镜手术，在得到相似手术安全性和肿瘤学疗效的同时，单孔腹腔镜手术时间延长，但减少了穿刺孔数目，更加缩短了住院时间且术后并发症发生率更低。尽管如此，目前关于单孔腹腔镜结直肠癌手术的的高级别循证医学证据仍然较为缺乏。

赵任教授在本文中对腹腔镜直肠癌手术的发展进行了系统的回顾，指明了其在加速康复外科理念下优势的同时也指出其开展的难度所在。不同于传统腹腔镜手术，单孔腹腔镜因其孔道平台的限制，带来了诸多操作上的困难。如传统的腹腔镜手术习惯的操作三角的丢失；单通道造成的器械拥挤现象，导致器械在体内外的碰撞干扰；牵拉和暴露的不佳以及周围脏器的干扰影响术野暴露。对于以上这些难题，赵任教授提出很好的解决方法和宝贵的经验，如合理的体位调整，操作中应用平行手法、筷子手法、内交叉手法和外交叉手法等，并且细致地探讨了单孔腹腔镜结直肠手术的适应证和禁忌证，通过选择适当状态的病人和适当的肿瘤，避免为了单孔而单孔，使病人最大获益。手术操作演示视频清晰流畅，术者在高质量地完成肿瘤及系膜的完整切除和淋巴结清扫的同时，重点突出地对各个步骤中的手术难点、要点进行了讲解。例如注意扶镜手与主刀医生合理地进行空间分配，镜头应置于操作器械的对侧，然后通过 360° 可弯曲镜头进行调控；游离和裸化肠系膜下血管时器械由于空间的原因较难进行操作，需要使用一些手术技巧，如腹腔内器械相交叉的内交叉技术和体外手交叉的外交叉技术；特殊位置的操作还可以借助合理的悬吊技巧和体位调控进行辅助等。

单孔腹腔镜一直以来因其操作相对困难，对术者能力要求较高，学习曲线长，导致在临床应用中开展缓慢。本篇中赵任教授对于单孔腹腔镜直肠癌手术进行了深入且细致的讲解，其提供的宝贵经验和技巧值得开展该技术的广大医生学习借鉴。

【作者简介】

赵任，男，1965 年出生，教授、博士研究生导师。上海交通大学医学院附属瑞金医院主任医师。现任瑞金医院北院常务副院长、普外科执行主任；上海市医学会普外科专业委员会委员、肛肠学组副组长；中国医师协会外科分会结直肠专委会常委 ERAS 专委会副主委，机器人专委会副主委；中国医师协会肛门直肠疾病分会常委，结直肠肿瘤外科分会委员；中国抗癌协会大肠癌专委会委员，遗传性大肠疾病专委会委员；上海抗癌协会大肠癌专委会副主任委员。

【述评者简介】

王振宁，教授，博士研究生导师。中组部国家高层次人才特殊支持计划（万人计划）领军人才，教育部长江学者特聘教授，国家卫生计生突出贡献中青年专家，科技部创新人才推进计划中青年科技创新领军人才，国家百千万人才工程有突出贡献中青年专家，享受国务院政府特殊津贴。发表 SCI 论文 194 篇。兼任中华医学会肿瘤学分会秘书长、中华医学会肿瘤学分会胃肠肿瘤学组组长、中国抗癌协会胃癌专业委员会、大肠癌专业委员会常务委员，辽宁医学会肿瘤分会候任主任委员等。

第六节　经腹直肌单孔腹腔镜直肠低位前切除术

单孔腹腔镜手术主要是在病人的脐部选取手术切口，通过多通道套管置入腹腔镜手术器械，具有隐蔽、美容、创伤小、术后疼痛轻、住院时间短、恢复快等优势[1]。

对于经脐单孔腹腔镜结直肠手术而言，仍存在诸多问题。首先，手术时间明显长于多孔腹腔镜手术，病人的麻醉时间长可能会引起术后循环、呼吸系统及肝肾功能障碍，增加围手术期并发症发生率[2]。其次，经脐腹腔镜手术存在肿瘤根治不彻底的问题。由于，视野与血管根部不能形成夹角，肠系膜下动静脉根部淋巴结不易清扫完全[3]。第三，经脐腹腔镜手术不能形成良好的组织张力，解剖层次不清，容易造成神经、血管、系膜的损伤。因此，经脐单孔腹腔镜结直肠手术的发展受到了很大的限制[4]。

目前，经自然孔道内镜手术（NOTES）、经脐单孔腹腔镜手术已用于更加复杂的结直肠外科手术[5]。经脐单孔腹腔镜与多孔手术相比，在住院时间、并发症、淋巴结清扫数目、切缘阳性率、总病死率方面差异并无统计学意义，在手术时间、住院时间、术后第 1、2 日疼痛评分、总切口长度方面差异有统计学意义，但手术时间较长是此类手术不能常规开展的瓶颈[6]。

我们应用经右下腹单孔腹腔镜技术对乙状结肠癌病人进行手术治疗，在手术时间、手术操作难度、手术质量都得到一定程度的提高。经右下腹单孔腹腔镜手术可以保持良好的组织张力[7]。具有以下优势。①体位采取头低 20°，右倾 20° 体位，可最大限度将小肠移于右上腹。②术者左手肠钳，可以完全抓住血管蒂，这样可以制造更大张力。③右手操作位置和方向与多孔腹腔镜手术一致，从而改变了经脐腹腔镜手术，术者右手在脐部操作，不能与肠系膜下动脉形成夹角的问题。

肿瘤的根治性问题是手术方式选择的前提[8]。经右下腹单孔腹腔镜手术可以保证手术质量。在清扫肠系膜下血管根部淋巴结及系膜完整切除方面均具有优势。

【适应证和禁忌证】

1. 适应证　乙状结肠肿瘤；中高位直肠肿瘤；降乙状结肠交界部肿瘤。

2. 禁忌证　低位直肠肿瘤。

【麻醉、体位、戳卡位置及手术站位】

1. 麻醉　全麻。

2. 体位　人字分腿位，头低 20°，右倾 10°。

3. 戳卡位置　右侧麦氏点纵向切口，切开腹壁全层至腹膜，长 2.5cm，置入多通道 port，建立气腹。腹腔镜经 10mm 通道进入，术者超声刀经 10mm 通道进入，术者左手操作钳经 5mm 通道进入。整个手术过程无需助手进入器械辅助(图 3-1-6-1，图 3-1-6-2)。

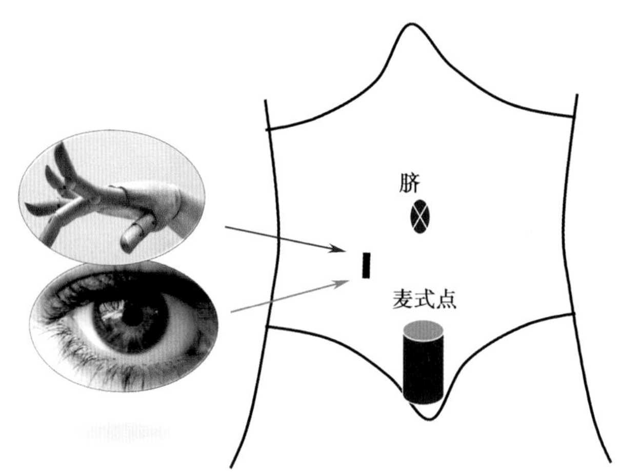

图 3-1-6-1　戳卡位置示意图

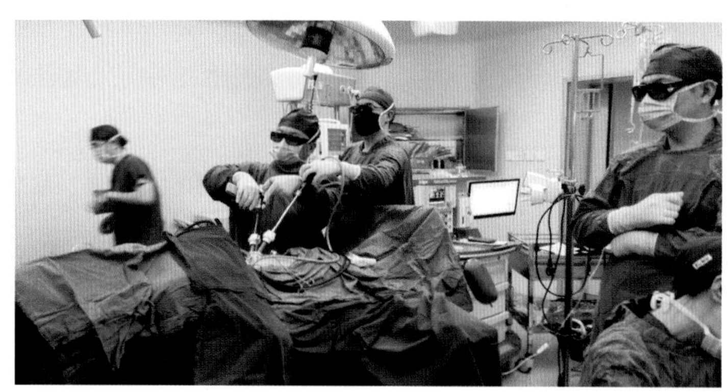

图 3-1-6-2　戳卡位置术中图

4. 手术站位　术者与扶镜手均站在病人右侧。

5. 手术特殊器械　多通道单孔 port；其他手术所用器械均为常规腹腔镜所用操作钳、超声刀、血管阻断夹钳(图 3-1-6-3，图 3-1-6-4)。

【手术步骤】

1. 置 port，进器械。

2. 寻层面，找间隙。

3. 扫淋巴，断血管。

4. 裸系膜，闭肠管。

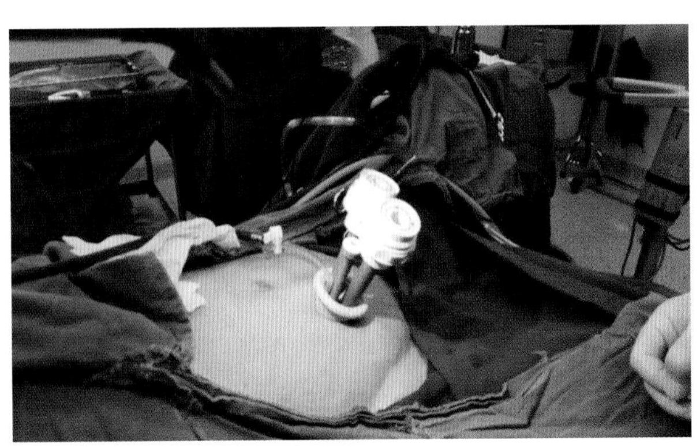
图 3-1-6-3 多通道单孔 port

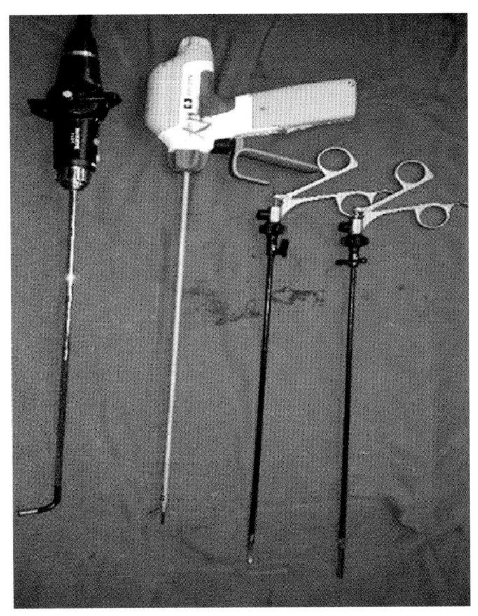
图 3-1-6-4 常规腹腔镜器械

5. 取标本，行吻合。

【手术具体步骤及要点】

1. 置 port，进器械 经右下腹多通道单孔 SILS™ port 置入 10mm trocar 1 个，5mm trocar 2 个。腹腔镜经 10mm trocar 进入，术者左手操作钳及右手超声刀经 5mm trocar 进入进行操作（【二维码】3-1-6-1）。

2. 寻层面，找间隙 术者左手常钳提拉乙状结肠系膜，右手超声刀于骶骨胛前方切开乙状结肠系膜，进入左侧 Toldt 间隙，暴露并保护左侧输尿管及生殖血管（【二维码】3-1-6-2）。

【二维码】3-1-6-1 置 port，进器械

【二维码】3-1-6-2 寻层面，找间隙

3. 扫淋巴，断血管 于距肠系膜下动脉跟部 1.0cm 处离断肠系膜下动脉，继续向左上方分离，于距 Triez 韧带 1.0cm 处离断肠系膜下静脉，剪裁乙状结肠系膜至乙状结肠动脉第一支（【二维码】3-1-6-3）。

4. 裸系膜，闭肠管 术者左手肠钳牵拉乙状系膜及肠管，右手超声刀沿直肠固有筋膜向下分离直肠后间隙及两侧方间隙，于距肿瘤下极 5cm 处裸化乙状结肠系膜一周。经肛门碘伏液（浓度 30%）1 000ml 进行冲洗，经 10mm 通道置入直线切割闭合器，将肠管夹闭、离断（【二维码】3-1-6-4A，3-1-6-4B）。

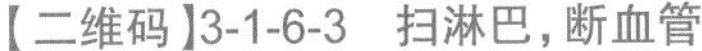
【二维码】3-1-6-3 扫淋巴，断血管

【二维码】3-1-6-4A 裸系膜，闭肠管 1

5. 取标本，行吻合 将多孔 port 取出，切口延长 4～5cm，将标本取出，近端离断肠管 10cm，放置钉帽，回纳腹腔。重新建立气腹，行端端吻合，放置引流管（【二维码】3-1-6-5）。术后标本正面、后面、内面（图 3-1-6-5）及术后切口、术后 8 日、术后 1 个月切口情况（图 3-1-6-6）。

【二维码】3-1-6-4B 裸系膜，闭肠管 2

【二维码】3-1-6-5 扩切口，行吻合

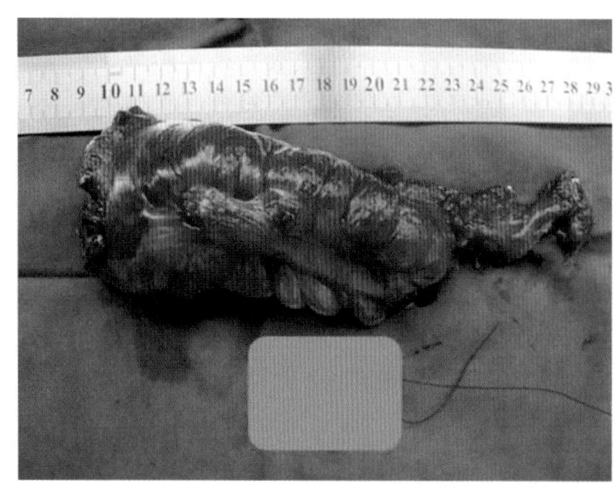

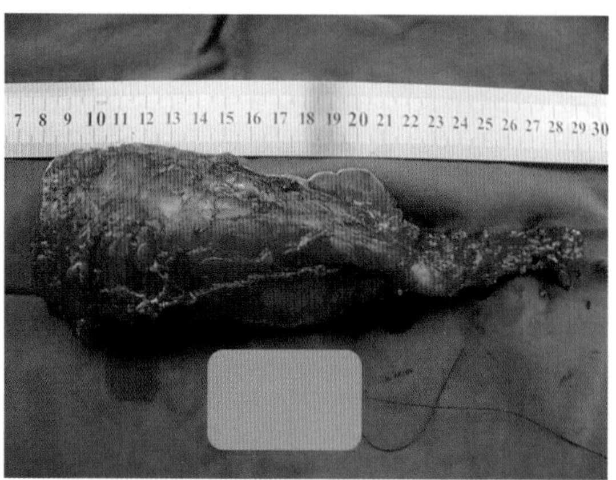

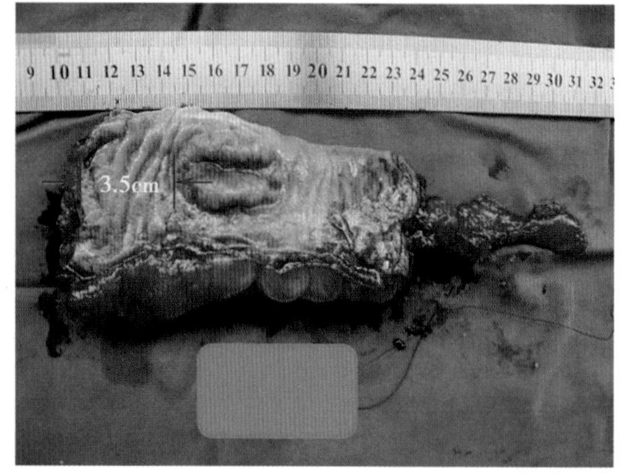

图 3-1-6-5 术后标本正面、后面、内面

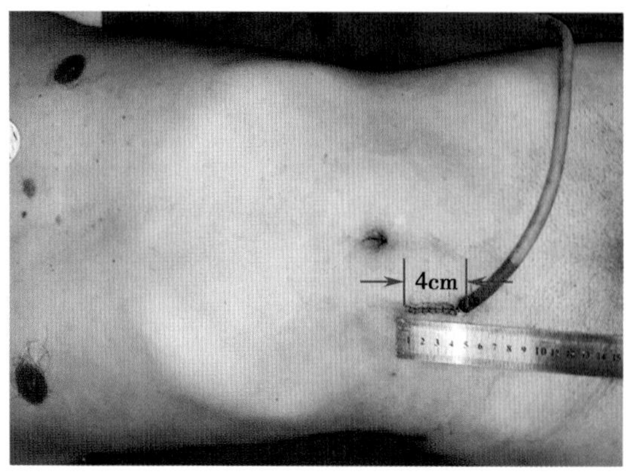

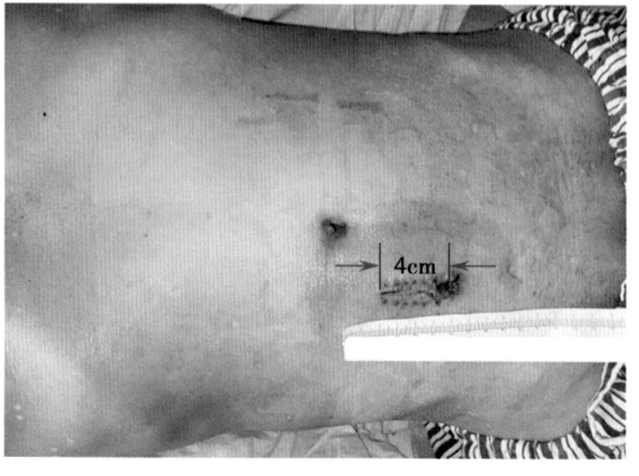

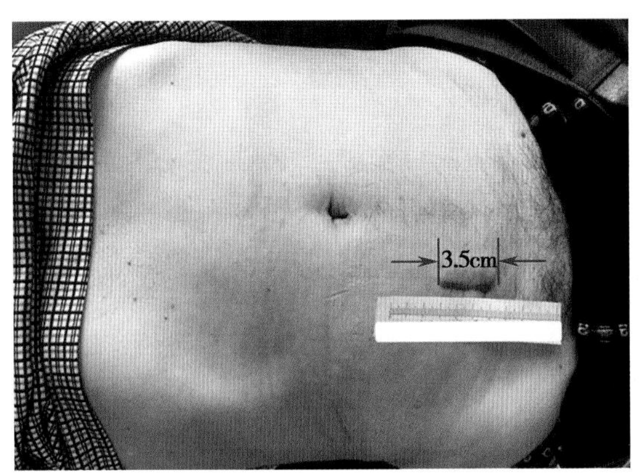

图 3-1-6-6 术后切口、术后 8 日、术后 1 月切口情况

【术后管理及并发症处理】

术后常规静脉营养支持 3～5 日。排气后进全流食 1 日、半流食 1 周。术后并发症与常规腹腔镜相同。主要是预防吻合口瘘的发生。

（张庆彤）

【文后述评】（宋纯）

经腹直肌单孔腹腔镜乙状结肠直肠切除术，改变了外科医生对单孔腹腔镜结直肠癌手术的固定认知。传统单孔腹腔镜手术操作困难，手术时间长，手术质量和肿瘤根治性不能很好保证。此术式改进单孔腹腔镜手术的入路，使经脐的操作改变为经腹直肌的操作，在基本保证视野的前提下，术者的操作、术中张力、手术层面、手术时间均大为提升，是单孔腹腔镜结直肠手术技术的重大突破，具有里程碑式的意义，更有利于推广。其近期疗效不劣于传统多孔腹腔镜手术，远期疗效有待于进一步临床研究加以证实。

【作者简介】

张庆彤，副主任医师，硕士研究生导师，辽宁肿瘤医院结直肠外科室党支部书记。主要学术职务有：世界内镜医师协会胃肠外科协会委员，中国医师协会肿瘤外科医师委员会青年委员，中国医师协会肛肠分会腹腔镜内镜学组委员，中国医师协会微无创专业委员会胃肠专业委员会委员，中国医师协会结直肠肿瘤专业委员会外科学组委员，中国抗癌协会康复会胃肠肿瘤分会委员，中国研究型医院学会腹膜后与盆底疾病专业委员会委员，中国老年保健医学研究会老年胃肠外科分会委员，中国医疗保健国际交流促进会胃肠外科分会委员，中华消化外科精英荟胃肠外科学组委员，《中华结直肠疾病电子杂志》通讯编委，《中国医科大学学报》及《中国肿瘤临床》杂志审稿专家。

【述评者简介】

宋纯，博士后，教授，主任医师。现任同济大学附属东方医院普外科副主任，胃肠肛肠外科（南院）主任。国务院政府特殊津贴专家，国家"新世纪百千万人才工程"国家级人选。同时兼任中国抗癌协会大肠癌专业委员会副主任委员，中国医师协会外科医师分会结直肠外科医师委员会副主任委员，中国医疗保健国际交流促进会结直肠癌肝转移治疗专业委员会副主任委员，中华医学会外科学分会结直肠肛门病学组委员，中国抗癌协会理事，中华医学会肿瘤学分会委员，中国医师协会肿瘤医师分会常委，中国医师协会外科医师分会委员，中国抗癌协会肿瘤营养与支持治疗专业委员会常委，中国肿瘤临床协会（CSCO）肿瘤营养治疗专家委员会委员，中国肿瘤临床协会胃肠间质瘤（GIST）专家委员会委员，中国抗癌协会大肠癌专业委员会腹腔镜学组委员等。兼任中华肿瘤杂志、中华胃肠外科杂志、中国实用外科杂志、消化肿瘤杂志等杂志编委。是2010年原卫生部、2015年原国家卫生计生委医政司《结直肠癌诊治规范》，中华医学会外科学分会胃肠学组、结直肠肛门病学组、中国抗癌协会大肠癌专业委员会的《结直肠癌肝转移诊断和综合治疗指南》，2015版《胃肠间质瘤规范化手术治疗专家共识》等结直肠肿瘤相关的国家治疗规范、指南、共识的主要编写和执笔人之一。

参考文献

[1] Poon J T，Cheng C W，Fan J K，et al. Single-incision versus conventional laparoscopic colectomy for colonic neoplasm：a randomized，controlled trial.Surg Endosc，2012，26（10）：2729-2734.

[2] Goutaro，Katsuno，Masaki，et al. Short-term and long-term outcomes of single-incision versus multi-incision laparoscopic resection for colorectal cancer：a propensity-score-matched analysis of 214 cases.Surg Endosc，2016，30（4）：1317-1325.

[3] Vestweber B，Galetin T，Lammerting K，et al. Single-incision laparoscopic surgery：outcomes from 224 colonic resections performed at a single center using SILS™. Surg Endosc，2013，27（2）：434-442.

[4] Yasumitsu Hirano，Masakazu Hattori，Kenji Douden，et al. Single-incision laparoscopic surgery for colorectal cancer.World J Gastrointest Surg，2016，8（1）：95-100.

[5] Ross S B，Hernandez J M，Sperry S，et al.Public perception of LESS surgery and NOTES. Gastrointest Surg，2012，16（2）：344-355.

[6] Champagne B J，Papaconstantinou H T，Parmar SS，et al. Single-incision versus standard multiport laparoscopic colectomy：a multicenter，case-controlled comparision.Ann Surg，2012，255（1）：66-69.

[7] Makino T，Milsom J W，Lee S W. Feasibility and safety of single-incision laparoscopic colecyomy：a systematic review. Ann Surg，2012，255（4）：667-676.

[8] 张庆彤，刘亚莉，王永鹏，等. 预防性回肠蕈状造口在腹腔镜直肠癌全直肠系膜切除术中应用价值研究. 中国实用外科杂志，2012，32（5）：403-405.

第七节 腹腔镜直肠低位前切除术（经自然腔道取标本技术）

随着微创外科技术的进步，医生不仅仅追求手术根治性，更加关注如何最大程度减少创伤，以及如何加速病人的康复。在目前阶段，经自然腔道内镜手术（NOTES）是微创外科的最高境界，但面临诸多技术和伦理问题，尚未普遍开展和推广。因此，经自然腔道取标本手术（NOSES）应运而生，它既具有 NOTES 的特点，并且无需特殊设备和平台，从而将微创手术的优势最大化，为病人带来美容、恢复快、心理损伤小、切口并发症少等获益。NOSES 手术由王锡山教授率先提出并推广之后，在国内获得了广泛的应用和普及，针对直肠肿瘤 NOSES 手术而言，包括五种手术方式，本章节就其中的两种重建技术（外翻与拖出）进行探讨。

一、经肛门外翻切除标本的腹腔镜下低位直肠癌根治术

主要适用于肿瘤较小的低位直肠癌病人。相比常规腹腔镜直肠癌根治术，手术范围、淋巴结清扫等方面无明显差异，其主要区别在于消化道重建和标本取出这两个环节。操作要点表现为经肛门将直肠外翻至体外，在体外直视下切除直肠肿瘤，再进行全腹腔镜下乙状结肠与直肠的端端吻合。此外，还可以于直视下准确判断肿瘤下切缘距离，避免肿瘤下切缘阳性，并能够大大提高超低位保肛手术的可能性。

【适应证和禁忌证】

1. 适应证　①低位直肠癌或良性肿瘤；②浸润溃疡型肿瘤，且侵犯肠管小于 1/2 周；③隆起型肿瘤，肿瘤环周径小于 3cm；④肿瘤下缘距齿状线 2～5cm 为宜。

2. 禁忌证　①肿瘤侵犯肠管大于 1/2 周；②肿瘤环周径大于 3cm；③黏液腺癌或印戒细胞癌，且术中无法明确下切缘状况；④过于肥胖者（BMI>35kg/m^2）。

【手术步骤】

1. 标本切除　用直线切割闭合器在裸化的肠管预切线切割闭合乙状结肠（图 3-1-7-1），用碘伏纱布条消毒断端。助手将卵圆钳经肛门伸至直肠残端，夹持肠系膜残端及肠壁。将直肠匀速外翻拉出肛门外（图 3-1-7-2）。外翻后切开肠壁（图 3-1-7-3），经外翻后的肠壁通道将抵钉座送入盆腔（图 3-1-7-4）。用碘伏盐水冲洗标本，无误后用凯途闭合器在肿瘤下缘 1～2cm 切断直肠（图 3-1-7-5、图 3-1-7-6）。移除标本。

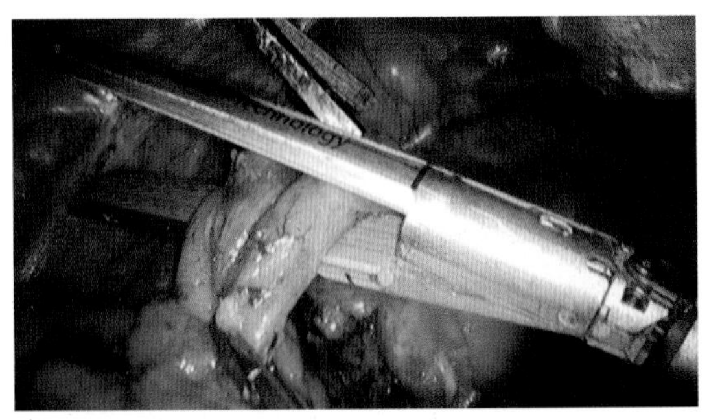

图 3-1-7-1　切割闭合乙状结肠

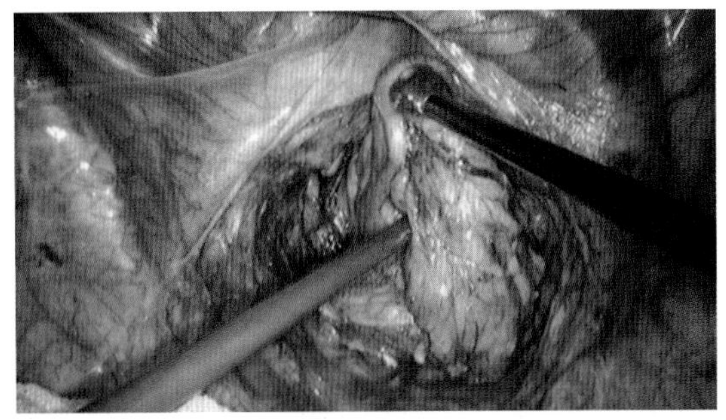

图 3-1-7-2　经肛门将标本翻出体外

2. 消化道重建　在乙状结肠断端处肠壁切开一小口，并用碘伏纱布条进行消毒（图 3-1-7-7），将抵钉座置入乙状结肠肠腔内（图 3-1-7-8），用直线切割闭合器关闭乙状结肠切口（图 3-1-7-9）。在乙状结肠断端将抵钉座连接杆取出（图 3-1-7-10）。经肛门置入环形吻合器，旋出穿刺杆，行乙状结肠直肠端端吻合（图 3-1-7-11）。并通过注水注气试验检查吻合口通畅确切，生理盐水冲洗，确切止血，分别经左右下腹戳卡孔放置引流管（【二维码】3-1-7-1）。

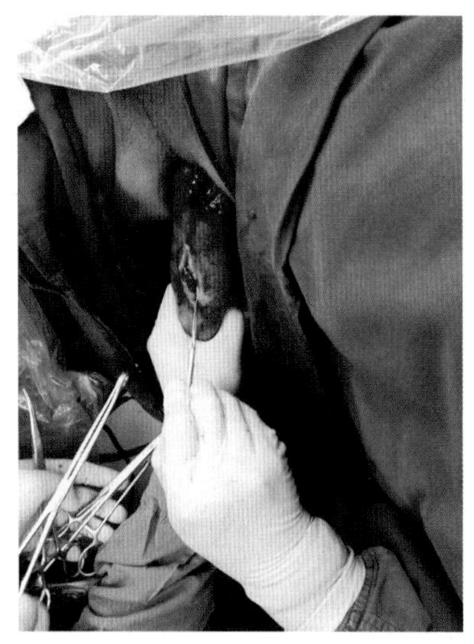

图 3-1-7-3 切开直肠肠壁

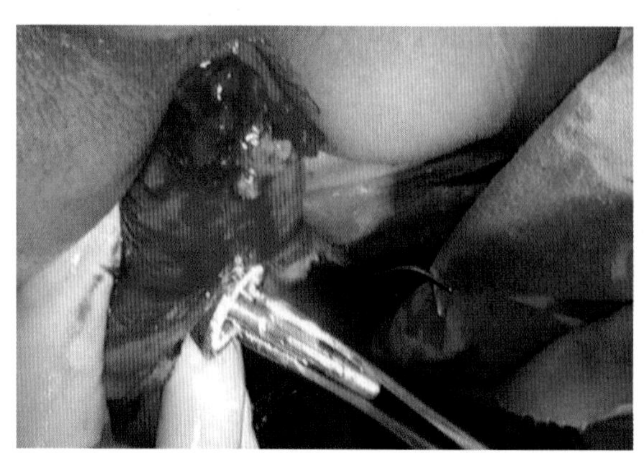

图 3-1-7-4 经肛将抵钉座送入盆腔

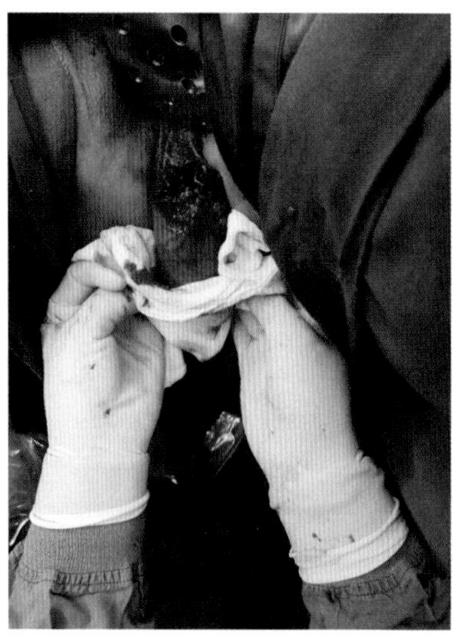

图 3-1-7-5 充分显露肿瘤下切缘

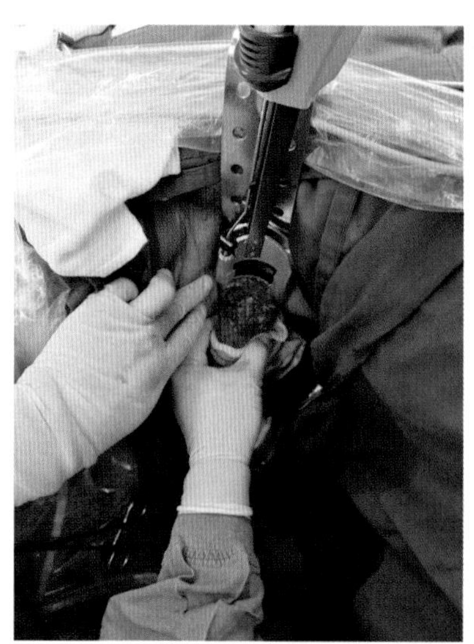

图 3-1-7-6 用弧形切割闭合器切除标本

小技巧：将抵钉座从乙状结肠结肠带侧一角取出吻合器连接杆，并使其周围组织平整顺畅。

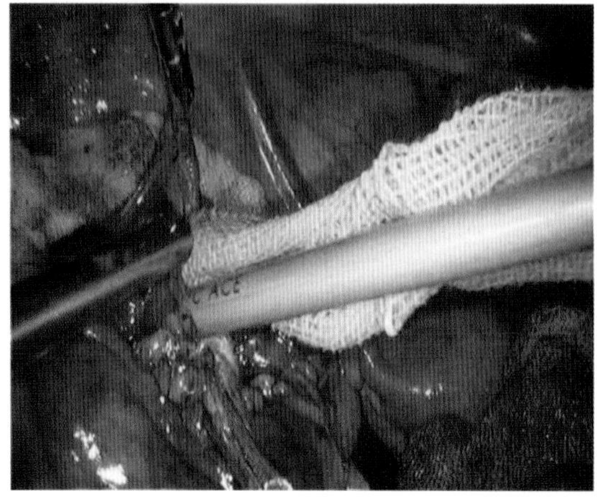

图 3-1-7-7 切开乙状结肠肠壁并进行消毒

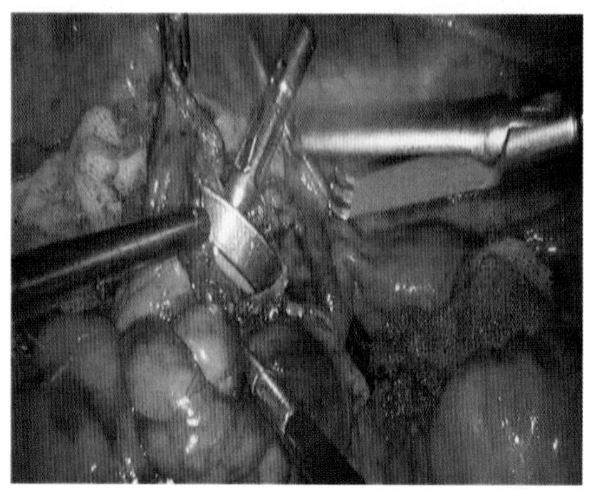

图 3-1-7-8 将抵钉座置入乙状结肠近端

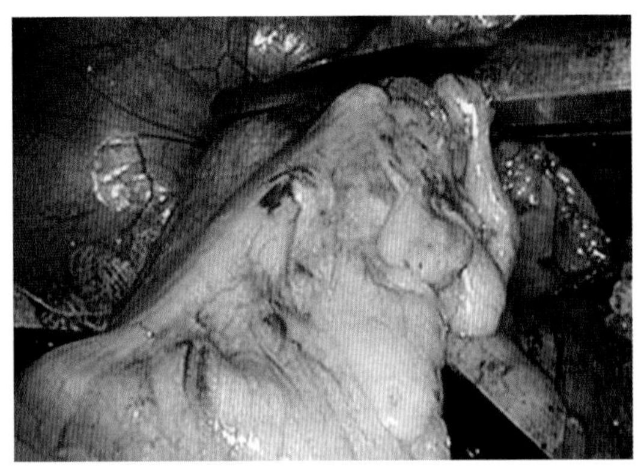
图 3-1-7-9 闭合乙状结肠肠壁

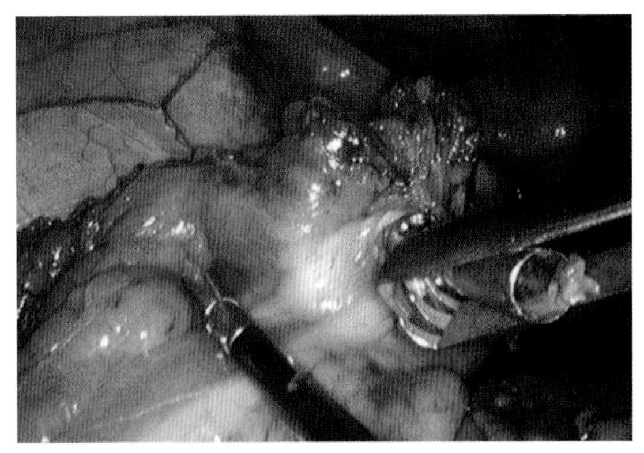
图 3-1-7-10 取出抵钉座连接杆

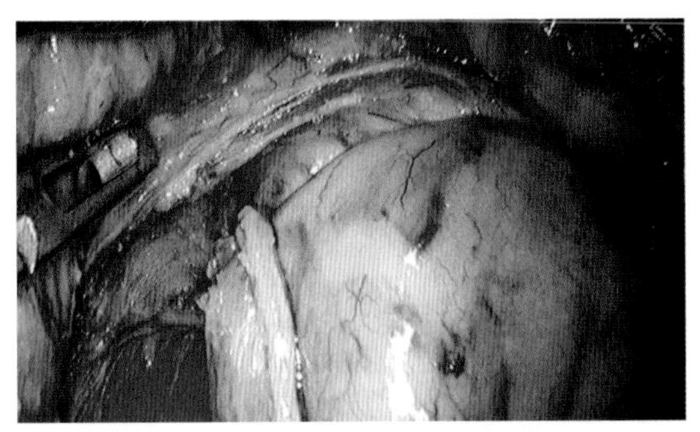
图 3-1-7-11 乙状结肠直肠端端吻合

【二维码】3-1-7-1 外翻消化道重建

二、经直肠拖出标本的腹腔镜下高位直肠癌根治术

本术式主要适用于肿瘤较小的高位直肠癌以及远端乙状结肠癌，该术式的操作特点表现在腹腔内完全游离切断直肠，经肛门将直肠标本取出体外，再进行全腹腔镜下乙状结肠与直肠的端端吻合。与常规腹腔镜手术比较，该术式既能保证肿瘤的根治效果，又能最大程度减轻因腹壁切口带来的创伤。因此，是一个兼具根治和保留功能两全的手术方式。当然，完成该手术也对术者提出较高的要求，包括扎实的解剖学基础、熟练的腹腔镜操作技术、清晰的手术思路，同时在严格掌握无菌术和无瘤术下，完成抵钉座在肿瘤下方取出，在肿瘤上方置入近端肠腔这一技术难点，这样才能保证顺利实施。

【适应证和禁忌证】

1. 适应证 ①高位直肠、直乙交界处肿瘤或乙状结肠远端肿瘤；②肿瘤环周径小于 3cm 为宜；③肿瘤不侵出浆膜为宜。

2. 禁忌证 ①肿瘤位于结肠脾曲和横结肠近脾曲处；②肿瘤环周经大于 3cm，肿瘤环周直径大于 5cm（女性）；③肿瘤侵出浆膜；④过于肥胖者（$BMI>35kg/m^2$）。

【手术步骤】

1. 标本切除 助手充分扩肛后，用卵圆钳夹持抵钉座，经肛门直肠将其送至肿瘤下方裸化肠管处，助手用吸引器压于肠裸化肠壁上方，吻合器抵钉座轮廓清晰可见（图 3-1-7-12）。术者用超声刀将肠壁横行打开一切口，将碘伏纱条置于该切口旁，会阴部助手配合，将抵钉座从直肠腔取出，置于腹腔备用（图 3-1-7-13）。同时，在肿瘤上方肠壁纵行打开一小口（图 3-1-7-14），将 1/4 碘伏纱条经纵向切口探入乙状结肠腔。将抵钉座经纵向切口置入乙状结肠腔内（图 3-1-7-15）。在纵向切口上方，用直线切割闭合器将肠管裸化区切割闭合（图 3-1-7-16），并用碘伏纱团消毒乙状结肠断端，用超声刀将直肠完全横行切断，至此标本完全游离于腹腔。助手于体外用卵圆钳经肛门直肠将无菌保护套送入腹腔，术者与助手将标本置入保护套内（图 3-1-7-17）。同时，助手用卵圆钳夹持标本肠管的一端，在保护套内经直肠肛门缓慢拉出，移出体外（图 3-1-7-18）。

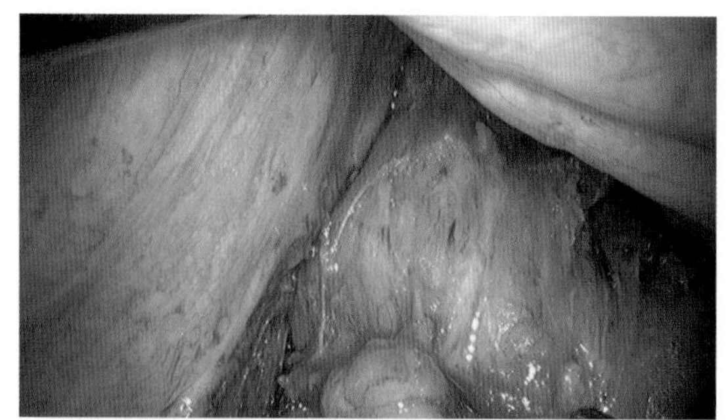

图 3-1-7-12　经肛门置入抵钉座

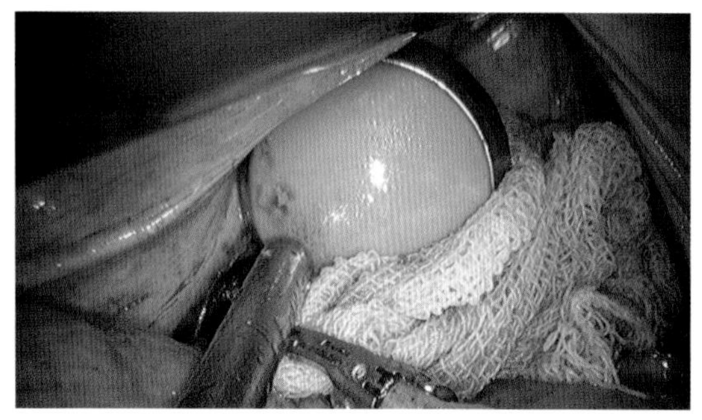

图 3-1-7-13　将抵钉座送入腹腔

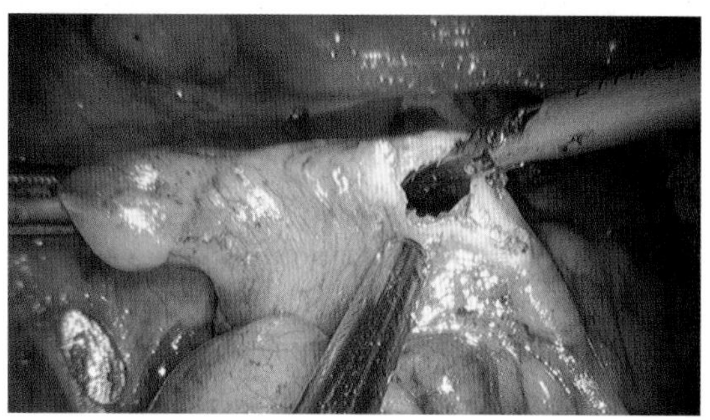

图 3-1-7-14　在肿瘤上方肠壁纵行切开一小口

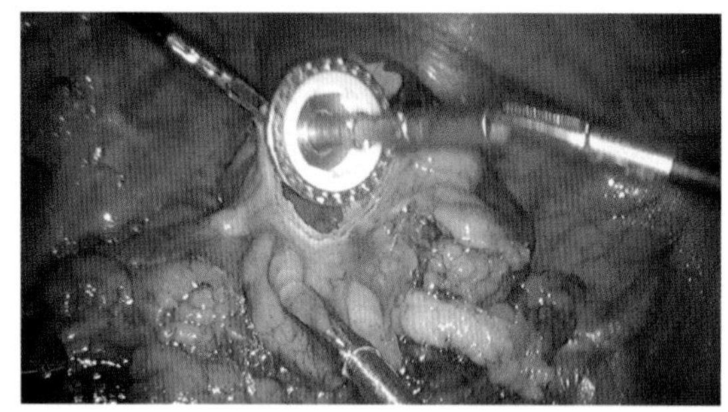

图 3-1-7-15　将抵钉座置入乙状结肠近端

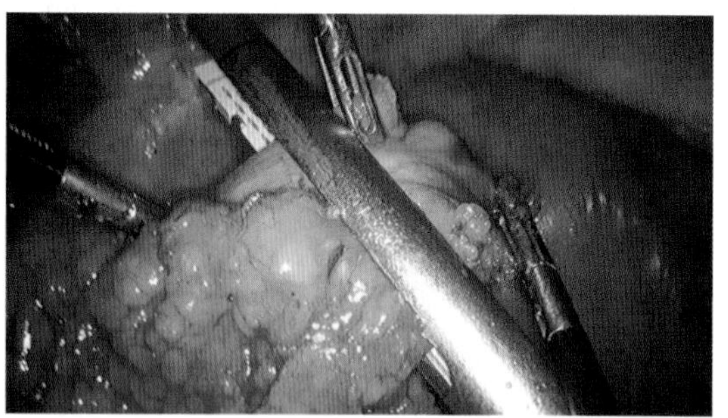

图 3-1-7-16　切断闭合乙状结肠肠管

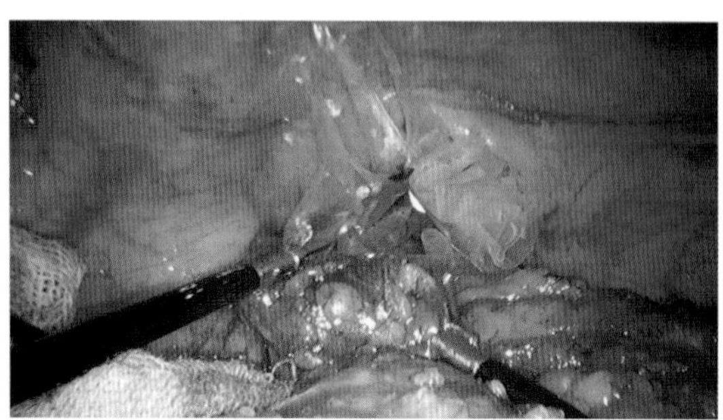

图 3-1-7-17　经肛置入无菌塑料保护套

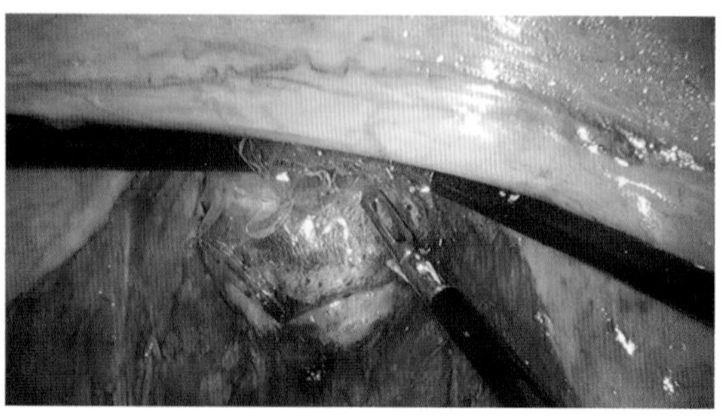

图 3-1-7-18　经肛门将直肠标本拉出体外

2. 消化道重建 用直肠切割器闭合直肠残端（图 3-1-7-19），由于肿瘤位置高，闭合容易，往往一次切割闭合即可。将切下直肠残端经 12mm 戳卡取出。在乙状结肠断端一角取出抵钉座连接杆（图 3-1-7-20），助手将环形吻合器经肛门置入，靠近直肠残端的左侧角旋出穿刺器（图 3-1-7-21）。完成对接，调整结肠系膜方向，完成乙状结肠和直肠端端吻合（图 3-1-7-22）。取出吻合器检查吻合环完整性。可以镜下缝合危险三角。经肛门注水注气试验检查吻合口通畅确切，无渗漏及出血。冲洗腹腔，检查无误后，左右下腹部各放置一枚引流管，排尽气腹，缝合戳卡孔。

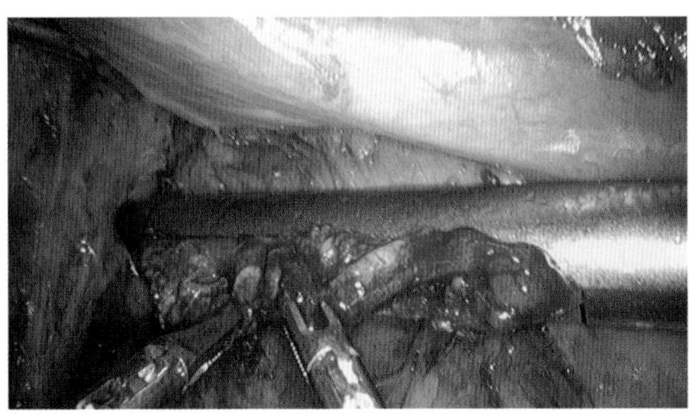

图 3-1-7-19 闭合直肠断端

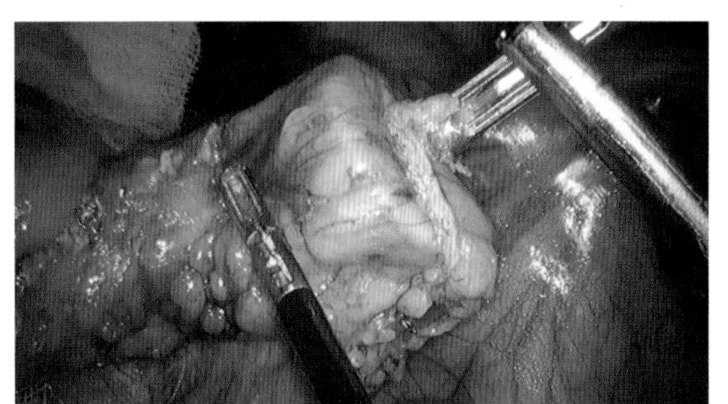

图 3-1-7-20 取出抵钉座连接杆

小技巧：切开的过程中，助手可持吸引器及时吸引，避免腹腔污染。碘伏纱条既可以消毒又可以润滑肠腔。

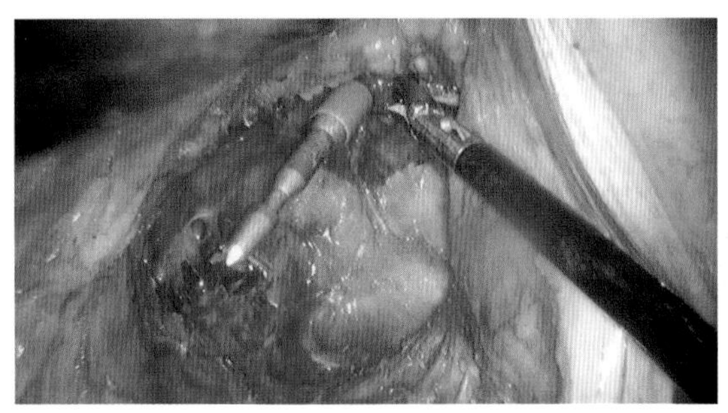

图 3-1-7-21 旋出吻合器穿刺针

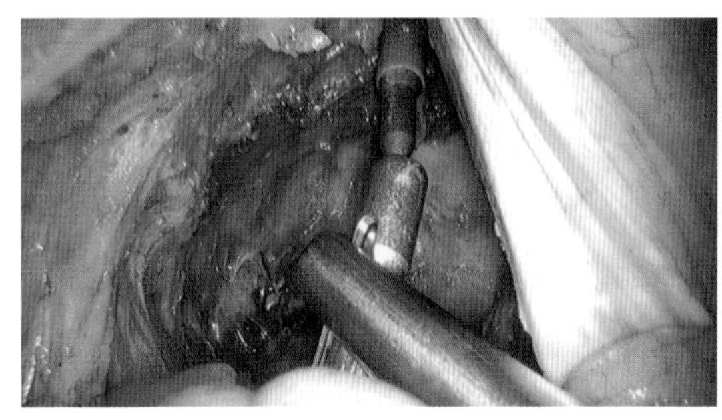

图 3-1-7-22 乙状结肠直肠端端吻合

（刘 正）

【文后述评】（王锡山）

当 2007 年法国医生完成世界第一例真正意义上的经自然腔道内镜手术时，笔者便开始思考和实践如何经自然腔道完成肠道的手术，自 2010 年开始带领团队在国内外率先开展经阴道 NOTES 手术，成功地开创了十种术式并使之成为体系，出版了《NOSES 经自然腔道取标本手术—结直肠肿瘤》。从定义上讲，NOSES 是使用腹腔镜器械、TEM 或软质内镜等设备完成腹腔内手术操作，经自然腔道（阴道或直肠）取标本的腹壁无辅助切口手术，术后腹壁仅存留几处戳卡瘢痕。该技术通过使用常规微创手术器械，结合独特的消化道重建方式，以及标本取出途径，既保证了肿瘤的根治性切除，同时也能达到最佳的微创效果。

根据取标本的不同途径，NOSES 术主要分为两类，即经肛门取标本的 NOSES 术和经阴道取标本的NOSES术。操作方式的选择主要是依据肿瘤的大小。前者主要适用于肿瘤较小、标本容易取出的病人，后者主要适用于标本较大，经肛门取出困难的女性病人。此外，根据取标本和消化道重建的不同方式，NOSES术又可分为三类，分别是标本外翻体外切除（外翻切除式）、标本拉出体外切除（拉出切除式）、标本体内切除拖出体外（切除拖出式）。不同的手术方式都有其各个的操作特点和技巧，但术式选择中起决定性因素的就是肿瘤的位置与大小。外翻切除式主要适用于低位直肠肿瘤，拉出切除式主要适用于中位直肠肿瘤，而切除拖出式的适应范围最为广泛，包括高位直肠、乙状结肠、左半结肠、右半结肠以及全结肠。

从适应证来看，NOSES包括十种不同的结直肠肿瘤NOSES术，手术适应范围遍及结直肠的各个部位，本章节介绍了其中两种代表性的重建方式。其中直肠手术包括五种方式，分别针对高、中、低位直肠肿瘤；结肠手术包括五种术式，主要适用于左半结肠、右半结肠以及全结肠。NOSES手术的优势：①从外科医生角度来讲，由于NOSES手术使用的是常规微创手术器械，大大提高了外科医生对该手术的操控性和适应性。此外，与NOTES术相比，NOSES术可以更好的暴露术野，提供良好的操作空间，进而大大增加了手术的安全性和可操作性。②从病人的角度来说，NOSES术最大程度地保留了腹壁的功能，加快了病人的术后恢复，缩短了住院时间，同时更具有良好的美容效果，因此该术式表现出极大的微创优势。此外，没有腹部切口，可以最大程度减少因切口瘢痕给病人生活带来的不良心理暗示。③从麻醉和护理的角度来讲，NOSES手术也显现处极大的优势，因该术式避免了腹部的取标本切口，病人术后疼痛明显减轻，这样可以减少术后镇痛药物的使用。术后病人下地活动早，因此压疮、坠积性肺炎、下肢静脉血栓等术后护理相关并发症发生的可能性大大降低。同时，对于低位直肠癌病人，NOSES术可以增加保肛手术的可能性，使很多低位直肠癌病人避免了结肠造口，从而大大减少了造口的术后护理。

目前我们牵头成立了中国NOSES联盟，这一组织的成立对中国NOSES技术的提高和发展具有重大意义，也为中国NOSES技术占领世界微创高地打下坚实基础。由中国NOSES联盟及中国医师协会结直肠肿瘤委员会NOSES专委会成员组成的专家团队，共同起草并于《中华结直肠疾病电子杂志》发布了中国首部《结直肠肿瘤NOSES专家共识》。该《共识》针对NOSES命名的演变、定义、结直肠NOSES分类、术式命名、设备基础与技术要求、适应证与禁忌证、术前评估、手术入路选择、术中探查、无菌操作与无瘤操作、术后评价指标、并发症预防及处理、NOSES临床研究开展这十三个议题进行了深入地分析和讨论。

综述，笔者希望全国致力于开展NOSES术的各位外科同道，能够遵守并贯彻《共识》中的具体要求，谨慎合理选择NOSES术适应人群，严格保证NOSES术的规范性和合理性，并将NOSES这一微创技术在全国范围内进行同质化，对我国NOSES术的发展、提高具有重大意义。

【作者简介】

刘正，医学博士，中国医学科学院肿瘤医院结直肠外科副主任医师。中国医师协会结直肠肿瘤专委会总干事，中国医师协会外科医师分会结直肠中青年医师专委会副主任委员，中国抗癌协会大肠癌专委会腹腔镜学组委员。

【述评者简介】

王锡山，教授，博士研究生导师，主任医师，中国医学科学院肿瘤医院结直肠外科主任。《中华结直肠疾病电子杂志》主编，中国医师协会结直肠肿瘤专委会主任委员，中国抗癌协会大肠癌专委会候任主任委员，中国医师协会结直肠肿瘤专委会 NOSES 专委会主任委员，中国 NOSES 联盟主席，中华医学会肿瘤学分会结直肠学组副组长，中国医师协会外科医师分会常务委员，中国医师协会外科医师分会 MDT 专委会副主任委员，中国医师协会外科医师分会结直肠外科医师专委会副秘书长。

参考文献

[1] 王锡山. 经自然腔道取标本手术——结直肠肿瘤. 北京：人民卫生出版社，2016.

[2] 王锡山. 结直肠肿瘤类 -NOTES 术之现状及展望. 中华结直肠疾病电子杂志，2015，(4)：11-16.

[3] 刘正，王贵玉，王锡山. 腹部无切口经肛门拖出标本的腹腔镜下直肠癌根治术. 中华胃肠外科杂志，2013，(12)：1215-1217.

[4] 姜争，陈瑛罡，王锡山，等. 腹部无切口经直肠肛门外翻切除标本的腹腔镜低位直肠癌根治术. 中华胃肠外科杂志，2014，(5)：499-501.

第八节　腹腔镜直肠低位前切除术（电凝钩游离技术）

全直肠系膜切除术（total mesorectal excision，TME）手术目前已经成为直肠癌的标准治疗术式，其强调完整切除盆筋膜脏层包绕的直肠及其周围淋巴组织、脂肪组织和血管，同时切除范围达肛提肌水平。

笔者介绍的是使用电凝钩进行 TME 手术，电凝钩与电铲等作用类似，用于术中分离组织和止血，其头部为钩状的金属，尾部连接电线，使用过程靠脚踏开关控制，含有“电切”及“电凝”两种模式。腹腔镜直肠癌手术使用电凝钩有以下优点：①使用电切模式产生的手术烟雾少，且每个动作花费 1～3s 即可；②使用电凝钩主要靠“勾”的动作来分离组织，能达到肿瘤手术的“锐性分离”原则；③电凝钩头部的金属能够在直视下分离组织，避免损伤其他组织；④电凝模式止血效果好，且只需找到出血点后在出血处电凝止血即可，防止损伤周围组织。但使用电凝钩时有相应的要求：①对组织张力的要求较高，只有在组织保持足够的牵引时，电凝钩才能发挥其优点，因此要求助手充分配合主刀，保证组织有足够的张力；②因电凝钩“电凝”及“电切”两种模式均使用脚踏开关控制，因此需要主刀“手脚并用”且须防止使用错开关导致模式错误。

【适应证和禁忌证】

1. 适应证　①肠镜下病理证实为结肠腺癌；②肿瘤位置为直肠下段；③肿瘤 T 分期为 T1～T3，没有远处转移；④术前无肠梗阻、肠穿孔；⑤肿瘤不大。

2. 禁忌证　①直肠癌已侵犯直肠系膜以外脏器、盆壁，致使无法满足环周切缘；②全身状态差，无法耐受长时间手术；③伴发其他严重疾病，如心血管疾病、肺功能减弱等；④肠道梗阻、穿孔病人；⑤肿瘤巨大，导致盆腔无手术空间。

【术前准备】

1. 病人准备　调整心态。术前一天予以流质饮食，必要时适当补充静脉营养。并口服泻药，大便未排净可加用清洁灌肠。

2. 医生评估　医生应再次确认病人术前检查结果，评估其身体状态和手术风险，作好腹部切口的标记，加强病人心理调整，与病人讲解手术相关事宜并签署手术知情同意书。

【体位、穿刺器位置以及手术站位】

1. 体位　腹腔镜操作时采用人字位。

2. 穿刺器位置　5孔法，脐部以上0.5～1cm处观察孔、右下腹主操作孔用12mm穿刺器；其余三个孔使用5mm穿刺器：左锁骨中线平脐处、右锁骨中线平脐处、左下腹反麦氏点。根据病人升高适当调整穿刺器位置。

3. 手术站位　术者站位于病人右侧，助手站位于病人左侧，扶镜手站立于术者左侧（图3-1-8-1）。

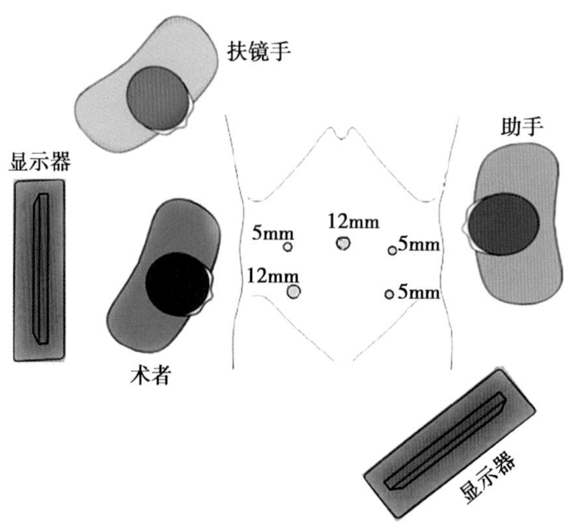

图3-1-8-1　体位、穿刺器位置以及手术站位

【手术步骤】

1. 探查腹盆腔

2. 术野暴露

3. 手术入路

4. 左侧Toldt间隙的分离

5. 肠系膜下动脉的暴露与分离

6. 继续分离Toldt间隙

7. 肠系膜下静脉（IMV）的处理

8. 乙状结肠后间隙的分离

9. 切开左侧结肠旁沟

10. 直肠后间隙的分离
11. 直肠侧方间隙分离
12. 直肠前间隙的分离
13. 继续分离直肠侧方间隙
14. 直肠末端系膜切除
15. 直肠裸化
16. 直肠切断
17. 标本取出
18. 直肠吻合
19. 检查、冲洗腹腔

【手术技巧】

1. 探查腹盆腔　进入腹腔后，先探查全腹部及盆腔，包括肝脏及其他脏器，确认肿瘤位置及其他部位有无肉眼可见的转移种植灶（图 3-1-8-2）（【二维码】3-1-8-1）。

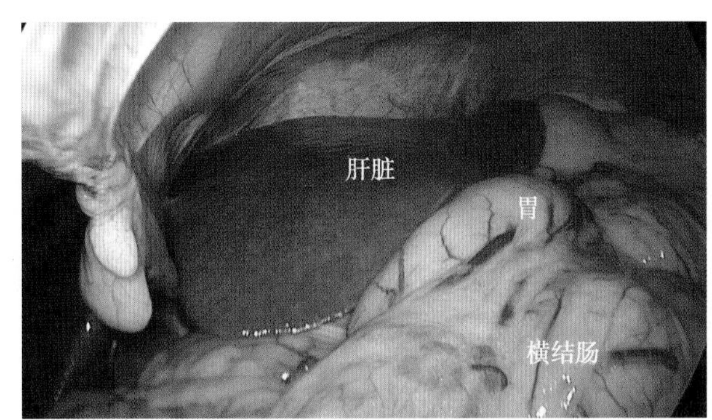

图 3-1-8-2　探查肝脏

【二维码】3-1-8-1　探查肝脏

2. 术野暴露　病人采取“头低、右侧”位，术者将小肠及大网膜往头侧、右侧摆，以便暴露腹主动脉、肠系膜下动脉（IMA）、肠系膜下静脉（IMV）等结构（图 3-1-8-3）。

3. 手术入路　助手一手用肠钳提拉直肠，另一手用抓钳将肠系膜下动脉投影区的肠系膜往头侧、腹侧提拉；术者以骶岬为标志，从骶岬水平处切开右侧直肠旁沟，从而进入 Toldt 间隙（图 3-1-8-4）。

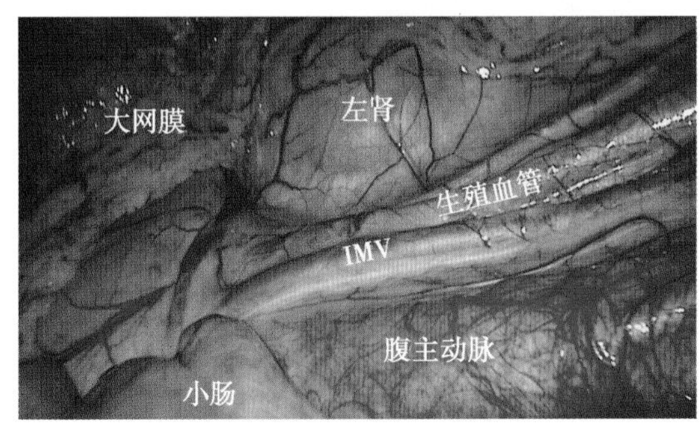

图 3-1-8-3　术野的暴露

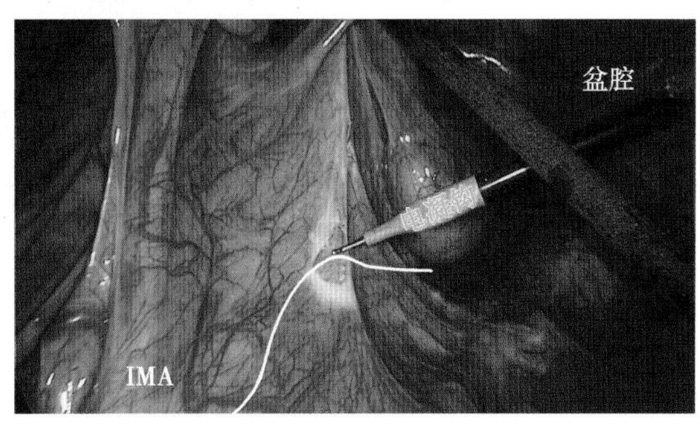

图 3-1-8-4　内侧入路切开腹膜

4. 左侧 Toldt 间隙的分离　切开腹膜后进入间隙，利用电凝钩由下往上分离。应注意判断解剖层面，避免损伤输尿管、生殖血管及神经丛（图 3-1-8-5）（【二维码】3-1-8-2）。

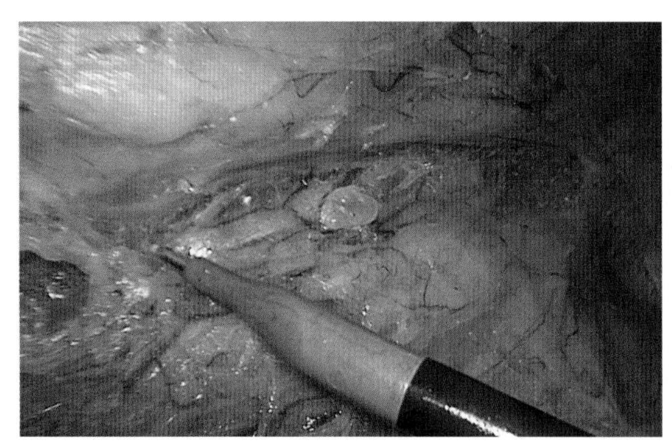

图 3-1-8-5　进入左侧 Toldt's 间隙

【二维码】3-1-8-2　进入左侧 Toldt's 间隙

5. 肠系膜下动脉的暴露与分离　往头侧逐渐分离间隙，慢慢显露出肠系膜下动脉，此时应注意避免损伤包绕着肠系膜下动脉的神经丛。打开动脉鞘后，便显露出 IMA，用血管夹夹闭 IMA 近端与远端后，电凝钩切断 IMA（图 3-1-8-6）（【二维码】3-1-8-3）。

【二维码】3-1-8-3　IMA 的处理

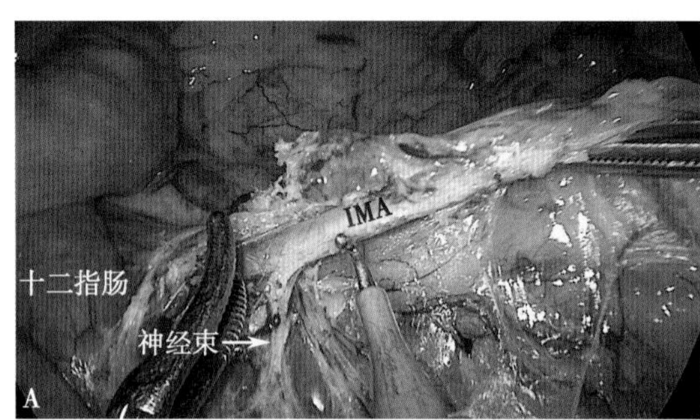

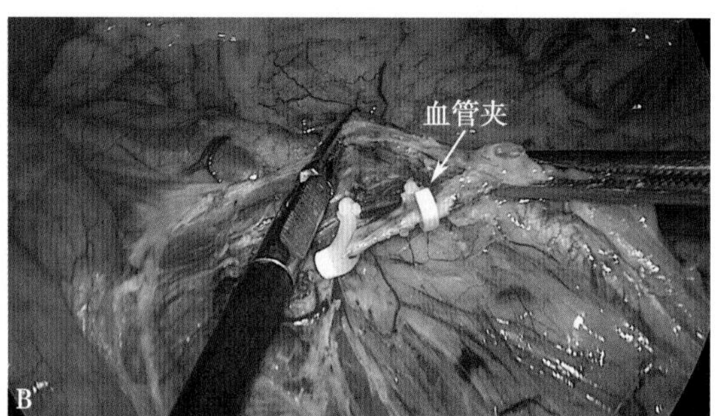

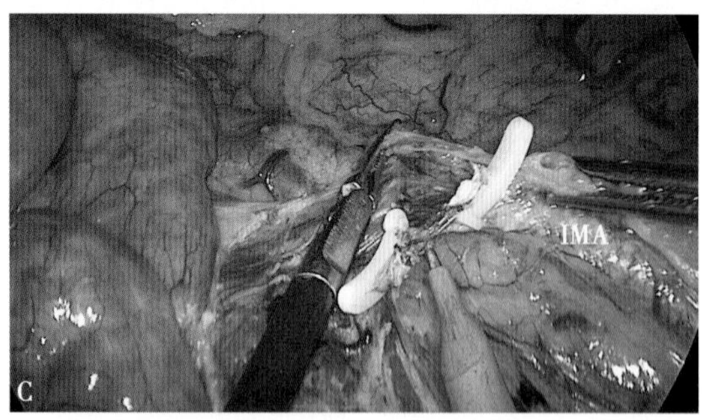

图 3-1-8-6　肠系膜下动脉的分离
A. 打开动脉鞘后，显露出 IMA；B. 血管夹夹闭 IMA 近端与远端；C. 电凝钩切断 IMA

要点：助手要保证组织具有一定张力，术者用电凝钩轻轻勾住动脉鞘后，用“电切”模式切开动脉鞘小口，再沿着小口逐渐切开动脉鞘。电凝钩切断 IMA 的过程同样使用“电切”模式。

6. 继续分离 Toldt 间隙　继续向头侧、外侧拓展 Toldt 间隙，将结肠系膜与腹膜后脂肪组织分离开，此时能显露出左肾前筋膜、胰腺下缘、十二指肠（图 3-1-8-7）。

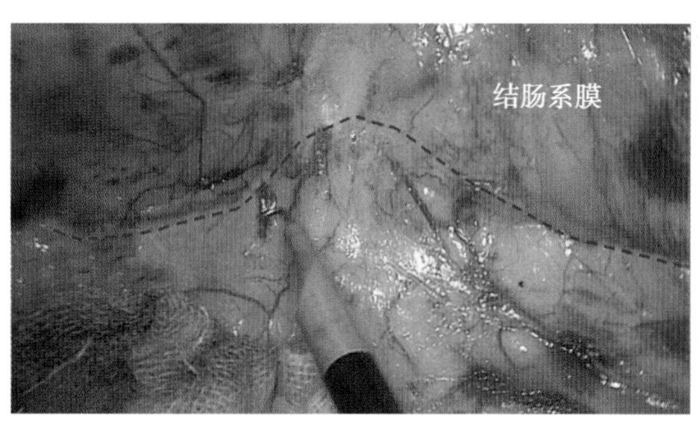

图 3-1-8-7　左侧 Toldt 间隙的分离

7. 肠系膜下静脉（IMV）的处理　将 IMV 根部脂肪组织等分离后，用血管夹夹闭 IMV 近端与远端，并用电凝钩切断 IMV（图 3-1-8-8）（【二维码】3-1-8-4）。

【二维码】3-1-8-4　IMV 的处理

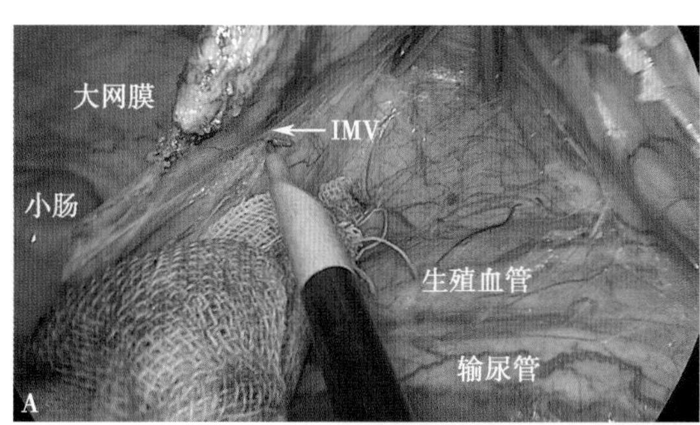

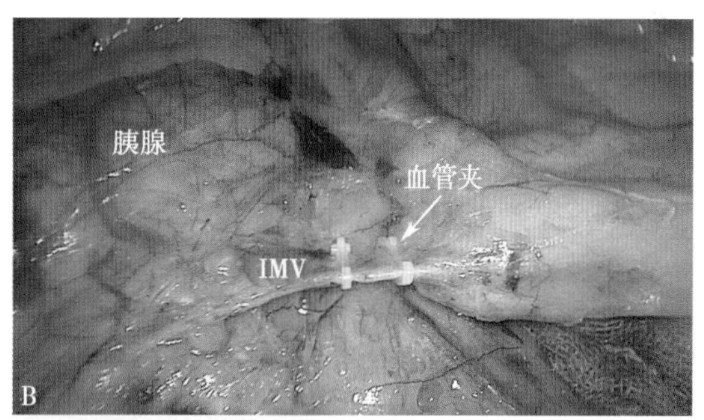

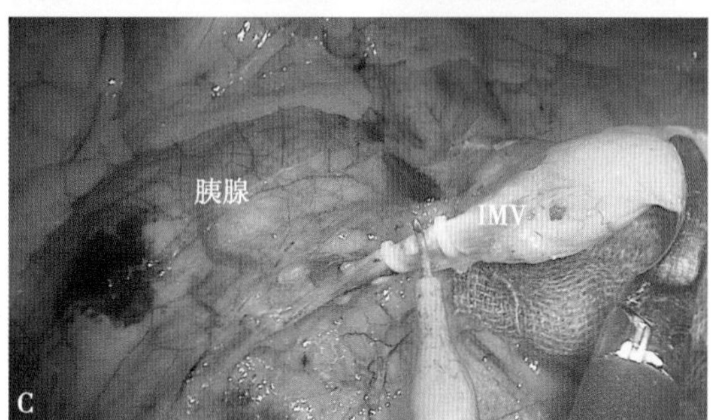

图 3-1-8-8　肠系膜下静脉的处理

A. 继续拓展 Toldt 间隙，暴露 IMV；B. 血管夹夹闭 IMV 近端与远端；C. 电凝钩切断 IMV

要点：因静脉壁较动脉壁脆，此时助手应适当放松牵引，保持组织不具有过大的张力，防治静脉受到撕扯。电凝钩切断 IMV 的过程同样使用“电切”模式。

8. 乙状结肠后间隙的分离　回到骶岬水平，将乙状结肠与腹膜后组织分离。此时应注意避免损伤左侧输尿管及髂动脉。接着在乙状结肠与腹膜后组织间塞入一块纱条，便于作标记（图 3-1-8-9）（【二维码】3-1-8-5）。

【二维码】3-1-8-5　后间隙的处理

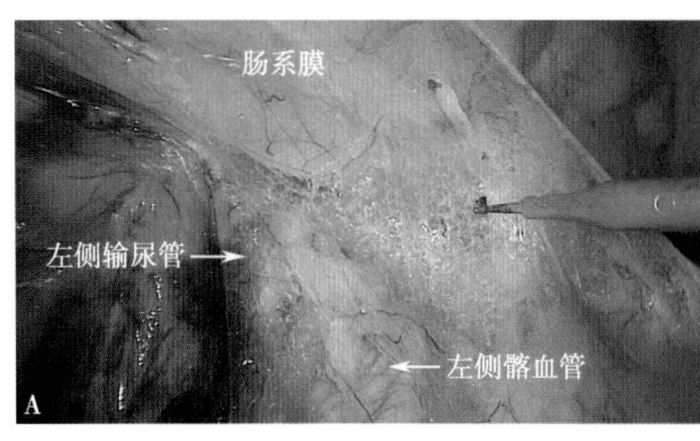

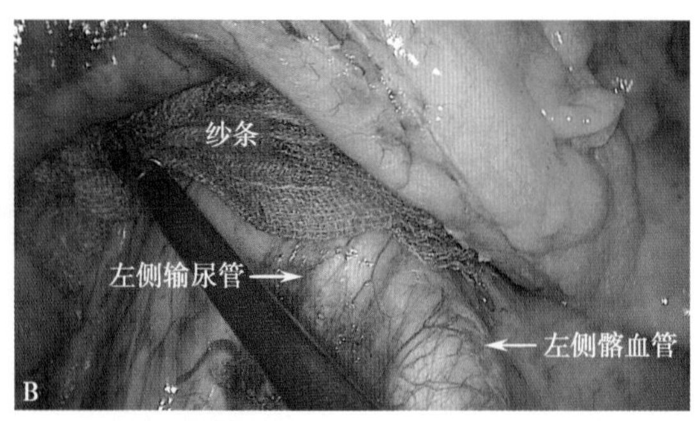

图 3-1-8-9 乙状结肠后间隙的分离

A. 于骶岬水平将乙状结肠与腹膜后组织分离；B. 在乙状结肠与腹膜后组织间塞入一块纱条作标记

9. 切开左侧结肠旁沟 助手左手持钳将左侧腹壁的腹膜提起，保持牵引，右手钳住降结肠往右侧牵引，以便暴露左侧结肠旁沟。术者在乙状结肠外侧将肠管与腹壁分离，并逐渐往腹膜后分离，直至看到作标记的纱条。继续往头侧、尾侧切开结肠旁沟（图 3-1-8-10）（【二维码】3-1-8-6）。

【二维码】3-1-8-6 左侧结肠旁沟的分离

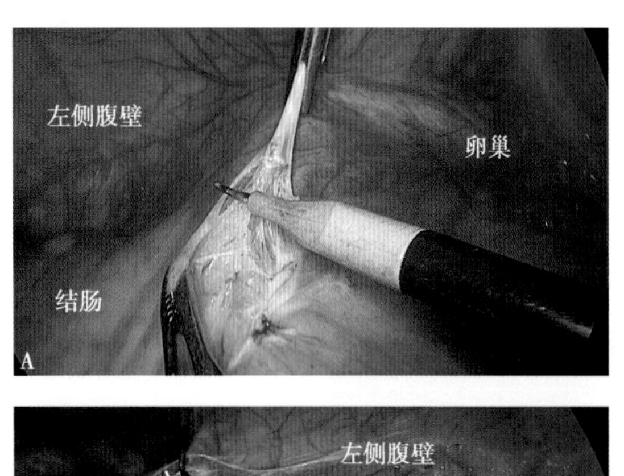

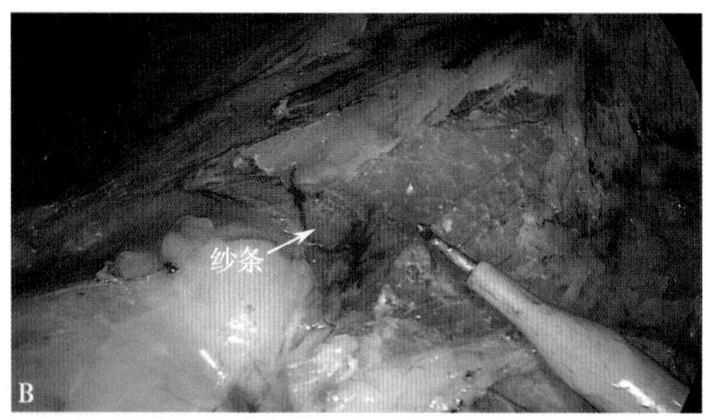

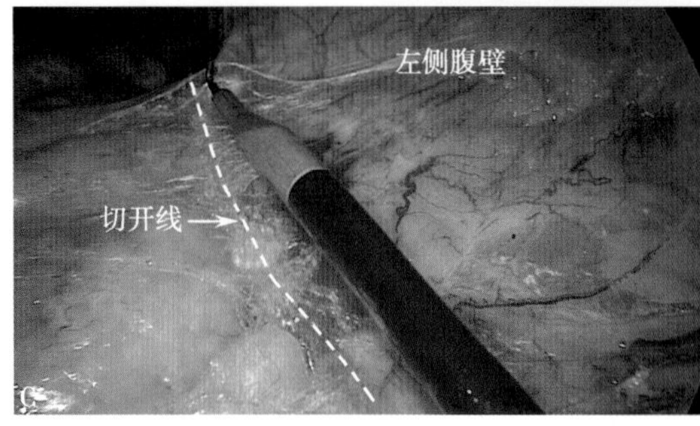

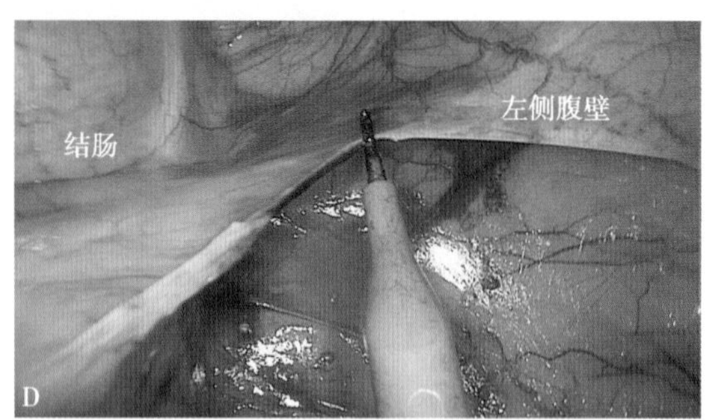

图 3-1-8-10 左侧结肠旁沟的切开

A. 在乙状结肠外侧将肠管与腹壁分离；B. 逐渐往腹膜后分离，直至看到作标记的纱条；C. 往头侧继续分离结肠旁沟示意图；D. 往头侧继续分离结肠旁沟

10. 直肠后间隙的分离 助手一手钳住已切断的 IMA 断端并向头侧、腹侧牵拉，另一手可将钳张开后，挡住直肠后壁，将直肠往腹侧推，以便为术者暴露术野。此时可清晰地看到疏松的直肠后间隙组织，术者利用电凝钩沿着此间隙向下锐性分离。应注意避免损伤腹下神经和骶部血管（图 3-1-8-11）。

11. 直肠侧方间隙分离　助手一只手持钳抓住直肠往头侧牵拉，另一只手持钳协助主刀暴露术野，可推挡腹膜返折或者盆腔侧壁。主刀使用电凝钩将直肠与盆腔侧壁逐渐往尾侧分离。应注意避免损伤盆神经（图 3-1-8-12、图 3-1-8-13）。

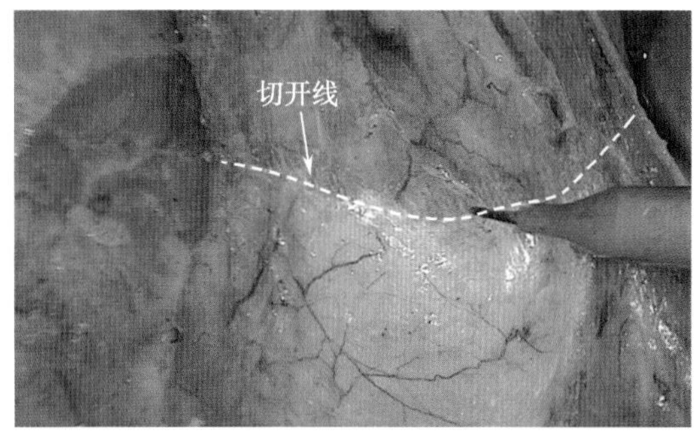

图 3-1-8-11　直肠后间隙的分离

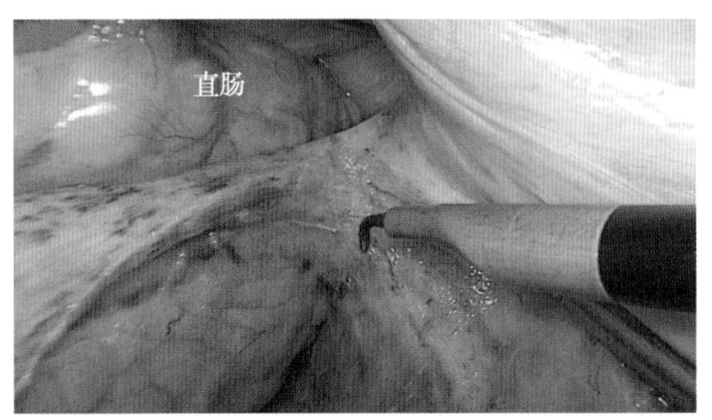

图 3-1-8-12　右侧直肠间隙的分离

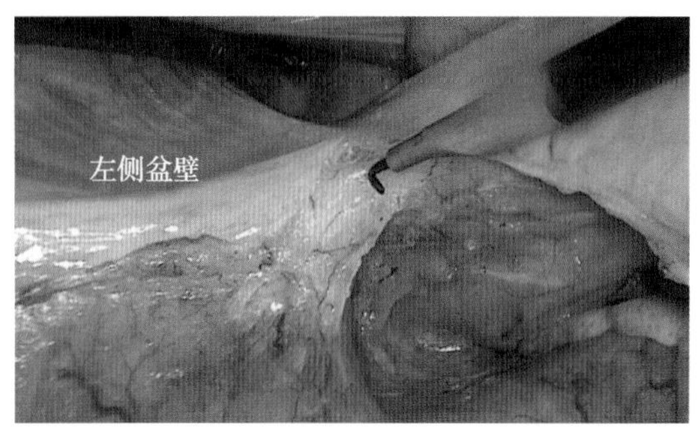

图 3-1-8-13　左侧直肠间隙的分离

小技巧：因盆腔空间狭小，主刀可左手持吸引器，既可推挡组织形成张力，又可以吸走电凝钩产生的烟雾。

12. 直肠前间隙的分离　助手仍一只手持钳抓住直肠往头侧牵拉，另一只手持钳往腹侧推挡膀胱或子宫，以便形成一定的张力。主刀用电凝钩在腹膜返折线上 0.5cm 处切开腹膜（图 3-1-8-14）。切开腹膜返折后可见疏松组织，沿着该间隙继续分离，可见灰白色的组织，即邓氏筋膜（Denonvilliers 筋膜）。沿邓氏筋膜表面向尾侧继续分离，显露两侧的精囊腺时，便到达前列腺（图 3-1-8-15）。若病人为女性，阴道后壁与直肠间关系密切，应避免损伤阴道后壁（【二维码】3-1-8-7）。

【二维码】3-1-8-7　腹膜返折的打开及邓氏筋膜的分离

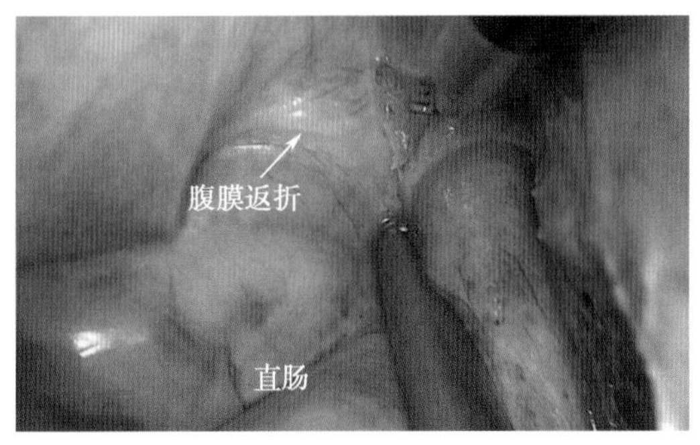

图 3-1-8-14　切开腹膜返折

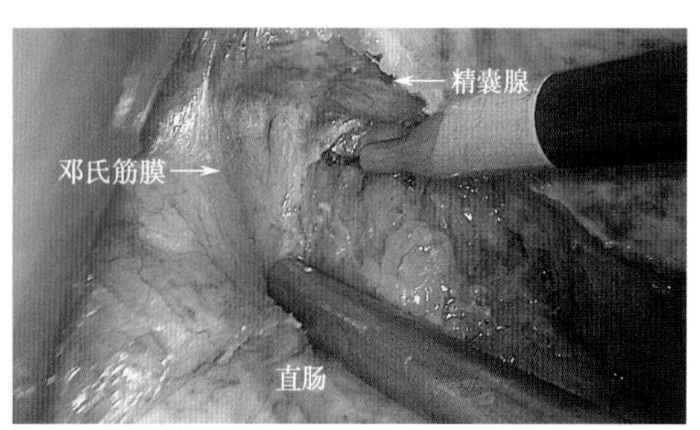

图 3-1-8-15　邓氏筋膜的暴露与处理

小技巧：在手术操作前用针线将子宫或者膀胱悬吊在腹壁上，以便充分暴露术野。

13. 继续分离直肠侧方间隙　继续分离直肠侧方间隙，离断侧韧带后，应注意精囊腺尾部，显露出精囊腺尾部时，使用电凝钩沿着精囊腺表面切开组织，也应该注意神经血管束（NVB）的存在，将其与直肠系膜分离开。整个过程须注意避免损伤精囊腺及NVB（图3-1-8-16、图3-1-8-17）（【二维码】3-1-8-8）。

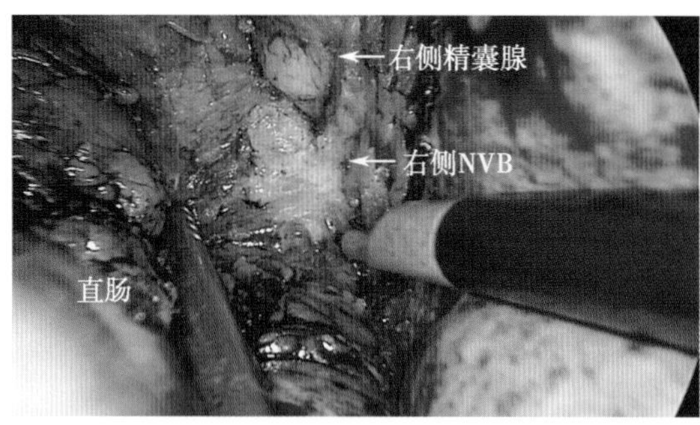

图3-1-8-16　直肠右侧间隙的分离

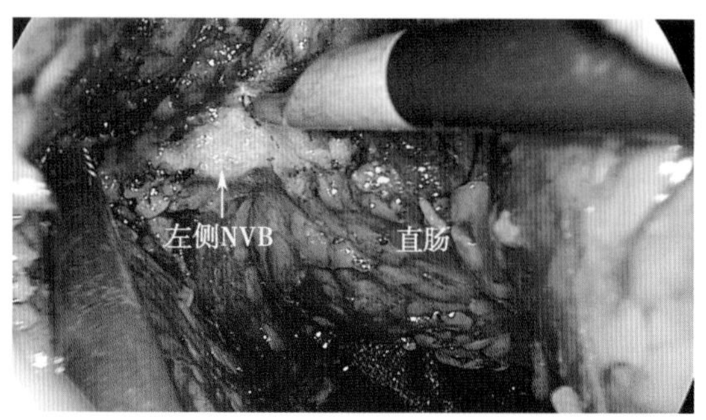

图3-1-8-17　直肠左侧间隙的分离

14. 直肠末端系膜切除　继续沿着间隙往尾侧分离至盆底。直肠两侧可见覆盖在肛提肌上的盆膈上筋膜，此时切开双侧的盆膈上筋膜后便到达肛提肌；直肠后方离断直肠尾骨韧带（图3-1-8-18）。

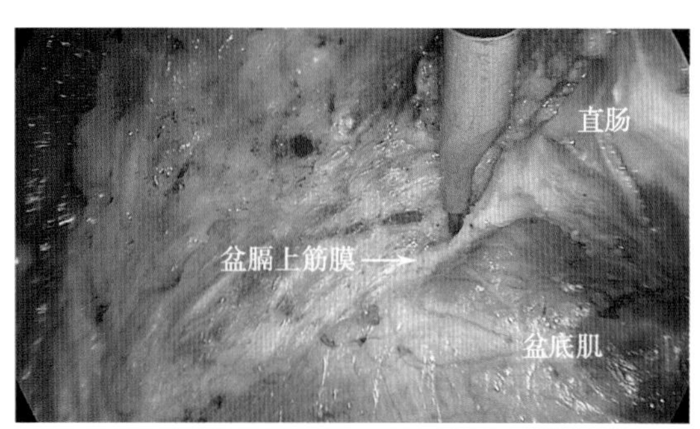

图3-1-8-18　直肠末端系膜的处理

【二维码】3-1-8-8　右侧盆壁的分离

15. 直肠裸化　在距离肿瘤下缘3cm以上处进行直肠裸化。确定切缘后，用电凝钩锐性分离直肠系膜，直至暴露肠管。此过程主刀应左手持吸引器，与电凝钩配合，吸引盆腔中的烟雾与血液，尽可能暴露清晰的术野（图3-1-8-19）（【二维码】3-1-8-9）。

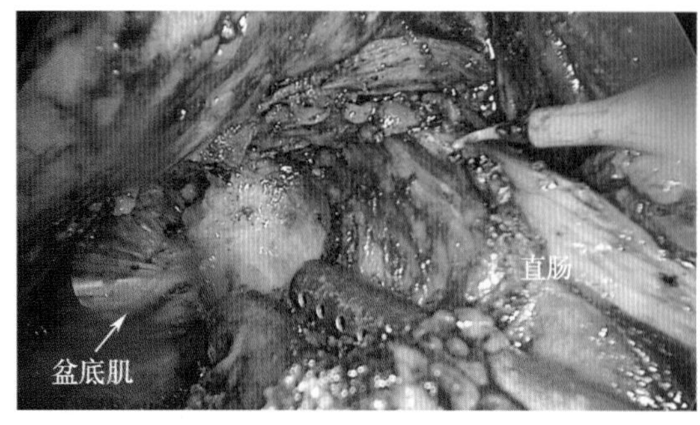

图3-1-8-19　直肠裸化

【二维码】3-1-8-9　直肠裸化

注意：若是进行术前新辅助放化疗的病人，肠系膜等组织可能存在水肿，术中渗液较多，此时主刀左手的吸引器是十分重要的。应尽可能吸走渗液、渗血及电凝钩产生的烟雾。

小技巧：因吸引器可能会将肠系膜等脂肪组织吸进来导致吸引孔堵塞，此时可用纱条垫在吸引器末端，将吸引器与直肠组织隔离，能有效避免吸引器堵塞。

16. 直肠切断　直肠裸化完成后，从肛门处予以碘伏生理盐水冲洗直肠，并用手指确认肿瘤下缘与直肠切缘的距离。根据直肠的大小选择合适型号的腔镜切割闭合器，从主操作孔进入腹腔，切断直肠。并用分离钳夹住直肠末端（图 3-1-8-20）（【二维码】3-1-8-10）。

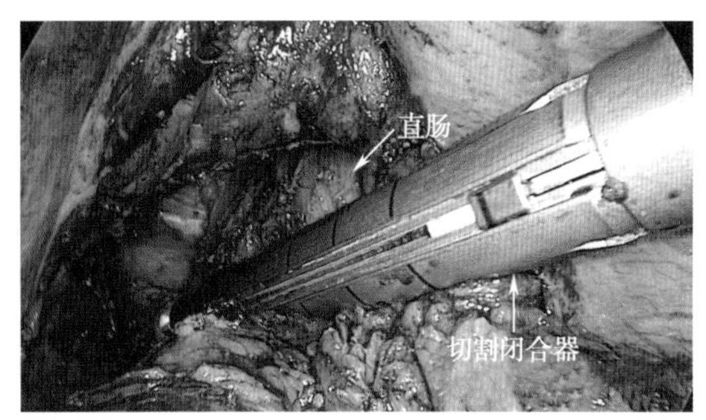

图 3-1-8-20　切断直肠

注意：切割闭合器夹住肠管后，助手可用一把钳将直肠推入闭合器，防止肠管被挤出闭合器。同时应注意避免其他组织被闭合器夹闭而造成损伤。

17. 标本取出　为了减少腹壁切口，可在右上腹 5mm 穿刺器处取一长约 5cm 的切口并置入切口保护套，用分离钳将直肠末端送至切口下，用卵圆钳夹住直肠取出腹腔。在距肿瘤上缘至少 10cm 处切断肠管，置入闭合器的抵钉座，消毒后放回腹腔。夹闭切口后重新建立气腹。

18. 直肠吻合　将吻合器置入肛门，穿刺锥从直肠残端穿出，将抵钉座与穿刺锥接合。确认肠管无扭转、周围组织无进入闭合器内，可击发闭合器（图 3-1-8-21）（【二维码】3-1-8-10）。

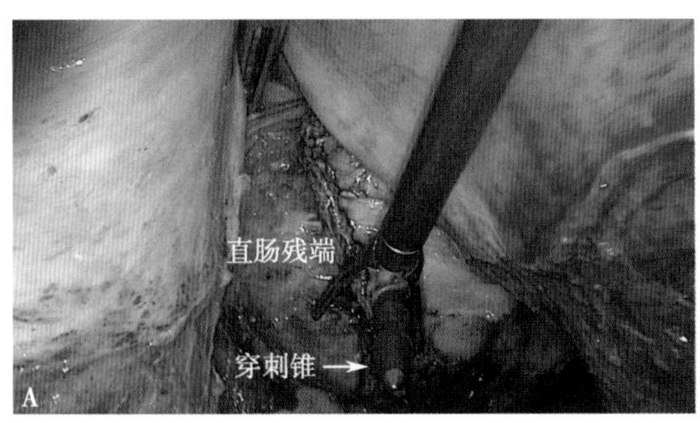

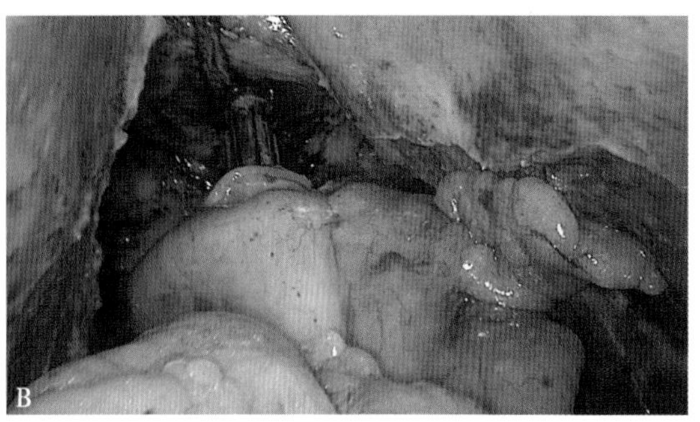

图 3-1-8-21　直肠吻合

A. 将吻合器置入肛门，穿刺锥从直肠残端穿出；B. 将抵钉座与穿刺锥接合

注意：若切断直肠时使用了两个切割闭合器，穿刺锥应从两次切割闭合重叠处穿出，防治吻合口漏。

19. 检查、冲洗腹腔 完成吻合后可用生理盐水冲洗腹腔、盆腔，并进行充气试验（图 3-1-8-22）。检查无漏气、无出血、肠管无扭转、小肠无嵌顿后，放置引流管。置入透明质酸钠放置粘连，关闭腹部切口（图 3-1-8-23）（【二维码】3-1-8-10）。

【二维码】3-1-8-10 直肠离断、吻合与腹腔冲洗、放置引流管

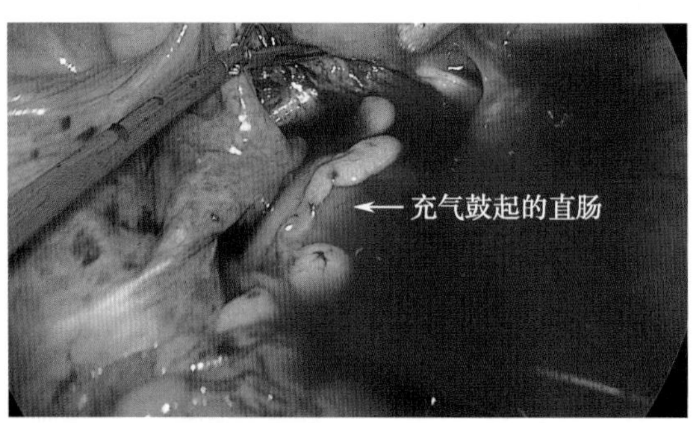

图 3-1-8-22 充气试验

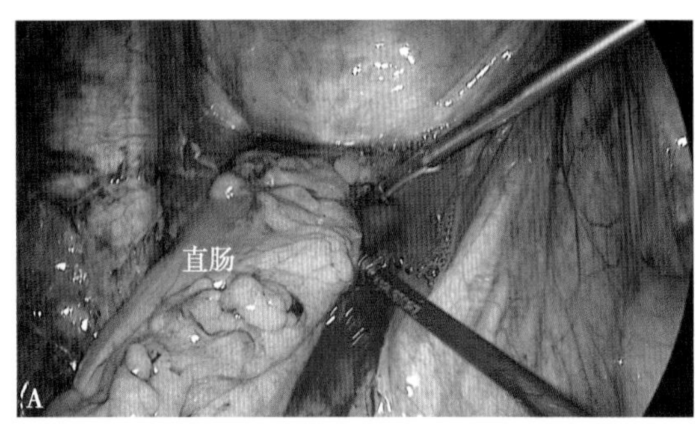

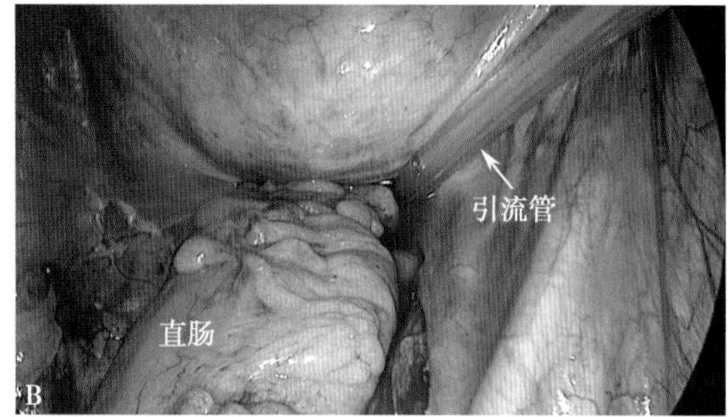

图 3-1-8-23 腹腔冲洗、放置引流管
A. 腹腔冲洗；B. 放置引流管

注意：若存在吻合口距肛缘近、血运不好、张力较大、高龄病人、术前行新辅助放化疗、伴发糖尿病等全身性疾病、术前肠梗阻、肠穿孔、吻合效果不理想等情况，可选择行预防性肠造口。常见的包括横结肠造口及回肠造口，两者各有利弊，前者是能保证造口近端尽量多的肠管得到利用且护理相对较容易，但容易出现造口脱垂及造口旁疝；后者则相反。

（陈 功）

【文后述评】（王磊）

在腹腔镜胃肠手术开展的初期，超声刀的应用还没有普及，以电凝钩为代表的电外科的手术器械是我们外科医生手中最重要的工具。就如吻合器的应用不能完全的代替手工吻合一样，虽然超声刀和 LigaSure 等新的能量平台的应用日益广泛，但是传统的电外科的工具仍然有着强大的生命力。陈功教授将其在多年临床实践中积累的丰富的电钩使用经验和心得体会在本文中倾囊相授，从操作的原则到操作的细节，为我们详细讲述了电钩在腹腔镜直肠癌根治手术中的使用方法和注意事项。传统的单级电钩、电铲、电凝棒等工具在腹腔镜手术中的应用可以减少对于超声刀等易耗器械的损耗，降低医疗成本；还可以作为术中超声刀故障时的后备手术工具；特别是对于尚未配备超声刀或LigaSure的基层医院，使其开展腔镜胃肠手术成为可能。对于电钩是否可以完成腹腔镜直肠癌的手术目前是没有争议的，很多专家都曾经现场演示过全部依靠电钩完成的腹腔镜直肠癌根治术。目前存在的争议主要是电钩的分离可能会破坏手术标本直肠系膜的完整性，电钩操作对于周围组织的损伤等。虽然电钩的操作作为一项基本功是每一个腔镜医师都需要掌握的，但是完全依靠其进行腹腔镜直肠癌的根治手术确是需要术者有很高的手术技巧和团队成员密切、精准的配合的。陈功教授所介绍的经验可以为今后使用电钩进行分离操作提供指导，缩短学习曲线，提高手术的质量。

我们必须承认每一种工具都有其各自的优势和不足，也都有其最适宜的使用范围，即所谓尺有所短、寸有所长。在腹腔镜直肠癌根治手术中，对于结直肠系膜（特别是浆膜面）的分离和直肠后间隙舒松组织的分离，电钩有其自身优势，操作速度要快于超声刀。对于操作平面表面的小的渗血的处理，电钩止血的效果要优于超声刀。但由于电钩本身只有在钩的过程中才能提供张力，而电钩的切割必须在有一定张力的条件下完成，故其对于助手的要求要远高于使用超声刀的手术。正如陈功教授在文中所提到的，烟雾的问题也是影响电钩应用的重要因素。如果助手不能够提供完美的显露，术者在使用肠钳暴露还是使用吸引器吸烟的问题上就存在很大困惑，而频繁地更换器械也是影响手术进度和手术质量的不利因素。目前直肠癌的新辅助放化疗在各个医院都广泛开展，对于新辅助治疗后的病人，其组织间隙都存在一定程度的水肿，将更加不利于电钩操作。在血管的裸化和淋巴结清扫的过程中，电钩操作的出血风险可能会大一些，特别是在有较多淋巴结肿大的病例中。另外对于术中出现的较大血管的意外出血，由于电钩的面积小且无法钳夹，也很难第一时间控制住出血。

今天很多年轻的外科医师，他们从开始接触腔镜胃肠手术的第一天就在使用超声刀，故缺乏电钩操作的经验。陈功教授所介绍的电凝钩的操作可以为他们提供一种解决手术中问题的新的思路和方法。我们每一个腔镜外科医生，都应该熟悉并掌握每一种器械和设备各自的优势、适用范围及使用方法，在手术中灵活使用，才能实现缩短手术时间，减少手术创伤，提高手术的质量的目的，最终使每一位病人获益。

【作者简介】

陈功，副主任医师，硕士研究生导师，中山大学附属肿瘤医院结直肠科副主任。中国临床肿瘤学会（CSCO）副秘书长、常务理事，2015—2017年ASCO学术委员会委员，CSCO青年专家委员会第一届主任委员，中国抗癌协会大肠癌专业委员会委员，CSCO全国胃肠道间质瘤专家委员会委员、胃肠胰神经内分泌肿瘤专家委员会委员，中国医师协会结直肠外科医师分会常务委员，美国临床肿瘤学会（ASCO）会员，欧洲肿瘤学会（ESMO）会员，《中华胃肠外科杂志》编委，《癌症》、《中华医学》杂志英文版、《中华肿瘤杂志》特约审稿专家，*Annals of Oncology* 杂志结直肠癌中文版编委，*The Oncologist* 杂志中文版编委，《新英格兰医学杂志》中文版《医学前沿》特约述评专家及编辑委员会委员，第一或通讯作者发表论文30余篇，包括SCI收录杂志 *Dis Colon Rectum*，*J Cancer Res Clin Oncol*，*Ann Oncol*，*Int J Colorectal Dis*，*BMC Cancer*，*British J Cancer*，*Plos ONE*，*Chinese Journal of Cancer*，《中华医学杂志》等。

【述评者简介】

王磊，中山大学附属第六医院教授、博士研究生导师、结直肠外科主任、副院长。主持国家科技支撑计划、国家自然科学基金(4项)、教育部新世纪优秀人才计划等10余项。发表 *Cancer Cell*、*Gastroenterology*、*Gut* 等SCI论文80余篇，在结直肠癌基础与临床研究领域先后于2007、2011年两次获得广东省科技进步一等奖，2016年获得国家科技进步二等奖；《中华结直肠肛门外科学》副主编、《CORMAN结直肠外科学》副主译。学术兼职包括：中华医学会外科分会青年委员，中华医学会外科分会结直肠学组委员，中华医学会内镜分会外科学组委员，中国医师协会外科医师分会肛肠外科医师委员会副主任委员，中国医师协会结直肠委员会常委，中国医师协会外科分会结直肠学组委员，广东省医师协会胃肠外科分会主任委员，*Gastroenterology Report* 副主编，《中华胃肠外科杂志》编委，《中华实验外科杂志》编委等。

参考文献

[1] Yoshiharu Sakai. Laparoscopic Surgery for Colorectal Cancer. Tokyo：Springer Japan，2016.

[2] 池畔，李国新，杜晓辉. 腹腔镜结直肠肿瘤手术学. 北京：人民卫生出版社，2013.

第九节　腹腔镜直肠低位前切除术(机器人技术)

1982年，Heald等提出了全直肠系膜切除术(total mesorectal excision，TME)的概念，即直肠具有由血管、神经、淋巴和脂肪结缔组织构成的系膜，此系膜被一完整的筋膜囊所包裹，直肠癌根治术中要保证手术标本的直肠系膜完整无损，远端系膜切除离肿瘤不少于5cm，远端肠段切除离肿瘤不少于2cm。现在TME概念已得到了外科医生的广泛认可，成为直肠癌手术的标准术式。TME手术在离断肠系膜下动脉时有两种方式(图3-1-9-1)。一种是高位结扎，在肠系膜下动脉自腹主动脉发出的起始处结扎。另一种是低位结扎，在左结肠动脉起始的下方结扎，保留左结肠动脉。

机器人手术系统具有高清的3D视野，手术操作稳定，其在直肠癌根治术的中的应用不断增多。笔者使用机器人系统处理肠系膜下动脉时，1号臂使用超声刀进入Toldt间隙后，向上游离至肠系膜下动脉根部，游离左结肠动脉予以保留，分别切断直肠上动脉及乙状结肠动脉属支。

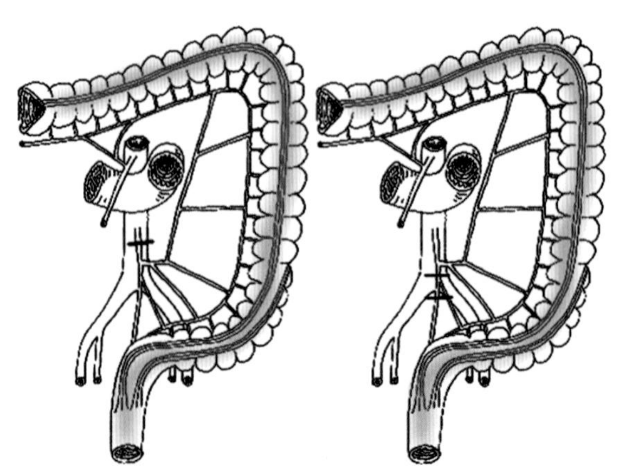

图3-1-9-1　两种离断肠系膜下动脉的方式

技术的优势在于：①机器人系统的三维立体画面所呈现的术层次关系更加清晰，术者可以在狭窄的盆腔内辨认疏松结缔组织间隙，易于寻找入路和直肠系膜的游离；②机器人的高清放大图像，能够更好地显露盆腔自主神经，有助于保留病人的性功能和排尿功能；③灵活的机器臂使术者在盆腔狭窄空间内的操作更加方便，降低手术难度；④保留左结肠动脉可以最大程度上保证吻合口血供，预防吻合口瘘的发生（图 3-1-9-2）。

【适应证和禁忌证】

1. 适应证　①直肠癌术前病理诊断明确；②肿瘤下缘位于肛缘 5cm 以上，行机器人手术，术式均为直肠癌前切术；③术前诊断 T3 及以上的病人行新辅助放化疗，无远处转移；④无肠道梗阻；⑤无结直肠手术史。

2. 禁忌证　①严重的心、肺、肝等主要脏器功能不全不能耐受手术；②严重凝血功能障碍；③结直肠癌梗阻伴有明显腹胀；④肿瘤穿孔合并急性腹膜炎；⑤腹腔内广泛粘连。

【体位、戳卡位置以及手术站位】

1. 体位　机器人操作时病人为头低脚高截石位，留置尿管。

2. 戳卡位置　采用 4 孔法布局：脐偏上偏右各 3～4cm 处为观察孔；右侧腋中线与髂前上棘连线，距观察孔≥8cm，作为机器臂主操作孔；左侧髂前上棘上方 3～4cm 与左锁骨中线外侧 5cm 交点，作左侧操作孔；主操作孔上方 8～10cm 与观察孔外侧 8cm 的交点做辅助操作孔，用于助手冲洗、牵拉、吸引、结扎等辅助操作。

3. 手术站位　术者在操作台进行手术操作，助手位于病人右侧（图 3-1-9-3）。

【手术步骤】

1. 手术入路

2. 肠系膜下血管的处理

3. 骶前间隙与直肠后间隙的游离

4. 直肠两侧系膜的游离

5. 直肠前间隙的游离

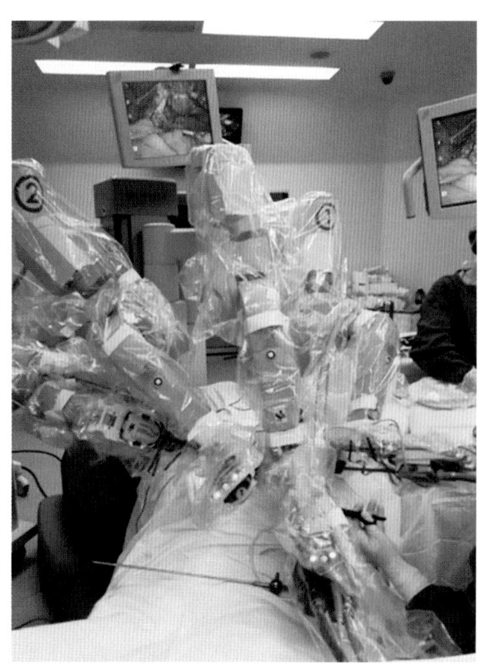

图 3-1-9-2　机械臂系统

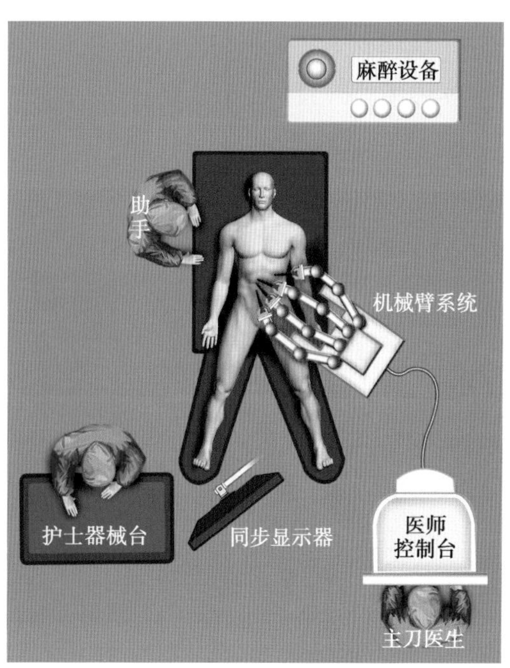

图 3-1-9-3　手术室布局

6. 环周裸化远端肠壁并离断

7. 体外切除标本

8. 体内吻合

【手术技巧】

1. 手术入路　使用 2 号臂提起直肠向左向头侧牵拉，1 号臂用超声刀在骶骨岬水平，右侧输尿管内侧 2cm 处切开腹膜（图 3-1-9-4），沿直肠旁沟向小肠系膜根部方向切开，再沿肾前筋膜向左分离腹膜后间隙（图 3-1-9-5）（【二维码】3-1-9-1）。

【二维码】3-1-9-1　手术入路

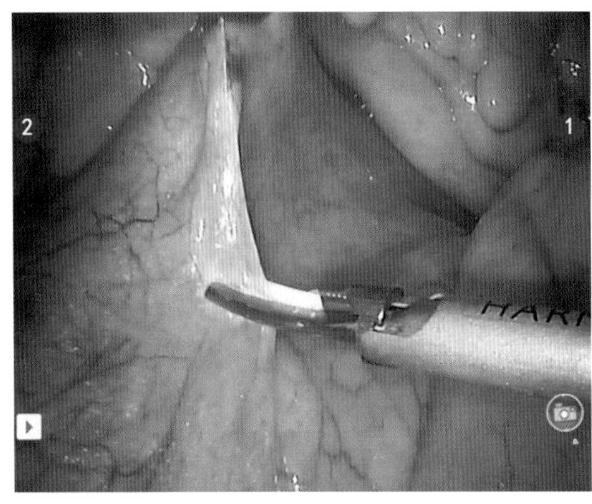

图 3-1-9-4　手术入路

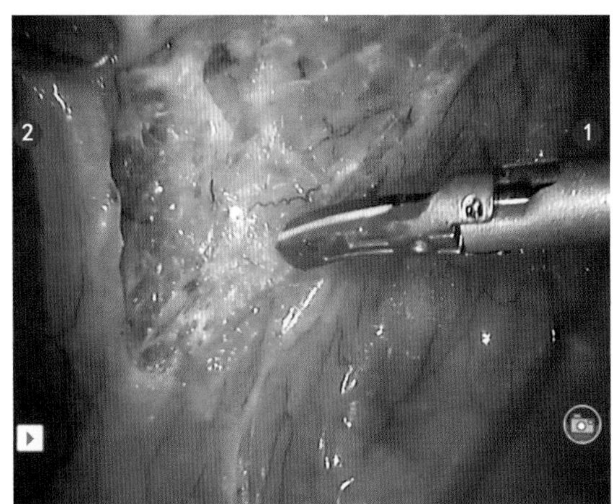

图 3-1-9-5　切开腹膜并游离

2. 肠系膜下血管的处理　向上游离至肠系膜下动脉根部，清扫 No.253 淋巴结，游离左结肠动脉予以保留（图 3-1-9-6），使用 hem-o-lok 分别结扎并离断直肠上动脉及乙状结肠动脉属支（图 3-1-9-7）（【二维码】3-1-9-2）。在肠系膜下动脉外上方约 2cm 处游离结扎离断肠系膜下静脉（图 3-1-9-8、图 3-1-9-9）（【二维码】3-1-9-3）。

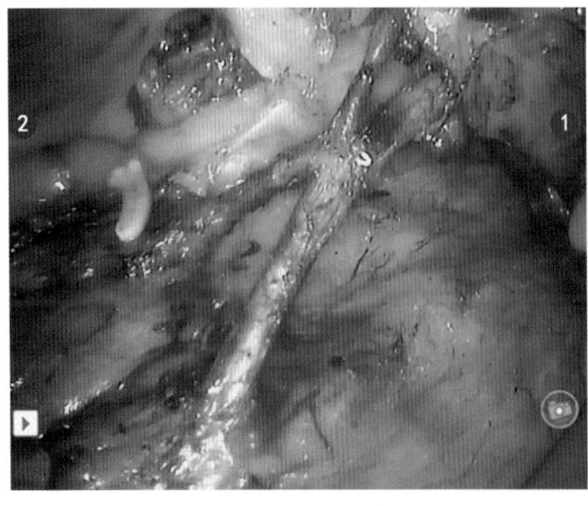

图 3-1-9-6　游离肠系膜下动脉及左结肠动脉

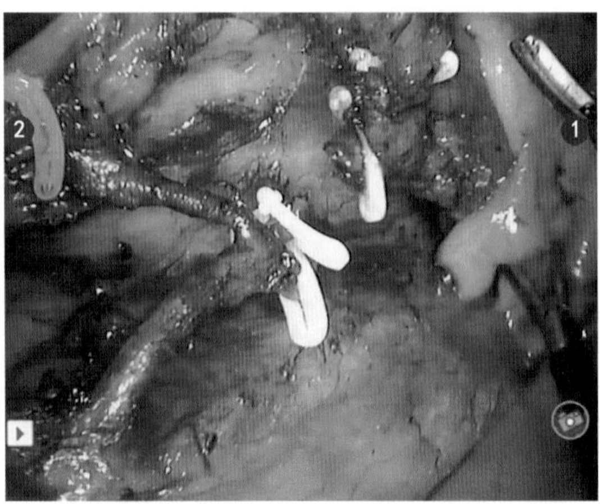

图 3-1-9-7　保留左结肠动脉，结扎离断直肠上动脉及乙状结肠动脉属支

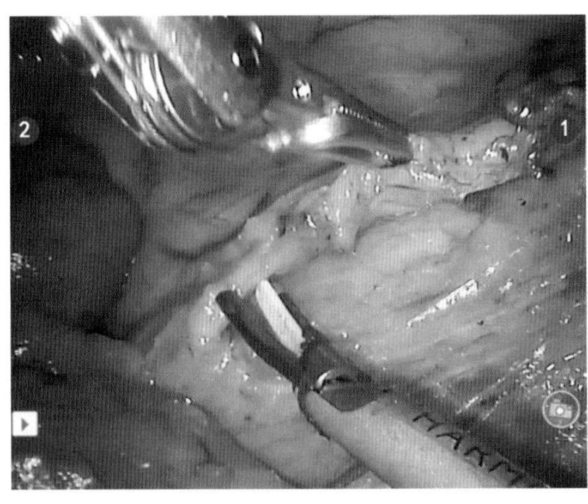

图 3-1-9-8　游离肠系膜下静脉

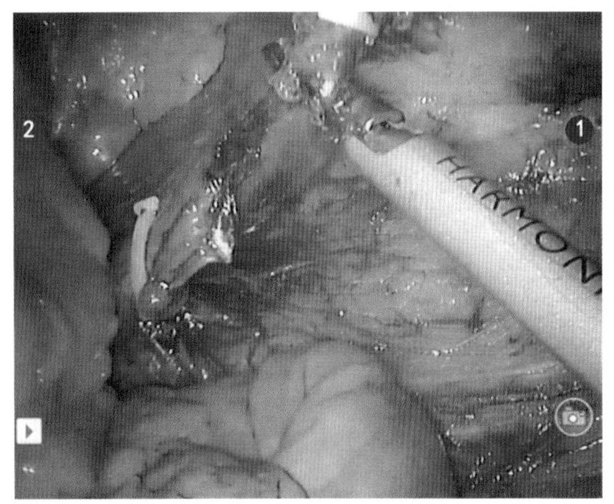

图 3-1-9-9　离断肠系膜下静脉

【二维码】3-1-9-2　离断肠系膜下动脉（保留左结肠动脉）

【二维码】3-1-9-3　离断肠系膜下静脉

3. 骶前间隙与直肠后间隙的游离　将肠管及系膜向上提起，显露 Toldt 间隙，向左上以及左下侧腹壁游离，显露并保护左侧输尿管。弧形切开骶骨直肠韧带进入骶前间隙(图 3-1-9-10)，沿疏松间隙继续向下游离直肠后间隙(图 3-1-9-11)(【二维码】3-1-9-4)。

【二维码】3-1-9-4　骶前间隙及直肠后间隙游离

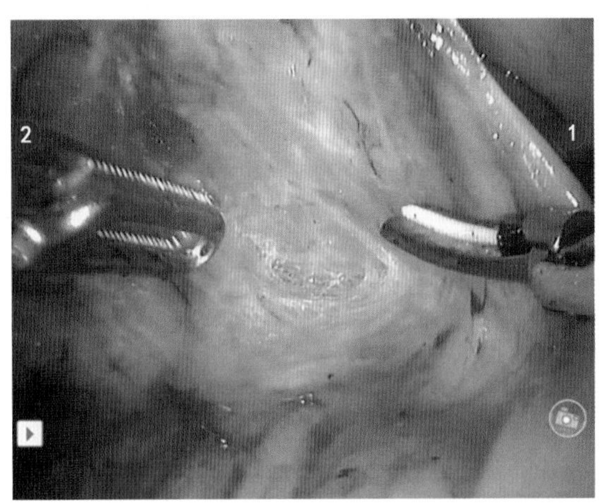

图 3-1-9-10　骶前间隙游离

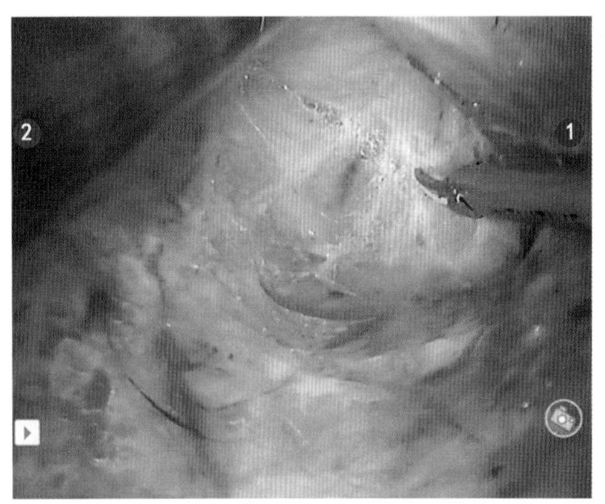

图 3-1-9-11　直肠后间隙游离

4. 直肠两侧系膜的游离　将乙状结肠向右侧牵拉，沿左侧腹壁与乙状结肠系膜的交界处打开，进入后腹膜 Toldt 间隙，与内侧游离部位汇合，继续向下游离直肠两侧系膜，与骶前间隙和直肠后间隙汇合(图 3-1-9-12、图 3-1-9-13)(【二维码】3-1-9-5)。

【二维码】3-1-9-5　两侧系膜游离

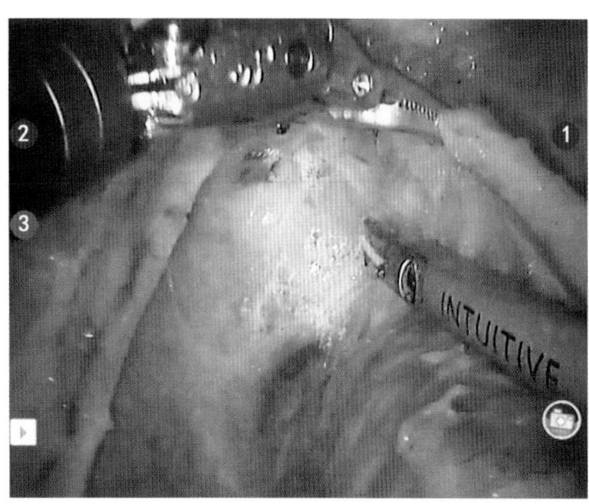

图 3-1-9-12 游离直肠左侧系膜

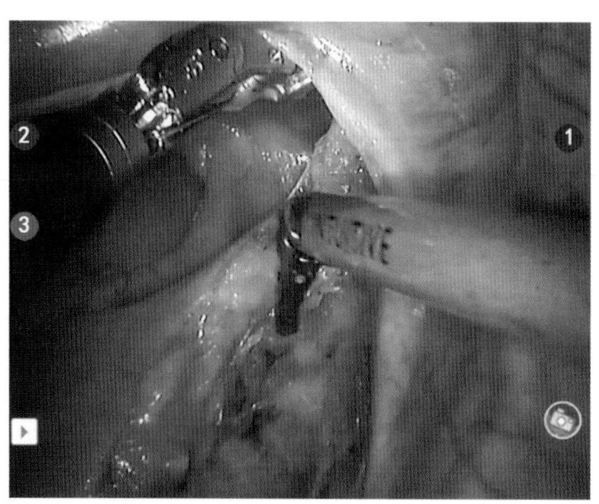

图 3-1-9-13 游离直肠右侧系膜

5. 直肠前间隙的游离 在直肠膀胱陷凹或直肠子宫陷凹处切开盆底腹膜（图 3-1-9-14），沿 Denonvilliers 筋膜游离（图 3-1-9-15）（【二维码】3-1-9-6），男性注意保护精囊腺前列腺，女性注意保护阴道后壁。

【二维码】3-1-9-6 前间隙游离

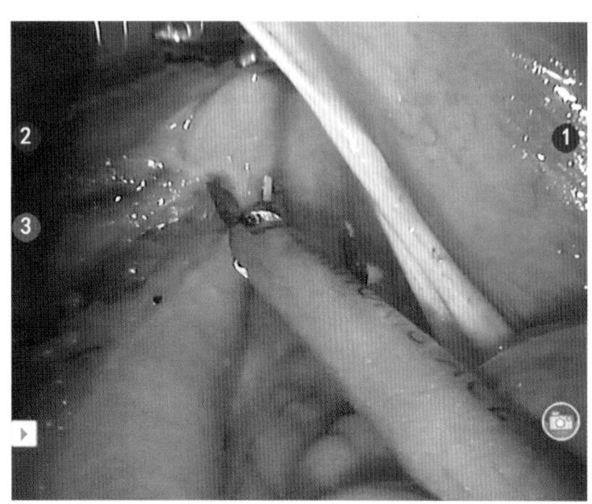

图 3-1-9-14 切开盆底腹膜

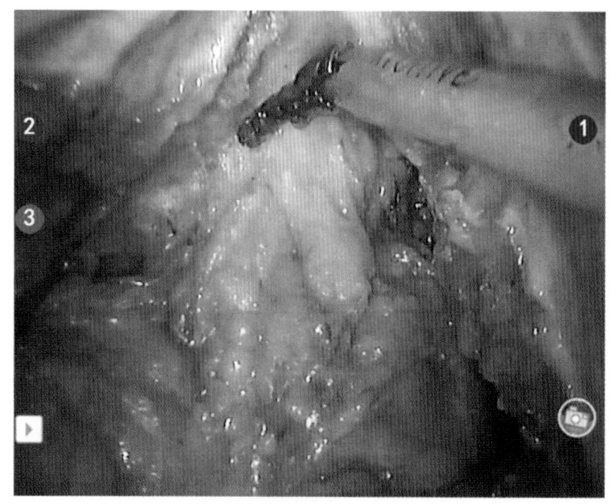

图 3-1-9-15 游离直肠前间隙

6. 环周裸化远端肠壁并离断 在距肿瘤下缘 2cm 处环周裸化直肠壁（图 3-1-9-16）（【二维码】3-1-9-7），使用直线切割闭合器离断肿瘤远端直肠。

7. 体外切除标本 解除气腹后，在左下腹做 4～5cm 辅助切口，将离断的直肠及系膜提出体外，距肿瘤上缘 8～10cm 处离断肠管，切除肿瘤标本。

8. 体内吻合 在近端肠管断端放置吻合器钉砧头，缝合腹壁切口，重建气腹后完成体内吻合。生理盐水冲洗，确认无活动性出血后，吻合口旁放置乳胶引流管，逐个缝合穿刺孔。

【术后管理及并发症处理】

1. 术后管理 术后观察呼吸、体温变化，引流液量以及性状，尿量、尿液颜色以及切口的恢复情况。注意是否存在腹腔内出血、吻合口出血、吻合口瘘以及切口感染等情况。给予适当营养支

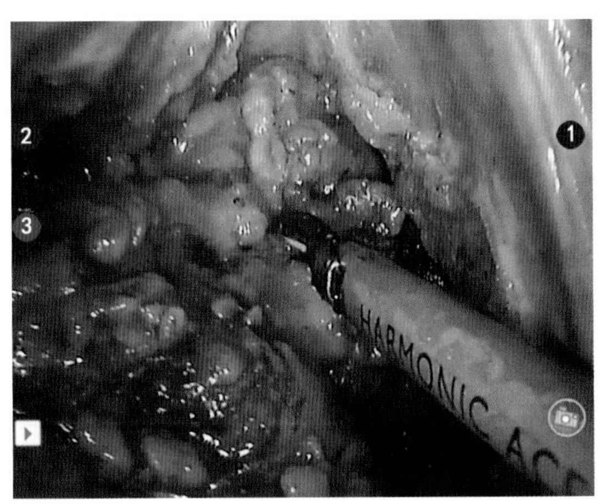

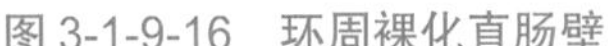
图 3-1-9-16 环周裸化直肠壁

【二维码】3-1-9-7 环周裸化肠管

持。鼓励病人早期下床活动，预防深静脉血栓形成。锻炼排尿功能，拔除导尿管。根据病人肠道恢复情况逐步恢复饮食。

2. 并发症处理

(1) 吻合口瘘：多发生于低位和超低位的直肠前切术后。如果腹膜炎较局限，保持引流通畅，持续腹腔冲洗，定期造影观察吻合口愈合情况。一旦出现急性弥漫性腹膜炎，建议手术探查。

(2) 肠梗阻：术后早期下床活动，经保守治疗绝大部分病人可缓解。

(3) 排尿与性功能障碍：由于术中损伤盆腔神经所致，重点在于术中有意识地保护盆腔神经，避免神经损伤。

(4) 切口疝：行手术修补。

(5) 切口感染：加强换药，通畅引流，必要时可行理疗促进切口愈合。

(杜晓辉)

【文后述评】(董光龙)

直肠癌根治术中有两种处理肠系膜下动脉的手术方式：一种方式是在肠系膜下动脉根部进行结扎离断，即高位结扎；另一种方式是游离出左结肠动脉后，在左结肠动脉起始部下方进行结扎离断，即低位结扎。针对这两种手术方式的争议一直存在。

临床上高位结扎的手术方式应用更多。高位结扎可以保证左结肠充分游离，降低吻合口张力。高位结扎后远端结肠血供完全依靠结肠中动脉以及结肠边缘血管。通常认为由结肠中动脉发出的结肠边缘血管可以有效地保证远端结肠的血供。但是有研究发现高位结扎后远端结肠的血供显著下降。此外，术后恢复过程中很多病人会出现血压降低，这部分病人可能会出现结肠边缘血管供血不足的情况。老年病人多合并动脉粥样硬化，也是导致高位结扎后远端结肠供血不足的可能原因之一。远端结肠血供不足会导致吻合口缺血，增加了吻合口瘘发生的危险。

本章中使用机器人手术系统进行保留左结肠动脉的直肠癌根治术，其技术优势主要有以下几点：第一，是机器人高清放大图像能够更好地显露肠系膜血管，便于血管游离及淋巴结清扫；第二，是保留左结肠动脉可以最大限度地保证吻合口血供，降低吻合口瘘发生的风险；第三，是高位结扎有可能损伤肠系膜下动脉根部附近的神经丛，导致自主神经功能损伤，病人出现排尿障碍，低位结扎损伤神经的风险更小；第四，是机器人系统的三维画面呈现的组织层次关系更为清楚，术者可以清晰地辨认疏松结缔组织间隙，易于寻找入路以及直肠周围间隙的游离；第五，是机器人系统的机器臂操作灵活，术者在盆腔狭窄空间内的操作更加得心应手，有利于手术进行。

与高位结扎肠系膜下动脉手术方式相比，保留左结肠动脉的直肠癌根治术有以下技术难点：第一，是有些病人左结肠动脉距肠系膜下动脉起始部位距离较远，清扫肠系膜根部淋巴结时需要游离的血管长度较长，增加了手术难度；第二，是上行的左结肠动脉距离肠系膜下静脉较近，游离左结肠动脉时可能损伤肠系膜下静脉导致出血，游离左结肠动脉时需要稳定精细的操作，机器人手术系统自动除颤功能在精细操作时具有一定优势。

近年来，机器人手术在结直肠外科中的应用不断增多，我国机器人手术水平已取得长足进步。目前机器人手术还存在手术费用高、手术时间长、缺乏触觉反馈等缺点。但是随着机器人手术系统的不断优化以及新技术在机器人手术平台应用的开展，相信机器人手术会为结直肠微创外科带来更为广阔的前景。

【作者简介】

杜晓辉，男，1971 年生，主任医师，教授，中国人民解放军医学院博士研究生导师，解放军总医院普通外科行政副主任。兼任全军普通外科专业委员会常务委员、中华医学会外科学分会青年委员、中华医学会外科学分会结直肠外科学组委员、中国医师协会肛肠医师分会常务委员、中国研究型医院学会机器人与腹腔镜外科专业委员会常务委员、全军普通外科专业委员会微创外科学组副组长、全军结直肠病学专业委员会手术学组副组长。

【述评者简介】

董光龙，教授，博士研究生导师，主任医师，解放军总医院普通外科副主任。中国医师协会外科医师分会、中国国际医促会肥胖和糖尿病外科委员会常委，国际代谢手术卓越联盟（IEF）中国区副主席，全军普外腹腔镜与机器人外科学组副组长，《腹腔镜外科杂志》《中华代谢外科杂志》编委。

第十节　腹腔镜直肠低位前切除术（手辅助技术）

手助腹腔镜手术（hand assisted laparoscopic surgery，HALS）是近年来兴起的一种新型腹腔镜手术方式，是指术者经特定的手助器将非优势手伸入腹腔从而协助完成手术；因其具有安全微创、减少手术时间、缩短腹腔镜手术学习曲线等优点，已经被越来越多的外科医师所接受。HALS 的出现，在保留微创优势的同时，大大降低了一些完全腹腔镜手术的难度，病种涉及结直肠外科、肝胆外科、泌尿外科、胃肠外科、妇科等，使得先前腹腔镜下难以完成的复杂手术得以完成，迅速推动了腹腔镜技术在腹部外科的发展[1-5]。

HALS 直肠癌根治术也应遵循全直肠系膜切除术（total mesorectal excision，TME）的原则[1,4]：①在骶前间隙进行锐性分离；②保持盆筋膜脏层的完整无损；③肿瘤远端直肠系膜切除不得少于 5cm 或全系膜，切除长短至少距肿瘤下缘 2cm。与开腹 TME 相比，HALS 直肠癌根治术具有以下优势：超声刀锐性解剖能更完整地切除直肠系膜；对盆筋膜脏壁二层间隙的判断和入路的选择更为准确；腹腔镜对盆腔自主神经丛的识别和保护作用更确切；与完全腹腔镜TME相比，由于HALS操作中手的协助，通过触觉反馈，可以清楚地判断肿瘤的位置和切缘，并且能引导闭合器、吻合器等器械的操作，相比而言，更为安全、可靠，也增加了低位直肠癌保肛的概率。

【适应证与禁忌证】

1. 适应证　①直肠肿瘤直径<6cm，局部与周围组织无广泛浸润，未累及周围重要器官或血管；②肿瘤无远处转移或者转移灶符合同期切除标准；③择期手术病例；④既往无多次腹部手术史，无腹腔严重粘连；⑤全身一般情况良好，无重要器官功能不全，能耐受全麻手术。

2. 禁忌证　①肿瘤巨大，且与与周围组织广泛浸润，累及周围重要脏器或血管；②伴远处器官转移，暂无手术切除可能；③急诊手术病例（如直肠肿瘤伴肠梗阻、穿孔等）；④多次腹部手术史，腹腔严重粘连；⑤全身情况不良，虽经术前治疗仍不能纠正或改善者；有重要脏器功能不全，且不能耐受手术者；或者无法耐受气腹者。

【体位、戳卡位置以及手术站位】

1. 体位　采用膀胱截石位，双侧大腿尽量放平，同时头低脚高（30°）伴右倾（30°）。

2. 戳卡位置　绕脐做约5cm弧形切口，置入“蓝碟”手助器。耻骨上2cm放置10mm trocar为光源孔，用于置入30°光源镜头，右侧平脐旁开15cm略偏下腹直肌外缘行12mm trocar为主操作孔，用于置入超声刀、闭合器等。有时，我们会在主操作孔的对侧左下腹处，置入5mm trocar为辅助孔，用于助手协助（图3-1-10-1）。

3. 手术站位　术者位于病人右侧，助手位于病人左侧（必要时），扶镜手立于病人两腿之间（图3-1-10-2）。

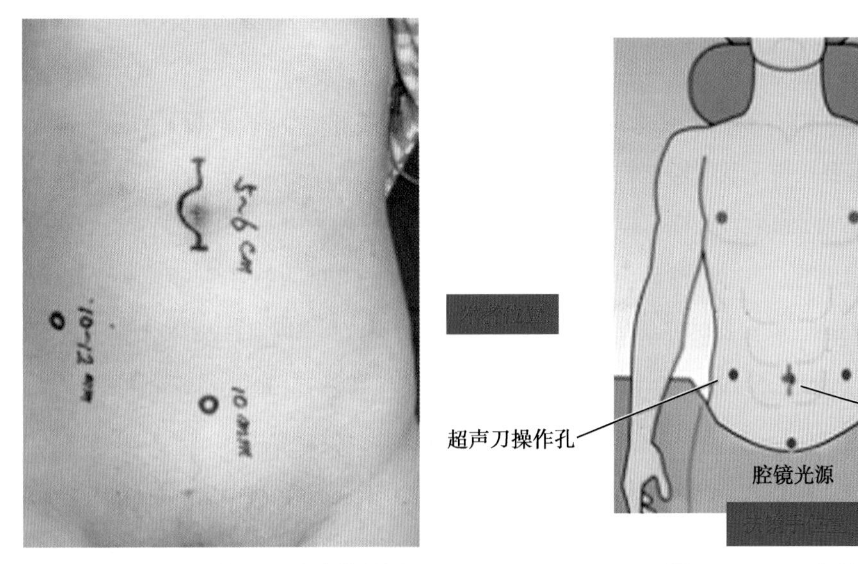

图3-1-10-1　手助切口及戳卡的位置　　图3-1-10-2　手术站位

4. 手术特殊器械　特有的“蓝碟”手助器，其分为上下两层，上层为密封盖，可旋紧于手腕部；下层为通路牵开器（底座），紧贴于整层切口，密闭性能良好；同时，在取出手术标本时，底座能与肿瘤组织有效隔离，防止切口肿瘤种植（图3-1-10-3）。

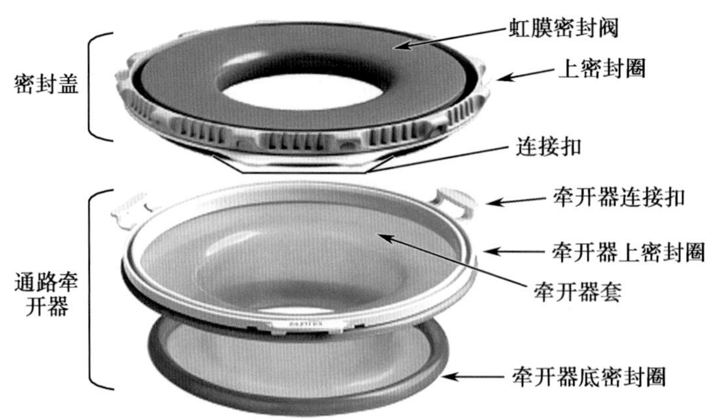

图 3-1-10-3 "蓝碟"手助器

【手术步骤】

1. 气管插管静吸复合全身麻醉成功后，常规摆放体位，消毒，铺巾；

2. 术者位于病人右侧，扶镜手位于病人两腿间；

3. 绕脐做约 5cm 弧形切口，置入"蓝碟"手助器，同时放置各 trocar；

4. 肠系膜下动、静脉的处理；

5. 乙状结肠的游离；

6. 直肠的游离（TME 原则）；

7. 肿瘤下切缘处离断直肠后，经手助器底座取出标本，并裁剪系膜；

8. 切除肿瘤标本，并修剪乙状结肠远端；

9. 乙状结肠 - 直肠端端吻合；

10. 冲洗盆腔，留置盆腔引流管，关腹。

【手术技巧】

1. HALS 直肠癌根治术时，扶镜手位于病人腿间，在游离直肠盆底操作时，其位置刚好和术者操作方向相反，因此，需要扶镜手反向操作。

2. 放置手助器的切口长度适合，长度一般为术者手套宽度的 1/2（约三横指）；切口的位置一般选择绕脐切口，优势在于：①切口位于中间，腹腔内操作空间大，探查全面；②借助于生理凹陷，愈合美观；③若中转开腹，便于切口延长；④必要时可以直视下通过手助切口游离结扎系膜血管、游离网膜等。

3. 手助器放置后，可先置入 10mm trocar 用于置入镜头，建立气腹后，先行腹盆腔探查，了解有无转移情况，避免漏诊。

4. 合理安排手助器的位置和 trocar 的位置，不仅方便辅助手牵拉暴露术野，还要方便其他器械的操作，防止 trocar 损伤手助器。

5. 将左手（非优势手）通过手助器置入腹腔，进腹深度超过腕部即可，便于灵活操作，减轻疲劳，右手（优势手）操纵器械。

6. 可从手助器中带入 1～2 块干纱布，便于术中擦拭血迹，保持视野清晰，同时还有助于隔开小肠，避免副损伤。

7. 游离时必须保持乙状结肠系膜足够的张力，便于显露肠系膜下动静脉并离断，同时清扫253组淋巴结；有时应注意保留左结肠动脉，避免吻合口血供不足而产生吻合口漏。

8. 直肠游离时，按照TME的原则，沿着直肠固有筋膜与盆壁筋膜的间隙行锐性分离，低位直肠肿瘤的骶前分离应至尾骨尖。

9. 切开腹膜返折，于邓氏筋膜之间的间隙将直肠前壁与精囊分离（女性在直肠生殖膈平面进行分离），切断两侧的侧韧带并注意保护盆腔的自主神经，最后将直肠游离至肿瘤下方至少2cm（通过左手的触觉，可以清楚地判断肿瘤的下切缘），并在该处离断直肠。

10. 将近端肠管经手助器底座取出，直视下裁剪系膜，切除肿瘤肠段，并修剪乙状结肠近端后置入吻合器钉头。

11. 重新建立气腹，并在左手的引导下作乙状结肠-直肠端端吻合。

【术后管理及并发症处理】

术后管理及常见的并发症处理（如：吻合口出血、吻合口瘘、肠梗阻、术后感染等），基本同完全腹腔镜下直肠癌根治术。

（刘凡隆）

【文后述评】（林建江）

目前，腹腔镜下直肠癌根治术已是非常成熟的直肠癌手术治疗方案之一，但完全腹腔镜下行直肠癌根治术仍存在部分不足，如缺乏触觉反馈、不足的肠管牵拉张力、手术时间较长、学习曲线较长等。HALS作为一种新兴的手术方式，既具备腹腔镜手术微创的优点，又保留了传统开腹手术直观的特点，已成为腹腔镜微创手术体系的重要组成部分。在结直肠外科方面，已有多中心研究表明，HALS的手术效果要优于传统的开腹手术甚至完全腹腔镜下手术。

完全腹腔镜下直肠癌根治术大多需做小切口辅助完成直肠的切除和吻合，因此，HALS将切口做在手术起始阶段并未增加病人的创伤。HALS技术的最大优点是恢复对外科医师来说至关重要的触觉和手眼的协调性，降低手术难度，提高手术安全性。通过手的辅助进行更准确的手术定位，尤其适合早期肿瘤；同时，并可精确地将组织置于器械的尖端进行剪切分离，减少损伤。辅助手可清楚地扪及血管搏动确定血管位置，更方便地控制术中出血。此外，由于手的协助，降低了操作难度，手术曲线较短，有助于年轻医师较快掌握。

当然，HALS也存在一些不足，比如经济原因（手助器偏贵）；对于扶镜手的要求相对较高，避免手对腹腔镜视野的负面影响；腹腔内手的操作易导致组织渗血，而且有增加术后肠粘连的风险等；不过，我们相信随着腹腔镜器械的发展、操作技能的提高和更多经验的积累，HALS在结直肠外科将会有着更广阔的应用前景。

【作者简介】

刘凡隆，男，肿瘤学博士，浙江大学医学院附属第一医院肛肠外科主任医师。浙江省结直肠疾病诊治中心秘书，浙江省医学会肛肠外科学分会委员兼秘书，肛肠外科学分会青年委员会副主任委员，浙江省医师协会肛肠科医师分会委员兼秘书，浙江省医学会医疗事故鉴定专家，浙江省抗癌联盟结直肠癌委员会委员，中国抗癌协会大肠癌专业委员会学组委员，世界中医药学会联合会盆底医学专业委员会理事，中国便秘联谊会理事会常务理事，中华预防医学会肛肠病预防与控制专业委员会委员，中国医师协会肛肠分会肿瘤转移委员会委员，中国研究型医院学会肿瘤外科专业委员会委员，中国医师协会结直肠肿瘤专业委员会学组委员，《中华结直肠疾病电子杂志》通讯编委。

【述评者简介】

林建江，教授，现任浙江大学医学院附属第一医院肛肠外科主任，浙江省结直肠疾病诊治中心主任。中国医师协会外科医师分会肛肠外科医师委员会副主任委员，中华医学会外科学分会结直肠肛门外科学组委员，中国医师协会肛肠专业委员会委员，中国医师协会外科医师分会结直肠外科医师委员会常务委员，中国中西医结合学会大肠肛门病专业委员会常务委员，中国医师协会结直肠肿瘤委员会常务委员，浙江省医学会肛肠外科学分会主任委员，浙江省医师协会肛肠医师分会会长，浙江省抗癌协会大肠癌专业委员会副主任委员，浙江省中西医结合学会肛肠病专业委员会副主任委员。

参考文献

[1] 刘凡隆，盛勤松，陈文斌，等. 手辅助腹腔镜下直肠癌根治术. 中华外科杂志，2012，50（7）：622-624.

[2] Sheng Q S，Pan Z，Chai J，et al. Complete mesocolic excision（CME）in right hemicolectomy：comparison between hand-assisted laparoscopic and open approaches.

[3] 盛勤松，林才照，严盛，等. 手助腹腔镜结直肠癌肝转移一期同步切除术六例分析. 中华普通外科杂志，2012，27（12）：982-984.

[4] Liu F L，Lin J J，Ye F，et al. Hand-assisted laparoscopic surgery versus the open approach in curative resection of rectal cancer. J Int Med Res，2010，38（3）：916-922.

[5] Sheng Q S，Lin J J，Chen W B，et al. Hand-assisted laparoscopic VS. open right hemicolectomy：short-term outcomes in a single institution from China. Surg Laparosc Endosc Percutan Tech，2012，22（3）：267-271.

第二章 腹腔镜直肠经内外括约肌间切除术（ISR）

第一节 腹腔镜 ISR 手术（完全经盆腔途径）

经括约肌间超低位直肠前切除术（intersphincteric resection，ISR），作为一种极限保肛方式受到外科医生的重视。根据肿瘤位置及内括约肌切除位置，ISR 手术可分为完全 ISR 手术，次全 ISR 手术，部分 ISR 手术。传统 ISR 手术是先经盆腔按 TME 原则游离直肠，再经肛门切除部分或全部内括约肌，进入内外括约肌间隙与盆腔汇合，最后将游离好的结肠拉到肛门行结肠肛管手工吻合。随着腹腔镜技术、器械的进步以及对肛门直肠解剖认识的深入，腹腔镜下完全经盆腔途径完成部分 ISR 手术成为可能。其特点：①腹腔镜下按 TME 原则完成直肠的游离，包括内外括约肌间直肠的游离；②直肠的离断是在盆腔内应用腔内切割闭合器完成；③应用双吻合器吻合。其缺点：病例可选择范围小，仅适用早期病例，仅能实行部分 ISR 手术。

【适应证和禁忌证】

1. 适应证　①肿瘤下缘距肛管直肠环≤1.0cm，距齿状线≥1.0cm；②术前超声内镜、MRI 提示无外括约肌侵犯依据；③病理检查为高、中分化腺癌；④术前肛门括约肌功能正常；⑤无肛外器官远处转移。

2. 禁忌证　①术前即有排便控制功能不良；②术前评估发现肿瘤已侵犯至肛门外括约肌或盆壁者。

【体位、戳卡位置以及手术站位】

1. 体位　截石位，两侧髋关节微曲、外展 45°，膝关节屈曲 30°，双下肢低于或与腹部齐平。

2. 戳卡位置　脐上缘放置直径 10mm 套管，作为观察孔；右下腹（平右侧髂前上棘内下方）置入 12mm 套管作为主操作孔；右锁骨中线平脐点置入 5mm 套管作为辅助操作孔；左下腹（平左侧髂前上棘内侧 2 横指）置入 10mm 套管作为辅助操作孔；左锁骨中线平脐点置入 5mm 套管作为辅助操作孔（图 3-2-1-1）。

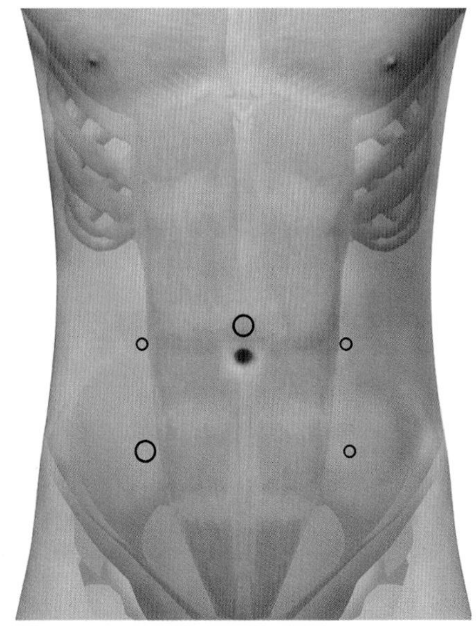

图 3-2-1-1　戳卡位置

> 要点：右下腹 12mm 套管要在右锁骨中线平髂前上棘偏内下 1～2 横指，否则游离括约肌间直肠及应用腔内切割闭合器闭合、切断直肠时会很困难。

3. 手术站位　主刀医生站在病人右侧，第一助手站在主刀医生对侧，扶镜手站在病人头侧或病人右上方。

4. 特殊手术器械　腹腔镜常规器械。

【术前检查】

术前指诊很重要：①判断肿瘤下缘距离齿状线的位置，即适不适合实施 ISR；②判断肛门括约肌功能。

【手术步骤】

1. 入路层面的分离
2. 肠系膜下动脉的处理及 253 淋巴结的清扫
3. Toldt 间隙的分离
4. 乙状结肠系膜的裁剪
5. 肠系膜下静脉的处理
6. 乙状结肠、降结肠外侧壁的分离
7. 直肠后间隙的分离
8. 直肠前壁的分离
9. 直肠侧方间隙的分离
10. 直肠末段系膜的分离
11. 内外括约肌间隙的分离
12. 远端直肠的闭合、离断
13. 直肠的吻合

【手术步骤及要点】

1. 入路　采用内侧入路，从乙状结肠系膜与盆底腹膜交界处切开，自内向外分离。显露上腹下神经丛，以上腹下神经丛作为解剖标志，在其表面分离，切断其进入乙状结肠系膜的分支，稍扩大 Toldt 间隙（图 3-2-1-2）（【二维码】3-2-1-1）。

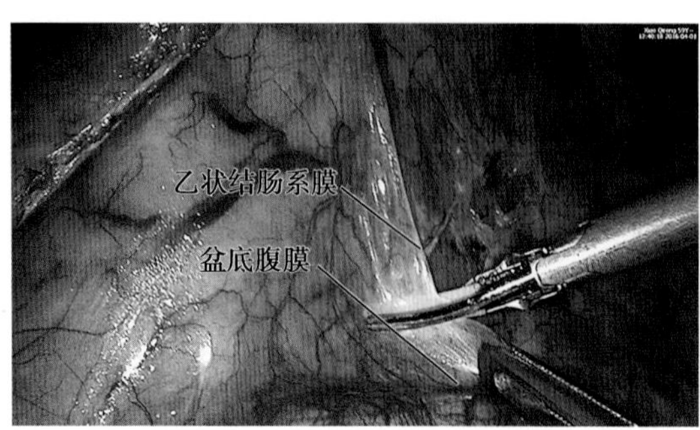

图 3-2-1-2　内侧入路，在乙状结肠系膜与盆底腹膜交界处切开

【二维码】3-2-1-1　内侧入路分离

要点：1. 助手和术者要把乙状结肠系膜和盆底腹膜对抗牵拉，保持足够张力。

2. 以上腹下神经丛作为标志，在神经表面进行分离(图 3-2-1-3)。

2. 肠系膜下动脉的处理及 253 淋巴结的清扫　在上腹下神经丛表面向头侧稍扩大 Toldt 间隙，顺着上腹下神经丛找到肠系膜下神经丛，肠系膜下神经与肠系膜下动脉附着处下方切开肠系膜下动脉鞘，将动脉与神经分开，距腹主动脉 0.5cm 断扎肠系膜下动脉，清扫 253 淋巴结，提取肠系膜下动脉断端，清楚显露肠系膜下神经丛，切断其进入乙状结肠系膜分支，保留其下行的主干(图 3-2-1-4～图 3-2-1-7)(【二维码】3-2-1-2)。

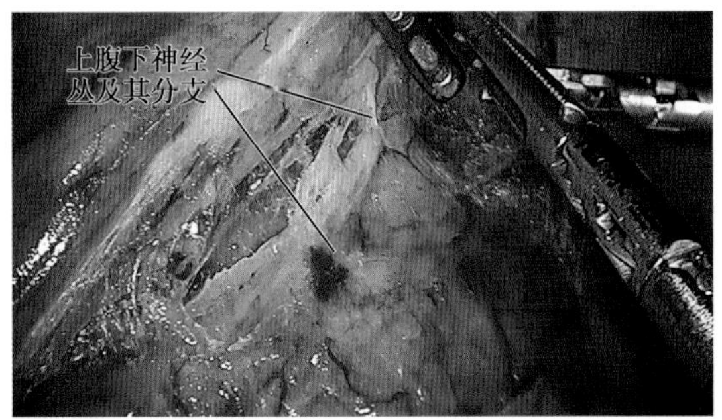

图 3-2-1-3　显示上腹下神经丛及其进入系膜分支

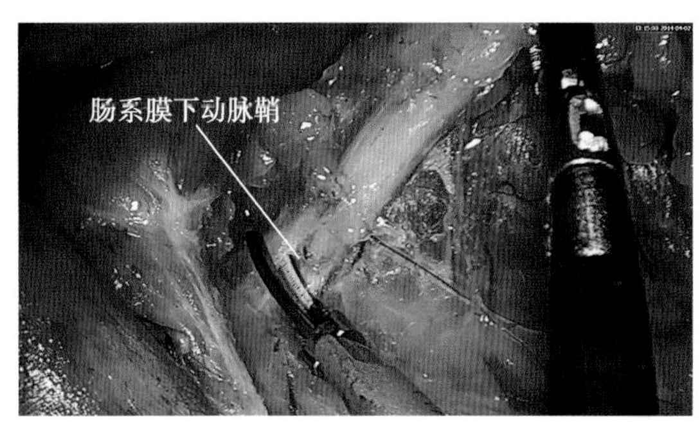

图 3-2-1-4　肠系膜下动脉与神经附着点下方切开动脉鞘

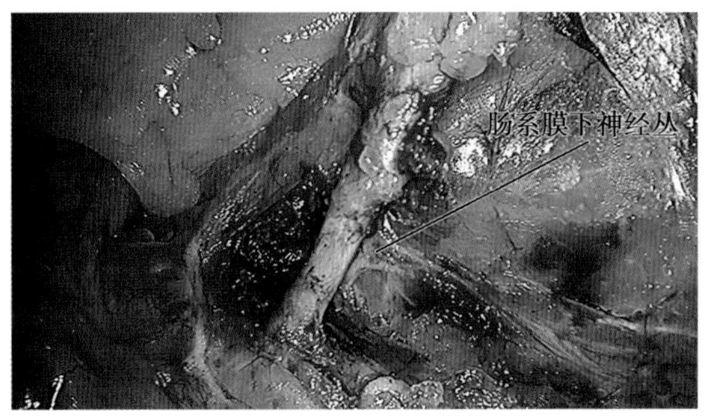

图 3-2-1-5　分开肠系膜下动脉与肠系膜下神经丛

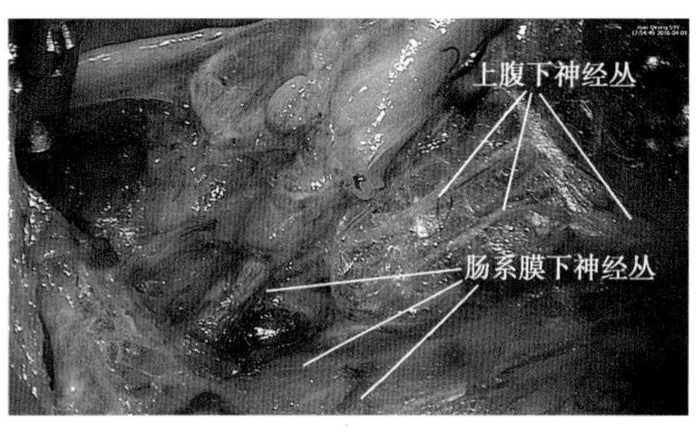

图 3-2-1-6　显示肠系膜下动脉与肠系膜下神经

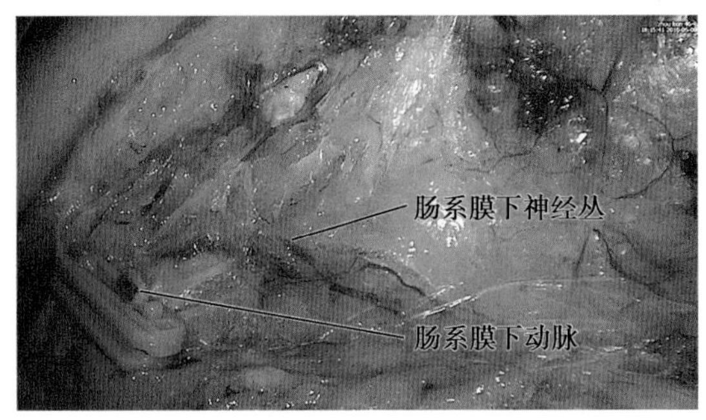

图 3-2-1-7　保留肠系膜下神经丛向下主干

【二维码】3-2-1-2　肠系膜下动脉处理及 253 淋巴结清扫

要点：肠系膜下动脉处理要注意肠系膜下神经丛的保护，肠系膜下神经丛左侧束部分神经纤维参与肠系膜下动脉血管鞘的构成，多数术者担心损伤肠系膜下神经丛，习惯在神经附着点上方切断肠系膜下动脉，但这可能导致神经附着处与动脉发出点这段肠系膜血管周围的淋巴结残留(图 3-2-1-8)。

要点：我们的做法是在神经附着点下方，根部切开肠系膜下动脉血管鞘，把动脉和肠系膜下神经丛分开，在动脉与神经附着点下方断扎肠系膜下动脉，清扫253淋巴结，这样处理既保证253淋巴结清扫的彻底性，又避免了肠系膜下神经丛的损伤（图3-2-1-9）。

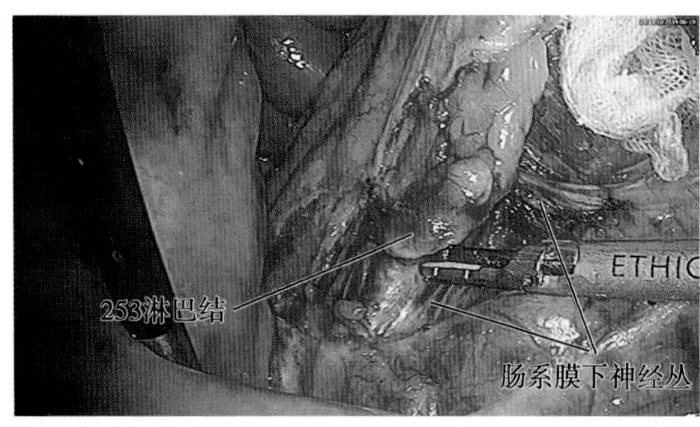

图3-2-1-8　显示253淋巴结与肠系膜下神经关系

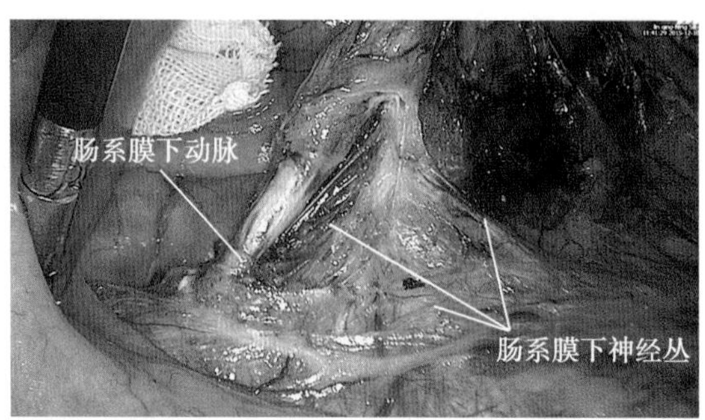

图3-2-1-9　显示肠系膜下动脉与肠系膜下神经

3. Toldt间隙的分离　助手和主刀把乙状结肠系膜顶起，使乙状结肠系膜呈帐篷样展开，依次把输尿管、生殖血管从Toldt筋膜上分开（图3-2-1-10）（【二维码】3-2-1-3）。

【二维码】3-2-1-3　Toldt's间隙的分离

要点：1. 肠系膜下动脉处理后，先分离Toldt间隙再行肠系膜下静脉的离断及乙状结肠系膜裁剪，有利于乙状结肠系膜血管的显露及避免生殖血管及输尿管的损伤。

2. 乙状结肠系膜要呈帐篷样充分展开，保持足够的张力，紧贴Toldt筋膜进行分离，既要保持Toldt筋膜的完整性又要避免进入输尿管和生殖血管后方，造成输尿管和生殖血管损伤和出血（图3-2-1-11）。

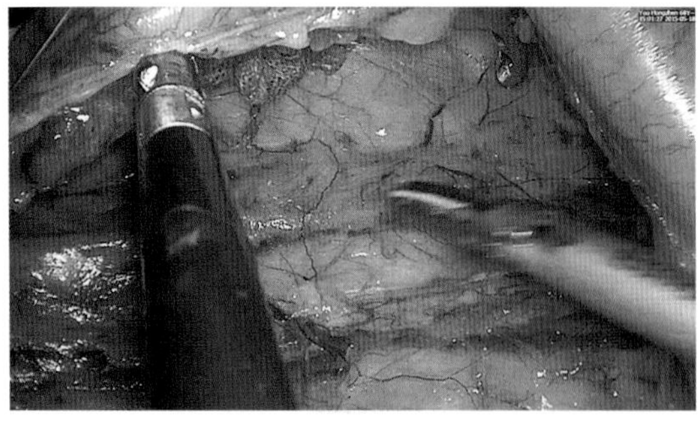
图3-2-1-10　分离Toldt间隙时，把乙状结肠呈帐篷样展开

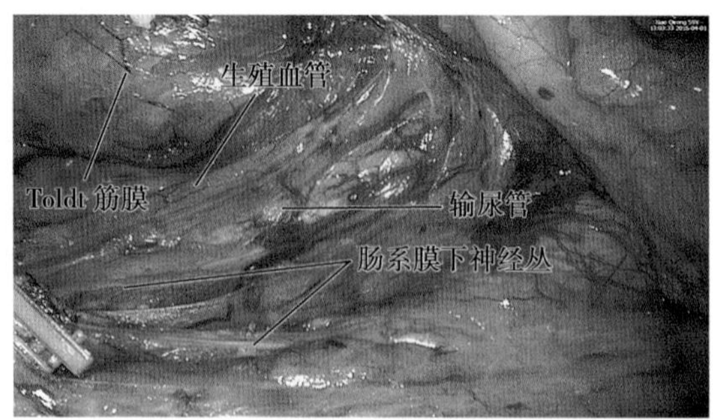

图3-2-1-11　显示输尿管、生殖血管、肠系膜下神经丛

4. 乙状结肠系膜的裁剪　主刀左手钳子抓住肠系膜下动脉断端，助手两把钳子分别抓住乙状结肠动脉两端系膜，形成对抗牵拉，使乙状结肠系膜展平、绷紧，直视下裁剪乙状结肠系膜（图3-2-1-12～图3-2-1-13）。

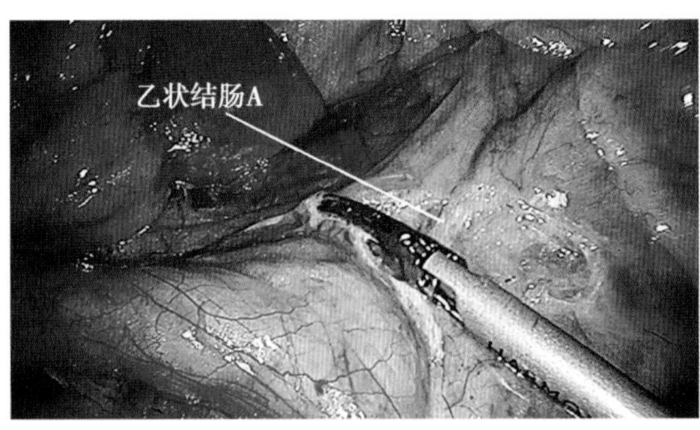

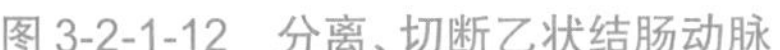
图 3-2-1-12 分离、切断乙状结肠动脉

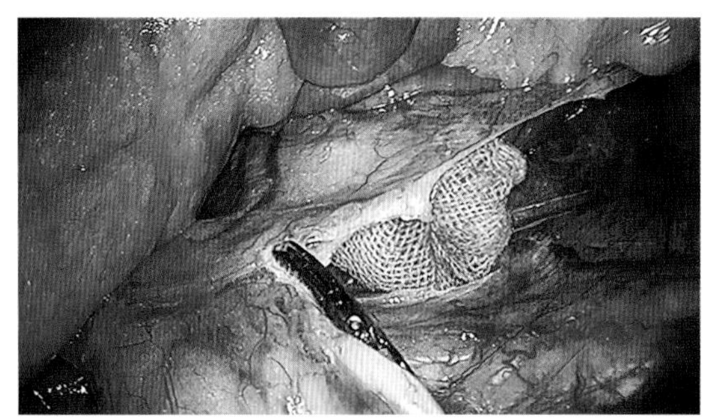
图 3-2-1-13 裁剪乙状结肠系膜

要点：先裁剪乙状结肠系膜再处理肠系膜下静脉，有利于乙状结肠系膜展开、绷紧，更容易清楚显示边缘动脉弓，避免损伤。

5. 肠系膜下静脉的处理 在近屈氏韧带下方分离出肠系膜下静脉予以切断；如乙状结肠较长，可清扫肠系膜下静脉周围淋巴结，在左结肠静脉汇入点下方断扎肠系膜下静脉，有利于保留肠管的静脉回流（图 3-2-1-14）（【二维码】3-2-1-4）。

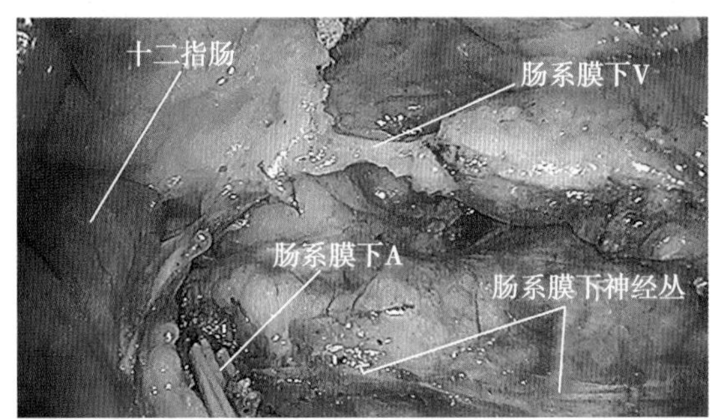

图 3-2-1-14 屈氏韧带下方离断肠系膜下静脉

【二维码】3-2-1-4 乙状结肠系膜的裁剪及肠系膜下静脉的处理

6. 乙状结肠、降结肠外侧壁的分离 切开乙状结肠与腹壁的粘连带，切开侧腹膜与 Toldt 间隙贯通，沿左结肠旁沟向头侧切开侧腹膜直到脾曲，视乙状结肠及降结肠长度决定是否游离脾曲（图 3-2-1-15）（【二维码】3-2-1-5）。

要点：Toldt 间隙游离时要彻底分离到 Toldt 线，这样分离乙状结肠侧腹壁时可避免走错层面，损伤生殖血管。

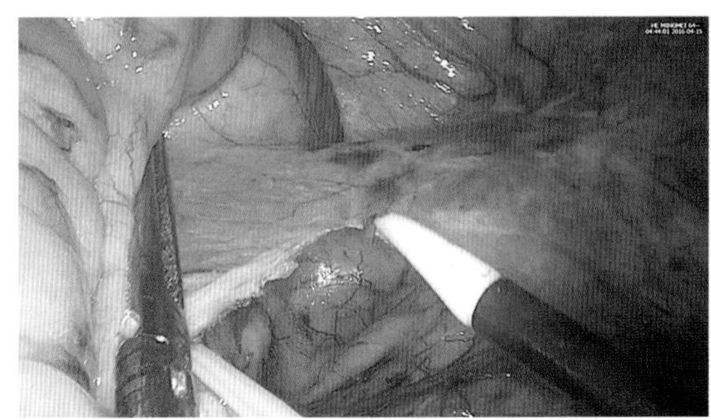
图 3-2-1-15 分离乙状结肠、降结肠外侧壁

【二维码】3-2-1-5 乙状结肠、降结肠外侧壁的分离

7. 直肠后间隙的分离　骶骨岬水平助手两把钳子一左、一右把直肠后壁向前顶起，术者左手钳子向后压住骶前筋膜，使两者间形成良好的张力，紧贴直肠固有筋膜分离，准确进入直肠后间隙（腹下神经与直肠固有筋膜之间）（图 3-2-1-16）。先找到两侧腹下神经，然后以腹下神经为解剖标志，走行在直肠后间隙内向肛侧分离（图 3-2-1-17、图 3-2-1-18）。直肠后壁分离到间隙消失，超声刀切削有阻力感时，相当于腹膜返折对应的直肠后间隙水平，这时就到骶骨直肠筋膜的地方；需要把致密的骶骨直肠筋膜切开，切开后就重新进入一疏松间隙（肛提肌上间隙），继续往肛侧分离就到肛提肌垂直平面（图 3-2-1-19、图 3-2-1-20）。紧贴肛提肌向肛侧分离，直到 Hiatal 韧带；切断 Hiatal 韧带，使直肠与肛提肌分离（图 3-2-1-21）（【二维码】3-2-1-6）。

【二维码】3-2-1-6　直肠后间隙的分离

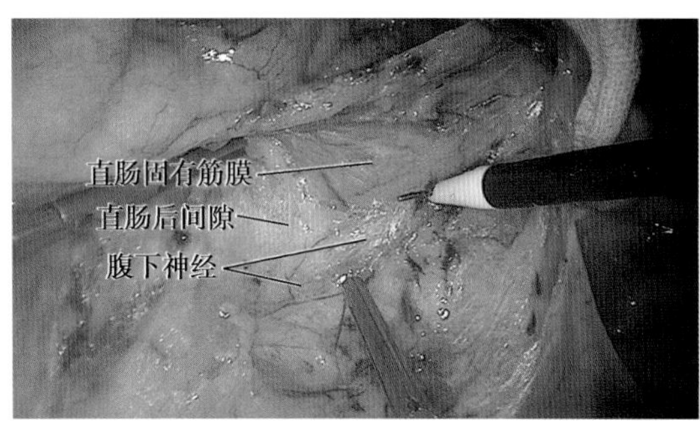

图 3-2-1-16　紧贴直肠固有筋膜，在腹下神经表面分离

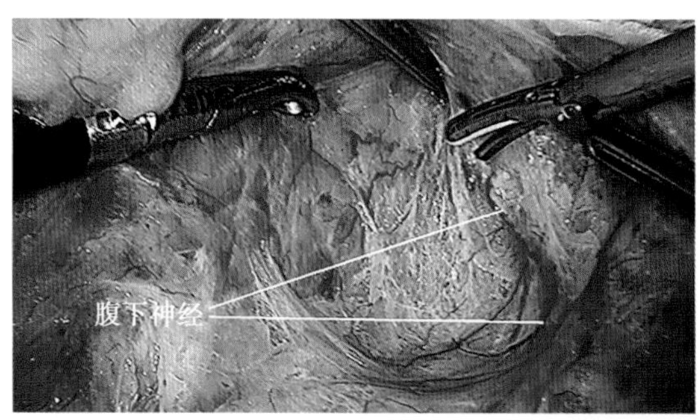

图 3-2-1-17　以腹下神经为标志分离直肠后间隙

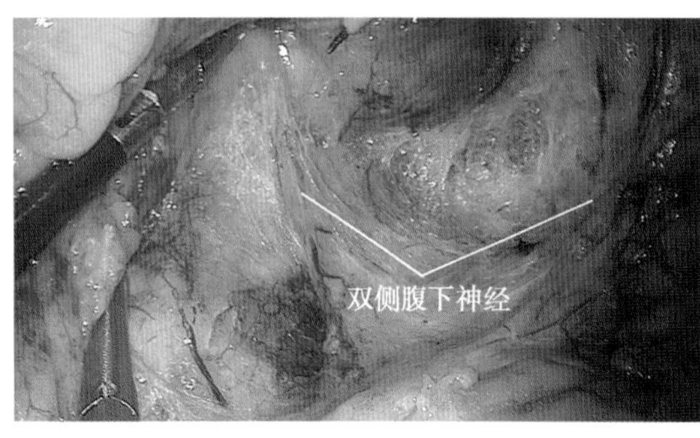

图 3-2-1-18　显示双侧腹下神经

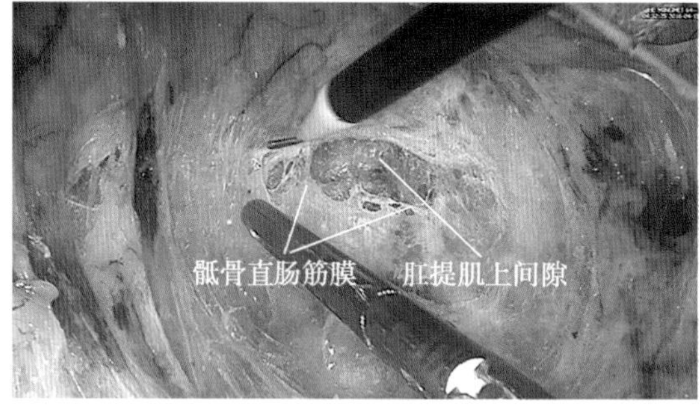

图 3-2-1-19　切开骶骨直肠筋膜进入肛提肌上间隙

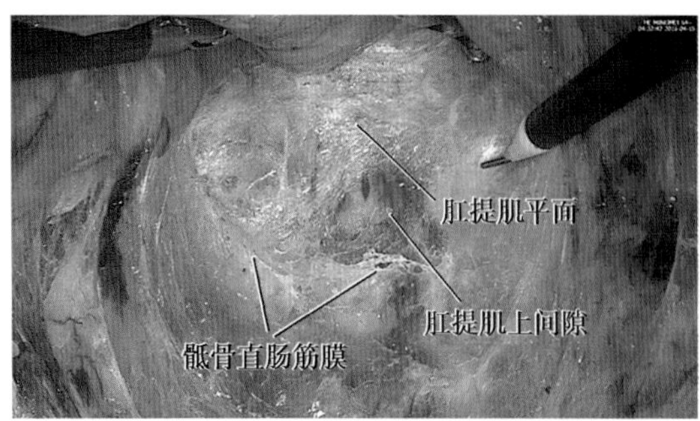

图 3-2-1-20　进入肛提肌上间隙后紧贴肛提肌垂直平面分离

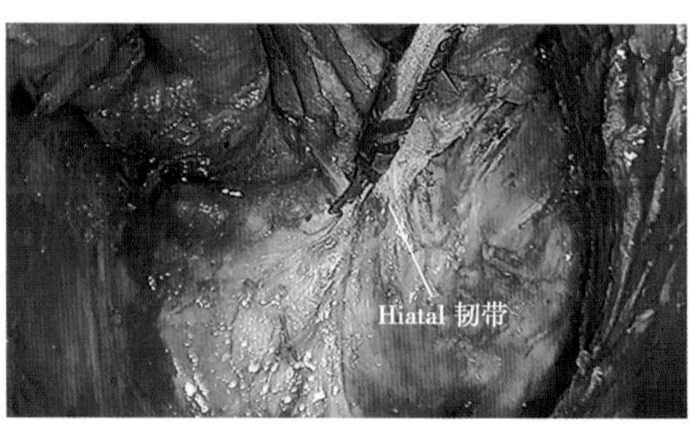

图 3-2-1-21　切断 Hiatal 韧带

要点：腹下神经的保护：直肠后壁存在两个间隙(直肠后间隙及骶前间隙，正确分离平面是在直肠后间隙分离，在骶骨岬水平进入直肠后间隙时，容易损伤腹下神经错误进入骶前间隙；在骶骨岬水平，腹下神经与直肠固有筋膜紧贴在一起，特别由于直肠被助手向前牵拉，腹下神经同时也被悬吊起来；如果没有紧贴直肠固有筋膜进行分离，分离时就可能切断腹下神经进入骶前间隙而不是直肠后间隙(图 3-2-1-22、图 3-2-1-23)。

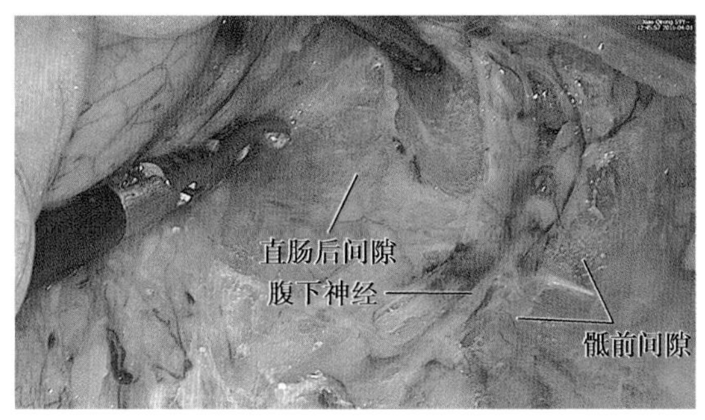

图 3-2-1-22 显示直肠后间隙、腹下神经、骶前间隙的关系

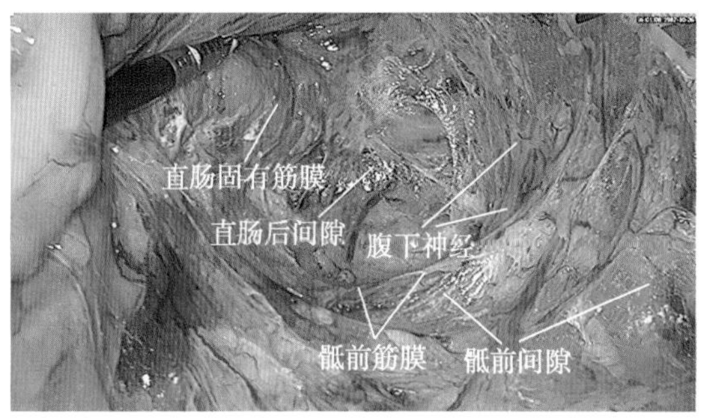

图 3-2-1-23 显示直肠后间隙、腹下神经、骶前间隙的关系

要点：切开骶骨直肠筋膜时应稍微平行于骶骨，避免往直肠系膜方向切开，否则容易错误进入直肠系膜内，造成直肠系膜残留(图 3-2-1-24)。

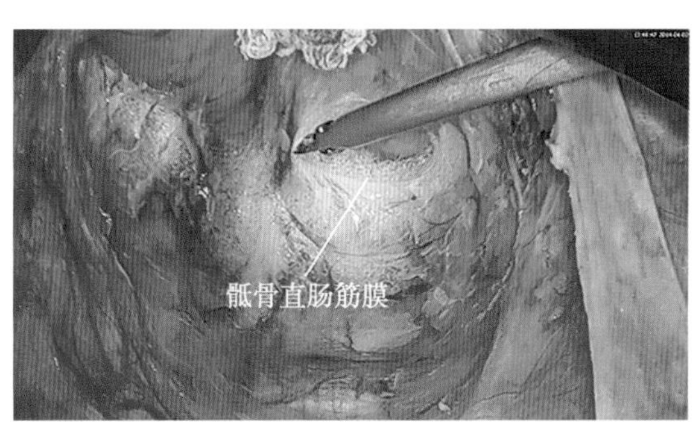

图 3-2-1-24 切开骶骨直肠筋膜

要点：进入肛提肌上间隙后，骶骨平面与肛提肌平面呈近 90° 直角，所以分离时应紧贴肛提肌进行，否则容易导致直肠系膜残留(图 3-2-1-25、图 3-2-1-26)。

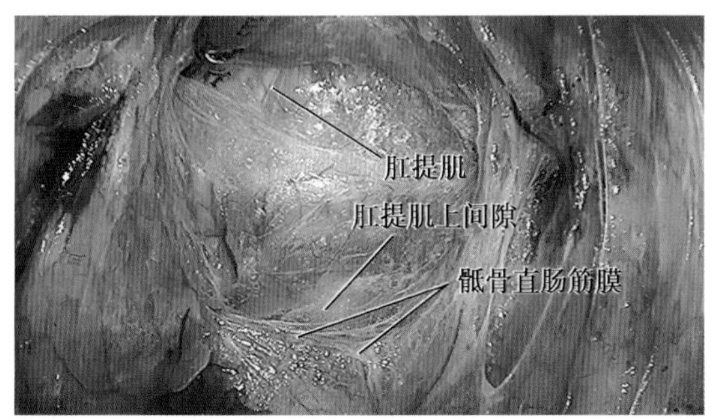

图 3-2-1-25 进入肛提肌上间隙后紧贴肛提肌垂直平面分离(正确)

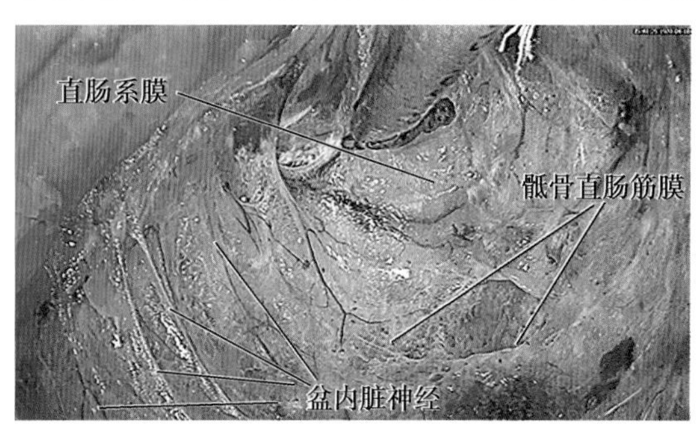

图 3-2-1-26 进入肛提肌上间隙后错误进入直肠系膜内(错误)

8. 直肠前壁的分离 腹膜返折上 1.0cm 切开腹膜，在邓氏筋膜前方分离，男性在精囊腺底部切开邓氏筋膜，女性没有明显解剖标志，一般在接近末段直肠系膜时全层切开邓氏筋膜（图 3-2-1-27～图 3-2-1-29）（【二维码】3-2-1-7）。

【二维码】3-2-1-7 直肠前壁的分离

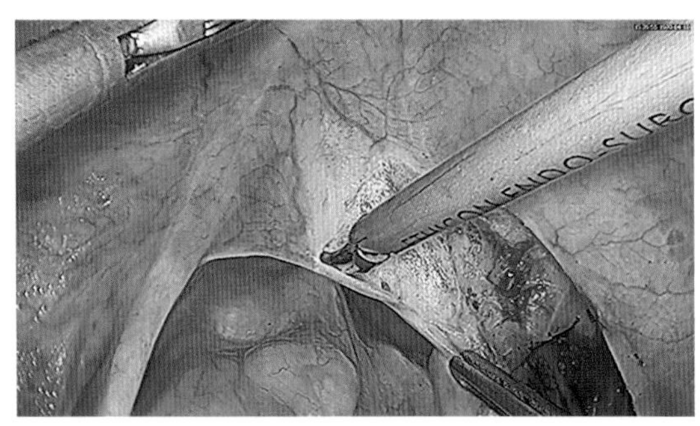

图 3-2-1-27 腹膜返折上 1.0cm 切开

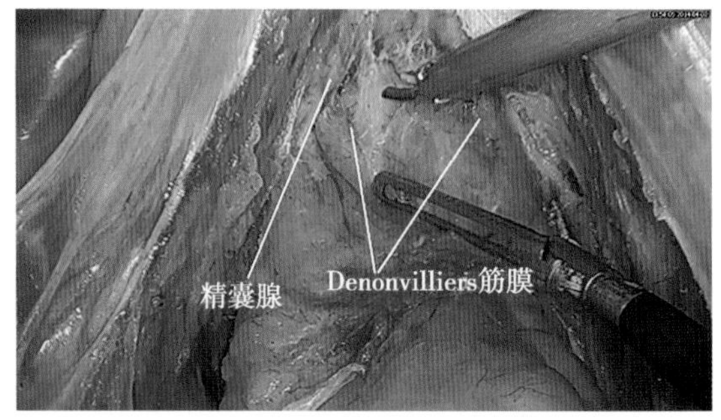

图 3-2-1-28 邓氏筋膜前方分离

要点：邓氏筋膜自腹膜返折开始逐渐增厚，直肠前壁在邓氏筋膜前方分离，有利于维持直肠固有筋膜的完整性，保证直肠系膜的完整。男性前壁分离到精囊腺底部要逐层切开邓氏筋膜，否则容易导致出血及神经血管束损伤，女性没有明显解剖标志，一般在接近末段直肠系膜时全层切开邓氏筋膜（图 3-2-1-30）。

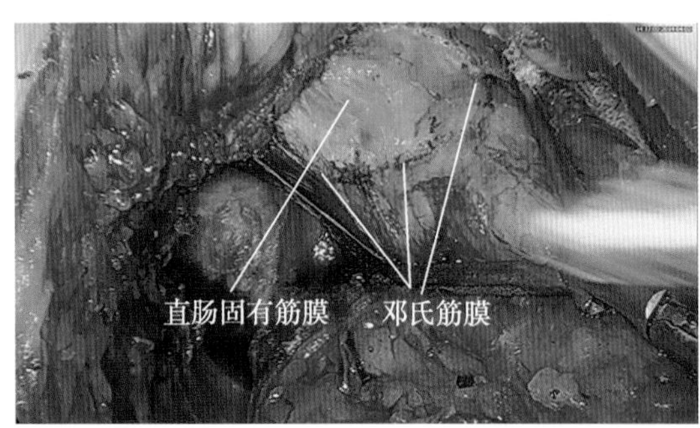

图 3-2-1-29 男性在精囊腺底部切开邓氏筋膜

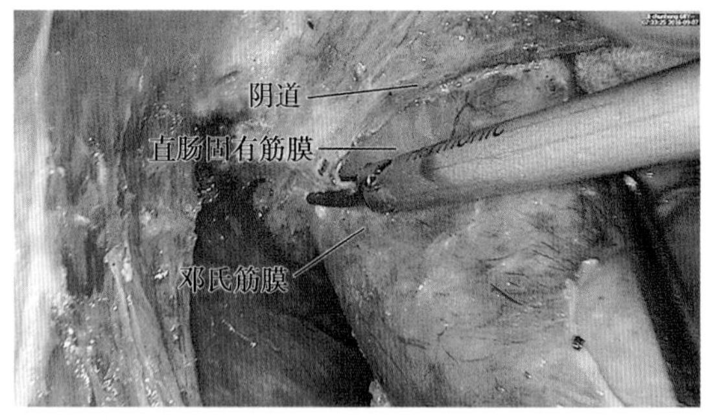

图 3-2-1-30 女性近末段直肠系膜时全层切开邓氏筋膜

9. 直肠侧方间隙的分离 前壁显露精囊腺后，在游离右侧时，助手用大把肠钳夹住或用带子绑住直肠向头侧及左侧牵拉，另一把钳子把精囊腺顶开，与主刀之间形成良好的对抗牵拉，保持足够张力，一般可清楚显露出疏松、透亮的层面（holy plane），在这疏松、透亮的层面分离，以盆神经为标志，向肛侧分离到肛提肌（图 3-2-1-31～图 3-2-1-32）。同样把直肠往右侧牵拉，分离左侧间隙（图 3-2-1-33）（【二维码】3-2-1-8）。

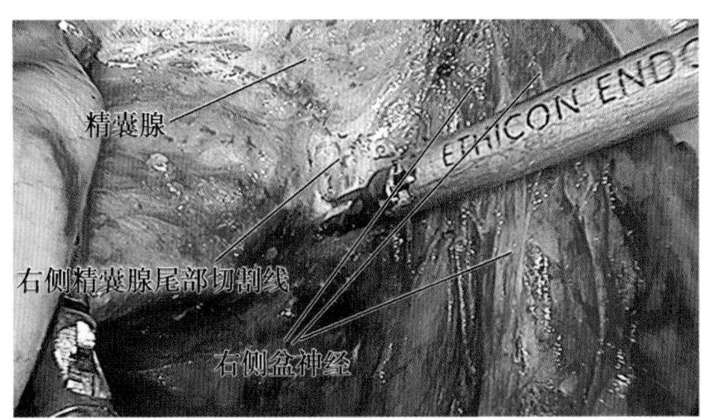

图 3-2-1-31 右侧精囊腺尾部弧形切开线

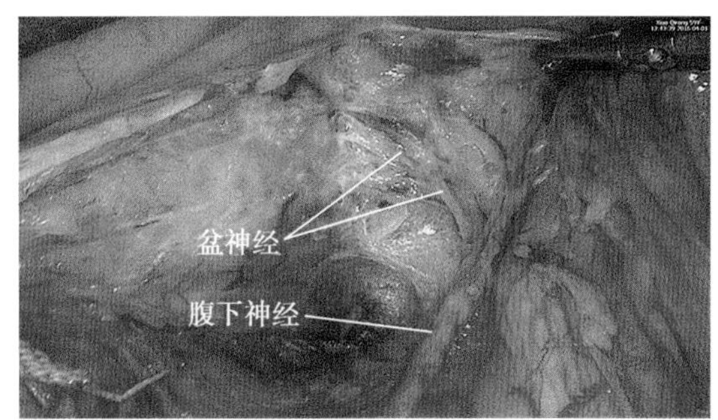

图 3-2-1-32 显示右侧盆神经

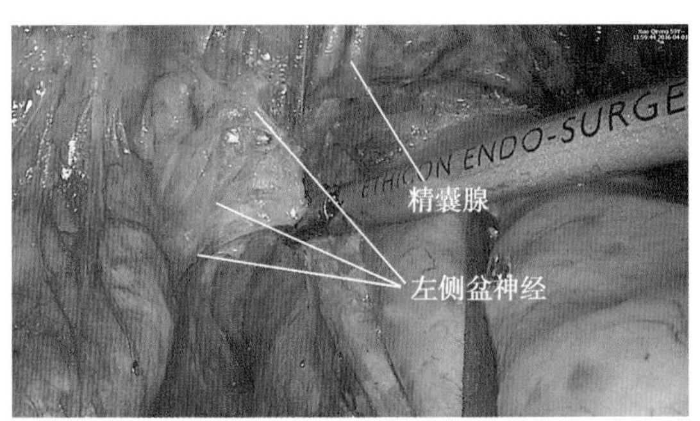

图 3-2-1-33 显示左侧盆神经

【二维码】3-2-1-8 直肠侧间隙的分离

要点：直肠侧间隙分离关键是要做到对抗牵拉，保持足够张力，才能清楚显示 holy plane，否则容易走错层面，损伤盆神经。精囊腺尾部显露后，要弧形向内下分离，否则容易损伤盆神经。分离到精囊腺底部时，将邓氏筋膜逐层切开，辨认清楚神经血管束，避免损伤（图 3-2-1-34、图 3-2-1-35）。

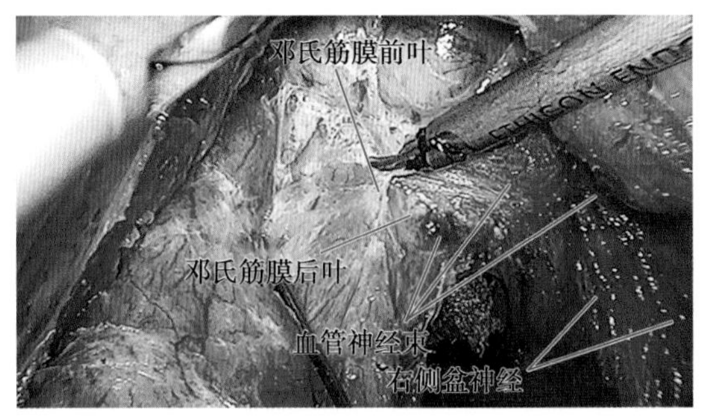

图 3-2-1-34 精囊腺尾部、邓氏筋膜、神经血管束的关系

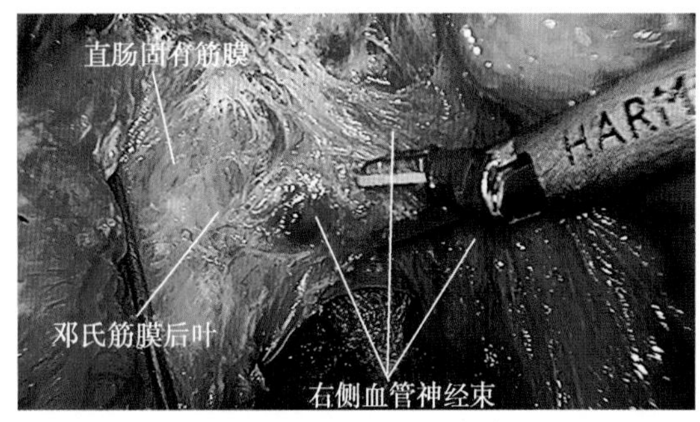

图 3-2-1-35 精囊腺尾部、邓氏筋膜、神经血管束的关系

10. 直肠末端系膜的分离 分离左侧时，助手左手把直肠向头侧及右侧牵拉，保持足够张力；术者用超声刀非功能头或吸引器先找到直肠系膜与肠壁之间的间隙，再将直肠系膜从肛提肌裂孔边缘切断，同法分离右侧（图 3-2-1-36～图 3-2-1-38）（【二维码】3-2-1-9）。

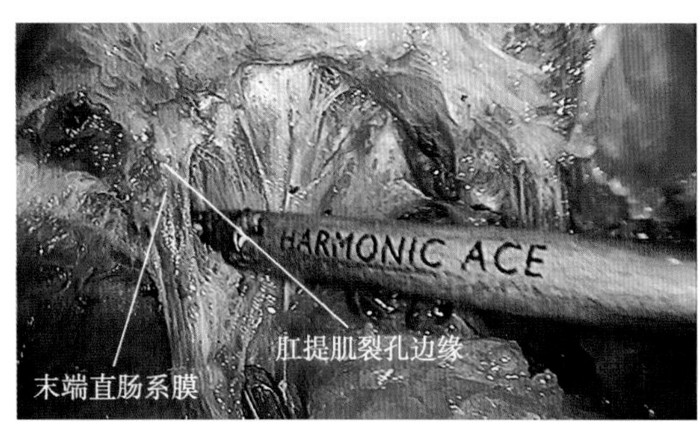

图 3-2-1-36 末段直肠系膜与直肠壁分开

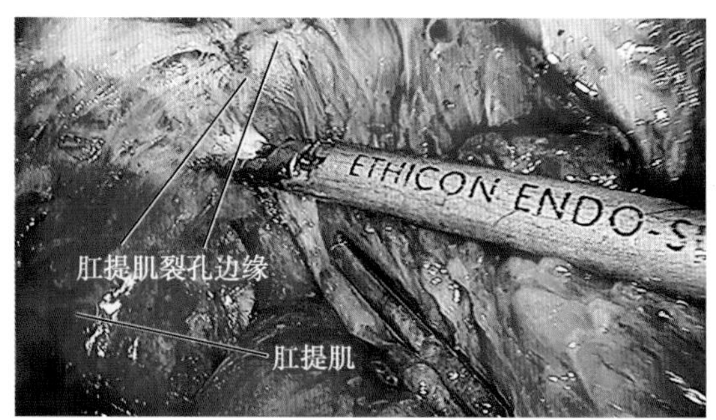

图 3-2-1-37 末段直肠系膜从右侧肛提肌裂孔边缘切除

要点：准确将末段直肠系膜从肛提肌裂孔边缘切除，这一步骤是成功完成部分 ISR 手术的关键。只有从直肠系膜止点切除直肠系膜，才能准确进入内外括约肌间隙，完成部分 ISR 手术。直肠末段系膜只有薄薄一层环形附着于肛提肌裂孔边缘，分离时容易走错层面，损伤直肠。在切除末段直肠系膜时，要先找到系膜与肠壁间的间隙，再把直肠系膜从肛提肌裂孔边缘切断。

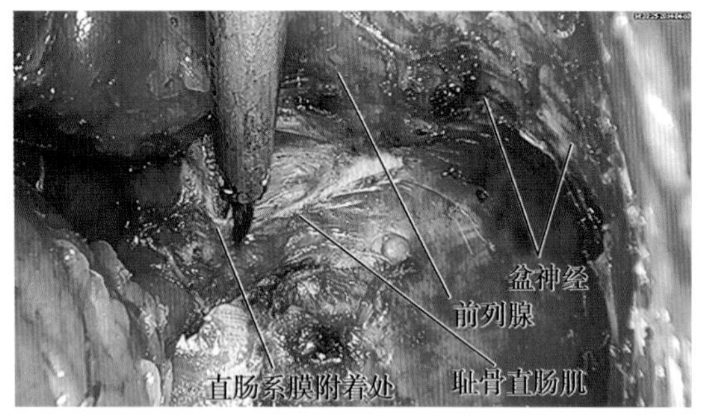

图 3-2-1-38 末段直肠系膜从左侧肛提肌裂孔边缘切除

【二维码】3-2-1-9 末段直肠系膜的分离

11. 内外括约肌间隙的分离 将末段直肠系膜从肛提肌裂孔边缘附着点切开后，就自然而然进入内外括约肌间隙。先从右侧进入内外括约肌间隙，沿着内外括约肌间隙切断后壁直肠纵肌与耻骨直肠肌之间的交叉纤维沿直肠壁往肛侧钝性分离，直至见到曲张静脉团（齿状线水平）（图 3-2-1-39、图 3-2-1-40）（【二维码】3-2-1-10）。

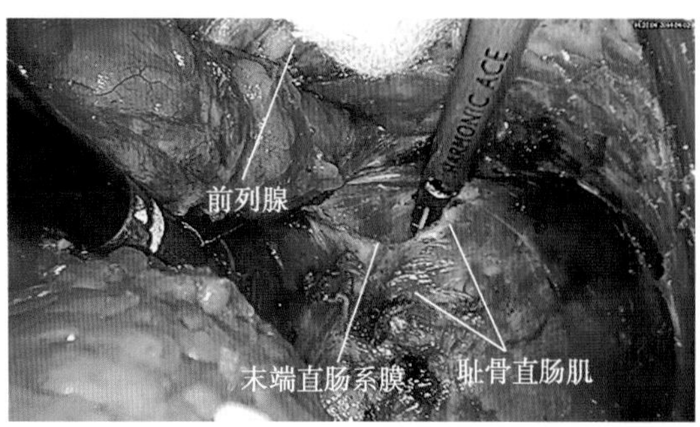

图 3-2-1-39 肛提肌裂孔边缘切除右侧末段直肠系膜，进入括约肌间隙

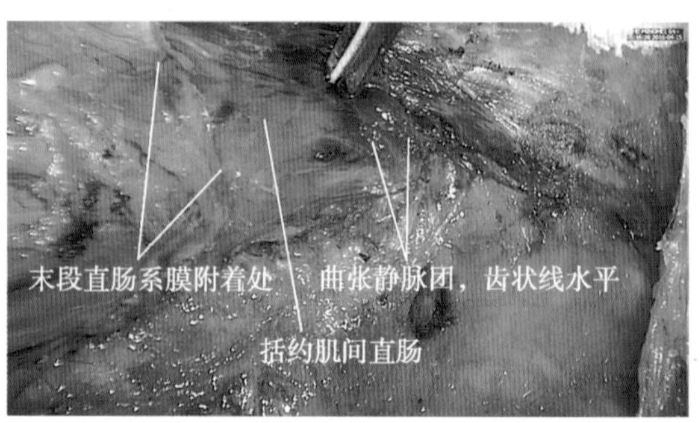

图 3-2-1-40 显示内外括约肌间直肠、齿状线及末端直肠系膜附着处

要点：直肠后壁与耻骨直肠肌由于有肌肉纤维相互交织，粘连紧密，分离过程中应避免损伤直肠及耻骨直肠肌，右侧视野暴露较好，从右侧进入内外括约肌间隙较容易，循着右侧内外括约肌间隙，锐性与钝性联合，可较轻松的地将直肠后壁与耻骨直肠肌分开。内外括约肌间隙分离到齿状线水平，末段直肠系膜附着处到齿状线水平这段括约肌间直肠大概有 2.0cm，这就为我们在盆腔应用腔内切割闭合器切断、闭合直肠创造条件（图 3-2-1-41）。

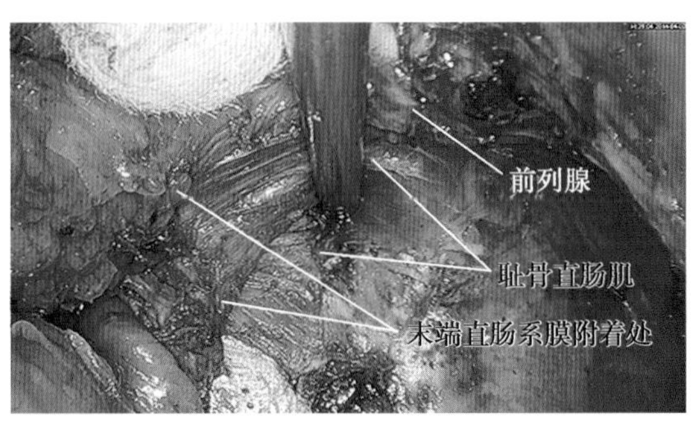

图 3-2-1-41 显示内外括约肌间直肠、齿状线及末端直肠系膜附着处

【二维码】3-2-1-10 内外括约肌间的分离

12. 远端直肠的闭合、离断 经肛门指检确定癌肿下缘，并在腹腔镜下用钛夹标记。先充分扩肛至可容纳 4 指通过，用腔内切割闭合器通过 12mm 主操作孔切断、闭合直肠。

要点：闭合切断直肠前先充分扩肛，如果先用闭合器闭合、切断直肠远切端再扩肛，由于直肠残端离肛门很近，扩肛过程容易造成直肠残端破裂（图 3-2-1-42）。

13. 直肠的吻合 预定行回肠造口的位置切开一小口，取出近端直肠，切除肿瘤，结肠近端置入吻合器抵钉座，将其放入腹腔，重建气腹。在腹腔镜直视下，经肛门置入吻合器枪身，与抵钉座对合，检查近端肠管是否扭转，击发、吻合。经左下腹操作孔置入一根双套管于盆腔中吻合口旁。

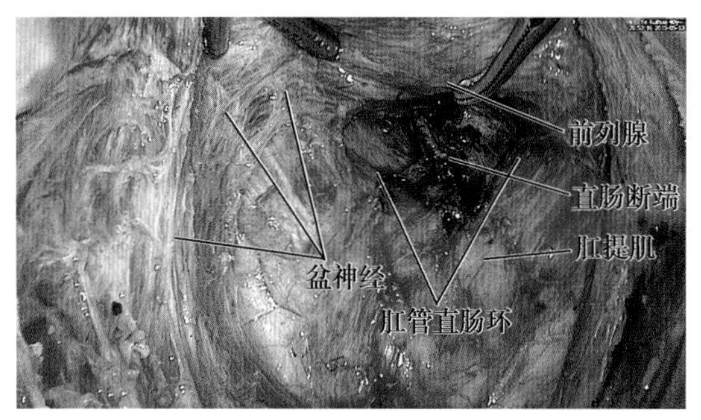

图 3-2-1-42 显示直肠断端及耻骨直肠肌

要点：由于直肠远断端已缩回肛管直肠环远侧，所以吻合时应避免耻骨直肠肌嵌入在抵钉座与吻合器之间，造成耻骨直肠肌损伤及吻合口愈合不良（图 3-2-1-43、图 3-2-1-44）。

【术后注意事项】 术后拔除盆腔引流管前要行直肠指诊，检查吻合口是否完整，有没有吻合口瘘。术后 3～4 周要直肠指诊，检查是否有吻合口狭窄，如有狭窄需及时定期扩肛。

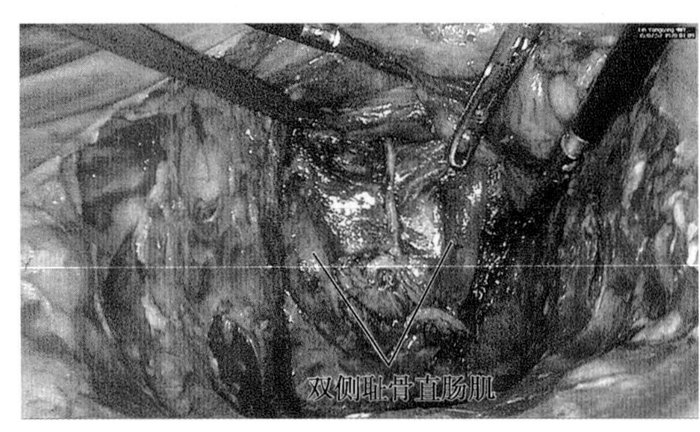

图 3-2-1-43 吻合时应避免耻骨直肠肌嵌入在抵钉座与吻合器之间

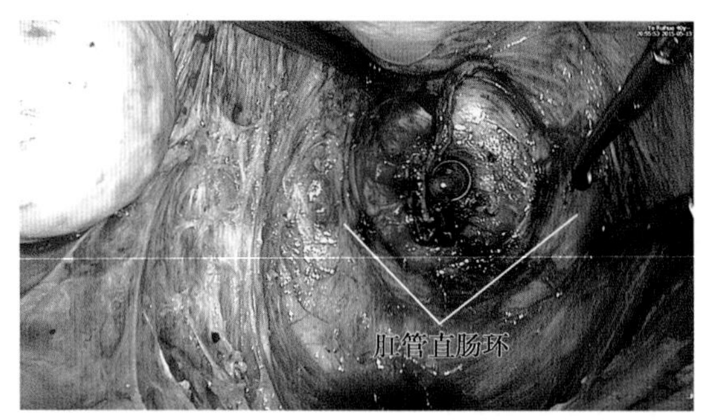

图 3-2-1-44 吻合时应避免耻骨直肠肌嵌入在抵钉座与吻合器之间

（郭银枞）

【文后述评】（池畔）

经腹 PISR 是一高难度手术，要严格把握手术指征。如癌肿位于肛管直肠环内，则只适合 T2 病人，>T2 者需行 CRT 后，再次评估，如仍>T2 则不宜采纳，应改行 APR。如术中定位后，经腹闭合横断不能保证远切端安全性（至少>1.0cm），则应改经会阴直视下横断，方可保证术后不造成局部癌复发。

【作者简介】

郭银枞，主任医师，福建医科大学附属漳州市医院结直肠外科副主任。中国抗癌协会大肠癌专业委员会腹腔镜学组委员；中国中西医结合协会普外科委员；中国医师协会结直肠肿瘤专业委员会腹腔镜学组委员；中国医师协会肛肠分会微创专业委员会委员；中国医师协会肿瘤外科医师委员会青年委员；中国中西医结合协会大肠肛门病专业委员会腔镜组委员；海峡两岸医药卫生交流协会肿瘤防治专家委员会胃肠专业组委员；《中华消化外科杂志》特约审稿专家；CATP 胃肠讲师团专家；大中华结直肠学院助理讲师。

【述评者简介】

池畔，教授、主任医师、博士研究生导师、英格兰皇家外科学院院士（FRCS），享有国务院特殊津贴专家，现任福建医科大学附属协和医院普通外科（结直肠外科）科主任。担任中华医学会外科学分会结直肠肛门外科学组副组长、中国研究型医院学会机器人与腹腔镜外科专业委员会副主任委员、中国抗癌协会大肠癌专业委员会腹腔镜外科学组副组长、中国医师协会内镜医师分会第一届腹腔镜专业委员会副主任委员、中国医师协会结直肠肿瘤专业委员会第一届腹腔镜专业委员会副主任委员、福建省外科学会副主任委员、福建省医学会外科学分会胃肠外科学组组长、大中华腹腔镜结直肠外科学院顾问教授、国际外科、消化及肿瘤医师协会（IASGO）委员以及美国胃肠与内镜外科医师学会（SAGES）委员等职务。

担任《中华胃肠外科杂志》、《中国实用外科杂志》、《中华消化外科杂志》、*Annals of Surgery*（中文版）及 *Diseases of Colon & Rectum*（中文版）等多家杂志编委。

参考文献

[1] 池畔，林惠铭，卢星榕，黄颖. 腹腔镜经盆腔入路括约肌间超低位直肠前切除术治疗直肠

癌可行性研究. 中国实用外科杂志，2010，30(3)：203-205.

[2] Schiessel R，Karner-Hanusch J，Herbst F，et al. Intersphincteric resection for low rectal cancer tumors. Br J Surg，1994，81(9)：1376-1378.

[3] 李勇. 腹腔镜胃肠手术笔记. 长沙：中南大学出版社，2015.

第二节 腹腔镜ISR手术(单吻合技术)

括约肌间切除术(intersphincteric resection，ISR)是低位直肠癌的一种极端的保肛术式，该术式是针对肿瘤下缘距离肛缘3～5cm的低位直肠癌，通过切除内括约肌的方法来获得足够的远端安全切缘。经典的文献是1994年Schiessel根据内括约肌切除范围的不同将ISR分为3种类型，即部分、次全和完全ISR[1]。

ISR手术在腹腔内由头侧向尾侧游离到肛提肌水平后，再从肛门由尾侧向头侧进行括约肌间沟的分离，然后采用手工的结肠肛管吻合。腹腔镜技术的开展促使了ISR的技术的各种改良，笔者是通过腹腔镜技术从头侧向尾侧经腹腔内完全游离括约肌间沟，直至肿瘤远端2cm左右，然后经肛门直视下断掉肠管，实施单吻合器的吻合[2]（图3-2-2-1）。

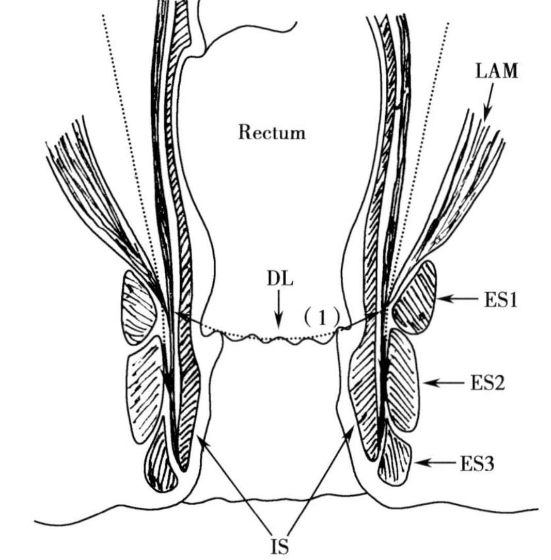

图3-2-2-1 改良的ISR手术示意图

技术的优势在于：①直视下切断肿瘤的下缘，切缘阳性者可以继续切除而不会造成耗材的浪费；②直视吻合口，直观的判断吻合的安全性。

技术的局限在于：只能实施部分和次全ISR，不能用于完全ISR。

【适应证和禁忌证】

1. 适应证 ①肠镜下病理证实为结肠腺癌，组织学分级Ⅰ/Ⅱ级；②肿瘤下缘距离齿状线1～3cm；③肿瘤T分期为T1～T3，没有远处转移；④肿瘤最大直径≤5cm；⑤年龄<75岁；⑥没有肠道梗阻；⑦没有结直肠手术史；⑧体重指数(body mass index，BMI)<30kg/m^2；⑨肛门括约肌功能正常，没有肛门失禁。

2. 禁忌证 ①同时性胃肠道肿瘤；②妊娠和哺乳期妇女；③严重心理疾病；④6个月内有心肌梗死的病史或有不稳定性心绞痛；⑤严重的肺部疾病；⑥近期接受激素治疗；⑦有肛门狭窄或损伤史。

【体位、戳卡位置以及手术站位】

1. 体位 腹腔镜操作时采用标准的低截石位(图3-2-2-2)，腹部游离结束经肛门操作时将两腿抬高外展，为常规截石位。

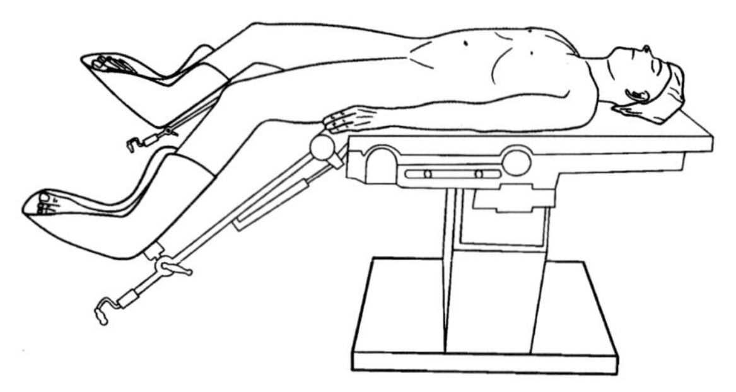

图 3-2-2-2 手术的体位

2. 戳卡位置 5孔法，右下腹主操作孔较习惯的腹腔镜直肠手术戳卡位置尽可能地下移。

注意：右上腹的戳卡视裁剪系膜的方法，如果用 Ligsure 裁剪系膜，用 5mm 戳卡即可，如果裁剪系膜需要 hem-o-lok 等血管夹，那么用 12mm 戳卡为好，这样在裁剪系膜时可以用左手上血管夹而不会因角度问题过分牵拉系膜导致出血。

3. 手术站位 术者站位于病人右侧，助手站位于病人左侧，扶镜手站立于术者同侧。肛门操作时术者坐在两腿之间，助手站在其左侧。

4. 特殊手术器械 肛门操作时需用两把小 S 钩(能够随意弯曲)，远端烟包缝合用美敦力公司的 884 缝线(针的大小弧度适合经肛门操作)。

【术前检查】

术前指诊很重要：①判断肿瘤下缘距离齿状线的位置，即适不适合实施 ISR；②判断肛门有无狭窄，标本能不能从肛门拉出。

【手术步骤】

腹腔侧操作：

1. 乙状结肠、降结肠以及脾曲的游离

2. 肠系膜下动静脉的处理

3. 直肠的游离(TME)

4. 括约肌间沟的游离

5. 裁剪系膜、封闭肿瘤近端肠管

肛门侧操作：

6. 牵开肛门

7. 封闭肿瘤远端肠管

8. 切断远端肠管 / 肛管

9. 拉出标本，切断近端肠管

10. 缝合远端烟包

11. 结肠肛门单吻合器吻合

腹腔侧操作：

12. 冲洗留置引流（视具体情况实施回肠临时造口）

【手术技巧】

1. 乙状结肠、降结肠以及脾曲的游离　按照腹腔镜低位前切除术进行操作，由于要和肛门吻合，通常近端肠管需要游离足够的距离以保证吻合无张力。

2. 肠系膜下动静脉的处理　离断肠系膜下动静脉，清扫253淋巴结，保证需要的血运和张力。

3. 直肠的游离（TME）　直肠的游离按照TME原则直至肛提肌水平，注意不要打开肛提肌上面的膜性结构（图3-2-2-3）。

4. 括约肌间沟的游离（重点）　难点在于括约肌间沟的寻找，需掌握盆底的外科解剖。直肠纵肌在肛提肌水平分出Hiatal韧带（平滑肌）附着肛提肌（骨骼肌）表面，需先在5、7点Hiatal韧带的薄弱处切断，然后离断后正中6点Hiatal韧带最厚的部分，进而找到内外括约肌间沟（图3-2-2-4）（【二维码】3-2-2-1）。内外括约肌间并没有明显的疏松间隙，离断Hiatal韧带后，于环形的耻骨直肠肌/外括约肌内侧与纵行的直肠纵肌之间向尾侧由后向前行环周分离，一直到外括约肌浅部至少肿瘤远端2cm左右（【二维码】3-2-2-2）。

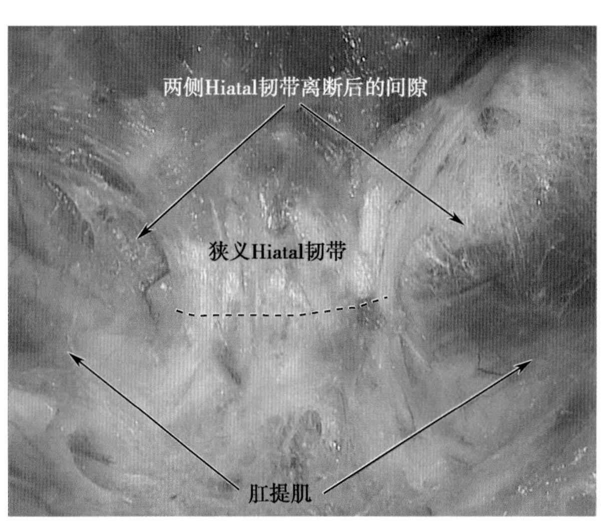

图3-2-2-3　肛提肌水平上膜性结构

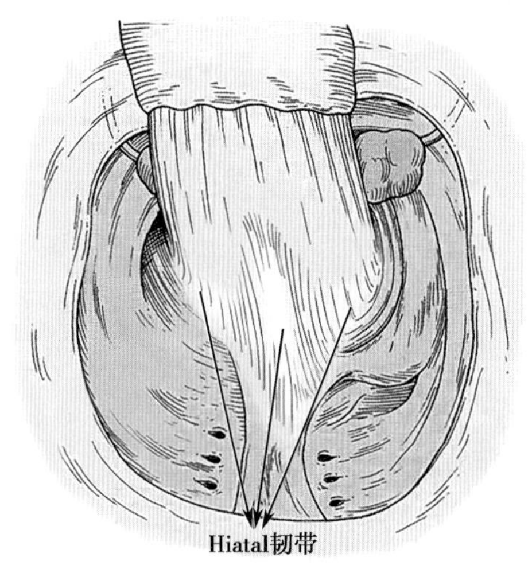

图3-2-2-4　Hiatal韧带示意图

【二维码】3-2-2-1　括约肌间沟的寻找

【二维码】3-2-2-2　括约肌间沟的分离

注意：并不是所有病人都能见到典型的Hiatal韧带。Hiatal韧带实际上是直肠纵肌的一部分（另一部分穿过外括约肌连于肛尾韧带）呈扇形依附在肛提肌上，进而起到防止直肠脱垂和协助排便的作用，其厚度和力量在后方6点处最为明显，自后正中向前侧方1、11点处逐渐变薄变弱，在前正中另形成所谓的直肠尿道肌（另一个类似的小扇形，12点明显，向1、11点方向薄弱——TaTME手术的易损伤尿道区域），即Hiatal韧带是一个环形的不均衡的平滑肌肌肉组织，在后正中最为明显[3]。由于人体差异，每个人的Hiatal韧带厚度、强度也不一样，如果不是特意的去游离显露（先将两侧的游离离断，留下后正中的部分），多数人并不会出现典型的一条“韧带”。

5. 裁剪系膜、封闭肿瘤近端肠管　内外括约肌间沟分离结束后开始裁剪系膜，裁剪方向是自肠系膜下血管离断处直至腹膜返折处，裁剪的时候助手左手牵拉腹膜返折处肠管，右手和术者右手将系膜展平，术者用左手裁剪，这样不会出现器械交叉干扰。系膜裁剪完毕后，在腹腔内封闭肠管，在裸化的肠管处用纱布条系紧即可（图3-2-2-5）。

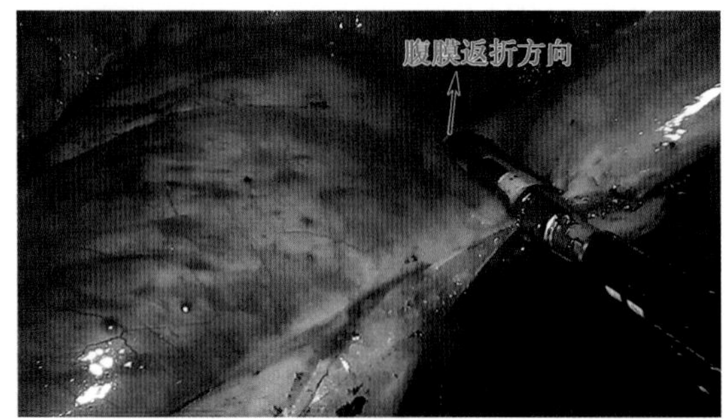

图3-2-2-5　系膜裁剪

小技巧：最好用Ligsure（右上腹5mm戳卡即可）裁剪系膜，过多的血管夹会带来几个问题，一是增加肠粘连的概率，二是从肛门拉出来时，如果肛门较紧，有时会造成hem-o-lok夹的脱落，不但造成出血影响手术的操作，而且寻找脱落夹也比较困难。

注意：要在腹腔内封闭肿瘤近端肠管，因为标本要从肛门拉出，如果肛门比较紧，拉出的过程不可避免地会受到挤压，破裂的瘤体会残留在保留的肠管腔内（【二维码】3-2-2-3）。

肛门侧操作（【二维码】3-2-2-4）

【二维码】3-2-2-3　瘤体拉出时受挤压

【二维码】3-2-2-4　肛门侧操作

6. 牵开肛门　腹腔镜游离结束后，将两腿抬高外展，类似Miles手术体位，均匀方向牵开肛门（图3-2-2-6）。

小技巧：足够的麻醉肌肉松弛比较重要，否则会造成严重的肛裂。笔者在没有合适的肛门牵开器前一直采用手工缝合的方法，在均匀6个方向上缝合6针将肛门牵开，注意缝线内侧不要缝到痔核上，外侧直接固定在病人臀部或大腿上而不要固定在周围的无菌巾上（图3-2-2-7）。

7. 封闭肿瘤远端肠管　先用电刀标记好远端切缘线，然后在肿瘤下缘缝合黏膜层的烟包封闭肿瘤远端肠管。

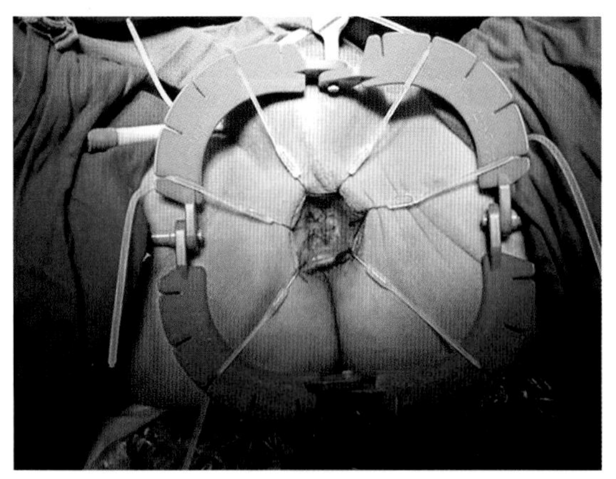

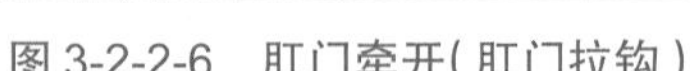
图 3-2-2-6　肛门牵开(肛门拉钩)

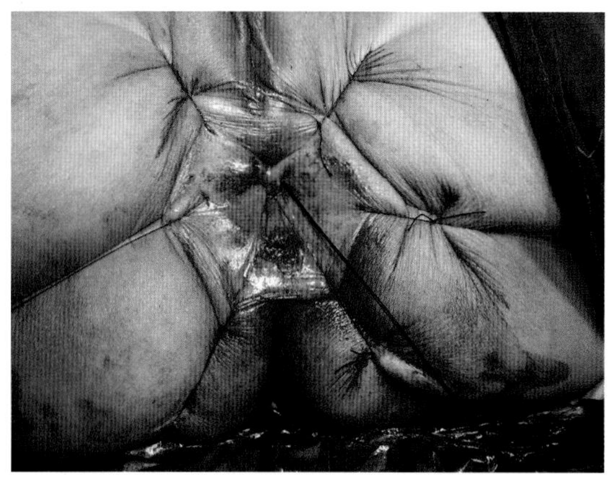

图 3-2-2-7　肛门牵开(手缝)

> 注意：ISR 手术位置相对比较低，在切断远端肠管时很容易将此烟包线切断，所以之前的标记线很重要。

8. 切断远端肠管 / 肛管　由于腹腔内的游离已经超过远端的切除线，所以切断远端肠管全层就会直接和腹腔相通(图 3-2-2-8)。

> 注意：有时会在前方会出现游离不够，即腹腔内的游离距离未超过远切缘，这样的情况就需要经肛的自尾侧向头侧的游离，不过这种情况下会对之后的吻合造成影响。目前的经肛操作背对着视野行头侧向尾侧游离括约肌间沟尚无太好的方法(这种情况在目前的 TaTME 手术中经常会遇到，笔者建议若括约肌间沟游离不充分时采用手工吻合)。

9. 拉出标本，切断近端肠管　离断远端肠管后，将标本自肛门拉出直至近端封闭的肠管，去除标本后将切缘送冰冻病理，近端肠管系紧钉砧头后用长钳固定将其送回盆底。

> 注意：拉出的肠管千万不要转位，保证腹膜返折处肠管一直朝上，尤其是送回腹腔后在接下来的操作过程中方向不要变。

10. 缝合远端烟包　从截石位 5 点开始缝合，顺时针间断全层缝合，注意不要绞索。

> 注意：这个过程助手很关键，必须在缝合的进程中始终保持缝合处的肠壁展平(采用两个小 S 钩错位牵拉)，防止有肠壁折叠遗漏进而导致吻合的不确切，尤其是男性病人的前壁 1、11 点处。若之前经腹腔的括约肌间隙分离得不充分，接下来的烟包线就难以系紧。

> 小技巧：笔者习惯用美敦力公司的 884 缝线，其针的弯度及大小比较适中，而且缝线比较结实。普利灵缝线虽然比较滑容易收紧，但是力度欠佳，容易折断，尤其在括约肌间沟游离不充分强行吻合器吻合时，收紧吻合器过程对系在钉砧头烟包线有较大的拉力。

11. 结肠肛门单吻合器吻合　将吻合器开放到最大和钉砧头对接上，然后系紧远端的烟包线，这个过程要缓慢、确切，然后闭合吻合器、激发，过程类似 PPH。最后在肛门内留置油纱压迫止血（图 3-2-2-9）。

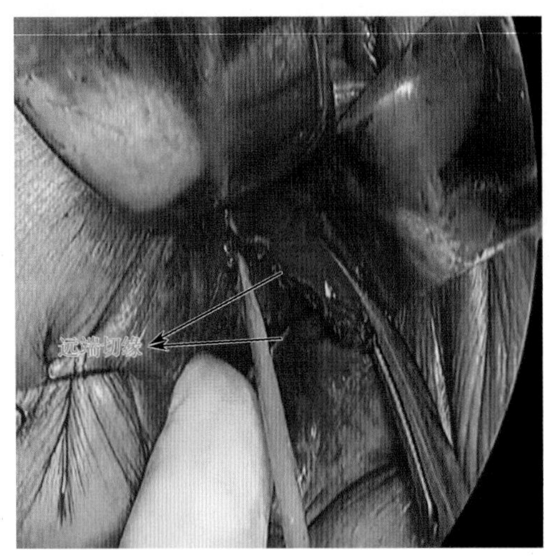

图 3-2-2-8　远端切缘的切开

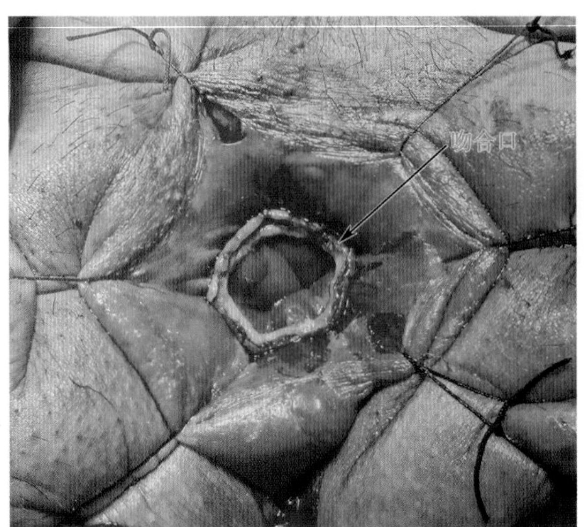

图 3-2-2-9　吻合口

> 注意：闭合吻合器的过程中注意不要把女性的阴道收进来（若游离的不充分的话），男性则要避免尿道损伤，也可以重建气腹在腹腔内阻挡阴道 / 前列腺被吻合器收进去。吻合口可以在直视下进行观察，若有不确切的地方可以加针修补。

12. 冲洗留置引流　若不行保护性造口，通常通过左右戳卡处各留置一枚引流；若行保护性造口，则在左侧留置一枚引流即可。

> 注意：保护性造口的实施视吻合的确切情况，若没有张力、血运问题，吻合确切，则不必行保护性造口，这种情况下的 ISR 手术要比高位的吻合更安全。如果吻合后可见直视下的缺损，即使加固缝合也要行保护性造口。如果有张力血运问题，不建议继续行 ISR 手术，否则术后会出现严重的吻合口狭窄。

【术后注意事项】

注意要在术后 1 个月左右做肛门指检，尤其是对行保护性造口的病人，指检的目的主要是评估有无吻合口的狭窄，如果有狭窄则需要反复的扩肛，1 个月左右多数还是膜性狭窄，若时间久了已经形成了瘢痕则不容易扩开。

（丛进春）

【文后述评】（陈春生）

经典的 ISR 手术是在肛门侧操作向头侧方向游离括约肌间沟，这样对于部分和次全 ISR，切缘尾侧方向的括约肌间沟因为背对着视野也就无法分离，只能采用手工的方式进行吻合。由于空间的狭小，这个部位的手工吻合的缺点是实际操作中无法做到均匀的缝合，尤其是前壁由于视角的原因，有时缝到全层都比较难(还是因为尾侧的括约肌间沟未分离)，不仅手术操作时间比较长，术后出现吻合口狭窄和漏的概率也比较多。如果这种情况下直接行吻合器吻合，这个位置应该是齿状线上下，前方男性是尿道、前列腺，女性是阴道，后侧方是外括约肌，环周没有疏松组织，即便能够硬性缝合烟包线也收不紧。导致这个局面的主要原因就是我们不能背对着视野去游离括约肌间沟，即无法在肛门侧由头侧向尾侧游离括约肌间沟。腹腔镜技术的开展使我们能够在腹腔侧解决这个问题，即在腹腔侧将括约肌间沟游离出足够距离使得远端可以轻松地缝合烟包线，并能容易的收紧，进一步实施这种单吻合器的吻合。

实际上我们是在后来才发现这种吻合方式的好处，第一便是切缘的安全性问题。如果实施的是同样在腹腔内游离括约肌间沟而远端予以闭合的双吻合器技术，若切缘有问题，那么接下来的操作可能就会很纠结了，我们这种方法可以继续切下去，可以一直切到改成完全ISR的手工吻合甚至Miles手术。第二是吻合的安全性问题，吻合器激发后可直视吻合口，这也是我们大部分ISR手术不行保护性造口的原因，实际上这个位置的吻合和高位的结肠吻合一样安全，不安全的反而是那些比ISR位置稍高的看不到吻合口的低位直肠吻合(最大的原因还是在于吻合的确切性——双吻合技术的危险三角、黏膜压榨、浆肌层撕脱等，无法看到吻合口进行直观的评估)。第三是微创化的效果，由于标本是从肛门拉出的，所以也达到了NOSES手术的要求，除了戳卡没有其他切口。

不过在实际操作中，经常会前方的括约肌间沟分离通常比较难的情况，尤其是男性的病人。所以经常会出现后侧方打开后直接和腹腔相通，而前方仍有连接，虽然分离后也能缝合收紧远端的烟包线，不过比较容易出现副损伤，如尿道的损伤，因为这种情况下收紧时不可避免的会将尿道牵扯过来(前方括约肌间沟未分离)。

实际上这种ISR手术最大的用处是针对那些做Miles可惜、做Dixon手术在腹腔内切断闭合也无法保证远端切缘的病例。因为其解剖游离过程及吻合口的距离还是ISR手术，所以也只能称为ISR手术，只不过是部分或者次全ISR，不可能是完全ISR。本中心近年来很少做完全ISR手术，其术后的功能多数还是欠佳。

至今为止，我们中心目前已经实施这种腔镜下的ISR手术67例，其中14例行保护性造口(主要因为前壁自头侧向尾侧游离的不充分导致吻合后的不确切，通常是前壁1点和11点)，其余未行保护性造口的53例病人无一例出现吻合口漏，由于没有完全ISR的病例，所以术后感觉和控制能力问题也都并不严重，不过行保护性造口的病例出现吻合口狭窄的概率相对多些。

【作者简介】

从进春，男，1975年生，医学博士。中国医科大学附属盛京医院第四普通外科(结直肠肿瘤外科)副教授，副主任医师。兼任中国医师协会外科医师分会经肛门全直肠系膜切除术专业委员会委员，中国医师协会外科医师分会微创委员会青年委员，中国医药教育协会腹部肿瘤专业委员会快速康复学组委员，东北三省肠外肠内营养支持专业委员会委员兼秘书，辽宁省生命关怀协会营养支持与治疗专业委员会常务委员，辽宁省生命科学学会结直肠肛门外科专业委员会常务委员，辽宁省免疫学会肛肠分会常务委员，辽宁省医学会肠外肠内营养学分会青年委员，辽宁省抗癌协会大肠癌专业委员会委员，辽宁省抗癌协会肿瘤微创治疗专业委员会委员，沈阳医师协会肛肠科医师分会委员、《结直肠肛门外科》杂志编委，《中国肿瘤临床》杂志特约审稿人，盛京医院腹腔镜技术培训中心结直肠手术课程指导教师。

【述评者简介】

陈春生，教授，硕士研究生导师，中国医科大学附属盛京医院第四普通外科（结直肠肿瘤外科）主任。现任中华医学会肠内肠外营养学分会委员，中国中西医结合大肠肛门病专业委员会东北分会副主任委员，辽宁省抗癌协会大肠癌专业委员会副主任委员，辽宁省中西医结合学会大肠肛门专业委员会副主任委员，辽宁省医学会肠内肠外营养学分会副主任委员。

参考文献

[1] Schiessel R，Karner-Hanusch J，Herbst F，et al. Intersphincteric resection for low rectal cancer tumors. Br J Surg，1994，81（9）：1376-1378.

[2] Cong J C，Chen C S，Ma M X，et al. Laparoscopic intersphincteric resection for low rectal cancer：comparison of stapled and manual coloanal anastomosis. Colorectal Dis，2014，16（5）：353-358.

[3] Tsukada Y，Ito M，Watanabe K，et al.Topographic Anatomy of the Anal Sphincter Complex and Levator Ani Muscle as It Relates to Intersphincteric Resection for Very Low Rectal Disease. Dis Colon Rectum，2016，59（5）：426-433.

第三章 腹腔镜直肠癌腹会阴联合切除术

第一节 腹腔镜 ELAPE 手术(经盆腔途径)

1908 年，Miles[1]在 *Lancet* 杂志上撰文提出了腹会阴联合直肠切除术(abdominoperineal excision，APE)，文中报告了 12 名接受该术式的直肠癌病人，其中 5 名死亡，存活的 7 名病人术后 1 年复查均无复发。这一术式革命性地降低了直肠癌的死亡率和局部复发率，半个多世纪来它一直被看做是直肠癌手术的金标准。1982 年，Heald[2]提出了全直肠系膜切除术(total mesorectal excision，TME)的概念，使直肠癌的局部复发率低于 10%，随着吻合器的应用、新辅助放化疗的开展和内括约肌切除保留肛门的术式报道以来，保肛率更是得到了大幅度提高，TME 逐步成为直肠癌手术的新的金标准。但此后，多数外科医生奉行 TME 的理念来完成 APE 术，注重于腹腔组完全分离到肛提肌裂孔的边缘切除全部的直肠系膜，会阴组仍按传统观念沿肛门外括约肌分离，靠近直肠壁切断肛提肌。与 Miles 所报道的 APE 相比，肛提肌与坐骨肛门窝的脂肪组织明显切除不足。多个研究[3,4]均表明这一时期的 APE 手术与 LAR(Low anterior resection，低位前切除)手术相比，肿瘤学效果明显更差，肠管穿孔率、CRM(circumferential resection margin，环周切缘)阳性率、肿瘤局部复发率均高于 LAR，5 年总生存率低于 LAR。2007 年，Holm[5]提出了扩大的 APE 术式(extended abdominoperineal excision)，与以往传统的 APE 手术相比，减少了腹腔组直肠系膜的分离范围，在相当于肛提肌的起始部停止腹腔组的操作，而后变截石位为俯卧折刀位，更强调会阴组的操作，沿肛门外括约肌和肛提肌向上分离，与腹腔组在肛提肌的起始部会师，将直肠系膜和周围的肛提肌完整切除，该术式可以避免传统 APE 切除造成的外科腰，降低局部复发率与 CRM 阳性率，从而改善预后。因其标本形似一圆柱，曾被称为柱状腹会阴联合直肠切除术(cylindrical abdominal perineal excision，cAPE)，目前认为用“柱状”来描述这种扩大的 APE 手术不合适，因为此种命名会无形中鼓励外科医师多切除坐骨肛门窝的脂肪而使标本看起来呈柱状。其实这是不必要的，除非肿瘤突破肛提肌并累及坐骨肛门窝的脂肪组织。故目前多称之为经肛提肌外腹会阴联合直肠切除术(extralevator abdominal perineal excision，ELAPE)。

腹腔镜手术进行 ELAPE 的腹部操作具有明显优势，利用其放大和无孔不入的特点可以部分抵消狭窄骨盆给开放手术带来的局促空间感，2012 年，Asplund[6]报道了 17 例腹腔镜 ELAPE 手术，整个手术过程完全按照Holm所描述的步骤进行，腹腔组操作亦遵循腹腔镜TME原则，其腹腔镜下直肠系膜的锐性分离在抵达肛提肌起始水平后即停止，不继续将直肠系膜从肛提肌解剖分离，而后翻转体位开始会阴组操作，沿着肛门外括约肌及肛提肌与坐骨肛门窝脂肪间的间隙解剖，分离至肛提肌起点后予以切断肛提肌，其手术途径与方式同开放ELAPE。该腹腔镜ELAPE存在切除肛提肌时需要翻转体位、切除过多未受肿瘤侵犯的肛提肌增加盆底重建难度与创伤等诸多缺点，可能带来更高的术后切口并发症发生率。

我们认为当选择ELAPE手术时，如能精确判断癌肿方位，则可行个体化ELAPE，即患侧按标准ELAPE手术切除肛提肌，健侧按传统APE手术，这样有利于盆底重建，减轻创伤程度。2013年，我科首先在国际上报道了应用腹腔镜技术经盆腔途径完成该术式[7]，显示了以下优势：①经盆腔途径切断肛提肌可以灵活控制直肠系膜与肛提肌之间的分离范围，并可调节肛提肌切除范围，从而达到肛提肌个体化切除的目的，我科应用该技术行36例手术，术后标本的CRM阳性率仅为5.6%（2/36）[8]；②经盆腔切断肛提肌后可使腹会阴手术交汇平面的下移，简化会阴部手术的操作，因而在进行会阴部操作时无需翻转手术体位，大大缩短手术创伤时间；③在直视下经盆腔切除肛提肌时，在直肠前方的操作中可不停止于精囊腺下方（男性）或宫颈下方（女性），在距离精囊腺底部或宫颈下方0.5cm处横断邓氏筋膜后，继续向下分离邓氏筋膜后方直肠前间隙[7, 8]，此法可简化会阴部的直肠前方操作，且可保护精囊腺底部或宫颈下方、邓氏筋膜前外侧与前列腺/阴道两侧的血管神经束，将损伤盆腔侧壁神经及血管的风险降到最低，Marecik等亦认同该观点[9]。会阴组分离直肠肛管前方与前列腺/阴道之间的间隙时，不应像传统APE那样将近端结肠拖出会阴并加以牵拉，此法容易造成直肠前壁破裂穿孔，而应直视下锐性分离直肠、肛管前方与前列腺/阴道之间的间隙，直到手术平面与腹组会合。我们的改进简化了不翻身状态下会阴部切除肛提肌的难度，大大减小了手术创伤、缩短了手术时间并可保护盆自主神经。该方法改变并简化了一百多年来经会阴部切除肛提肌的手术操作，并可实现肛提肌个体化切除[10, 11]和更精准的外科治疗。

【适应证和禁忌证】

1. 适应证　①肿瘤下缘距肛缘<5cm的，MRI或直肠腔内超声检查证实cT3或cT4期的直肠和肛门部的恶性肿瘤（cT4期建议先行术前新辅助放化疗），无腹腔或肝、肺转移，或虽已发生远处转移，但能获得根治性切除者（分期示意详见图3-3-1-1）。②对于肿瘤下缘距肛缘≥5cm的及部分cT2期低位直肠癌，但不具备保留肛门的适应证，如肿瘤分化程度差、骨盆狭窄、术前肛门功能差等，也可采用这种术式。③由于肛提肌主要包绕低位直肠系膜的两侧方及后方，在cT4期癌肿侵犯肛提肌和外括约肌，且肿瘤位于直肠后方和两侧，ELAPE是很好的选择。若肿瘤位于直肠前方且累及前列腺和精囊腺，则即使经会阴部切除全部肛提肌和后方的尾骨，亦无法保证前方的CRM阴性。对于此类病人，若术前行新辅助放化疗，可降低CRM阳性率。若肿瘤向后方外侵累及尾骨和骶骨，可加行包括骶4～5和尾骨联合切除，但超过骶2水平的骶骨受累则无法手术切除。若向前方外侵累及前列腺或阴道，可加行包括受累前列腺或阴道在内的联合脏器切除，必要时行全盆脏器切除。

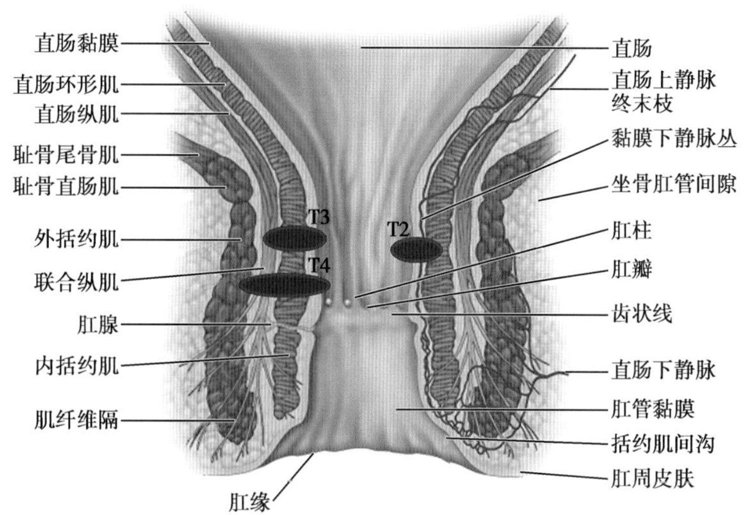

图 3-3-1-1 直肠末端及肛管的冠状面解剖图及该处直肠癌 T 分期示意图

2. 禁忌证 ①高龄、营养状态差或伴有其他严重疾病无法耐受麻醉或腹腔镜手术者；②直肠癌局部广泛浸润呈冰冻骨盆无法切除者。

【体位、戳卡位置以及手术站位】

1. 麻醉 气管插管全身麻醉。

2. 体位与套管放置 采用截石位，两髋关节微屈，外展 45°，膝关节屈 30°，双下肢高度低于腹部，臀部垫高，右上肢内收（以便主刀手术），左上肢据需要内收或外展，手术开始后收体位调整至头低脚高 30°（图 3-3-1-2）。

3. 术者站位 （图 3-3-1-3）但如果只有一个显示器，应将器械台移到病人的右脚旁，以备术中如需移动显示器至病人的左侧时，更为便捷。

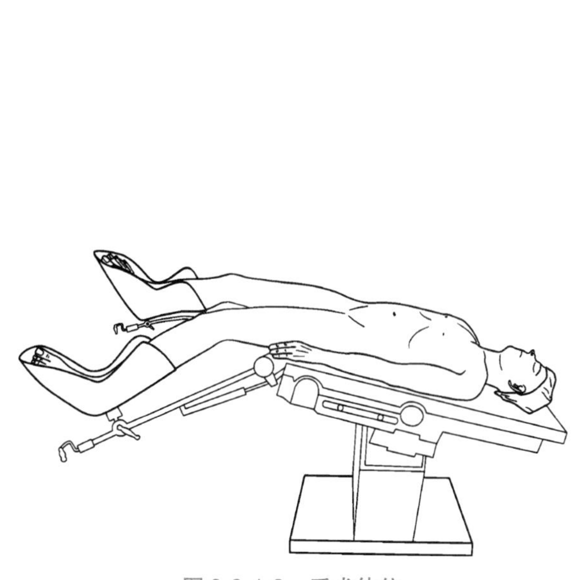

图 3-3-1-2 手术体位

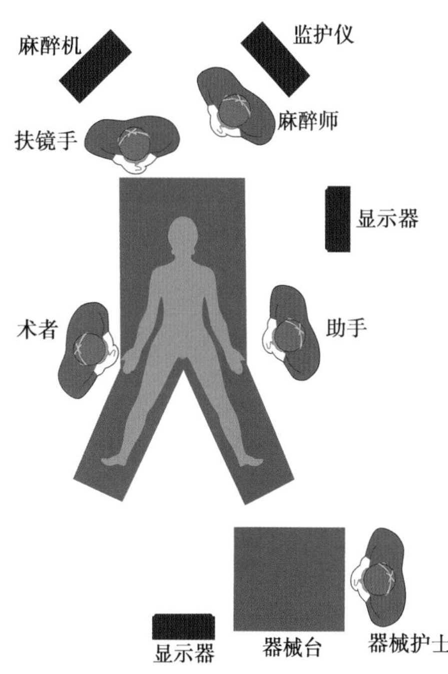

图 3-3-1-3 术者站位（双显示器时）

4. 套管放置 （图 3-3-1-4）即在脐上缘放置直径10mm 套管，充气后置入腹腔镜作为观察孔，腹腔镜直视下右下腹（右髂前上棘内 2 横指）置一 12mm 套管作为主操作孔，在右锁骨中线平脐点置一 5mm 套管作为辅助操作孔，如病人较矮，可将该点上移 3～4cm，以便操作，在左髂前上棘与脐连线中点（预计肠造口处）置入一 10mm 套管为助手主操作孔，于耻骨联合上 2 横指置入一 5mm 套管作为助手辅助操作孔。

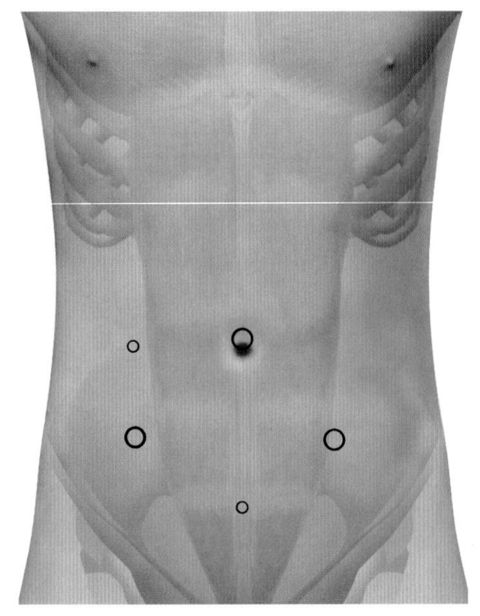
图 3-3-1-4 套管放置示意图

5. 手术特殊器械 超声刀、电钩、腔镜直线切割闭合器。

【手术步骤】

1. 左 Toldt 间隙分离
2. 清扫 No. 253 组淋巴结
3. 肠系膜下动脉高位结扎
4. 游离乙状结肠及降结肠
5. 系膜剪裁及肠系膜下静脉结扎
6. 直肠后方解剖分离
7. 直肠前方解剖分离
8. 直肠两侧解剖分离
9. 个体化的肛提肌切除
10. 腹膜外结肠造口
11. 会阴组手术

【手术技巧】

1. 左 Toldt 间隙分离 中间入路切开右直肠旁沟后，进入左 Toldt 间隙后，应以肠系膜下神经丛、左输尿管、左生殖血管作为后方平面的标志，避免走错层面，误入其后方造成出血或副损伤，从中间向左分离达左结肠旁沟，从下向上直达肠系膜下动脉根部（图 3-3-1-5）（【二维码】3-3-1-1）。

> 小技巧：主刀和助手间要形成对抗牵引，充分展示出“angel hair”的发丝样结构。

2. 清扫 No. 253 组淋巴结 沿肠系膜下神经丛表面自下向上分离至肠系膜下动脉根部，清扫时应避免损伤附近的神经丛和小肠（图 3-3-1-6）（【二维码】3-3-1-2）。

> 注意：助手向肛侧牵拉肠系膜下动脉，保持足够的张力，会有利于淋巴结清扫。在肠系膜下神经丛的左、右侧丛与肠系膜下动脉的夹角间常有肿大的淋巴结，清扫时不要遗漏。

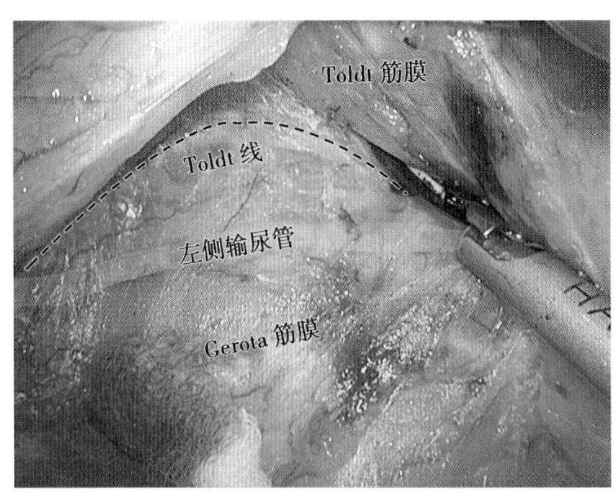

图 3-3-1-5 左 Toldt 间隙分离

【二维码】3-3-1-1 左 Toldt 间隙分离

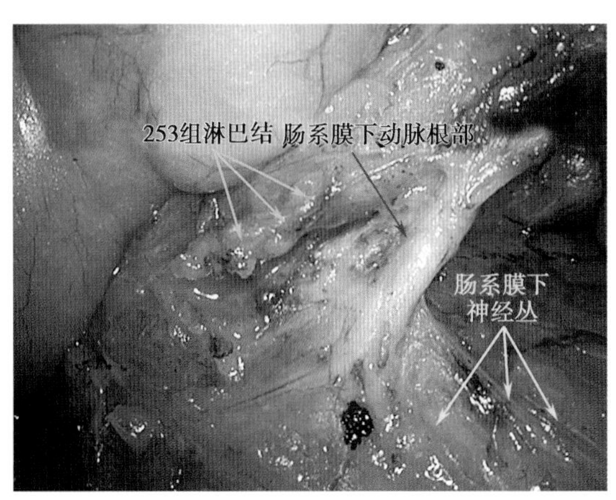

图 3-3-1-6 清扫 No. 253 组淋巴结

【二维码】3-3-1-2 清扫 No. 253 组淋巴结

3. 肠系膜下动脉高位结扎距肠系膜下动脉根部 0.5～1cm 处切断血管，肠系膜下神经丛的左支通常紧贴肠系膜下动脉，应避免损伤（图 3-3-1-7）（【二维码】3-3-1-3）。

注意：高位结扎有助于降低造口的乙状结肠张力。

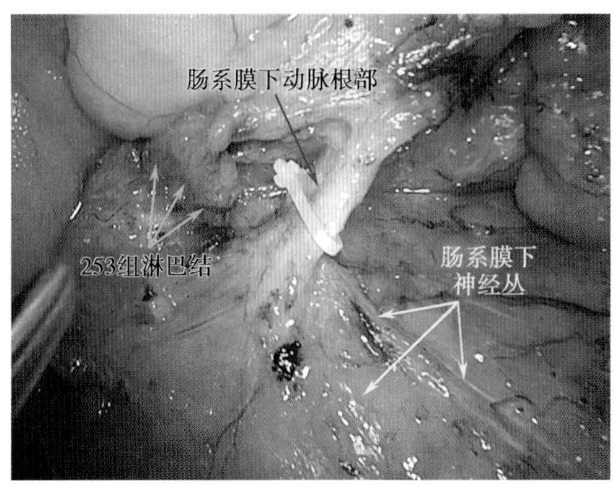

图 3-3-1-7 肠系膜下动脉高位结扎

【二维码】3-3-1-3 肠系膜下动脉高位结扎

4. 游离乙状结肠及降结肠　拓展左 Toldt 间隙，沿 Monk 线向上分离足够的肠管，备后续的造口用(【二维码】3-3-1-4)。

小技巧：在分离的过程中，主刀左手钳夹持一块小纱布进行推挡会很有帮助的，可增加摩擦力和接触面积(图 3-3-1-8)。

【二维码】3-3-1-4　游离乙状结肠及降结肠

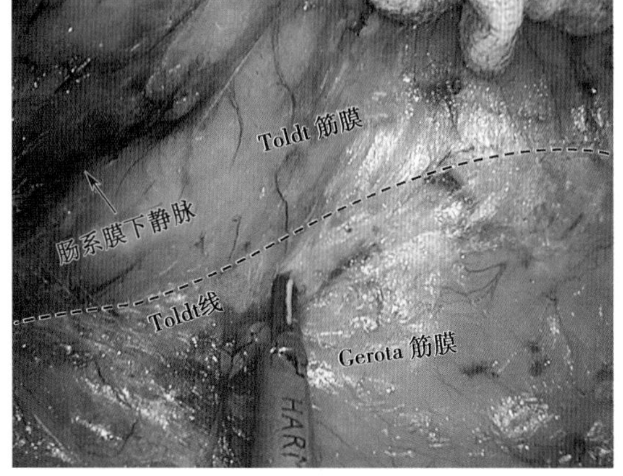

图 3-3-1-8　拓展左 Toldt 间隙

5. 系膜剪裁及肠系膜下静脉结扎　依次切断乙状结肠动脉第一支及左结肠动脉，避免损伤左结肠动脉升、降支交汇点及边缘动脉，靠近胰腺下缘切断肠系膜下静脉，不是为了淋巴清扫，而是为了确保用于造口的乙状结肠无张力(图 3-3-1-9)(【二维码】3-3-1-5)。

小技巧：当动脉辨识不清时，紧贴肠系膜下静脉的外侧剪裁系膜也是安全的。

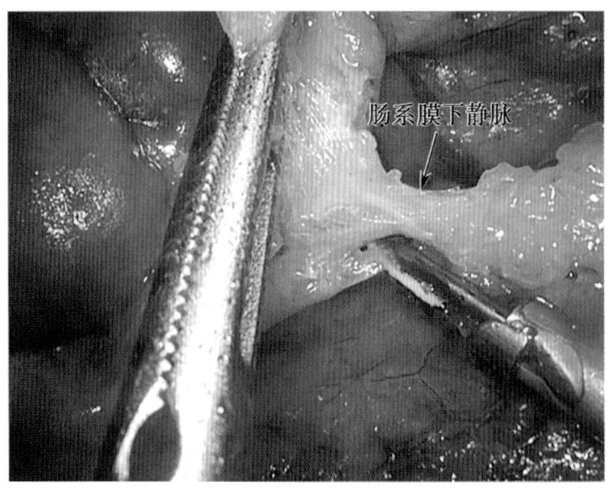

图 3-3-1-9　肠系膜下静脉切断

【二维码】3-3-1-5　系膜剪裁及肠系膜下静脉结扎

6. 直肠后方解剖分离　按 TME 理念应用骶前隧道式分离法沿直肠后间隙分离至水平平面与垂直平面(肛提肌平面)交界处，即尾骨尖位置(图 3-3-1-10)(【二维码】3-3-1-6)。

小技巧：尾骨尖位置，可用吸引器头或电钩敲击证实。

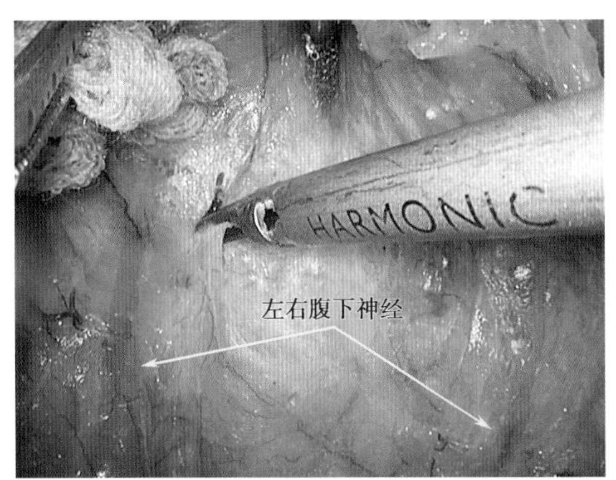

图 3-3-1-10　直肠后方解剖分离

【二维码】3-3-1-6　直肠后方解剖分离

7. 直肠前方解剖分离　在腹膜返折线上 1.0cm 处弧形切开腹膜，可保证分离平面走行在邓氏筋膜前方。为了保护双侧神经血管束，对男性病人需在距双侧精囊腺底 0.5cm 或更高位置横断邓氏筋膜，对女性病人可在距腹膜返折 4～5cm 处横断邓氏筋膜，沿该筋膜与直肠固有筋膜间锐性分离，可较容易向下推进和保护位于邓氏筋膜前外侧的神经血管束（图 3-3-1-11）（【二维码】3-3-1-7）。

> 注意：超声刀的热损伤更低，对于初学者，它相比电钩更有助于返折下方的直肠解剖分离，不容易损伤神经，更有利于保持直肠固有筋膜的完整性。

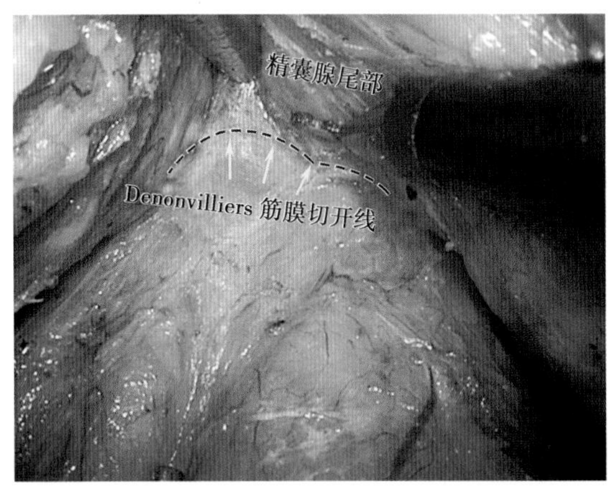

图 3-3-1-11　直肠前方解剖分离

【二维码】3-3-1-7　直肠前方解剖分离

8. 直肠两侧解剖分离　沿 holy 平面分离达两侧肛提肌的起点处（肛提肌腱弓），根据肿瘤所在方位决定是否继续分离肛提肌与直肠系膜的平面，可通过器械敲击感知有骨性感即为肛提肌腱弓（图 3-3-1-12）（【二维码】3-3-1-8）。

> 注意：此步尽显耻骨联合上 2 横指处的助手操作孔的优势，助手经此孔以吸引器向内上挡开直肠，与主刀形成对抗牵引，更容易分离两侧狭窄的 holy 平面。

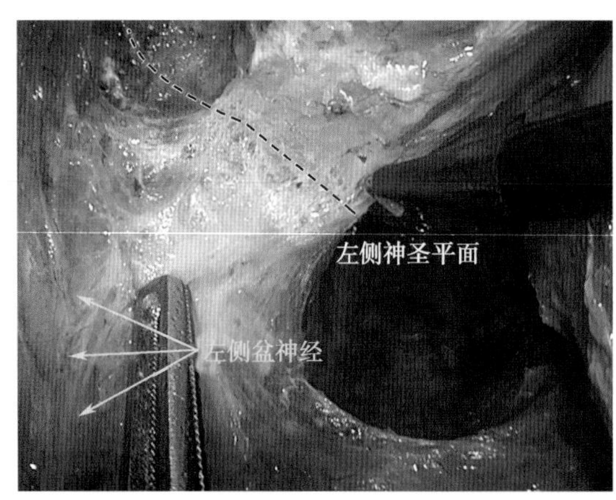

图 3-3-1-12 直肠左侧解剖分离

【二维码】3-3-1-8 直肠两侧解剖分离

9. 个体化的肛提肌切除 术者可根据病人术前影像学资料及术中直肠指诊情况确定肿瘤所在方位及其上界，依此决定将直肠系膜从肛提肌上分离及切断的范围，见图 3-3-1-13。尾骨尖位置，可用吸引器头或电钩敲击证实，直视下用电钩切断附着在尾骨尖上的肛提肌及肛尾韧带，若肿瘤局限于肛提肌裂孔上方的一侧，则肿瘤所在一侧的 holy plane 应分离至肛提肌腱弓并于其起始点处切断，即患侧肛提肌应多切除，而健侧的 holy plane 则可多分离，以保留更多的肛提肌用于盆底重建。若肿瘤位于肛提肌裂孔下方，则只在两侧的耻骨尾骨肌外侧切断肛提肌，而多保留两侧的髂骨尾骨肌以用于盆底重建。若需行肛提肌全部切除的 ELAPE 手术，直接用电钩从肛提肌腱弓内侧垂直向盆底切割肛提肌，并逐渐弧形弯向尾骨尖，该肌完全被切断时，可见黄色的坐骨肛管间隙脂肪组织显露，使两侧肛提肌被切断的切口在尾骨尖汇合，并超越尾骨尖可见黄色脂肪组织（图 3-3-1-14）（【二维码】3-3-1-9）。

【二维码】3-3-1-9 个体化的肛提肌切除

注意：切除肛提肌用电钩电凝切割迅速，角度灵活，止血效果好，一个小技巧是一旦切开肛提肌后，将电钩伸入肌肉组织中，自深面向上轻轻提拉切割组织，更不容易生成烟雾。

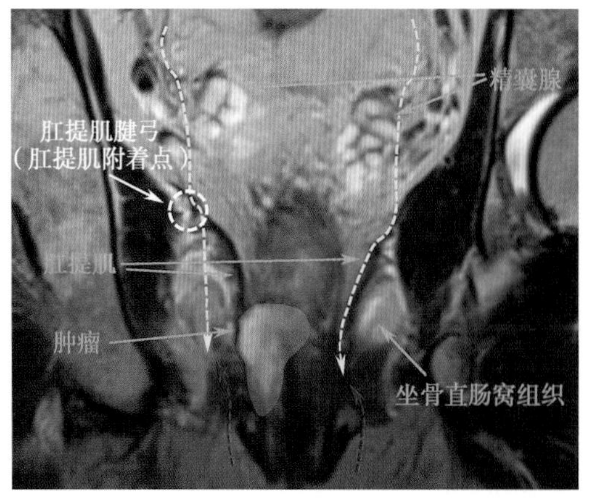

图 3-3-1-13 结合高分辨率 MR 拟定的个体化手术路线图（黄、红箭头分别代表腹组、会阴组手术路线）

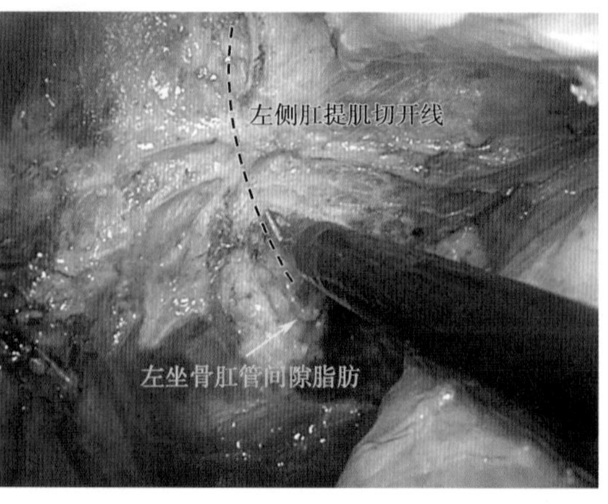

图 3-3-1-14 个体化的肛提肌切除

10. 腹膜外结肠造口　腹腔镜下用直线切割闭合器切断乙状结肠(距离肿瘤近端 15cm 处)，将左下腹戳卡处创口扩大后，近侧结肠经左侧腹膜外隧道于此处拖出，并行永久性结肠造口；盆底腹膜可以不缝合(图 3-3-1-15)(【二维码】3-3-1-10)。

【二维码】3-3-1-10　腹膜外结肠造口

> 注意：在左结肠旁沟结肠通过处用钛夹夹闭裂口，可以防止小肠或网膜组织钻入隧道内形成造口旁疝。

11. 会阴组手术　截石位，消毒铺巾，双荷包缝闭肛门，切开会阴部两侧与后方皮肤，沿着肛门外括约肌及肛提肌与坐骨肛门窝脂肪之间的平面分离，完整切除由肛门外括约肌及肛提肌包裹的肛管及直肠末端。由于腹部手术时已经进行肛提肌的切断，会阴部手术分离至肛提肌切断处，即可与腹组盆底手术平面相通。在直肠前方切开会阴浅横肌后缘向上分离前列腺被膜的融合处和直肠尿道肌(如直肠前壁肿瘤累及前方的盆筋膜脏层和壁层，部分前列腺和阴道壁也可一并切除；如果直肠后壁肿瘤累及下位骶尾骨，也可一并切除)。切除的标本消除了传统 APR 手术的外科腰。

创面彻底止血后，经耻骨上 trocar 用 0.9% 稀碘伏和蒸馏水依次冲洗盆腔创面，会阴部重新消毒、铺巾。根据盆底缺损大小，若缺损较小，可采用 Prolene 2-0 单股缝线全层减张缝合会阴部切口，一般为 3～4 针，彻底止血，不留死腔。若缺损较大无法直接缝合，可将剪裁好的脱细胞真皮基质补片用 3-0 可吸收缝线间断缝合在盆壁残余肌肉上，缝合皮下组织、皮肤。手术标本如图 3-3-1-16 所示。

> 小技巧：会阴组分离直肠肛管前方与前列腺/阴道之间的间隙时，应直视下锐性分离直肠、肛管前方与前列腺/阴道之间的间隙，直到手术平面与腹组会合，而不应像传统 APE 那样将近端结肠拖出会阴并加以牵拉。这样可有效降低直肠前壁破裂穿孔的发生。

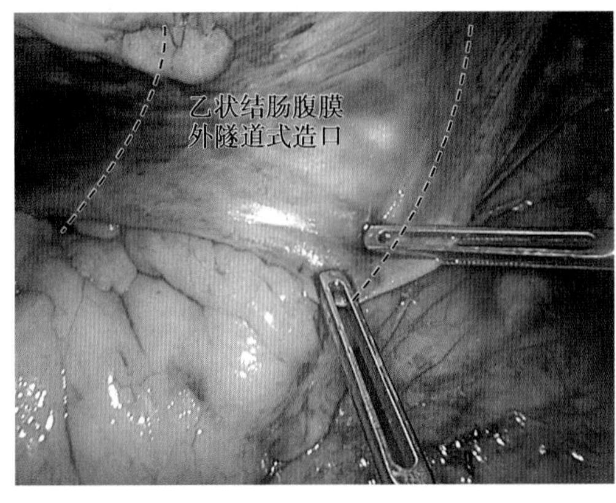

图 3-3-1-15　乙状结肠腹膜外隧道式造口

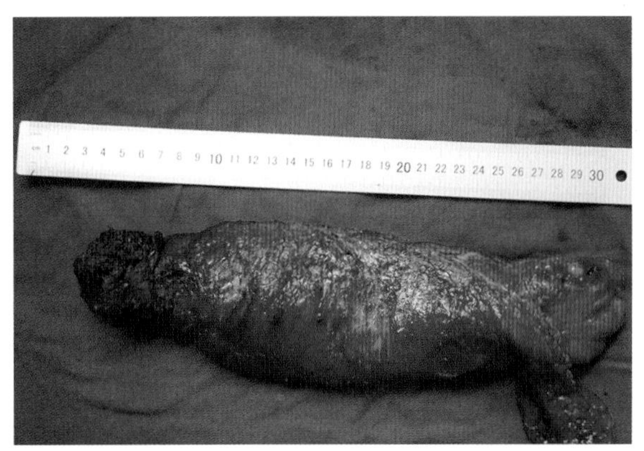

图 3-3-1-16　ELAPE 手术标本

【术后管理及并发症处理】

1. 肠梗阻　预防：① ELAPE 术中可不必关闭盆底腹膜。文献上有报道因盆底关闭不全诱发的盆底腹膜裂孔疝，因此如果选择关闭盆底腹膜，就绝不能留下裂孔。对女性病人可将子宫翻转覆盖盆底，常规将回肠末端铺盖至盆底最低处，后将所有小肠顺序排列；②行腹膜外隧道式造口可预防造口旁疝，但腹腔内隧道内口不能关闭过紧，以免压迫肠管致肠梗阻。治疗：①发生机械性肠梗阻应急诊手术；②如系腹膜外隧道式造口腹膜内口处嵌顿可在腹腔镜下松解。

2. 会阴部切口感染　预防：①会阴部手术时，重新消毒铺巾，双荷包缝闭肛门，防治粪便污染；术中操作严格无菌原则，会阴部的器械不可与腹部组器械混用；②用圆刀片直接切开皮肤直到脂肪组织，避免使用电刀切开皮肤的真皮层，以免热损伤影响术后伤口愈合；③闭合会阴部切口之前，多次采用碘伏溶液冲洗切口；④ ELAPE 术后的切口感染率可高达 36%～41%[8, 12]，应在切口皮下放置负压球，术后持续负压吸引，无感染迹象且引流量少于 10ml 方可拔除；⑤应采用 Prolene 2-0 单股缝线会阴部全层皮肤与皮下减张缝合，并加用皮下放置引流条，应避免分层缝合皮下脂肪组织与皮肤，可减少或避免皮肤感染。治疗：①考虑到 ELAPE 术后过高的切口感染率，可按照本科室切口感染常见病原菌的药敏结果，经验性使用抗生素，如怀疑切口感染，常规留取切口分泌物送细菌药敏检查，等待切口分泌物药敏结果再进一步调整抗生素；②加强切口换药，由于 ELAPE 术后创面较大，若发生切口感染，建议采用持续冲洗联合负压封闭引流技术治疗；③积极改善病人营养状态。

3. 盆底疝　预防：①常规将回肠末端铺盖至盆底最低处，后将所有小肠顺序排列，对女性病人可将子宫翻转覆盖盆底；②若盆底缺损较大无法直接缝合，可将剪裁好的脱细胞真皮基质补片用 3-0 可吸收缝线间断缝合在盆壁残余肌肉上，缝合皮下组织、皮肤[7]。治疗：采用应用生物补片修补或者转移皮瓣修复修补盆底缺损。

4. 泌尿及性功能障碍　预防：在直视下经盆腔切除肛提肌时，在直肠前方的操作中可不停止于精囊腺下方（男性）或宫颈下方（女性），在距离精囊腺底部或宫颈下方 0.5cm 处横断邓氏筋膜后，继续向下分离邓氏筋膜后方直肠前间隙[7, 8]，此法可简化会阴部的直肠前方操作，且可保护精囊腺底部或宫颈下方、邓氏筋膜前外侧与前列腺 / 阴道两侧的血管神经束，将损伤盆腔侧壁神经及血管的风险降到最低。治疗：①术后留置尿管 5～7 天，如拔除尿管后出现尿潴留，应延长导尿管留置时间，保持膀胱空虚可避免逼尿肌功能失代偿，逼尿肌的功能最终多可恢复[13]。②术后勃起功能障碍可随着时间的推移而改善[14]。西地那非（万艾可）等药物对勃起功能的恢复有一定疗效[15]。

（黄　颖）

【文后述评】（池畔）

传统 ELAPE 术式存在手术时间长、创伤大、切除肛提肌时需要翻转体位、盆底重建复杂及术后泌尿与性功能差，而且不论术前 T 分期与肿瘤侵犯范围，一律在肛提肌起始部切断，因而切除过多未受肿瘤侵犯的肛提肌等诸多缺点。对此，我科对 ELAPE 术式进行了改良，即在腹腔镜直视下经盆腔途径完成上述神经解剖保护后切除肿瘤受累侧的肛提肌，未受累侧少切，实现个体化切除，同时简化了以往术中需翻转为俯卧位经会阴途径方能完成该手术操作的过程，弥补了柱状切除术后盆底遗留的巨大缺损需通过应用脱细胞真皮基质补片重建盆底缺陷，简化了盆底的重建和切口的闭合。此为国际首创[7]，对比传统手术，该方法并未增加并发症，但却显著地缩短了手术时间，减少术中出血，简化盆底修复，体现了经盆腔直视下切断肛提肌的方法对保护自主神经有极大优点。并有利于病人术后早期下床活动。总结了 36 例经盆腔 ELAPE 术式的病人[8]，手术时间为（220.9±36.8）min，术中出血量为（121.6±99.7）ml。所有标本切断的肛提肌均附着在直肠系膜上，标本的环周切缘阳性率为 5.6%。术后随访 2～27 月，未见肿瘤复发或转移。得出的结论是经盆腔途径个体化的经肛提肌外腹会阴联合直肠切除术操作简单、术中可个体化决定肛提肌切除范围、手术时间短和近期肿瘤学效果好，已在国内大多数医院临床推广。

从 Miles 手术发展到 TME 手术、再到当今的 ELAPE 手术，直肠癌的外科治疗已经经历了一百余年的发展，但 ELAPE 至今仅有短短的 10 年，还需要不断地深入研究、发展及完善。目前 ELAPE 相关研究缺乏前瞻性、多中心、大样本的随机对照研究，有待进一步的临床试验验证 ELAPE 及相关改良技术在低位直肠恶性肿瘤治疗中的价值。

【作者简介】

黄颖，医学博士，福建医科大学附属协和医院结直肠外科副教授，副主任医师，硕士研究生导师。现任中国抗癌协会大肠癌专委会 TEM 学组委员；中国医师协会结直肠肿瘤专委会腹腔镜学组委员、TEM 学组委员，外科医师分会结直肠外科医师委员会青年委员；福建省外科学分会胃肠学组委员、加速康复外科学组委员，青年委员会委员。

【述评者简介】

池畔，教授、博士研究生导师，现任福建医科大学附属协和医院普通外科（结直肠外科）科主任、主任医师、英格兰皇家外科学院院士（FRCS），享有国务院特殊津贴专家。担任中华医学会外科学分会结直肠肛门外科学组副组长、中国研究型医院学会机器人与腹腔镜外科专业委员会副主任委员、中国抗癌协会大肠癌专业委员会腹腔镜外科学组副组长、中国医师协会内镜医师分会第一届腹腔镜专业委员会副主任委员、中国医师协会结直肠肿瘤专业委员会第一届腹腔镜专业委员会副主任委员、福建省外科学会副主任委员、福建省医学会外科学分会胃肠外科学组组长、大中华腹腔镜结直肠外科学院顾问教授、国际外科、消化及肿瘤医师协会（IASGO）委员以及美国胃肠与内镜外科医师学会（SAGES）委员等职务。担任《中华胃肠外科杂志》、《中国实用外科杂志》、《中华消化外科杂志》、*Annals of Surgery*（中文版）及 *Diseases of Colon & Rectum*（中文版）等多家杂志编委。

参考文献

[1] Miles W E. A method of performing abdomino-perineal excision for carcinoma of the rectum and of the terminal portion of the pelvic colon（1908）. Lancet，1908，172：1812-1813.

[2] Heald R L，Husband E M，Ryall R D H.The mesorectum in rectal cancer surgery-the clue to pelvic recurrence? Br J Surg，1982，69（10）：613-616.

[3] Nagtegaal I D，van de Velde C J，Marijnen C A，et al. Low rectal cancer：a call for a change of approach in abdominoperineal resection. Journal of clinical oncology，2005，23（36）：9257-9264.

[4] Shihab O C，Brown G，Daniels I R，et al. Patients with low rectal cancer treated by

abdominoperineal excision have worse tumors and higher involved margin rates compared with patients treated by anterior resection. Dis Colon Rectum，2010，53（1）：53-56.

[5] Holm T，Ljung A，Haggmark T，et al. Extended abdominoperineal resection with gluteus maximus flap reconstruction of the pelvic floor for rectal cancer. Br J Surg，2007，94（2）：232-238.

[6] Asplund D，Haglind E，Angenete E. Outcome of extralevator abdominoperineal excision compared with standard surgery：results from a single centre. Colorectal Dis，2012，14（10）：1191-1196.

[7] Chi P，Chen Z F，Lin H M，et al. Laparoscopic extralevator abdominoperineal resection for rectal carcinoma with transabdominal levator transection. Ann Surg Oncol，2013，20（5）：1560-1566.

[8] 陈致奋，池畔，官国先，等. 经盆腔途径肛提肌外腹会阴联合直肠切除术 36 例. 中华胃肠外科杂志，2014，17（1）：60-64.

[9] Marecik S J，Zawadzki M，Desouza A L，et al. Robotic cylindrical abdominoperineal resection with transabdominal levator transection. Dis Colon Rectum，2011，54（10）：1320-1325.

[10] Holm T. Controversies in abdominoperineal excision. Surg Oncol Clin N Am，2014，23（1）：93-111.

[11] 王振军. 直肠癌柱状经腹会阴切除术. 中华结直肠疾病电子杂志，2012，1（2）：5-8.

[12] West N P，Anderin C，Smith K J，et al. Multicentre experience with extralevator abdominoperineal excision for low rectal cancer. Br J Surg，2010，97（4）：588-599.

[13] Corman M L. 结肠与直肠外科学. 杜如昱，王杉，汪建平，译. 5 版. 北京：人民卫生出版社，2005.

[14] Hida K，Hasegawa S，Kataoka Y，et al. Male sexual function after laparoscopic total mesorectal excision. Colorectal Dis，2013，15（2）：244-251.

[15] Nishizawa Y，Ito M，Saito N，et al. Male sexual dysfunction after rectal cancer surgery. Int J Colorectal Dis，2011，26（12）：1541-1548.

第二节　腹腔镜 ELAPE 手术（双镜联合技术）

肛提肌外腹会阴联合切除术（extralevator abdominoperineal excision，ELAPE）是 2009 年，由 Shihab、Heald、Holm、Quirke 等欧洲学者提出的概念，该术式腹部操作遵循全直肠系膜切除术（total mesorectal excision，TME）的手术原则，会阴部操作相比原来的腹会阴联合切除术（abdominoperineal excision，APE）手术，有了明确的手术操作平面，即肛门外括约肌 - 肛提肌外侧平面，避免了会阴部解剖层次不清导致的环周切缘（circumferential resection margin，CRM）阳性，该手术方式正在被越来越多的国内外医师所接受[1]。但是，术中病人需要由仰卧位变为俯卧折刀位，而这个过程需要至少 20min 以上的时间，较为费时。在此基础上改良的双镜联合肛提肌外腹会阴联合切除术遵循 ELAPE 手术的解剖层面，腹部及会阴部均采用腹腔镜手术实现了微创化，会阴部操作可在单孔腹腔镜直视下精准离断肛提肌，且不需术中翻身变换体位。

双镜联合肛提肌外腹会阴联合切除术在腹腔内向尾侧游离，远端直肠的侧方和后方游离至盆底肛提肌近起始处，前方游离至分离到精囊腺（男性）下方或阴道（女性）中部。会阴操作在单孔腹腔镜器械辅助下沿外括约肌 - 肛提肌外侧平面进行，至与肛提肌交界处，完成肛管游离，与腹部操作会师后，经会阴切口取出标本（图 3-3-2-1）。

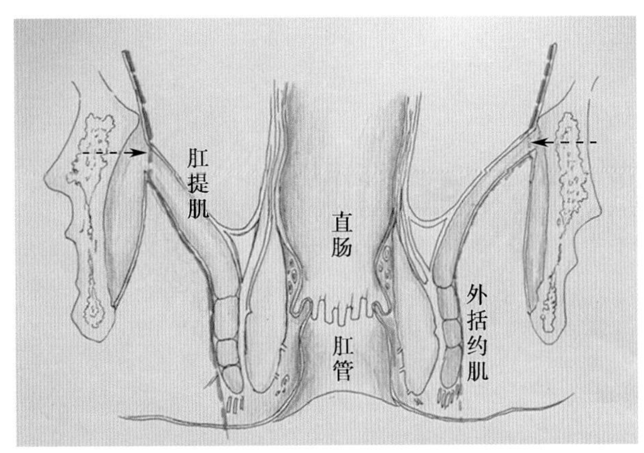

图 3-3-2-1　ELAPE 切除范围示意图

技术的优势在于：①既遵循 ELAPE 的手术原则，即沿肛提肌外间隙游离，又能在腔镜引导下精细解剖，并降低了会阴创伤；②可在会阴单孔腔镜直视下精准离断肛提肌，在确保环周切缘阴性基础上，实现肛提肌个体化离断，既确保了肿瘤学安全性又降低了盆底肌肉缺损的程度；③不用翻身，并减少了因翻身造成麻醉中生命体征不平稳的风险；④对于肥胖或骨盆相对狭窄的病人，离断肛提肌后可结合经肛门全直肠系膜切除术（transanal total mesorectal excision，TaTME）的理念由下至上逆向游离，可有效显露下段直肠术野。

技术的局限在于：该技术的操作理念来源于 TaTME 技术的启发，可以说是经肛门单孔腹腔镜平台的一个应用延伸，宜在具有一定 TaTME 操作经验的单位开展，且前者的侧向和后方游离范围要大于 TaTME，增加了单孔通道下的操作难度，需要一定的学习曲线及经验积累。

【适应证和禁忌证】

1. 适应证　①肠镜下病理证实为直肠腺癌；②肿瘤下缘距离齿状线 1～3cm；③肿瘤未侵出肛提肌及外括约肌；④没有结直肠手术史；⑤无肠梗阻。

2. 禁忌证　①既往腹部手术致腹腔粘连严重；②妊娠和哺乳期妇女；③严重心理疾病；④ 6 个月内有心肌梗死的病史或有不稳定性心绞痛；⑤严重的肺部疾病；⑥肿瘤侵犯坐骨肛门窝脂肪组织。

【体位、戳卡位置以及手术站位】（同常规腹腔镜直肠手术）

1. 体位　病人采用截石位。

2. 戳卡位置　5 孔法，经脐置入 10mm 戳卡，置入腹腔镜，直视下于右侧锁骨中线分别置入 5mm 和 12mm 戳卡，左侧拟乙状结肠造口处和其上方分别置入 5mm 戳卡。

3. 手术站位　术者站位于病人右侧，助手站位于病人左侧，扶镜手站立于术者同侧。肛门操作时术者坐在两腿之间，助手站或坐在其左侧。

4. 特殊手术器械　肛门操作时需单孔腹腔镜套筒(Keyport，Wolf，Gemany)。

【术前检查】

术前指诊很重要：①判断肿瘤下缘距离齿状线的位置；②术前盆腔核磁判断肿瘤是否侵犯坐骨肛门窝脂肪。

【手术步骤】

腹腔侧操作：

1. 乙状结肠的游离

2. 肠系膜下动静脉的处理

3. 直肠的游离(TME)，遵循上述解剖学边界

4. 裁剪系膜、封闭肿瘤近端肠管

会阴侧操作：

5. 肛管的游离

6. 放置单孔腹腔镜套筒

7. 腔镜下向上游离，与腹侧会师

8. 撤出套筒，移出标本

9. 放置会阴引流，关闭切口

腹腔侧操作：

10. 乙状结肠造瘘，冲洗留置引流(视具体情况也可不需留置)

【手术技巧】(腹部操作同常规腹腔镜直肠手术)

1. 乙状结肠的游离　按照腹腔镜直肠前切除术进行操作，由于不需要和肛门吻合，通常不需要游离降结肠及脾曲。

2. 肠系膜下动静脉的处理　离断肠系膜下动静脉，清扫253淋巴结，保证近端造瘘需要的血运和张力。

3. 直肠的游离　直肠的腹腔镜按TME操作平面直至肛提肌近起始处，其游离下界在后方为骶尾关节，两侧为肛提肌起点，前方游离下界在男性为精囊腺下方，女性为阴道中部，达到游离下界后即停止向下游离。

> 注意：腹腔部分的游离不宜过度，有明确停止的解剖标志，切除标本中可见到完整的肛提肌附着于标本表面(图3-3-2-2)，避免了向下分离过度造成的直肠穿孔和“外科腰”的形成。

4. 裁剪系膜、封闭肿瘤近端肠管　直肠游离充分后开始裁剪系膜，超声刀游离系膜至乙状结肠预切除处，内镜切割闭合器切断肠管。

会阴侧操作：

5. 肛管的游离　缝合肛门，以肛门为中心，做梭形切口，直视下逐层切开皮肤和皮下组织，沿

肛门外括约肌外侧向上游离至与肛提肌交界处，完成肛管游离（图 3-3-2-3）。会阴皮肤切缘及皮下组织分别用 2-0 滑线缝合双荷包（图 3-3-2-4）。

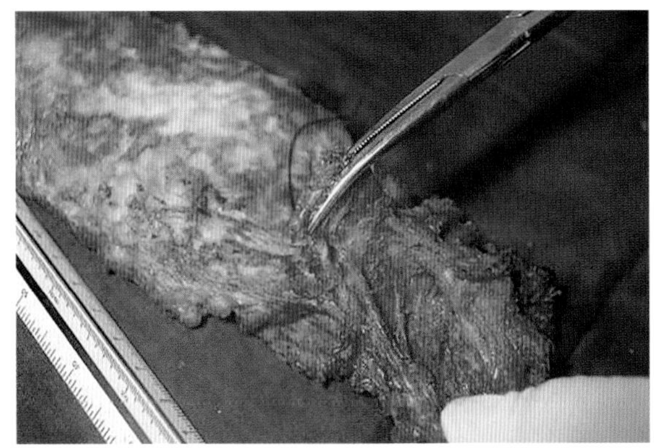

图 3-3-2-2　完整切除的肛提肌

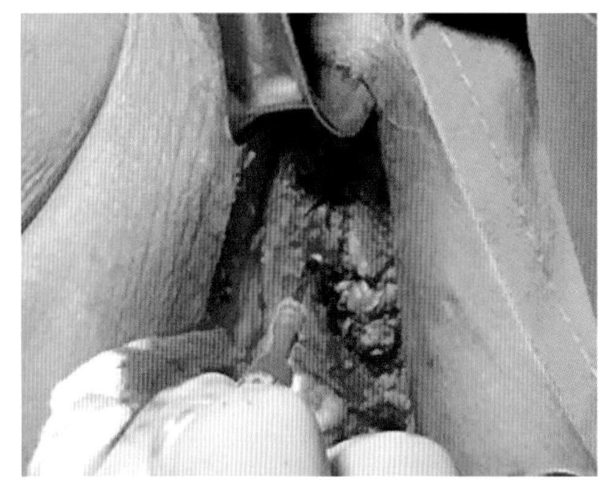

图 3-3-2-3　沿肛门外括约肌外侧向上游离

小技巧：以肛门为中心做梭形切口，切口范围上至第 5 骶骨正中部，下至会阴，两侧切缘距离肛缘约 2cm 左右。

注意：分离肛门外括约肌层面时，沿肛门外括约肌和脂肪间隙交界处（红 - 肌肉黄 - 脂肪交界处）向深面分离，直至外括约肌和肛提肌交界处，不需过多游离坐骨肛门窝处的脂肪组织。

6. 放置单孔腹腔镜套筒　中间放置单孔腹腔镜套筒（Keyport，Wolf，Gemany），收紧荷包固定套筒、封闭会阴空腔，设置 CO_2 压力为 10mmHg（图 3-3-2-5）。

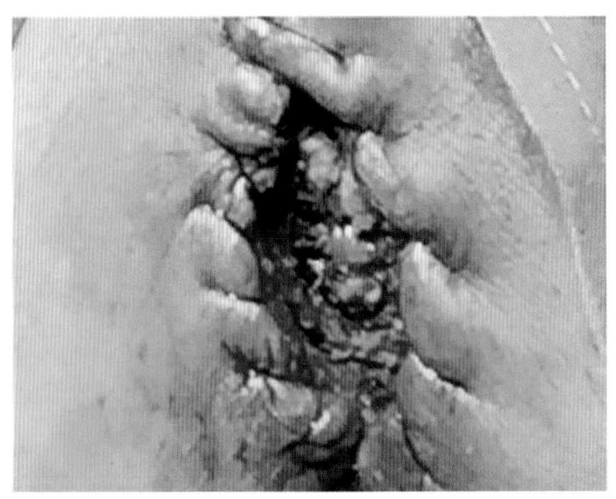

图 3-3-2-4　荷包缝合切缘

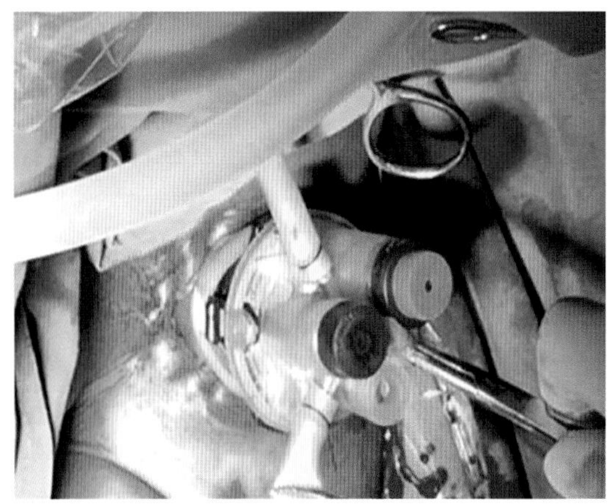

图 3-3-2-5　放置单孔套筒

注意：腹腔镜套筒要放置在两个荷包线的中间，荷包线应尽量密闭，避免腔镜下漏气影响术野，或者操作时套筒脱出。

7. 腔镜下向上游离，与腹侧会师 置入腹腔镜镜头及器械，无创分离钳牵拉肛管，暴露肛提肌与坐骨肛门窝脂肪之间隙（红黄交界），腔镜下用超声刀沿肛提肌外侧向近心端游离（图 3-3-2-6）（【二维码】3-3-2-1），首先游离侧方和后方（图 3-3-2-7），再游离前方（图 3-3-2-8），会阴腔镜直视下用超声刀离断肛提肌起始处（【二维码】3-3-2-2），与腹部会师。

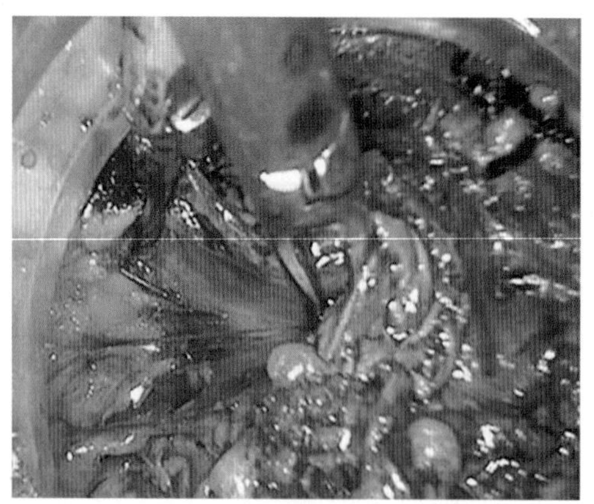

图 3-3-2-6 沿着肛提肌外侧平面游离

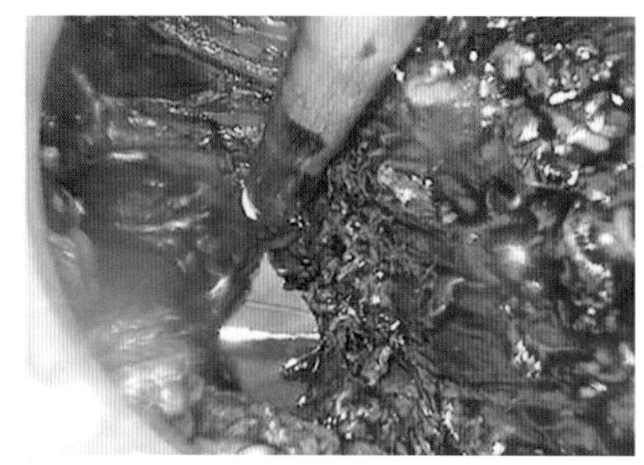

图 3-3-2-7 侧后方离断肛提肌与腹部会师

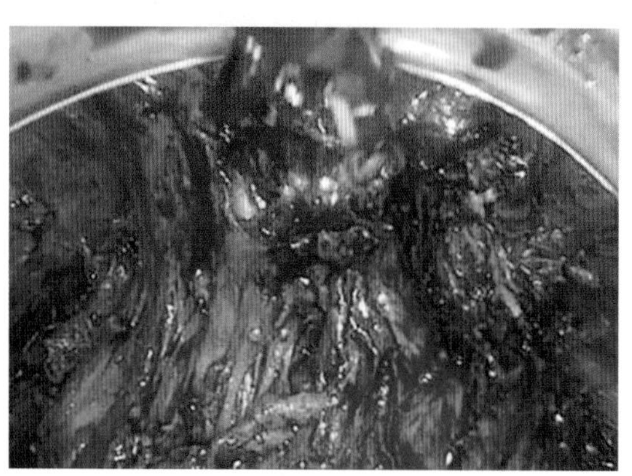

图 3-3-2-8 切开会阴体游离直肠前壁

【二维码】3-3-2-1 腔镜下沿肛提肌外侧水平的分离

【二维码】3-3-2-2 侧方游离至肛提肌起始处

小技巧：游离至靠近肛提肌起始处，腹部组协助牵引暴露，确保肛提肌切缘阴性。

注意：间隙相对较清楚，直肠前壁与阴道（男性为尿道）间为会阴体，组织较为致密，可借助阴道指诊和腹腔组牵引进行导引，钝锐结合进行分离，以免发生阴道和尿道损伤。

注意：会阴部操作应注意三处容易损伤的泌尿生殖神经（图 3-3-2-9）：①位于前列腺后外侧的神经血管束，手术时前侧切除范围不可过分扩大；②位于坐骨肛门窝侧壁的阴部神经分支，操作时注意保护闭孔筋膜的完整性，沿着肛提肌表面进行切除可有效地保护该神经；③位于肛管前方的阴部神经会阴支（如海绵体神经），应注意避免损伤会阴浅横肌和会阴体（该神经位于肌肉下方）。

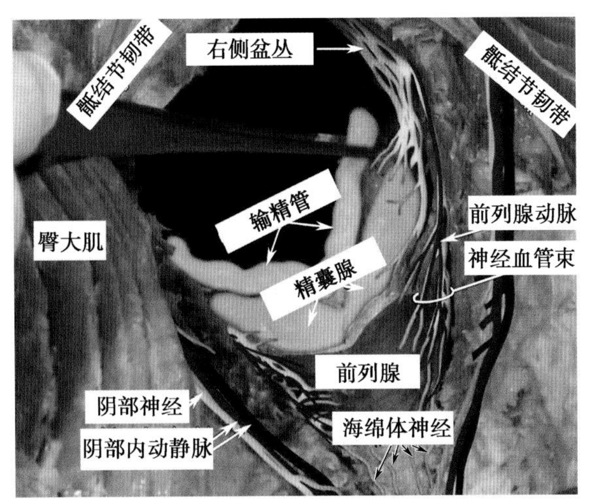

图 3-3-2-9 切开会阴体游离直肠前壁

8. 撤出套筒，移出标本 撤出单孔腹腔镜套筒，经会阴移出标本。

9. 放置会阴引流，关闭会阴切口 冲洗会阴伤口，确切止血后放置会阴引流，关闭切口，不常规应用生物补片。

10. 乙状结肠造瘘，冲洗留置引流 冲洗创面，左下腹行乙状结肠断端常规造口，关闭戳卡孔。

【术后注意事项】

术后注意事项同常规腹会阴联合直肠根治手术。

（申占龙 曹 键）

【文后述评】（叶颖江）

针对低位直肠癌行传统 APE 手术后 CRM 阳性率高，局部复发率高的问题，2007 年 Holm[2]提出了柱状 APE 切除的概念，强调将肛管、肛提肌和低位直肠系膜整块切除，使标本没有狭窄的“外科腰”，从而可切除更多的癌周组织，降低了 CRM 阳性率。但是由于该术式会阴区切除范围较大，术后会阴切口并发症较高，柱状 APR 术式未被广泛接受和开展。随后，有研究发现，低位直肠癌极少侵入坐骨肛门窝脂肪组织[3]，因此，很多外科学家在接受柱状 APR 理念的同时，认为：大部分低位直肠癌不必切除坐骨肛门窝脂肪组织，同时强调了沿着肛提肌外侧平面游离，将肛管、肛提肌和低位直肠系膜整块切除的重要性，并将其称为 ELAPE 手术。

然而，常规的 ELAPE 手术需要手术中翻身，由仰卧位变为俯卧折刀位，翻身不仅费时而且可能造成麻醉中病人生命体征不平稳。有研究者尝试了截石位腹腔镜 ELAPE 手术，经腹腔镜下离断肛提肌至坐骨肛门窝脂肪组织，降低了会阴操作的难度，从而在截石位下完成 ELAPE 手术[4]。但对于病人较瘦，骨盆较宽、盆底空间显露较好的情况下，腹腔镜下经腹完成肛提肌切除是可行的，但对于体型偏胖、男性或骨盆相对较窄的病人可能难度较大。

双镜联合的 ELAPE 手术手术既遵循了 ELAPE 手术沿肛提肌外间隙游离的原则，又能在腔镜引导下精细解剖，结合 TaTME 的理念由下至上逆向游离，无需翻身即可有效显露下段直肠术野。实现肛提肌个体化离断，确保了安全性及手术质量。我们共有 3 例病人采用该术式，未发生围手术期并发症，术后病理环周切缘均为阴性，但手术时间偏长（平均总时间为296.7min，会阴平均为196.7min），这可能与学习曲线有关，随着经验的积累，我们相信手术时间会缩短。

【作者简介】

申占龙，男，汉族，医学博士，副教授，硕士研究生导师，北京大学人民医院胃肠外科主任医师，外科肿瘤研究室副主任。社会兼职：中国医师协会外科医师分会多学科综合治疗（MDT）专业委员会副秘书长、青委会主任委员，中华医学会外科学分会实验外科学组委员，中国研究型医院学会消化道肿瘤委员会委员，中国研究型医院学会肿瘤外科专业委员会委员，中国医师协会微创外科专业委员会委员，中国抗癌协会整合肿瘤学分会委员，中国抗癌协会大肠癌专业委员会青年委员，中国医师协会肛肠医师分会肿瘤转移委员会委员，中国医师协会结直肠肿瘤专业委员会委员，中国医师协会结直肠肿瘤专业委员会腹腔镜组委员，中国医师协会整合医学医师分会整合肿瘤学专委会委员，中国老年保健医学研究会胃肠外科分会委员，中华外科青研社结直肠外科组核心成员，中华消化外科菁英荟结直肠癌外科组核心成员。

【述评者简介】

叶颖江，男，汉族，医学博士，教授，博士研究生导师，主任医师，北京大学人民医院胃肠外科主任，北京大学国际医院胃肠外科主任。现兼任中国医师协会肛肠外科医师分会副会长，中国医师协会多学科协作组医师委员会主任委员，中国医师协会结直肠外科医师委员会副主任委员兼秘书长，中国医师协会结直肠外科医师中青年委员会主任委员，中国老年学学会老年肿瘤专业委员会副主任委员，中国研究型医院学会消化道肿瘤专业委员会副主任委员，中国研究型医院学会机器人与腹腔镜专业委员会副主任委员，中国医师协会肿瘤防治规范化培训工作委员会常务委员，中国医疗保健国际交流促进会结直肠肝转移治疗专业委员会常务委员，中国抗癌协会胃癌专业委员会委员，中国抗癌协会大肠癌专业委员会委员，中国临床肿瘤学会GIST专业委员会委员，中国临床肿瘤学会胃肠肿瘤临床研究协作组委员。

参考文献

[1] Shen Z L，Ye Y，Zhang X，et al. Prospective controlled study of the safety and oncological outcomes of ELAPE procure with definitive anatomic landmarks versus conventional APE for lower rectal cancer. Eur J Surg Oncol，2015，41：472-477.

[2] Holm T，Ljung A，Häggmark T，et al. Extended abdominoperineal resection with gluteus maximus flap reconstruction of the pelvic floor for rectal cancer. Br J Surg，2007，94：232-238.

[3] Heald R J，Moran B J. Embryology and anatomy of the rectum. Semin Surg Oncol，1998，15：66-71.

[4] Chi P，Chen ZF，Lin HM，et al. Laparoscopic Extralevator Abdominoperineal Resection for Rectal Carcinoma with Transabdominal Levator Transection. Ann Surg Oncol，2013，20：1560-1566.

第三节　腹腔镜 ELAPE 手术（盆底重建）

低位直肠癌的经肛提肌外切除（extralevator abdominoperineal excision，ELAPE）或称柱状切除术，正在得到越来越多的应用。ELAPE 能够切除更多的癌周组织，可以获得满意的环周切缘和减少术中穿孔，明显改善了低位直肠癌手术的预后。Holm 医生最初报道的 ELAPE，当时也称为柱状腹会阴联合切除术（cylindrical APR），术中需要病人翻身改变体位，会阴采用臀大肌肌皮瓣进行重建。手术过程繁杂而且不连贯，耗时较长，创伤也比较大，而且不易于推广。

随后 ELAPE 在不断改进，例如采用生物材料重建盆底，不但可以减少盆底疝和伤口并发症的发生，而且操作省时方便。随着腹腔镜辅助结直肠癌根治手术的安全性和有效性得到认可，ELAPE 的微创手术已经开展。目前腹腔镜辅助 ELAPE 中腹腔镜手术用于腹部操作，会阴部操作多在开放下进行。

ELAPE 术中为病人翻身过程比较繁琐，需要再次消毒铺巾，手术缺乏连贯性。有术者为了克服术中翻身环节，在截石位尝试 ELAPE 会阴操作。但是大多数外科医生的研究认为 ELAPE 在俯卧折刀位进行肛提肌切除优于截石位。也有术者尝试经盆腔切断肛提肌，简化了的会阴操作能够在截石位完成，避免术中翻身。但是，第一，在盆腔内不易清晰判断肛提肌在骨盆壁的附着点，达到 ELAPE 切除肛提肌的要求比较困难；第二，在切除过程中需要先切至肿瘤，然后再退回寻找肛提肌在盆壁的附着点，可能存在肿瘤暴露及扩散的风险；第三，对位于前壁的癌，如侵犯明显难以直视解剖层次。

有没有一种既能避免翻身环节，又能达到精确切除肛提肌的方法呢？经反复研究，我们尝试设计了一种创新性方法，打破在会阴部不存在生理腔隙无法行腹腔镜手术的限制，人工地创造了一个括约肌外的可以封闭的腔隙，从而可在会阴部同时使用腔镜，或者主要由会阴组完成并命名为 Transit-perineal ELAPE（简称 TP-ELAPE）方法。TP-ELAPE 方法视野清晰，不用术中翻身而又能保证手术根治性和安全性。

【适应证和禁忌证】

1. 适应证　①年龄大于 18 岁小于 80 岁；②组织学诊断为原发性直肠癌；③ MRI 或超声内镜检查证实肿瘤处于进展期（T3～T4 期），没有远处转移；④预计可根治性切除，但无法保留肛门者；⑤肿瘤下缘距离肛缘小于 5cm。

2. 禁忌证　①直肠癌合并急性并发症（完全性肠梗阻、穿孔和大出血等）者；②妊娠或哺乳期病人；③有明确的远处转移灶者（包括孤立性肝、肺转移）；④过敏体质或已知对异体蛋白过敏的病人；⑤有手术禁忌证者。

【体位、戳卡位置以及手术站位】

1. 体位　腹腔镜操作时采用低截石位，经肛门操作时将两腿抬高外展。使用腿架将病人安置为截石位（图 3-3-3-1）。传统固定位置截石位常常限制腹部腹腔镜操作空间，尤其是对右下腹 Trocar 置入的器械影响较大。使用可调节脚架最大的优势是可以术中随时调节腿的高度，同时兼顾腹部和会阴操作。根据腹部腹腔镜和会阴腹腔镜的操作重点，调整分腿的宽窄和高度。

2. 戳卡位置　5 孔法，脐部戳孔位于脐上正中，右下腹 12mm 戳卡，右侧腹 5mm 戳卡，左下腹和左侧腹 5mm 戳卡。

3．手术站位　术者和扶镜手站于病人右侧，助手站于病人左侧，扶镜手在头侧。肛门操作时术者站在两腿之间，助手站在左侧。

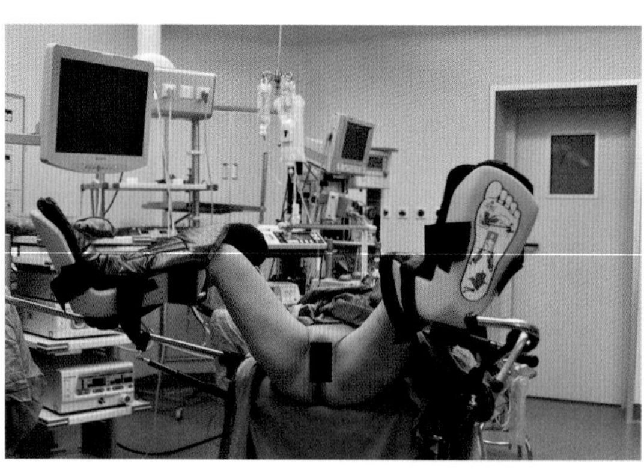

图 3-3-3-1　摆放截石位专用腿架

【术前准备】

术前聚乙二醇肠道准备，禁食 12h。预先设计标记造口位置。术前 30min 预防使用抗生素。

【手术步骤及手术技巧】

腹部操作：

安置好体位之后首先开始腹部手术。

腹部手术操作同腹腔镜直肠癌根治术。提起乙状结肠系膜，从右侧分离乙状结肠直肠系膜（图 3-3-3-2），进入 Toldt 间隙（图 3-3-3-3）。解剖肠系膜下血管，夹闭后切断（图 3-3-3-4）。游离直肠系膜两侧达肛提肌平面，直肠前方男性达精囊腺，女性达宫颈水平。切割闭合器切断造口处乙状结肠肠腔（图 3-3-3-5），近断端准备提出左下腹行永久造口。如有必要，游离结肠脾曲。

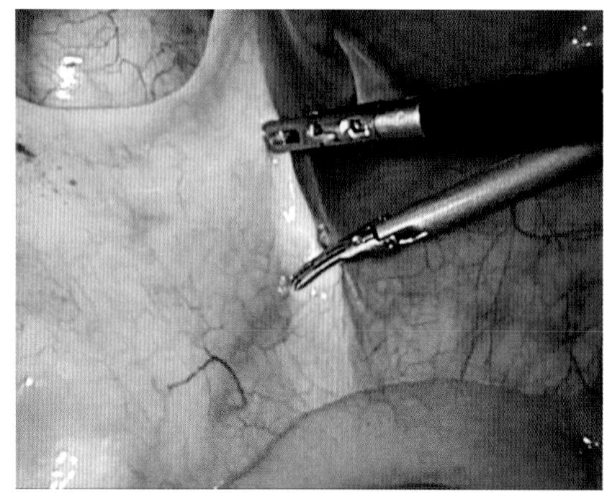

图 3-3-3-2　分离乙状结肠直肠系膜

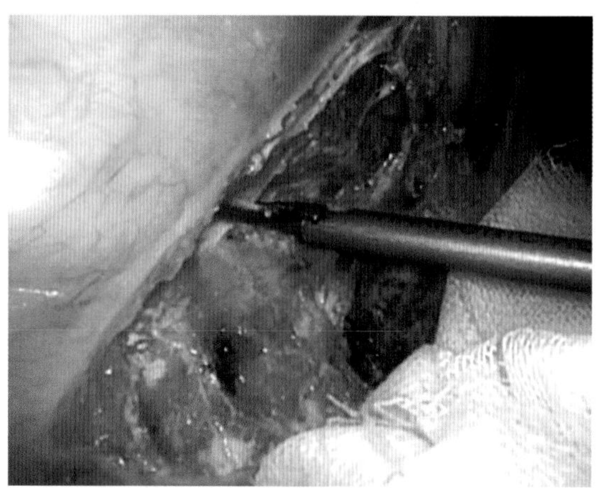

图 3-3-3-3　在乙状结肠系膜后方进入 Toldt 间隙

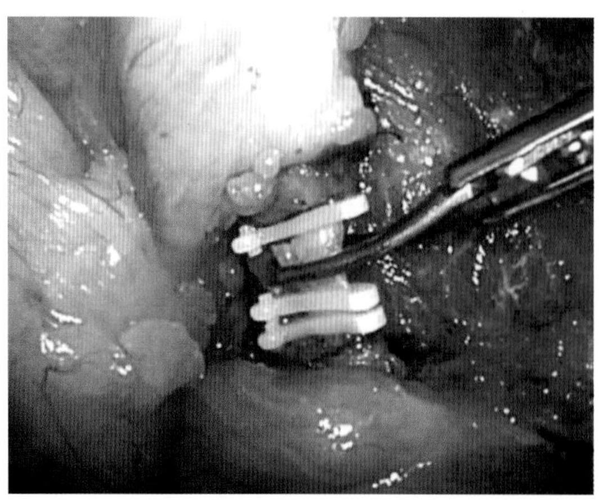

图 3-3-3-4　在根部切断肠系膜下动脉

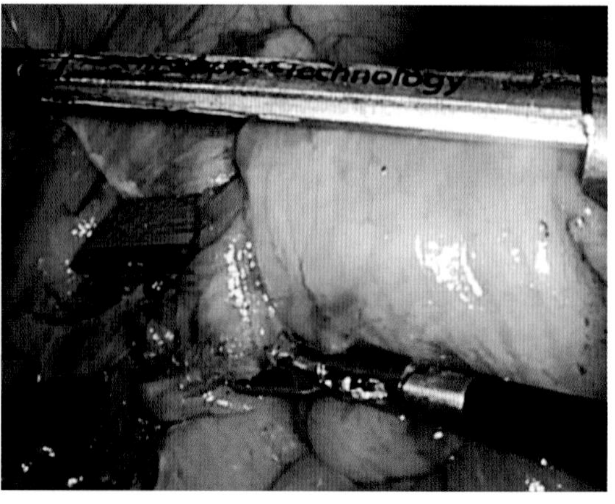

图 3-3-3-5　于肿瘤近端预定位置切断乙状结肠

注意：腹部操作无需将直肠系膜游离过多，不必进入骨盆深处，也可以采用单孔或减孔腹腔镜方法进行。

会阴部操作：

我们设计了在会阴部创制可以进行腹腔镜手术的人为腔隙，可以在腹部和会阴部同时进行腹腔镜 ELAPE 手术。也可以以会阴部为主行 ELAPE 手术，我们将此方法称为 Trans-perineal ELAPE 方法，简称为 TP-ELAPE。

会阴手术可以在腹部手术安放完 trocar 后开始。

1. 人为创造一个可以经会阴部行腹腔镜操作空间　紧贴肛门口以双 7 号线双次环形缝合紧密结扎关闭肛门。沿缝线外侧 0.3～0.5cm，相当于肛门外括约肌外缘，以针形电刀环形切开皮肤和皮下组织（图 3-3-3-6）。切除外括约肌浅层并沿外括约肌环外侧层面向上方游离大约 3～5cm，这样做的目的是在会阴部沿外括约肌外侧创造出下一步腹腔镜操作所需要的空间。

利用以下方法创制可供行腹腔镜手术的密闭间隙：

（1）利用现有的单孔腹腔镜套件：OCTO port。沿会阴切开皮肤边缘以双 7# 线荷包缝合，收紧荷包缝线至直径 4cm，放入 OCTO port 自扩张内环，然后覆盖带有多器械通路的封盖，即可形成密闭的腔隙（图 3-3-3-7）。也可以选择安放 SILS™ port，将荷包缝线直接结扎于通路上固定，然后安置 3 个相应直径套管，即可形成密闭的间隙（图 3-3-3-7～图 3-3-3-10）。

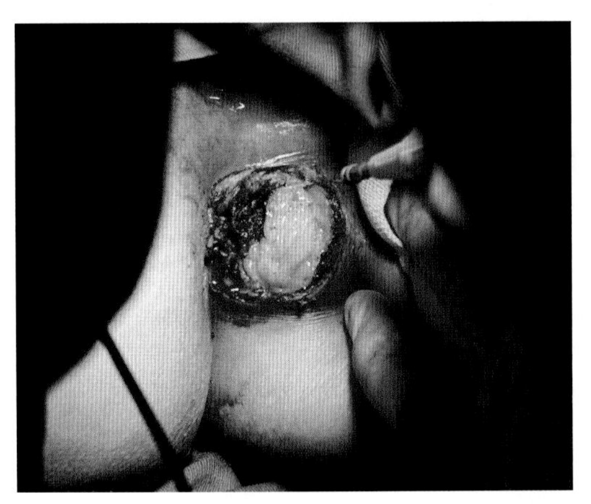

图 3-3-3-6　围绕肛门环形切口

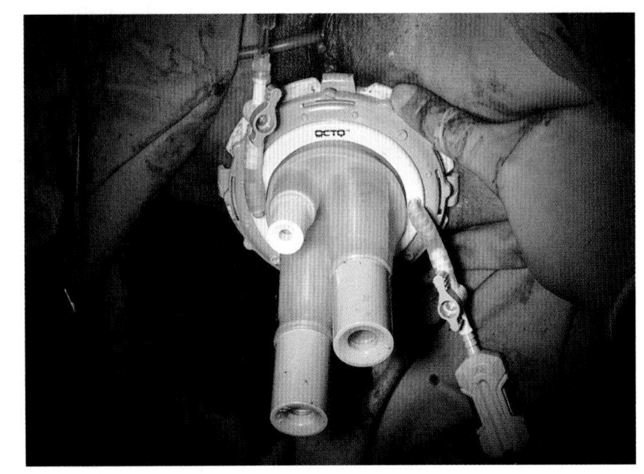

图 3-3-3-7　会阴部安置单孔腹腔镜通路

（2）利用特制的经肛门和会阴手术套件：Gelpoint PATH（图 3-3-3-8）或者我们自行研制的经肛门手术通路。沿会阴切开的皮肤边缘双 7 号线荷包缝合，将套件中的套袖或者套管利用导引装置放入并结扎荷包缝线固定。我们研制的套件套管边缘有 4 个固定孔，可以再次与皮肤缝合固定。然后覆盖套件中的封套装置，即可形成密闭的腔隙（图 3-3-3-9）。

（3）采用外科手套通路：沿会阴已经切开的皮肤边缘以双 7 号线环形缝合，结扎固定在环状扩肛器上。在环形扩肛器周边再次固定 4 针。将直径 5～6cm 切口牵开保护器内环通过扩肛器放入会因伤口内。将外科手套套在伤口牵开保护器外环上，数次反转外环，把手套牢固固定在环状扩肛器外面。这样由扩肛器作为支撑，利用伤口牵开保护器内环和外环上固定的外科手套，创制出一个密闭的可以充气和施行经腔镜手术的空间。分别剪开手套 3 个指尖，放入不同直径的 trocar，建立密闭的腔隙（图 3-3-3-10）。

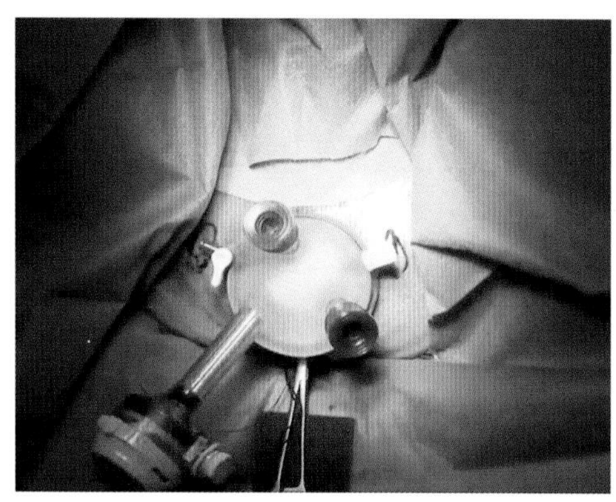
图 3-3-3-8 Gelpoint 会阴通路建立

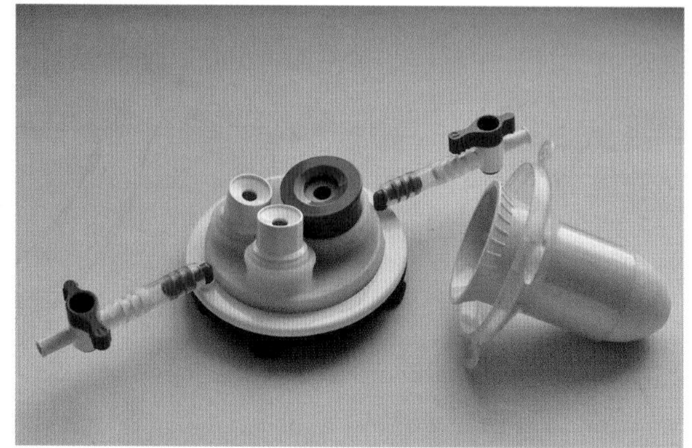
图 3-3-3-9 自行研制的经肛门微创手术套件

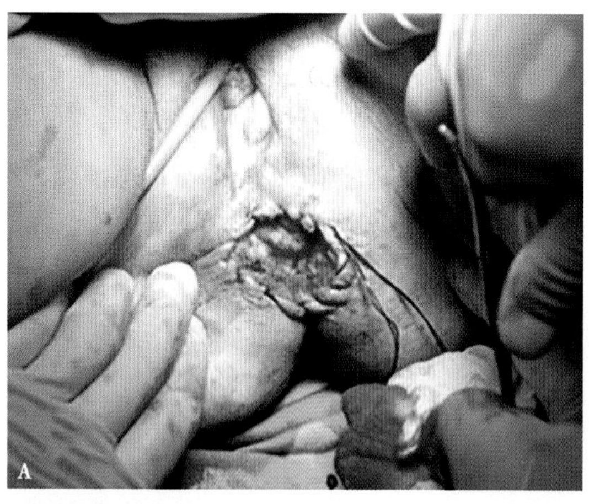
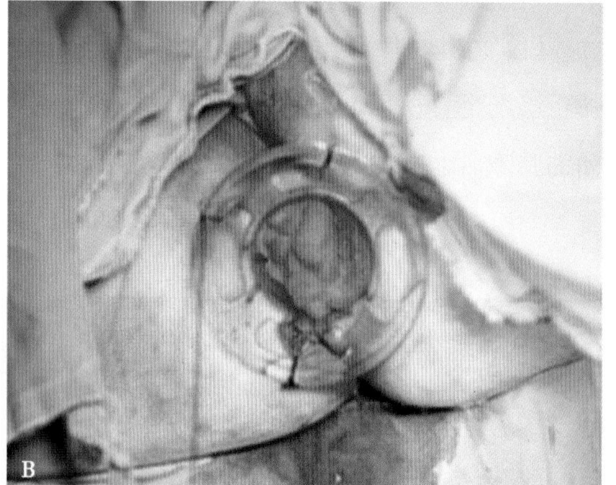
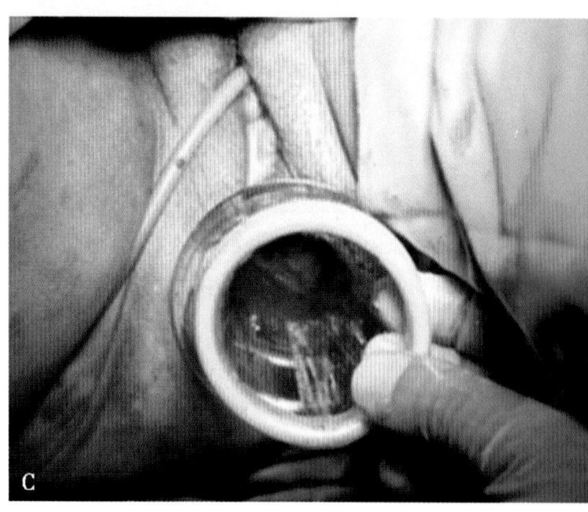
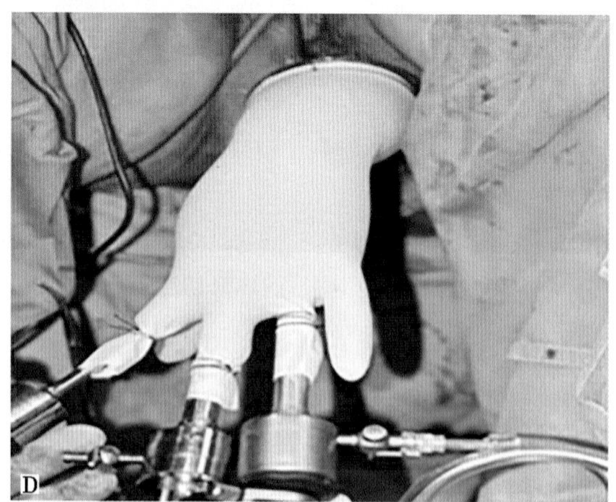
图 3-3-3-10 会阴部手套通路的建立

通路安置完成后，充气达到与腹组相同的压力（1.60kPa），置入腹腔镜，另外 2 个 trocar 置入器械。保持两组手术相同的充气压力，可以保证腹会阴两组会合后手术空间的维持。

2. 环周显露肛提肌附着处 以电刀沿外括约肌外侧向头侧游离。于后方切开肛尾韧带，进入骶前间隙（图 3-3-3-11，图 3-3-3-12）。于直肠系膜后方向上锐性游离。沿后方游离至后侧的肛提肌平面，继续向前方游离，达到环周显露肛提肌与盆壁和会阴体附着处。

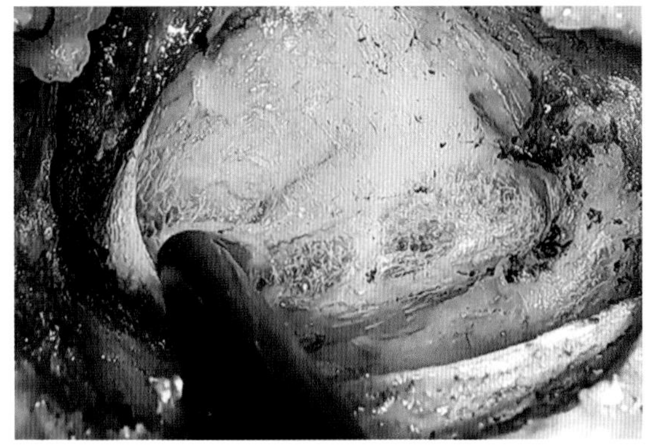
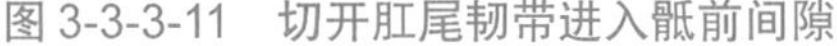
图 3-3-3-11　切开肛尾韧带进入骶前间隙

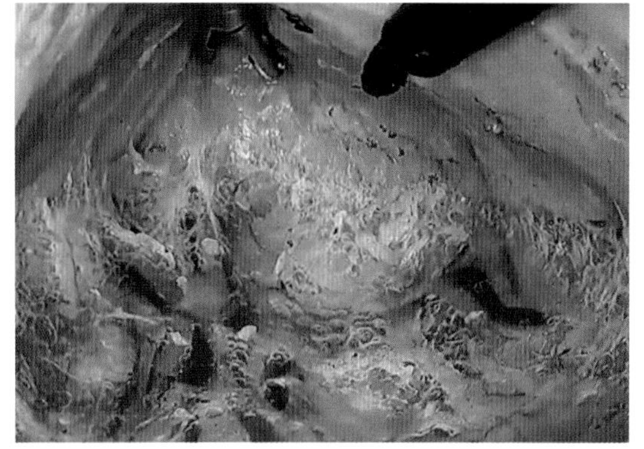
图 3-3-3-12　游离过程中避免损伤骶前血管

3．与腹部组会合并完成经会阴腹腔镜切除肛提肌　此时会阴腹腔镜手术已经到达肛提肌在盆壁的附着水平，直肠系膜已游离，两组手术之间只间隔着 1 层肛提肌组织。腹部腔镜组协助会阴组，由会阴组首先在直肠后方靠近盆壁附着处切断肛提肌（图 3-3-3-13），至此两组手术会合。腹部腔镜组牵拉直肠，协助会阴组显露。由会阴组，从后方先向右在肛提肌附着处切断，然后从后方向左切断肛提肌。在直肠前方，仍然主要由会阴组操作切断肛提肌与会阴体的附着（图 3-3-3-14），沿 Denonvillers 筋膜前方游离（图 3-3-3-15），直至与腹部手术层面会合，男性至精囊腺平面、女性至宫颈平面。至此完成直肠及系膜的切除（图 3-3-3-16）。

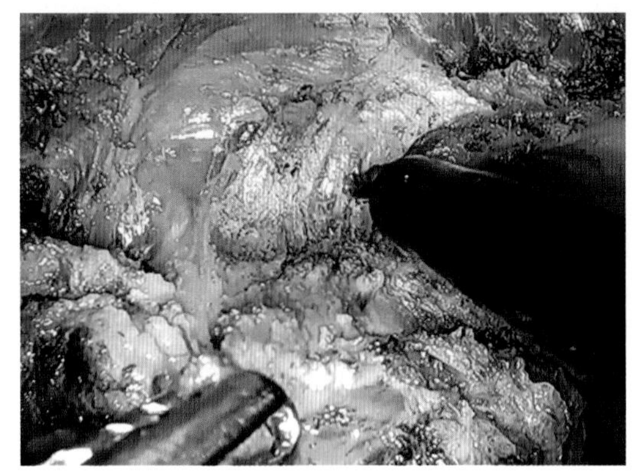
图 3-3-3-13　游离至肛提肌侧缘并切断肛提肌

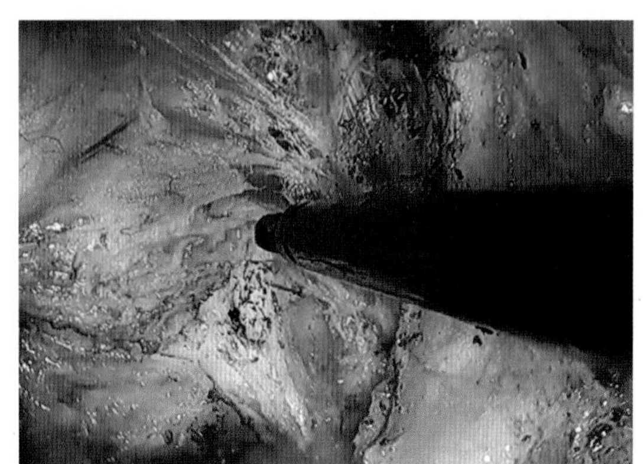
图 3-3-3-14　于直肠前方，切断会阴体

4．标本取出、盆底重建和结肠永久造口　腹部腔镜组用内镜下线形切割器（EndoGIA）切断乙状结肠。于左下腹适当大小环状切除皮肤皮下组织。十字切开腹直肌前后鞘，钝性分开腹直肌肌纤维，拖出切断的结肠断端，行 I 期结肠永久造口。会阴组拆除密闭通路，标本由会阴切口取出。经会阴使用生理盐水冲洗创面。盆底可由会阴组以脱细胞真皮基质重建，亦可不重建分层缝合，放置盆腔引流（【二维码】3-3-3-1）。

【二维码】3-3-3-1　ELAPE 术后重建盆底

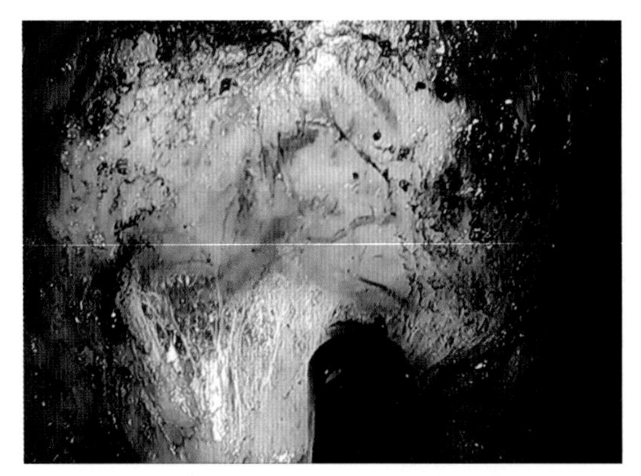
图 3-3-3-15 于前列腺后方间隙游离

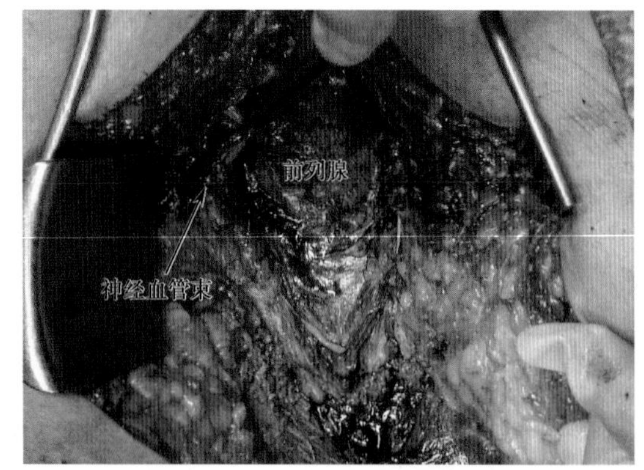

图 3-3-3-16 切除直肠后会阴所见，可见前列腺两侧的神经血管束

（1）直肠标本取出后，测量盆底缺损的大小，裁剪所需的生物补片，如果缺损较大，可使用单股聚丙烯缝线将多张补片缝合到一起。

（2）使用前将补片置于生理盐水中浸泡 20～30min，充分预伸展。

（3）使用单股聚丙烯缝线间断缝合至盆壁筋膜和肛提肌断端，间距 1cm，缝合时确保补片边缘重叠至少 2～3cm（图 3-3-3-17）。缝合肛提肌断端时，避免将阴部神经缝合在内。

（4）缝合完毕，在补片侧方放置硅胶引流管至骶前，另戳孔经会阴引出。

（5）Vicryl 缝线间断缝合皮下组织和皮肤，关闭会阴切口（图 3-3-3-18）。

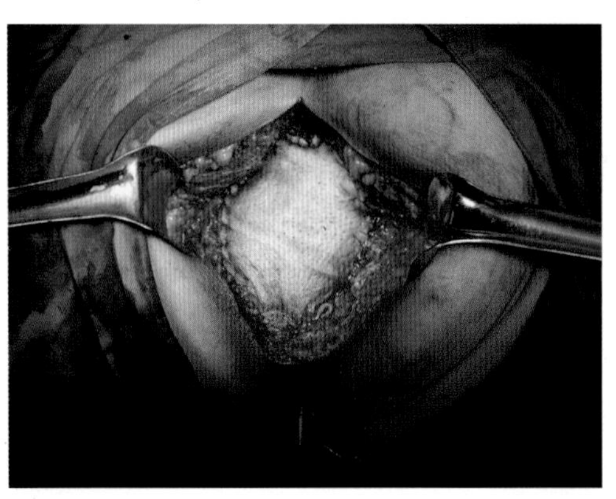
图 3-3-3-17 使用生物补片重建盆底后所见

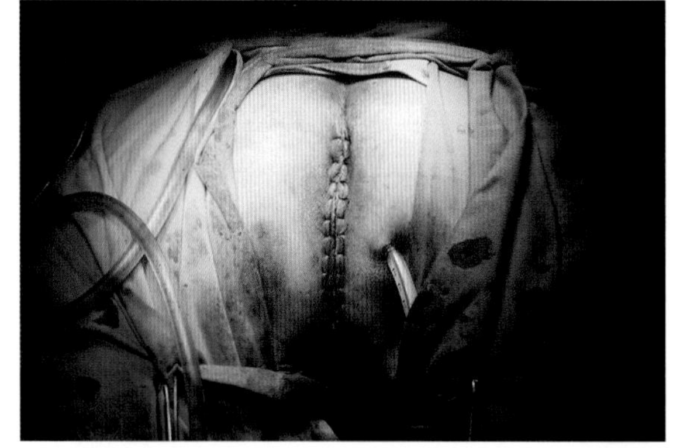
图 3-3-3-18 缝合后的会阴外观

注意：术中使用的生物补片需预先用无菌生理盐水浸泡 20～30min，对于冻干的生物补片，浸泡有助于水化；对于冷藏保存的生物补片，浸泡可以去除固定保存液；补片缝合至盆侧壁时，要确保补片边缘重叠至少 2～3cm，以减少术后补片边缘撕裂、后盆底裂开、会阴疝和盆底膨隆的发生；缝合肛提肌断端时，不要过分靠近坐骨棘，避免将行走在此处的阴部神经缝合在内，引起术后的生殖功能障碍；由于直肠癌术后的会阴创面可能存在污染，在缝合补片时，尽可能使用单股聚丙烯缝线或可吸收 Vicryl 缝线；术中引流管自补片边缘伸入盆腔骶前区，另戳孔自会阴穿出。

【术后注意事项】

术后鼓励病人活动，第1日下地床旁活动，第2日可恢复一般活动。引流管引流量<10ml时拔除引流管，如引流量>10ml/d，则适当延长拔管时间至术后7～12日。

ELAPE术后的会阴重建方式较多，但重建目的均应该包括：保证病人的舒适和康复、避免肿瘤复发、填塞死腔、促进皮肤愈合和及早恢复出院。目前尚无最佳重建方式，生物补片的发展及优势无疑为会阴重建提供了一种良好的选择，但应用临床时间尚短，确切的结论尚需进一步研究来证实。

（韩加刚）

【文后述评】（王振军）

经肛提肌外腹会阴联合切除术（ELAPE）因切除更多的肿瘤周围组织，有可能降低术后的局部复发率和提高生存率。经典ELAPE手术会阴操作时病人常需翻转体位，改为俯卧折刀位，虽然视野开阔、解剖清晰、操作简便，但翻身时可能损伤病人，需要再次消毒铺巾，手术缺乏连贯性，可能导致胸部挤压损伤。

为探索一种既能避免翻身环节，缩短手术时间，又能达到精确切除肛提肌的方法，在TAMIS的基础上，我们自2013年开始，设计了一种新的方法，创造一个括约肌外的可以封闭的腔隙，从而可在腹部和会阴部同时使用腔镜完成操作，命名为经腹和会阴双腹腔镜下ELAPE手术（trans-perineal ELAPE，TP-ELAPE）。TP-ELAPE手术的实施，可以避免病人术中翻身，减少了术中翻身所带来的不必要风险，并使经腹部和会阴操作同步进行，简化手术流程，缩短手术时间。初步的研究认为TP-ELAPE方法视野清晰，可以减少病人的创伤，保证手术的根治性和安全性。而且TP-ELAPE手术采用经会阴的腔镜操作，可以充分利用腔镜的清晰放大视野，精准确定解剖平面，准确沿既定手术层面切断肛提肌，保护阴部神经和神经血管束，有助于降低并发症的发生。美国的Atallah、英国的Buchs、日本的Hasegawa和我国的叶颖江教授也进行了类似的探索。

TP-ELAPE在操作过程中需注意以下要点：①不必切除肛周过多皮肤，否则会导致会阴伤口过大，难以安置各种通路来建立密闭的腔隙；②直肠前方组织间隙致密，不容易牵拉显露，需要预先切断肛管前方部分肌纤维，利于安置经会阴腔镜操作通路，充气后空间也较大，易于操作；③在切开直肠骶骨韧带时，防止进入错误平面以致遗留直肠系膜或者损伤骶前静脉；④前方的解剖既要防止损伤直肠前壁导致穿孔，又要防止损伤前列腺或阴道壁；⑤TP-ELAPE应由经验丰富的腔镜外科医生实施，并具备熟练的ELAPE开放会阴操作的经验。

TP-ELAPE的常规实施常遇到几个问题：脉冲式气腹机使会阴术野空间产生“扑动感”，电刀产生的烟雾影响术野，经会阴操作的手术通路的建立困难。恒压气腹机可以在排烟同时保证恒定压力，新的单孔手术通路便利了手术操作，这都将保证TP-ELAPE技术的安全开展。TP-ELAPE技术提出了新的ELAPE手术的路径和技术，在经验丰富的中心可以尝试开展。

【作者简介】

韩加刚，男，1975年12月出生，博士学位，首都医科大学附属北京朝阳医院普外科副教授、硕士研究生导师。中华医学会外科学分会青年委员会委员，中华医学会外科学分会结直肠外科学组委员，北京医学会外科学分会委员，中国医师协会肛肠专业委员会大肠癌学组委员兼秘书，中华外科青年医师学术研究社结直肠外科研究组核心组员，中国医疗保健国际交流促进会胃肠外科分会委员，中国老年保健医学研究会胃肠外科分会委员。

【述评者简介】

王振军，教授、博士研究生导师，首都医科大学附属北京朝阳医院普外科主任、主任医师。中华医学会外科学分会结直肠肛门外科学组副组长，中华医学会外科学分会全国委员，中国医师协会肛肠分会副会长，中国医师协会大肠肿瘤学组组长，北京医学会外科学分会常务委员，中国医师协会外科分会委员，北京中医药学会副主任委员，首都医科大学普外科学系胃肠外科学组组长。

第四节　腹腔镜直肠癌腹会阴联合切除术（经预造口单孔技术）

目前，满足适应证的结直肠癌腹腔镜治疗已逐渐被国内外学者所认可并获得指南推荐。随着技术的不断发展及微创理念的深入，单切口腹腔镜手术应运而生。经造口的单孔腹会阴联合直肠癌根治术（single incision abdominoperineal resection，SIL-APR）是在单孔腹腔镜戳卡建立方式的基础上巧妙地将切口选择为拟结肠造口处，并以此经腹完成肠管游离。而后通过常规的经会阴完成肠管的切断及引流放置后，再经腹壁切口完成人工肛门的建立。术后腹壁除造口外无其他切口，达到了腹壁“无瘢痕”的微创手术效果。在肿瘤根治性方面，相关系统综述提示，单切口腹腔镜手术不仅并发症类型及发生率、中转率均与传统腹腔镜直肠手术相似，而且清扫淋巴结数量方面也与之相当。虽然相关报道较少，然而单切口腹腔镜直肠癌手术同样也能够实现直肠系膜的完整切除及环周切缘阴性，但需要术者具有丰富的腹腔镜直肠手术操作经验并克服单孔腹腔镜手术操作的学习曲线。

【适应证和禁忌证】

1. 适应证　与传统腹腔镜 Miles 手术的适应证相同，只是由于目前技术的限制，单孔腹腔镜手术的适应证应更加严格，包括：①腹膜返折以下的直肠癌及肛管癌；②肿瘤最大径≤5cm；③体重指数（body mass index，BMI）≤25kg/m^2；④美国麻醉师协会病情分级≤Ⅱ级。

2. 禁忌证　①局部晚期肿瘤（T4）；②急性肠梗阻或肠穿孔；③严重影响手术的腹腔粘连。

【麻醉、体位、戳卡位置及手术站位】

1. 麻醉　全身麻醉。

2. 体位　仰卧截石位，同常规腹腔镜 Miles 手术。

3. 戳卡位置　以拟造口处，即左髂前上棘与脐连线的中、外 1/3 交界处（反麦氏点）取切口，置入 10mm 戳卡，经腹腔镜探查并判断可继续实施单孔腹腔镜手术后则向足侧延长脐部切口至约 3cm，切开皮下组织，以小甲状腺拉钩牵开皮肤皮下显露腹直肌前鞘，于原 10mm 戳卡向足侧端两侧分别置入 2 枚 5mm 戳卡，三者呈倒三角形方式排列（图 3-3-4-1）。

4. 手术站位　术者及一助站于病人左侧，二助站于病人右侧，显示器立于病人足侧（图 3-3-4-2）。

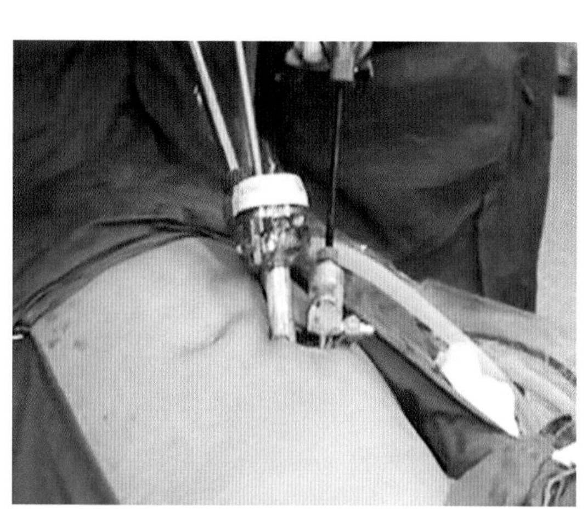
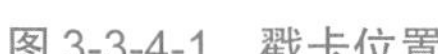

图 3-3-4-1 戳卡位置

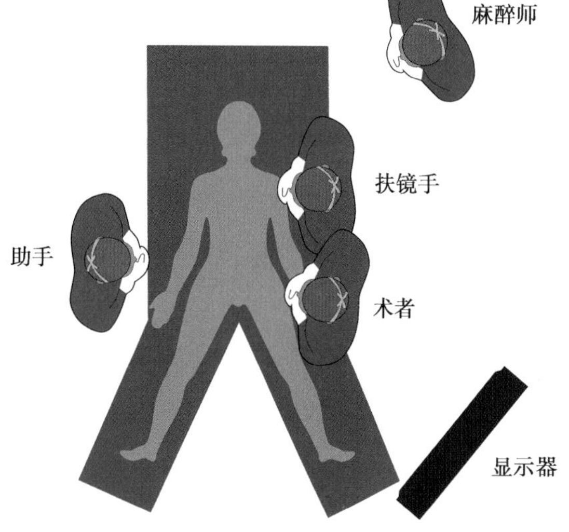

图 3-3-4-2 病人体位及手术站位

【手术特殊器械】

小甲状腺拉钩、腔镜下钩针及烟包线（女性病人适用）。

【手术步骤】

1. 选择切口，建立戳卡，腹腔探查；

2. 分离、结扎肠系膜下血管，清扫淋巴结；

3. 游离乙状结肠、直肠；

4. 经会阴部操作，切除直肠及部分乙状结肠；

5. 建立人工肛门。

【手术具体步骤及要点】

1. 选择切口，建立戳卡，腹腔探查　切口位于左髂前上棘与脐连线的中、外 1/3 交界处（反麦氏点），取 1cm 纵向切口，常规建立气腹，置入 10mm 戳卡，送入腹腔镜探查腹腔。首先探查有无肝转移、腹腔淋巴结转移及腹膜播散，然后探查大肠各部分有无多发癌或其他病变，最后调整体位、探查病灶，确定肿瘤部位及性质，决定手术术式。如继续实施单孔腹腔镜手术，则向足侧延长腹部切口至约 3cm，切开皮下组织，以小甲状腺拉钩牵开皮肤皮下显露腹直肌前鞘，于原 10mm 戳卡足侧端两侧分别置入 5mm 戳卡，三者呈倒三角形方式排列（【二维码】3-3-4-1）。

2. 分离、结扎肠系膜下血管，清扫淋巴结　调整体位，提起乙状结肠，切开直肠系膜右缘腹膜，显露并分离出肠系膜下动、静脉，于根部结扎并切断，同时清扫区域淋巴结。因切口选择的原因，术者站位与操作脏器均位于左侧，首先处理血管常常比较困难，也可选择侧方入路（lateral-to-medial）法（【二维码】3-3-4-2）。

【二维码】3-3-4-1　单孔操作通道的建立

【二维码】3-3-4-2　分离、结扎肠系膜下血管，清扫淋巴结

3. 游离乙状结肠、直肠　游离乙状结肠及直肠，在腹下神经前筋膜和直肠固有筋膜之间游离直肠后方，注意保留上腹下神经丛和腰内脏神经；切开 Monk 白线，沿 Toldt 筋膜游离乙状结肠及直肠，注意保护左侧输尿管及生殖血管（睾丸 / 卵巢动静脉）；在 Denonvilliers 筋膜和直肠固有筋膜之间游离直肠前方，注意保护精囊、前列腺 / 阴道壁。女性病人的子宫常遮蔽直肠前方，同时单孔操作由于器械数量限制难以对其很好显露，此时可采用子宫悬吊的方法，不仅有利于显露直肠前方，同时增加了阴道与直肠之间的间隙与张力，有利于直肠前方的游离。游离需遵循直肠癌全系膜切除术原则。

4. 经会阴部操作，切除直肠及部分乙状结肠　经会阴部操作同常规 Miles 手术，封闭肛门，以肛门为中心，前方从会阴中点开始，后方至尾骨尖做一椭圆形切口，逐层切开至肛提肌，清除坐骨肛门窝内脂肪。与腹腔游离处会合后将直肠拖出肛门外，依据肿瘤位置确定切除乙状结肠长度，至此将直肠肿瘤完整切除。创面冲洗，彻底止血，经会阴切口旁置入盆腔引流管 1～2 枚，逐层缝合会阴切口。

5. 建立人工肛门　首先腹腔冲洗，确切止血，检查引流管位置。肠钳抓持乙状结肠断端，确认游离长度。在保证系膜无扭转的前提下经扩大的左下腹切口提出体外，行乙状结肠单腔造口，方法同常规 Miles 手术，造口一期开放（图 3-3-4-3）（【二维码】3-3-4-3）。

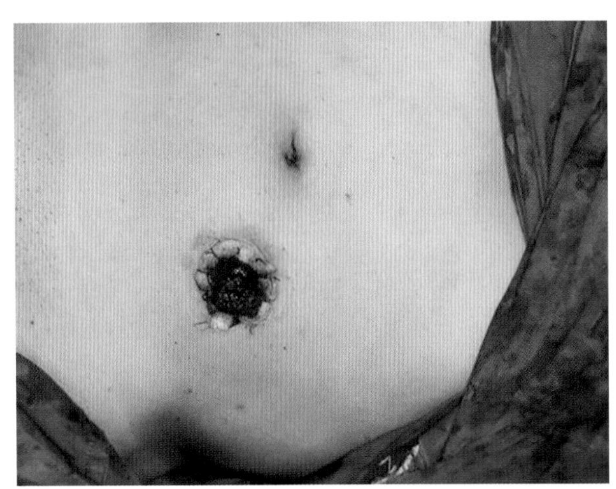

图 3-3-4-3　完成人工肛门

【二维码】3-3-4-3　建立人工肛门

【术后管理及并发症处理】

同常规腹腔镜 Miles 手术术后管理及并发症处理原则。

（韩金岩　吴硕东）

【文后述评】（武爱文）

单孔腹腔镜技术是传统腹腔镜基础上进一步减少腹壁创伤、减少病人疼痛及相关并发症的技术。文献报告 1992 年首例由妇科医生完成，1998 年前后分别用于阑尾和胆囊切除，2008 年首次应用于结直肠疾病的手术治疗。此后较大宗的报告相对较少，但从单中心结果以及系统综述初步看，单孔腹腔镜手术应具有和传统腹腔镜手术相近的并发症、肿瘤学结果乃至于手术时间。日本学者曾报道超过两百例的单孔腹腔镜右半结肠切除病例。整体而言，直肠癌病例数少于结肠癌，右半多于左半。

单孔技术会给病人带来什么？同样的手术范围，在有经验的外科医生操作下，手术时间单孔手術相对长于传统腹腔镜手术，中转比例也较高，术中并发症包括出血、意外损伤以及淋巴结检出、切除范围等两者相若。单孔操作减少了数个辅助孔，是否仅仅如此呢？笔者经验不多，曾尝试为一名腹部正中切口疝补片术后发现升结肠癌的病人实施单孔右半结肠切除术，就粗浅体会谈谈感想。因病人补片巨大，覆盖了脐上至下腹、两侧过腹直肌外侧缘的范围，就腔镜戳孔位置乃至是否开腹手术颇为纠结，经补片做切口势必要破坏或取出补片，带来后续疝复发、感染、粘连等诸多可能并发症。遂就势上腹正中切口 4cm 置入单孔 port，所幸顺利完成手术，虽然粘连较重，但手术时间不足三小时，术后恢复顺利出院。因此，其一，单孔手术或对某些病人有益，诸如传统入路开放或腔镜操作困难或不适合者。其二，单孔腹腔镜手术减少了戳孔相关的并发症，如疼痛、瘢痕形成、疝、腹壁损伤等，是否减轻机体应激反应的程度不得而知，但可以预计的是，要想得出统计学显著的差异以及临床结局的显著差异显然很难。个人感觉单孔手术第三个优势是减少了不熟悉的助手带来的无意损伤，如脏器穿破等，抓持、牵引等操作带来的组织损伤及意外出血，曾有助手在非直视或非正手情况下发生此类意外。当然，美容的效果属于第四个优势。

那么，单孔技术会给医生带来什么？学习曲线阶段医生的不适与痛苦在所难免。但必要的培训课程、培训体系、模拟训练等在保障病人安全的同时，也会缩短学习曲线，并后续带来成就感；相应领域的器械、设备、路径等的一系列创新将带来新的机遇和技术进步。国内一些单位已经开展相关工作，单孔技术如二十年前的腹腔镜技术，然而更具有活力、挑战，正如作者在文中所体现的勇气和智慧。

【作者简介】

吴硕东，留日博士，教授，主任医师、博士研究生导师。全国著名胆道外科、腹腔镜外科专家第二普通外科学科带头人。中华医学会外科分会胆道外科学组副组长。国务院特殊津贴获得者，卫生部有突出贡献中青年专家。吴硕东教授在中国医科大学率先开展腹腔镜手术，为国内开展腹腔镜手术最早的单位之一。2009 年起在国内率先开展了单孔腹腔镜手术，并先后出版了 *Atlas of Single-Incision Laparoscopic Operations in General Surgery*、《普通外科单孔腹腔镜手术图谱》、《单孔腹腔镜手术操作技术》多部专著。作为中华医学会外科学分会腹腔镜与内镜学组联络员和辽宁省微创外科负责人，连续多年举办国家级继续教育学习班和全国、省市微创外科学术会议，先后承担了诸如辽宁省医学科技创新工程技术项目——微创技术在临床医疗中的应用等一批有重大影响的科技攻关项目和科研课题。

【述评者简介】

武爱文，现任北京大学肿瘤医院胃肠肿瘤中心三病区（原结直肠病区）及造口病区主任。1997 年山东医科大学临床医学系毕业获临床医学学士学位。2002 年北京大学医学部肿瘤外科专业博士毕业。着重于胃癌、结直肠肿瘤的手术及综合治疗。2010—2011 年先后在美国斯隆凯特琳癌症纪念医院（MSKCC）和日本国立癌中心中央病院访问交流，2012 年赴约翰霍普金斯大学医学院及堪萨斯医学中心访问。学术任职：中国抗癌协会理事，胃癌专业委员会委员；中华医学会肿瘤学分会胃肠学组委员；中国医师协会结直肠专业委员会委员；中国医师协会肛肠专业委员会委员；北京医师协会手术技艺研究会委员；第八、九、十、十一届全国胃癌学术会议（2013—2016）秘书长；第十二届国际胃癌大会秘书长（2017IGCC）。

参考文献

[1] 中华人民共和国国家卫生和计划生育委员会医政医管局，中华医学会肿瘤学分会．中国结直肠癌诊疗规范（2015 版）．中华消化外科杂志，2015，14（10）：783-799.

[2] Watanabe T，Itabashi M，Shimada Y，et al.Japanese Society for Cancer of the Colon and Rectum. Japanese Society for Cancer of the Colon and Rectum（JSCCR）Guidelines 2014 for treatment of colorectal cancer. Int J Clin Oncol，2015，20（2）：207-239.

[3] Schmoll H J，Van Cutsem E，Stein A，et al. ESMO Consensus Guidelines for management of patients with colon and rectal cancer. a personalized approach to clinical decision making. Ann Oncol，2012，23（10）：2479-2516.

[4] Chang G J，Kaiser A M，Mills S，et al.Standards Practice Task Force of the American Society of Colon and Rectal Surgeons.Practice parameters for the management of colon cancer. Dis Colon Rectum，2012，55（8）：831-843.

[5] Wu S D，Fan Y，Tian Y. Atlasof Single-Incision Laparoscopic Operations in General Surgery. Berlin：Springer Netherlands，2013.

[6] 吴硕东．普通外科单孔腹腔镜手术图谱．北京：人民卫生出版社，2012.

[7] 吴硕东．单孔腹腔镜手术操作技术．北京：人民卫生出版社，2011.

[8] 戴朝六．消化外科手术图解（5）：直肠肛门外科手术操作要领与技巧．北京：人民卫生出版社，2012.

[9] 池畔，李国新，杜晓辉．腹腔镜结直肠肿瘤手术学．北京：人民卫生出版社，2013.

[10] 董家鸿．要点与盲点：大肠肛门外科．2 版．北京：人民卫生出版社，2013.

[11] Katsuno G，Fukunaga M，Nagakari K，et al.Short-term and long-term outcomes of single-incision versus multi-incision laparoscopic resection for colorectal cancer a propensity-score-matched analysis of 214 cases. Surg Endosc，2016，30（4）：1317-1325.

[12] Lauritsen M L，Bulut O.Single-port access laparoscopic abdominoperineal resection through the colostomy site：a case report. Tech Coloproctol，2012，16（2）：175-177.

[13] Lolle I，Rosenstock S，Bulut O. Single-port laparoscopic rectal surgery-a systematic review. Dan Med J，2014，61（7）：A4878.

[14] Stewart D B，Messaris E.Adequate margins for anorectal cancer can be achieved by single-site laparoscopy. J Laparoendosc Adv Surg Tech A，2013，23（4）：316-322.

[15] Su Y, Wu S D, Kong J, et al. Single Incision Laparoscopic Colorectal Surgery Using Conventional Laparoscopic Instruments: Initial Experience with 44 Cases. J Invest Surg, 2015, 28(6): 341-345.

[16] 韩金岩，吴硕东，苏洋. 单孔腹腔镜腹会阴联合直肠癌根治术（Miles 手术）临床应用的初步探讨. 现代肿瘤医学，2012，20(11)：2348-2350.

第五节　腹腔镜辅助经腹经骶直肠下段癌根治性切除术

19 世纪末期，直肠癌的经会阴局部切除术式盛行一时，Miles 在总结自己的手术病例中发现术后 6 个月到 3 年的复发率高达 94.7%，他在解剖死亡病例中发现复发部位多为会阴手术不能达到的盆底腹膜、结肠系膜内、髂血管及肠系膜下血管周围的淋巴结。因此，1908 年，Miles[1]报道了 12 例经腹会阴直肠癌切除术（abdominal perineal resection），虽然，Miles 不是最早采用该术式的外科医生，且当时的手术死亡率在 41.6%(5/12)，但 Miles 的伟大贡献在于描述了直肠癌的淋巴转移规律，导入了直肠癌的淋巴廓清理念，并为以后的直肠淋巴回流规律的解明奠定了基础，因此，腹会阴直肠癌联合切除手术被尊称作 Miles 手术并逐渐成为 20 世纪低位直肠癌手术治疗的标准术式，延续至今已百余年。然而，Miles 手术也存在不足，文献[2]报道 Miles 手术的环周切缘及术中肠管穿孔率明显高于低位前切除手术。分析原因，行 Miles 手术的肿瘤多位于肛管及偏上低位直肠，此处无系膜，进展期肿瘤穿透肠壁即累及盆底肌、前列腺或阴道及周围组织，传统 Miles 手术采用截石位，在剥离肿瘤与前列腺或阴道过程中显露困难，很难直视下进行，术者多存在经验操作，术中为预防出血及自主神经损伤等并发症发生，手术切除范围偏保守，剥离面多贴近肠管及肿瘤，易发生局部肠管破裂或癌残留，不能达到满意的环周切缘，出现较高的局部复发率。因此，一些学者通过改进手术技术及手术体位，以期待改善治疗效果。2007 年 Holm[3]报道了折刀体位经腹经骶的直肠癌柱状切除加盆底臀大肌皮瓣重建术式。以后，West[4]等又报道了欧洲多中心的肛提肌外腹会阴联合切除手术（extralevator abdominoperineal excision，ELAPE），通过直视下的手术操作，会阴部局部扩大切除，以得到可靠的环周切缘，提高治疗成绩。这些手术的共同特点是先经腹按 TME 技术游离直肠至盆底尾骨水平后切断肠管，行乙状结肠造口，再更换体位为俯卧折刀体位，经会阴直视下柱状切除直肠肿瘤，盆底重建，近期效果满意。作者[5-7]1995 年开始尝试经骶尾、腹腔直肠癌根治手术取代传统腹会阴联合切除手术治疗低位直肠癌，现已完成 600 余例。手术采用改良折刀体位，先经骶尾切除，全程直视下操作，沿膜及层的平面解剖，连同肛提肌整块剥离切除直肠肿瘤及周围组织，大大增加了切除肿瘤周围组织总量，保证了可靠的环周切缘，会阴切口单层缝合关闭，不做盆底重建，经会阴引流。会阴手术结束后，再更换体位为平卧，经腹按 TME 技术切除直肠，根据会阴切除肿瘤的局部浸润及腹腔探查盆壁淋巴结的具体情况来决定是否行侧方廓清，最后行乙状结肠造口。手术经过 10 余年的随访，取得了良好的治疗效果。该术式适用于局部较晚期的低位直肠癌及前切除术后局部复发的病例。近年来腹腔镜技术的普及，作者尝试先行腹腔镜下游离、廓清，乙状结肠永久造口，再更换为折刀体位行经骶尾根治性切除远端直肠，取得了满意的治疗效果。

该手术的技术优势在于：①腹腔镜下行按 TME 操作游离直肠系膜、乙状结肠造口，腹部切口最小化、微创化；②经骶直视下显露直肠下段肿瘤与周边组织的关系，保证了可靠的环周切缘，同时对于肿瘤累及前列腺、阴道的病例能达到局部 R0 切除。

【适应证和禁忌证】

1．适应证　①肠镜下病理证实直肠腺癌或鳞癌；②肿瘤下缘位于齿状线附近；③肿瘤较大，T 分期在 T3 以上；④行新辅助治疗后仍不能保留肛门；⑤行保肛术后局部复发，尚无远隔转移，腹腔内粘连不重者；⑥肿瘤存在远隔转移，但局部刺激症状重，存在出血、梗阻者。

2．禁忌证　①肿瘤存在远隔转移，不能 R0 切除者；② 6 个月内有心肌梗死的病史或有不稳定性心绞痛；③严重心肺疾病，不能耐受手术者；④尿毒症；⑤有精神疾病者。

【体位、戳卡位置以及手术站位】

1．体位　腹腔镜操作时采用平卧双腿分开体位（图 3-3-5-1），经骶操作时采用折刀体位（图 3-3-5-2）。

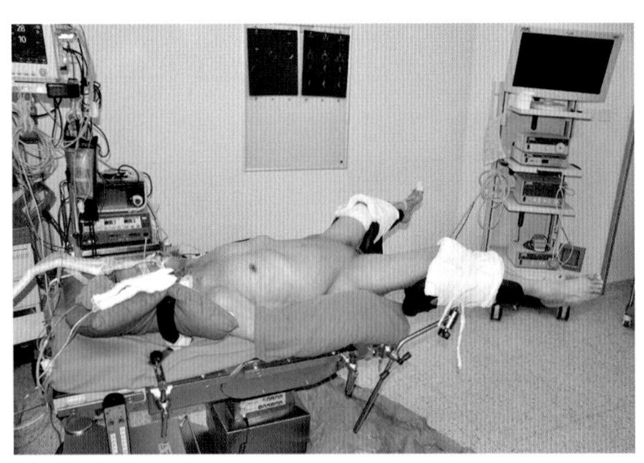

图 3-3-5-1　腹腔镜下的体位

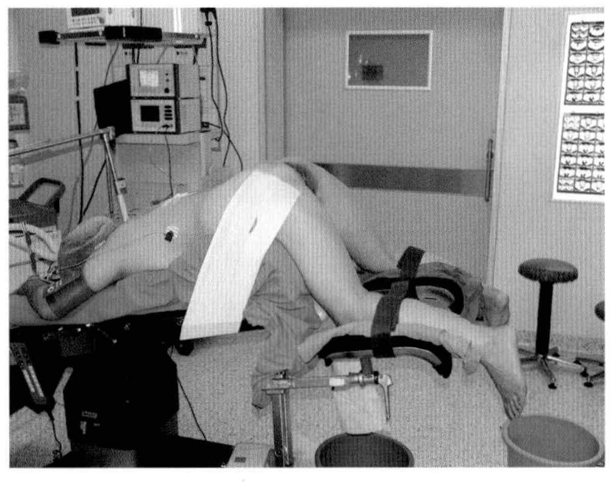

图 3-3-5-2　经骶的体位

2．戳卡位置　5 孔法，脐部为观察孔，右侧 2 戳卡孔位置按常规的腹腔镜直肠手术戳卡位置，左上腹戳卡孔调整为造口中心处，左下腹戳卡孔为正常位置（图 3-3-5-3）。

> 注意：右下腹的主操作孔要常规的 12mm 戳卡，右上腹的戳卡用 5mm 戳卡即可，左上 12mm 或 5mm 戳卡在造口中心处，根据病人手术难易情况也可减除左下腹 5mm 戳卡。

3．手术站位　术者站位于病人右侧，助手站位于病人左侧，扶镜手站立于术者同侧。经骶操作时术者站在两腿之间，助手站在病人大腿两侧（图 3-3-5-4）。

> 小技巧：经骶体位为改良折刀体位，膝关节呈屈曲 90° 位，似胸膝位，能更清楚地显露肛周手术野。

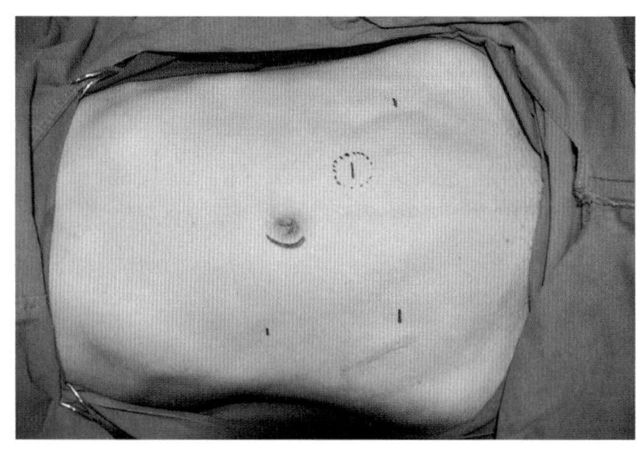

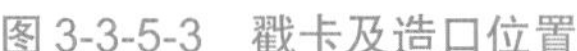

图 3-3-5-3　戳卡及造口位置

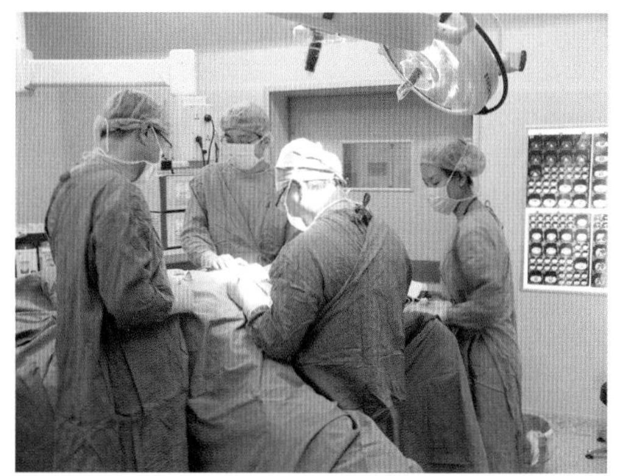

图 3-3-5-4　手术站位

【术前检查】

术前指诊很重要：①明确肿瘤所在部位，确定腹腔镜下直肠系膜远端的游离范围；②判断肿瘤局部浸润情况，是否存在前列腺或阴道、宫颈受累，明确经骶切除范围。

【手术步骤】

腹腔侧操作：

1. 乙状结肠系膜的游离
2. 肠系膜下动静脉的解剖，直肠上血管的处理
3. 直肠的游离（TME）
4. 剪裁乙状结肠系膜，切断肠管
5. 近端乙状结肠永久造口

经骶操作：

1. 以肛门为中心大梭形切口，间断缝合皮瓣牵引
2. 离断肛管血管，清除坐骨直肠间脂肪
3. 切除末节尾骨，进入直肠后间隙
4. 两侧近盆壁离断肛提肌，打开两侧盆筋膜壁层
5. 沿会阴浅横肌后方打开 Denonvilliers 筋膜，进入直肠前间隙
6. 完全游离切除远端直肠，右侧放盆腔引流，全层关闭会阴切口

【手术技巧】

1. 乙状结肠系膜的游离　按照腹腔镜低位前切除术进行操作，正中入路骶骨岬上方打开后腹膜进入 Toldt 间隙，向左、向上沿 Toldt 筋膜层游离乙状结肠系膜（图 3-3-5-5）。

【二维码】3-3-5-1　直肠上血管的处理

2. 肠系膜下动静脉的处理　解剖肠系膜下血管，保留左结肠及乙状结肠血管的第一支，离断直肠上动静脉、乙状结肠远端血管，清扫 253、252 淋巴结（图 3-3-5-6）（【二维码】3-3-5-1）。

3. 直肠的游离（TME）　直肠系膜的游离按照腹腔镜下 TME 的原则，沿直肠后间隙游离至盆底肛提肌平面，显露 Hiatal 韧带，两侧沿直肠系膜的固有筋膜层游离至侧韧带，切断侧韧带及直肠

下血管，前方切开邓氏筋膜(图 3-3-5-7)。

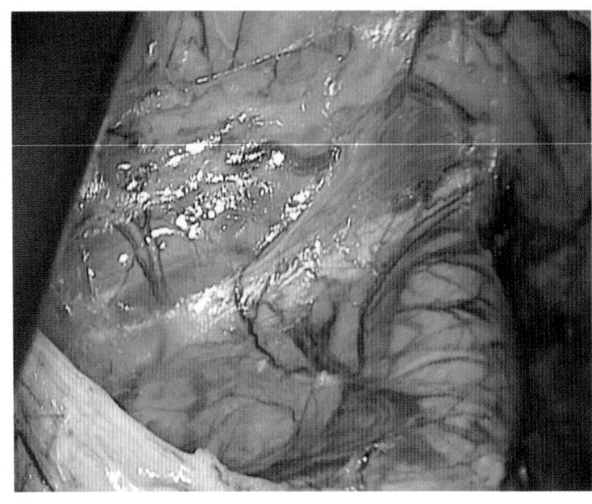

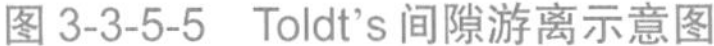

图 3-3-5-5 Toldt's 间隙游离示意图

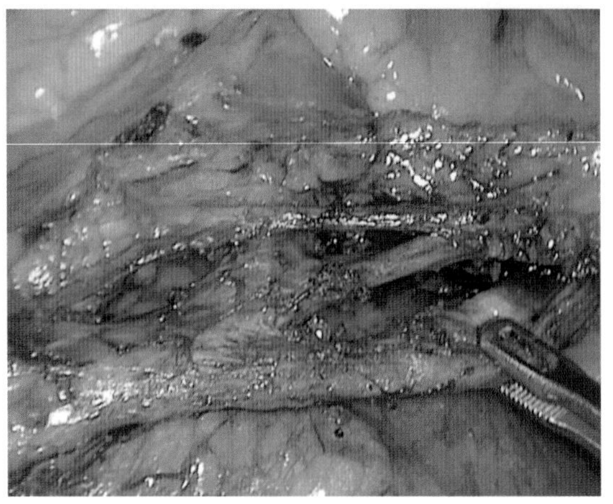

图 3-3-5-6 肠系膜下动静脉的处理

注意：根据直肠肿瘤所在部位及大小游离略有不同，一般游离至肿瘤上方 1cm 左右即可终止腹部直肠系膜的游离，如肿瘤穿透肠壁，局部浸润邻近组织，游离至肿瘤所在层面容易出现经骶操作时层次不清，肿瘤脱落扩散，影响手术的根治度。当肿瘤较大，局部浸润明显时，也可直肠系膜游离至骶骨岬下方，剪开两侧腹膜，不切断侧韧带，对于直肠前壁的肿瘤，有时可不打开盆底腹膜返折。

4. 裁剪乙状结肠系膜，离断肠管　根据乙状结肠的长度，沿乙状结肠系膜扇形离断血管弓、边缘血管，裸化结肠壁，用腔内闭合器横断乙状结肠(图 3-3-5-8)(【二维码】3-3-5-2)。

【二维码】3-3-5-2　直肠系膜的分离

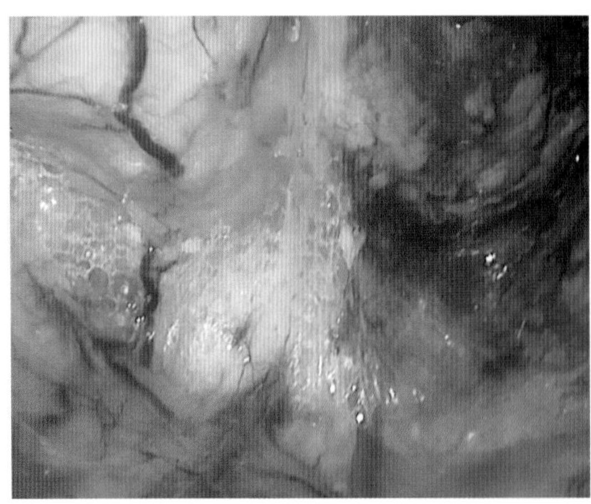

图 3-3-5-7 肛提肌水平

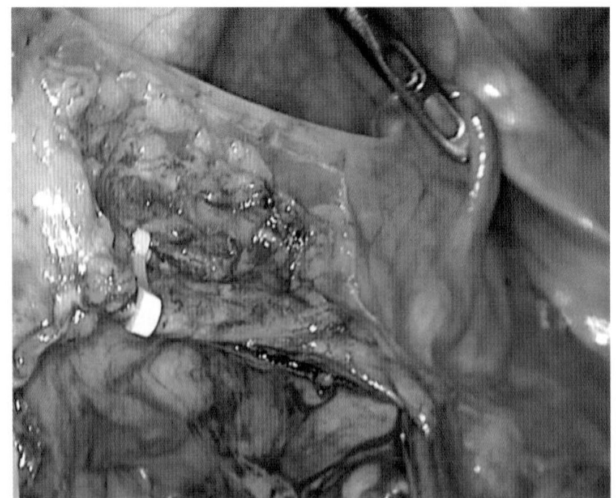

图 3-3-5-8 裁剪、游离乙状结肠示意图

注意：一般保留近端乙状结肠长度视沿造口提出腹壁不受牵拉，无张力为好，不要保留过长导致术后影响排便，造口沿腹直肌穿出，侧腹壁间隙无须关闭。

5. 近端乙状结肠永久造口　停气腹，选左侧髂前上棘、脐连线中点上方1cm为造口中心，柱形切除皮肤、皮下脂肪，十字切开腹直肌前鞘，横断腹直肌，十字切开后鞘腹膜，沿造口提出乙状结肠，周边间断固定于后鞘、前鞘，肠断端全层外翻固定于皮内，一期开放造口（图3-3-5-9）。

注意：肠管沿造口提出时系膜不要扭转、有张力，提出腹壁肠管高度不宜过长或过短，以2cm左右为宜。

6. 以肛门为中心梭形切口，间断缝合皮瓣牵引　经腹手术结束后，更换体位为折刀位，宽胶布牵拉臀部两侧显露肛门，荷包缝合关闭肛门，再次消毒、铺单。大梭形切口，上达尾骨尖，两侧近坐骨结节，下方至会阴联合中央，切开皮肤、皮下脂肪，间断7号线缝合皮瓣牵拉（图3-3-5-10）。

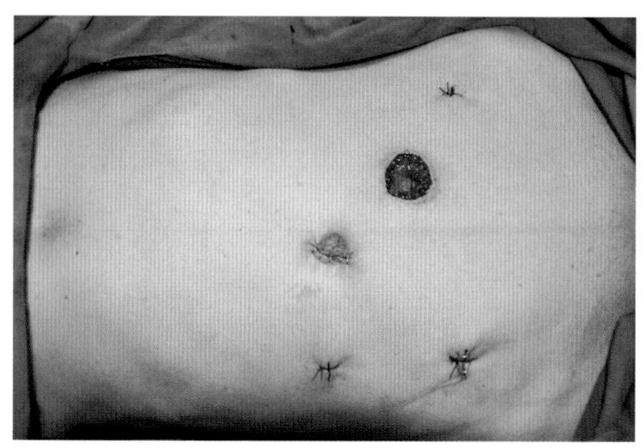

图3-3-5-9　乙状结肠永久造口

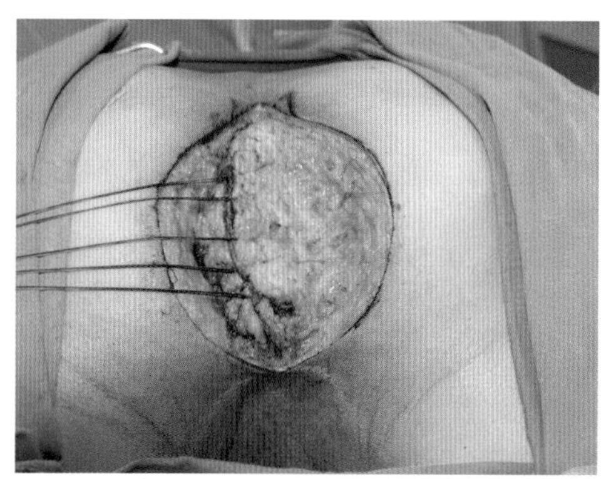

图3-3-5-10　肛侧皮瓣牵拉

注意：更换体位后，应行肛诊检查，了解肿瘤累及肠壁范围，腹腔游离至肿瘤上方部位，明确经骶手术操作难点，廓清重点方位。

7. 离断肛管血管，清除坐骨直肠间脂肪组织　牵拉皮瓣，沿臀大肌内侧缘切开，入坐骨直肠间隙，显露、尽量靠外侧离断肛管血管，沿盆底肛提肌表面清除坐骨直肠间脂肪组织（图3-3-5-11）。

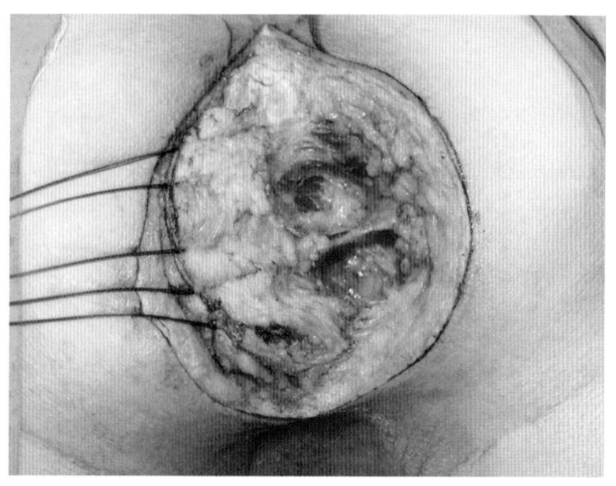

图3-3-5-11　离断肛管血管

> 注意：肿瘤所在肠管侧坐骨直肠间脂肪廓清要彻底，对侧靠坐骨侧脂肪有时可部分保留，支撑盆底减轻术后会阴坠胀感。

8. 切除末节尾骨，进入直肠后间隙　向下牵拉皮瓣，沿后正中显露骶尾关节，切除末节尾骨尖，与其前方扇形打开骶前筋膜壁层，离断 Hiatal 韧带，进入直肠后疏松组织间隙，钝性游离即可达骶骨岬水平。多数腹腔内的游离已经接近尾骨尖，所以进入直肠后间隙即直接和腹腔游离相贯通（图 3-3-5-12）。

> 注意：一般情况下，直肠后方的游离是容易与腹腔游离平面相沟通的，故术中可根据直肠肿瘤的大小、手术难易程度，选择更多切除尾骨、末节骶骨，或保留尾骨。

9. 两侧近附着点离断肛提肌，打开两侧盆筋膜壁层　沿离断的末节尾骨向两侧远离直肠近附着点离断肛提肌、向前离断耻骨直肠肌，与其深面近直肠系膜打开盆筋膜壁层（图 3-3-5-13）。

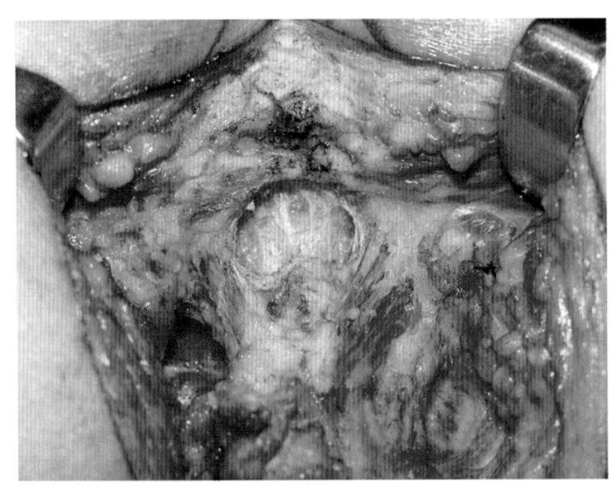

图 3-3-5-12　直肠后间隙

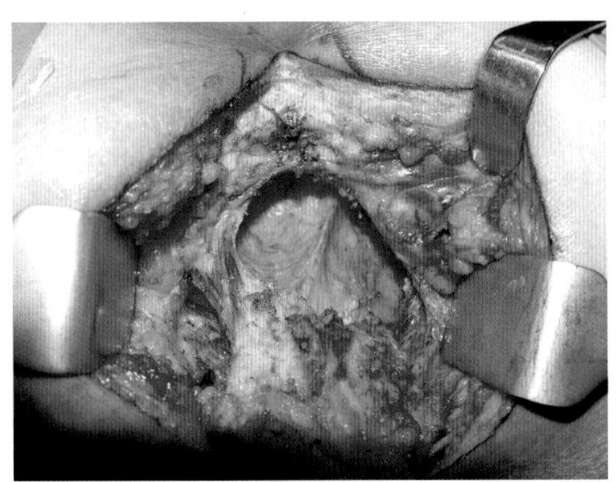

图 3-3-5-13　离断肛提肌

> 注意：离断肛提肌后，其深面盆筋膜包绕者直肠与前列腺，应远离前列腺切开，避免损伤出血。

10. 沿会阴浅横肌后方打开 Denonvilliers 筋膜，进入直肠前间隙　向前方解剖沿会阴浅横肌后方打开 Denonvilliers 筋膜，进入直肠前间隙，钝性解剖其前上方的前列腺及精囊腺，或女性的阴道后壁间隙，再向上即为盆底腹膜返折，多数腹部操作已打开，左右两侧即为侧韧带直肠下血管，远离直肠结扎（图 3-3-5-14）（【二维码】3-3-5-3）。

【二维码】3-3-5-3　经骶切除远端直肠

> 注意：直肠前壁肿瘤已穿透肠壁累及前列腺或阴道后壁时，此时术中可清晰辨认受累范围，直视下行部分前列腺或阴道部分切除，确保满意的环周切缘。另外，直肠下血管变异较多，结扎后离断时要注意保护盆神经丛及其外侧的输尿管，避免损伤。

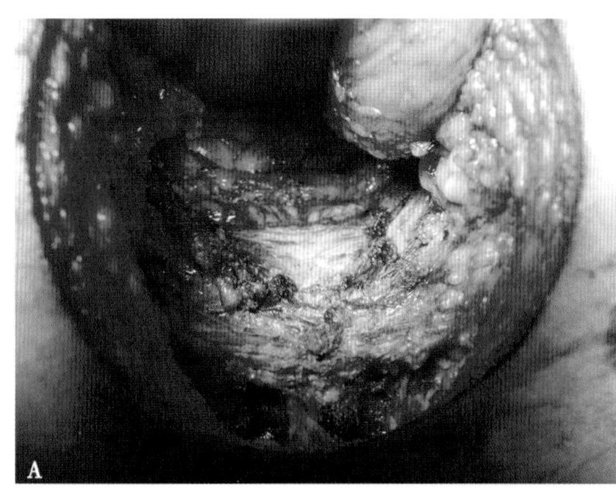

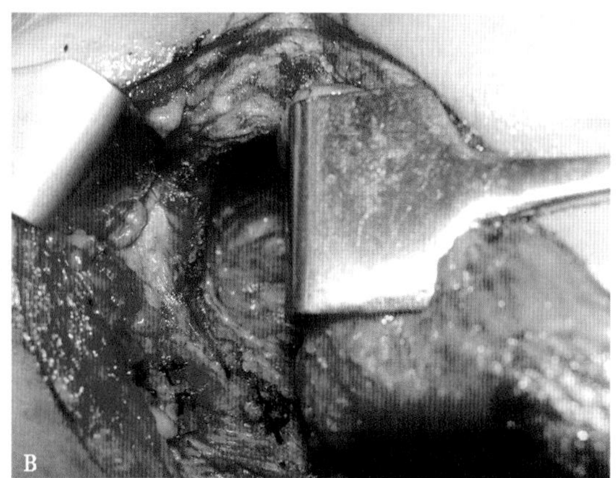

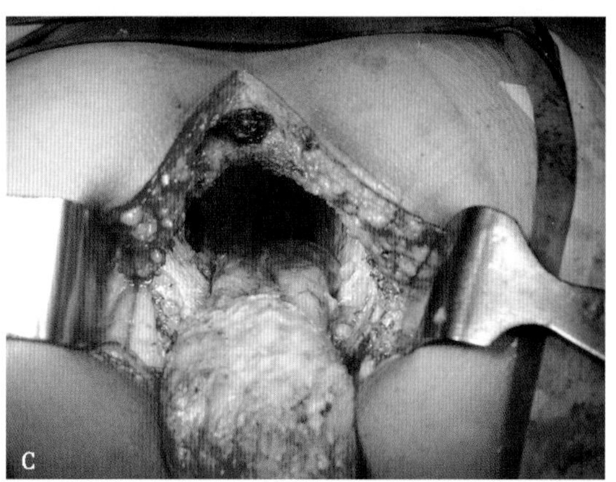

图 3-3-5-14 直肠前间隙

11. 完全游离切除远端直肠，右侧放盆腔引流，全层关闭会阴切口 沿直肠系膜四周游离，完全提出远端直肠，沿切口右侧另开口，插入硅胶引流管，放于骶骨前引流固定，不做盆底重建，用0号可吸收线行会阴切口皮下脂肪间断缝合，1号丝线或钉皮钉钉合切口（图 3-3-5-15）。

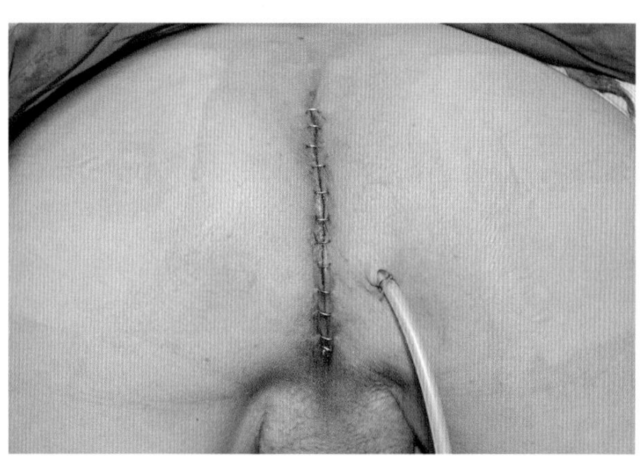

图 3-3-5-15 缝合会阴切口

注意：引流管口位置要略向前，病人平卧时引流管不致弯曲成角。

【术后注意事项】 术后平卧3天，禁止向左侧翻身，避免近端小肠掉入造口乙状结肠与左侧腹间隙，出现不全梗阻。

（刘 革）

【文后述评】（胡祥）

肛管癌与近肛管的进展期肿瘤，由于局部无直肠系膜覆盖，肿瘤穿透肠壁即累及周围肛周肌肉、前列腺或阴道组织，此处又是传统截石位手术中术野显露最困难、操作中存在诸多陷阱的部位，术者多凭经验操作，而非直视下进行，对于局部较晚期的肿瘤，为保证手术安全，预防并发症发生，手术切除范围受到一定限制，使肿瘤周围组织切除不足，出现环周切缘阳性，至肿瘤残留局部复发。经骶切除术式，由于采用了改良折刀体位，切除了末节尾骨，扩大并宽敞了手术野，使手术全程均在直视下进行，对于已穿透肠壁的肿瘤，术中能直视下正确判断周围邻近脏器的受累情况，对于判定困难的组织，还可行术中冰冻病理检查，以明确是否应行合并脏器切除，从而能获得满意的环周切缘。由于整块切除了肛周脂肪、肛提肌，切除标本较传统手术组织量明显增多，明显降低了局部复发率。

经骶手术时，术者由传统截石位的蹲坐位、仰侧视体位操作还原为通常的站立、俯视体位手术，避免了体位不适所带来的疲劳感，使手术动作精准，稳定可靠。对于术中出血，尤其是小静脉或毛细血管的出血，很快就会使术野模糊不清，脏器间解剖层次难辨认，是出现副损伤的主要原因，作者手术应用双极电凝器械，手术全程均在直视下，可控下进行，术野显露充分，对于小的血管直视下先进行止血，使手术按膜的层次进入，解剖清晰，大大减少了术中肠管破裂、骶骨前、前列腺或阴道周围血管丛出血及盆神经损伤等并发症的发生。此术式尤其对于前切除术后局部复发的病人尤为适合。

腹腔镜下的经腹操作，虽按照TME技术完成，但直肠系膜游离至肿瘤上方即终止腹部操作，较好的避免了游离过于接近肿瘤所至的肿瘤脱落，减少了局部复发的潜在可能性，同时经骶操作时也不至于腹腔剥离面渗血至肿瘤周边层次不清，影响环周切缘。

我科近年来的临床实践证明，该术式操作简短，微创，并发症少，安全性好，易于基层医院开展。

【作者简介】

刘革，留日博士，教授，硕士研究生导师，大连医科大学附属第一医院肛肠外科主任。现任中国医师协会外科医师分会结直肠外科医师委员会第一届委员，中国医师协会外科医师分会肛肠外科医师委员会第一届委员，中国医疗保健促进会外科分会委员，中国医师协会结直肠肿瘤专业委员会第一届腹腔镜专业委员会委员，辽宁省医学会外科分会第八届委员会结直肠学组副组长，辽宁省抗癌协会大肠癌专业委员会第三届常务委员，大连市结直肠肿瘤基地学科带头人。

【述评者简介】

胡祥，教授，博士研究生导师，大连医科大学附属第一医院外科主任、胃肠外科主任。现任中华医学会实验外科学组委员，中国抗癌协会胃癌专业委员会常委，中国医师协会外科分会委员，肿瘤专业委员会副主任委员，中华医学会辽宁省普外科分会副主任委员，辽宁省抗癌协会大肠癌专业委员会副主任委员。

参考文献

[1] Miles W E. A method of performing abdominoperineal excision for carcinoma of the rectum and the terminal portion of the pelvic colon. Lancet，1908，2：1812-1813.

[2] Shihab O C，Brown G，Daniels I R，et al. Patients with low rectal cancer treated by abdominoperneal excision have worse tumors and higher involved margin rates compared with patients treated by anterior resection. Dis Colon Rectum，2010，53（1）：53-56.

[3] Holm T，Ljung A，Haggmark T，et al. Extended abdominoperineal resectionm with gluteus maximus flap reconstruction of the pelvic floor for rectal cancer. Br J Surg，2007，94（2）：232-238.

[4] Mulsow J，Winter D C. Extralevator abdominoperineal resection for low rectal cancer：new direction or miles behind? Arch Surg，2010，145（9）：811-813.

[5] 胡祥，沈忠义，张世棉，等. 经骶尾、腹腔直肠癌切除手术治疗低位直肠癌. 医师进修杂志，2001，24（1）：50.

[6] 刘革，胡祥，沈忠义. 折刀体位经腹会阴手术治疗低位直肠癌 94 例. 肿瘤学杂志，2006，12（3）：184-186.

[7] 刘革，胡祥. 经骶尾、腹腔联合切除治疗直肠癌前切除术后局部复发. 中华普外科手术学杂志（电子版），2009，3（3）：635-639.

第四章 经肛全直肠系膜切除术(TaTME)

第一节 完全TaTME

2007年，美国的Whiteford在新鲜解冻尸体上采用TEM平台进行了直肠的切除首次获得成功，2010年美国的Sylla P更将此手术应用于临床，与西班牙的Lacy一起，采用TEM平台，率先为一位临床分期为T2N2、经过新辅助化疗的76岁直肠癌老年女性病人开展了全球首例腹腔镜辅助下经肛门内镜直肠癌根治术，手术时间为4h 30min，术后病理显示肿瘤分期为pT1N0，获得23个阴性淋巴结，近端切缘、远端切缘均为阴性。同年我国的陈远光也报道了一例联合经腹经肛路径治疗低位直肠癌病人，2013年张浩首先报道了一例完全经肛全直肠系膜切除术的病例。目前认为，与传统腹腔镜或开腹手术比较，经肛门全直肠系膜切除术式具备前两者所不具备的独特优势：①该手术先从肿瘤远端进行，可明确保证肿瘤足够的远切缘和环周切缘；②该手术采取从下往上逆行切除的方式，在游离前方平面时工作距离更短、操作角度更小更直接；③大部分病人无需另外从腹部做切口取出标本，标本直接经自然孔道-肛门拖出，是“NOTES”微创理念的完美实现，可杜绝切口感染、切口疝、肿瘤切口种植等并发症的发生；④传统手术在处理肥胖、骨盆狭窄的低位直肠癌病人时，往往需多次击发直线切割吻合器方能切断肿瘤远端直肠，从而导致吻合口因为多次钉合容易出现吻合口的并发症，而经肛门手术则可大大减少这种可能的发生；⑤如腹腔镜辅助与肛门手术上下同时进行(two-team approach)，可显著地减少手术时间。

【适应证和禁忌证】

1. 适应证　距肛缘7cm以下，术前分期T3NxMx以下，术前影像学结果环周切缘阴性的直肠癌，肿瘤游离后能经肛拖出者更佳。

2. 禁忌证　①术前肿瘤分期T4以上，侵犯肛提肌或外括约肌，MRI分期肿瘤环周切缘阳性者；②合并心肺疾病不能耐受全身麻醉者。

【体位及手术站位】

病人取头低足高的膀胱截石位，双腿外展，肛门平面应突出于手术床末端。术者坐于病人两腿之间左侧，扶镜手坐于右侧(图3-4-1-1)。与腹部手术联合切除时腹腔镜组术者位置与传统腹腔镜直肠癌手术组相同(图3-4-1-2)。

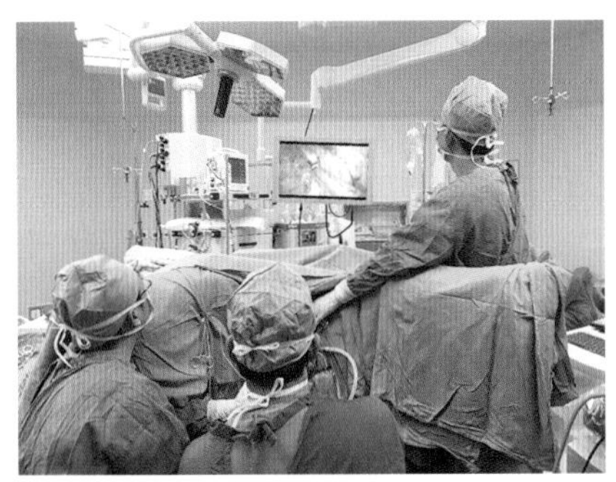
图 3-4-1-1 经肛操作时术者位置

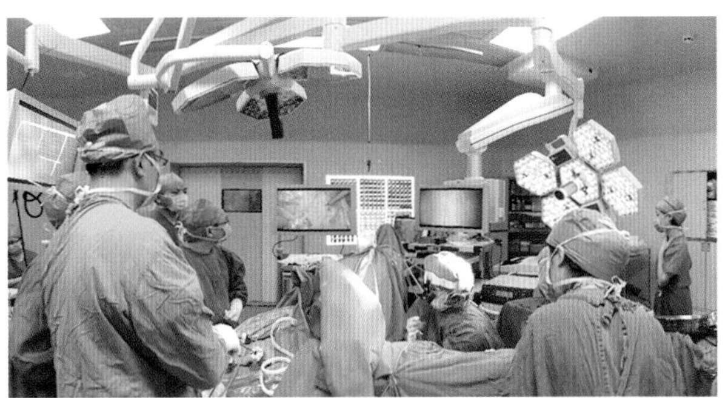
图 3-4-1-2 联合经腹操作时术者位置

【特殊手术器械】

1. 肛门拉钩 LoneStar 拉钩可以将肛门很好显露且易于操作和术中及时调整，也可以用自制直径 20cm 金属圆形拉钩，间断用丝线缝合固定于肛管皮肤上（图 3-4-1-3，图 3-4-1-4）。

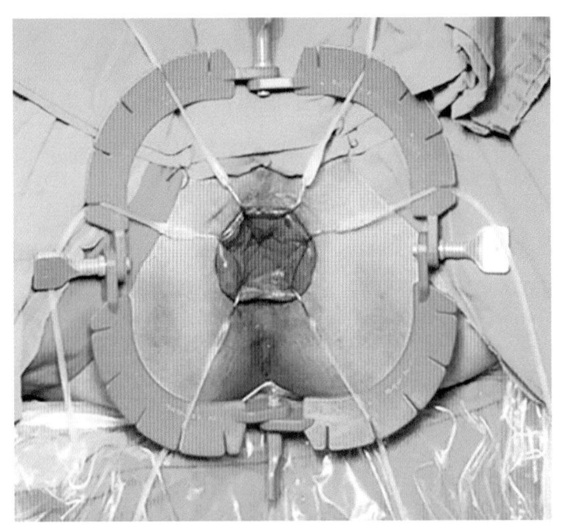
图 3-4-1-3 Lone Star 拉钩

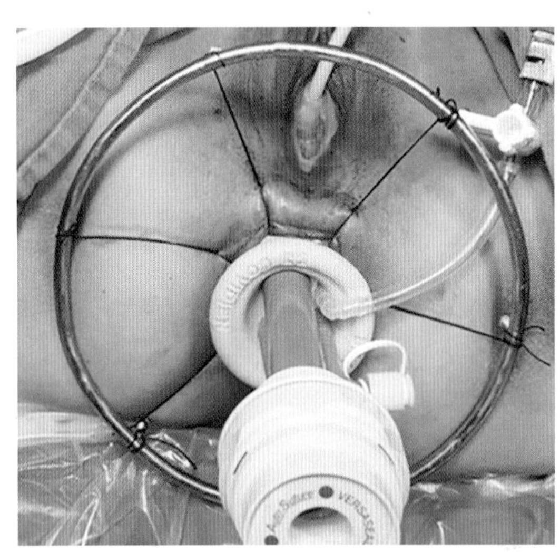
图 3-4-1-4 自制圆形拉钩

2. 操作通道 用于做痔手术的半圆肛窥可以帮助开始手术时分离肿瘤下缘。单孔操作通道通常采用美国 Applied medical 公司 Gelpoint Path 及 Medtronic 公司 SILS™ port 两种通道，前者有更好的气密性和稳定性，但暂未引入国内，国内也陆续有自主知识产权的单孔通道产品可以选择（图 3-4-1-5，图 3-4-1-6）。

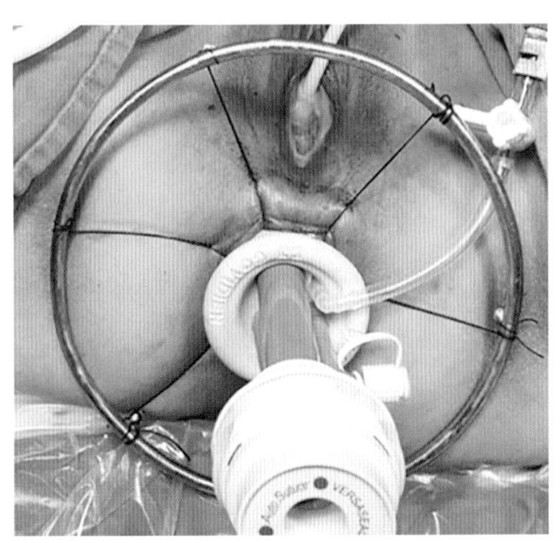
图 3-4-1-5 Gelpoint Path 通道

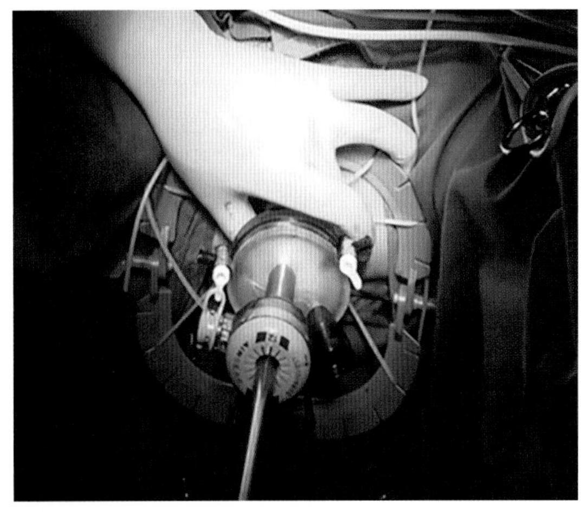
图 3-4-1-6 SILS™ port 通道

3. 气腹设备 因为该手术初始操作空间狭小，因此需要有高流量的气腹机保证在气密性不够的情况下维持手术的空间，要求最高能达到 40L/min 流量的机器。目前 Airseal 新型气腹机已经在国内得以使用，由于同时具备有不间断充气，压力监测，循环废气利用等优点，可以为该术式提供很好的帮助（图 3-4-1-7）。

【手术步骤】

1. 消毒扩肛，荷包线隔离肿瘤。

2. 置入单孔通道，充气建立操作空间（肿瘤距肛缘距离小于 5cm 时先直视下游离）。

3. 按先后方—前方—两侧顺序环形切开向近端游离，前方打开腹膜反折。

4. 经腹腔镜下清扫血管根部淋巴结并结扎血管，（条件许可可将游离肠管翻转入腹腔，经肛结扎血管）。

5. 经腹（条件许可时可经肛）游离裁剪系膜，经肛拖出切除标本，完成吻合。

【手术技巧】

1. 消毒扩肛，荷包线隔离肿瘤 病人采取头低截石位，常规碘伏消毒肛管，充分扩肛后，用 LoneStar 拉钩或自制圆形拉钩将肛门拉开（图 3-4-1-3，图 3-4-1-4），经半圆肛窥直视下距肿瘤下缘 1～2cm 处用 2/0 薇乔缝线线荷包缝合隔离肿瘤（图 3-4-1-8）。

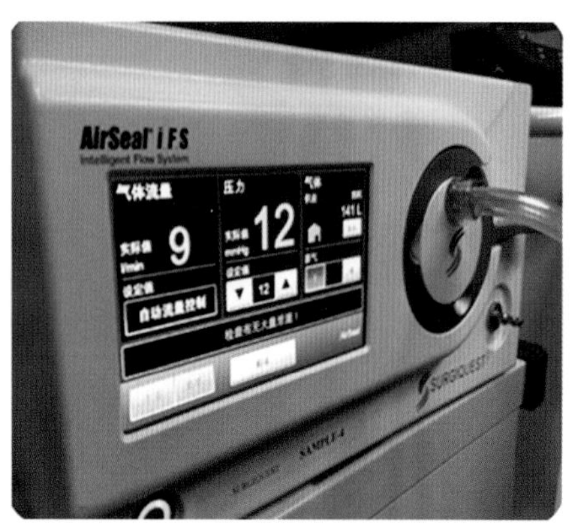

图 3-4-1-7 Airseal 气腹机

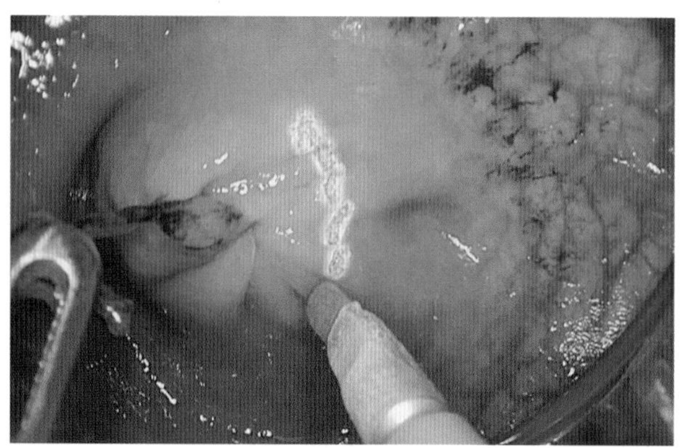

图 3-4-1-8 荷包线隔离肿瘤

2. 置入单孔通道，充气建立操作空间（肿瘤距肛缘距离小于 5cm 时先直视下游离） 然后置入单孔操作平台，建立 CO_2 压力 10～12mmHg。镜下沿隔离线下方环形标记切缘，分别切开黏膜层，黏膜下层，固有肌层，到直肠系膜，环形全层切开肠壁，如果切开线位于肛直环以下，此处已无直肠系膜，注意切开平面在联合纵肌表面（图 3-4-1-9），在分离过程中，切开纵行肌纤维，准确进入内外括约肌间，以点 - 线 - 面的层面游离法向上方拓展空间（如果肿瘤离肛缘距离小于 5cm，往往需要直视下沿隔离线下缘环形向近端分离足够空间后才置入操作平台）。

3. 按先后方—前方—两侧顺序环形切开向近端游离，前方打开腹膜返折 首先沿直肠后壁进行游离，进入直肠后间隙后，向近端及两侧拓展间隙（图 3-4-1-10），注意保护盆丛神经及避免损伤骶前静脉丛（图 3-4-1-11）。然后游离前方，从 Denonvilliers 筋膜前后页之间进行分离，同样向近端和两侧拓展间隙，在游离直肠侧前方时注意避免损伤双侧血管神经束（图 3-4-1-12）。最后游离直肠两侧与后方及前方汇合，游离两侧时要紧贴直肠系膜游离，避免进入侧方盆壁平面从而损伤输尿管或盆丛神经（图 3-4-1-13）。

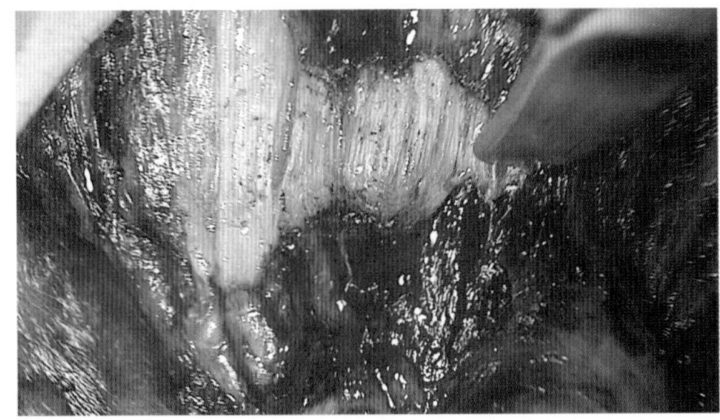

图 3-4-1-9　直肠联合纵肌

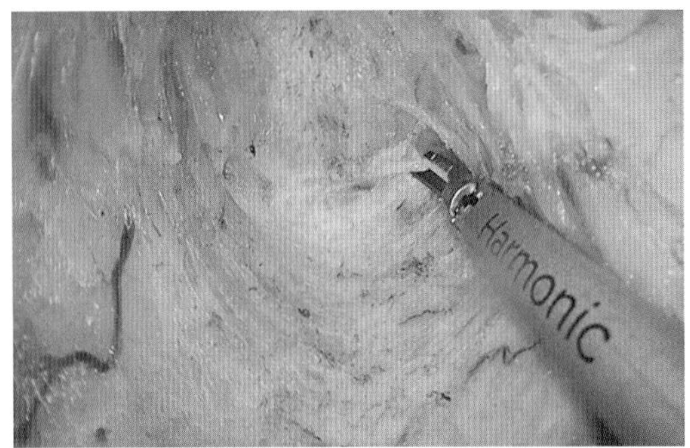

图 3-4-1-10　直肠后方间隙

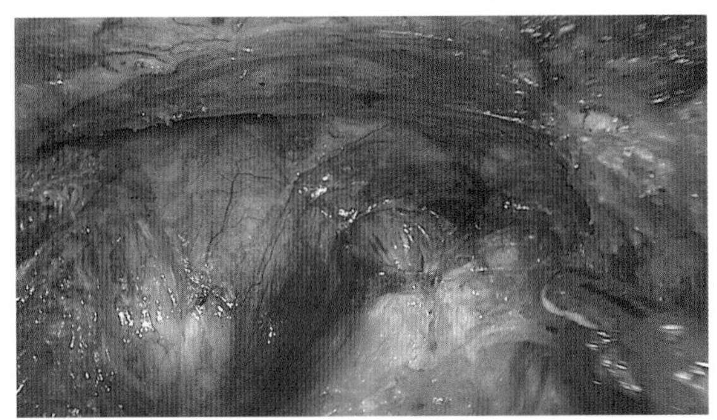

图 3-4-1-11　骶前静脉丛

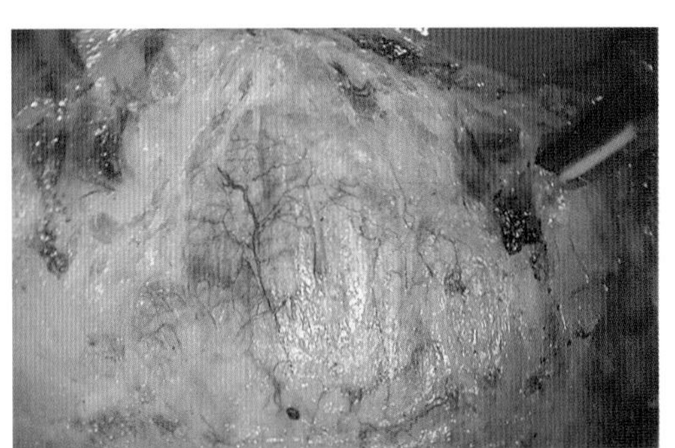

图 3-4-1-12　血管神经束

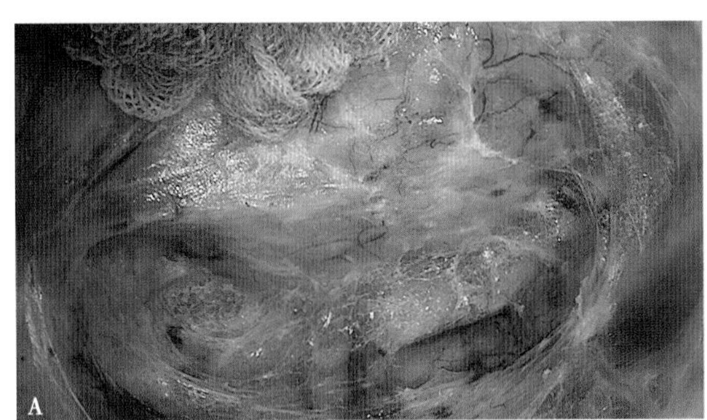

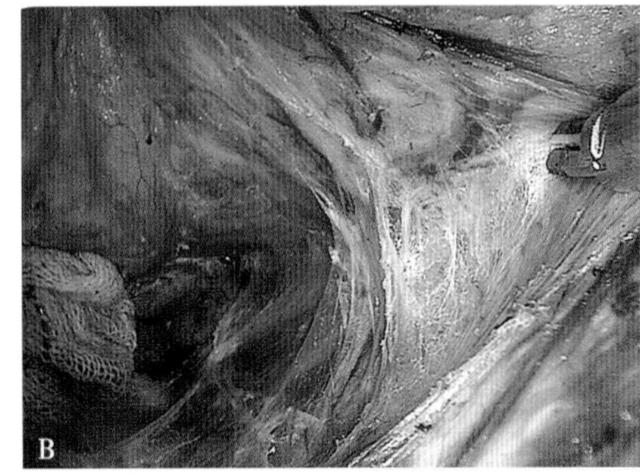

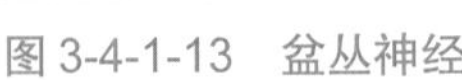

图 3-4-1-13　盆丛神经

4. 经腹腔镜下清扫血管根部淋巴结并结扎血管，（条件许可可将游离肠管翻转入腹腔，经肛结扎血管）　最后经直肠前方切开腹膜返折处进入腹腔（图 3-4-1-14），至此经肛 TME 部分已经完成，可以转由经腹腔镜清扫结扎肠系膜血管根部及裁剪乙状结肠系膜。如果条件许可，也可将已游离远端直肠翻转入腹腔内，继续分离两侧侧腹膜与乙状结肠系膜融合处，然后沿直肠后方紧贴直肠固有筋膜向近端游离，在腰 5～骶 1 水平附近前方可看到左右髂总动脉交叉处，继续向近端游离 2cm 左右即可看到肠系膜下动脉从腹主动脉发出。用腔镜血管夹分别结扎切断肠系膜下动静脉（图 3-4-1-15）。

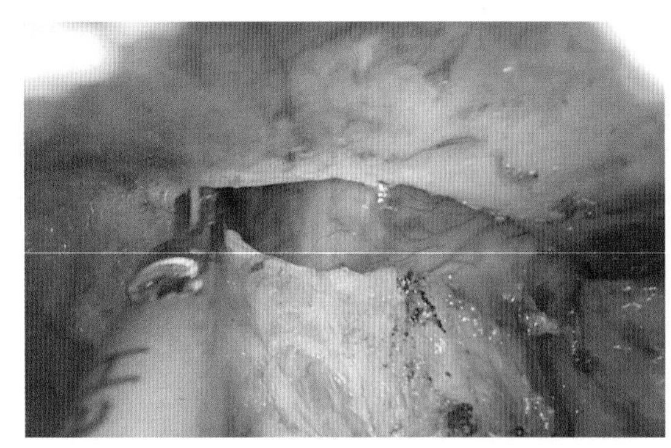
图 3-4-1-14　打开腹膜返折

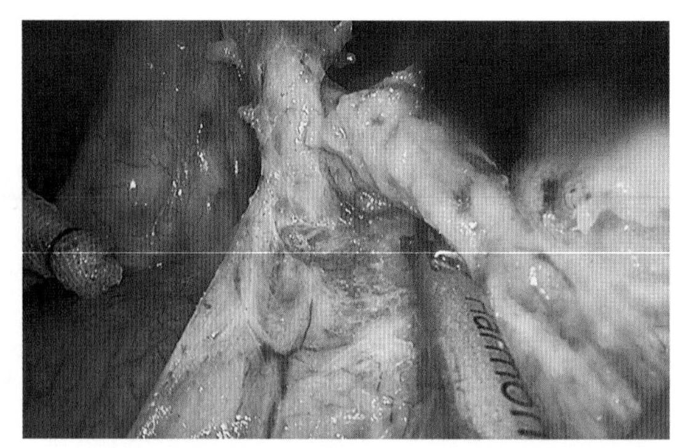
图 3-4-1-15　肠系膜下血管

5. 经腹（条件许可时可经肛）游离裁剪系膜，经肛拖出切除标本，完成吻合　根据情况充分游离乙状结肠系膜和降结肠系膜后，将操作平台从肛门移开，把游离肠管及肿瘤经肛门拖出（图 3-4-1-16），选择合适部位切断肠管及血管蒂。移除标本后将近端肠管和直肠残端进行端端吻合，吻合方式可以采用吻合器吻合或者手工间断或连续全层缝合（图 3-4-1-17）。最后放置引流管、肛管，术毕（图 3-4-1-18）。

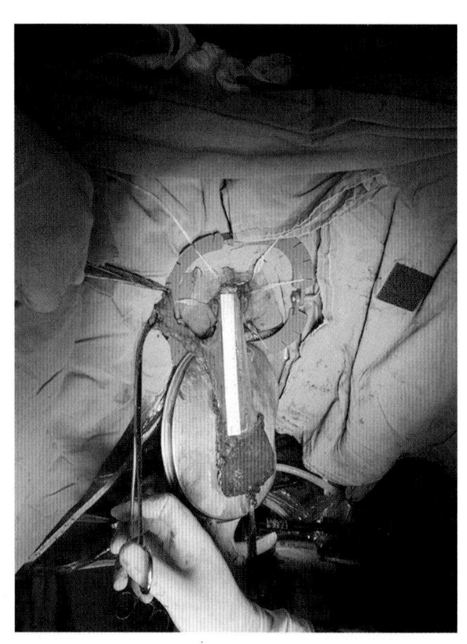
图 3-4-1-16　肠管及肿瘤经肛门拖出

【术后注意事项】

1. 镇痛　术后疼痛轻微，无须行硬膜外置管或静脉持续镇痛。

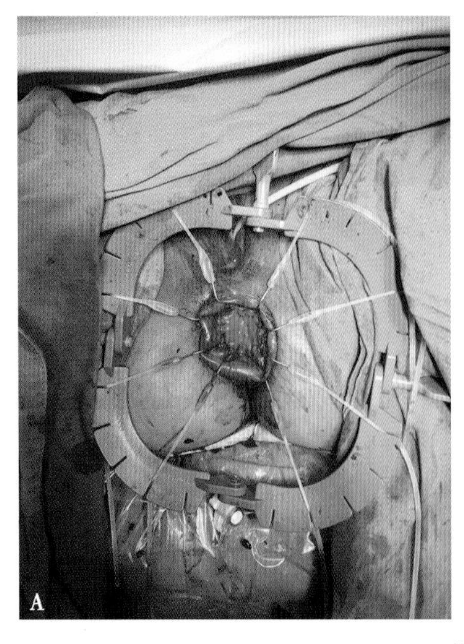

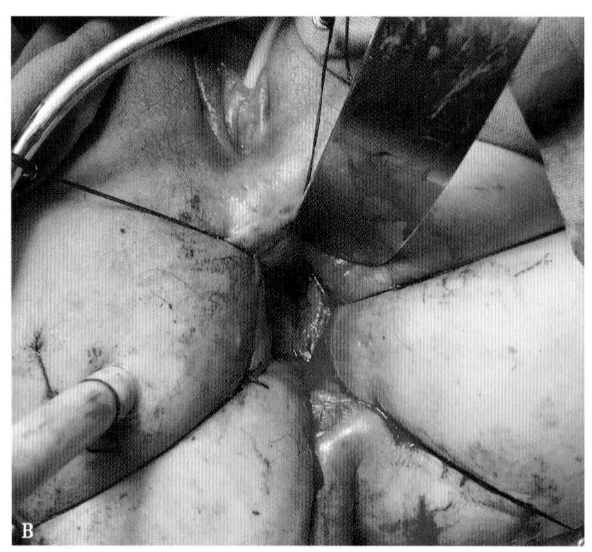
图 3-4-1-17　吻合口
A. 吻合器吻合；B. 手工缝合

2. 饮食与活动 病人无须留置胃管，一般术后第一天到第三天即恢复排气，术后第一天可开始少量饮水，进行床上活动，饮食逐步过渡到流质、半流食和软食。鼓励病人早日下床活动。无异常引流液可在72小时后拔除引流管。

3. 抗生素及液体治疗 预防性使用抗生素不超过48小时。无须进行全胃肠外营养支持治疗。

【并发症及处理】

1. 术中并发症 损伤输尿管及髂内血管是严重的术中并发症，由于经肛操作空间狭小，一旦发生上述情况建议联合经腹进行处理。

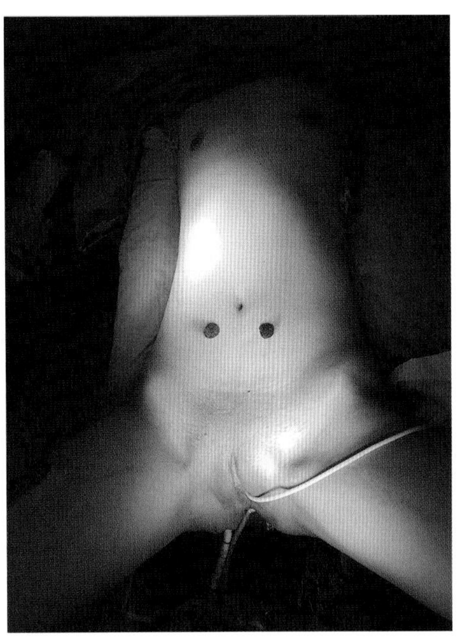

图3-4-1-18 术毕

2. 术后并发症 吻合口瘘、吻合口出血、短期控便功能不佳是常见并发症，可能与肛门在术中较长时间保持扩张有关。尽快度过学习曲线和采取经肛经腹同时操作可明显降低手术时间，从而有效预防该并发症的发生。

（康 亮）

【文后述评】（汪建平）

经肛门进行全直肠系膜切除术治疗直肠癌是近年来结直肠外科的热点，包括我国在内已有10余个国家开展了该手术，该手术融合了TEM（transanal endoscopic microsurgery，1983，德国Buss首先使用），TATA（transanal-transabdominal operation，2010，美国Marks首次报道），TAMIS（transanal minimally invasive surgery，2009，美国Atallah开始应用），TME（total mesorectum excision，1982，英国Heald）以及美国的Wilk提出的经自然腔道进行手术NOTES（natural orifice transluminal endoscopic surgery）等概念，是微创理念在直肠癌外科治疗的集大成者。初步的结果显示，与经腹入路手术相比，该手术在肥胖、骨盆狭窄病人中更易确定和保证足够的肿瘤远切缘及环周切缘、具有更加微创、减少吻合口并发症等优点，但由于该手术尚处于初始阶段，缺乏大量的临床病例和长期生存结果，目前尚无多中心临床RCT研究的证据支持，因此需在充分的准备前提下谨慎开展该手术。

在传统胃肠道手术中，不外乎先分离胃肠道与后腹膜的融合附着部分，切断供血回流肠段相应的血管后，最后再切断肠管的自腔外而腔内，自浆膜而黏膜的操作过程。经肛手术则采取了完全不同的操作理念，先从肠道黏膜面开始，切开肠道各层到浆膜外，首先切断肠管，然后再沿浆膜外分离与后腹膜的附着融合部分，逐步游离肠管清扫系膜淋巴结的自腔内而腔外，自黏膜而浆膜的相反过程。如果是完全经肛门手术，最后才能切断供血回流血管及探查腹腔，由于该技术手术步骤与现有手术过程迥异，有不符合肿瘤根治手术原则的担忧。因此，临床上可以充分发挥两种入路的优势，同时联合腹腔入路，或者序贯入路的方法，除了上下两种途径可以互为指引，降低手术难度，利于积累初始经验外，也可以很好地减轻上述的担忧。在我们的经验中，经肛手术时先环形切开进入间隙，然后先后方再前方到两侧，最后前方包抄打开。手术中注意“三个一”的解剖器官为指引，即后方一块骨头——尾骨；两侧一块肌肉——耻骨直肠肌；前方一个器官——前列腺或子宫颈及阴道。

事实上，TaTME 并非真实意义上的一种新术式，只是手术入路的改变，其遵循直肠癌外科治疗的原则并无两样，作为已经习惯目前手术入路的外科医生，面临的挑战除了新入路带来各器官在新视野下的位置变化外，更大的挑战在于摒弃自己熟悉的手术入路及方法，接受陌生新入路带来的心理障碍。我们应该在积极主动接纳该新理念的基础上，随着操作平台和手术器械的研发日益完善以及外科的经验总结日益丰富，该术式有望在未来治疗中低位直肠癌手术中占据越来越重要的地位。

【作者简介】

康亮，医学博士，主任医师，博士生导师。现任中山大学附属第六医院结直肠外科二区主任。中国医师协会外科医师分会经肛门全直肠系膜切除术专业委员会主任委员。中国研究型医院学会腹膜后盆底疾病专业委员会常务委员，中国中西医结合学会普通外科专业委员会委员，中国医师协会外科医师分会微创外科医师委员会委员，广东省医师协会微创外科医师工作委员会常务委员、*World Journal of Surgical Oncology*、《中国实用外科杂志》、《中华胃肠外科杂志》、《中华消化外科杂志》审稿专家，主持、参与国家级、省级科研基金 10 项，近五年国内外核心期刊发表论文 40 余篇，SCI 收录 20 余篇，参编参译著作 9 部。

【述评者简介】

汪建平，教授、主任医师、博士研究生导师。原中山大学常务副校长，原中华医学会外科学分会结直肠肛门外科学组组长，中山大学附属第六医院荣誉院长，亚太地区肠造口康复治疗协会中国区主席，日本消化器外科学会会员，美国外科医师学院院士（FACS），英格兰皇家外科学院院士（FRCS），《中华胃肠外科杂志》、*Gastroenterology Report* 主编，*Techniques in Coloproctology* 编委（SCI），《结直肠癌诊疗规范》2010 年版、2015 年版专家组组长，全国高等学校五年制本科临床医学专业国家卫生健康委员会规划教材《外科学》第 7 版副主编、第 8 版主编。

参考文献

[1] Buess G，Hutterer F，Theiss J，et al. A system for a transanal endoscopic rectum operation. Der Chirurg：Zeitschrift fur alle Gebiete der operativen Medizen，1984，55（10）：677-680.

[2] Atallah S，Albert M，Larach S. Transanal minimally invasive surgery：A giant leap forward. Surg Endosc，2010，24（9）：2200-2205.

[3] Wilk P J. Method for use in intra-abdominal surgery. US Patent，1994，5：297-536.

[4] Whiteford M H，Denk P M，Swanstrom L L. Feasibility of radical sigmoid colectomy performed as natural orifice translumenal endoscopic surgery（notes）using transanal endoscopic microsurgery. Surgical Endoscopy and Other Interventional Techniques，2007，21（10）：1870-1874.

[5] Sylla P，Rattner D W，Delgado S，et al. Notes transanal rectal cancer resection using transanal endoscopic microsurgery and laparoscopic assistance. Surg Endosc，2010，24（5）：1205-1210.

[6] 陈远光，胡明，雷建，等. 经肛内镜全直肠系膜切除治疗直肠癌. 中国内镜杂志，2010，16

(12): 1261-1265

[7] Zhang H, Zhang Y S, Jin X W, et al.Transanal single-port laparoscopic total mesorectal excision in the treatment of rectal cancer.Tech Coloproctol, 2013, 17(1): 117-123.

[8] 康亮，黄美近，汪建平，等. 完全经肛腔镜下全直肠系膜切除术五例. 中华胃肠外科杂志，2014, 17(8): 825-827.

[9] Kang L, Chen W H, Luo S L, etc. Transanal total mesorectal excision for rectal cancer: a preliminary report. Surg Endosc, 2016, 30(6): 2552-2562.

[10] 康亮. 开展经肛全直肠系膜切除术的条件和经验. 中华胃肠外科杂志，2017, 20(6): 36.

第二节　杂交 TaTME

经肛全直肠系膜切除术(transanal total mesorectal excision, TaTME)只指是利用经肛门内镜显微手术(transanal endoscopic microsurgery, TEM)或经肛门微创手术(transanal minimally invasive surgery, TAMIS)中“由下而上”的操作路径并遵守全直肠系膜切除(total mesorectal excision, TME)原则的经肛门腔镜手术[1,2]。

传统腹腔镜或开腹 TME 手术对于男性、前列腺肥大、肥胖、肿瘤低位及骨盆狭窄的直肠癌病人均较难显露直肠系膜周围间隙，而且分离越接近盆底，手术操作越困难，难于判断肿瘤的远端切缘，或者可能会造成直肠全系膜切除的完整性不佳，以及标本的环周切缘(circumferential resection margin, CRM)阳性、盆腔神经副损伤等，甚至无法保留肛门。TaTME 的手术入路可以更直接地进入低位直肠系膜的周围间隙，相对简便地完成远端直肠的离断和系膜的游离，可能更有利于确保肿瘤的远切缘和标本的环周切缘，得到高质量的手术切除标本，更好的直肠周围间隙解剖及显露可降低盆腔神经副损伤[3]，从而保护盆腔器官功能；TaTME 手术在直视或者腔镜的监视下，从直肠腔内精确地离断远端直肠，避免了传统手术方式在狭窄骨盆内离断直肠的“不精确”操作；TaTME 手术无须为取出标本在腹部做额外切口，完全经肛做吻合，具备有经自然腔道内镜外科手术(natural orifice translumenal endoscopic surgery, NOTES)的理念，具有更好的微创和美容效果；此外，减少直线切割闭合器(甚至圆形吻合器)的使用也即意味着降低病人的经济负担，具有良好的社会效益和经济效益。

根据是否有腹腔镜的辅助，TaTME 可分为完全 TaTME(Pure TaTME)和腹腔镜辅助的 TaTME (laparoscopy-assisted TaTME)，后者又称为杂交 TaTME(Hybrid TaTME)。完全 TaTME 虽然在技术上是可行的，但是技术难度相对较大，学习曲线较长，腹腔镜辅助的 TaTME 可发挥经腹和经肛入路的各自优势，学习曲线相对短，可能更易推广。

【适应证与禁忌证】

1. 适应证　完全 TaTME 和杂交 TaTME 手术，二者的适应证基本一致。国际上以及我国结直肠外科领域的专家针对 TaTME 手术开展现状、手术适应证、手术质量控制及其开展的必要性进行了多次研讨。2015 年 5 月形成的我国《直肠癌经肛门 TME 手术(TaTME)专家意见》[4]，就其适应证做了相应的推荐：① TaTME 对于中低位直肠癌尤其是男性、肥胖、骨盆狭小等病人的直肠系膜解剖显露有一定优势，可提高手术质量和降低副损伤，具有一定的应用前景；② TaTME 实施初期建议选择适当病例，如术前分期小于或者等于 T3 期，肿瘤体积不宜过大的中低位直肠癌病人。2016 年 9 月，《中国实用外科杂志》编辑部组织召开 TaTME 手术专题沙龙，国内诸多知名结直肠外科专家参加讨论并达成如下共识：① TaTME 手术的适应证应该以低位直肠癌为主，中段直肠癌病人应该谨慎选择该术式；②杂交 TaTME（腹腔镜辅助 TaTME）手术较完全 TaTME 手术更为安全、可行且符合肿瘤学原则，学习曲线更短。

2. 禁忌证　有肛门狭窄或损伤史者，余同腹腔镜直肠癌手术。目前，国内外专家几乎一致认为，上段直肠癌应该列为 TaTME 手术的禁忌证。

【麻醉、体位、戳卡位置及手术站位】

1. 麻醉及体位　全身麻醉，采用低截石位。

2. 腹腔镜手术的戳卡位置　常规 4 孔或者 5 孔法。

3. 手术站位　术者站位于病人右侧，助手站位于病人左侧，扶镜手站立于术者同侧。经肛手术操作时术者坐在病人两腿之间，助手在其左侧。

4. TaTME 手术的特殊器械　可选择经肛内镜显微外科手术（transanal endoscopic microsurgery，TEM）或经肛门微创外科手（transanal minimally invasive surgery，TAMIS）的操作平台。TEM 平台是以一种特制的直肠镜金属套筒及相应腔镜手术器材为主的腔镜手术操作系统，还包括套筒固定系统、腔镜成像系统、二氧化碳充气装置（图 3-4-2-1）。TAMIS 是在单切口腹腔镜手术（single incision laparoscopic surgery，SILS）技术基础上利用目前现有的常规腹腔镜设备和器械进行的微创手术，因此其最大的特点就是无需专门设备，可以使用常规的腹腔镜设备和器械（图 3-4-2-2）。

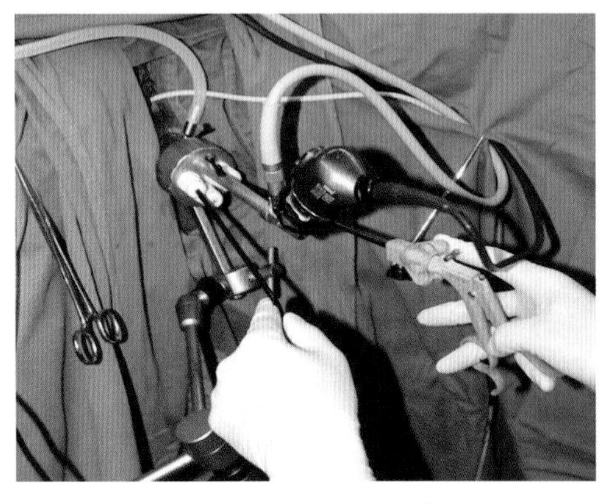

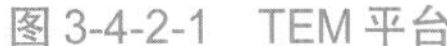

图 3-4-2-1　TEM 平台

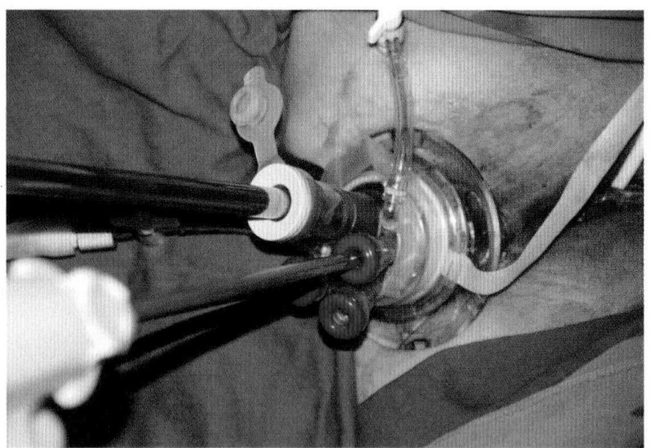

图 3-4-2-2　TAMIS 平台

【术前检查及准备】

与腹腔镜直肠癌 TME 术前评估相同，需要完善腹盆腔强化 CT、直肠 MRI、超声等，并经 MDT 讨论。

建议清洁肠道，减少直肠肛管部位粪便侵染以降低感染机会。

【手术步骤】

1. 腹腔镜 TME 手术　脐上缘置入 1 枚 10mm trocar 建立气腹并置入腹腔镜，作为观察孔。取头低体位，在经腹手术过程中，肠系膜下动脉或者直肠上动脉根部离断、解剖游离直肠系膜，均与常规腹腔镜辅助手术相同。腹腔镜下依照 TME 原则游离直肠系膜至盆底；笔者建议，直肠前方切开腹膜返折水平达精囊腺（男性）或阴道后穹窿（女性）水平，直肠后方系膜游离骶 4～5 水平（病人平卧时，盆腔的最低点），骶前放置纱布块便于吸收局部渗液并且便于经肛手术时骶前操作平面的辨识。另外，建议腹部手术结束时，经腹向头侧牵拉直肠系膜和肠管，便于经肛手术时完全切除直肠系膜并保留更长的直肠残端。

2. TaTME 手术　会阴区消毒，碘伏水冲洗肠腔，经过充分扩肛后置入器械。超低位直肠癌病人可选择 TEM 操作平台，肿瘤位置相对较高的病人可选择 TAMIS 操作平台。TEM 或者 TAMIS 平台操作需要在直肠腔内灌注二氧化碳气体，建议使用定速气腹机以减少肠腔的周期性闭合，稳定手术视野。当然，也可以先选择肛门牵开器械，在开放视野、直视下操作。距离肿瘤下缘 1～2cm 处双重荷包缝合（图 3-4-2-3），关闭肠腔以隔离肿瘤及建立直肠腔内的操作空间，在荷包缝合的远端 0.5cm 处（约于齿状线近端 2cm 处）环形切开直肠壁全层，进入盆腔。对于未侵透内括约肌的超低位直肠癌（T2），可以施行括约肌间切除（intersphincter resection，ISR），部分或者全部切除内括约肌，经括约肌间的层面、盆底裂孔进入盆腔（【二维码】3-4-2-1）。

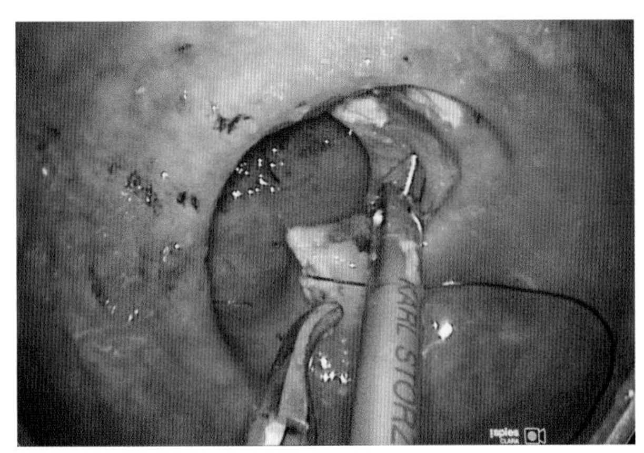

图 3-4-2-3　经肛在肿瘤远端 2cm 处荷包缝合肠腔（使用 TEM 平台）

【二维码】3-4-2-1　经肛操作步骤

> 注意：经肛操作术后要警惕骶前脓肿和积液，在肠壁切开前要反复冲洗肠腔，术后妥善放置引流管。

按照直肠系膜“后方—侧方—前方”的顺序，循盆筋膜脏层与壁层间的“神圣平面”自下向上游离直肠系膜，直到与腹部操作平面会合（图 3-4-2-4），完成全直肠系膜的切除。直肠后方，须注意此处直肠系膜与肛管形成较大角度，游离骶尾骨前方层面的视野及操作均相对困难，建议使用弯头的腹腔镜手术器械，应该尽量避免损伤骶前静脉；直肠侧方，游离直肠系膜时应该尽量避免损伤盆腔神经丛；直肠前方的层面（Denonvilliers 筋膜）相对难于寻找，男性病人须注意保护前列腺和精囊腺，女性病人须避免损伤阴道后壁。

3. 标本取出及吻合　经肛门拖出直肠癌 TME 手术标本，离断近端的乙状结肠，移除标本。拟使用圆形吻合器完成吻合者，于乙状结肠断端置入圆形吻合器的钉砧并荷包缝合后，经肛门将其还纳入盆腔。经肛门做全层荷包缝合关闭直肠残端，经肛置入圆形吻合器的中心杆，重建气腹，腹腔镜监视下完成乙状结肠-直肠残端的端端吻合。超低位直肠癌病人（无论是否行ISR手术），一般无法使用圆形吻合器重建肠管的连续性，可在直视下完成结肠与肛管的手工吻合。

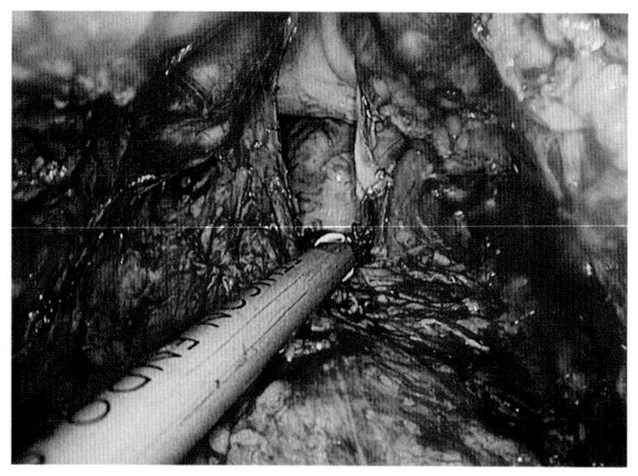

图 3-4-2-4　经肛在直肠前方切开腹膜返折，与腹部手术操作会合

腹腔镜下冲洗并于盆腔放置引流管。视病人肛门功能的节制性以及吻合口的安全性，选择是否需要行保护性末端回肠或者横结肠造瘘术。

【手术技巧】

TaTME是对腹腔镜TME手术的拓展，是对TME技术的逆向运用。顺利完成TaTME手术的必须具备如下条件：①如前所述，经肛的逆向视野是外科医生并不熟悉的解剖视角，对于已经熟练进行“自上而下”的经腹施行TME手术的医生而言，需要有一个纠正视觉偏差的适应过程，而这必须是建立在对盆腔解剖熟练掌握的基础之上；②术者需要具有熟练操作腹腔镜手术以及单孔腹腔镜手术的经验，能够带领团队顺利完成腹腔镜TME手术；③具备开展TaTME手术的设备或平台，在此基础上可先进行冰鲜尸体以及动物实验的TaTME手术操作，积累前期操作经验后再开展TaTME的临床实践工作。笔者在开展杂交TaTME手术的基础上，总结几点操作技巧如下：

1. 经腹手术　乙状结肠及中上段直肠及系膜的游离按照腹腔镜低位前切除术的技术标准进行操作，需要游离足够的乙状结肠（甚至是降结肠），以保证标本能够经肛门拖出且吻合无张力。经腹前切除时，盆腔解剖分离的终点尚无明确结果，文献报道[5]男性病人中，至盆底腹膜返折者占53%，至精囊腺者占38%，至前列腺者占9%；女性病人中，至盆底腹膜返折者占67%，至阴道中段者占7.1%。

2. 经肛手术　直肠系膜后方“自下向上”游离时，切开直肠后壁进入肛提肌上方的间隙，切开骶骨直肠筋膜（Waldeyer筋膜），即到达骶4～5水平的直肠后间隙（holy plane，神圣平面，图3-4-2-5），与经腹手术的操作终点会合。因为支配直肠和肛门内括约肌的下腹下神经丛后支走行于盆壁筋膜后方，经此层面解剖分离可减少下腹下神经丛后支损伤。但盆壁筋膜纤维组织可能受到气体压力的影响而变疏松，若再加之忽略骶骨生理曲度而致游离过深，则会发生神经损伤（下腹下神经丛后支），甚至骶前静脉丛损伤而导致骶前大出血，故术者须慎之再慎。如果支配肛门内括约肌的下腹下神经后支损伤，即使肛门内括约肌的结构正常，也将会出现控便障碍。

经肛手术，直肠系膜侧方的游离边界较难辨认。由于支配肛门内括约肌的下腹下神经终末支分布于内括约肌外侧走行，因此在切开直肠壁或者肛门内括约肌时应该避免切开过深，以免损伤神经。继续向头侧分离侧方，直肠侧韧带水平为下腹下神经丛发出直肠丛的位置，建议紧贴直肠系膜的固有筋膜（盆筋膜的脏层）游离，应该尽可能避免向内侧过度牵拉直肠而导致下腹下神经丛主干损伤，此处是最易发生神经损伤的部位之一。

经肛手术，直肠系膜前方沿Denonvilliers筋膜（男性也称为直肠前列腺筋膜，女性也称为直肠阴道筋膜）的背侧“自下向上”游离可达前列腺 - 精囊腺或阴道后壁的后方（图 3-4-2-6）。在分离直肠前方时须避免发生尿道损伤，可以将导尿管作为引导。另外，由于下腹下神经丛的海绵体神经支由侧盆壁发出走行于前列腺和阴道侧后方的两侧疏松组织中，与前列腺或阴道侧后方的血管等构成瓦氏神经血管束（neurovascular bundles of Walsh），因此在 Denonvilliers 筋膜后方、直肠系膜前的层面进行解剖游离较为安全。若突破 Denonvilliers 筋膜，贴近前列腺或阴道后壁进行解剖，则发生神经血管束损伤的风险较高，此处也是最易发生神经损伤的部位之一。

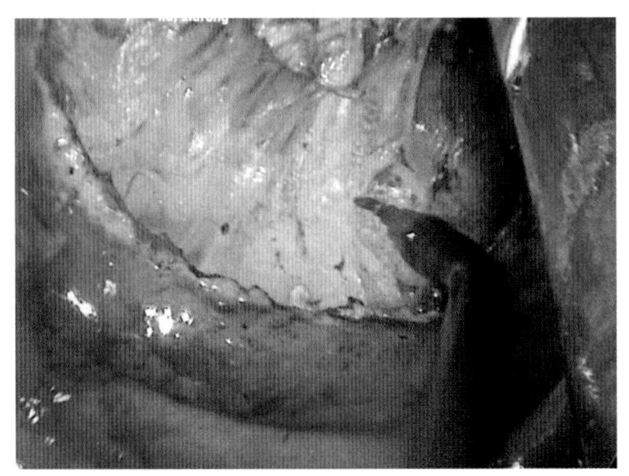

图 3-4-2-5　经肛解剖分离直肠系膜后方

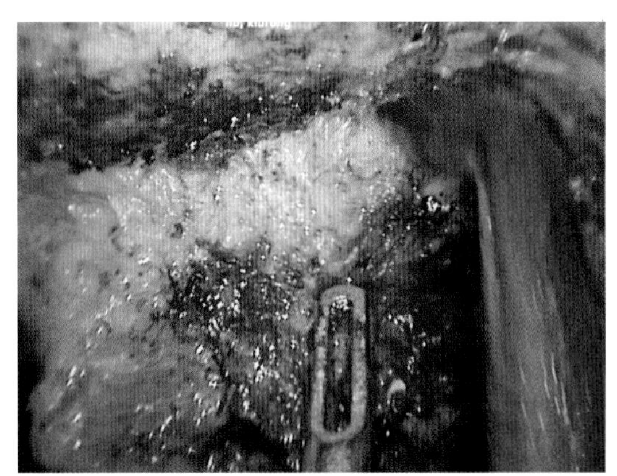

图 3-4-2-6　经肛解剖分离直肠系膜与阴道后壁之间的间隙

【术后注意事项】

基本同腹腔镜直肠癌 TME 手术。TaTME 术后易出现排尿功能障碍，延长尿管留置，拔尿管前进行膀胱功能锻炼，多能自行恢复。此外，经肛门手术，可能会增加盆腔感染的风险，应该留置并密切观察盆腔引流管的情况。

（姚宏伟　吴鸿伟）

【文后述评】（张忠涛）

TaTME 作为一种全新的直肠癌外科治疗思维和手段，它结合 NOTES 理念，把经肛门逆向操作与 TME 原则结合，取长补短。从当前各中心报道来看，TaTME 在标本的切除质量、肿瘤学根治效果及功能保护等方面不低于甚至是优于传统 TME 手术，可以预见未来的一段时间内 TaTME 手术仍将是国内外的一个研究热点。但是其适应证、禁忌证选择目前尚有争议。相比起完全 TaTME 手术杂交 TaTME 手术的难度较小、学习曲线较短，在临时实践中更为安全、可行。但目前杂交 TaTME 手术的技术路线及质控标准尚未建立，其近期效果、远期效果等均未经大规模对照试验验证。因此，当前在已经确立 TaTME 手术的安全性和可行性之后，迫切需要对该手术技术进行规范化和标准化，以及随后的多中心对照临床试验研究，以期获得对其客观的数据和评价。

【作者简介】

姚宏伟，教授，首都医科大学附属北京友谊医院（国家消化系统疾病临床医学研究中心）普外分中心胃肠外科副主任，主任医师。2010 年入选“北京市优秀人才培养项目”，2012 年被评为“北京地区优秀中青年医师”；2011—2013 年受中组部委派参加“中央第七批援疆工作”担任新疆医科大学第二附属医院副院长，2014 年被新疆维吾尔自治区党委和人民政府评为“优秀援疆干部”，荣立个人二等功；2014 年获得“北京大学医学部优秀人才奖励”，2016 年获得首届“北京大学临床医疗奖”。专业特长：结直肠癌的精准医学研究；结直肠癌、结直肠癌肝转移的多学科 MDT 综合诊治以及手术治疗；直肠癌经肛微创外科手术（TEM）、低位及超低位直肠癌的保肛手术、经肛全直肠系膜切除（TaTME）、括约肌间切除（ISR）。主要学术兼职：中华医学会外科学分会青年委员及结直肠外科学组委员、中华外科青年医师学术研究社结直肠外科研究组副组长、中华消化外科菁英荟结直肠外科学组组长、中国医师协会外科医师分会 MDT 专业委员会青年委员会副主委、中国医学装备协会外科医学装备分会常委兼副秘书长等。担任《中华外科杂志》《中国实用外科杂志》《中华胃肠外科杂志》《中华消化外科杂志》《国际外科学杂志》编委或通讯编委。

【述评者简介】

张忠涛，医学博士，教授，博士研究生导师，主任医师。卫生部有突出贡献的中青年专家，现任首都医科大学附属北京友谊医院副院长，国家消化系统疾病临床医学研究中心副主任，北京市医管局临床重点专业负责人，北京市消化疾病中心副主任，首都医科大学普通外科学系主任。兼任中华医学会外科分会副主任委员，中国医学装备协会外科医学装备分会会长，北京医学会外科分会副主任委员，中国医师协会结直肠肿瘤专业委员会副主任委员，中国抗癌协会胃癌专业委员会常委，中国医师协会外科医师分会上消化道外科医师委员会副主任委员等。担任《国际外科学杂志》、*Surgery for Obesity and Related Diseases*（中文版）主编，*Chinese Medical Journal*[《中华医学杂志》（英文版）]、《中华肝胆外科杂志》等杂志副主编，*Annals of Surgery*（中文版）、*Annals of Oncology*（中文版）、《中华外科杂志》等十余种杂志编委。承担多项国家级、市级科研项目，主持国家“十二五”科技支撑计划项目“单孔腔镜手术微型机器人的研发与应用”。

参考文献

[1] Whiteford M H，Denk P M，Swanstrom L L. Feasibility of radical sigmoid colectomy performed as natural orifice translumenal endoscopic surgery（NOTES）using transanal endoscopic microsurgery. Surg Endosc，2007，21（10）：1870-1874.

[2] Sylla P，Rattner D W，Delgado S，et al. NOTES transanal rectal cancer resection using transanal endoscopic microsurgery and laparoscopic assistance. Surg Endosc，2010，24（5）：1205-1210.

[3] Heald R J. A new solution to some old problems：transanal TME. Tech Coloproctol，2013，17（3）：257-258.

[4] 叶颖江，申占龙，郑民华，等. 直肠癌经肛门全直肠系膜切除术专家意见. 中华胃肠外科杂志，2015，18（5）：411-412.

[5] Penna M1，Hompes R，Arnold S，et al. Transanal Total Mesorectal Excision：International Registry Results of the First 720 Cases. Ann Surg，2017，266（1）：111-117.

第四篇
腹腔镜结直肠相关手术

第一章 腹腔镜阑尾手术

第一节 腹腔镜阑尾切除术

随着微创以及快速康复理念的普及，近20年来腹腔镜技术在普外科领域发展十分迅速，腹腔镜下阑尾切除术（laparoscopic appendectomy，LA）正在逐渐替代传统的开放阑尾切除术，已成为临床上医患首选的常规手术方式。但值得注意的是当前国内医学界对阑尾周围脓肿的治疗理念仍十分滞后，并没有随着腹腔镜的发展，而带来任何的改观。仍然主张对于病情较稳定的阑尾周围脓肿，宜应用抗生素治疗或同时联合中药治疗促进脓肿吸收消退，或在超声引导下穿刺抽脓或置管引流。如脓肿扩大，无局限趋势，则选择在B超定位下行手术切开引流术[1]。经过非手术治疗，有些阑尾周围脓肿虽可吸收，但其周围组织形成粘连，可致肠梗阻，部分病人发生化脓性门静脉炎、细菌性肝脓肿、内外瘘形成、脓肿破溃引起脓毒症，严重的可危及生命。非手术疗法治愈后复发率波动在3%～21%之间[2]，3个月后还需要择期手术切除阑尾，不但延长了病人的住院时间，增加了住院费用和治疗风险，而且因为长期控制饮食，使病人生活质量明显下降。早期手术干预能够及时消除感染来源，避免多次复发和阑尾周围炎性肿块引起的并发症。但刚开展复杂性阑尾炎手术应遵循由易而难，循序渐进的原则。如果腹腔镜处理感觉非常困难时，应及时改为传统开放手术。在实施单孔阑尾切除时，如果不顺利，也应该果断改为多孔来完成，不宜勉强实施，以免造成严重并发症。

技术的优势在于：①污染部位精准的冲洗引流，明显降低了术后肠粘连以及腹腔与切口感染发生率；如果已形成阑尾周围脓肿，可一期行阑尾切除，大大缩短其病程；②利于探查和同时处理腹腔和盆腔的其他病变；③具有损伤小、恢复快、瘢痕小而隐蔽等腹腔镜手术的共同优点。

技术的局限性在于：在处理复杂性阑尾炎时，术者应具备较丰富的阑尾切除经验以及腹腔镜下的分离缝合技术，宜在有此类操作经验的医师指导下进行。

【适应证和禁忌证】

1．适应证　①适用于任何病理类型阑尾炎；②疑诊阑尾炎或诊断不明的右下腹痛，但必须有充足的证据是“外科”疾病。

2．禁忌证　①由于严重的肠梗阻引起高度腹胀或腹腔致密的粘连导致腹腔无法建立操作空间；②严重的心肺疾病无法耐受全麻与气腹；③妊娠中后期，子宫底在脐部以上的阑尾炎[3]。

【体位与手术站位】

1. 体位 全麻，病人仰卧位，建立气腹后，调整手术台为头低足高15°，左倾15°。

2. 手术站位 术者站在病人左侧，扶镜手站在术者右侧。显示器放在病人右下缘，洗手护士及器械台位于病人足端（图4-1-1-1）。

3. 特殊手术器械 30°观察镜、双极电凝钳、阑尾抓钳、肠钳、分离钳、持针器、剪刀、吸引器、特大号hem-o-lok及施夹钳、标本取出袋。单孔腹腔镜阑尾切除术还需要一次性套扎器及免戳卡针状钳。

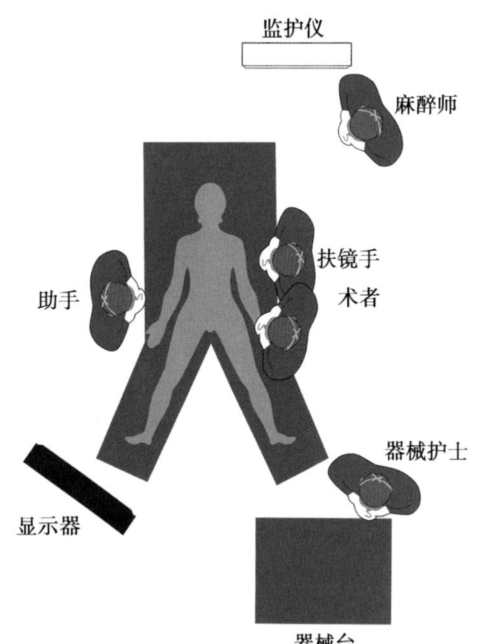

图4-1-1-1 手术站位

【术前检查】

血常规、C反应蛋白、尿常规、CT、彩超、胸片、心电图、血生化检查、感染五项、凝血功能，了解病人一般情况。

（一）三孔法腹腔镜阑尾切除术（【二维码】4-1-1-1）

适合诊断不明确，腹腔粘连较重，以及阑尾穿孔、坏疽或者阑尾周围脓肿等复杂性阑尾炎。

【二维码】4-1-1-1 三孔法腹腔镜阑尾切除术

【手术步骤】

1. 建立气腹
2. 置入戳卡及腹腔镜器械
3. 探查病变，分开脓肿及粘连
4. 找到阑尾，处理阑尾系膜及血管
5. 切除阑尾并处理残端
6. 取出阑尾，冲洗腹腔
7. 放置胶管引流
8. 缝合戳卡孔

【手术技巧】

1. 建立气腹 在脐上缘或下缘作10mm弧形或纵向切口，气腹针穿刺建立气腹，气腹压力维持于1.73kPa（13mmHg）。

> 小技巧：阑尾手术观察孔作在脐窝上缘距离回盲部更远，视野会更开阔。一般脐窝大而平坦的作弧形切口，脐窝小而深的作纵向切口，便于缝合也相对美观。有上腹部开放手术瘢痕的作脐下纵切口，有下腹部手术瘢痕的作脐上纵切口，以避免损伤腹壁下粘连的肠管。

2. 置入戳卡及腹腔镜器械 助手配合用巾钳提起腹壁在脐部置入戳卡，放入腹腔镜头，探查确定无穿刺副损伤后，在镜头监视下，分别于左髂前上棘与脐连线中点置入10mm戳卡放入吸引器头，耻骨联合上方偏左侧置入5mm戳卡放入肠钳（图4-1-1-2）。

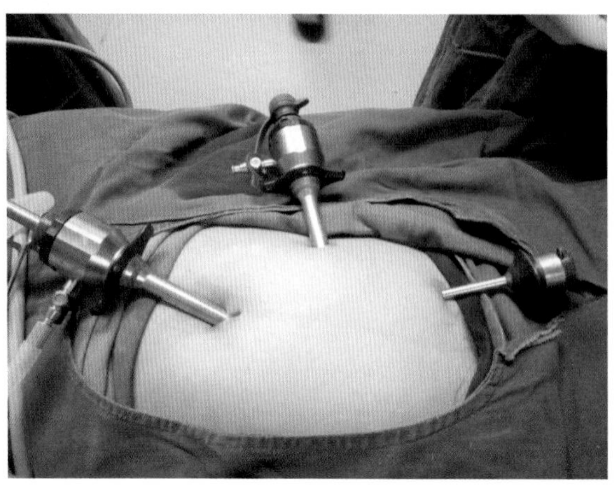

图4-1-1-2 戳卡布置

小技巧：如果腹壁有贯穿上下腹的正中或旁正中手术瘢痕，可以先在左髂前上棘与脐连线中点做切口，巾钳提起腹壁后，用气腹针建立气腹，置入戳卡并在镜头监视下，再置入其他两个戳卡。或者采用止血钳逐层分离法直接置入戳卡套管（Hasson技术）更安全。对于阑尾周围脓肿，我们更多地选择3孔法，单孔法虽然美观，但戳卡之间太近有轻度的"筷子效应"，如果预计手术较复杂而术者腔镜技术又并不熟练，不建议使用。对于曾经行"输卵管结扎"或"剖宫产的女性"，可以把副操作孔或主副操作孔作在以前瘢痕上，可取得更好的美容效果。

注意：作耻骨上副操作孔时勿损伤膀胱，如果阑尾脓肿手术做的不多，估计时间较长时，可术前留置导尿，手术结束再拔除。

3. 探查病变，分开脓肿及粘连 进镜后首先探查腹腔及盆腔脏器，除外胆囊炎、上消化道溃疡穿孔、附件炎、肠系膜淋巴结肿大、回盲部肿瘤、Crohn病、梅克尔（Meckel）憩室炎或穿孔、宫外孕等病变[4]，然后探查可见由大网膜及肠管包裹形成的脓肿黏附于前腹壁与侧腹壁（图4-1-1-3），此时放入一块纱布围在脓肿周围防止脓液破溃后四溢，注意辨别清楚局部的解剖结构后，用吸引器杆配合肠钳紧贴腹膜把脓肿轻柔分开，脓肿破溃可见脓液大量涌出，予以吸尽（图4-1-1-4）。小孩大网膜吸收能力非常强大，术后发热、心率快等全身中毒症状也很常见，较易出现化脓性门静脉炎和细菌性肝

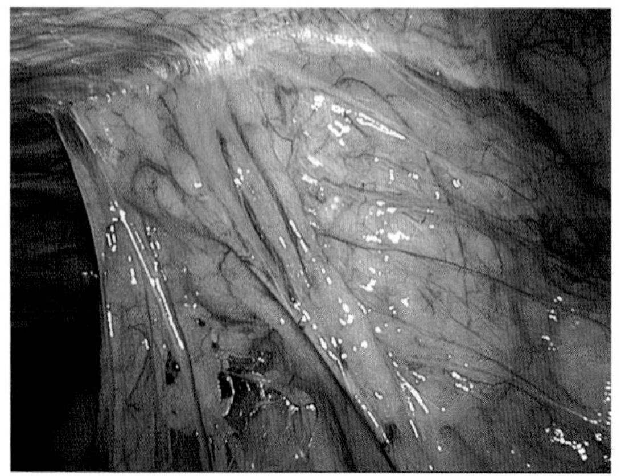

图4-1-1-3 阑尾脓肿镜下外观

脓肿，所以应该迅速把脓液吸干净，以减少毒素的吸收（【二维码】4-1-1-2）。

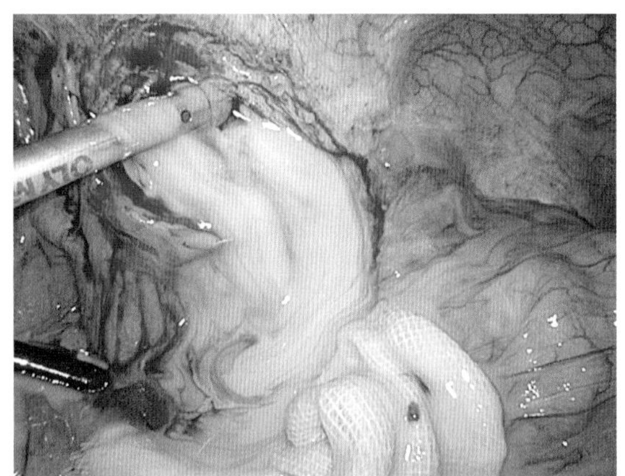

图 4-1-1-4 及时吸尽脓液

【二维码】4-1-1-2 探查及切开脓肿

小技巧：一周内的阑尾周围脓肿粘连并不牢靠，轻轻分离即可脱落，因急性炎症的存在，创面会有少许渗血，无需特殊处理，如渗血较多用热盐水纱块稍加压迫或者双极电凝止血。一周以上的阑尾周围脓肿粘连相对较为致密，可用肠钳向下轻柔牵拉黏附于腹壁的大网膜与肠管，清楚显示腹膜与粘附组织交界层面，先尝试用吸引器头钝性剥离，如果剥不动，而粘连的恰恰又是肠管，可用剪刀紧贴肠管锐性分离，原则是宁伤腹膜不伤肠管。如果黏附的是大网膜，在辨别清楚无肠管的情况下可以使用双极电凝钳边凝边用剪刀剪开（图 4-1-1-5）（【二维码】4-1-1-3）。

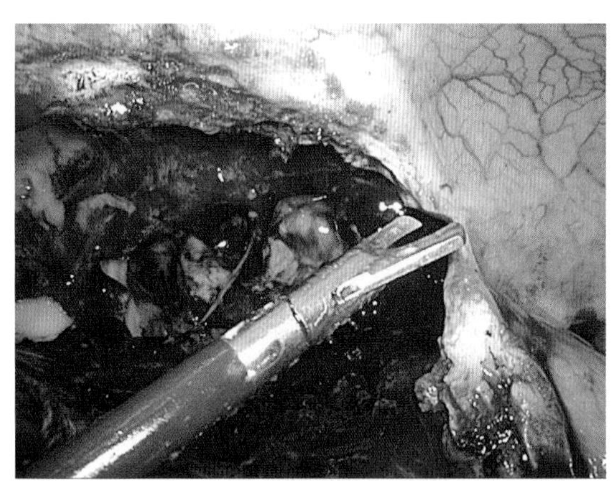

图 4-1-1-5 把脓腔扩大敞开

【二维码】4-1-1-3 扩创并清理脓腔

4. 找到阑尾，处理阑尾系膜及血管 寻找阑尾需要良好的体位，阑尾周围脓肿多伴有不同程度的小肠胀气，如影响手术视野，常需要使用无损伤钳把小肠移至左侧腹[5]，如果显露仍不满意，可以在麦氏点稍上部位再置一个 5mm 的戳卡以助显露。阑尾周围脓肿需分开由肠管、大网膜、腹膜、肠脂垂等组成的脓肿壁，吸尽脓液，在肠钳帮助下顺着结肠带或回肠末端追索阑尾，在脓液或脓苔覆盖最多的地方可以发现阑尾及粪石。左手用阑尾钳提起阑尾把系膜展开，右手使用双极电凝钳边凝边剪开系膜，阑尾动脉可以凝闭也可以使用可吸收夹或 hem-o-lok 夹闭。在处理阑尾动脉方面，双极电凝比超声刀更为可靠（【二维码】4-1-1-4）。

【二维码】4-1-1-4 分离粘连寻找阑尾

小技巧：如果术前疑诊阑尾周围脓肿的病人术中发现阑尾炎症并不重，要注意检查盲肠壁，因为我们曾经发现数例鱼刺致盲肠穿孔的病例。有些阑尾位置变异较大，但阑尾与盲肠升结肠位置是固定的[6]，沿结肠带向盲肠顶端追踪可找到阑尾根部。如仍未找到，应考虑盲肠后位阑尾，术者要小心、耐心、轻柔在盲肠外缘，用吸引器头钝性打开盲肠外侧腹膜，充分游离盲肠，顺结肠带找到阑尾。如果起病时间较久组织坚韧不能钝性分开，先用剪刀打开侧腹膜再顺组织层面钝性分离，只有将盲肠向内侧翻过来才可以显然盲肠后方的阑尾。对于阑尾远端粘连无法由远而近切除阑尾系膜的病例，可以考虑阑尾逆行切除。

注意：在盲肠后操作时会有少许渗血，用吸引器边钝性分离边间断吸引，谨慎操作仔细辨别，不要随意离断任何条索状组织，以防损伤输尿管及重要神经血管。术中阑尾动脉离断后发生出血并回缩，这时候不要慌，可以放入一块纱块稍压片刻，左手拿分离钳，右手拿吸引器，显露术野，用分离钳准确夹住血管后，上止血夹或者用双极电凝止血即可。

5．切除阑尾并处理残端　紧贴阑尾根部夹两枚特大号 hem-o-lok（图 4-1-1-6），距离 hem-o-lok 以远 6mm 上一枚钛夹，在 hem-o-lok 与钛夹之间剪断阑尾，放入标本袋。根部较粗者用 7 号丝线结扎“瘦身”后上一枚特大号 hem-o-lok 夹，于阑尾远侧 0.5cm 剪断，阑尾残端黏膜用双极电凝烧灼以破坏黏膜的分泌功能，无须包埋。急性坏疽性阑尾炎伴根部穿孔时，阑尾根部组织已有大部分坏死或全层坏死，阑尾水肿、脆弱一碰就有撕裂的危险，且炎症常常波及盲肠壁形成盲肠炎，阑尾与周围组织粘连紧密、解剖不清，这种情况下的阑尾根部，如处理不当可能导致术后出现盲肠瘘和腹腔脓肿等并发症，此时需要用吸引器杆轻柔的游离盲肠，找到阑尾在盲肠的开口，用 3-0 可吸收线，或倒刺线，或普理灵线分两层连续缝合，妥善关闭阑尾残端，必要时把回盲部附近肠脂垂稍游离后缝盖残端[7]（图 4-1-1-7）（【二维码】4-1-1-5）。

【二维码】4-1-1-5　缝合包埋阑尾残端

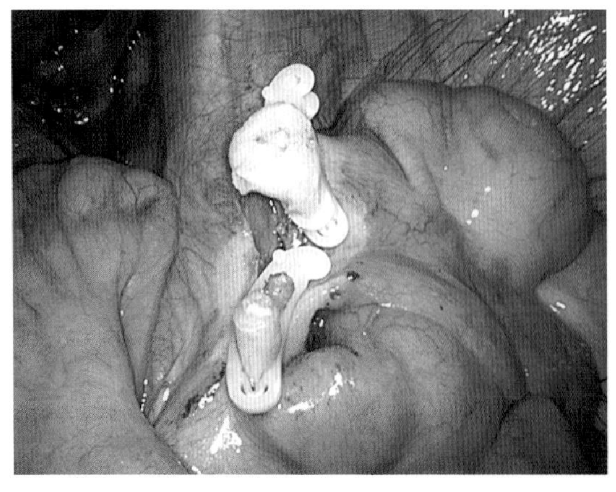
图 4-1-1-6　用 hem-o-lok 夹闭阑尾残端

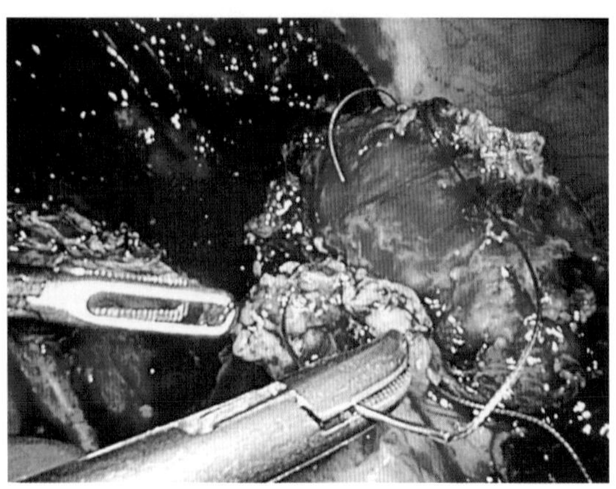
图 4-1-1-7　缝合包埋阑尾残端

小技巧：一般来说，即便根部穿孔，也有夹两个 hem-o-lok 夹子或者上套扎线的余地。假如术中发现阑尾已完全烂掉，则需找到阑尾残端并妥善处理[7]。对于阑尾尖端粘连严重的，可将阑尾根部先结扎切断，处理好残端后再分段切断阑尾系膜（所谓逆行切除阑尾）。阑尾残端处理方法有以下几种：①特大号 hem-o-lok 夹；②套扎线（华利康或者强生一次性套扎器）；③用 1-0 丝线打结（可以外面打好推进去也可以弯钳在腹腔内打结）；④缝扎；⑤一次性直线型吻合器（价格较高，临床使用不多）。

6. 取出阑尾，冲洗腹腔　阑尾不粗可由主操作孔取出，如果阑尾较粗大、系膜肥厚可装入取物袋经主操作孔取出。渗出液较少，用纱布蘸净积液，不需冲洗腹腔。如脓液较多，可经吸引器杆或穿刺器注入大量盐水冲洗腹腔（天气寒冷需用温盐水），直到冲洗液清亮为止，吸尽残液，注意髂窝、肝肾隐窝和盆底等腹腔的几个最低处（图 4-1-1-8）（【二维码】4-1-1-6）。

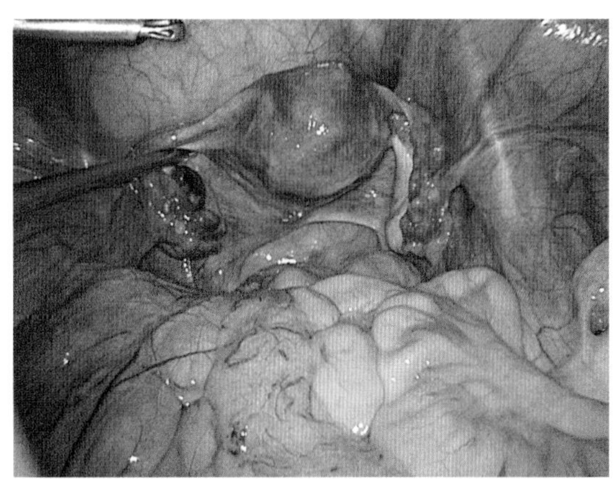

图 4-1-1-8　吸尽盆腔低位积液

【二维码】4-1-1-6　冲洗腹腔

小技巧：经吸引器杆注水进行腹腔冲洗，可放入一块纱布，吸引器在纱布上抽吸，不至于把大网膜吸入导致吸引不畅。

7. 放置胶管引流　如为阑尾周围脓肿或坏疽穿孔性阑尾炎，为减少术后脓肿的发生，应放置引流。可选用 24 或 26 号橡胶引流管，在引流端剪两排侧孔后放置于右髂窝（图 4-1-1-9）（【二维码】4-1-1-7）。

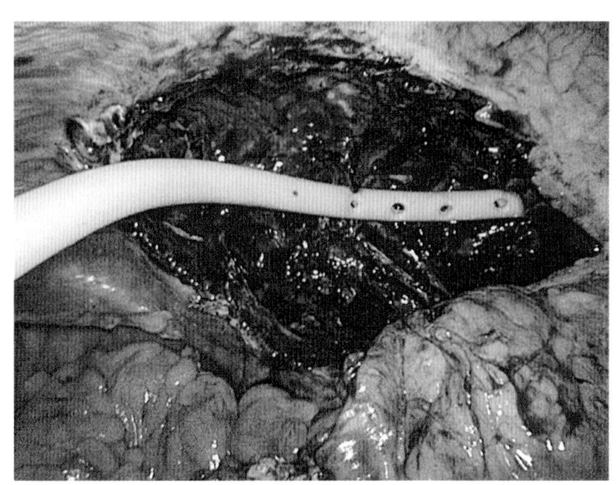

图 4-1-1-9　脓腔放置引流管

【二维码】4-1-1-7　拭尽残液放置引流

小技巧：放置引流管时可把引流管套在吸引器杆上，剪孔端位于吸引器杆远端，经左髂前上棘与脐连线中点10mm戳卡孔放入脓肿创面，用手固定引流管，退出戳卡与吸引器杆，调整好引流管位置。3孔法可从左侧反麦氏点引出，4孔法从麦氏点引出（图4-1-1-10）。

8. 缝合戳卡孔 在镜头监视下，逐个拔出戳卡，确认穿刺孔无出血后，边解除气腹边调整引流管位置并固定，缝合戳卡孔（图4-1-1-11）。

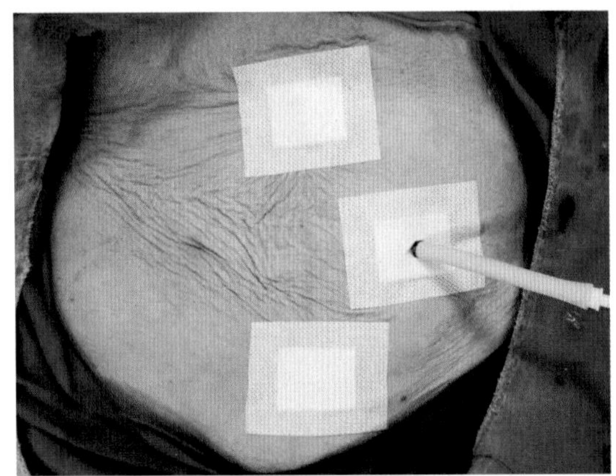

图4-1-1-10 引流管在腹壁位置

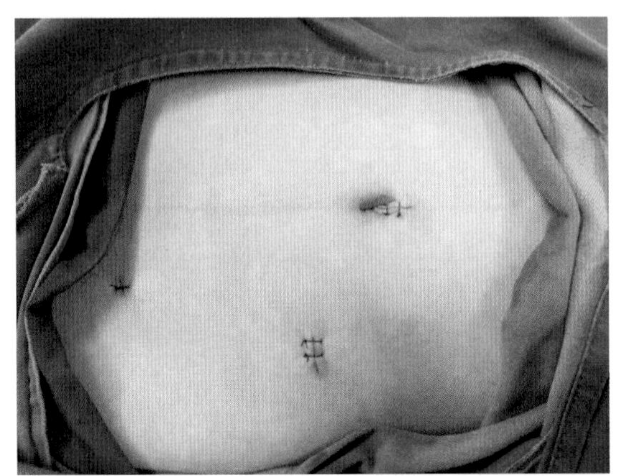

图4-1-1-11 伤口外观

小技巧：拔出戳卡后，用镊子柄插入10mm戳卡孔排尽腹腔余气，并可以塞回排气时进入穿刺孔内的大网膜（图4-1-1-12）。

（二）单孔法腹腔镜阑尾切除术（SILA）

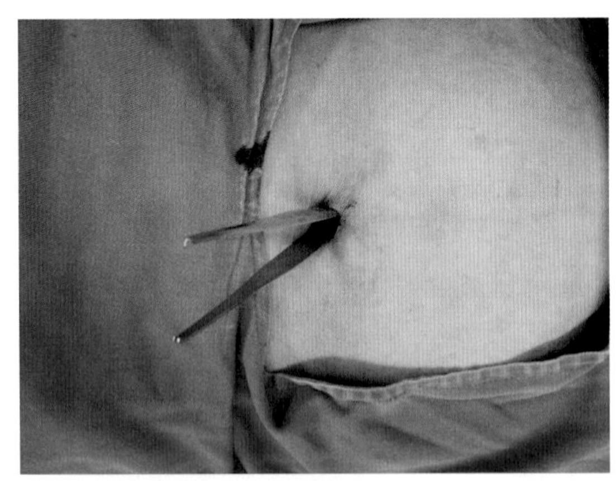

图4-1-1-12 排尽腹腔气体

经脐单孔法腹腔镜阑尾切除术（single-incision laparoscopic appendectomy，SILA）因为器械之间相互干扰、碰撞，影响术野，不能得到良好显露和有力的分离，操作难度及中转率较高，所以复杂性或重症阑尾炎，如：坏疽、穿孔性阑尾炎、阑尾周围脓肿和盲肠后位阑尾炎，或者既往有过多次腹腔手术史致腹腔严重粘连的病人并不适合。但半数左右病程较短的急慢性阑尾炎还是可行SILA，因其术后康复快、创伤小，并且兼顾美容效果，成为广大病人及微创外科医生的追求目标，可作为LA的备选方法。

【单孔法常见的4种术式】

1. 经脐单孔法腹腔镜辅助阑尾切除术 脐下作一个10mm半弧形切口，穿刺建立气腹，置入10mm戳卡放入带操作通道的腹腔镜，由操作通道置入肠钳，探查并找到阑尾，用肠钳夹住阑尾后，肠钳与镜头一起后退，把阑尾提至套管内，同时解除气腹，拔出套管，将阑尾拉出脐部切口外，再按开放的办法处理阑尾。本术式对病例有一定的选择性，适合体型较瘦、腹壁薄、阑尾细长、回盲部活动度大而炎症又并不太严重的病人。经脐单孔腹腔镜辅助法需要准备带操作通道的腹腔镜，所以临床上应用受到一定限制。

2. 经脐单孔法腹腔镜阑尾切除术　脐下作一个 20mm 半弧形切口，逐层切开腹壁，放入单孔多通道腹腔镜器械，建立气腹后，用特制的可弯曲操作器械进行手术，因单孔多通道戳卡价格偏高，限制了本术式的推广。

3. 脐 3 单孔法腹腔镜阑尾切除术　属于广义上的腹腔镜单孔法，因为 3 孔环绕脐窝，并且戳卡之间距离均在 10mm 以内，是经脐单孔法的变通。把分散在腹壁几个距离较远的孔道集中为脐部一处相邻的 3 个小孔，此时操作孔与腔镜观察孔相距甚近[8]　比较适合脐窝较大的病人。三个器械之间会有少许相互干扰与碰撞，但优点是切口隐匿，愈合后瘢痕不明显。

4. 脐 2 单孔法腹腔镜阑尾切除术　笔者喜欢在脐部作 2 个通道，在麦氏点位置穿刺一个 3mm 的免戳卡针状钳（图 4-1-1-13），协助显露并提取阑尾，达到扬长避短的效果。既可取其隐瘢痕的长处，又避免了“筷子效应”的弊端，经过改良，大大降低了手术的难度，便于在临床工作中应用与推广（下面介绍脐 3 单孔法和脐 2 单孔法腹腔镜阑尾切除术）。

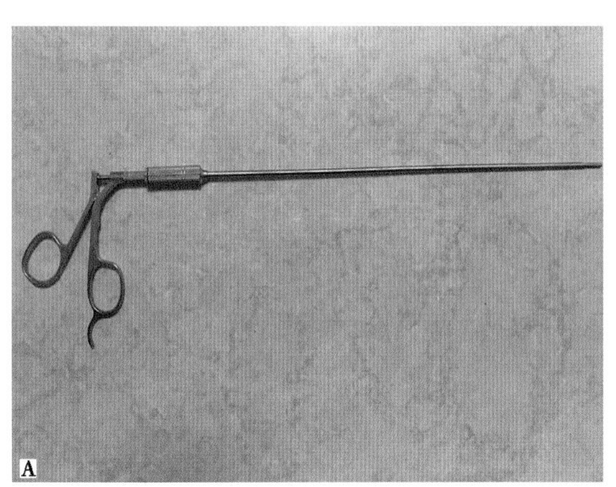

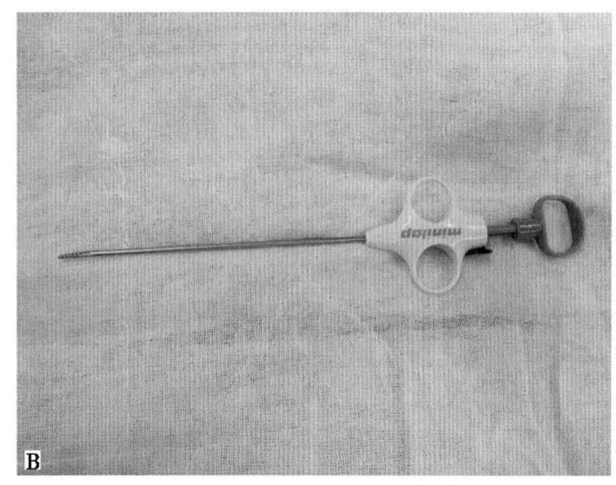

图 4-1-1-13　免戳卡针状钳
A. 可重复使用针状钳；B. 一次性迷你针状钳

【手术步骤】

1. 建立气腹
2. 设计切口，置入戳卡
3. 探查病变，分离粘连，找到阑尾
4. 处理阑尾系膜及血管
5. 切除阑尾并处理残端
6. 吸尽腹腔积液
7. 取出阑尾
8. 缝合戳卡孔

【手术技巧】

1. 建立气腹　在脐窝边缘 10 点处作 10mm 半弧形切口，气腹针穿刺建立气腹，气腹压力维持于 1.73kPa（13mmHg）。

小技巧：因单孔手术更多的考虑美容需要，但又要最大化照顾到方便操作，所以脐周切口尽可能采用绕脐半弧形。

2. 设计切口，置入戳卡　助手配合用巾钳提起腹壁在脐部置入戳卡，放入腹腔镜头，探查未见穿刺副损伤后，如果病变不复杂，腹腔粘连不重，则考虑做单孔法。在镜头监视下，依次置入戳卡。脐 3 单孔法：分别于脐窝边缘 3 点位及 5 点位各作一个 5mm 半弧形切口置入戳卡（图 4-1-1-14A）。脐 2 单孔法：于脐窝边缘 4 点处作 5mm 半弧形切口置入戳卡，如果平时套扎线用的不够熟练，想用特大号 hem-o-lok 结扎阑尾，可以置入 10mm 戳卡。脐 2 单孔法还需要在麦氏点位置用尖刀挑个小孔，穿刺一把 3mm 的免戳卡针状钳，置入后弹出抓钳，以配合手术（图 4-1-1-14B）。

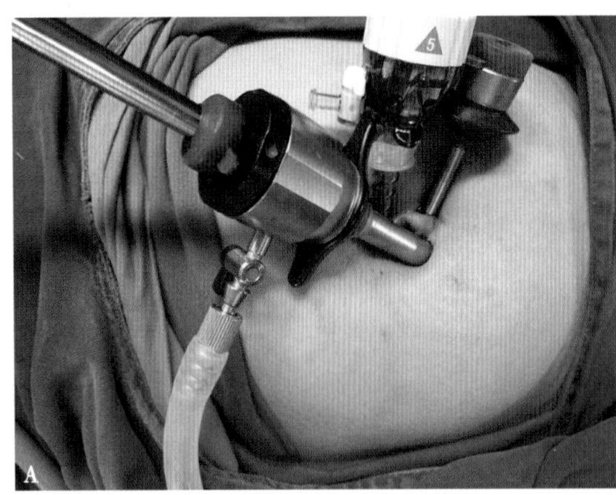

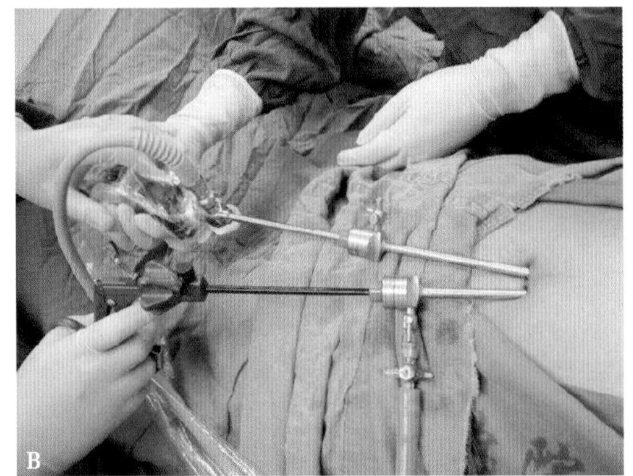

图 4-1-1-14　SILA 戳卡位置
A. 脐 3 单孔法；B. 脐 2 单孔法

小技巧：环脐设计的切口在不影响美观的情况下，尽量散开，可明显减少器械与镜头之间相互碰撞的“打架现象”。

3. 探查病变，分离粘连，找到阑尾　在镜头监视下，置入肠钳进行探查。首先了解腹腔及盆腔有无积液，并除外其他病变。如阑尾与大网膜有粘连，可用吸引器杆配合肠钳轻柔分开，于右髂窝顺着结肠带或回肠末端找到阑尾（图 4-1-1-15）。

注意：腹腔探查、分离粘连及显露阑尾，除了充分的麻醉，还需要调整一个良好的手术体位，才有游刃有余的手术空间。

4. 处理阑尾系膜及血管　左手持辅助钳提起阑尾把系膜展开，右手使用双极电凝钳凝闭阑尾系膜及血管后，再剪开阑尾系膜。当然，阑尾系膜血管也可以用超声刀凝闭切断（图 4-1-1-16），或者使用可吸收夹或 hem-o-lok 夹闭后离断（【二维码】4-1-1-8）。

【二维码】4-1-1-8　处理系膜与血管

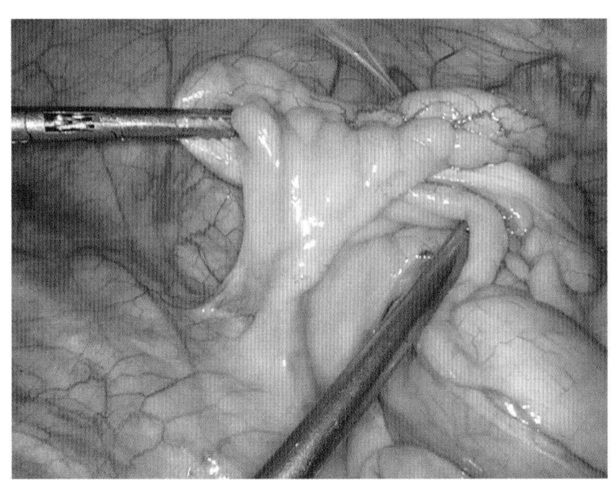
图 4-1-1-15　找到阑尾

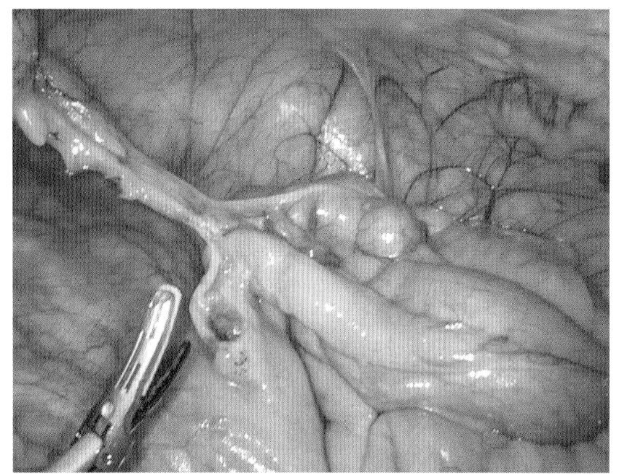
图 4-1-1-16　超声刀离断阑尾系膜

5. 切除阑尾并处理残端　左手提起阑尾，右手从戳卡中导入一次性套扎器紧贴阑尾根部套扎两次，远端套扎一次，在套扎的远近端之间剪断阑尾。如果脐 2 单孔法在脐部置入的是两个 10mm 的戳卡，可紧贴阑尾根部夹两枚特大号 hem-o-lok，距离 hem-o-lok 以远 6mm 上一枚钛夹，在 hem-o-lok 与钛夹之间剪断阑尾。阑尾残端黏膜用双极电凝烧灼（图 4-1-1-17）。

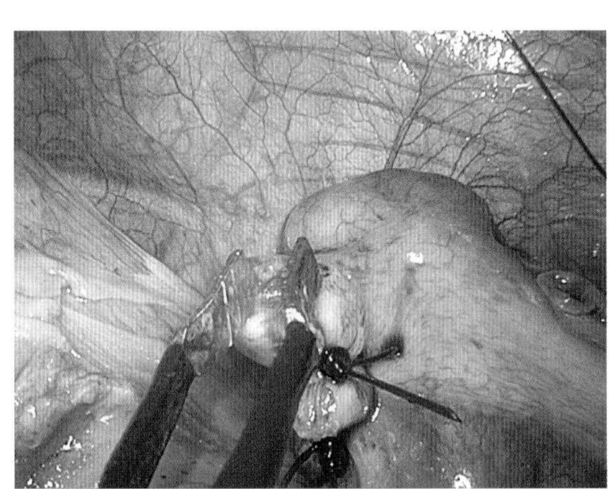
图 4-1-1-17　双极电凝烧灼阑尾残端黏膜

【二维码】4-1-1-9　套扎阑尾并切除

6. 吸尽腹腔积液　如果盆腔渗出液较多，可用吸引器吸尽；如果渗出液量少，可经 10mm 观察孔放入尾端带线纱块蘸净积液（图 4-1-1-18）（【二维码】4-1-1-9）。

7. 取出阑尾　在取物袋尾部缝置一根 7 号丝线并打结，经观察孔放入腹腔，把阑尾装入取物袋，线尾留在戳卡外面，腹腔清理干净后，牵拉线尾退出戳卡即可取出阑尾（图 4-1-1-19）（【二维码】4-1-1-10）。

4-1-1-10
【二维码】4-1-1-10　清理腹腔取出阑尾

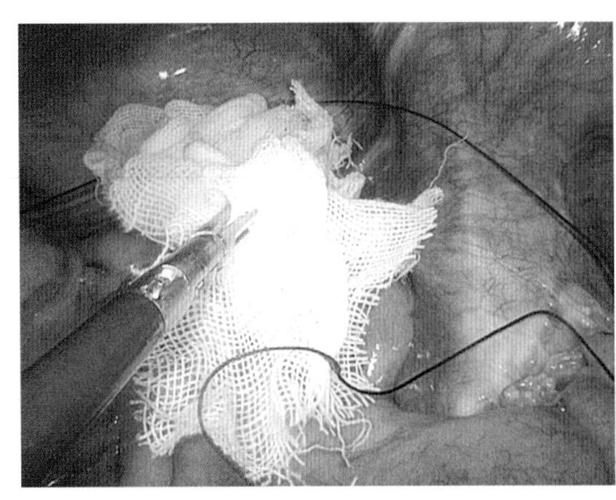

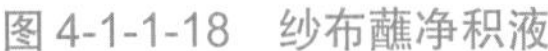

图 4-1-1-18 纱布蘸净积液

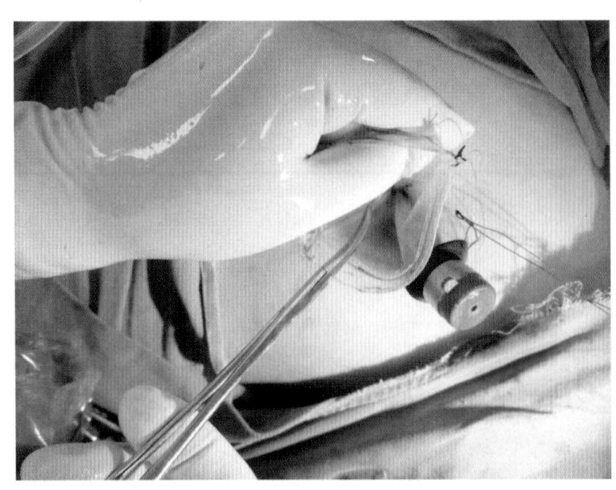

图 4-1-1-19 取出阑尾

8．缝合戳卡孔 拔出戳卡，解除气腹，缝合戳卡孔（图 4-1-1-20）。若是小儿或有较高美容要求的病人，可在缝合 10mm 观察孔腹膜及皮下组织后，用皮肤胶粘合伤口。

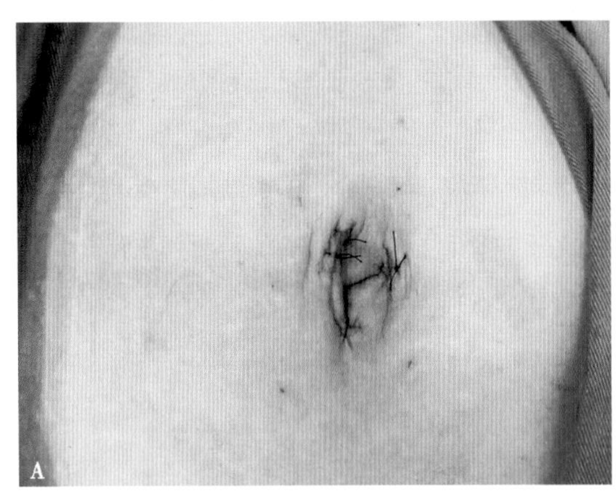

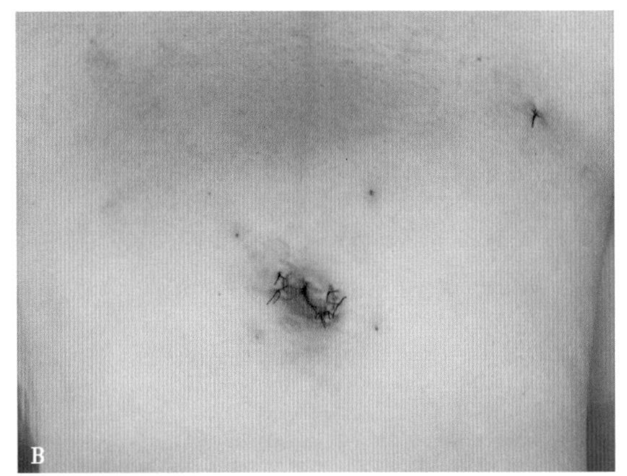

图 4-1-1-20 SILA 伤口缝合后外观

A．脐 3 单孔法伤口；B．脐 2 单孔法伤口

【术后注意事项】 ①术后使用有效的抗生素治疗；②鼓励早期下床活动，阑尾周围脓肿病人清醒后可稍微抬高床头，以利于引流；③麻醉清醒后 4 小时即可咀嚼口香糖以刺激胃肠功能恢复，如无腹胀，术后禁食 6 小时后可进全流饮食，逐渐过渡到普食，如有腹胀或者阑尾周围脓肿病人，需待肛门排气后再进流汁饮食，保持大便通畅；④观察病人的体温变化、肛门排气等情况，注意有无腹膜炎表现；⑤留置引流管的病人，应密切观察引流液量、颜色及沉积物，术后 3 天复查血常规及腹腔 B 超，如果血象中白细胞总数及中性粒细胞正常，B 超无残余脓肿时，引流量小于 30ml，引流液颜色清亮后方可拔除引流管，坏疽及穿孔性阑尾炎多在术后 2～3 天，复杂的阑尾周围脓肿一般在 5～7 天左右；⑥术后如果出现腹腔或右髂窝残余脓肿时，因为阑尾已切除，脓肿已清理，只要无阑尾残端漏，经加强抗感染治疗多可痊愈。如果脓肿较大，可在 B 超定位下行穿刺引流术。

（罗鹏飞）

【文后述评】（王存川）

阑尾周围脓肿传统方法以保守治疗为主，该原则确立于 1920 年并一直沿用至今，但有诸多缺点，如治疗周期长、病人忍受持续发热、不能进食等痛苦。随着腹腔镜技术的发展，一期开放阑尾手术中诸如切口感染、暴露困难、增加创伤等弊端，正在被逐渐克服。不少有经验的外科医生开始向传统治疗原则挑战，急诊行腹腔镜阑尾切除＋周围脓肿清除引流术，相比保守治疗，具有的切口感染率低、不受体型因素影响、一次性治愈、慢性腹痛短时间内缓解，康复时间明显缩短等诸多优点，证明了腹腔镜治疗阑尾周围脓肿较传统开放及保守治疗明显缩短阑尾周围脓肿的病程。

但急诊腹腔镜手术治疗阑尾周围脓肿有较大难度。一般认为阑尾周围脓肿在急性阑尾炎病程 3～5 天左右形成，此时粘连组织较易松解分离。即便如此，腹腔严重粘连、阑尾根部坏死、急性期周围组织容易损伤等因素大大增加了手术难度。因此，术者应具备丰富的阑尾切除经验及熟练腹腔镜操作技巧，最好在有此类经验的医师指导下进行操作，才能保证手术的顺利实施，最大限度地降低手术并发症。我们有理由相信，通过大家不懈的努力，在不久的将来一定会迎来国内医学界对阑尾周围脓肿治疗观念的变更。

【作者简介】

罗鹏飞，男，1973 年出生，毕业于中南大学湘雅医学院。张家界市中医院普外科主任，副主任医师。兼任中国中西医结合学会普通外科专业委员会委员，中国医师协会疝与腹壁外科医师委员会青年委员，中国研究型医院学会肿瘤外科专业委员会委员及甲状腺疾病专业委员会手术学组委员，中国胃肠外科卓异青年联盟副秘书长，中国妇幼保健协会妇幼微创专业委员会小儿普外微创学组委员，湖南省医学会肿瘤外科专业委员会委员、小儿外科专业委员会委员、疝与腹壁外科学组委员，湖南省抗癌协会胃癌专业委员会、大肠癌专业委员会委员，湖南省健康管理学会肝胆胰管理专业委员会常务委员，湖南省中医药及中西医结合学会微创内镜专业委员会副主任委员，张家界市医学会小儿外科专业委员会主任委员，《中华疝与腹壁外科杂志》青年编委，参编《腹腔镜下大肠癌手术》，发表论文 21 篇。擅长腹腔镜下行胃肠癌根治术及肝胆脾胰与甲状腺手术，其中腹腔镜阑尾周围脓肿手术及压疮的创面修复技术位于全国先进水平。

【述评者简介】

王存川，医学博士、二级教授、博士研究生导师、主任医师，享受国务院“政府特殊津贴”专家。暨南大学润良微创外科研究所所长、暨南大学附属第一医院副院长、广东省医学会微创外科学分会主任委员、原卫生部普通外科内镜诊疗技术培训基地（广州）主任、中国医师协会外科医师分会肥胖与糖尿病外科医师委员会主任委员、中华医学会外科分会腹腔镜与内镜外科学组委员、国际外科医师学院院士、世界内镜医师协会中华普通外科微创内镜分会副主席、国际肥胖与代谢病外科联盟会员、美国代谢与肥胖外科协会海外会员、*The Journal of Clinical Endocrinology & Metabolism* 等 20 余种国内外专业医学杂志编委与审稿专家。

参考文献

[1] 吴孟超，吴在德，吴肇汉. 外科学. 8 版. 北京：人民卫生出版社，2014.

[2] Ake Andrén-Sandberg. 急性阑尾炎. 范博广，等译. 北京：北京科学技术出版社，2005.

[3] 王存川. 普通外科腹腔镜手术图谱. 北京：科学出版社，2012.

[4] 吴硕东. 普通外科腹腔镜手术图解. 北京：人民卫生出版社，2008.

[5] 秦鸣放. 腹部外科腹腔镜与内镜治疗学. 北京：人民军医出版社，2010.

[6] 潘凯. 腹腔镜胃肠外科手术图谱. 北京：人民卫生出版社，2009.

[7] 罗鹏飞，林国乐，李军. 腹腔镜与开放手术治疗阑尾周围脓肿临床对比研究. 中国实用外科杂志，2017，37(9)：97-101.

[8] 吴硕东. 普通外科单孔腹腔镜手术图谱. 北京：人民卫生出版社，2012.

第二节 双钩套扎针辅助单孔腹腔镜阑尾切除术

就阑尾切除手术而言，关键步骤是处理阑尾系膜与切除病变阑尾，所涉及的操作包括暴露阑尾和阑尾系膜以及结扎和离断。此前，本课题组已制备出双钩套扎针（图 4-1-2-1，专利号：ZL 2013 2 0013865.2），并成功应用于小儿腹股沟斜疝内环和鞘膜积液未闭鞘突结扎手术，实践中证实采用该双钩套扎针（简称钩针）本身具有良好的带线、送线、钩线和提线功能，也可钩挂组织，在操作钳辅助下可完成绕线和打结。此外，结合阑尾切除术的操作实际，笔者在实践中也发现：若将送线和提线功能相结合，可实现暴露阑尾及其系膜功能；若将钩线、提线和器械辅助打结功能相结合，则可实现结扎组织。如此，一根钩针本身在理论上已具备完成阑尾切除术另一操作钳的功能。若在病人脐部采用单孔法置入带操作钳道的观察镜和相关辅助腹腔镜器械（图 4-1-2-2），并在靠近病变阑尾的右腹下壁置入带线钩针进行阑尾结扎和离断，即可简化操作，又可避免常规三孔技术在腹壁多遗留 2 个 5～10mm 创口或克服单部位阑尾切除术器械碰撞的筷子效应。基于这一思路，笔者实施了双钩套扎针辅助单孔腹腔镜阑尾切除术。

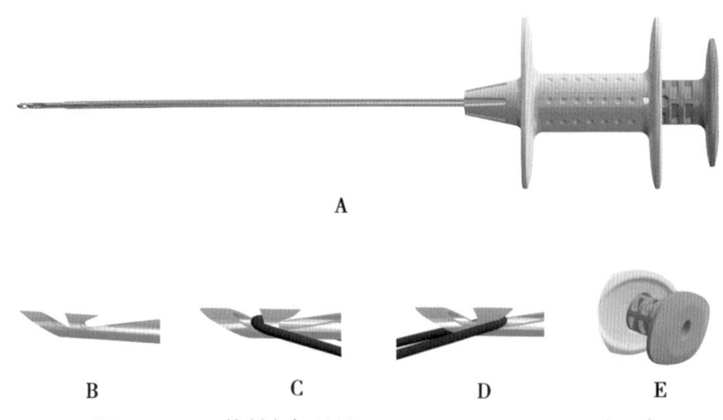

图 4-1-2-1 钩针（专利号：ZL 2013 2 0013865.2）示意图

穿刺部分为双套管针，长 15cm，外鞘套管直径 1.5mm，内置可推出注射针芯前端背侧设计两个凹槽，前方沟槽开口向前用于钩挂结扎线送入腹腔，间隔 5mm 后方的沟槽开口向后便于钩挂腹内结扎线。后端手持部分鞘内装有弹簧，方便术者推出针芯前端钩挂结扎线后自动弹回嵌入挂牢。尾端呈蝶形便于手持操作。使用前将前端 1/3 向斜面弯成弧形利于绕线结扎。

技术的优势在于：①具有腹壁切口创伤小，术后病人恢复快。脐窝不可见瘢痕，美观效果更具优势，易被病人和家长接受。②较单切口或单部位腹腔镜阑尾切除术，其操作更加灵活，高效；术后并发症较少：避免切口感染的发生。③操作简单，风险较低；容易学习和掌握，易于推广和普及。

技术的局限在于：该方法仅针对非包裹性阑尾炎或包裹不严重的阑尾周围脓肿病人。

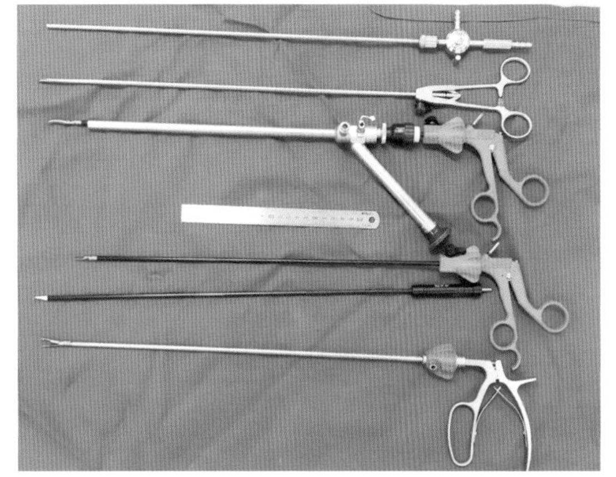

图 4-1-2-2　带操作孔道腹腔镜及器械
德国 Storz 产 10mm 内置 5mm 操作钳道的 0° 腹腔镜，与之配套的杆长 43mm 加长 5mm 腹腔镜操作器械

【适应证和禁忌证】

1. 适应证　①急性单纯性阑尾炎；②慢性阑尾炎；③早期化脓性阑尾炎；④包裹范围较为局限的阑尾周围脓肿。

2. 禁忌证　术前行彩色多普勒超声检查结合临床体格检查排除：①穿孔性阑尾炎；②包裹范围较大或粘连严重的阑尾周围脓肿。

【体位、戳卡位置以及手术站位】

1. 体位　腹腔镜操作时采用仰卧位，酌情适当足高头低和右侧抬高。

2. 戳卡和钩针位置　单孔法，仅在脐窝穿置一 10mm 或 12mm 戳卡。放置带操作钳道的 0° 腹腔镜，探查并找到病变阑尾，游离阑尾周围粘连。在右下腹适合部位体表尖刀刺破皮肤一小切口（1.5mm 左右），腹腔镜监视下将带 2-0 丝线钩针经该小切口穿刺腹壁进入腹腔内（图 4-1-2-3）。

3. 手术站位　术者站位于病人左侧，扶镜者站立于术者右侧（图 4-1-2-4）。

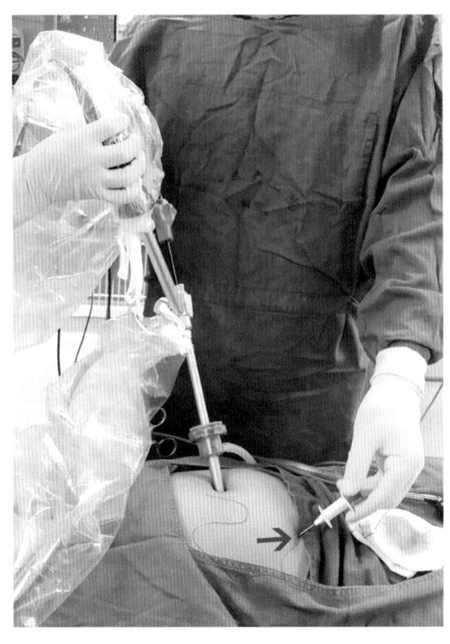

图 4-1-2-3　trocar 和钩针进针的位置

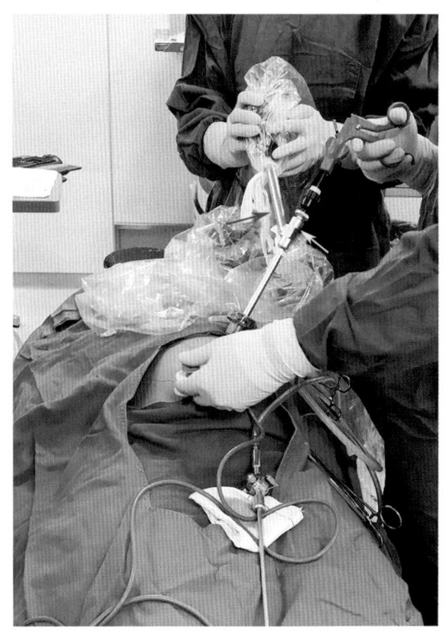

图 4-1-2-4　手术站位

【手术步骤】

1. 寻找阑尾。

2. 暴露阑尾系膜。

3. 经右下腹体表皮肤小切口穿置带有2-0丝线的钩针，进入腹腔。

4. 带线钩针穿过靠近阑尾根部系膜的无血管区，预置丝线，打结，结扎阑尾根部。

5. 钩针带入第二根丝线，结扎系膜，电钩离断系膜和系膜内血管。

6. 钩针带入第三根丝线，打结，结扎距离阑尾根部1～1.5cm处的阑尾。

7. 电钩在阑尾两根结扎线之间离断阑尾，电灼阑尾断端。

8. 随观察镜退出经trocar取出阑尾。对于化脓性阑尾炎，可放置取物袋于腹腔内，将阑尾装入取物袋内，随Trocar拔出后经脐部扩大切口取出阑尾。

【手术技巧】

1. 寻找阑尾　放置带操作钳道的0°腹腔镜，伸入无创腹腔镜钳探查并找到病变阑尾，游离阑尾周围粘连，暴露阑尾系膜（图4-1-2-5）。

2. 经腹壁穿刺带有2-0不可吸收线　腹腔镜负压吸引器吸除阑尾周围的脓性分泌物。在右下腹体表适合穿刺部位尖刀刺破皮肤一小切口（1.5mm左右），腹腔镜监视下将带2-0丝线钩针经该小切口穿刺腹壁进入腹腔内（图4-1-2-6）。

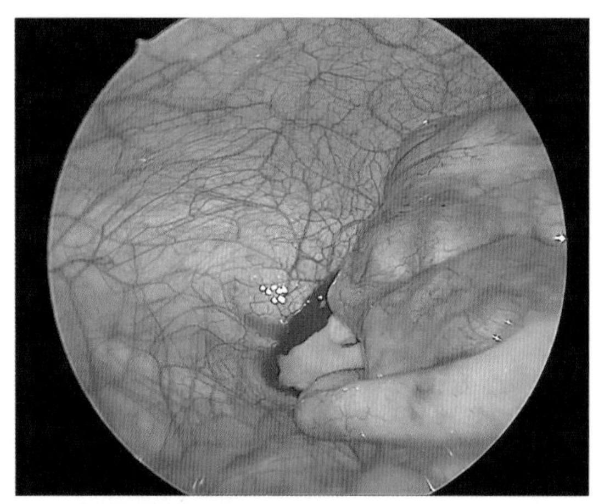

图4-1-2-5　腹腔镜下探查阑尾

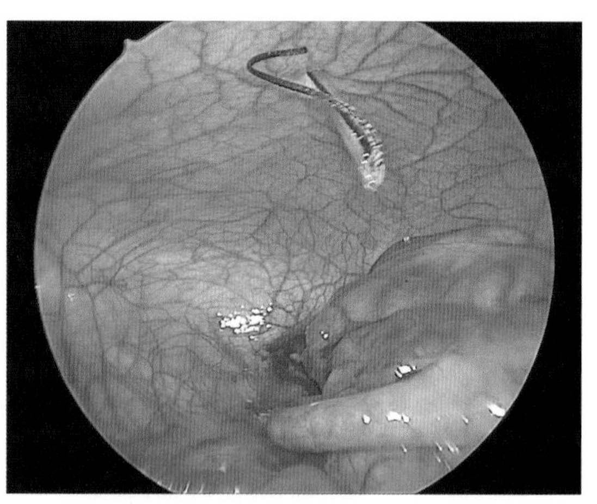

图4-1-2-6　经腹壁钩针带入丝线

3. 钩针和腹腔镜操作钳配合，结扎阑尾根部（重点）　扶镜者控制镜头和视野，术者右手持操作钳轻轻提起病变阑尾并暴露阑尾系膜，左手在体外操控钩针，在阑尾根部系膜无血管区将钩针穿过阑尾系膜（图4-1-2-7），带入结扎线预置线端，退回钩针与操作钳配合环绕结扎线从阑尾对系膜缘一侧再次钩抓预置结扎线端原位打结、结扎阑尾根部（图4-1-2-8）。暂不剪线用于经腹壁悬吊牵拉。

注意：打结要靠近阑尾根部。不要用钩针用力牵拉丝线，以防凹槽将线割断。

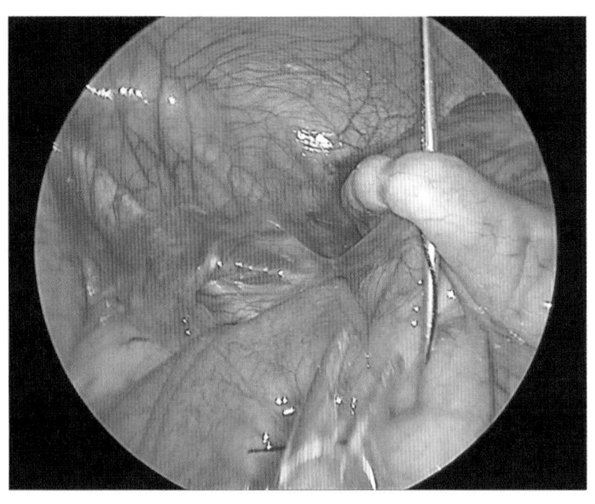

图 4-1-2-7 带线钩针在阑尾根部系膜无血管区将钩针穿过阑尾系膜

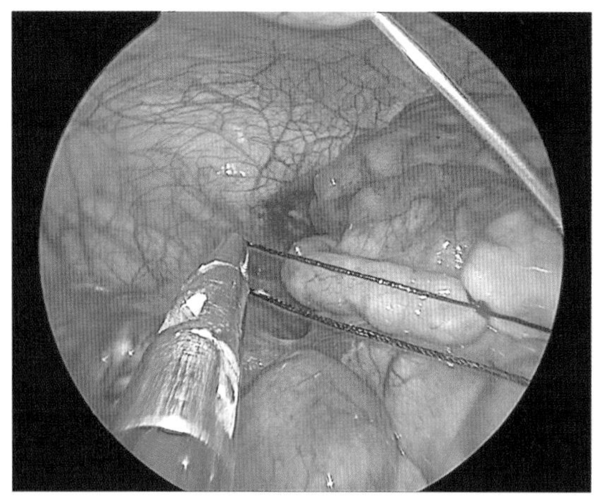

图 4-1-2-8 钩针和操作钳配合，结扎阑尾根部

* 小技巧：此处钩针可作为一个 mini lap，伸出近端凹槽并钳夹丝线，操作钳绕丝线缠绕 2 圈形成第一个线结（钩针完成该动作后放置一旁），不要用钩针去用力牵拉和拉紧线结，而是左手体外牵拉和打紧线结。然后用旁边的钩针继续与操作钳配合，缠绕形成第二个结，将钩针带出至体外，左手体外牵拉和打紧线结。

4. 钩针和腹腔镜操作钳配合，再次结扎阑尾（重点） 扶镜者体外轻拉阑尾根部结扎线尾提起回盲部、以显露阑尾系膜，术者左手在体外操控钩针，经皮同一穿刺孔用相同方法在距离阑尾根部 10mm 处带入第 2 根结扎线（图 4-1-2-9），退回钩针与操作钳配合环绕结扎线从阑尾对系膜缘一侧再次钩抓预置结扎线端原位打结、再次结扎阑尾（图 4-1-2-10）。暂不剪线。

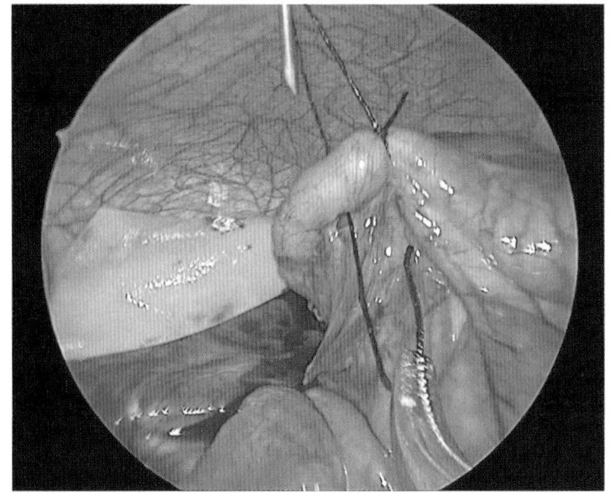

图 4-1-2-9 带线钩针在距离阑尾根部 10mm 处带入第 2 根结扎线

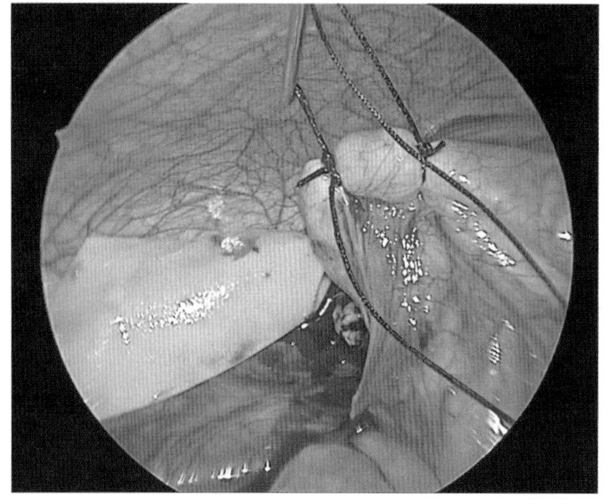

图 4-1-2-10 钩针和操作钳配合，再次结扎阑尾

注意：沿腹壁切口原路重新穿刺钩针带入丝线，不可另外建立穿腹壁隧道，造成新的损伤。

* 小技巧：此处钩针伸出近端凹槽并钳夹丝线，操作钳绕丝线缠绕 2 圈形成第一个线结（钩针完成该动作后放置一旁），术者不要用钩针去用力牵拉和拉紧线结，而是左手体外牵拉和打紧线结。然后用旁边的钩针继续与操作钳配合，缠绕形成第二个结，将钩针带出至体外，左手体外牵拉和打紧线结。

5. 结扎阑尾系膜（重点）　扶镜者体外轻拉前两根结扎线尾提起阑尾和回盲部，充分以显露阑尾系膜，术者左手在体外操控钩针，经皮同一穿刺孔用相同方法带入第 3 根结扎线，退回钩针与操作钳配合环绕结扎线绕过阑尾系膜，再次钩抓预置结扎线端原位打结、结扎阑尾系膜（图 4-1-2-11）。

6. 离断阑尾系膜和阑尾　电钩紧贴阑尾电切离断系膜，并进一步于两阑尾结扎线结之间凝切离断阑尾（图 4-1-2-12），电凝灼烧阑尾近端断面。检查腹腔并确认阑尾系膜无活动性出血。剪断阑尾结扎线。操作钳抓住切除的阑尾经 trocar 随腹腔镜退出一并取出阑尾送病理检查，或将肿胀、表面有脓苔的阑尾装入指套、取物袋内，经脐窝扩大切口取出。

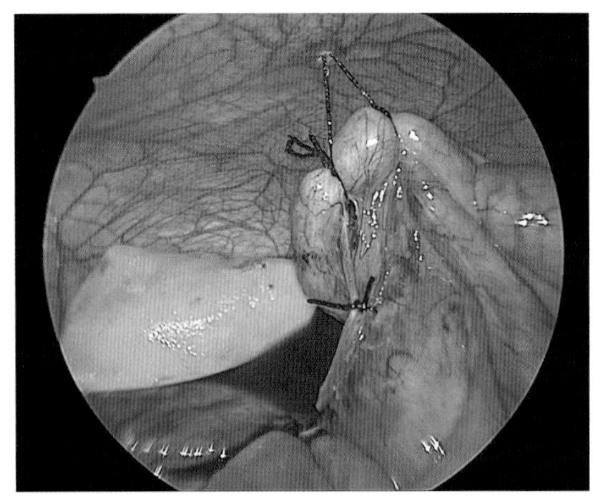

图 4-1-2-11　结扎阑尾系膜

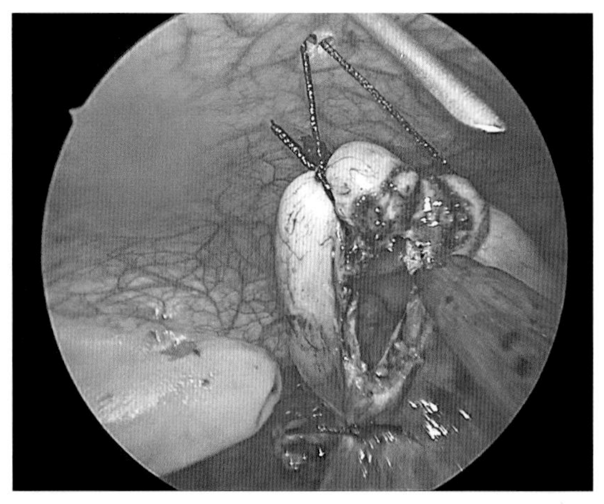

图 4-1-2-12　两阑尾结扎线结之间电切离断阑尾

注意：电切阑尾系膜过程中不可过于靠近结扎阑尾系膜的丝线，否则存在结扎系膜丝线发生脱落的风险。

小技巧：体外牵拉结扎阑尾根部和远端的两根丝线，给予一定张力并使阑尾系膜和根部充分显露，用电钩或超声刀贴近阑尾壁处离断系膜，不可过于靠近结扎阑尾系膜的丝线，导致电切系膜之后出现结扎系膜丝线发生脱落。

7. 缝合创口　间断缝合脐部戳孔筋膜 1～2 针，保证创缘皮肤对合良好（图 4-1-2-13），钩针创缘不必缝合，仅需要皮缘组织胶水黏合。

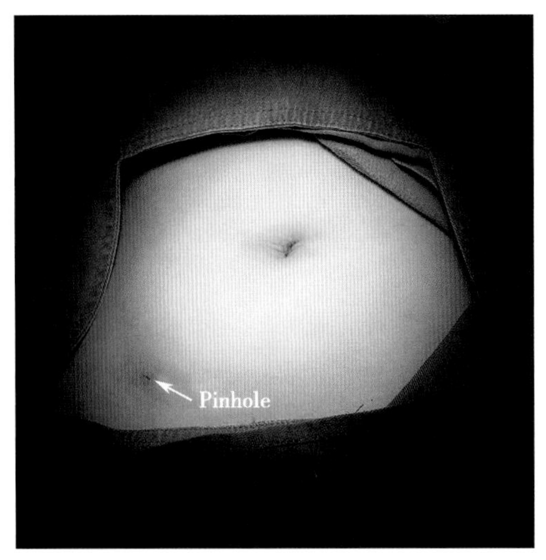

图 4-1-2-13 术后腹部切口状况

【术后注意事项】

注意术后鼓励病人早期下地活动，加快肠管蠕动，降低肠管发生粘连的风险。

（刘雪来）

【文后述评】（李索林）

阑尾炎是腹部外科常见急腹症。随着微创技术的推广和普及，腹腔镜阑尾切除术因切口小、术后疼痛轻和腹壁美观、住院时间短、远期效果好等优势而逐渐取代传统开腹阑尾切除术，成为治疗阑尾炎的首选方法。腹腔镜阑尾切除术主要方法包括 3 孔法、单部位以及单孔法提出阑尾切除术。3 孔法手术是经脐放置腹腔镜，在左腹直肌外侧上、下放置 2 把操作钳（或在左、右腹直肌外侧各放置 1 把操作钳），即除脐部 1 个切口隐蔽外，在腹壁上还会留下 2 个 5～10mm 瘢痕。因此，3 孔法的弊端是术后美观效果相对差。与 3 孔法相比较，笔者改进的杂交操作术式仅经脐单孔置入 trocar，右下腹壁钩针穿刺点仅 1.5mm 愈合后不可见，术后除脐窝瘢痕隐蔽，腹壁更加美观。单部位或单切口手术在脐窝边缘切开 2～3 个创口或脐部 2cm 切口，分别放置腹腔镜和两把操作钳行阑尾切除术；该术式虽切口隐蔽，但 trocar 距离较近，在操作时存在器械与腹腔镜相互碰撞的“筷子效应”，影响操作，费时费力。国内文献报道手术时间平均为 56.6±13.5min，较本术式手术时间 36±5.69min 相对长[1]。因此，笔者改进术式更加微创和美观，且钩针与镜头之间不存在“筷子效应”，操作简便，流畅，更加省时。

单孔提出法阑尾切除术在我国最早见于 2004 年报道[2]，经脐放置 trocar 置入带有 5mm 操作孔的腹腔镜，将病变阑尾经脐孔拖出腹腔外，体外结扎和切除病变阑尾。虽操作简便，但该术式的弊端是：①将阑尾提拉至体外进行操作，操作过程中，特别是在体外容易撕裂和扯断阑尾，断端回缩进入腹腔，污染腹腔；②本方法不适合于肥胖儿或拖出困难的阑尾炎；③因切口小，阑尾经创口拉出过程中无法保护创缘周围和深部组织，炎性或化脓性阑尾可直接接触切口，存在污染切口感染的风险；④由于创口小，不易准确而充分地将阑尾完全拉至体表，导致结扎阑尾不到根部[3]。国外学者对单孔法术式进行不断改良，Ates 等经脐单孔置入镜头（带操作孔）和操作钳，经腹壁悬吊病变阑尾，双钳腹腔内结扎切除阑尾，该术式在脐窝放置 1 个 trocar，虽创伤轻微但存在“筷子效应”，操作不便[4]。

本课题组此前所制备的钩针本身具有良好的带线、送线、钩线和提线功能，也可钩挂组织，在操作钳辅助下可完成绕线和打结。此外，结合阑尾切除术的操作实际，若将送线和提线功能相结合，可实现暴露阑尾及其系膜功能；若将钩线、提线和器械辅助打结功能相结合，则可实现结扎组织。如此，一根钩针本身在理论上已具备完成阑尾切除术另一操作钳的功能。基于此，若在病人脐部采用单孔法置入带操作钳道的观察镜，并在靠近病变阑尾的右腹下壁穿刺带线钩针进行阑尾结扎和离断，既可简化操作，又可避免常规三孔技术在腹壁多遗留 2 个 5～10mm 戳孔或克服单部位阑尾切除术器械碰撞的筷子效应。

至今为止，笔者已经实施该手术近百例。病人在术后 4～6 小时即可自行下床活动；术后 1 天恢复胃肠功能并进流食，部分病人可按日间手术快速康复出院。术后住院 1～5 天（平均 3.5 天）。经 1～6 个月随访，病人均无切口感染、粘连性肠梗阻、盆腔脓肿等并发症发生。本术式进一步丰富和补充了腹腔镜阑尾切除术的种类。当然，笔者采用该方法仅针对临床单纯性和早期化脓性阑尾炎病人，而对于穿孔性阑尾炎和阑尾周围脓肿患儿，因存在不同程度的脓肿包裹和腹膜炎需要放置引流等操作[5-7]。可以经脐单孔置入腹腔镜之后，一旦观察到患儿阑尾有穿孔及包裹、渗液多以及存在阑尾周围脓肿时，本着安全原则，从病人的切身利益出发，在腹腔镜监视下于右侧腹壁穿刺 trocar 置入操作钳代替钩针，完成杂交阑尾切除术。对于包裹严重，腹腔内有积液的病例，还可直接借助右侧腹壁穿刺 trocar 孔放置引流管。

【作者简介】

刘雪来，男，1974 年生，香港大学医学博士，首都儿科研究所附属儿童医院外科副教授。兼任中华医学会小儿外科学分会青年委员，中华医学会小儿外科学分会微创学组委员和秘书。《中华小儿外科杂志》青年编委，中国微创外科杂志编委。累积在国内外发表学术论文 100 余篇。

【述评者简介】

李索林，教授，博士生导师，河北医科大学第二医院小儿外科主任，享受国务院特殊津贴专家，原国家卫生计生委普外科内镜诊疗技术培训基地主任。擅长小儿腔镜外科及普外科疾病的研究与诊治工作。原卫生部小儿内镜外科专业技术委员会副主任委员，中国名医专家委员会儿外科专业副主任委员，河北省有突出贡献中青年专家和高校中青年骨干教师。兼任中华医学会小儿外科学分会委员、中华小儿肝胆外科学组委员和河北省医学会小儿外科学分会主任委员。《中华医学杂志》和《中华普通外科杂志》通讯编委，《中华小儿外科杂志》和《中国微创外科杂志》编委，《临床小儿外科杂志》和《中华现代儿科学杂志》常务编委。在医学专业杂志发表论文 80 余篇。获省、部级科技成果奖 6 项。编辑出版的《小儿腹腔镜手术系列》DVD 音像教学光盘一套十辑被列为国家新闻出版署重点出版计划项目，主编《医学生临床素质培养》和《小儿腹腔镜手术图解》著作二部，参编《张金哲小儿腹部外科学》《小儿外科手术学》《小儿外科手术难点与对策》《临床医学问答》《外科疾病诊治与康复》等多部著作。

参考文献

[1] 夏东亮，张丽华，李庆浩，等. 脐部单孔腹腔镜技术治疗小儿急性阑尾炎. 临床小儿外科杂志，2012，11(3)：209-211.

[2] 李功俊，董明武，张晓军，等. 脐部单孔法腹腔镜小儿阑尾切除术. 中华小儿外科杂志，2004，25(4)：310-311.

[3] 李丽，李慧，张冰. 脐部单孔腹腔镜治疗小儿急性阑尾炎疗效观察. 现代中西医结合杂志，2014，23(1)：61-62.

[4] Ates O，Hakgüder G，Olguner M，et al. Single-port laparoscopic appendectomy conducted intracorporeally with the aid of a transabdominal sling suture. J Pediatr Surg，2007，42(6)：1071-1074.

[5] Codrich D，Scarpa M G，Lembo M A，et al. Transumbilical laparo-assisted appendectomy：a safe operation for the whole spectrum of appendicitis in children-a single-centre experience. Minim Invasive Surg，2013，216416.

[6] Ohno Y. Role of the transumbilical laparoscopic-assisted single-channel，single-port procedure in an interval appendectomy for pediatric mass-forming appendicitis：a preliminary retrospective analysis. Asian J Endosc Surg，2014，7(3)：232-236.

[7] Sesia S B，Berger E，Holland-Cunz S，et al. Laparoscopy-Assisted Single-Port Appendectomy in Children：Safe Alternative also for Perforated Appendicitis? Medicine(Baltimore)，2015，94(50)：e2289.

第二章 腹腔镜全/次全结肠切除术

第一节　全结直肠切除术(回肠储袋肛管吻合)

全结直肠切除、回肠储袋肛管吻合术(restorative proctocolectomy and ileal pouch anal anastomosis，IPAA)是治疗溃疡性结肠炎(ulcerative colitis，UC)和家族性腺瘤性息肉病(familial adenomatous polyposis，FAP)的标准术式，术后病人生活质量可有明显提高。

随着腹腔镜技术的飞速发展，自 1991 年 Jacobs 等报道第 1 例腹腔镜结肠切除术后，微创技术越来越普遍的应用到结直肠手术。许多外科医师也致力于把腹腔镜技术应用到 UC 和 FAP 的外科治疗当中，早在 2000 年，腹腔镜 IPAA 手术就已经开展起来。目前在世界范围的许多炎性肠病(inflammatory bowel disease，IBD)诊治中心，腹腔镜全结直肠切除 +IPAA 已经成为治疗 UC 的标准手术方式之一。

与传统开腹手术相比，腹腔镜全结直肠切除 +IPAA 不仅具有切口小、出血减少、术后住院时间缩短等优点，还降低术后腹腔粘连的风险，减少术后肠粘连等并发症的发生。但由于其手术难度大、学习曲线长，目前仅在少数较大的医学中心开展。

在我们的实践中，倾向于分两期完成全结直肠切除、回肠储袋肛管吻合术。一期行腹腔镜全结直肠切除 +IPAA 和预防性回肠造口转流，术后 8～12 周行二期回肠造口还纳术。对于术前应用大剂量激素、生物制剂英夫利西单抗(infliximab)或重度营养不良的重症 UC 病人，可分三期完成手术以降低手术风险：即一期行结肠次全切除回肠造口，二期切除直肠并做 IPAA 及预防性回肠造口，三期关闭回肠造口，恢复肠道连续性。

【适应证和禁忌证】

1. 适应证　①主要适应证是 FAP、FAP 合并癌变；②有手术指征的 UC 病人；③结肠直肠多原发肿瘤病人。

2. 禁忌证　①肿瘤直径>6cm 和/或周围组织广泛浸润；②腹腔粘连严重；③全身情况差，伴发其他疾病，不能耐受气腹手术者；④急诊手术(肠梗阻、穿孔)；⑤术前检查提示肛门控便功能较差者。

【体位、戳卡位置以及手术站位】

1. 体位　病人放置截石位，两髋关节外展，膝关节屈 30°，双侧大腿应平或略低于腹部水平，以免行上腹部操作时影响手术。术中根据手术进程调整头低脚高体位，游离左半结肠、脾曲时取左高右低体位，游离右半结肠、肝曲时取右高左低体位。

2. 戳卡位置 采用5孔法，在脐上缘放置10mm戳卡作为观察孔，左1右2进戳卡，主操作孔为12mm戳卡位于右麦氏点（并作为临时造口的位置）（图4-2-1-1）。

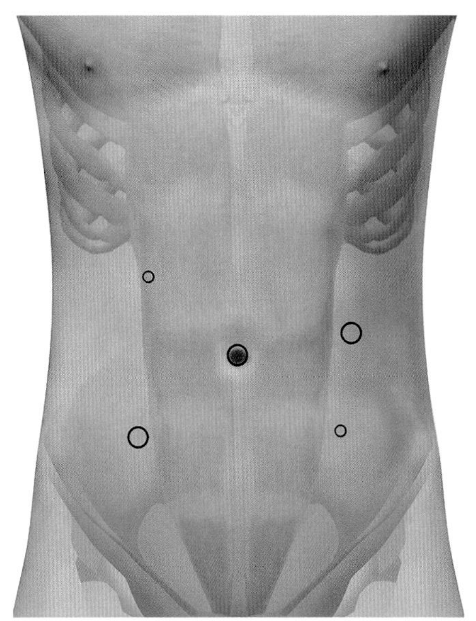

图4-2-1-1 5孔法戳卡位置

3. 手术站位 本术式需三次手术站位改变：①起始术者位于病人右侧，助手位于病人左侧，扶镜手站于助手同侧头侧；②游离左半结肠时，扶镜手改换位置，立于病人两腿中间；③游离右半结肠时，术者位于病人左侧，助手位于病人右侧，扶镜手位于两腿中间。

4. 特殊手术器械 EC60A切割闭合器，用于切割闭合直肠远端；10mm切割闭合器用于做J型储袋；28或29号吻合器用于储袋肛管吻合。

【手术步骤】

1. 游离乙状结肠及直肠，在盆底肌水平切割离断闭合直肠。

2. 游离降结肠、结肠脾曲及横结肠左半。

3. 游离右半结肠及横结肠，与左侧会师。

4. 取出标本，建立回肠储袋，行储袋-肛管吻合。

5. 预防性回肠造口术。

【二维码】4-2-1-1 乙状结肠及直肠分离

【手术技巧】

1. 游离乙状结肠及直肠，在盆底肌水平切割离断闭合直肠 病人取头低脚高位，将小肠及网膜移到上腹部，显露手术区域，女性病人可将子宫悬吊于腹壁，男性病人也可悬吊膀胱表面腹膜以增加盆腔操作空间。助手用无损伤钳向上外侧牵拉直乙结肠系膜，术者抓住乙状结肠右侧的后腹膜，保持良好的张力。先于骶骨岬水平在直肠系膜右侧与后腹膜交角处切开，由于此处脂肪层最薄，可轻松进入骶前疏松间隙；再从尾侧向头侧延伸切开，进入左侧Toldt间隙，沿间隙向外侧及外上拓展，输尿管及生殖血管可以清晰显示位于间隙下方（图4-2-1-2）（【二维码】4-2-1-1）。

游离间隙后在骶骨岬上方，可见上腹下神经丛，沿Toldt间隙分离时注意保护腹下神经丛。上腹下神经丛紧邻肠系膜下动脉根部，考虑到UC及FAP均为良性疾病，可以适当远离肠系膜下动脉根部分离，避免损伤腹下神经丛。在直肠上血管起始部水平依次分离、夹闭切断直肠上动脉、乙状结肠动脉及肠系膜下静脉（图4-2-1-3）。

> 小技巧：若溃疡性结肠炎病人的IPAA手术治疗，考虑到并非恶性疾病，直肠上动脉和乙状结肠动脉并不需要在肠系膜下动脉根部离断，减少上腹下神经的损伤概率[3]。

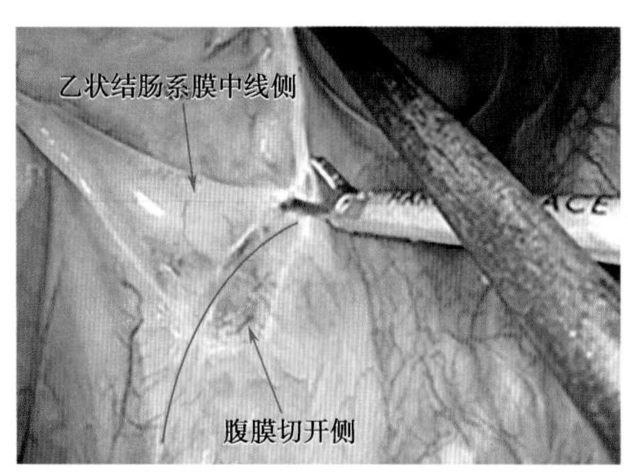

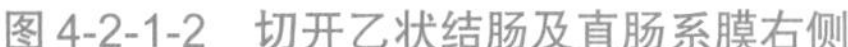

图 4-2-1-2 切开乙状结肠及直肠系膜右侧

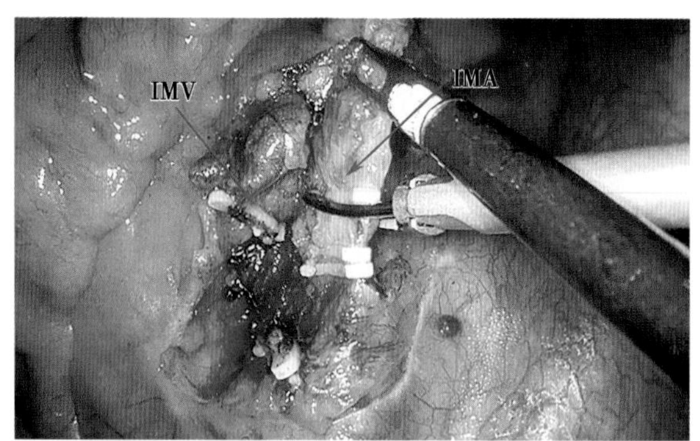

图 4-2-1-3 处理直肠上及乙状结肠血管

在处理完肠系膜下血管各分支后，向右牵引乙状结肠系膜，沿黄白交界线（Toldt 线）切开乙状结肠及降结肠外侧腹膜。将乙状结肠向右侧翻转，在其系膜后方向右侧游离，使乙状结肠外侧与中线侧平面完全贯通（图 4-2-1-4）。

助手将直肠向前上方提起，可以进入直肠固有筋膜和骶前筋膜之间的间隙——直肠后间隙。在显露直肠后间隙时，助手持肠钳抓住直肠上端系膜向头侧牵拉，另一只手持钳辅助暴露直肠后间隙，主刀右手用超声刀或电刀向下分离，后方分离至尾骨水平，再向两侧进行分离，注意保护腹下神经分向两侧的分支（图 4-2-1-5）。

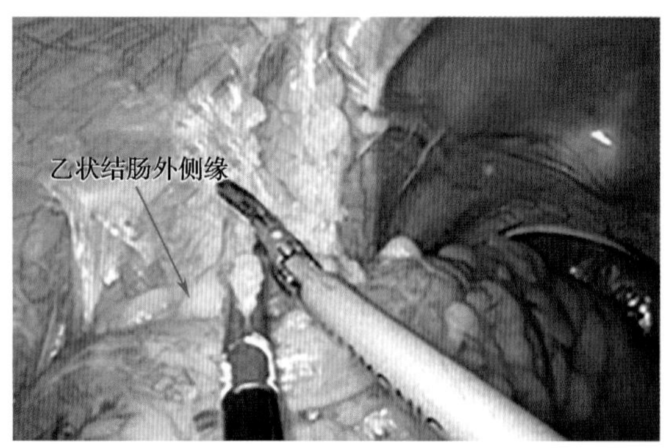

图 4-2-1-4 乙状结肠外侧缘游离

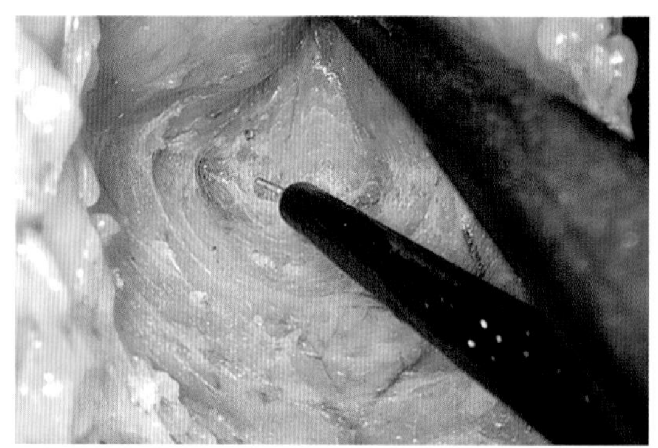

图 4-2-1-5 类 TME 骶前间隙游离

> 小技巧：上腹下神经丛在骶岬下方 1～2cm 分为左右腹下神经丛，对直肠后间隙的显露格外重要，以便能贴紧直肠系膜锐性分离，以免损伤该神经。

直肠前间隙分离：向尾侧沿长直肠两侧腹膜切口至腹膜返折，切开腹膜返折，可见灰白光滑的 Denonvilliers 筋膜（邓氏筋膜），沿 Denonvilliers 筋膜向下将直肠和精囊分开（女性在直肠生殖隔平面进行分离）（图 4-2-1-8）。

直肠下段侧方间隙的分离：切断两侧侧韧带，继续向下分离至显露两侧盆底肌。向前方分离与直肠前分离平面会师，确认精囊腺（女性为阴道后壁）及其后方与盆神经相连的神经血管束（neurovascular bundle，NVB），在 NVB 内侧缘与直肠系膜之间的正确层面进行游离（图 4-2-1-6、图 4-2-1-7）。

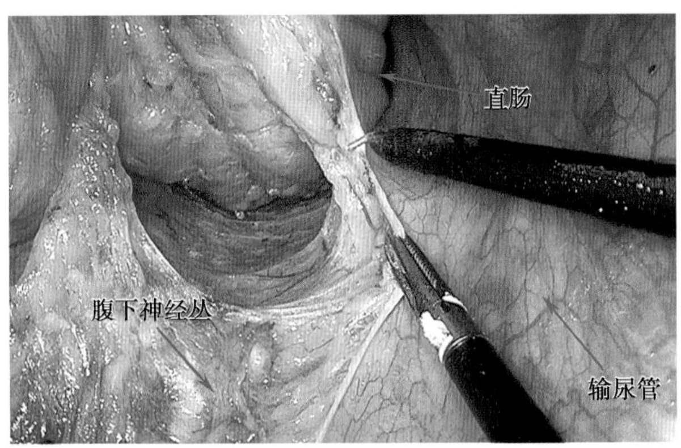

图 4-2-1-6 处理直肠右侧

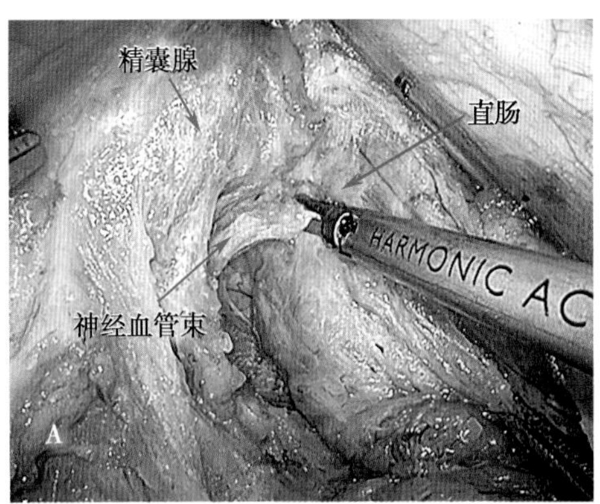

图 4-2-1-7 处理直肠左侧

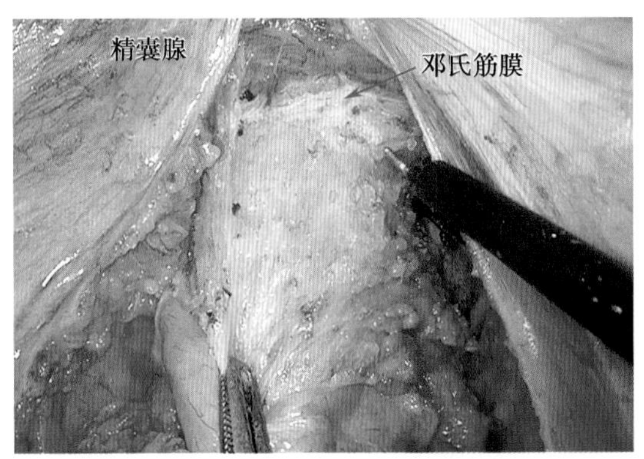

图 4-2-1-8 邓氏筋膜切开

小技巧：首先游离 NVB 的背侧，显露肛提肌的基础上向尾侧游离更容易辨认 NVB 的立体轮廓，以后方间隙为指引，由背侧向腹侧切割，分离达精囊腺尾部时，需弧形内拐适当靠近直肠，避免损伤精囊腺及神经。

切割闭合直肠：沿两侧盆底肌继续向内侧分离，至直肠系膜消失达肛提肌裂孔（图 4-2-1-9）。在肛提肌水平使用切割闭合器（EC60A）将直肠闭合，肛诊以确定远端残余直肠不超过 2cm，再击发切断闭合直肠（图 4-2-1-10）。

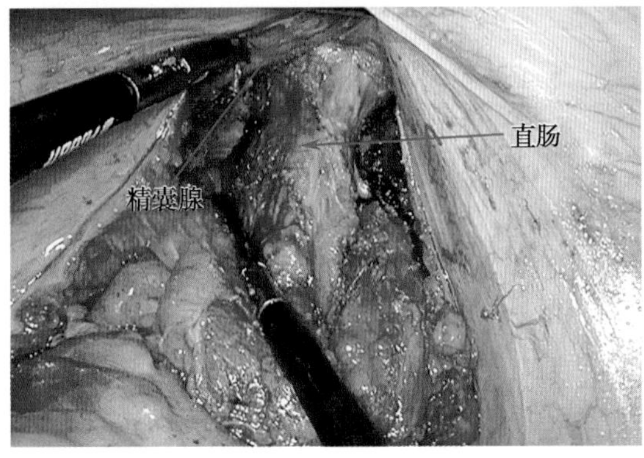

图 4-2-1-9 裸化直肠肠管

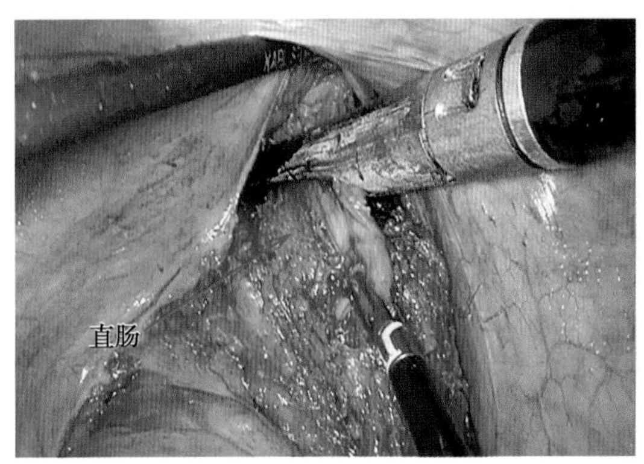

图 4-2-1-10 切割闭合直肠

小技巧：①末端直肠前壁与后壁附着的脂肪组织较少，在此处游离时要小心处理，以免损伤或穿透肠壁；②可通过直肠指诊帮助判断是否到达合适的切断闭合位置。

2. 游离降结肠、结肠脾曲及横结肠左半　在游离完乙状结肠及直肠后，扶镜手改变位置，立于病人两腿之间。病人左侧高，将小肠拨至右侧，沿左侧结肠系膜展示在术野。在肠系膜下静脉与结肠边缘血管弓之间合适的位置切开，进入Toldt间隙，向上方及外侧分离（图4-2-1-11）。注意保持左肾前筋膜的完整性，以避免肠系膜下神经丛、左侧输尿管与左生殖血管的损伤（【二维码】4-2-1-2）。

【二维码】4-2-1-2　左半结肠游离

分离显露左结肠动脉后，上血管夹离断左结肠动脉（图4-2-1-12）。

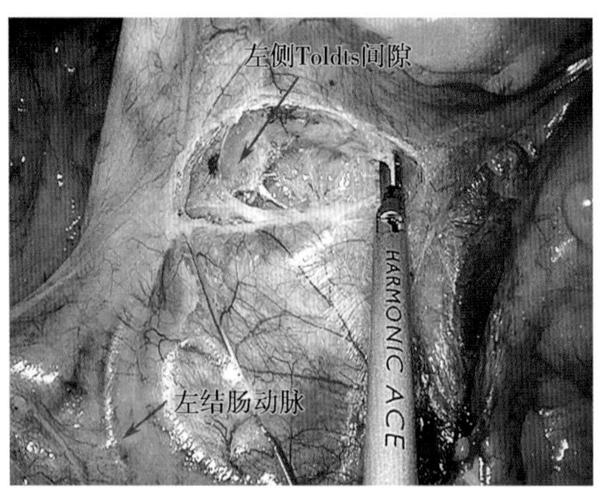

图4-2-1-11　拓展左侧Toldt间隙

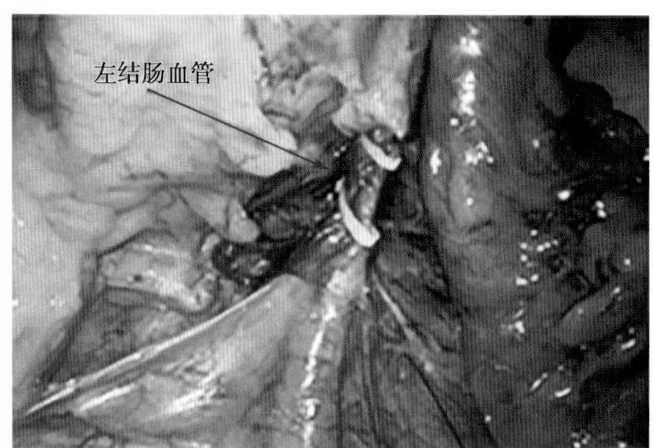

图4-2-1-12　离断左结肠血管

游离结肠脾曲：沿左侧肾前筋膜向上分离至胰腺时注意不要进入胰腺下方，沿胰腺上缘离断横结肠系膜，即可自尾侧进入网膜囊（图4-2-1-13）。进一步切开降结肠外侧腹膜向脾曲延伸，向内分离与内侧分离平面很快会师，小心离断脾结肠韧带。提起胃网膜弓，在弓下方进入网膜囊，向左侧进一步离断胃结肠韧带，与脾下方游离之脾结肠韧带会师，完全游离结肠脾曲（图4-2-1-14）。

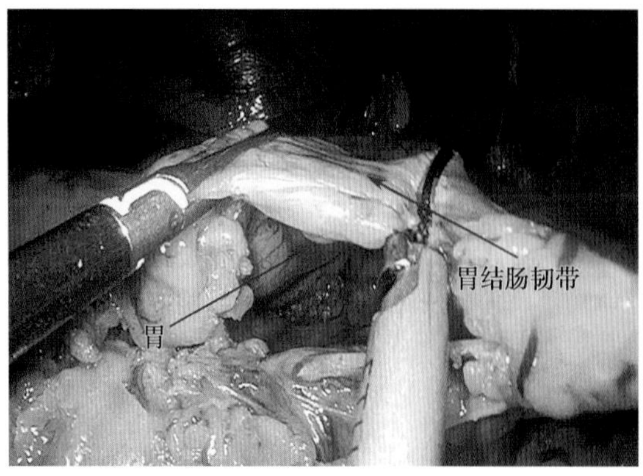

图4-2-1-13　游离大网膜

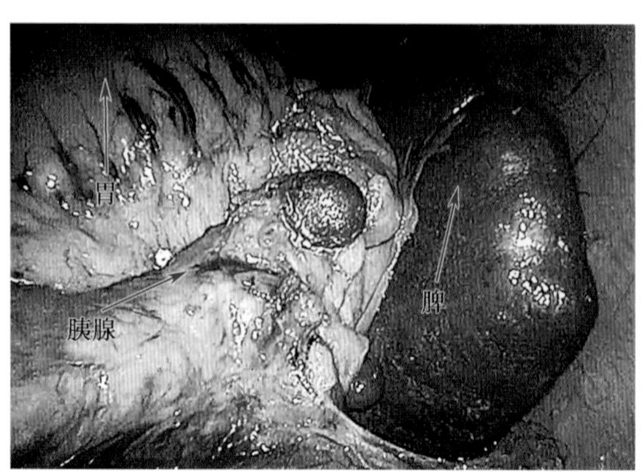

图4-2-1-14　游离后的结肠脾曲

小技巧：①左侧抬高后将小肠移至右侧腹充分显露降结肠及横结肠左半系膜区域，在视野清晰下离断系膜及血管，避免损伤屈氏韧带处十二指肠；②有时网膜囊内有粘连，同样可以采取头侧（切断大网膜）入路。

3．游离右半结肠及横结肠，与左侧会师 术者移至病人左侧操作，助手位于右侧，持镜者站于病人两腿之间。病人改为右侧高及头侧稍低体位，将小肠拨至左侧，充分暴露术野。助手持抓钳，向外下方提拉回结肠血管表面结肠系膜，在回结肠血管投影和肠系膜上静脉之间的三角处打开右结肠系膜，进入右结肠系膜和右侧肾前筋膜间的融合间隙（Toldt 间隙）（图 4-2-1-15）；向外侧及上方分离，解剖回结肠血管，在回结肠血管近根部使用 hem-o-lok 夹闭血管后切断（图 4-2-1-16）（【二维码】4-2-1-3）。

【二维码】4-2-1-3 右半结肠游离

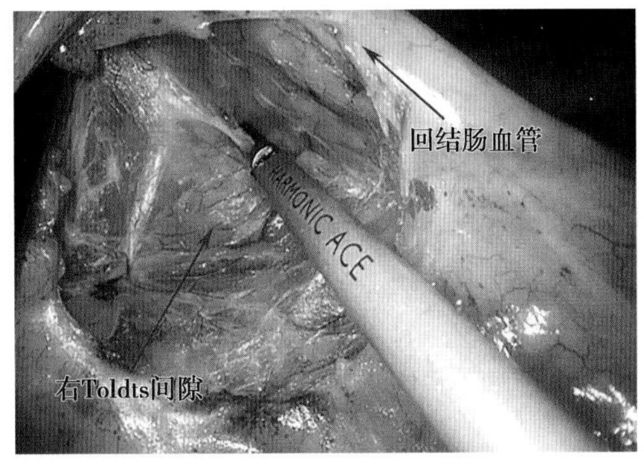

图 4-2-1-15 进入右 Toldt 间隙

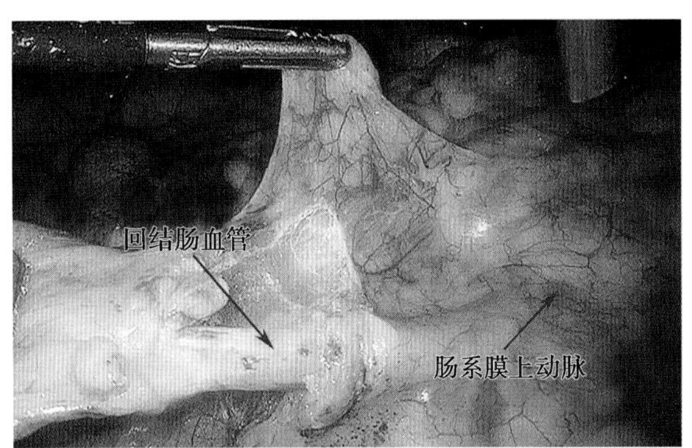

图 4-2-1-16 处理回结肠血管

小技巧：术者左手持钳进入 Toldt 间隙内，向上方挑起系膜，呈帐篷状便于充分显露，有利于辨认正确的解剖层面。

继续向头侧沿 Toldt 间隙游离，显露十二指肠水平部后进一步游离显露降部及胰头部，在此平面继续向上方、外侧、内侧做充分拓展。以肠系膜上静脉为解剖标志，沿肠系膜上静脉右侧向头侧分离处理右结肠动脉。

助手将横结肠系膜两侧垂直方向提起，左侧横结肠系膜切开处向右侧离断，至结肠中血管根部。由于结肠右血管、结肠中血管及胃结肠静脉干等分支变异较多，分离时注意仔细操作，依托胰腺颈体部为标志，分别显露后以 hem-o-lok 夹闭血管后切断（图 4-2-1-17、图 4-2-1-18）。

小技巧：胃结肠静脉干汇入肠系膜上静脉处是容易撕裂的地方，并且损伤后止血难度大，分离时助手牵拉右结肠和横结肠系膜要保持适当张力并展平，分离时适当远离根部。

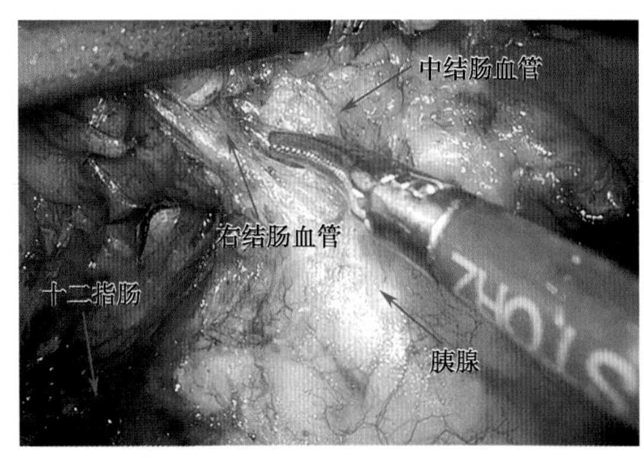

图 4-2-1-17 结肠右及结肠中血管的显露

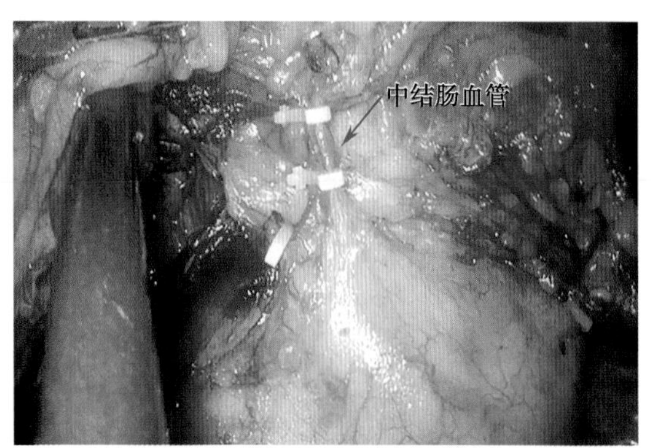

图 4-2-1-18 处理结肠中血管

切开盲肠及升结肠外侧腹膜，充分游离回盲部至肠系膜上血管根部。向上游离肝结肠韧带，将结肠肝曲完全游离。在胃网膜血管弓下方切断胃结肠韧带，与左侧会师，至此全结直肠完全游离。

4. 取出标本，建立回肠储袋，行储袋 - 肛管吻合 IPAA 手术的储袋设计通常有 J、S 或 W 型，其中 J 型储袋是最常用的方式，通常我们选用距末端回肠 20～30cm 处，小肠折叠后距离盆底最低的位置构建 J 型储袋。在储袋的顶端，切开长约 1cm 的切口（图 4-2-1-19），使用 10mm 蓝钉切割闭合器，行 2 次切割闭合做 J 型储袋，回肠远端富余部分予切割闭合器闭合切除（图 4-2-1-20），外加浆肌层缝合。向储袋内注射生理盐水，检查有无出血或渗漏的部位（图 4-2-1-21）。在储袋末端做荷包后置入钉座，结扎荷包线（图 4-2-1-22）（【二维码】4-2-1-4）。

【二维码】4-2-1-4 回肠储袋制作及吻合

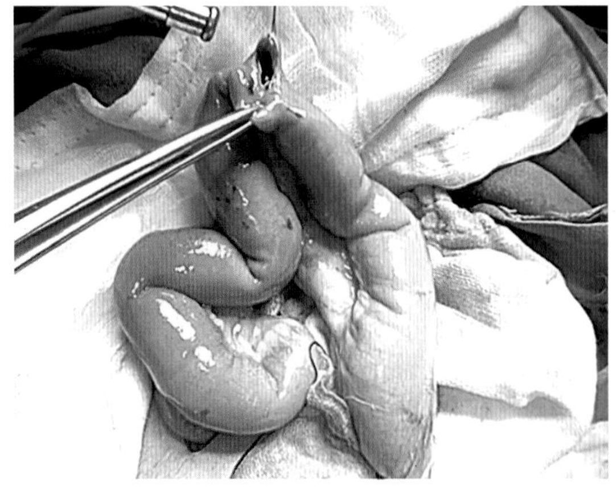
图 4-2-1-19 选取合适的肠管

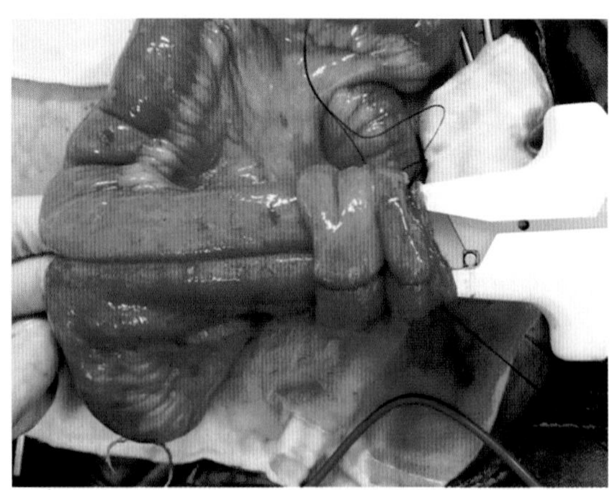
图 4-2-1-20 二次切割闭合做 J 型储袋

关闭切口重新打开气腹，从肛门插入吻合器，闭合旋出 trocar，将回肠储袋的钉座接上（图 4-2-1-23），旋紧吻合器，激发吻合扳机，吻合成功后退出吻合器。储袋吻合前应充分游离回肠系膜，以减少吻合口处张力（图 4-2-1-24）。冲洗腹腔，检查术野无活动性出血。于吻合口左右两侧放置引流管各 1 根。

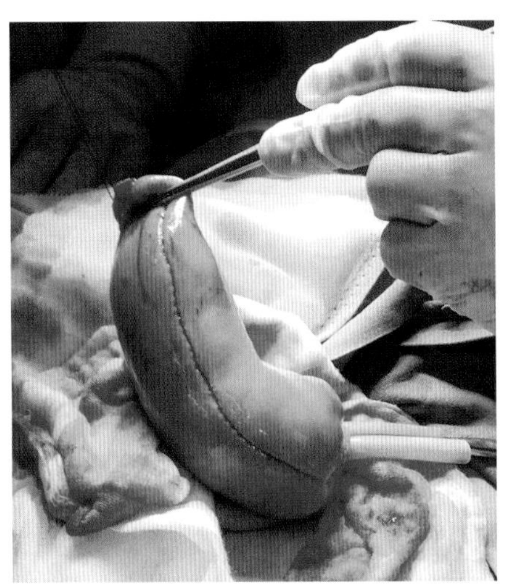

图 4-2-1-21 检查储袋

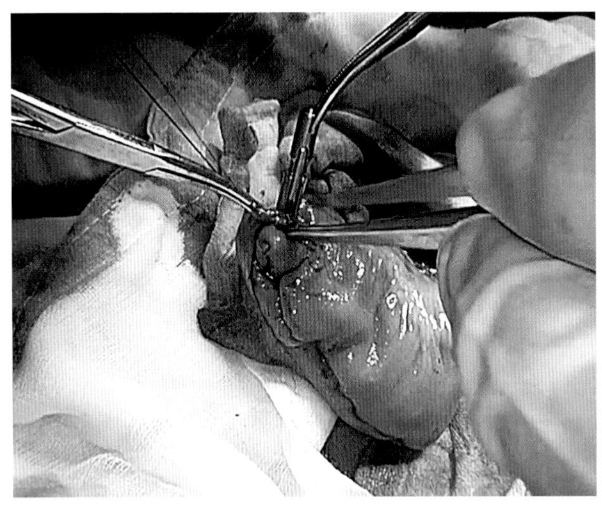

图 4-2-1-22 储袋 - 钉座置入

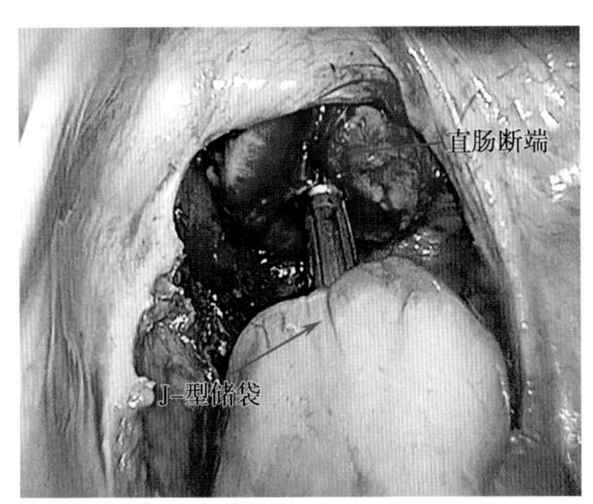

图 4-2-1-23 储袋与肛管吻合

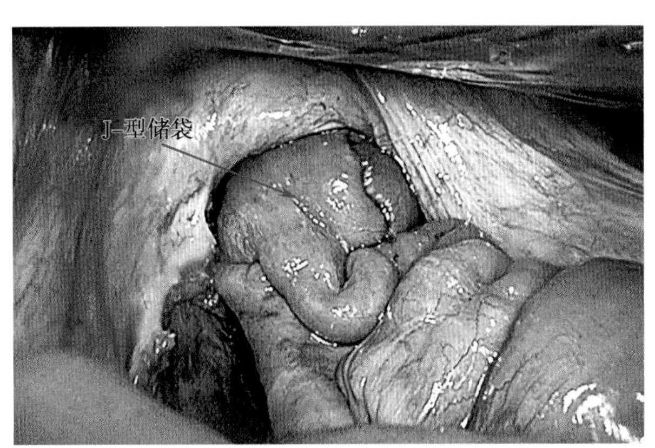

图 4-2-1-24 吻合后储袋情况

小技巧：①在选取制作储袋的肠管位置时，可先将肠管向下牵拉，选取肠袢折叠的最低点，如能到达耻骨联合下方 4～5cm，则认为能够满足储袋肛管吻合；②在制作储袋时，小肠间侧侧切割闭合位置尽量靠近对系膜侧，选用合适的钉仓（蓝钉仓），减少肠管闭合处出血概率；③ J 型储袋构建完成，将远端肠管夹闭，向储袋注射生理盐水，检查有无出血或渗漏情况，若有出血征象，需将储袋外翻，严格止血；④在吻合器行储袋肛管吻合后，应肛门指诊或肛门镜检查，明确吻合口有无活动性血出；⑤充分游离肠系膜上血管根部，回肠储袋相应系膜做多处小横行切口（注意不要损伤血管），可以减少吻合口张力；选择 S 型储袋可以增加 2cm 左右长度。

5. 预防性回肠造口术　在吻合口近端 40～50cm 处选取肠管，行回肠袢式造口，造口位置选在右下腹的主操作孔戳卡孔处。

小技巧：回肠造口应选择合适部位小肠，以免回肠造口张力，亦便于二期回纳手术。

【术后注意事项】

术后病人，不再预防性的应用抗生素治疗。鼓励病人术后第 1 天下地活动，在 2～3 天肠功能恢复时，从清流质饮食开始进行饮食过度；术后 3～4 天开始训练尿管，1～2 天后拔除导尿管。住院期间密切注意病人造口的排气排便情况。

术后请造口治疗师进行造口护理指导。回肠造口由于肠液量较大、具有腐蚀性，需要加强护理，减少造口周围皮肤炎等造口并发症。

在术后 12 周左右，行储袋镜评估储袋情况，肛门测压评估肛门控便功能后，可行回肠造口还纳术。

【术后并发症】

择期 IPAA 手术死亡率很低（0～1%），但术后并发症发生率高达 33.5%。常见的 IPAA 术后并发症包括出血、盆腔感染、肠梗阻、吻合口瘘及贮袋炎等。术后吻合口瘘及盆腔感染是储袋失败的主要原因之一，IPAA 手术同期行预防性回肠造口转流可以降低术后吻合口瘘发生率。

储袋炎是 IPAA 术后最常见的远期并发症，其术后 10 年发生率高达 50%。IPAA 病人术后随访应着重针对储袋炎相关临床表现，一旦出现便频、便急、便血、盆腔不适疼痛等症状，应行储袋镜检查并取组织活检以明确诊断，并与其他相关疾病如储袋易激综合征、巨细胞病毒感染、储袋 CD 等相鉴别。储袋炎的治疗主要依靠抗生素，如甲硝唑和环丙沙星。约 10%～15% 的急性储袋炎可以发展为慢性储袋炎，慢性难治性储袋炎可能最终导致储袋失败。

IPAA 术后 10 年的储袋失败率约为 10%，其原因分为机械性和感染性两大类，机械性原因主要包括吻合口狭窄、储袋扭转或容积过小、S 型储袋输出段肠管过长等；感染性原因包括慢性难治性储袋炎及储袋 CD。储袋重建手术指通过手术将原先的回肠储袋从盆腔分离出来，重新构建储袋后再与肛管吻合。由于其手术难度较大，建议在 IBD 诊治中心由经验丰富的外科医师进行。

（吴　斌）

【文后述评】（邱辉忠）

随着腹腔镜技术的飞速发展，微创技术越来越普遍的应用到结直肠手术。多个 RCT 结果显示腹腔镜全结直肠切除 +IPAA 手术具有美容效果好、出血少、术后住院时间短等优点，并降低术后肠粘连等并发症的发生，提高年轻女性病人术后自然怀孕的成功率。目前在世界范围的许多中心，腹腔镜全结直肠切除 +IPAA 已经成为治疗 UC 和 FAP 的标准手术方式。欧洲克罗恩病和结肠炎组织（European Crohn’s and Colitis organization，ECCO）2015 年发布的 UC 外科治疗共识亦推荐在技术条件成熟的中心选择腹腔镜全结直肠切除及 IPAA 手术。

由于腹腔镜手术视野更好，更注重沿正确的层面进行解剖，超声刀的使用减少了术中出血，因而减少对病人的创伤打击、加快了术后康复。尤其是对于视野不良的盆腔内操作，腹腔镜下良好的视野保证剥离操作的安全，更利于保留自主神经功能。

腹腔镜 IPAA 手术对手术技巧和手术器械的要求较高，其学习曲线较长，术者需要有丰富的结直肠腹腔镜手术基础。本文作者结合自身丰富的腹腔镜全结直肠切除及 IPAA 手术实践经验，对腹腔镜全结直肠切除及回肠储袋肛管吻合手术的各个环节进行了细致的描述。

【作者简介】

吴斌，博士研究生导师，中国医学科学院北京协和医院基本外科主任医师。主要临床研究方向是胃肠道肿瘤及炎性肠病，擅长腹腔镜胃肠道肿瘤及炎性肠病手术。担任中国医师协会结直肠肿瘤专业委员会委员，中国临床肿瘤学会（CSCO）结直肠癌专家委员会委员，中国医师协会肛肠医师分会 IBD 专业委员会委员等社会兼职；担任《中华炎性肠病杂志》《实用肿瘤杂志》《中华结直肠疾病电子杂志》《解放军医学杂志》等杂志编委。

【述评者简介】

邱辉忠，中国医学科学院北京协和医院基本外科主任医师。曾担任协和医院基本外科主任，擅长胃肠肿瘤、尤其是结肠和直肠肿瘤的诊断和治疗，在国内外各种医学杂志发表学术论文 100 余篇。现任北京抗癌协会胃肠专业副主任委员，中国医师协会肛肠专业委员会常务委员，中华医学会外科分会结直肠肛门病学组委员，中国抗癌协会大肠癌专业委员会委员，中国老年学会老年肿瘤专业委员会常务委员；任《中华外科杂志》《中华普通外科杂志》《中华胃肠外科杂志》《中国肛肠病杂志》《癌症进展杂志》等杂志编委。

参考文献

[1] Delaney C P，Fazio V W，Remzi F H，et al. Prospective，age-related analysis of surgical results，functional outcome，and quality of life after ileal pouch-anal anastomosis. Ann Surg，2003，238（2）：221-228.

[2] Jacobs M，Verdeja J，Goldstein H. Minimally invasive colon resection（laparoscopic colectomy）. Surg Laparosc Endosc，1991，1（3）：144-150.

[3] Madnani M A，Mistry J H，Soni H N，et al. Laparoscopic restorative proctocolectomy ileal pouch anal anastomosis：How I do it? J Minim Access Surg，2015，11：218-222.

[4] Delaney C P，Chang E，Senagore A J，et al. Clinical outcomes and resource utilization associated with laparoscopic and open colectomy using a large national database. Ann Surg，2008，247（5）：819-824.

[5] Baek S J，Dozois E J，Mathis K L，et al. Safety，feasibility，and short-term outcomes in 588 patients undergoing minimally invasive ileal pouch-anal anastomosis：a single-institution experience. Tech Coloproctol，2016，20：369-374.

[6] Jani K，Shah A. Laparoscopic total proctocolectomy with ileal pouch-anal anastomosis for ulcerative colitis. J Minim Access Surg，2015，11：177-183.

[7] Wu B，Zhong M E. Technique of laparoscopic-assisted total proctocolectomy and ileal pouch anal anastomosis. Ann Laparosc Endosc Surg，2016，1：13.

[8] Gu J，Stocchi L，Remzi F，et al. Factors associated with postoperative morbidity，reoperation and readmission rates after laparoscopic total abdominal colectomy for ulcerative colitis. Colorectal

Dis, 2013, 15(9): 1123-1129.

[9] Weston-Petrides G K, Lovegrove R E, Tilney H S, et al. Comparison of outcomes after restorative proctocolectomy with or without defunctioning ileostomy. Arch Surg, 2008, 143(4): 406-412.

[10] Remzi F H, Fazio V W, Kirat H T, et al. Repeat pouch surgery by the abdominal approach safely salvages failed ileal pelvic pouch. Dis Colon Rectum, 2009, 52(2): 198-204.

第二节 全结肠切除术(双镜联合)

腹腔镜与TEM双镜联合全结肠切除手术是在腹腔镜下完成全结肠切除，TEM手术切除直肠肛管黏膜后切断直肠，残余的直肠没有黏膜却保留肌层，在TEM镜壳的支撑通道下，把全结肠和部分回肠经肛门拖出，撤除TEM镜壳，在肛门外切除结肠，回肠残端和肛门皮肤缝合后完成回肠-直肠肛管肌鞘套入式吻合后腹部无辅助切口。该术式特点是腹腔镜和TEM手术联合应用，技术上有一定的难度，设备要求有完备的腹腔镜和TEM设备，操作的医生要有丰富的腹腔镜和TEM手术经验才能顺利完成。该术式的优势：微创和美容效果俱佳，直肠肛门的功能保持良好，从微创角度看，腹部不需要切口，利用直肠断端经直肠肛门取出标本减少了损伤，腹部无辅助切口的微创意义还不仅仅在此，还有腹部肌肉运动基本不受影响，所以术后病人可以尽早下床活动，呼吸和咳嗽排痰不受限制，这样病人恢复快，呼吸道感染并发症明显降低，美容效果也是显而易见，腹部没有辅助切口，只有几个戳卡孔(图4-2-2-1)，数月后就变成色素沉着(图4-2-2-2)，一年后很多病人看不清戳卡瘢痕(图4-2-2-3)。

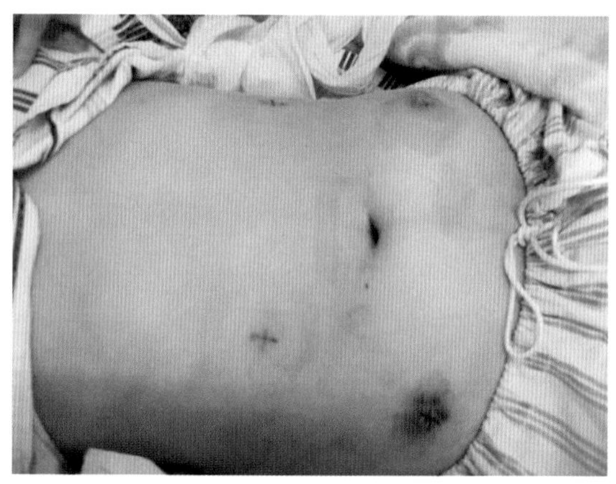

图4-2-2-1 手术后病人的腹部情况

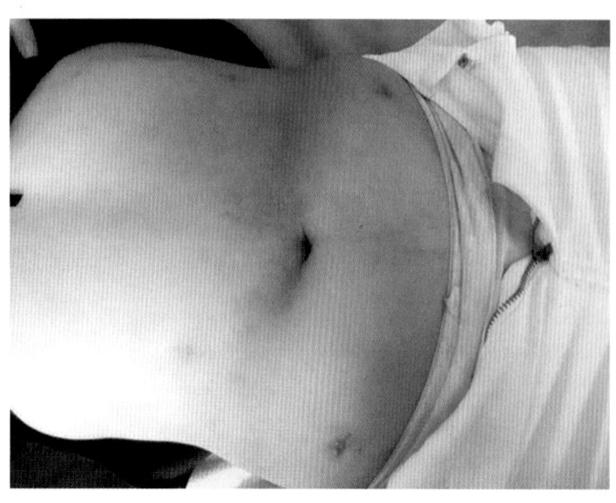

图4-2-2-2 三个月后病人的腹部情况

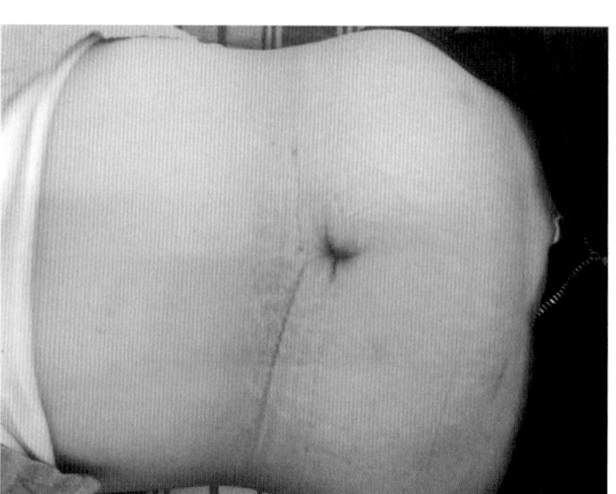

图4-2-2-3 一年后病人的腹部情况

该术式的优势在TEM手术来做直肠黏膜切除时也是非常明显的，在直肠黏膜有病变时，特别是溃疡性结肠炎等，采取普通方式切除直肠黏膜难度是很大的，而且容易不能完整切除直肠黏膜，用普通电刀做的时候经常出血较多，造成术野不够清晰操作困难和切除不完整，而TEM手术是在显微镜下精细操作，用针状电刀或超声刀切除直肠黏膜出血控制容易，术野干净清晰，也就简化操作难度，不容易遗留病变黏膜。该术式切除全结肠以及直肠的黏膜部分，把直肠肛管的肌层保留，这样就切除病变的同时保留了直肠壶腹及其功能，直肠肛门控便功能良好，优于小肠直接和肛门吻合。

【适应证和禁忌证】

1. 适应证　黏膜病变累及全结肠和直肠肛管的需要做全结肠切除的疾病，如家族性息肉病和溃疡性结肠炎等[1]。

2. 禁忌证　不适合结直肠癌，普通的结肠多发息肉以及溃疡性结肠炎合并急性大出血病人。

【麻醉，体位，戳卡位置及手术站位】

采取全身麻醉，体位在整个手术过程中要有所变化，病人先平卧于手术台，手术开始时从游离直肠和乙状结肠开始，所以采取手术台倾斜的头低脚高左侧高右侧低的体位，游离结肠脾曲时采取头高左侧高体位，游离结肠肝曲时采取右侧高头高脚低位，游离回盲部时采取右侧高头低脚高位；做TEM手术时病人还要截石位，戳卡位置和一般的做腹腔镜全结肠切除并无不同，一般采取5孔法，经脐的为腹腔镜观察孔，另外4个孔位于左上，左下，右上右下为操作孔。术者和助手的位置也是变化的，开始术者位于病人的右侧，做右半结肠时术者换到病人的左侧，做TEM手术时，术者换到会阴部，其他助手位置根据需要调整。

【手术特殊器械】

TEM整套手术设备，包括气腹机，冲洗泵，最主要的是3D目镜（图4-2-2-4）和TEM手术操作器械：特殊的钳，剪，刀等（图4-2-2-5）。

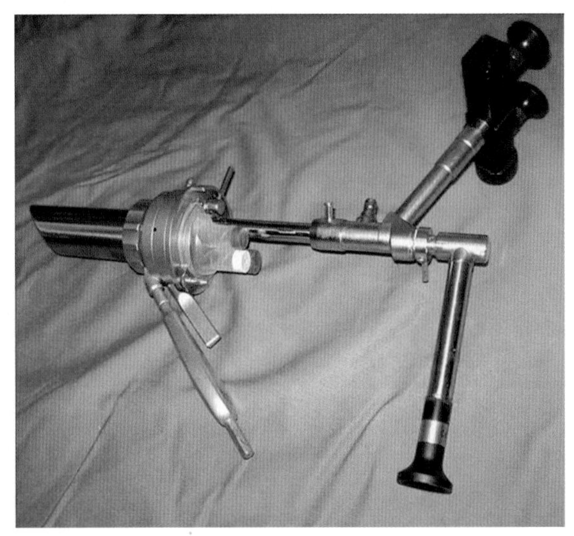

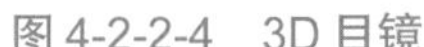

图4-2-2-4　3D目镜

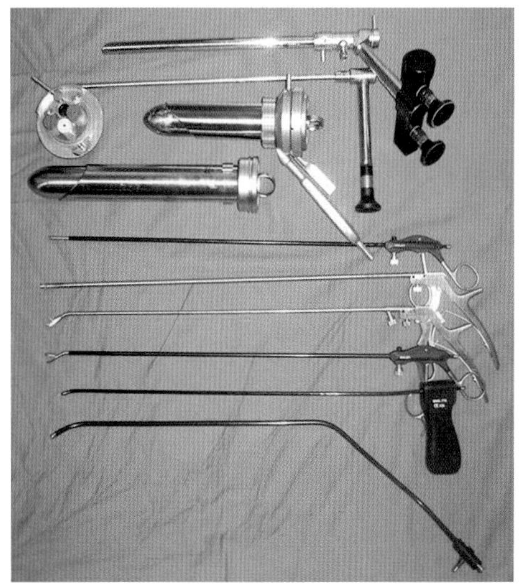

图4-2-2-5　TEM手术操作器械

【手术步骤】

1. 腹腔镜下全结肠切除。

2. TEM 手术切除直肠黏膜后切断直肠。

3. 全结肠经直肠肛门拖出。

4. 全结肠切除并完成回肠 - 直肠肛管肌鞘套入吻合。

5. 是否做预防性回肠造口？

【手术具体步骤及要点】

1. 腹腔镜下全结肠切除　腹腔镜下全结肠切除，这部分操作按经典的左半加右半结肠切除操作即可，无需太多介绍，唯一不同的是做良性病时无需清扫淋巴结，解剖血管夹闭离断即可，也可以用 LigaSure 直接闭合切断结肠系膜而省去解剖血管时间。

2. TEM 手术切除直肠黏膜后切断直肠　TEM 手术切除直肠黏膜，采用 TEM 手术切除距离齿状线 5～10cm 范围内的直肠黏膜，一般先由齿状线用电刀切开，用钳提起由下向上做黏膜切除，切除直肠黏膜的操作不必追求完整的黏膜大片状切除，因为直肠黏膜是有病变的，在牵拉黏膜时大都会有断裂，所以只能分小片切除黏膜（图 4-2-2-6），先切除一侧二分之一或三分之二（图 4-2-2-7），然后再切除另外一侧完成完整的直肠黏膜切除，剩下的直肠部分没有黏膜而保留肌层（图 4-2-2-8）。

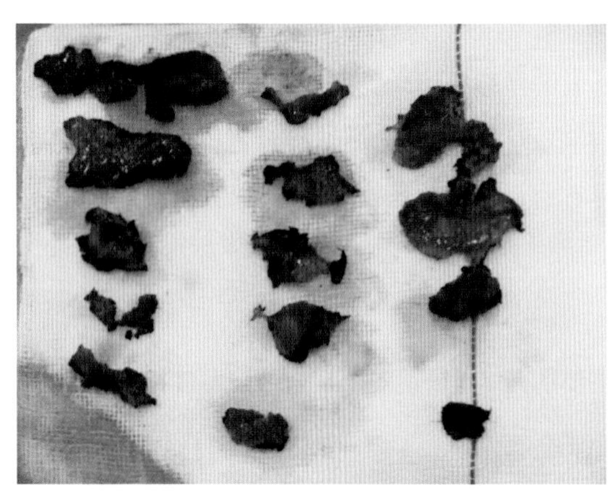

图 4-2-2-6　切除的直肠病变黏膜

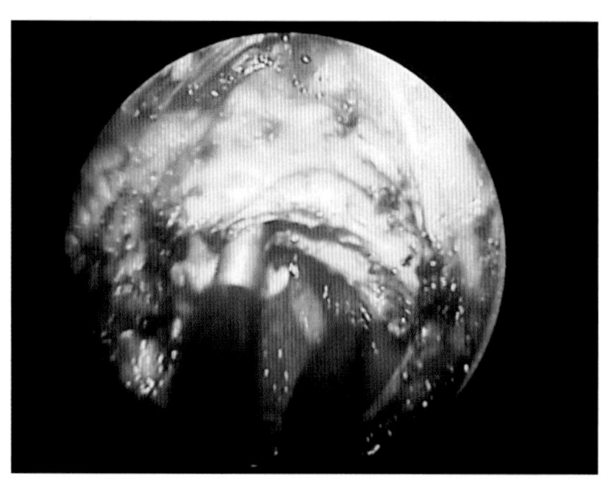

图 4-2-2-7　直肠黏膜部分被切除时的直肠内腔

完成了直肠黏膜切除后就可以在有黏膜和无黏膜的分界线处切断直肠，远侧直肠残端留作套入吻合。

3. 全结肠经直肠肛门拖出　要把全结肠和部分回肠经直肠肛门拖出，首先要把小肠系膜充分松解，延展开，松解时注意不要损伤边缘血管弓以免影响肠管血运，首先把 TEM 镜壳经直肠断端伸入腹腔（图 4-2-2-9），用镜下钳经过 TEM 镜伸入腹腔并抓住远侧直肠残端向 TEM 镜壳内拖并经过镜壳把全结肠和部分回肠拖出肛门外（图 4-2-2-10）。此时显示出 TEM 设备的优越性，它制造出一个扩张的通道，拖出肠管容易了，如果没有这个通道，不仅肠管拖出费力，

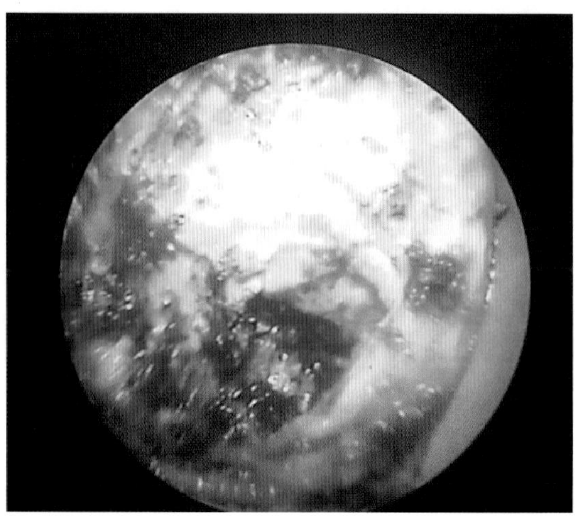

图 4-2-2-8　直肠黏膜全部被切除后的直肠内腔

而且在拖出肠管时可能会把保留的直肠部分的断缘带动向内翻转造成嵌顿而造成手术进行困难，而其他的管形通道没有器械操作孔和橡胶封闭帽，一旦进入腹腔就会漏气，腹腔内压力骤减也让手术很难进行下去，这都是 TEM 设备的不可随意替代的因素[2]（【二维码】4-2-2-1）。

【二维码】4-2-2-1 结肠经 TEM 镜壳拖出肛门外

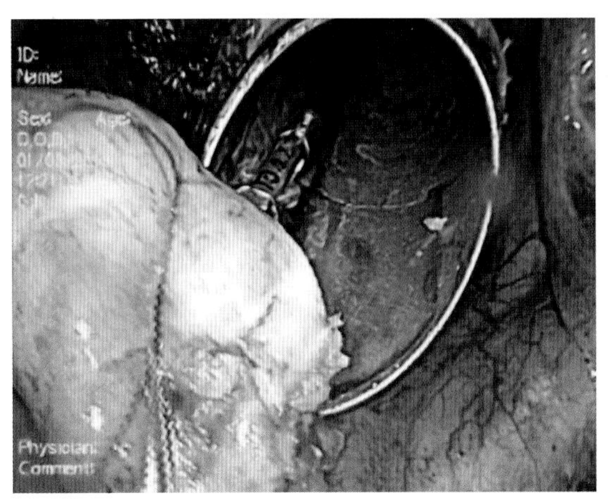

图 4-2-2-9 TEM 镜壳经肛门进入腹腔

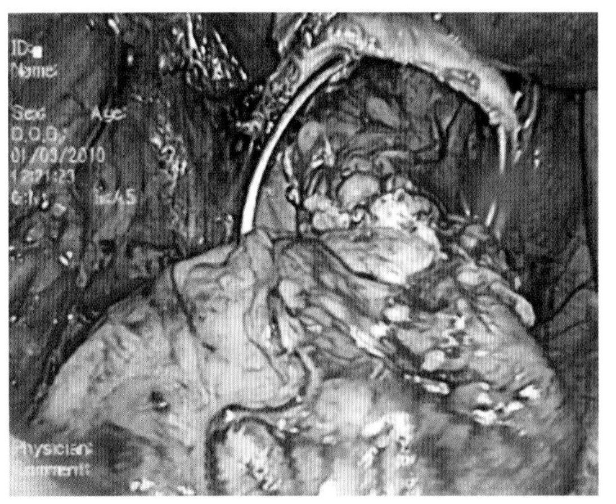

图 4-2-2-10 全结肠经 TEM 镜壳拖出

4. 全结肠切除并完成回肠 - 直肠肛管肌鞘套入吻合 当以上步骤完成后，把 TEM 镜壳撤走，回肠就自然套入保留的直肠肌鞘内了（图 4-2-2-11），在肛门外切断回肠，残端和肛门皮肤缝合在一起就完成了回肠 - 直肠肛管肌鞘套入方式吻合（图 4-2-2-12）。吻合前要注意在腹腔镜下检查小肠系膜是否有扭转，如果有扭转要给予复位，否则一旦吻合完毕固定了再发现就不得不重新吻合。

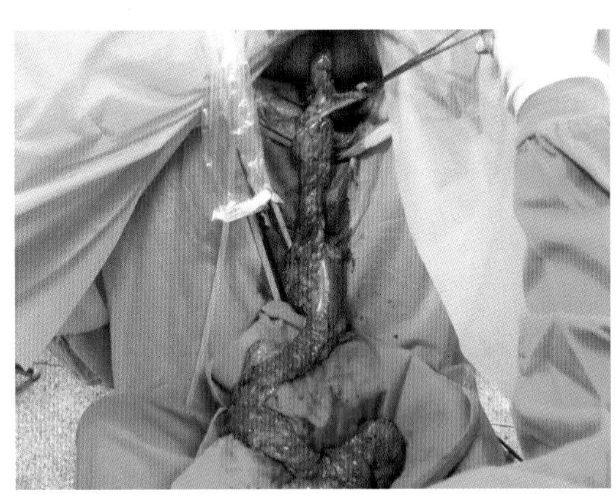

图 4-2-2-11 全结肠拖出体外回肠套入直肠肌鞘

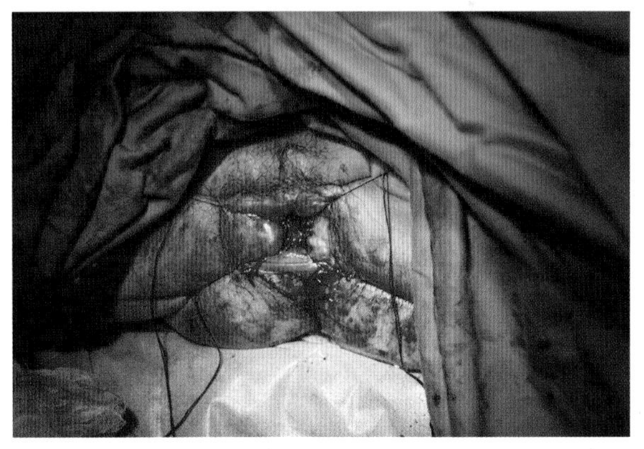

图 4-2-2-12 回肠套入直肠肌鞘吻合完成

5. 是否做预防性回肠造口 关于是否加做预防性回肠造口问题，根据病人具体情况定，虽然这种吻合也属于超低位吻合但由于是回肠套入直肠肛管肌鞘，并非是一旦回肠残端与肛门皮肤缝合得线结一旦松动或脱落就发生漏，套入直肠的回肠并非轻易就回缩进腹腔，愈合在一起的机会还是很大的，所以比一般的超低位吻合的吻合口漏发生率要低，但如果遇到营养状态很差，贫血严重，愈合能力严重低下的病人，比如溃疡性结肠炎大出血的急诊手术等，还是做预防性回肠造口比较适合。另外，由于切除了全部结肠，小肠内容物是液体，腐蚀性强，所以，很多病人在没有预防性回肠造口的情况下在术后直接使用新建的肛门会比较痛苦，近期大便频次太多、肛门周围湿疹严重等，降低了生活质量。而经过先预防性回肠造口后，回肠经过一段时间会有结肠化的改变，逐渐出现成形或半固态大便时再还纳造口，开始使用肛门排便的话，生活质量也就有所提高。所以，预防性回肠造口并非仅仅是防止吻合口漏的问题，也有提高术后病人生活质量方面的考虑[3]。

【术后管理及并发症】

由于术后腹部无辅助切口，所以腹肌活动不受限，早期可以下床活动，轻松咳嗽咳痰，呼吸道并发症低，相比传统手术有很大优越性，但凡是肠管与肛门皮肤缝合的操作，术后远期发生瘢痕狭窄的可能性都是存在的，术后注意检查吻合口情况，在没有漏发生可能的时候注意扩肛，一旦发生吻合口狭窄，可以择期手术处理。

（孙东辉）

【文后述评】（王权）

全结肠切除手术是针对重度溃疡性结肠炎和家族性息肉病的根治性治疗手段，从治疗疾病的效果看是非常满意的，但传统的全结肠切除手术要把齿状线以上的结直肠全部切除来达到彻底切除病变的目的，然后不得不做回肠永久性造口，创伤大，病人术后生活质量也不高，后来有人尝试把直肠黏膜部分切除，保留直肠和肛管的肌鞘，用回肠套入直肠肛管肌鞘后把回肠残端和肛门皮肤缝合的吻合方式。应该说，这个思路是非常好的，因为无论是重度溃疡性结肠炎还是家族性息肉病，其病变部分是黏膜，而肌层在没有癌变侵及的前提下是正常部分，因为黏膜病变而把肌层也都全部切除是可惜的，如果能单纯切除直肠黏膜而保留肌层，再把回肠套入直肠肌鞘，这样新建立起来的结构，仍然保留直肠的控便和排便功能，神经肌肉都不受破坏，所以直肠功能保持完好，当然是很正确的做法。但在临床实践中，这个手术方式的可操作性受到了限制，就是采取传统方法经肛门切除大片直肠黏膜有很大困难，首先是显露问题，普通的直肠拉钩显露距离肛门 5cm 范围内的范围尚可，再高的位置就比较困难，加大手术难度；其次，采用常规方法大范围切除病变的黏膜是非常困难的，尤其是溃疡性结肠炎的黏膜。由于有炎症，所以经常由于出血难以控制造成术野不清，手术操作困难或切除黏膜不完整而容易复发，而利用 TEM 手术操作就相对容易操作了，因为在显微镜下切除黏膜，用针状电刀精细操作，切除黏膜时及时发现出血点，及时电凝止血，这样手术操作容易进行下去，切除病变黏膜完整，所以腹腔镜和 TEM 的双镜联合做全结肠手术是有明显的优势的，但也有局限性，因为需要特殊器械和熟练的腹腔镜和 TEM 手术操作技术，所以难以普及推广，只适合在一些大医院开展。本手术方式利用了 TEM 手术的优势切除病变黏膜，还借助 TEM 的设备做成一个扩张的经肛门的通道，达到了完整切除病变黏膜，经肛门拖出肠管更方便，依靠技术和设备的联合优势把全结肠切除回肠套入直肠肌鞘吻合这个手术做得更加微创，腹部美观效果更好，腹部无辅助切口的意义不仅是美观的问题，还有不影响腹肌运动，病人可以早下床活动，咳嗽咳痰顺利，减少呼吸道感染等并发症的意义，随着技术和医疗设备的不断进步，这种手术方式会有更广的应用前景。关于这种吻合是否需要做回肠储袋的问题，应该是不需要的，首先是一旦做了回肠储袋就很难再套入直肠肌鞘了；再者，回肠套入直肠肌鞘吻合后，直肠束缚了套入的回肠，起到了限制肠内容物的流出速度的作用，再加上肛门结构完整和控便功能良好使得每天大便次数不会过于频繁，这样下去，没套入直肠肌鞘的回肠会慢慢扩张，也就起到了储袋的作用。所以，这个手术方式是不必做回肠储袋的，关于是否做预防性回肠造口问题，同意孙东辉教授在叙述手术过程中的阐述，具体问题具体解决。

【作者简介】

孙东辉，博士，硕士研究生导师，吉林大学第一医院胃肠外科肛肠病医疗组带组教授。亚洲内镜腹腔镜医师协会终身会员，中国中西医结合学会普外分会常务委员，中国医疗保健国际交流促进会胃肠外科分会常务委员，中国老年保健医学研究会老年胃肠外科分会常务委员，中国医师协会肛肠医师分会大肠癌专业委员会委员，中国抗癌协会大肠专业委员会 TEM 学组委员，中国医师协会大肠肿瘤专业委员会 TEM 学组委员，中国肛肠网常务编委。于长海医院肛肠外科进修，在香港广华医院接受微创手术培训。擅长结直肠癌根治术、腹腔镜胃肠手术、排便障碍性疾病、便血和便秘及肠道炎性疾病的诊治，熟练掌握 TME、TEM、PPH 等肛门直肠手术。

【述评者简介】

王权，博士，教授，硕士研究生导师，吉林大学第一医院胃肠外科副主任。亚太地区内镜腹腔镜联合会（ELSA）会员，中国研究型医院学会精准医学与肿瘤 MDT 专业委员会委员，吉林省医学会外科学分会常务委员，吉林省医学会肠内外营养学会常务委员，吉林省医学会器官移植学会委员，中华现代外科学杂志常务编委，山东大学学报编委。2006 年留学加拿大拉瓦尔大学结直肠肿瘤微创中心，2011—2012 年获国家留学基金赴美国 Emory 大学任访问学者。擅长胃肠道肿瘤的腹腔镜微创手术及加速康复治疗，复杂腹膜后肿瘤的外科治疗、腹壁疝的腹腔镜微创治疗。

参考文献

[1] 陈汉然，方喜，李进展. 全结肠直肠切除直肠肌鞘内回肠 J 形贮袋肛管吻合术治疗家族性腺瘤性息肉病 19 例. 广东医学，2007，(28) 7：1128-1129.

[2] Burghardt J，Buess G. Transanal endoscopic microsurgery (TEM)：a new technique and development during a time period of 20 years. Surg Technol Int，2005，14：131-137.

[3] Gracia Solanas J A，Ramirez Rodriguez J M，Aguilella Diago V，et al. A prospective study about functional and anatomic consequences of transanal endoscopic microsurgery. Rev Esp Enferm Dig，2006，98 (4)：234-240.

第三节　全结肠切除术（手辅助技术）

全结肠切除术是结直肠外科中最复杂的手术之一，它需要充分暴露腹腔四个象限的结肠结构及邻近器官，完全游离结肠，离断系膜，安全结扎相应的血管；主要适用于各种结肠良性病变，如结肠慢传输型便秘、溃疡性结肠炎、家族性腺瘤性息肉病等[1]。因手术病例数较少，而且手术相对复杂，缺乏相应经验，因此临床上将腹腔镜应用于全结肠切除手术并不多见[2-3]。目前，对于全结肠切除术采用何种外科手段为最佳尚未有定论，有报道将开腹与腹腔镜手术比较，腹腔镜全结肠切除术的治疗效果与开腹手术类似，安全微创；但在技术上，完全腹腔镜下行全结肠切除术仍存在不足，如缺乏触觉反馈、手术野暴露差、不足的肠管牵拉张力、手术时间长，导致其临床应用局限[3]。

手助腹腔镜手术（hand assisted laparoscopic surgery，HALS）作为一种新兴的手术方式，保留了腹腔镜手术微创和传统开腹手术直观的特点，已被越来越多的外科医师所接受；在结直肠外科领域中，HALS 的应用也日益广泛，包括：结直肠恶性肿瘤、结直肠良性病变等[4-5]；HALS 全结肠切除术通过手的辅助，可精确地将组织置于器械的尖端进行剪切分离，减少损伤，便于控制活动性出血；同时，HALS 技术的最大优点是恢复对外科医师来说至关重要的触觉和手眼的协调性，利用辅助手的有效牵引，有助于术野暴露，降低手术难度，提高手术安全性。甚至有研究报道称，HALS 与完全腹腔镜手术在全结肠切除手术的比较中有更多的优势，具有中转率低、手术时间短，学习曲线短，保留微创的优点[6]。

【适应证与禁忌证】

1. 适应证　①结肠慢传输型便秘：符合罗马Ⅲ诊断标准，经规范内科保守治疗后无效，反复发作，严重影响日常生活；②溃疡性结肠炎：符合溃疡性结肠炎的诊断标准，经规范内科治疗后无效，并出现疾病进展；③家族性腺瘤性息肉病：符合诊断标准，息肉无癌变，一般可行全结直肠切除术 + 回肠储袋 + 肛管吻合术；④择期手术病例；⑤既往无多次腹部手术史，无腹腔严重粘连；⑥全身一般情况良好，无重要器官功能不全，能耐受全麻手术。

2. 禁忌证　①结肠恶性肿瘤（需行肿瘤根治术）；②急诊手术病例（如肠梗阻、肠穿孔、下消化道大出血等）；③多次腹部手术史，腹腔严重粘连；④全身情况不良，虽经术前治疗仍不能纠正或改善者；有重要脏器功能不全，且不能耐受手术者；无法耐受气腹者。

【体位、戳卡位置以及手术站位】

1. 体位　采用膀胱截石位，双侧大腿尽量放平。头低脚高、左右倾等体位需根据不同的手术操作部位进行调整。

2. 戳卡位置　绕脐做约 5cm 弧形切口，置入“蓝碟”手助器，戳卡位置需根据不同的手术操作部位进行调整：①右半结肠手术：右侧平脐旁开 15cm 略偏下腹直肌外缘置入 12mm trocar 为光源孔，上腹正中剑突下 4～5cm 置入 12mm trocar 为主操作孔；②左半结肠手术：左侧平脐旁开 15cm 略偏下腹直肌外缘置入 12mm trocar 为主操作孔，利用右半结肠手术时，剑突下 12mm trocar 作为光源孔；③乙状结肠手术：利用右半结肠手术时，右侧腹直肌外缘 12mm trocar 为主操作孔，耻骨上 2cm 置入 10mm trocar 为光源孔（表 4-2-3-1）。

3. 手术站位　手术站位需根据不同的手术操作部位进行调整：①右半结肠手术：术者位于病人左侧，扶镜手位于病人右侧；②左半结肠手术：术者位于病人腿间，扶镜手位于病人右侧；③乙状结肠手术：术者位于病人右侧，扶镜手位于病人腿间（表 4-2-3-1）。

表 4-2-3-1 手术切口、戳卡位置及术者站位情况

操作部位	手助切口	主操作孔	光源孔	术者位置	扶镜手位置
右半结肠	绕脐切口 5cm	剑突下 4～5cm	右侧平脐 15cm	病人左侧	病人右侧
左半结肠	绕脐切口 5cm	左侧平脐 15cm	剑突下 4～5cm	病人腿间	病人右侧
乙状结肠	绕脐切口 5cm	右侧平脐 15cm	耻骨上 2cm	病人右侧	病人腿间

（注：光源孔及超声刀操作孔位置可根据具体手术情况进行微调）

【手术特殊器械】

特有的“蓝碟”手助器，其分为上下两层，上层为密封盖，可旋紧于手腕部；下层为通路牵开器（底座），紧贴于整层切口，密闭性能良好；同时，在取出手术标本时，底座能与肿瘤组织有效隔离，防止切口肿瘤种植（图 4-2-3-1）。

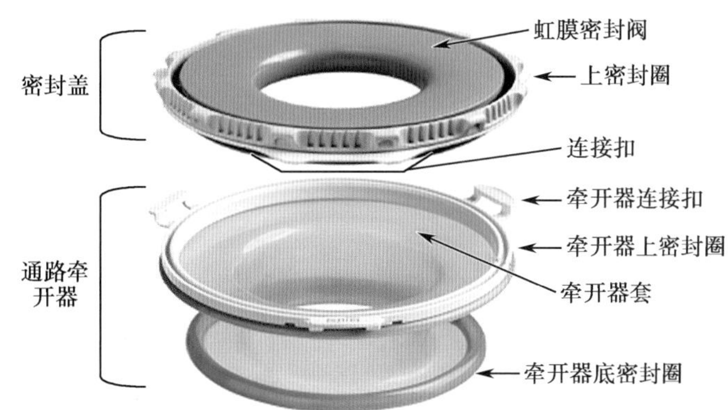

图 4-2-3-1 “蓝碟”手助器

【手术步骤】

1. 气管插管静吸复合全身麻醉成功后，常规摆放体位，消毒，铺巾；
2. 按照右半结肠 - 左半结肠 - 乙状结肠的手术顺序，进行操作（反之亦可）；
3. 绕脐做约 5cm 弧形切口，置入“蓝碟”手助器，同时放置各 trocar（【二维码】4-2-3-1）；
4. 游离右半结肠，术者位于病人左侧，扶镜手位于病人右侧（【二维码】4-2-3-2）；
5. 游离左半结肠，术者位于病人腿间，扶镜手位于病人右侧（【二维码】4-2-3-3）；
6. 游离乙状结肠，术者位于病人右侧，扶镜手位于病人腿间（【二维码】4-2-3-3）；
7. 直乙交界处离断肠管，经手助器底座将肠管取出，并裁剪回肠系膜；
8. 在回肠末端离断肠管，切除全部结肠，并修剪回肠末端；
9. 回肠 - 直肠吻合；
10. 冲洗腹腔、盆腔，留置腹腔、盆腔引流管，关腹。

【二维码】4-2-3-1 开腹及蓝蝶安装

【二维码】4-2-3-2 游离右半结肠

【二维码】4-2-3-3 游离左半结肠、直肠和盆底

【手术技巧】

1. 手术区域涉及全结肠，因此手助切口位于脐周，腹腔内操作空间大，可以满足不同部位操作的需要；同时，可借助于生理凹陷，切口愈合美观，此外，若需要中转开腹，也便于切口延长。

2. 根据手术操作部位的不同，需更换相应的戳卡位置和主刀、助手的站位，对扶镜助手的要求较高。

3. 因为涉及多个部位操作，需合理安排手助器的位置和 trocar 的位置，不仅要方便暴露术野，还要方便其他器械的操作。

4. 手术时间较长，务必注意左手（非优势手）的操作习惯，在手助器中进入深度超过腕部即可，便于灵活操作，减轻疲劳。

5. 可从手助器中带入 1～2 块干纱布，便于术中擦拭血迹，保持视野清晰，同时还有助于隔开小肠，避免副损伤。

6. 游离时一般采用外侧入路，应用超声刀离断相应的侧腹膜、韧带，可保留大网膜，提起结肠，利用超声刀在紧贴结肠壁和边缘动脉之间直接切断结肠系膜；当然靠近肠管的操作，应考虑到手术的操作时间偏长，若横断系膜时过于靠近肠管，容易造成肠管的缺血坏死，增加腹腔内感染的机会。

7. 因病人多为良性病变，故手术时，一般无需行根治术，肠系膜血管根部无需淋巴结清扫，根部血管也无需离断。

8. 游离右半结肠时，扶镜手光源的方向刚好和术者操作方向相反，注意术者和扶镜手的配合，必要时扶镜手可以反向操作。

9. 游离左半结肠脾曲时，注意左手牵拉暴露时，动作轻柔，切忌暴力，以免脾脏撕裂引起大出血。

10. 在直乙交界处离断肠管后，将全结肠经手助器底座取出，直视下裁剪回肠末端系膜后切除全结肠，并修剪回肠末端后置入吻合器钉头。

11. 重新建立气腹，并在左手的引导下作回肠 - 直肠端端吻合。

【术后管理及并发症处理】

术后管理及常见并发症的处理（如：吻合口出血、吻合口瘘、腹腔出血、肠梗阻、术后感染等），基本同手助腹腔镜下直肠癌根治术。值得注意的是，全结肠切除的病人，结肠重吸收水分的能力丧失，因此，术后早期大便次数明显增多，且较稀，此时可予以对症药物处理，如：菲比麸、肠道益生菌、蒙脱石散等；随着小肠重吸收水分能力的代偿，此种症状会逐渐好转。

（刘凡隆）

【文后述评】（林建江）

全结肠切除术涉及的部位较多，范围较广，耗时较长，是结直肠外科较为复杂的手术，主要适用于各种结肠良性病变，比如结肠慢传输型便秘、溃疡性结肠炎、家族性腺瘤性息肉病等；因手术创伤较大，一般来说病人也不会轻易下决心来做这个手术，所以手术量并不是很大，且仅限于传统开腹手术。随着微创技术的发展，腹腔镜手术也越来越多地运用于结直肠外科领域并取得了令人瞩目的成绩。也有中心将腹腔镜技术运用于全结肠切除术，但经验尚少，且完全腹腔镜手术仍存在部分不足，如触觉反馈丧失、肠管牵拉不足、手术时间偏长、学习曲线较长等。HALS 则是融合了腹腔镜手术微创和传统开腹手术直观的两种优势，其最大优点就是恢复了对外科医师来说至关重要的触觉和手眼的协调性，降低手术难度，提高手术安全性，而且并不增加病人的创伤，因此，在结直肠外科领域中，运用得越来越广泛。HALS 全结肠切除术相比完全腹腔镜下全结肠切除术，手术难度降低，手术时间缩短，手术安全性增加，有利于年轻医师尽快掌握，也有利于术者完成更为复杂的手术操作。尽管目前 HALS 手术也存在某些不足，而且其应用规范、相关原则、适应证的选择、远期疗效观察等等仍需进一步明确，但我们有理由相信，HALS 技术已成为结直肠腹腔镜微创手术体系的重要组成部分，将会有着更为广阔的应用前景。

【作者简介】

刘凡隆，男，肿瘤学博士，浙江大学医学院附属第一医院肛肠外科主任医师。浙江省结直肠疾病诊治中心秘书，浙江省医学会肛肠外科学分会委员兼秘书，肛肠外科学分会青年委员会副主任委员，浙江省医师协会肛肠科医师分会委员兼秘书，浙江省医学会医疗事故鉴定专家，浙江省抗癌联盟结直肠癌委员会委员，中国抗癌协会大肠癌专业委员会学组委员，世界中医药学会联合会盆底医学专业委员会理事，中国便秘联谊会理事会常务理事，中华预防医学会肛肠病预防与控制专业委员会委员，中国医师协会肛肠分会肿瘤转移委员会委员，中国研究型医院学会肿瘤外科专业委员会委员，中国医师协会结直肠肿瘤专业委员会学组委员，《中华结直肠疾病电子杂志》通讯编委。

【述评者简介】

林建江，教授，现任浙江大学医学院附属第一医院肛肠外科主任，浙江省结直肠疾病诊治中心主任。中国医师协会外科医师分会肛肠外科医师委员会副主任委员，中华医学会外科学分会结直肠肛门外科学组委员，中国医师协会肛肠专业委员会委员，中国医师协会外科医师分会结直肠外科医师委员会常务委员，中国中西医结合学会大肠肛门病专业委员会常务委员，中国医师协会结直肠肿瘤委员会常务委员，浙江省医学会肛肠外科学分会主任委员，浙江省医师协会肛肠医师分会会长，浙江省抗癌协会大肠癌专业委员会副主任委员，浙江省中西医结合学会肛肠病专业委员会副主任委员。

参考文献

[1] 陈文斌，盛勤松，王金海，等. 手助腹腔镜手术在结肠良性病变中的应用. 中华普通外科杂志，2011，26(10)：879-880.

[2] 刘凡隆，叶锋，林建江，等. 手助腹腔镜全结肠切除术治疗结肠无力症的临床研究. 中华外科杂志，2007，45(19)：1305-1307.

[3] 刘凡隆，林建江. 腹腔镜技术在结肠慢传输型便秘手术中的应用. 腹部外科，2011，24(3)：138-139.

[4] 林才照，唐长菱，徐加鹤，等. 手辅助腹腔镜全结肠切除J型回肠储袋肛管吻合术治疗家族性腺瘤性息肉病. 中华外科杂志，2011，49(12)：1150-1151.

[5] Sheng Q S，Lin J J，Chen W B，et al. Comparison of hand-assisted laparoscopy with open total colectomy for slow transit constipation：A retrospective study. Journal of Digestive Diseases，2014，15(8)：419-424.

[6] Stein S，Whelan R L. The controversy regarding hand-assisted colorectal resection. Surg Endosc，2007，21(12)：2123-2126.

第四节 次全结肠切除术(逆袢吻合)

慢传输型便秘(slow transit constipation，STC)是结肠功能障碍性疾病，一部分病人伴发器质性病变，以结肠集团运动的频率、持续时间及振幅减低为特征[1-3]。对于严重的STC病人，手术是疗效最为肯定的方式[4-6]。目前，公认的切除范围是结肠次全/全切除，而肠道重建存在很多方式和争议，尚无公认的术式[2-4，7-9]。由朱安龙设计的腹腔镜结肠次全切除术(laparoscopic subtotal colectomy，LSC)+逆蠕动回结肠侧侧吻合术(简称逆袢吻合术或朱氏吻合，anti-peristaltic ileocolonic side-to-side anastomosis，APICA or Zhu's anastomosis)，收到很好的疗效。

腹腔镜逆袢吻合术(LSC+APICA)分为两个部分。第一，腹腔镜下全程游离结肠，于髂嵴水平离断乙状结肠，再于距回盲部2～5cm离断回肠，至此完成结肠次全切除。第二，逆时针方向翻转回肠断端和系膜使其断端朝向头侧，然后与盆腔的乙状结肠和直肠行≥8cm的侧侧吻合，完成逆袢吻合术。

此术式的优势在于：①确切地预防顽固性腹泻。逆袢吻合术建立了8～10cm的储袋，保证了足够大的吸收面积，而逆蠕动方向的吻合方式增加了肠黏膜吸收水分的时间，达到预防腹泻的目的。②简便的手术操作。减少吻合的次数和长度，避免了小肠系膜张力过大。以往术式的吻合次数在3～6次不等，吻合长度在5～30cm之间，甚至更多[10]。逆袢吻合术的吻合次数(2次)和长度明显减少。③安全、便于推广的术式。首先肠间侧侧吻合是更为安全的吻合方式。利用100mm直线型切割缝合器可以在5min内完成；另外手术没有游离直肠，避免了因盆腔结构的游离而导致的排尿和性功能的损伤。

【适应证和禁忌证】

1. 适应证　①慢传输性便秘。入选标准：a. 符合罗马Ⅲ便秘诊断标准[11-13]，便秘症状严重，排便少于3次/周，无便意，需泻剂协助排便或虽使用泻剂仍无法排便；b. 有便秘症状超过2年，经过1年以上保守治疗无效；c. 排除结直肠器质性病变；d. 多次结肠传输试验提示肠道传输功能障碍，无明显胃小肠传输功能障碍。排粪造影确诊存在出口梗阻；e. 无明显精神障碍者；f. 病人自愿选择本术式，并了解本术式的相关风险、不适与受益情况。②混合型便秘中针对慢传输型便秘的治疗。③因原发疾病需行结肠次全切除的肠道重建，如结肠多发息肉，先天性巨结肠，结肠多发肿瘤，外伤导致的结肠切除，肠系膜血管疾病导致的结肠切除等。

2. 禁忌证　①无法耐受气腹或手术；②高龄大于 75 岁；③无法耐受全麻。

【体位、戳卡位置以及手术站位】

1. 体位　平卧分腿位（图 4-2-4-1），根据术中游离部位改变体位的倾斜角度。

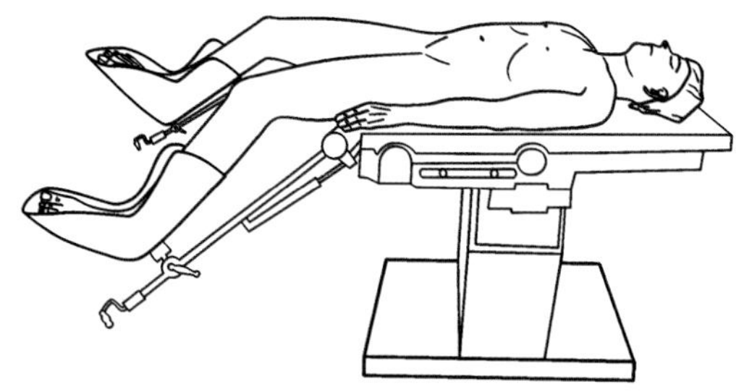

图 4-2-4-1　手术的体位

> 注意：由于游离全程结肠，不同部位的游离需要调整体位以利于显露，下面列举了常用的体位：乙状结肠及降结肠：头低足高位，左高右低；脾曲、横结肠及大网膜：平卧或头高足低位，左高右低；肝曲及升结肠上段：头高足低，右高左低；回盲部：头低足高，右高左低；开腹阶段切除肠管和重建消化道：头低足高。

2. 戳卡位置　5 孔法，脐孔、麦氏点、反麦氏点均为 10～12mm 戳卡，两侧锁骨中线脐上 2cm 水平放置 5mm 戳卡（图 4-2-4-2）。

> 注意：戳卡的位置较直肠手术的位置略上移；也可以将左下腹的戳卡上移更多；左腹的两个戳卡在矢状轴上不要在一条直线上，左右错开 2～3cm，这样有利于脾曲的游离。

3. 手术站位　术者和助手需根据操作部位变更站位。建议采用逆时针顺序游离结肠。首先术者站于病人右侧，然后至会阴处，最后位于左侧。

4. 特殊手术器械　双显示屏的腹腔镜（建议使用高清系统）；肠道无损伤抓钳 3～4 把；腹腔镜下切割直线型缝合器（60mm）；肠道直线切割缝合器（100mm）。

【术前检查】

术前完善便秘的诊断和评级。肛诊、结肠传输试验和排粪造影。

【手术具体步骤及要点】

1. 首先测量直肠长度，确定结肠离断位置　入腹后调整体位，探查腹腔，依靠重力显露盆腔，提拉乙状结肠使直肠拉直，于腹膜返折上约 15cm 处标记乙状结肠（或者以骨盆入口髂嵴处为标记），此处为结肠离断处（【二维码】4-2-4-1）。

2. 游离全程结肠　逆时针方向游离结肠（乙状结肠至回盲部）和大网膜。自乙状结肠标记处开始游离结肠。

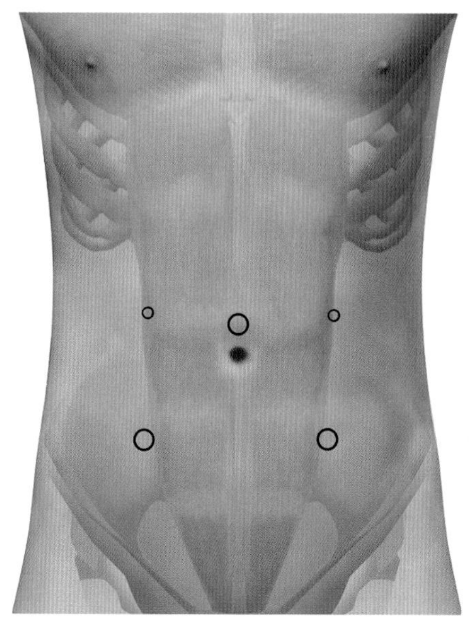

图 4-2-4-2　戳卡位置

【二维码】4-2-4-1　测量直肠长度，确定结肠离断位置（髂嵴水平）

在结肠主干血管表面切开结肠系膜的浆膜，分离并离断主干血管，包括乙状结肠血管（需保留最末1～2个分支）（【二维码】4-2-4-2）、左结肠血管、中结肠血管、右结肠血管和回结肠血管的分支，尽可能保留回结肠血管的主干（图4-2-4-3）。靠近肠管切开升、降结肠的外侧腹膜（【二维码】4-2-4-3），沿Toldt间隙游离肠管。于胃网膜血管弓外离断大网膜（【二维码】4-2-4-4）。靠近肠管离断脾曲与脾下极（【二维码】4-2-4-5）和肝曲与肝脏或胆囊的粘连（【二维码】4-2-4-6）。于回盲部外侧切开后腹膜，向上分离回盲部与腹膜后的间隙（【二维码】4-2-4-7）。此时全结肠已经被完全游离（图4-2-4-4）。再次全程检查结肠是否已完全游离，检查腹膜后间隙是否有创面出血。

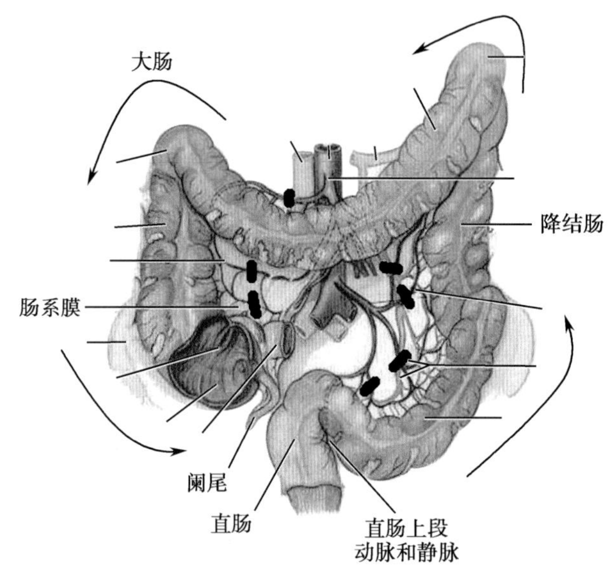

图4-2-4-3　结肠游离顺序及血管离断位置

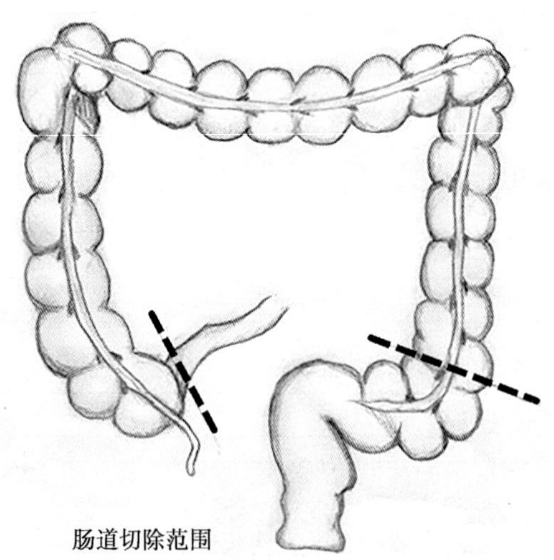

图4-2-4-4　肠道切除范围，包括回盲部

> 注意：建议采用逆时针顺序游离结肠，尽量靠近结肠侧离断主干血管，以尽可能减小后腹膜创面，避免淋巴漏。

【二维码】4-2-4-2 乙状结肠的分离，注意保留1～2支乙状结肠血管

【二维码】4-2-4-3 降结肠的游离

【二维码】4-2-4-4 脾曲的游离

【二维码】4-2-4-5 横结肠的游离

【二维码】4-2-4-6 肝曲的游离

【二维码】4-2-4-7 升结肠和回盲部的游离

注意：大网膜的切除是基于曾经发生由于网膜粘连于盆腔导致腹内疝，这是全结肠切除后腹腔容积相对增大导致的特有的并发症。因此在离断大网膜时尽可能选择血管分布较少的区域即可，不必强求网膜切除的彻底性。

注意：在游离横结肠时，应注意辨认小网膜内的粘连，以免误伤胃壁和胰腺。

小技巧：因为在游离结肠的过程中，因为体位的变换，小肠会压在横结肠前方。在准备开腹切除结肠前，应将横结肠经小肠前方牵至下腹，以免开腹后牵拉结肠时，横结肠被小肠系膜牵挂影响操作。

3. 切除病肠　下腹正中切口4cm入腹，将结肠连带回盲部牵出腹腔，离断乙状结肠（距离腹膜返折约12～15cm）和回肠（距盲肠5cm以内），移除标本（图4-2-4-5）（【二维码】4-2-4-8）。

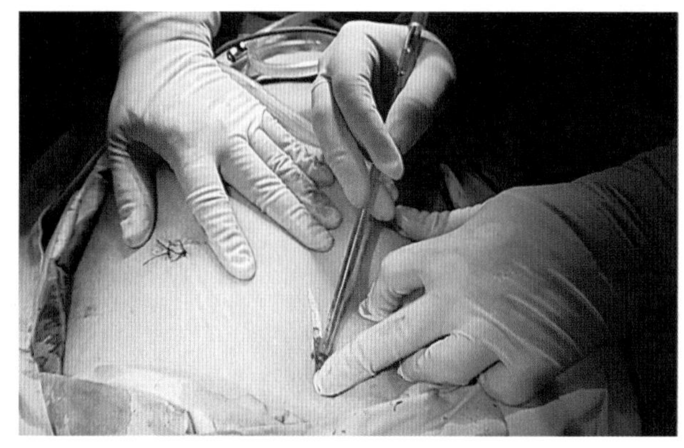

图4-2-4-5 耻骨上、下腹正中切口

【二维码】4-2-4-8 开腹切取标本

4. 逆袢吻合术重建肠道　以逆时针方向翻转末端回肠，使翻转后的回肠断端朝向头侧，肠系膜断缘朝向后腹膜（【二维码】4-2-4-9）。检查肠管方向无误后，以100mm直线切割缝合器行回肠-

结直肠逆蠕动方向侧侧吻合，然后再以直线切割缝合器横行缝闭肠管断端（【二维码】4-2-4-10）。缝闭吻合肠管与后腹膜之间裂隙，避免内疝发生（图 4-2-4-6～图 4-2-4-11）。

【二维码】4-2-4-9 确定肠管方向

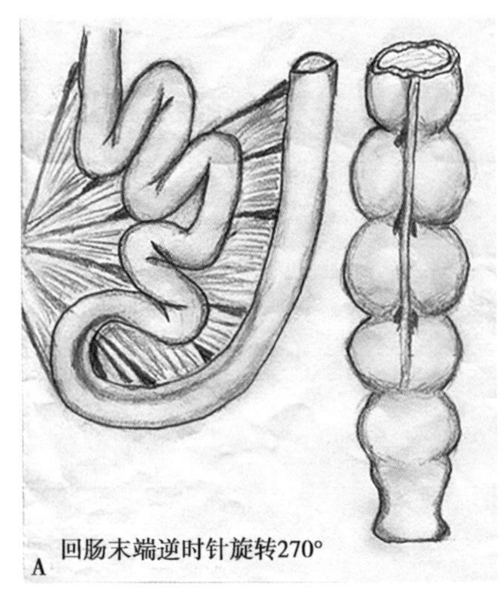

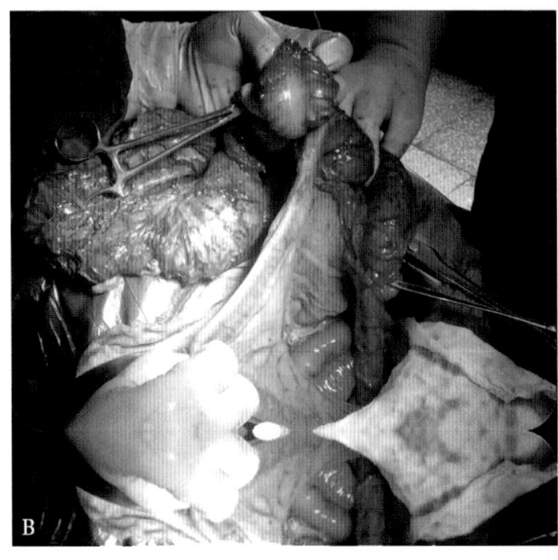

图 4-2-4-6 回肠、结直肠行逆蠕动方向侧侧吻合
A. 示意图；B. 术中图

> 小技巧：由于标本切口较小，不便于显露腹腔内脏器，因此吻合前一定确切检查肠管方向。推荐术者站在会阴侧，用小肠系膜的断缘确定肠管方向。

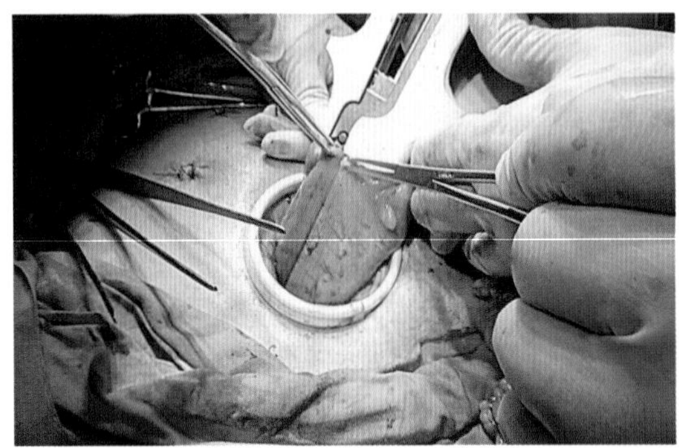

图 4-2-4-7 回肠 - 结直肠侧侧吻合

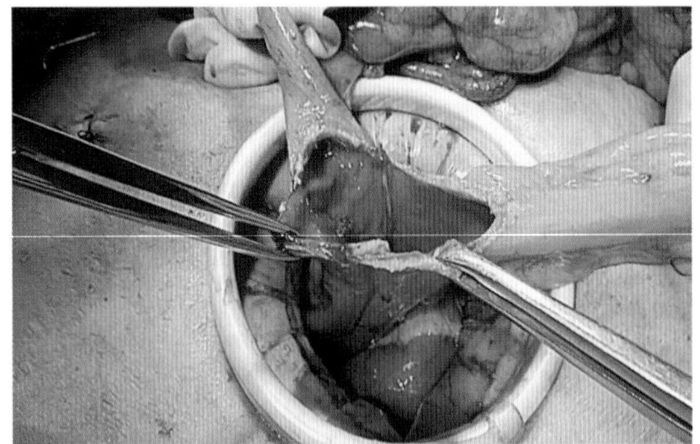

图 4-2-4-8 侧侧吻合后情况

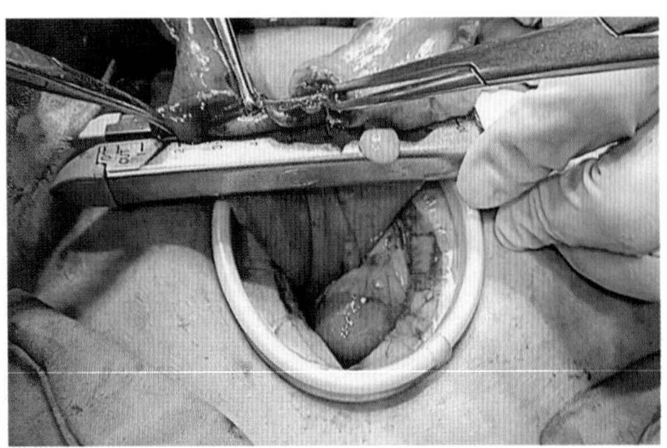

图 4-2-4-9 横行缝闭吻合肠管

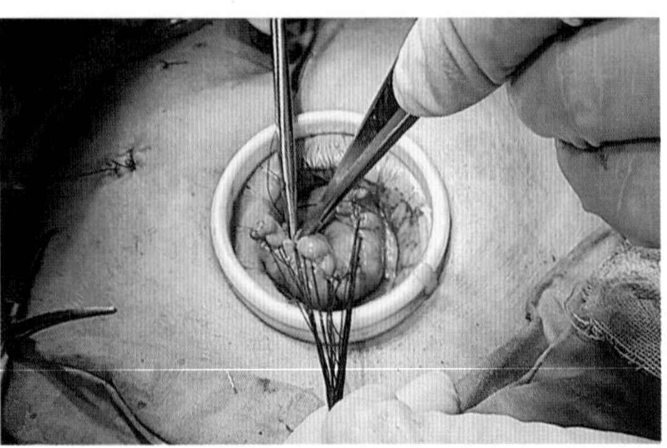

图 4-2-4-10 缝闭肠系膜裂孔

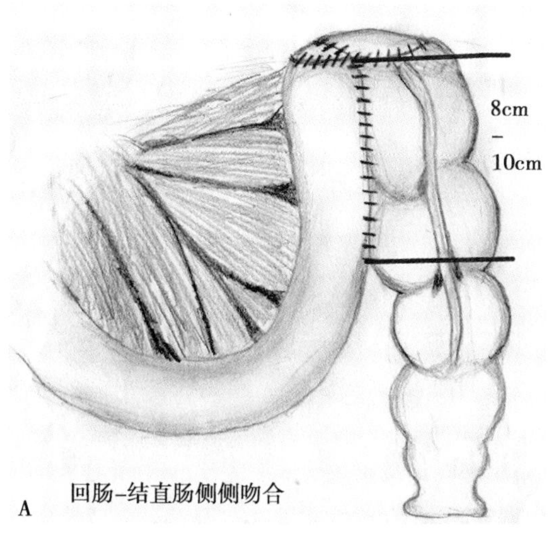

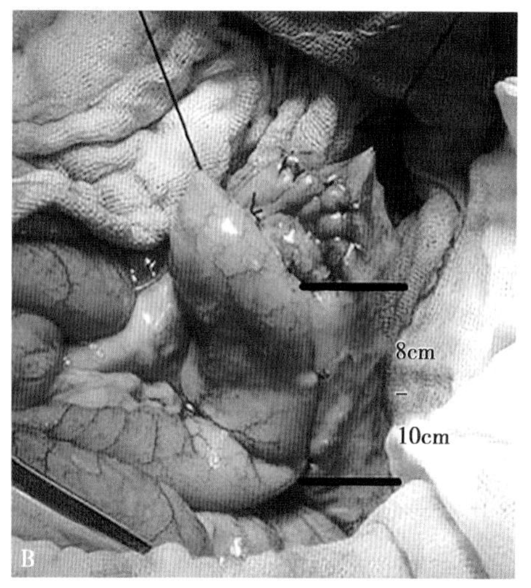

图 4-2-4-11 逆袢吻合术完成后
A. 示意图；B. 术中图

5. 冲洗、盆腔放置 1～2 枚引流管

【二维码】4-2-4-10 逆袢吻合术

> 注意：游离结肠过程中我们建议游离肠管的顺序为从乙状结肠为起始，回盲部为终止的逆时针方向，原因有三点：①肠道血运：第一，便于明确乙状结肠的无血运边界。第二，随着结肠主干血管的离断，失去血供的肠管会出现失张力性扩张，这会影响手术的视野显露。因为扩张的左半结肠较右半结肠对术野干扰更小，因此逆时针方向游离更便于手术操作。②先处理远切端，可以明确拟保留肠管的长度。③我们更习惯于逆时针方向游离肠管，术者站位由病人右侧至双腿之间，最后到左侧。

> 注意：保留回结肠血管主干及至少一支乙状结肠动脉和直肠上动脉，保证吻合肠管的血运。因回肠最末端血管为单弓，末级血管弓发出直动脉分布于肠壁，直动脉间缺少吻合，所以应避免发生游离后回肠血运受损。

> 注意：离断血管应靠近结肠血管的主干，在主要分支处离断，原因为慢性便秘为良性疾病，不需要清除区域引流淋巴结，但也不能过分靠近肠管，这会增加操作的步骤和出血的风险。

【术后注意事项】

1. 术后管理同直肠手术。一般于术后 1 天开始进流食，约一周左右过渡到正常饮食。

2. 引流管一般在术后 4～7 天拔除。部分病人会出现腹腔淋巴漏，表现为较大量的腹水样引流，300～800ml/d。此种情况无需特殊处理，拔除引流后自愈。

3. 一般在手术后 1 天下床活动。

4. 术后早期的水样腹泻仅需对症处理。也可应用肠道收敛剂（如蒙脱石散）和肠蠕动抑制剂

（如盐酸洛哌丁胺胶囊）。一般在术后1～6个月，排便次数降低至2～6次/d。

5. 其他腹部并发症处理同腹部手术。

（朱安龙）

【文后述评】（朴大勋）

对于严重的STC病人，手术是疗效最为肯定的方式。近年来结肠次全切除术或全结肠切除术由于其低复发率而成为国际公认的切除方式。由于大范围的结肠切除，术后的顽固性腹泻成为新的难题。由此临床上出现了多种重建术式，但都不能满意地预防腹泻。腹泻发生率报道不一，约10%～30%[11-13]。因此，重建方式需要满足两个要求，一是避免便秘复发，二是预防顽固性腹泻的发生。

朱安龙教授总结了以往的重建术式，发现"肠储袋"是各种术式的共同特点，这是希望通过增加消化液吸收的面积来"降低手术后腹泻的发生"。为了增加储袋的容积，一些术式的设计极为复杂（如"S或W"型储袋吻合等），但手术风险（如吻合口瘘，出血，吻合困难，吻合口狭窄，肠梗阻等）也相应增加，影响了推广应用。而"逆袢吻合术"的设计思路有如下突破：

（1）足够的储袋体积和肠内容物储留时间，确切地预防腹泻。逆袢吻合术建立了8～10cm的储袋，保证了足够大的吸收面积，而逆蠕动方向的吻合方式增加了肠黏膜吸收水分的时间，达到预防腹泻的目的。

（2）简化手术操作。减少吻合的次数和长度。从概率上讲，手术操作越复杂其并发症风险就越大。吻合的次数越少，发生吻合口漏、吻合口出血等并发症的机会越小。而随之而来的不单是愈合风险，还有小肠系膜张力过大导致吻合困难。"逆袢吻合术"中吻合次数2次，吻合长度13～16cm。大大简化的操作是此术式的最大亮点。

（3）肠间侧侧吻合是更为安全的吻合方式。利用100mm直线型切割缝合器可以在5min内完成。

（4）不游离直肠，避免了排尿和性功能的损伤。

慢性便秘是近些年逐渐受到重视的疾病，虽属良性疾病，但对生活质量影响较大，严重的病例其痛苦程度不亚于恶性疾病。多年来对慢性便秘的发病机理和诊治存在很多未知领域，因此有太多的争议等待研究解决。对于严重的慢传输型便秘，外科手术是疗效确切的治疗方式，临床上应用的术式多种多样，没有公认的术式。由朱安龙首次公布的"腹腔镜结肠次全切除术联合逆袢吻合术"是一个崭新的尝试，而且收到了较好的疗效。从设计原理上提出了新的思考角度，摒弃了复杂手术方式的设计思路，从简化手术入手确保手术的安全性，希望这个术式能被更多人采纳造福病人。

【作者简介】

朱安龙，教授，硕士研究生导师，哈尔滨医科大学附属第一医院结直肠外科主任医师，中华医学会外科学分会手术学组委员，黑龙江省医学会外科学分会便秘及盆底障碍专业委员会主任委员。专业特长：腹腔镜技术，大肠癌，慢性便秘及肠功能性疾病的治疗。

【述评者简介】

朴大勋，博士、博士后，教授、博士研究生导师，哈尔滨医科大学附属第一医院结直肠外科主任，主任医师。黑龙江省抗癌协会大肠癌专业委员会副主任委员，黑龙江省肠外肠内营养专业委员会副主任委员，黑龙江省医学会普外专业委员会委员，黑龙江省医学会普外分会肥胖及糖尿病微创外科治疗学组委员，黑龙江省普外专业委员会胃肠学组副组长，黑龙江省抗癌协会胃癌专业委员会委员，黑龙江省肛肠外科专业委员会委员，中国中西医结合学会第五届大肠肛门病专业委员会委员。

参考文献

[1] Tack J，Müller-Lissner S，Stanghellini V，et al.Diagnosis and treatment of chronic constipation-a European perspective. Neurogastroenterol Motil，2011，23：697-710.

[2] Suares N C，Ford A C.Prevalence of，and risk factors for，chronic idiopathic constipation in the community：systematic review and meta-analysis.Am J Gastroenterol，2011，106：1582-1591.

[3] Liu L W. Chronic constipation：current treatment options.Can J Gastroenterol，2011，25：B22-B28.

[4] Federico M，Luigi P，Pinna F，et al. Laparoscopic subtotal colectomy with antiperistaltic cecorectal anastomosis：a new step in the treatment of slow-transit constipation.Surg Endosc，2012，26：1528-1533.

[5] Rex D K，Lappa J C，Coulet R C，et al.Selection of constipated patients as subrotal colectom y candidates. Clin Castroenterol，1992，15（3）：212.

[6] Cook I J，Talley N J，Benninga M A，et al.Chronic constipation：overview and challenges. Neurogastroenterol Motil，2009，21（suppl 2）：1-8.

[7] Van G B，Stuto A，Da Pozzo F，et al.Relief of obstructed defecation syndrome after stapled transanal rectal resection（STARR）：a meta-analysis.Acta Chir Belg，2014，114（3）：189-197.

[8] Iannelli A，Fabiani P，Mouriel J，et al.Laparoscopic subtotal colectomy with cecorectal anastomosis for slow-transit constipation. Surg Endosc，2006，20（1）：171-173.

[9] Gutt C N，Oniu T，Schemmer P，et al.Fewer adhesions induced by laparoscopic surgery? Surg Endosc，2004，18（6）：898-906.

[10] 王倩，陈继贵，结直肠全切除回肠 J 形储袋肛管吻合术治疗慢传输型便秘．结直肠肛门外科，2012，18（2）：116-117.

[11] Kalbassi M R，Winter D C，Deasy J M.Quality-of-life assessment of patients after ileal pouch-anal anastomosis for slow-transit constipation with rectal inertia.Dis Colon Rectum，2003，46（11）：1508-1512.

[12] Pemberton J H，Rath D M，Ilstrup D M. Evaluation and surgical treatment of severe chronic constipation. Ann Surg，1991，214：403-411；discussion 411-413.

[13] Ribaric G，D'Hoore A，Schiffhorst G，et al.STARR with CONTOUR®TRANSTAR ™ device

for obstructed defecation syndrome: one-year real-world outcomes of the European TRANSTAR registry. Int J Colorectal Dis, 2014, 29(5): 611-622.

第五节 次全结肠切除术(两孔法)

结肠手术需要游离的范围较大，为完成手术视野的暴露和手术操作，开腹手术需要12cm的切口。近年来，腹腔镜手术在腹部外科手术中已经得到广泛开展，病人的手术时间短、术中出血量少、术后并发症少、恢复快，在临床广受欢迎。为追求对腹壁更小的创伤及更佳的美观效果，并随着腹腔镜技术的发展，单孔腹腔镜的应用越来越普遍，进一步实现了腹部无瘢痕的理想效果，目前已经广泛应用于胆囊、阑尾、膀胱、结直肠及小儿外科等手术中[1-3]。

单孔腹腔镜最早在欧美等国家开展，近几年在我国发展迅速，但因单孔腹腔镜手术器械太过昂贵，加之手术操作难度加大，我们利用在右下腹的腹腔引流管安置孔作为操作孔之一，称之为改良单孔腹腔镜，改良单孔腹腔镜手术凸显出腹腔镜手术创伤小、疼痛轻的优势，较传统的腹腔镜手术更是进一步实现了腹部无瘢痕的理想效果。并且在术后切口疼痛轻、缩短住院时间、术后恢复较快等方面也有优势(图4-2-5-1)。

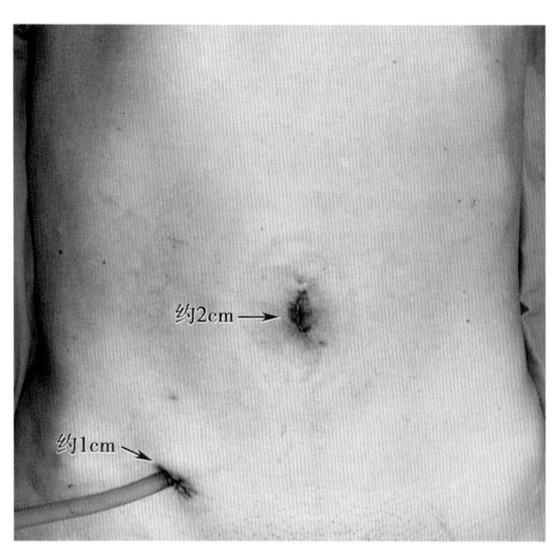

图4-2-5-1 改良单孔法腹腔镜手术切口

【适应证与禁忌证】

1. 适应证 ①严重溃疡性结肠炎；②严重溃疡性结肠炎伴瘢痕狭窄、持续出血或疑有恶变；③慢传输型便秘伴结肠冗长；④结肠憩室炎；⑤家族性腺瘤性息肉病；⑥遗传性非息肉性大肠癌；⑦结肠直肠多原发肿瘤。

2. 相对禁忌证 ①有腹部手术史，腹腔内有广泛粘连、分离困难者；②重度肥胖者；③急症手术和心肺功能不良者。

3. 绝对禁忌证 ①全身情况较差，虽经术前治疗不能纠正者；②血液病以及凝血机制障碍者；③严重心、肺、肝、肾等重要脏器功能不全不能耐受手术者；④晚期肿瘤，淋巴结广泛转移，腹腔镜下清扫困难者；⑤邻近器官浸润严重，需行联合脏器切除者；⑥肿瘤巨大，直径大于8cm者；⑦合并妊娠和哺乳期妇女。

【麻醉、体位、戳卡位置及手术站位】

1. 麻醉 全身麻醉。

2. 体位 取平卧分腿位。

3. 戳卡位置 于脐右侧行2～3cm弧形绕脐行切口，将SILS™ port单孔装置(SILS™ PT15)置于切口内(图4-2-5-2)。

4. 手术站位主刀医师和助手站于病人右侧(图 4-2-5-3)。

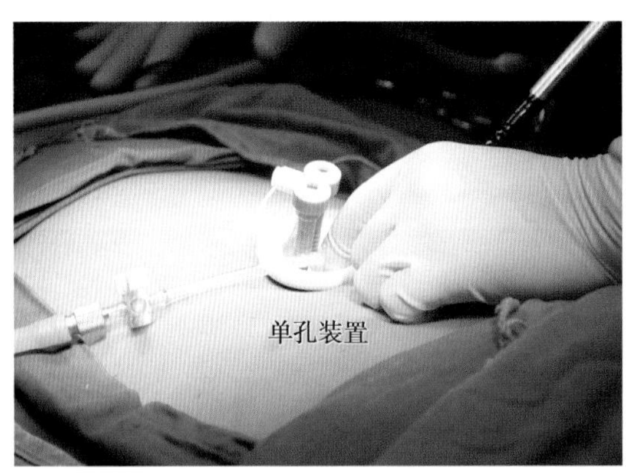

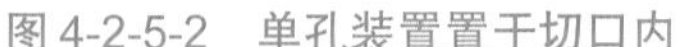

图 4-2-5-2 单孔装置置于切口内

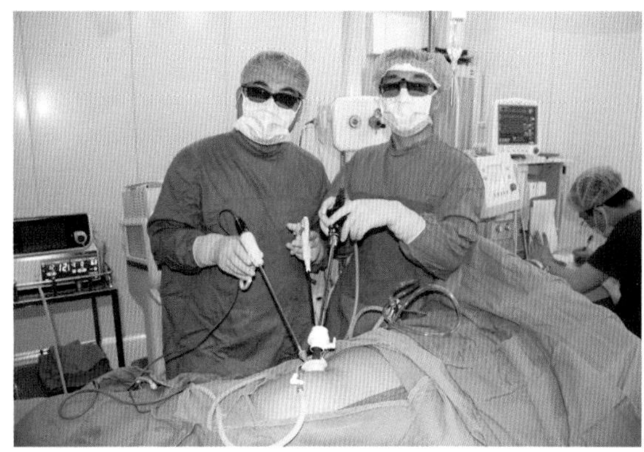

图 4-2-5-3 手术站位

【手术特殊器械】

行单孔腹腔镜时为了尽量形成操作三角，避免器械之间的“打架”，遂利用切口保护器与橡胶手套制作多孔道单孔穿刺器，优势是可以给主刀医生更大的操作空间，手术过程更加便利顺畅，但橡胶手套的固定性较差，器械没有可以依靠的支点，要保证视野的清晰、稳定，对于扶镜手的要求就更高(图 4-2-5-4)(【二维码】4-2-5-1)。

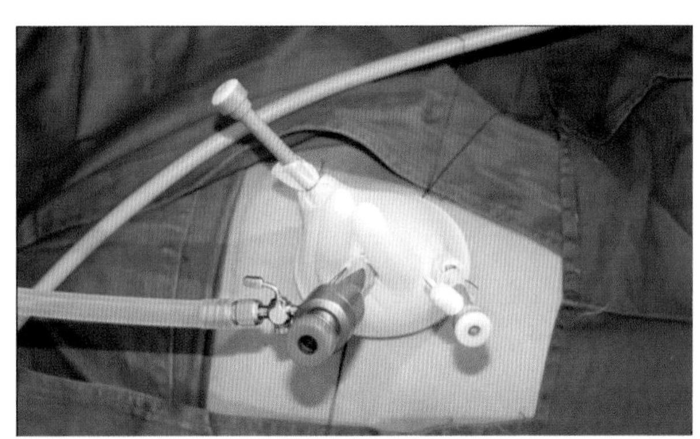

图 4-2-5-4 切口保护器与橡胶手套制作多孔道单孔穿刺器

【二维码】4-2-5-1 戳卡孔设置及器械套件

【手术步骤】

1. 游离乙状结肠

2. 游离降结肠

3. 游离横结肠

4. 游离升结肠和盲肠

5. 次全切除结肠，升结肠 - 直肠吻合

【手术具体步骤及要点】

1. 游离乙状结肠 取头低足高、向右侧倾斜 30° 体位。利用重力作用使小肠向右侧移位，显露乙状结肠。提起乙状结肠，用超声刀在骶骨岬处切开乙状结肠内侧系膜(图 4-2-5-5)，一直向上分离，显露并离断肠系膜下动、静脉(图 4-2-5-6)，沿 Toldt 间隙分离左侧结肠系膜。向下游离乙状

结肠达骨盆口水平，切开直肠旁的侧腹膜，至腹膜返折下 3cm 处。向头侧游离至降结肠。经外侧切开乙状结肠与侧腹膜的粘连，打开乙状结肠外侧侧腹膜，注意保护左侧输尿管。使乙状结肠和直肠中上段后侧游离（【二维码】4-2-5-2）。

【二维码】4-2-5-2 游离乙状结肠

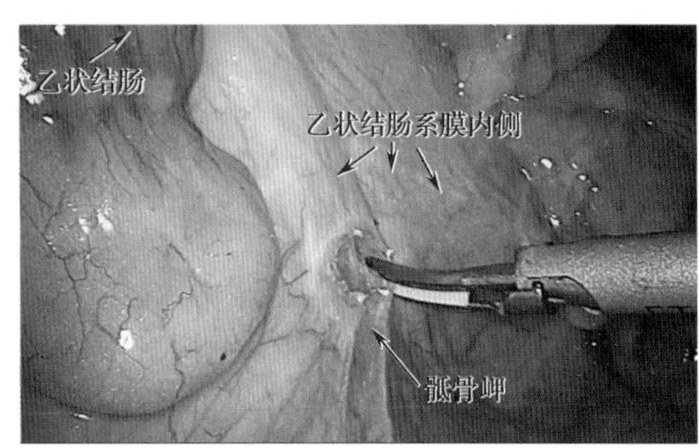

图 4-2-5-5 在骶骨岬处切开乙状结肠内侧系膜

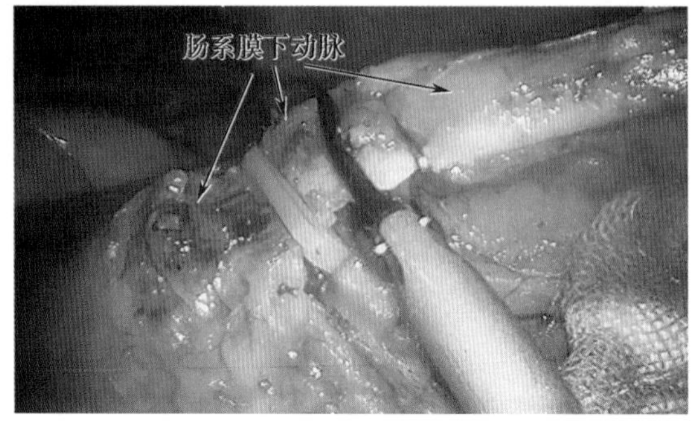

图 4-2-5-6 离断肠系膜下动、静脉

注意：乙状结肠部位常有结肠冗长与粘连，左手既要实现张力，又挡开冗长的乙状结肠，形成良好暴露是关键所在。

小技巧：充分利用血管来实现张力的维持，左手沿肠系膜下动脉远端滑动，在乙状结肠动脉分支与边缘弓附近寻找合适抓持点，并随着手术层面的推进不断变换抓持点。

2. 游离降结肠　病人更换为头高足低、向右侧倾斜 30° 体位。经内侧沿肠系膜切开降结肠系膜直至脾曲（图 4-2-5-7）。主刀医师用左手将结肠向内侧牵拉，向上继续游离降结肠至脾曲。在大网膜与结肠带附着处切开大网膜（图 4-2-5-8）（【二维码】4-2-5-3）。

【二维码】4-2-5-3 游离降结肠

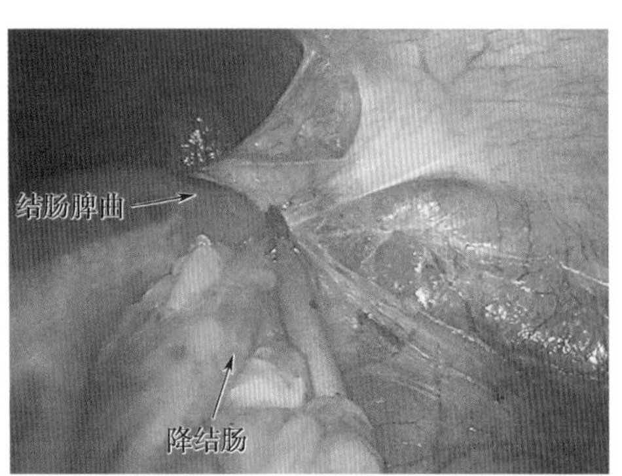

图 4-2-5-7 游离降结肠至脾曲

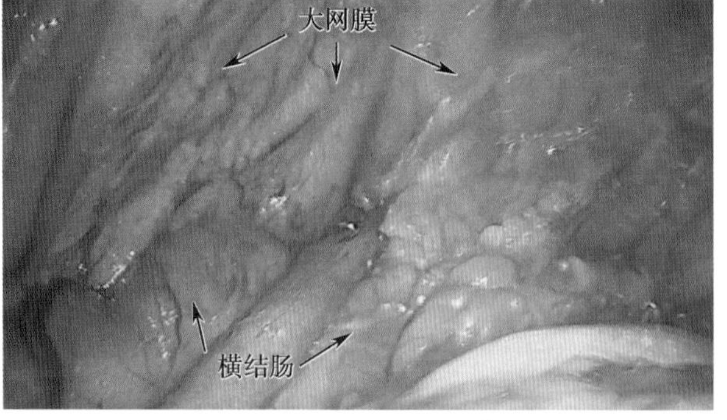

图 4-2-5-8 将大网膜自横结肠附着处切开

注意：结肠脾区常有粘连和冗长，且降结肠与横结肠形成锐角，常常暴露困难，很难形成足够的张力。

> 小技巧：此时体位的及时变换十分重要，采用头高足低右倾体位，利用重力将小肠向右、向下移动。扶镜手可经脐孔部位预留的5mm戳卡伸入一肠钳协助暴露，扶镜手肠钳夹持横结肠近脾区左结肠静脉合适部位的肠系膜，主刀左手夹持降结肠边缘血管弓，与肠系膜根部形成良好的张力与暴露。

3. 游离横结肠　向上提起横结肠，暴露横结肠系膜。提起从左至右切开横结肠系膜，并依次离断中结肠动静脉（图4-2-5-9）、右结肠动静脉（图4-2-5-10），离断右结肠动静脉时注意保护结肠血管弓，直至肝曲。利用重力作用使横结肠向脚侧下垂，提起大网膜，将大网膜自横结肠附着处切开，暴露横结肠系膜（图4-2-5-11）。打开肝结肠韧带，避开十二指肠。提起横结肠向脚侧牵引，切开结肠肝曲的结肠系膜，完成结肠肝曲的游离（图4-2-5-12）（【二维码】4-2-5-4）。

【二维码】4-2-5-4　游离横结肠

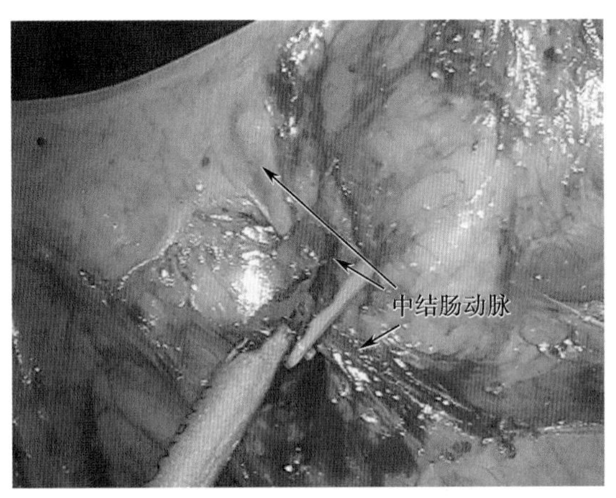

图4-2-5-9　离断中结肠动静脉

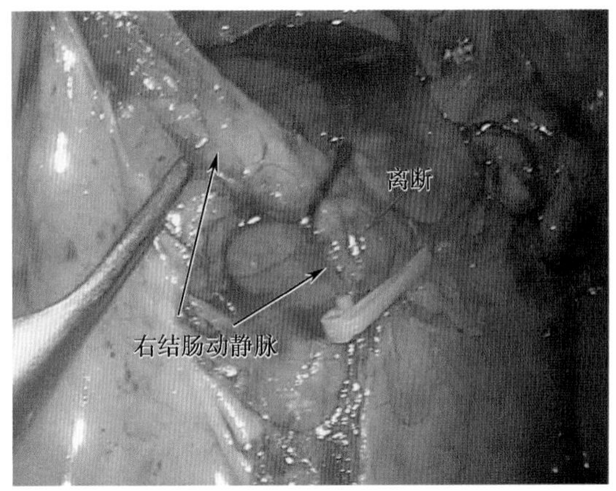

图4-2-5-10　离断右结肠动静脉

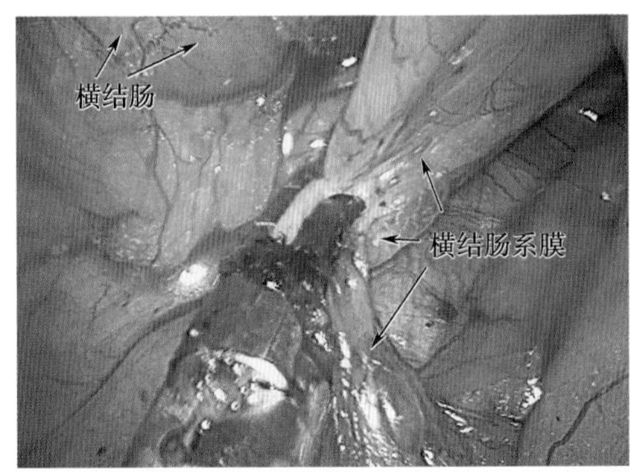

图4-2-5-11　提起并切开横结肠系膜

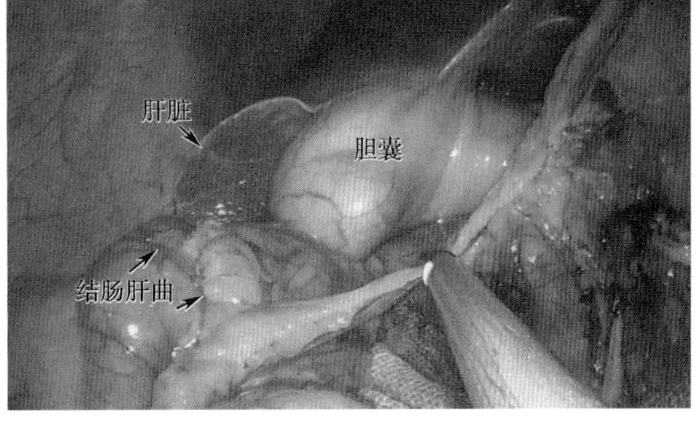

图4-2-5-12　结肠肝曲游离

> 注意：横结肠的游离相对容易，但要做到维持良好的张力和暴露仍需要一定技巧和经验。

小技巧：扶镜手肠钳与主刀左手胃抓钳要逐渐向右移动，抓持点一般选择中结肠动脉左支、右支与边缘弓汇合处，形成有效的三角牵拉。在稍靠近动脉根部分离系膜，可减少游离路程。

4. 游离升结肠和盲肠　取头高足低、向左侧倾斜 30° 体位。主刀医师和助手站于病人左侧。沿右侧 Toldt 间隙切开升结肠肝曲内侧系膜。提起盲肠和阑尾，经尾侧沿 Toldt 间隙向头侧分离并汇合（图 4-2-5-13）。提起升结肠向左下腹牵拉，打开右侧腹膜，完成升结肠的游离（【二维码】4-2-5-5）。

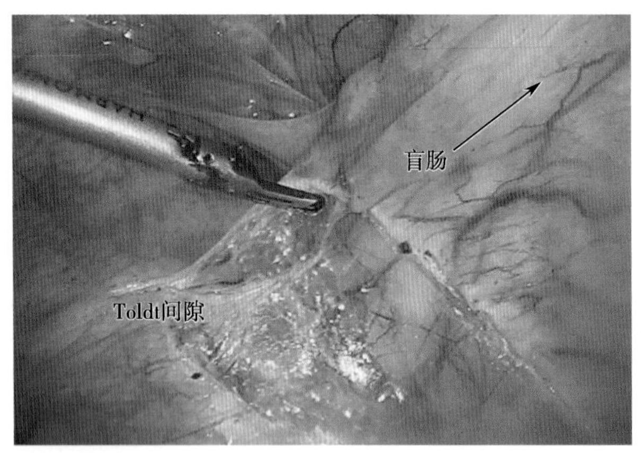

图 4-2-5-13　沿 Toldt 间隙向头侧分离并汇合

【二维码】4-2-5-5　游离升结肠和盲肠

注意：结肠肝区的游离相对困难，尤其是要注意右结肠动脉尽量靠近根部结扎离断，保证边缘动脉血供，使得保留足够长度血供良好的升结肠用于升 - 直吻合。

小技巧：右结肠动脉的游离由于贴近胰腺，可采取左右包抄的办法。右侧从结肠肝区系膜十二指肠显影处开始，剪开系膜，右结肠动静脉为上界，在结肠系膜与十二指肠之间的间隙充分游离。

5. 次全切除结肠，升结肠 - 直肠吻合　确认全结肠游离后，用腹腔镜直线型切割吻合器在腹膜返折下缘处离断已裸化系膜的直肠肠管（图 4-2-5-14）。撤去气腹，取出单孔装置，保护切口，经此切口将已经完全游离的全结肠拉出腹腔（图 4-2-5-15）。结扎阑尾动脉，切除阑尾。在距回盲部 8～15cm 处离断升结肠，并置入吻合器抵钉座（图 4-2-5-16）。移除离断的升结肠、横结肠、降结肠和乙状结肠，并送病理检查。将升结肠还纳入腹腔，重新建立 CO_2 气腹维持腹内压 12mmHg。经肛门放入吻合器，于直肠断端旋出操纵杆（图 4-2-5-17），与抵钉座对接，在确保肠系膜无扭曲的情况下，完成吻合（图 4-2-5-18）（【二维码】4-2-5-6）。

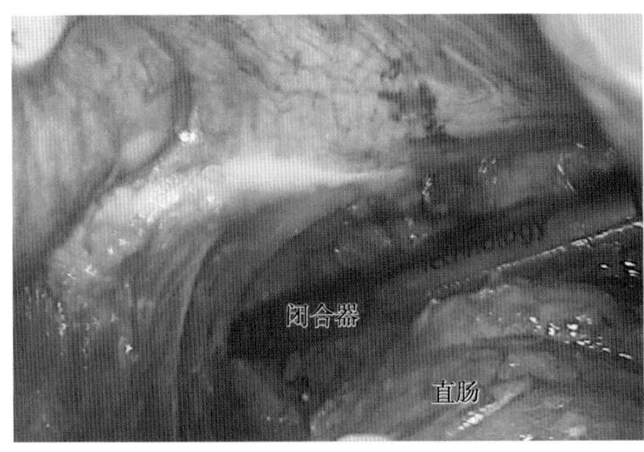

图 4-2-5-14　离断已裸化系膜的直肠肠管

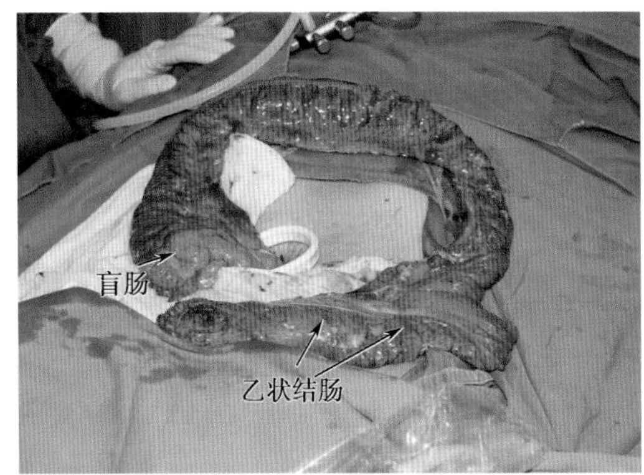

图 4-2-5-15　游离的全结肠拉出腹腔

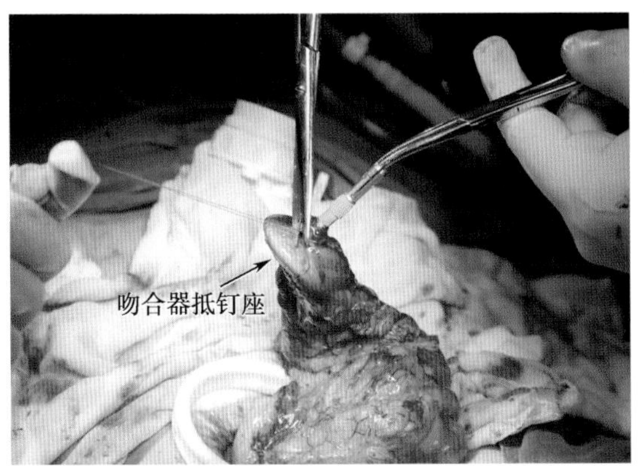

图 4-2-5-16　置入吻合器抵钉座

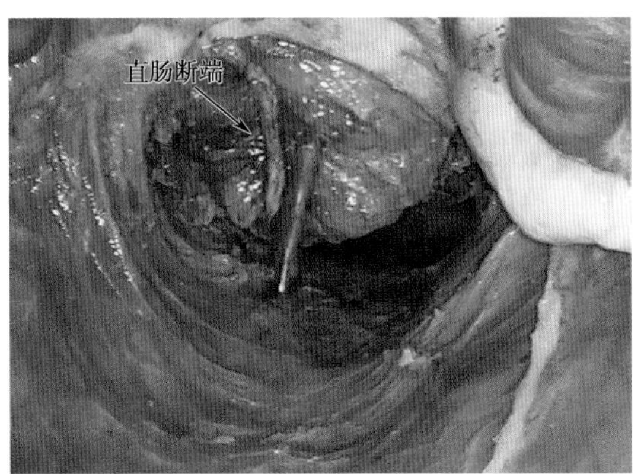

图 4-2-5-17　直肠断端旋出操纵杆

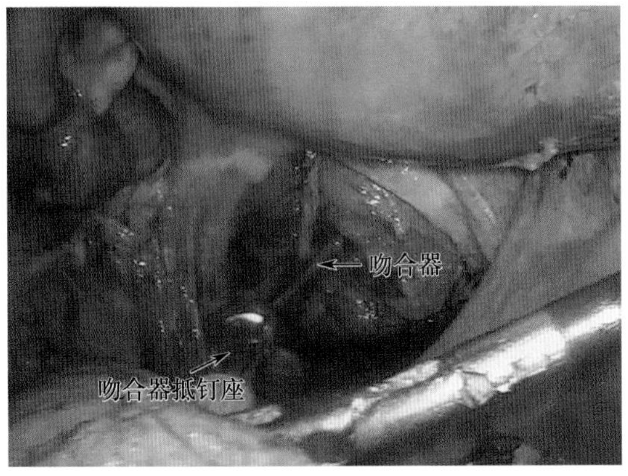

图 4-2-5-18　完成吻合

【二维码】4-2-5-6　次全切除结肠，升结肠 - 直肠吻合

注意：改良单孔法腹腔镜由于空间有限，一般没有一助协助，所以手术全程均需自我暴露术野，这也是单孔腹腔镜最大的困难所在。

小技巧：充分利用体位的变化，运用重力作用来协助推开遮挡视线的小肠及其他肠管。左手持康基鸭嘴形胃抓钳，通过调整抓持部位与角度，实现维持术野张力与暴露的双重作用。

【术后管理及并发症处理】

1. 术后管理　①监测生命体征和腹部体征，注意有无腹膜炎表现；②观察腹腔引流液，注意有无活动性出血及吻合口漏，如无异常，术后5～7天可拔除；③静脉营养支持；④术后8～12小时可由人搀扶试行下床活动；⑤术后当天可有轻度疼痛，必要时可给予止痛等对症处理；⑥术后2～3天排气后可拔除胃管，给予全流饮食，之后逐步过渡到半流、软食、普食；⑦给予抗生素抗感染治疗3～5天；⑧术后恢复良好即可出院。

2. 术后并发症处理

(1) 出血：术中血管损伤引起的严重腹腔内出血，是腹腔镜手术严重并发症之一，也是导致中转开腹的重要原因之一。术中有效暴露手术视野、辨明血管解剖结构、选择适当的止血手段是避免血管损伤和术中大出血的关键。对于明确的中级血管，一般主张联合两种方式止血比较明确，可以将丝线结扎、钛夹夹闭、LigaSure凝结等手段配合使用。术中一旦发生血管损伤，切忌慌乱电灼或盲目上钛夹，以免损伤周围组织造成并发症。首先应该判断出血来源和是否可以结扎处理，一边以吸引器处理视野，一边根据受损血管的粗细分别选择电凝、超声刀、LigaSure、钛夹等方法止血。若考虑为腹腔内大血管损伤，或短期内无法控制出血，应果断中转开腹，根据情况决定是否进行血管修补术。术后病人疑有腹腔内严重出血者可先行腹腔镜下探查，寻找出血点并进行止血，对腹腔镜下难以控制的出血应中转开腹手术处理。

(2) 输尿管损伤：腹腔镜下游离结肠后方时，如果解剖层次显露不清，盲目结扎切断大块组织，可以误伤其中包裹的输尿管。因此，辨明解剖层次和结构，在直视下逐层游离是避免损伤的关键。必要时可暴露输尿管以起到保护的作用。若术中发现输尿管损伤，可行输尿管修补、内置支架端端吻合等处理。

(3) 吻合口漏：腹腔镜结肠手术的肠吻合通常利用吻合器完成，合理选择和熟练使用各种吻合器对保证吻合质量有重要保证。关于术后吻合口漏的发生，腹腔镜手术与传统手术开腹手术的防治原则相似，术前充分肠道准备，术中注意保证吻合口有良好的血供，避免吻合口张力过高，术后积极营养支持，改善全身影响状态，并保持吻合口旁引流通畅都是防止吻合口漏的重要措施。对于已经明确的吻合口漏，根据局部体征和全身状态以及腹腔引流情况选择保守治疗或手术处理。对于腹腔感染表现严重、引流不充分、腹膜炎范围逐渐扩大者，应及时手术处理，并行近端肠管造瘘。

(4) 肠道损伤：腹腔镜手术时，肠道损伤可见于建立气腹时的穿刺损伤、操作钳抓持损伤、电凝钩烫伤、粘连游离时的浆膜撕裂等情况，对于术中即刻发现的肠管损伤，多数可以通过腹腔镜下缝合修补获得治愈。如损伤较重或范围广泛，可以考虑局部肠断切除吻合。对于合并腹腔感染吻合条件不良者，必要时需行造瘘处理。为避免肠道损伤，手术中需注意操作轻柔，切忌暴力牵拉抓持肠管和勉强分离粘连。电凝钩操作必须在监视下完成，用力适度，防止电凝钩反弹时误伤周围肠管。对有手术史的病人，在穿刺建立气腹时要谨慎操作，或改行开放式建立气腹。手术中建议常规留置腹腔引流管，对于术后观察病情，判断有无肠瘘有重要的作用。如术后病人出现与手术不符的腹痛和腹膜炎表现，或引流液性状异常，应引起重视，结合腹部立卧位平片或口服水溶性造影剂摄片等辅助检查予以诊断。若高度怀疑，可行腹腔镜探查来明确诊断，根据腹腔内病变情况选择腹腔镜下或开腹手术处理。

（龚文敬）

【文后述评】（韩方海）

（1）单孔腹腔镜手术操作难度较传统腹腔镜增加，特别是对于慢性顽固性便秘病人，需要行结肠全或次全切除术，术中转换视野较多。对于初期开始行单孔腹腔镜手术的医师，需要选择合适的病人，最好选择胖瘦适宜、无腹部手术病史的病人，否则会加大手术难度。

（2）由于结肠次全切除手术操作范围较大，行单孔腹腔镜手术难度较大、手术时间长，且单孔腹腔镜腹部手术的引流管安置在肚脐，病人术后体验较差，龚文敬主任利用在右下腹的腹腔引流管安置孔作为操作孔之一，创新设计了经脐单孔 SILS™ port 腹腔镜结肠次全切除术治疗相关疾病。该手术方式最大限度保留单孔腹腔镜的微创优势，术后腹壁美容满意度高。通过在引流管安置处增加一个操作孔，也很好地避免了经脐单孔腹腔镜手术中的“筷子”效应，仅用传统腹腔镜器械便可完成，显著降低手术难度，缩短手术时间，使该技术更易于临床开展。

（3）目前已有专用的单孔腹腔镜器械进入临床，多孔道穿刺器密封性好并且有利于减少器械之间的“筷子”效应，能形成医生想要的操作三角；可弯曲的腹腔镜镜头可避免器械和光源同轴，有助于保证术野的清晰度，并有利于术者对距离的判断；多自由度器械可以像人体腕部关节一样进行推拉、弯曲、扭转等多个自由度的活动。但由于这些专用单孔腹腔镜器械价格昂贵，且多为一次性使用，病人难以承受高昂的费用，在一定程度上阻碍了单孔腹腔镜手术在国内的发展。行单孔腹腔镜时为了尽量形成操作三角，避免器械之间的“打架”，龚文敬主任利用切口保护器与橡胶手套制作多孔道单孔穿刺器，该“器械”的优势是可以给主刀医生更大的操作空间，手术过程更加便利顺畅，但橡胶手套的固定性较差，器械没有可以依靠的支点，要保证视野的清晰、稳定，对于扶镜手的要求就更高。国内各个医院医院进行单孔腹腔镜手术的操作多是通过自制的廉价器械来完成单孔腹腔镜手术。相信随着腹腔镜技术的发展及国民经济的提高，单孔腹腔镜在我国会开展的更为广泛。

【作者简介】

龚文敬，男，1981 年生，毕业于成都中医药大学，硕士研究生。现任四川省第二中医医院肛肠外科主任、《中国便秘外科诊治指南 2016》编写核心专家、首批成都市优秀卫计人才。现任民盟成都市医卫一支部主委、中国肛肠病学研究生联合会会长、中国便秘联谊会常务副秘书长、中国民族医药学会肛肠科分会常务理事、中医药高等教育学会肛肠分会常务理事、中国医师协会肛肠医师分会及功能性疾病专委会委员、中国医师协会中西医结合医师分会第一届肛肠病学专家委员会委员、中国中西医结合学会大肠肛门病专业委员会及便秘及盆底功能障碍专家组委员、中国中西医结合学会第三届普通外科专业委员会委员、国际盆底疾病协会第一届理事会理事。曾至英国 ST Marks 医院交流访问，擅长慢性便秘、顽固性肛门坠胀、结直肠肿瘤等肛肠科疑难病的诊治及腹腔镜手术治疗，设计了出口梗阻型便秘的盆腔动态多重造影检查，在国内较早开展了经脐单孔腹腔镜次全结肠切除术，并设计了经脐两孔腹腔镜次全结肠切除术。先后发表学术论文 20 余篇，先后获四川省科技进步奖等科技进步奖10余项。

【述评者简介】

韩方海，男，1963年生。毕业于四川大学华西临床医学院（华西医科大学），博士研究生，中山大学外科博士后出站。教授，主任医师，博士研究生导师。现任中山大学孙逸仙纪念医院胃肠外科主任、学科带头人。主要从事胃肠外科的临床、科研及教学工作。主要业务专长胃癌血管鞘内淋巴结清扫，扩大根治手术、胃癌腹主动脉周围淋巴结清扫、低位直肠癌保留肛门和性神经的根治手术、腹腔镜下结直肠癌根治手术和扩大根治手术、腹腔镜下胃癌规范化根治手术、Da Vinci系统胃肠癌根治手术。现任中华医学会外科分会实验外科和转化医学学组委员、中国抗癌协会大肠癌专业委员会委员、中华医学会肿瘤学分会结直肠肿瘤专业组委员、中国医师协会结直肠专业委员会常委、中国医师协会结直肠肿瘤学会腹腔镜专业委员会副组委、中国医师协会中西医结合医师分会肛肠病学专家委员会常委、广东省医疗行业协会消化病学管理分会副主委、广东省医疗行业协会结直肠外科分会主委、国家自然基金评审专家组成员等。国内外发表论文100多篇，其中SCI收录12篇，编写专著12部，主译专著3部。代表性有《直肠癌保肛手术》《胃癌外科学》《胃癌根治手术图谱》《腹腔镜下胃癌根治术》和《大肠癌根治术》等。

参考文献

[1] Kim S J，Choin B J，Lee S C.Overview of single-port laparoscopic surgery for colorectal cancers：past，present，and the future.World J Gastroenterol，2014，2（4）：997-1004.

[2] 赵松，王李，童卫东，等. 单孔腹腔镜结肠次全切除术联合盲肠直肠逆蠕动吻合术治疗慢传输型便秘. 中华消化外科杂志，2014，8（13）：650-653.

[3] 张金山，李龙，刁美，等. 经脐单切口腹腔镜辅助肛门成形术治疗小儿中高位肛门闭锁. 中国微创外科杂志，2016，5（16）：424-427.

第三章 经肛门内镜微创手术（TEM）

经肛门内镜微创手术（transanal endoscopic microsurgery，TEM）是一种治疗直肠病变相对较新、经内镜即能完成切除、止血、缝合等系列操作的微创外科技术。自20世纪80年代初德国Buess等[1]首次报道后，经过外科学界同道们的不断实践和创新，以及新技术、新设备的普及应用，TEM发展迅速，手术技术也日臻成熟。TEM设计巧妙，利用人体的自然开口（肛门）插入独特的单孔内镜外科系统，在腔内直达病变完成系列操作，利用立体视镜提供三维视野也是其独到之处[2]。TEM集内镜、腹腔镜和显微手术三种技术特点于一身，微创、显露良好、切除精确，能切除较高部位的直肠肿瘤，并能获取高质量的肿瘤标本用于精确的病理分期，与传统的局部切除术比较具有明显的优势[3，4]。经过近30余年的发展，TEM促进了直肠肿瘤治疗的演变，TEM已使经肛门外科手术无论从技术还是结果上都产生革命性改变[5]。目前我国TEM的发展趋势良好，TEM已被越来越多地应用于直肠肿瘤和其他直肠病变的治疗。

【适应证与禁忌证】

1. 适应证　为明确TEM手术技术特点及其在直肠疾病治疗方面应用的优势与不足，探讨如何更好地规范开展TEM技术，中国抗癌协会大肠癌专业委员会TEM学组于2016年4月15日特组织国内部分专家学者，探讨制定了TEM技术专家共识[6]。该专家共识推荐的TEM手术适应证包括：①直肠腺瘤，尤其适用于广基或无蒂直肠腺瘤；②良好组织病理学特征的早期直肠癌（病变占肠周<30%、直径<3cm、肿瘤活动、高～中分化、cT1N0、无脉管或神经浸润、无淋巴结转移证据）；③经结肠镜切除局部恶变息肉（底部/周边切缘阳性或无法评估）的扩大切除；④适合局部切除的其他直肠肿瘤（神经内分泌肿瘤G1～G2、胃肠道间质瘤、脂肪瘤、平滑肌瘤等）或直肠周围的其他良性肿瘤；⑤直肠的良性狭窄或吻合口狭窄；⑥直肠低位前切除术后吻合口瘘的修补术；⑦直肠出血的诊断；⑧直肠及周围病变的活组织检查；⑨直肠阴道瘘或肛瘘内口的黏膜瓣易位修补；⑩直肠异物的处理。

2. 禁忌证　①T1期高复发危险或者更后期（如T2期或以上）的直肠癌，如果并非出于姑息治疗的目的则不适宜直接行TEM；②同时性多原发结直肠肿瘤是TEM的禁忌证，术前应行全结肠镜、钡灌肠造影或多排螺旋CT结直肠重建等检查予以排除；③腹膜返折以上直肠前壁肿瘤如采用TEM行全层切除，容易切穿进入腹腔，虽然即刻行腔内连续缝合可能修补成功，但对于此类病例TEM全层切除仍须十分慎重；④TEM术中须经肛门插入外径4cm的特殊直肠镜直至手术结束，可能会对肛门括约肌造成一定程度的影响，因此，肛门括约肌功能不良的病人不宜行 TEM，以免术后发生肛门失禁；⑤ TEM 的其他手术禁忌证包括：共患严重基础疾病，无法耐受 TEM 手术者、距肛门边缘 20cm 以上的结直肠肿瘤、肛门或直肠狭窄，无法置入 TEM 直肠镜者[6]。

技术的优势在于：瘤体最大径超过 1.5cm 的无蒂广基型良性直肠腺瘤（T0 期），尤其是绒毛状腺瘤最适合应用 TEM 治疗[7]。一般肿瘤占据肠腔应在 3/4 周径以内。TEM 不仅具有经肛门途径较少的创伤，而且由于加强了术野的可视化能做到更加精确的切除，从而具有较低的局部复发率。近年来，随着 TEM 的推广和技术的日臻成熟，采用 TEM 切除巨大直肠息肉的报道也越来越多。据 Levic 等[8]报道，TEM 全层切除为直肠巨大息肉提供了一个安全、有效的治疗方法，即使意外发现腺瘤癌变，TEM 也可以是治愈性的，甚至局部复发也常常可以采用二次 TEM 手术进行处理。Arezzo 等[9]则回顾性分析了 17 例连续采用 TEM 切除的巨大环腔生长的直肠腺瘤，距肛缘的平均距离为 4（3～11）cm，平均纵向宽度为 7（3～10）cm，平均表面积为 75（40～255）cm^2。所有病例均完成内镜下端端吻合，均无需近端肠造口，平均手术时间为 120（40～240）min，并获得满意的效果。作者因此认为 TEM 是治疗直肠巨大环腔病变安全可行的技术。

相对根治性手术而言，TEM 具有手术恢复快、住院时间短以及更少并发症的优势。因此对于早期直肠癌，尤其是高手术风险的病人，TEM 可以很好地替代根治性手术。虽然目前直肠癌行局部切除仍存在争议，但采用 TEM 治疗低复发危险（low-risk）的 pT1 期直肠癌（如肿瘤高、中分化，瘤体小，活动度大）是符合肿瘤学原则的。Junginger 等[10]研究表明，低复发危险直肠癌经 TEM 切除术后的局部复发多数由于先前切除时的肿瘤残留导致，而并非未检测到的淋巴结转移所致。提高 TEM 手术技术的规范化以保证肿瘤的完整切除，并通过全面的病理评估，多数术后复发似乎可以避免。Lu 等[11]的一项比较 TEM 和 TME 治疗 T1 期直肠的 Meta 分析表明，对于 T1 期直肠癌病人虽然 TEM 术后局部复发率高于 TME，但两组的术后远处转移、总生存率和无病生存率均无显著差异。如果不是出于姑息目的，T2 期直肠癌不适合局部切除，因为术后有较高的肿瘤局部复发率。然而近年来也有研究证实对 T2 期直肠癌若先行新辅助治疗后再行 TEM 局部切除也可取得良好的疗效[12]，尤其是对于那些获得病理完全缓解的病例，在生存率和复发率方面长期疗效显著[13]。不过 Perez 等[14]研究发现，直肠癌新辅助治疗后行 TEM 的病人，虽然对放疗的反应接近完全缓解（≤3cm；ycT1～2N0），但随访至局部复发后再行补救性切除术会有更高的 R1 切除率（CRM+）和再复发率。作者因此认为，对于那些 TEM 术后病理特征不好的病人应考虑立即行 TME 根治术。可见，虽然严格选择没有淋巴结转移证据的直肠癌病人行 TEM 可能是安全、有效的，但目前的科学证据仍然有限。

【麻醉、体位、戳卡位置及手术站位】

1．麻醉　TEM 的麻醉方式一般选择全麻，全麻风险高的病人，尤其是术中取膀胱截石位者，也可选择腰麻以及硬膜外麻醉。全麻的诱导、维持和恢复均可采用标准的方法。气道管理工具可以选用气管插管或喉罩，但如果取俯卧位则需要行气管插管。

2．体位　应根据病变在直肠内的方位选择合适的手术体位，原则是使直肠镜插入后病变尽量位于视野下方。比如病变位于直肠前壁、后壁、右侧壁和左侧壁，将分别采用俯卧位、膀胱截石位、右侧卧位和左侧卧位。因术者多为右利手，如无法保证病变位于正下方，将病变置于右下方也利于操作。比如，位于胸膝位3点直肠右侧壁肿瘤的病人，应取右侧卧位。将手术床左腿板撤除，将病人两腿尽量蜷曲，让病人臀部置于手术床的边缘（图4-3-1-1）。将腹腔镜主机、TEM直肠镜泵放于病人头部右侧，超声刀主机放于病人左腿外侧。

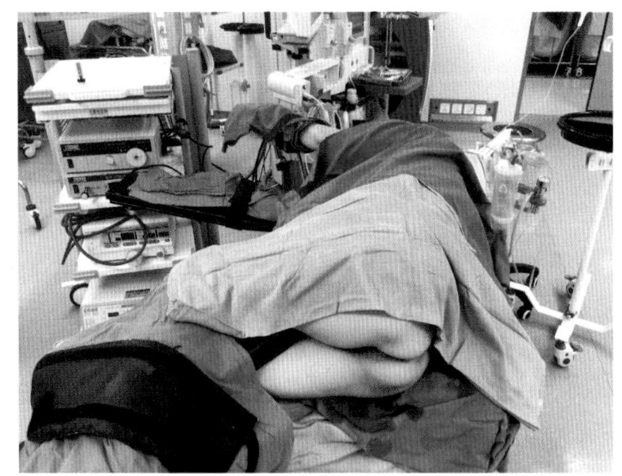

图4-3-1-1　右侧卧位

3．手术特殊器械　TEM是目前已知的唯一一套单孔内镜外科系统，利用人体的自然开口通过腔内途径直达目标器官进行操作。为规范开展TEM必须配备完善的TEM手术系统（图4-3-1-2），其主要由三部分组成：特殊的手术用直肠镜（图4-3-1-3）、专用手术器械（图4-3-1-4）和显像系统[3]。

TEM的设备和仪器系德国原装进口产品，其中显微立体直肠镜和直肠镜泵（图4-3-1-5）是TEM的核心。

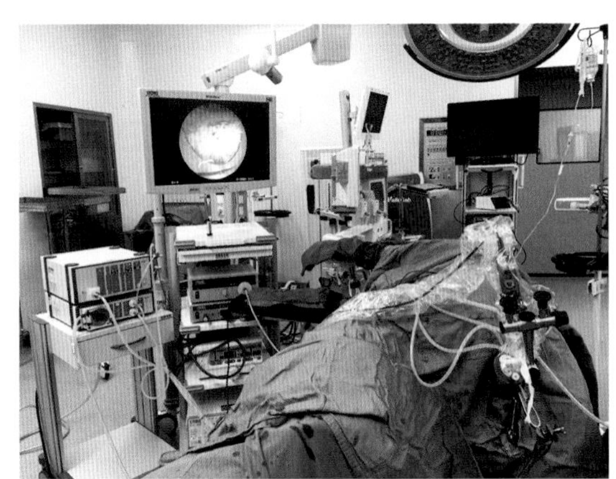

图4-3-1-2　TEM手术系统

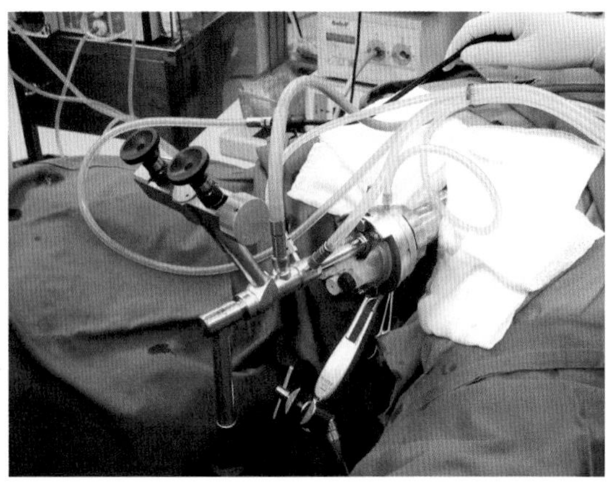

图4-3-1-3　特殊的手术用直肠镜

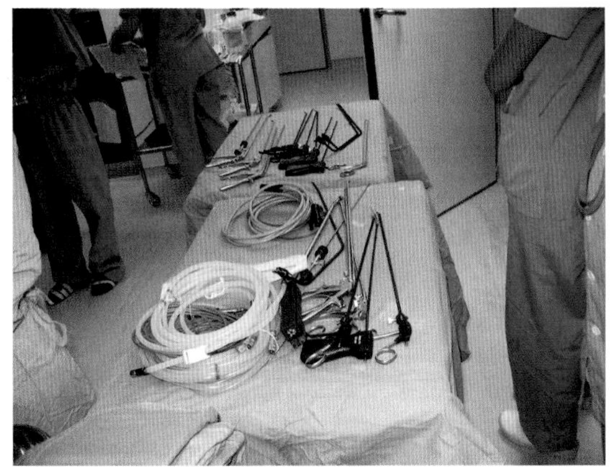

图4-3-1-4　TEM专用手术器械

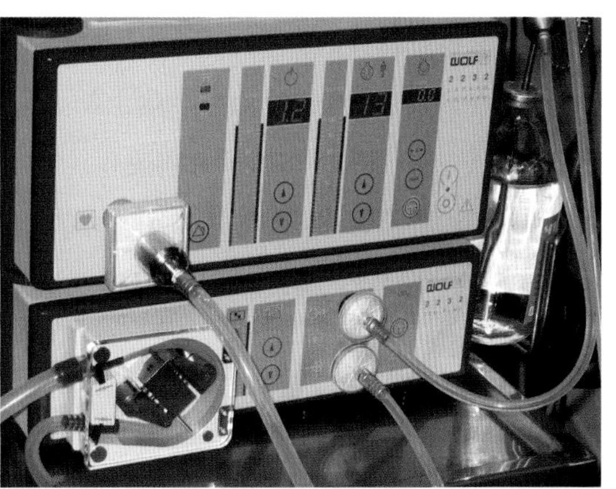

图4-3-1-5　TEM直肠镜泵

前者独具匠心地利用立体视镜提供三维的视野；后者分别由气腹机和注水泵组合而成，具有集充气和注水为一体的功能，保证在手术过程中即使持续抽吸也能维持肠腔内气压的稳定。而专用手术器械多带弯头设计，适合在狭长的手术空间内进行各种操作。特殊直肠镜外径4cm，长度有12cm、13.7cm和20cm三种，前端为斜口，操作时正对病灶，有利于扩大视野，后端有一操作面板，其上有一主通道供立体视镜使用，立体视镜上有一接口连接光源，并附一注水孔和注气孔。CO_2充气能调节的最大速率为6L/min，直肠腔内的CO_2压力可自动调节维持在1.47kPa左右，以防结肠过度扩张。立体光学双目镜可提供放大3倍的三维术野图像，合并的副镜由助手扶持或连接到电视装置上。操作面板上还有3个用特制橡胶袖套密封的插孔供专用手术器械插入。特殊直肠镜利用双球关节活动臂装置（Martin臂）固定在手术台上。专用手术器械包括：特制的镊子、持针钳、剪刀和吸引器头，特制的针形高频电刀、注射针、银夹施夹器和5mm弯头超声刀等。吸引器头自下方的插孔插入，在手术操作过程中吸除烟雾、冲洗液和血液等，以保持视野清晰。应用5mm弯头超声刀时产生的烟雾要比应用高频针形电刀时要小。近年来，已将标准腹腔镜使用的电视摄像装置用于TEM（video-assisted TEM，VTEM），术野能清晰地显示在显示器上，术者不必只通过目镜观察操作，从而使术者更加舒适[15]。Kanehira等[16]还推出一种不需注气，而镜身透明、带有直径5mm侧孔的直肠镜，取得较好效果。

【手术步骤】

1. TEM仪器设备的调试和准备；

2. TEM各种管路的连接和固定；

3. TEM操作系统的建立和维护；

4. 根据不同的直肠病变采取不同的手术方式；

5. 采用TEM腔内缝合技术关闭手术创面；

6. 手术标本的处理。

【手术具体步骤及要点】

1. TEM仪器设备的调试和准备　麻醉成功、完成体位摆放后，调试并启动TEM直肠镜泵联机开机程序：①TEM直肠镜泵由气腹机和注水泵组合而成。放置时气腹机在上，注水泵在下。②连接TEM直肠镜泵后背的气路，上下方向垂直连接。连接信号线并锁紧（注意信号线两端外表相同，但分公口和母口）。连接两机等电位线。连接供气高压管，两端锁紧后开气（使用手术室公共CO_2气源时，直接将供气管插入墙上的CO_2插口。这时可能压力不够，因为该气腹机是按高压设计的。需要联系有资格的供货商改装）。前面板所有管路除了泵挤压管外都不得联接。③气腹机开机通电，自检（气腹机左上角黄灯绿灯交替闪烁），同时泵面板所有灯亮（稍暗），泵转几圈即停转。自检稳定后（气腹机左上角绿灯亮，流量，压力，用气量3个显示均为0）表示气腹机工作正常，注水泵工作正常。

2. TEM各种管路的连接和固定　自检完成后，妥善连接镜子及操作件上所有管路，并予固定。联接两机前面板的上下两个过滤器及5条管路。连接镜子及操作件上所有管路。按下泵工作键，这时泵指示灯亮度提高。按下气腹机工作键（T字形键，该键上侧为大流量键）即可正常工作。

该机管路虽连接复杂，但设计的较为人性化，5条管路的接口都各自不同，不会有接错的可能。

3．TEM操作系统的建立和维护　术野常规消毒铺巾后，经轻柔扩肛后插入特殊的直肠镜，直视下仔细观察病灶的形态、大小，将直肠镜放置到合适位置并妥善固定，保持CO_2充气状态，最大速率为6L/min，直肠腔内的CO_2压力可自动调节保持在1.6～2kPa（12～15mmHg），以防结肠过度扩张。然后，将针形电刀或5mm弯头超声刀、特制的抓钳、吸引器等专用手术器械通过控制面板上用特制橡胶袖套密封的通道插入直肠。

4．根据不同的直肠病变采取不同的手术方式　根据直肠病变性质决定具体手术方式：①直肠肿瘤的切除；②直肠阴道瘘或直肠尿道瘘的修补；③直肠良性狭窄的切开成形等。

以直肠肿瘤切除为例（【二维码】4-3-1-1），先用针形电刀在病灶四周电灼标出切缘（图4-3-1-6），如为良性病变切缘距病灶边缘0.5cm以外，如为恶性病变或高度怀疑恶性则须距病变边缘1cm以外。用针形电刀将电灼点连成切线，一般于病变右侧加深切口，切口深度依据病情而定，如为良性病变切至黏膜下或深浅肌层，如为恶性病变则需切至肠壁外脂肪，即全层切除（图4-3-1-7）。

【二维码】4-3-1-1　—TEM切除直肠神经内分泌肿瘤

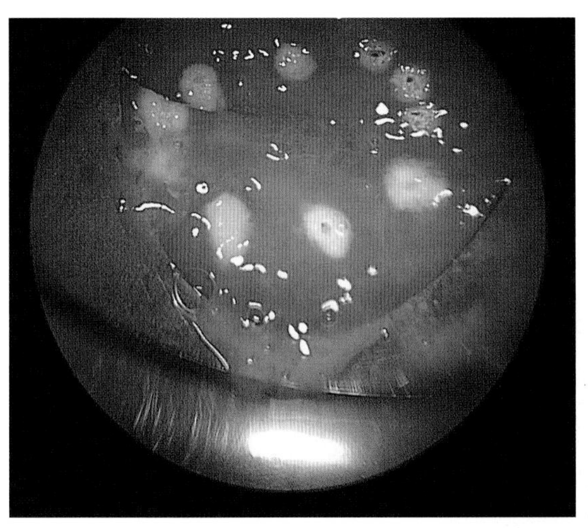

图4-3-1-6　针形电刀电灼标记切缘

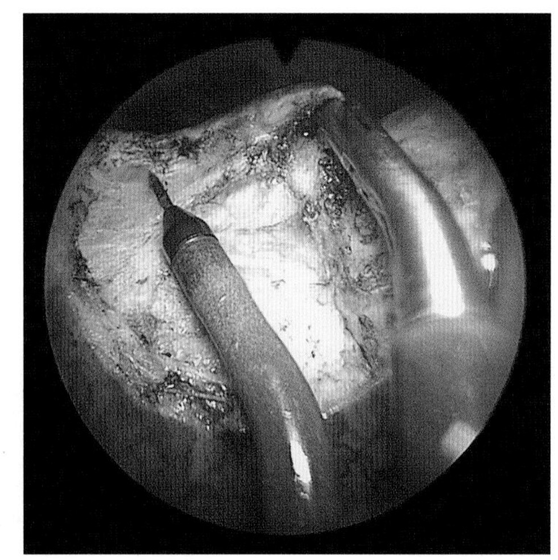

图4-3-1-7　TEM全层切除

从切口加深处开始，一般顺时针沿着预标记切线，逐渐将包含病灶在内的整块肠壁完整切除。操作时若能遵循从右向左，由浅入深，由远（肛门侧）及近的步骤则可使手术更容易。切除可选用针形电刀或5mm弯头超声刀，后者发生的气雾消散较快、止血效果更好。对于腹膜返折以上直肠前壁的病变行全层切除须格外谨慎，尽量避免切入腹腔。如果不慎切入腹腔应即刻行腔内缝合修补，术前充分的肠道准备和熟练的腔内缝合技术是修补成功的关键。

5．采用TEM腔内缝合技术关闭手术创面　病灶切除以后手术创面经仔细止血、冲洗后在腔内予以连续缝合关闭（图4-3-1-8）。加拿大圣保罗医院的TEM经验认为，虽然由于强健的系膜脂肪层的存在，即使让直肠壁缺损敞开也是安全的，但缝合关闭缺损显示更少的术后并发症[17]。腔内缝合是TEM的难点所在，尤其是缝合较大肠壁缺损的时候，只有经过专业的培训才能熟练掌握缝合技术。先在体外将一根7～10cm长带缝针的3-0单丝可吸收缝线的尾端用一银夹锚定，经特殊直肠镜送入直肠腔内，从创面一端（一般为右侧端）开始，用特制的抓钳和持针钳相互配合进行腔内缝合，为单层连续缝合，直至创面闭合，缝线另一端再用银夹施夹器夹一银夹固定，剪下缝针并退出（图 4-3-1-9）。如创面较大或缝合困难，可用多根缝线分次缝合。如单层缝合不太可靠，可以再次连续缝合或者经肛门间断缝合数针加固。

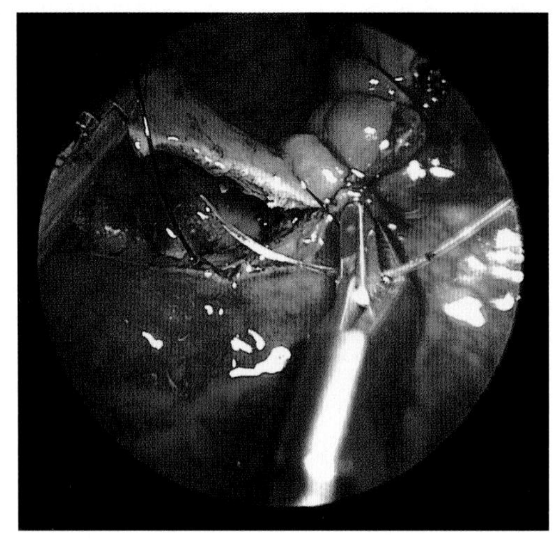
图 4-3-1-8 TEM 腔内缝合创面

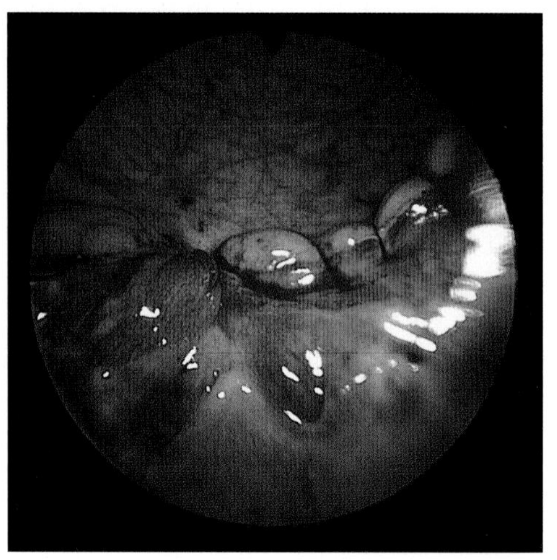
图 4-3-1-9 TEM 腔内缝合后效果

6. 手术标本的处理 切下的肿瘤标本自特殊直肠镜取出后将周边平展，用多枚大头针固定在一小块聚乙烯泡沫上，经甲醛溶液处理后立即送检作精确的病理分期（图 4-3-1-10）。

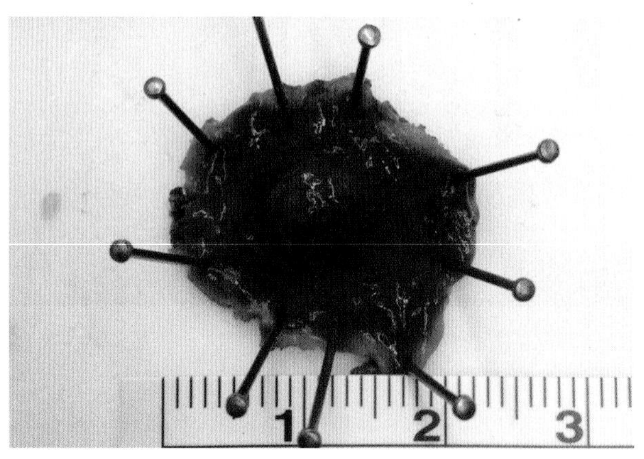

图 4-3-1-10 TEM 切除后肿瘤标本

【术后管理及并发症处理】

1. 术后管理 由于 TEM 操作精确、微创，无皮肤切口，对病人的全身情况影响也甚小，因此手术并发症的发生率很低而且很轻微[18]。病人术后一般无须使用镇痛剂，麻醉恢复后即鼓励其早期下地活动。活动自如后拔除尿管。术后第 1 天开始进少量流食，然后逐渐过渡到正常饮食。如无并发症，肠道功能恢复后即可出院。出院后定期在专科门诊随诊。

2. 并发症处理 由于 TEM 操作精确、微创，对病人的全身情况影响甚小，因此手术并发症的发生率较低。TEM 常见的并发症包括：①一般并发症：如一过性发热、腹泻、尿潴留、短暂性肛门出血（包括直肠创口渗血或扩肛引起的内痔出血），常能自行恢复。②直肠创口裂开：与创口张力过大或缝合技术缺陷有关。表现为术后肛门排出脓血性液，常伴发热，指检或肠镜检查可确诊，多数可保守治愈。因直肠周围脂肪结缔组织尚完整，后果常较直肠前切除术后吻合口裂开要轻。③肛门直肠功能损害：TEM 直肠镜直径达 4cm，可致肛门括约肌过度拉伸。术后部分病人有暂时性肛门排气或排液态大便失禁，常于数天至 3 个月内恢复。然而 Cataldo 等[19]的一项前瞻性研究却发现尽管 TEM 术中插入直径 4cm 的直肠镜，但对排便节制没有不利的影响。④术中切穿肠壁进入腹腔：不慎切入腹腔曾被视为 TEM 的一种术中并发症，通常在腹膜返折以上的腹膜面或乙状结肠作全层切除时发生。不过 Gavagan 等[20]研究发现，TEM 术中切入腹腔并不增加并发症的发生率，也并非必须中转开腹手术，但须即刻在内镜下严密修补。近期，Eyvazzadeh 等[21]也研究表明，对于经验丰富的外科医生，TEM 术中切入腹腔后行腔内吻合是安全的，无需转流性肠造口。但对于初学者，如采用 TEM 全层切除腹膜返折以上直肠前壁肿瘤，仍须十分慎重。⑤其他并发症：对于女性病人，中下段直肠前壁切除过深亦可造成直肠阴道瘘。预防方法是术中严格掌握位于直肠阴道相交段直肠病灶的切除深度，以切至直肠外脂肪为度。

（林国乐）

【文后述评】（邱辉忠）

TEM 是一种集内镜、腹腔镜和微创三种先进技术于一身的新手术。自 20 世纪 80 年代德国医生 Buess 教授首次报道后，经过外科学界同道们不断实践和创新，以及新技术、新设备在结直肠外科领域的应用、特别是与电视系统的结合，提高了外科操作的可视化程度，使得 TEM 发展尤为迅速，已逐渐成为直肠病变局部切除的首选术式，能够治疗传统手术器械不能完成的较高部位的病变，亦适宜于腹腔镜治疗相对困难的直肠中下段肿瘤的局部切除。经肛门内镜下可完成早期直肠癌、直肠良性肿瘤的切除、止血、缝合等系列精细操作，无皮肤切口、创伤小，效果良好，切除精确，在肛肠外科领域有着广阔的应用前景。目前，我国 TEM 的发展趋势良好，它已被越来越多地应用于直肠良恶性病变的治疗，适应证也已被逐步扩大到包括更大和更进展的直肠病变。然而，在开展过程中也暴露了诸多问题，最突出的就是术前评估不够充分、病例选择不够严谨、手术操作不够规范。北京协和医院自 2006 年开展 TEM 以来已成功治疗各种直肠病变 600 余例，为 TEM 的手术规范和适应证进展积累了丰富的经验，可供国内广大的结直肠外科医生借鉴。

【作者简介】

林国乐，男，1972 年出生。北京协和医院基本外科结直肠专业组主任医师、教授、硕士研究生导师。现任北京协和医院外科学系科主任秘书，兼任中国抗癌协会大肠癌专业委员会委员及 TEM 学组副组长，中国医师协会外科医师分会肛肠外科医师委员会委员、加速康复外科医师委员会委员、结直肠外科医师委员会中青年副主任委员，中国医师协会结直肠肿瘤专业委员会经肛门内镜微创外科专业委员会副主任委员，中国研究型医院学会肿瘤外科专业委员会委员，中国中西医结合学会普通外科专业委员会委员，中国医师协会肛肠专业委员会发展培训分会委员，北京医师协会肛肠专业委员会委员，中华消化外科菁英荟委员。《中国现代手术学杂志》编委，《中华胃肠外科杂志》和《中华结直肠疾病电子杂志》通讯编委，《中华临床医师杂志（电子版）》《中国全科医学》杂志社审稿专家。

【述评者简介】

邱辉忠，男，北京协和医院基本外科主任医师、外科学教授。现兼任北京抗癌协会胃肠专业副主任委员，中国医师协会肛肠专业委员会常务委员，中华医学会外科分会结直肠肛门病学组委员，中国抗癌协会大肠癌专业委员会委员，中国老年学会老年肿瘤专业委员会常务委员，《中华外科杂志》《中华普通外科杂志》《中华胃肠外科杂志》《国际外科学杂志》《中国肛肠病杂志》《癌症进展》杂志等编委，中华普外科手术学杂志、中华现代外科学杂志常务编委。

参考文献

[1] Buess G，Theiss R，Hutterer F，et al. Transanal endoscopic surgery of the rectum-testing a new method in animal experiments. Leber Magen Darm，1983，13（2）：73-77.

[2] Buess G，Raestrup H. Transanal endoscopic microsurgery. Surg Oncol Clin N Am，2001，10（3）：709-731.

[3] 林国乐，蒙家兴，邱辉忠. 经肛门内镜显微手术. 中华胃肠外科杂志，2006，9（4）：366-369.

[4] Lin G L，Meng W C S，Lau P Y Y，et al. Local resection for early rectal tumours：comparative study on transanal endoscopic microsurgery（TEM）versus posterior trans-sphincteric approach（Mason's Operation）. Asian J Surg，2006，29（4）：227-232.

[5] Allaix M E，Arezzo A，Arolfo S，et al. Transanal endoscopic microsurgery for rectal neoplasms：how I do it. J Gastrointest Surg，2013，17（3）：586-592.

[6] 中国抗癌协会大肠癌专业委员会 TEM 学组. 经肛门内镜微创手术（TEM）技术专家共识（2016）. 中华胃肠外科杂志，2016，19（7）：731-733.

[7] Demartines N，von Flue MO，Harder FH. Transanal endoscopic microsurgical excision of rectal tumors：indications and results. World J Surg，2001，25（7）：870-875.

[8] Levic K，Bulut O，Hesselfeldt P. Transanal endoscopic microsurgery for giant polyps of the rectum. Tech Coloproctol，2014，18（6）：521-527.

[9] Arezzo A，Arolfo S，Allaix M E，et al. Transanal endoscopic microsurgery for giant circumferential rectal adenomas. Colorectal Dis，2016，18（9）：897-902.

[10] Junginger T，Goenner U，Hitzler M，et al. Analysis of local recurrences after transanal endoscopic microsurgery for low risk rectal carcinoma. Int J Colorectal Dis，2017，32（2）：265-271.

[11] Lu J Y，Lin G L，Qiu H Z，et al. Comparison of Transanal Endoscopic Microsurgery and Total Mesorectal Excision in the Treatment of T1 Rectal Cancer：A Meta-Analysis. PLoS One，2015，10（10）：e0141427.

[12] Lezoche G，Baldarelli M，Guerrieri M，et al. A prospective randomized study with a 5-year minimum follow-up evaluation of transanal endoscopic microsurgery versus laparoscopic total

mesorectal excision after neoadjuvant therapy. Surg Endosc，2008，22（2）：352-358.

[13] Stipa F，Picchio M，Burza A，et al. Long-term outcome of local excision after preoperative chemoradiation for ypT0 rectal cancer. Dis Colon Rectum，2014，57（11）：1245-1252.

[14] Perez R O，Habr-Gama A，São Julião G P，et al. Transanal Endoscopic Microsurgery（TEM）Following Neoadjuvant Chemoradiation for Rectal Cancer：Outcomes of Salvage Resection for Local Recurrence. Ann Surg Oncol，2016，23（4）：1143-1148.

[15] Araki Y，Isomoto H，Shirouzu K. Clinical efficacy of video-assisted gasless transanal endoscopic microsurgery（TEM）for rectal carcinoid tumor. Surg Endosc，2001，15：402-404.

[16] Kanehira E，Yamashita Y，Omura K，et al. Early clinical results of endorectal surgery using a newly designed rectal tube with a side window. Surg Endosc，2002，16：14-17.

[17] Brown C，Raval M J，Phang P T，et al. The surgical defect after transanal endoscopic microsurgery：open versus closed management. Surg Endosc，2017，31（3）：1078-1082.

[18] Kumar A S，Coralic J，Kelleher D C，et al. Complications of transanal endoscopic microsurgery are rare and minor：a single institution's analysis and comparison to existing data. Dis Colon Rectum，2013，56（3）：295-300.

[19] Cataldo P A，O'Brien S，Osler T. Transanal endoscopic microsurgery：a prospective evaluation of functional results. Dis Colon Rectum，2005，48：1366-1371.

[20] Gavagan J A，Whiteford M H，Swanstrom L L. Full-thickness intraperitoneal excision by transanal endoscopic microsurgery does not increase short-term complications. Am J Surg，2004，187：630-634.

[21] Eyvazzadeh D J，Lee J T，Madoff R D，et al. Outcomes after transanal endoscopic microsurgery with intraperitoneal anastomosis. Dis Colon Rectum，2014，57（4）：438-441.

第四章 腹腔镜直肠悬吊术

经腹腔镜直肠悬吊术亦称为腹腔镜下直肠悬吊固定盆底修复术，主要目的是将松弛脱垂的直肠向上提拉悬吊缝合固定于坚韧组织上，恢复直肠正常的解剖学关系。与传统的开腹直肠悬吊术相比，腹腔镜手术具有微创、腹部美容、操作简便，视野清晰，手术时间短、出血少、疼痛轻、住院时间短等优势[1-4]。与经肛门手术相比，疗效更可靠、复发率低[5]。

【适应证与禁忌证】

1. 适应证　主要适用于直肠外脱垂及部分直肠内脱垂、盆底疝病人[6-11]。

2. 禁忌证　①有肛门坠胀、排便困难等出口梗阻性便秘症状无法用直肠内脱垂等解释时；②预计本手术无法达到病人解除排便功能障碍的预期时；③有腹盆腔手术史预计粘连严重者；④存在明显的精神或神经疾病因素时；⑤其他不适宜经腹手术的情况如：重要脏器功能不全，意识不清，不能耐受麻醉者等。

【麻醉、体位、戳卡位置及手术站位】

1. 麻醉　全身麻醉。

2. 体位　仰卧，头低脚高低平截石位（图 4-4-1-1）。

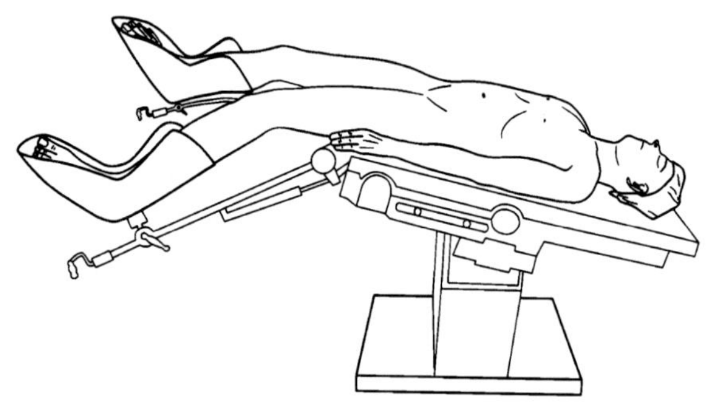

图 4-4-1-1　手术体位

3. 戳卡位置采用 4 孔法，脐上缘或脐左旁为 12mm 镜头孔，右髂前上棘与脐连线中外 1/3 为 12mm（或 5mm）主操作孔，右锁骨中线平脐处为 5mm 辅助操作孔，左髂前上棘与脐连线中外 1/3 为 5mm 助手操作孔。部分病人或操作熟练者亦可选用 3 孔法，即去掉助手操作孔（图 4-4-1-2）。

4. 手术站位　扶镜手位于头侧，主刀站于病人右侧，助手站于病人左侧（图 4-4-1-3）。

5. 手术特殊器械　可选择性使用生物补片悬吊。如果同时切除冗长的乙状结肠，则需要使用腹腔镜下切割缝合器及圆形吻合器。

【术前检查】 排粪造影（必需），有条件的可以完善盆腔动态磁共振。

【手术步骤】

1. 腔镜操作前准备　建立气腹，打孔置入戳卡，常规探查腹腔，调整体位，显露盆腔术野。

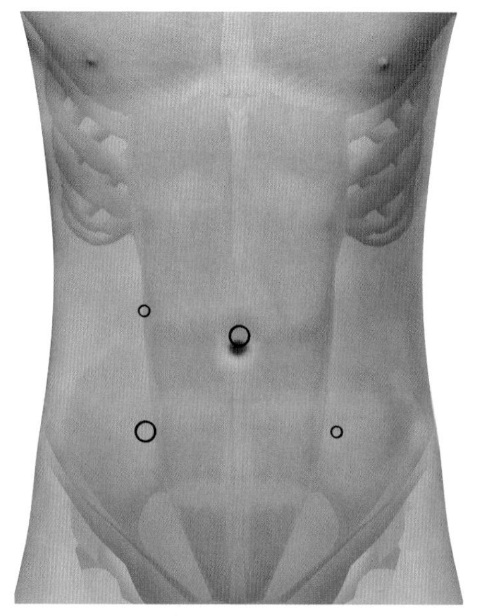
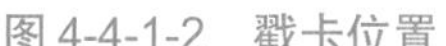
图 4-4-1-2　戳卡位置

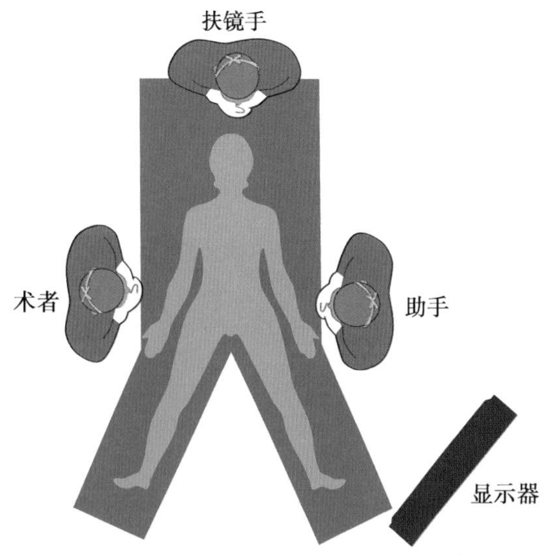

图 4-4-1-3　手术站位

2. 直肠游离　充分游离直肠至肛提肌平面。

3. 直肠阴道隔的游离　严重的直肠脱垂、特别是伴有直肠前突的病人可选择性采用此步骤。

4. 乙状结肠切除吻合　对明显的乙状结肠冗长病人，可选择性采用此步骤[12, 13]，游离乙状结肠后，适当切除乙状结肠，保证吻合后无张力。

5. 直肠悬吊　将直肠向上提拉，使用 0#Prolene 等不可吸收线（或生物补片）将直肠前侧壁缝合固定于骶骨岬上[9, 14]。

6. 盆底修复　使用倒刺线或其他不可吸收缝线将过于凹陷的直肠子宫陷凹（或直肠膀胱陷凹）折叠间断缝合，抬高盆底，消除直肠前凹陷松弛，同时缝合关闭右侧后腹膜。

【手术具体步骤及要点】

1. 腔镜操作前准备　取截石位，常规消毒、导尿、铺巾。脐上缘切口，建立气腹，维持压力 11～13mmHg，打孔刺入戳卡，置入镜头和操作器械探查。调整头低脚高截石位，将小肠向上腹部掀起，显露盆腔术野（图 4-4-1-4）。

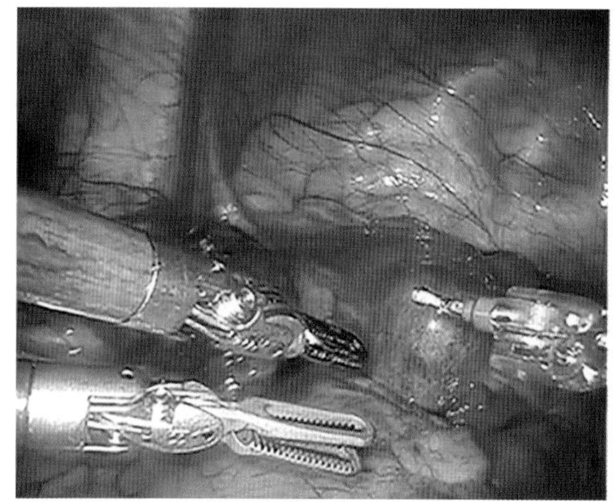
图 4-4-1-4　术野显露

2. 直肠游离　将乙状结肠向左上方牵拉，自骶骨岬处打开后腹膜，沿乙状结肠及直肠系膜右侧分离显露 Toldt 间隙（holy plane），注意防止损伤腹下神经丛及双侧腹下神经。沿此间隙继续向下游离直肠后方，直至盆底肌平面。可游离直肠右侧达接近血管神经束附近，可不游离直肠左侧盆底腹膜（图 4-4-1-5）。

注意：直肠应充分游离至盆底肌平面，防止骶前出血，保护自主神经。

3. 直肠阴道隔的游离 如果决定采用腹侧补片直肠悬吊，则需要游离直肠阴道隔，尽量分离到达会阴体。（图 4-4-1-6）。

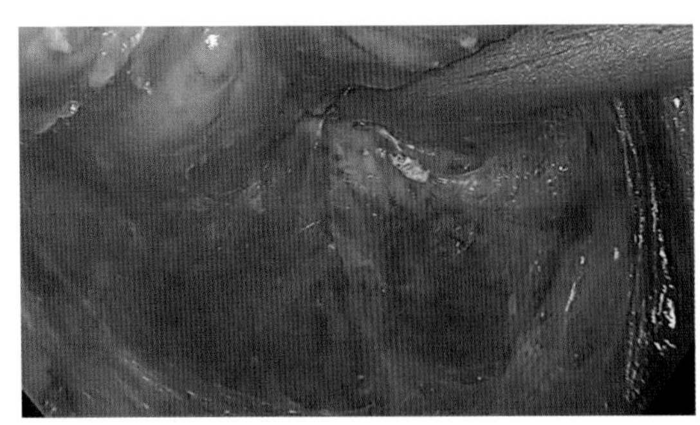

图 4-4-1-5 直肠游离

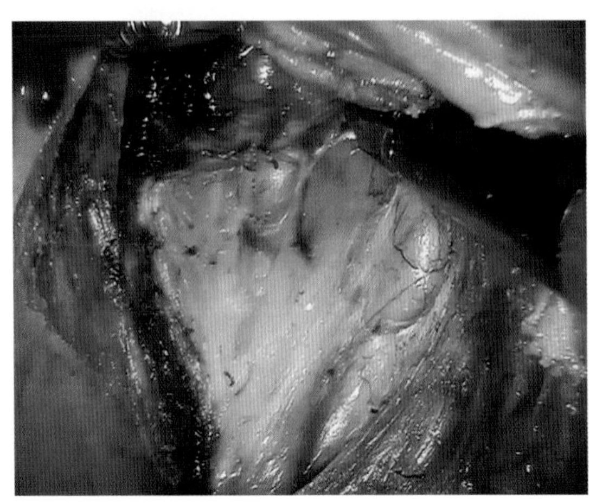

图 4-4-1-6 直肠阴道隔游离

注意：避免损伤阴道后壁，避免出血。

4. 乙状结肠切除吻合 对于明显的乙状结肠冗长，可考虑切除吻合。游离乙状结肠后，适当裁剪系膜。在直肠上段用 EndoGIA 切断直肠，左下腹辅助小切口拉出乙状结肠切除，近断端放置底钉座荷包缝合，圆形吻合器经肛门置入。腹腔镜下完成乙状结肠直肠吻合。

注意：切除长度合适以避免张力，吻合器经肛门置入通过骶曲时不要损伤黏膜。

5. 直肠悬吊 显露骶骨岬前筋膜，用 0#Prolene 缝线经骶骨岬前筋膜进针，然后在腹膜返折处直肠浆肌层及部分系膜缝合半荷包，然后呈“U”形返回，适度拉紧直肠，收紧缝线打结（【二维码】4-4-1-1）。同样再缝合 1 针悬吊。采用腹侧补片悬吊时（【二维码】4-4-1-2），将 3cm×15cm 的生物补片平铺于直肠阴道之间，间断缝合数针固定补片于直肠前壁，然后将补片缝合固定于骶骨岬前筋膜上。

【二维码】4-4-1-1 单纯缝线直肠悬吊

【二维码】4-4-1-2 腹侧补片直肠悬吊

注意：暴露骶骨岬前筋膜时，小心防止损伤周围静脉，引起出血；缝合直肠时不能穿透肠壁全层，只能穿过浆肌层；注意缝线收紧后松紧适当，勿过松或过紧。缝线选择时尽量选择光滑度较高的缝线，以利于连续缝合时方便提拉。Prolene 缝线打结时尽量多打 5～8 个结，以免滑脱。

6. 盆底修复　使用 Prolene 缝线将过于凹陷的直肠子宫陷凹（或直肠膀胱陷凹）折叠连续缝合一次或数次，抬高盆底腹膜平面，消除直肠前凹陷松弛。对于非生物补片修补者，盆底缝合抬高时需要将补片置于腹膜外，防止补片外漏引起并发症产生。对于盆底凹陷过低无法行折叠缝合抬高时，可考虑使用补片进行盆底平面抬高。此时必须要使用生物补片或是腹腔面不会引起粘连的补片进行。补片修复时，将其大小适当修剪，将其边缘与盆底前壁、两侧壁及直肠前壁、两侧壁缝合固定，勿留间隙，防止嵌顿。同时连续缝合关闭右侧后腹膜，将悬吊线或补片关闭于腹膜后。手术操作结束，盆腔冲洗，不常规放置引流管（【二维码】4-4-1-3）。

【二维码】4-4-1-3　盆底修复缝合

> 注意：对于重度痔疮者，可同期行 PPH 或痔切除术。具体步骤（略）。

【术后管理】

术后第 1 天可进食无渣流质饮食，逐渐过渡，注意观察肛门排气排便情况；早期下床活动，促进胃肠蠕动；出院后继续行提肛锻炼，3 个月内不参加重体力活动。

【术后并发症】

1. 骶前出血

2. 盆腔脓肿

3. 机械性肠梗阻　可能与直肠悬吊过紧、形成折叠角有关，必要时行二次手术矫正。

4. 补片感染、肠瘘　使用补片悬吊者，未使用生物补片，或是补片未彻底包埋于腹膜外而显露于盆腔中，形成慢性粘连造成肠瘘。

5. 便秘

6. 大便失禁，可能与直肠悬吊固定过紧或过松有关，必要时行二次手术或肠造口术。

7. 脱垂复发　复发率约 2%～5%。

（童卫东）

【文后述评】（任东林）

直肠脱垂病因不明，手术方式多种多样，但到目前为止还没有一种能够称得上金标准的手术方式，对直肠脱垂的治疗也没有一个国家层面的或国际化的指南可遵循。欧洲的外科医生倾向于采用 LVMR，而美国的外科医生们则将“乙状结肠切除、直肠固定术”（Frykman-Goldberg 术）奉为“金标准”，但在实际操作中，也并非所有病人都切除乙状结肠，除非病人术前合并有慢传输型便秘或肠镜发现有乙状结肠憩室。传统的手术入路主要分为经腹和经会阴两种方式，有研究者通过系统回顾过全世界范围内外科医生的手术入路偏好，发现对于体质较差或老年病人，外科医生还是倾向于选择经会阴手术。传统的手术方式特别是经会阴手术复发率偏高（20%～30%），术后存在着便秘、肛门失禁等影响病人生活质量的并发症。

2004 年比利时的 D’Hoor 教授首次报道了腹腔镜腹侧直肠固定术（lapracopic ventral mesh rectopexy，LVMR），他在 1995—1999 年间共为 42 名病人（38 名女性）做了腹腔镜腹侧直肠固定术，中位随访时间 61 个月（29～98 个月），术后随访内容包括复发、大便失禁、便秘、性功能等。结果短期随访显示：没有发生术后早期死亡，2 例泌尿道感染，平均住院日 5.8 天（2～10 天），没有病人因为术后并发症再次住院。其中 31 名病人术前有不同程度的大便失禁，其中 16 名病人术后控便完全恢复正常，5 名病人只有轻度肛门失禁。42 人中有 2 人复发（均有 Delorme 手术史，分别在术后 54 和 91 个月），其中第 1 位病人是因为补片松脱，再次腔镜手术固定；另一名病人做了开腹的肠切除 - 固定术，术后随访 1 年未见复发。42 名病人中共有 29 名病人（4 男 25 女）处于性活跃期，其中 4 名男性性功能无任何影响，25 名女性均未提及性交痛或性功能障碍。初期的效果非常令人鼓舞，于是他们在 2006 年再次报道了该术式的长期随访结果，并在文中详细披露了该手术操作的细节。这次他们纳入了 1995—2004 年间接受 LVMR 的 109 名病人（100 名女性），中位年龄 50 岁（16～88 岁），其中 33 人（30%）既往有盆腔手术史，其中 18 人属于复发性直肠脱垂。术后管理措施包括：①尽快恢复饮食；②术后第 3 天拔尿管；③自主排便后即可出院；④嘱病人高纤维素饮食；⑤避免用力排便。结果：①中转开腹 4 人（3.66%）；②围手术期死亡率为 0；③术后轻微并发症 8 人（7%）：其中 5 人出现泌尿系感染，1 人出现右下 trocar 孔神经痛（持续了 6 周），1 人肠梗阻（保守治疗好转），1 人不明原因发热，无补片相关感染或补片穿孔，平均住院时间：5.14 天（2～10 天）。109 人中仅 5 人复发，其中 3 人是因为补片固定松脱引起，经再次手术后随访 1 年未见复发。

自此，该术式在欧美吸引了越来越多的关注，特别是在欧洲，它被广泛采用来治疗直肠外脱垂和内脱垂，甚至直肠前突。与以往的手术方式不同的是，该术式既不切除直肠或乙状结肠，也不广泛游离直肠，只通过游离直肠前壁后放置补片悬吊来治疗直肠脱垂。

评价直肠脱垂手术效果的指标主要包括术后的复发率和术后肛门功能的改善情况，如肛门失禁、便秘的改善等。据目前所有的报道来看，大部分报道的术后复发率介于 1.5%～14.3% 之间，但复发率偏高的研究样本量多偏小。各中心报道的术后复发率差异可能与各自随访时间的长短有关，文献报道的 LVMR 术后复发多在术后的 10～91 个月之间，但大部分复发介于术后 3 年内，复发的危险因素尚不清楚。Samaranayake CB 等对 LVR 的相关 12 篇报道进行 Meta 分析，共纳入了 789 名病人，总的复发率为 3.4%（95% CI 2.0～4.8），并发症发生率为 14%～47%，肛门失禁评分平均下降 44.9%，在中位随访期 29 个月（4～59 个月）中，便秘评分下降了 23.9%（95% CI 6.8～40.9）.Badrekal amoudi 等分析认为早期的术后复发与直肠前壁分离不够充分或补片近端脱落有关。LVMR 采用的是直肠前方补片固定术，但 Raftopoulos Y 等分析了 15 个中心报道的 643 名病人术后随访的结果，显示固定直肠的方式（前方固定或后侧固定）对复发率并没有影响。

另一个评价直肠脱垂术式效果的指标为术后肛门功能改善情况。综合现有研究，LVMR 术后出口梗阻型排便困难改善率介于 52%～84.2% 之间，而术后有 50%～93% 的病人肛门失禁都有不同程度的改善。因为各中心临床实验设计时病人的选择偏倚及肛门功能评定的标准不一，导致术后肛门功能评价无同质性，无法得出比较统一的结论。但总的来说，该术式对术后肛门功能的改善情况是令人鼓舞的。究其原因，可能与以下几点有关：①不切除肠管从而保留了直肠的顺应性和储便功能；②保留了直肠后方的神经和直肠侧韧带；③将补片放置在直肠前壁，可以纠正直肠前突；④提升了 Douglas 窝，可以纠正盆底疝；⑤对于有中盆腔脱垂的病人，由于其补片是放置在直肠阴道隔，又可以一并纠正中盆腔脱垂。

目前为止，对该术式术后并发症发生率报道差异很大，究其原因除了大部分报道样本量偏少以外，还与对并发症的定义不一有关，严重程度也各不相同，不能相提并论。Consten、D'Hoore 等在 2015 年报道了他们对 919 个病人进行的随访，中位随访时间 33.9 个月，术后主要并发症发生率介于 0～6.7% 之间，而一些严重的并发症几乎都与补片有关，包括补片的腐蚀、感染引起的直肠穿孔、直肠阴道瘘、盆腔脓肿以及性交疼痛等，以至于 FDA 分别于 2008 年和 2011 年两次对放置补片治疗盆腔器官脱垂发出警告。补片相关并发症的高危因素包括：吸烟，应用激素，血糖控制较差的糖尿病病人，盆腔血肿、感染史，或盆腔有关放疗或手术史。近来有人也比较了生物补片与人工合成补片之间的差异，发现生物补片并发症发生率相对偏低但直肠脱垂复发率高，但 Smart N J 等的研究则证实人工合成补片与生物补片有着相同的效果和并非症发生率。

总之，腹腔镜腹侧直肠固定术是一种安全、有效的治疗直肠脱垂的手术方式，由于盆底功能障碍性疾病会随着年龄增长而不断进展，因此需要更长时间的随访来了解它的远期效果。但该术式需要在狭窄的盆腔分离、缝合、打结，有一定的学习曲线。Mackenzie 和 Dixon 等报道该术式的学习曲线为在 54 例的时候可以达到比较熟练的技术操作程度，而要保证术后较好的临床效果和生活质量，则需要 82～105 例，技术不熟练会影响术后效果和增加并发症发生率。鉴于腹腔镜手术技术的限制，机器人在该术式中的应用也越来越广泛。机器人有执行该术式的天然优势，它有 3D 视野、可过滤颤抖及拥有更灵活的机械手臂，可以很好地克服腹腔镜操作该手术的限制，因此有着更短的学习曲线。Mehmood、Mantoo S 等的研究甚至证实机器人手术有更好的临床效果。

鉴于 LVMR 是一种安全、有效的治疗直肠脱垂的手术方式，在权衡病人手术风险与获益之后，在有腹腔镜技术条件的中心也可以尝试开展这样的手术。但没有一种手术方式适合所有的直肠脱垂，因此个体化及多学科联合诊治才是治疗直肠脱垂或盆腔器官脱垂未来的方向。

【作者简介】

童卫东，医学博士，主任医师，教授，博士研究生导师，第三军医大学第三附属医院普通外科主任兼胃结直肠外科主任。曾在美国威斯康星医学院及梅奥诊所深造。获 2015 年重庆最佳名医奖。担任美国结直肠外科学会委员、国际盆底疾病协会常务理事、中华外科医师结直肠外科研究组核心组员、中国抗癌协会大肠癌专委会委员、中国医师协会肛肠分会青委副主委、中西医结合便秘与盆底功能障碍专家组组长；中国医师协会肥胖与糖尿病外科专委会常委，中国研究型医院学会机器人与腹腔镜专委会委员，全军中医药肛肠专委会副主委；重庆抗癌协会造口专委会主任委员等。任 *World J Gastroenterology*，《中华消化外科杂志》、《中华胃肠外科杂志》等编委。

【述评者简介】

任东林，医学博士，主任医师，外科学教授，博士研究生导师。中山大学附属第六医院副院长。兼任中国中西医结合学会大肠肛门病专业委员会主任委员，世界中医联合会肛肠专业委员会副主任委员，世界中联盆底医学专业委员会第一届理事会顾问，中医药高等教育学会临床教育研究会肛肠分会副会长，广东省中西医结合学会大肠肛门病专业委员会主任委员，广东省中医药学会肛肠专业委员会副主任委员，中国中西医结合学会围手术期专业委员会常务委员，中华医学会医疗鉴定专家库成员，《中华结直肠疾病电子杂志》副总编辑，《中华胃肠外科杂志》编辑委员。发表专业文章100余篇，主编及参编专业著作及全国规划教材如《中西医结合肛肠病学》《中西医结合外科学》《大肠肛门病学》《胃肠外科手术学》《中医医学英语》《中西医比较医学》《中华结直肠外科学》《比技术更多：任东林肛肠外科手术集》《肛肠疾病图谱》等20余部。主持或参与国家或省级课题10余项目，获得国家实用新型专利5项，获得各级科研成果5项。

参考文献

[1] 陈孝平，汪建平．外科学．8版．北京：人民卫生出版社，2014.

[2] 黄洁夫．腹部外科学．北京：人民卫生出版社，2001.

[3] 王吉甫．胃肠外科学．北京：人民卫生出版社，2002.

[4] 吴孟超，吴在德．黄家驷外科学．7版．北京：人民卫生出版社，2008.

[5] 方秀才，刘宝华．慢性便秘．北京：人民卫生出版社，2015.

[6] van Iersel，J J，Paulide T J C，Verheijen P M，et al. Current status of laparoscopic and robotic ventral mesh rectopexy for external and internal rectal prolapse.World J Gastroenterol，2016，22（21）：4977-4987.

[7] Makela-Kaikkonen J，Rautio T2，Pääkkö E，et al. Robot-assisted versus laparoscopic ventral rectopexy for external，internal rectal prolapse and enterocele：a randomised controlled trial. Colorectal Dis，2016 18（10）：1010-1015.

[8] Franceschilli L，Varvaras D，Capuano I，et al. Laparoscopic ventral rectopexy using biologic mesh for the treatment of obstructed defaecation syndrome and/or faecal incontinence in patients with internal rectal prolapse：a critical appraisal of the first 100 cases.Tech Coloproctol，2015，19（4）：209-219.

[9] Owais A E，Sumrien H，Mabey K，et al. Laparoscopic ventral mesh rectopexy in male patients with internal or external rectal prolapse.Colorectal Dis，2014，16（12）：995-1000.

[10] Gosselink M P，Adusumilli S，Harmston C，et al. Impact of slow transit constipation on the outcome of laparoscopic ventral rectopexy for obstructed defaecation associated with high grade internal rectal prolapse.Colorectal Dis，2013，15（12）：e749-756.

[11] Pierpaolo S，Luana F，Elisabetta d L，et al. Laparoscopic ventral rectopexy for internal rectal prolapse using biological mesh：postoperative and short-term functional results. J Gastrointest Surg，2012，16（3）：622-628.

[12] Panis Y. Laparoscopic ventral rectopexy：resection or no resection? That is the question.Tech Coloproctol，2014，18（7）：611-612.

[13] Formijne Jonkers H A，Maya A，Draaisma W A，et al. Laparoscopic resection rectopexy versus laparoscopic ventral rectopexy for complete rectal prolapse. Tech Coloproctol，2014，18（7）：641-646.

[14] Franceschilli L.，Varvaras D，Capuano I，et al. Laparoscopic ventral rectopexy using biologic mesh for the treatment of obstructed defaecation syndrome and/or faecal incontinence in patients with internal rectal prolapse：a critical appraisal of the first 100 cases.Tech Coloproctol，2015，19（4）：209-219.

第五章 腹腔镜侧方淋巴结清扫术

第一节 腹腔镜侧方淋巴结清扫(解剖入路)

手术仍是治疗直肠癌的主要方法，而淋巴结转移决定了病人术后的生存率及复发率，直肠淋巴结引流主要途径为上方（全部直肠及肛管)，下方（肛管）及侧方（腹膜返折以下直肠及肛管）三个途径。而侧方淋巴结包含三个部分（下腔静脉前、髂血管周围及闭孔内淋巴结)。直肠癌侧方引流途径是客观存在的，尤其是腹膜返折以下的进展期直肠癌，如不切除可能发生转移的侧方淋巴结，会导致术后病人的局部复发，影响远期生存率。在实施 TME 手术时只是切除了直肠周围结构的内层，而盆腔侧方淋巴结引流却来自于下段直肠，在直肠的系膜外，此区域的淋巴结有 10%～25% 的转移率，所以为获得更好的远期生存率，可在 TME 的基础上加以侧方淋巴结的清扫更为合理。侧方淋巴结清扫主要是清扫包括下腔静脉前、髂血管周围及闭孔内淋巴脂肪组织，然而闭孔淋巴结的清扫是重点和难点。

【适应证和禁忌证】

1. 适应证 ①经纤维结肠镜及病理诊断为进展期直肠恶性肿瘤；②中低位直肠癌侵犯肌层或大于 1/2 肠周径；③术中侧方淋巴结提示阳性者（髂血管旁淋巴结)；④无广泛远处转移者；⑤术前行新辅助治疗者；⑥直肠下段肛管癌，肛管癌伴腹股沟淋巴结肿大者。

2. 禁忌证 ①年龄在 80 岁以上有并发症不能耐受根治手术；②腹腔及盆腔有手术史导致腹腔粘连严重，不适合腹腔镜手术者；③直肠早期肿瘤不需要侧方清扫者；④合并严重心、肺疾病无法耐受腹腔镜手术者。

【麻醉、体位、戳卡位置以及手术站位】

1. 麻醉 采用气管插管全身麻醉。

2. 体位 病人取低位截石位，倾斜手术台取头低脚高位（30°）和左侧抬高（10°～20°)，把臀部置于手术台远侧，弯曲大腿，腿部分开稍弯曲。当病人体位变化时，用肩部支撑，或用真空床垫防止病人活动(图 4-5-1-1)。

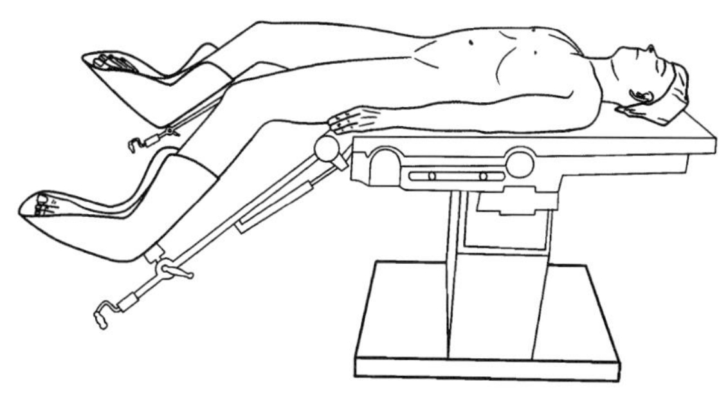
图 4-5-1-1 手术体位

> 注意：病人需要摆低位截石位，使头低脚高30°，未避免病人长期体位导致的并发症，可单独抬高病人的头部。病人的右下肢一定放置最低，否则在处理肠系膜下动脉根部时，病人右大腿会耽误术者的右手的操作。

3．戳卡位置　采取5孔法，脐部上方2cm取10mm穿刺口，放置腹腔镜镜头，右侧髂前上棘与腹正中线连线平行连线中外1/3处取12mm穿刺口，右侧腋前线与脐水平线下2cm处取5mm穿刺口，左侧髂前上棘与脐连线中外1/3处取5mm穿刺口，左侧腋前线与脐水平上2cm处取5mm穿刺口。各个戳卡孔之间保持成人4指以上的距离，已防止术中操作时发生筷子效应(图4-5-1-2)。

> 注意：右下腹的主操作孔要常规的12mm戳卡，观察孔10mm，其余均可采用5mm戳卡即可。

4．手术站位　术者站在病人腹部平面的右侧，扶镜手站于病人头部平面的右侧，第二助手站于病人腹部平面的左侧，器械护士站于病人腿部平面的右侧，一台显示器位于术者和扶镜手视线内，病人左腿平面处，另一台显示器位于第二助手的视线内，病人头部平面的右侧(图4-5-1-3)。

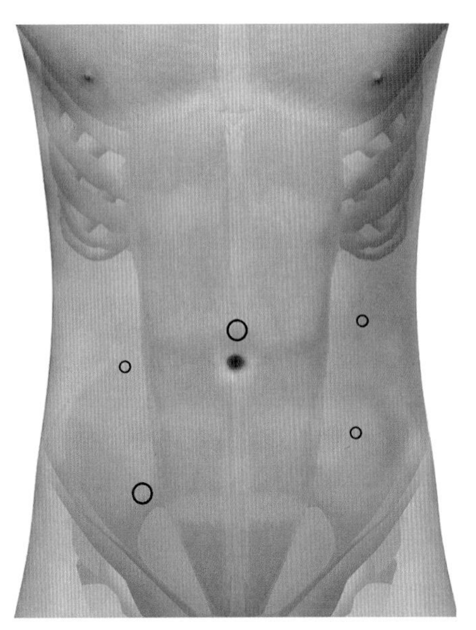

图4-5-1-2　戳卡位置

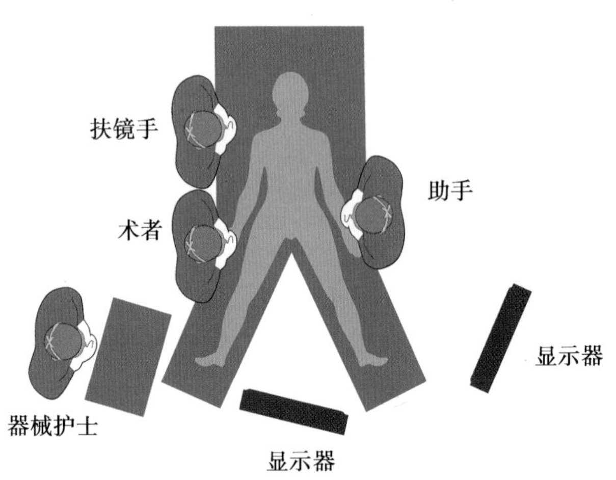

图4-5-1-3　术者站位

> 注意：如果病人头上空间允许在处理完肠系膜下动脉后，扶镜手可以站在病人的头上，更有利于把握视野。

【手术特殊器械】

1．穿刺器　12mm一次性穿刺器1个，10mm一次性穿刺器1个，5mm一次性穿刺器3个。

2．腹腔镜器械　腔镜下钳子，肠钳2把，分离钳1把，鸭嘴钳1把，抓钳2把(长牙及短牙各1把)，剪刀1把，吸引器1把，缝合针持，持吻合器底针座钳等。

3．一次性耗材 一次性组织闭合夹：可吸收生物夹（塑料夹），钛夹，腹腔镜下直线切割闭合器及吻合器等。

4．其他 超声刀，双击电凝，吸引器管（2 套），电钩，电铲，切口保护套。

【手术步骤】

1．评估是否能够保留肛门；

2．常规直肠癌根治术淋巴结清扫（结肠旁组、中间组及中央组），清扫 No.251、No.252、No.253、No.262 组淋巴结；

3．清扫下腔静脉前方淋巴脂肪组织，裸化右侧髂外动静脉，清扫 No.280、No.273 组淋巴结；

4．清扫右侧闭孔内淋巴脂肪组织，显露闭孔动脉及分支；

5．清扫左侧髂血管旁及闭孔淋巴结；

6．清扫两侧上腹下丛和腹下神经之间的淋巴结；

7．放置引流，术后常规关腹。

【手术具体步骤及要点】

1．行乙状结肠镜配合肛门指诊确定肿瘤大小位置 麻醉后肛门松弛容易检查出肿瘤的位置、大小及活动度，使用乙状结肠镜可以判断肿瘤上缘，必要时可利用乙状结肠镜在肿瘤周围注射淋巴结示踪剂，有利于术中淋巴结清扫。按照腹腔镜低位前切除术进行操作，由于要和肛门吻合，通常需要游离足够的降结肠及脾曲，保证吻合无张力。

2．游离乙状结肠、降结肠及肠系膜下动静脉的处理 按照腹腔镜低位前切除术进行操作，遵循无瘤原则及 TME 原则充分游离直肠，由于要和肛门吻合，游离 Toldt 间隙（图 4-5-1-4），通常需要游离足够的降结肠，必要时游离脾曲，保证吻合无张力。离断肠系膜下动静脉，清除肠系膜下血管周围淋巴脂肪组织。切除直肠系膜、肠管等操作步骤按全直肠系膜切除术要求进行，强调整块切除。清扫 No.251、No.252、No.253、No.262 组淋巴结，裁剪系膜，保证需要的血运和张力。（图 4-5-1-5）

> 注意：Toldt 间隙游离过程中注意保护左侧输尿管及左侧生殖血管，保证左半结肠系膜的完整。

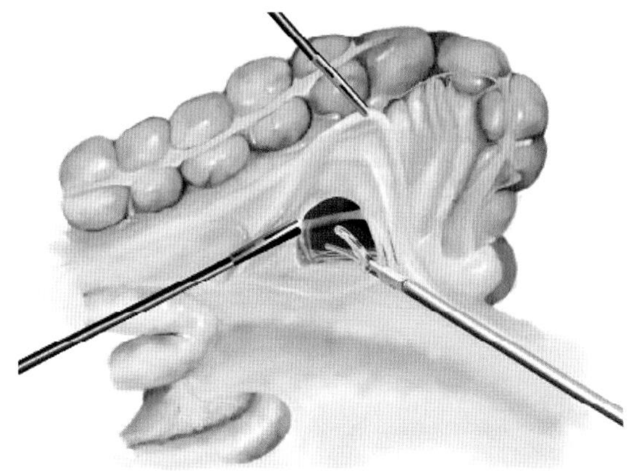

图 4-5-1-4 Toldt's 间隙游离示意图

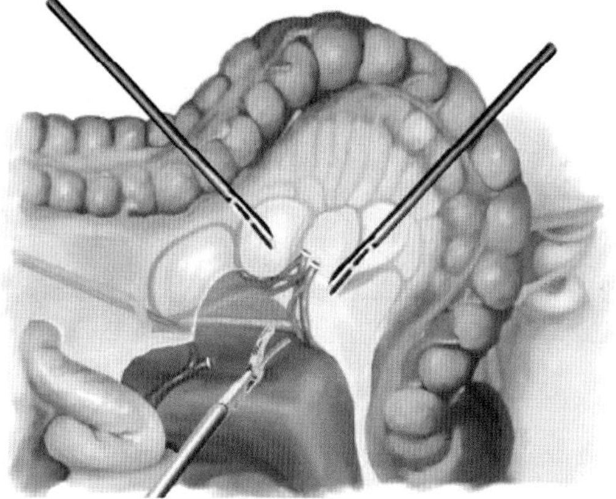

图 4-5-1-5 肠系膜下动静脉的处理

注意：为了保护肠系膜下动脉神经丛，在清扫根部淋巴结后一般距离肠系膜下动脉根部0.5～1.0cm处离断肠系膜下动脉，根据术前血管成像决定是否保留降结肠血管（左结肠血管）。

3．下腔静脉周围淋巴结清扫　清扫下腔静脉前方淋巴脂肪组织，此时变换术者的站位，站在病人的左侧，淋巴结清扫范围：右侧至右侧输尿管内侧，左侧至腹主动脉右侧缘，深至腰大肌表面，上方至肠系膜下动脉从腹主动脉发出水平，清扫方向由上至下（图4-5-1-6），主要注意保护右侧输尿管、下腔静脉、腹主动脉及腹膜后的神经；继续向下裸化右侧髂总动静脉（图4-5-1-7）（【二维码】4-5-1-1），沿该血管根部向右下方显露髂外血管，采取外侧入路进一步分离右髂内、外血管，在其上方进入闭孔（图4-5-1-8），此过程清扫No.280、No.273、No.272组淋巴结（【二维码】4-5-1-2）。

注意：在此处有时下腔静脉前壁会有一些小的分支，清扫下腔静脉前方的淋巴脂肪组织时，注意结扎，暴力分离有时会导致下腔静脉撕裂，从而造成大出血，有时被迫需要中转开腹。

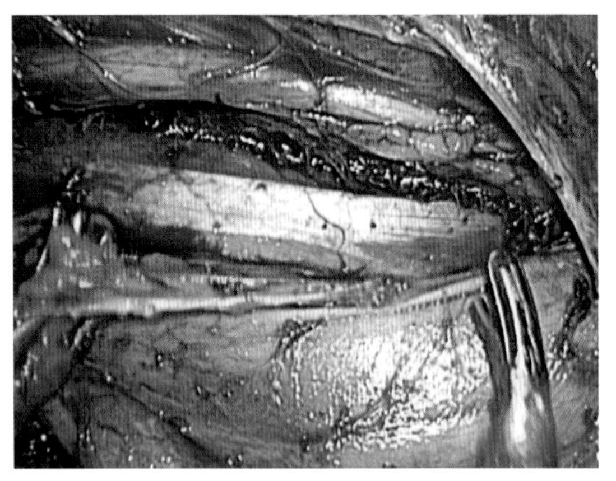
图4-5-1-6　下腔静脉周围淋巴结清扫范围

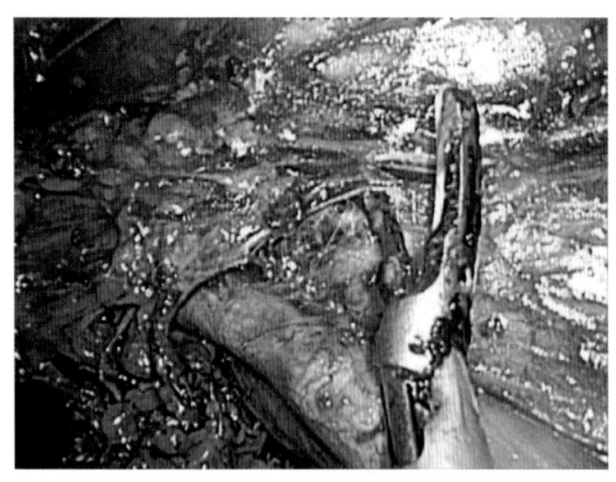
图4-5-1-7　髂总血管

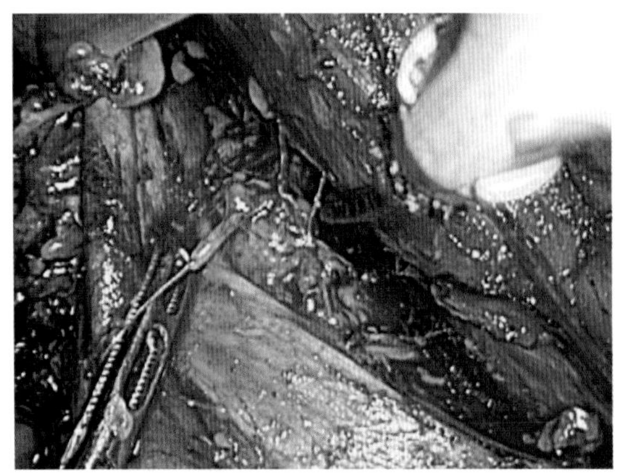
图4-5-1-8　外侧入路

【二维码】4-5-1-1　下腔静脉周围淋巴脂肪组织清扫

【二维码】4-5-1-2　外侧入路进入右侧闭孔

注意：在髂内、外血管右侧（外侧）进入闭孔间隙。

4. 右侧闭孔淋巴结清扫（重点） 清扫右侧闭孔内淋巴脂肪组织，显露闭孔动脉及分支，由外侧入路进入闭孔间隙，首先确定闭孔神经位置（图 4-5-1-9），为避免损伤闭孔血管的损伤，先沿右侧髂总静脉向下向外侧分离出右侧髂内静脉的位置直至闭孔内（图 4-5-1-10），再确定右侧髂内静脉的闭孔静脉的属支（图 4-5-1-11）（【二维码】4-5-1-3），其位于闭孔神经的深面，但两者之间有一定的距离。此时由于闭孔动脉位置不确定，继续向下盲目清扫可能会造成闭孔动脉及其分支的损伤，由于此处空间狭小，出血后视野不清楚，不利于止血，所谓为防止盲目清扫导致闭孔血管的损伤，在显露闭孔静脉后，有外侧入路转为内侧入路（图 4-5-1-12）（【二维码】4-5-1-4），在此处进一步解剖髂内、外血管，并清扫其周围的淋巴脂肪组织（图 4-5-1-13），至此再次进入闭孔，沿闭孔神经的深面，仔细解剖，逐步显露右侧闭孔动静脉主干及其分支（图 4-5-1-14）（【二维码】4-5-1-5），并清扫其周围的淋巴脂肪组织。清扫范围：向前上部清扫至腹股沟深部淋巴结，向外侧至骨盆，向后方至闭孔血管深面，向内侧至髂血管（包括髂血管周围淋巴结），向上至髂总血管分叉处。此处清扫注意保护闭孔神经、右侧输尿管、右侧髂动脉及其分支、右侧髂静脉及其属支、闭孔动静脉及其分支等。

注意：闭孔神经位于闭孔的中心位置，确定闭孔神经的位置，有利于下一步的清扫。

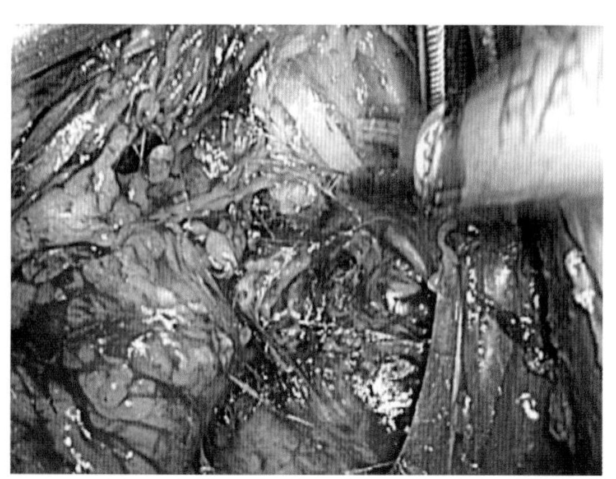

图 4-5-1-9 闭孔神经

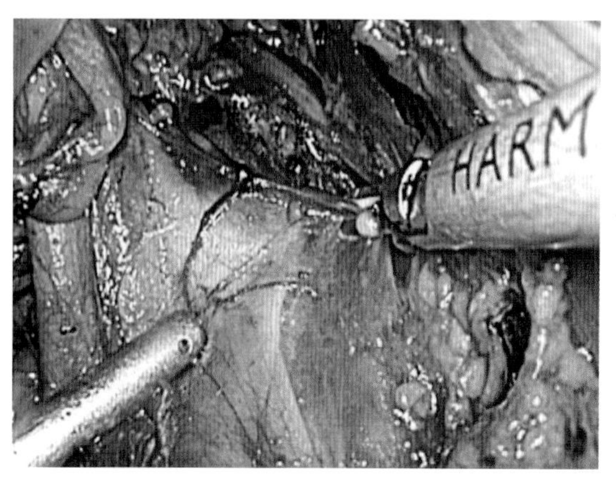

图 4-5-1-10 右侧髂内静脉

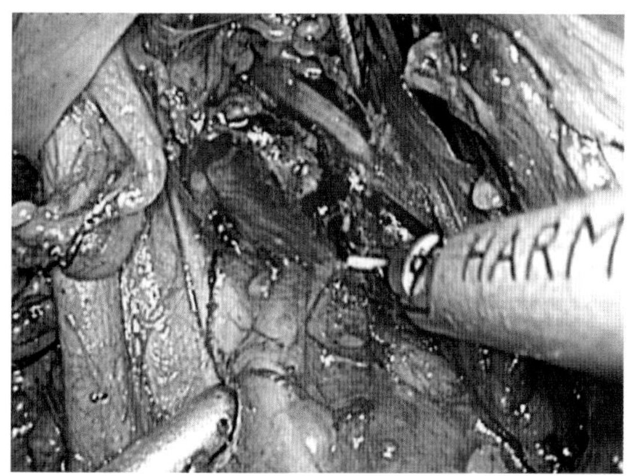

图 4-5-1-11 闭孔静脉

【二维码】4-5-1-3 沿右侧髂内静脉分离闭孔静脉等属支

注意：闭孔静脉相对较细，容易在牵拉过程中导致出血，闭孔空间狭小，出血不易控制，更会影响下一步淋巴结的清扫，但当肿大淋巴结较多时，也可切除闭孔静脉。

注意：清扫闭孔淋巴结有外侧入路，也有内侧入路（在髂血管的左侧进入到闭孔间隙），一般情况下都采取内侧外侧入路相结合的方式清扫闭孔淋巴结。

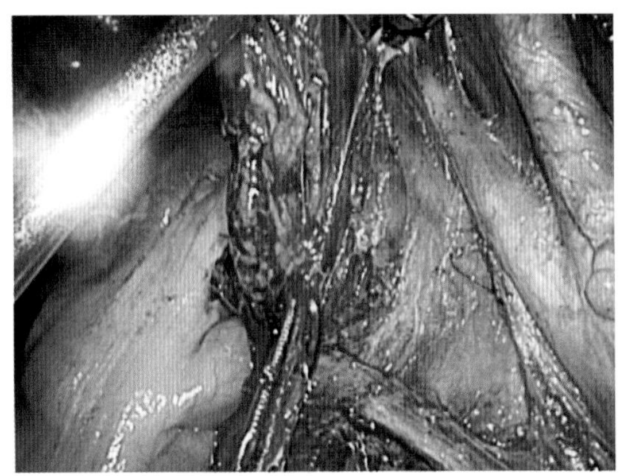

图 4-5-1-12 内侧入路

【二维码】4-5-1-4 内侧入路清扫右侧闭孔淋巴结

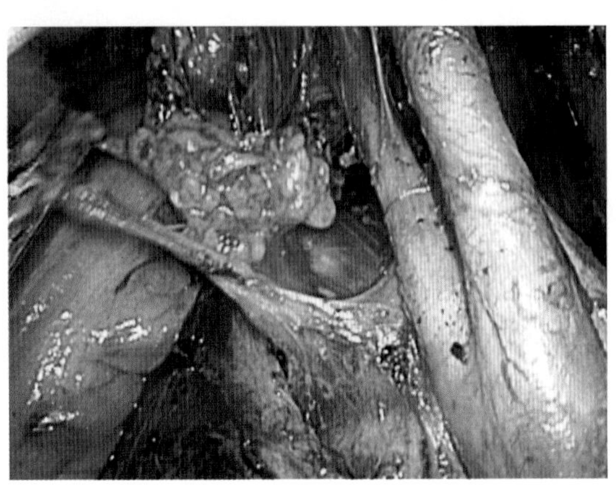

图 4-5-1-13 解剖髂内、外血管

注意：在髂内、外血管之间亦可能有淋巴结转移需要一并切除。髂内动脉分壁支，脏支。壁支又分闭孔动脉，臀上动脉，臀下动脉。

注意：闭孔动脉是沿骨盆侧壁前行，穿闭膜管出骨盆，分支营养大腿内侧群肌和髋关节。在穿闭膜管前，常发出一耻骨支，该分支可与腹壁下动脉的闭孔支吻合。有时闭孔动脉非常细小，而吻合支相当粗大，成为异常的闭孔动脉（出现率 17%～18%）。

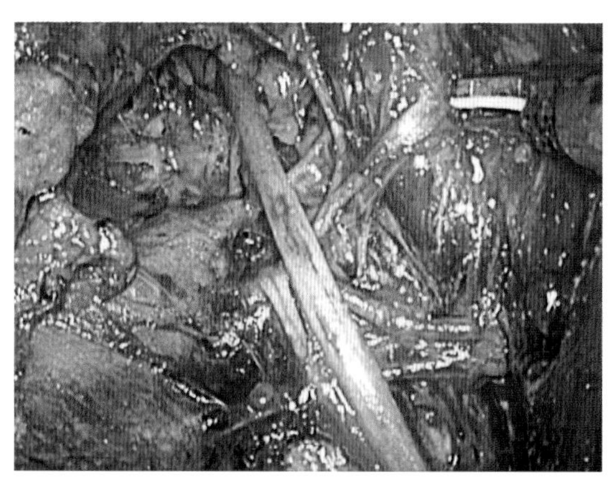
图 4-5-1-14 右侧闭孔动静脉主干及其分支

【二维码】4-5-1-5 逐步显露闭孔血管及其分支并清扫其周围的淋巴脂肪组织

5. 左侧髂血管旁及闭孔淋巴结的清扫 清扫左侧髂血管旁及闭孔淋巴结 术者变换站位，站在病人的右侧，沿髂总血管向下向左侧沿髂血管解剖髂血管，直至髂内、外血管分叉处，沿髂外血管和髂内血管之间进入（内侧入路），将该血管完全裸化，具体清扫过程及注意事项与第 4 步相似（【二维码】4-5-1-6）。

3D 腹腔镜系统清扫侧方淋巴结有优势（【二维码】4-5-1-7）。

注意：闭孔淋巴结位置较深，助手可将髂外静脉牵拉向外侧，在髂外静脉及髂内动脉的夹角中进行闭孔淋巴结的清扫。

【二维码】4-5-1-6 左侧髂血管旁及闭孔淋巴结的清扫

【二维码】4-5-1-7 3D 腹腔镜辅助闭孔淋巴结的清扫

6. 两侧上腹下丛及腹下神经之间淋巴结的清扫 范围：左侧至左侧上腹下丛及腹下神经，右侧至右侧上腹下丛及腹下神经，后方至髂总静脉表面，向下方至骶三椎体水平。注意：操作过程中，预先牵开骶前神经及其走行在直肠两侧的下腹神经，为保存盆腔植物性神经，可先紧靠盆腔神经丛切断直肠侧韧带，再向内侧排开盆腔神经丛，清扫该处淋巴结是注意保护周围的静脉，因其静脉周围只有少量淋巴脂肪组织覆盖，故静脉壁薄、脆，切损伤后不容易止血。

7. 辅助小切口、完成消化道重建及冲洗引流 于耻骨联合上方 2.0cm 处取横行切口长约 5.0cm，用切口保护膜保护切口，在肿瘤上缘 10～15cm 处切断肠管，近端结肠置入强生 29# 圆形吻合器钉座后还纳腹腔，完成吻合，将直肠断端切缘送冰冻切片证实无癌细胞残留，常规于左臀部直视下放置骶前引流一枚，缝合腹壁切口。

【术后管理及并发症处理】

1. 气腹相关并发症 与 CO_2 气腹有关，如高碳酸血症，气体栓塞，气胸，皮下气肿，纵隔气肿等。可根据病人全身情况及年龄适当调整气腹压力，减少此并发症。

2．输尿管及尿道损伤　发生率0.7%～5.7%，多为左侧输尿管，双侧输尿管误扎者临床症状明显，表现为少尿，无尿或进行性肾衰竭。单侧误扎可能无明显临床症状，有时可有体温升高或腹部压痛等消化道症状。一经发现尽早处理，因结扎引起的损伤首选解除结扎，必要时行输尿管成形术，输尿管裂口者，较小可行修补，而横断者可端端吻合，如缺损过长，可先行输尿管腹部造口，二期再行修复术。

3．膀胱损伤　主要发生在膀胱后壁，多数可在术中发现，可用2-0肠线做二层缝合，修补膀胱壁留置导尿2周。

4．尿潴留　排尿功能障碍发生率较常见，当残余尿量超过80ml时，应留置导尿管，多数术后2～4周能自行恢复。

5．性功能障碍　为盆腔内脏自主神经（勃起神经）损伤导致，神经一旦损伤无法恢复，主要在于预防，术者应熟悉盆腔自主神经解剖走行。

6．术后肠梗阻，必要时需要手术治疗。

7．吻合口瘘　根据瘘口大小及病人全身状态而定，瘘口较小形成瘘管者可保守治疗，出现急性腹膜炎者应急诊手术治疗，可行引流术，吻合口切除吻合术等，尽量不采用瘘口修补术。

8．术中由于超声刀使用不当，导致动脉静脉瘤的形成，导致腹腔大出血，失血性休克危及生命，术中避免使用超声刀的工作刀头接触动静脉，防止假性动脉瘤的产生，不过一旦发现大出血，立即二次手术，行止血术。

9．下肢淋巴回流障碍，导致下肢水肿。可以给予小剂量的利尿剂，复查下肢血管超声，防止下肢血栓的形成，并给予对症处置。

（季福建）

【文后述评】（房学东）

侧方淋巴结清扫术对外科医生技术要求很高，自20世纪70年代于日本提出后就一直引起全世界学者的关注，因为这种手术的切除范围已超出TME，也发现术后并发症影响泌尿系统及性功能，大部分学者都处于观望态度，也有在TME基础上行保留神经、改良或选择性的侧方淋巴结清扫。

日本大肠癌规约盆腔清扫范围：①自直肠筋膜层进行分离；②肾筋膜前叶延续的，膀胱下筋膜内侧骨盆神经丛和髂血管之间；③髂内血管和盆壁及闭孔筋膜之间。侧方淋巴结清扫转移率，日本统计为17%，可见行侧方淋巴结清扫的重要性及必要性。而对于何种病人应该行侧方淋巴结清扫，清扫淋巴结数目应该是多少，也是争论的焦点，对于侧方淋巴结清扫的手术指征也尤其重要，与肿瘤部位及病理分型均有关，当肿瘤位于中、低位直肠时，术前T分期为T3或T4的低分化腺癌就应行侧方淋巴结清扫，但也有来自于日本的个例T1的病例发生了侧方淋巴结转移。但T3～T4的低位直肠癌已成为日本学者行侧方淋巴结清扫的指征。不过NCCN指南一直持有不同观点，但无论哪种观点，侧方淋巴结清扫术的存在价值不可磨灭，包括TME基础上的改良或选择性清扫侧方淋巴结，都将会成为未来直肠癌手术治疗上的新方向。而对于侧方淋巴结清扫数目世界卫生组织（WHO）规定要求12枚以上，不过对于有些术者很难达到。

由于目前针对直肠癌的放疗、化疗、靶向药物治疗及免疫治疗的效果明显，临床上需要此种手术病人明显减少，所以需要慎重选择该术式，不能为了技术而技术。

【作者简介】

季福建，男，1980 年生，医学博士，吉林大学中日联谊医院副主任医师。主要研究方向：消化系统肿瘤的诊断及治疗，胃肠道间质瘤的综合治疗。参与发表科研论文 43 篇，其中 SCI 15 篇（第一或通讯作者 7 篇）、中华系列杂志 8 篇（第一或通讯作者 6 篇）、国家级核心期刊 30 篇，参与编写论著 1 部。吉林大学医疗成果奖一等奖 1 项，三等奖 1 项；共参与纵向及横向课题 20 项；主要社会兼职：中国医师协会外科医师分会结直肠外科医师委员会（中青年委员）、中国医师协会外科医师分会上消化道外科专科医师委员会（青年委员会）等。

【述评者简介】

房学东，男，1961 年 4 月 19 日出生，吉林省长春市人。二级教授、一级主任医师，博士后，博士研究生导师。吉林大学中日联谊医院副院长、新民院区院长、吉林大学中日联谊医院胃肠结直肠肛门外科负责人，吉林省外科研究所所长。主要社会兼职：中国老年保健医学研究会精准医疗分会第一届委员会副主任委员、中华医学会外科分会第十八届委员会委员、中国医师协会结直肠肿瘤专业委员会第一届委员会副主任委员等。

第二节　腹腔镜侧方淋巴结清扫（层面优先）

侧方淋巴结是低位直肠癌的一个重要转移途径，日本大肠癌协会报道低位直肠癌侧方淋巴结转移率平均为 10%[1]。日本《大肠癌诊疗规约（第 8 版）》定义 263D、263P、283 组淋巴结为侧方淋巴结范围，即盆腔神经丛与髂内血管之间 263 组淋巴结及髂内血管与髂外血管之间 283 组淋巴结[2]。（图 4-5-2-1）

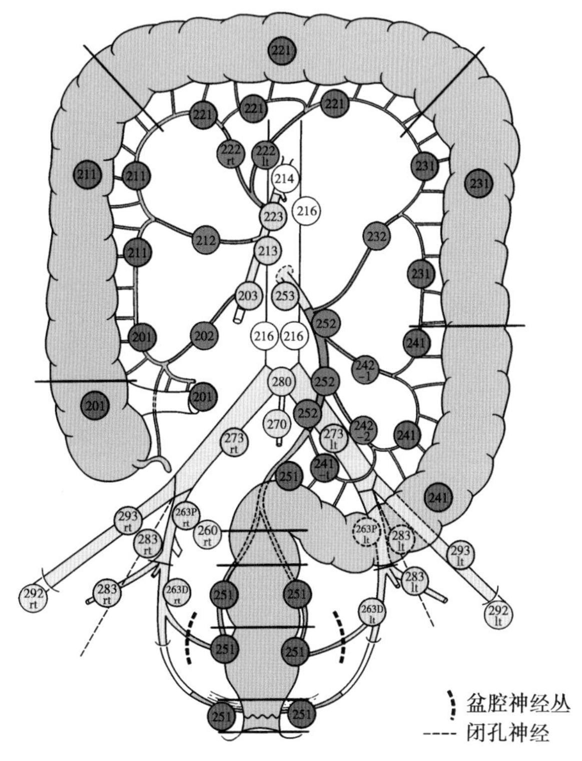

图 4-5-2-1　大肠淋巴分组

全直肠系膜切除术（TME）目前为低位直肠癌金标准手术，手术范围不包括侧方淋巴结。对于有侧方淋巴结转移的低位直肠癌若只行 TME，不清扫侧方淋巴结，病人就会失去根治机会。但是侧方淋巴结清扫手术复杂，并发症多，限制了侧方淋巴结清扫的广泛开展。

我们对腹腔镜侧方淋巴结手术入路进行了改良，选择层面优先的方式进行侧方淋巴结清扫。第一步打开后腹膜展开输尿管腹下神经筋膜后外侧的第一解剖层面，第二步展开膀胱腹下筋膜外侧的第二解剖层面，第三步展开髂腰肌、闭孔内肌筋膜内侧的第三层面。第一解剖层面与第二解剖层面之间的是263组淋巴结，第二解剖层面与第三解剖层面之间的是283组淋巴结。然后再分别清扫283组及263组淋巴结。

技术的优势在于：①手术层面在疏松的间隙里沿着膜进行游离，避免手术切入淋巴组织中引起出血及渗血，确保术野干净，减少因止血导致的不必要的副损伤，确保手术安全；同时保证了淋巴组织的完整性，避免了因手术切入淋巴结组织引起的转移的癌细胞的扩散，确保手术可靠。②层面优先分离，确定淋巴结清扫边界，保证淋巴结清扫彻底，减少淋巴结的残留。③手术第一步就展开了输尿管腹下神经筋膜后外侧层面，可靠地保护好输尿管及盆腔自主神经，能减少输尿管损伤及术后排尿功能及性功能障碍。

技术的局限在于：闭孔淋巴结（283组）及髂内淋巴结（263组）有时分两块切除，没有整块切除。

【适应证和禁忌证】

1. 适应证　①术前影像评估有侧方淋巴结转移，经新辅助放化疗后仍考虑有侧方淋巴结转移；②术前影像评估有侧方淋巴结转移，但病人不同意新辅助治疗；③肿瘤无远处转移或远处转移可根治切除。

2. 禁忌证　①侧方淋巴结侵犯近端骶骨；②侧方淋巴结侵犯梨状肌及坐骨神经；③侧方淋巴结包绕髂血管；④不可切除的远处转移。

【体位、戳卡位置以及手术站位】

1. 体位　体位与常规腹腔镜全直肠系膜切除术时相同，采用头低截石位（图4-5-2-2）。

2. 戳卡位置　采用常规腹腔镜全直肠系膜切除术5孔法（图4-5-2-3）。

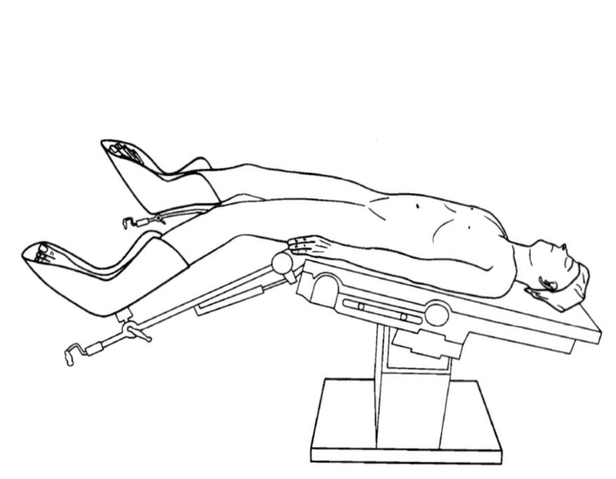

图4-5-2-2　手术的体位

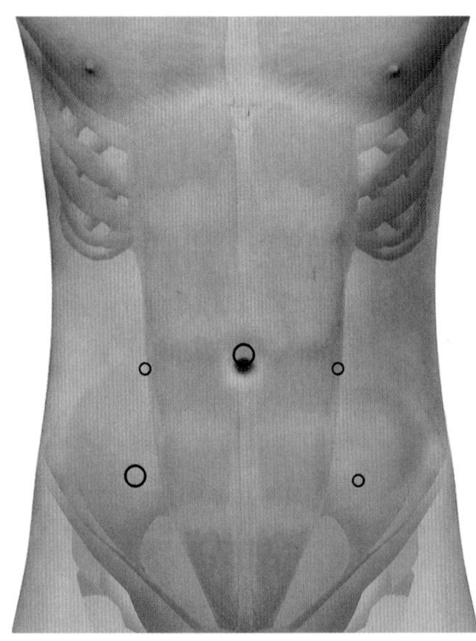

图4-5-2-3　戳卡位置

3. 手术站位　行左侧清扫时术者站位于病人右侧，助手站位于病人左侧，扶镜手站立于术者同侧；行右侧清扫时术者站位于病人左侧，助手站位于病人右侧，扶镜手站立于术者对侧（图4-5-2-4）。

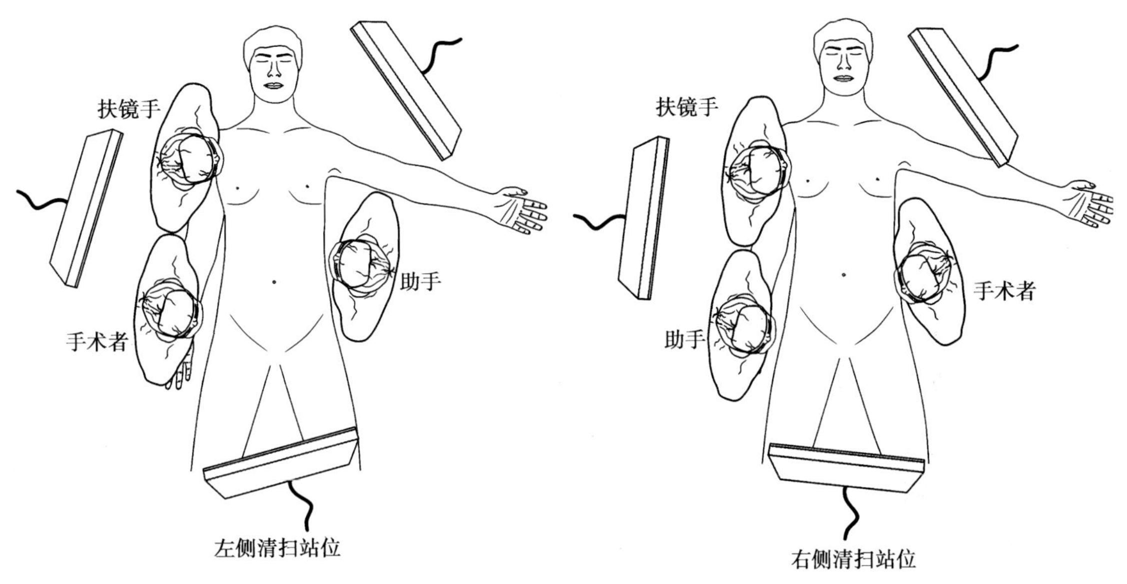

图 4-5-2-4　手术站位

【术前检查】

术前影像学评价特别是盆腔 MRI 检查很重要，通过术前仔细阅片，可以对转移淋巴结的部位、数目及与周围血管神经的关系有充分了解，亦可对髂血管及其分支解剖关系及变异情况有所掌握，以利于术中安全可靠的完成手术。

【手术步骤】

1. 展开输尿管腹下神经筋膜后外侧层面（展开第一解剖层面）；

2. 展开膀胱腹下筋膜外侧层面（展开第二解剖层面）；

3. 展开髂腰肌、闭孔内肌筋膜内侧层面（展开第三解剖层面）；

4. 辨识并保护闭孔神经及坐骨神经；

5. 髂外淋巴结清扫；

6. 闭孔淋巴结清扫（第二解剖层面与第三解剖层面之间淋巴结清扫）；

7. 髂内淋巴结清扫（第一解剖层面与第二解剖层面之间淋巴结清扫）；

8. 清扫结束后确认。

【手术技巧】

1. 展开输尿管腹下神经筋膜后外侧层面（展开第一解剖层面）　于精索血管（男性）或卵巢血管（女性）外侧打开后腹膜，进入精索血管（男性）或卵巢血管（女性）后方疏松的解剖层面，这一解剖层面前内侧即为输尿管腹下神经筋膜，输尿管腹下神经筋膜包绕着生殖血管、输尿管、腹下神经及盆丛，超声刀拓展这一疏松的解剖平面，向后向内展开可以到达梨状肌表面，注意保护梨状肌表面筋膜的完整性，从而避免骶神经损伤（图 4-5-2-5）(【二维码】4-5-2-1)。

注意：解剖层面展开过程中要保证输尿管腹下神经筋膜的完整性，从而避免损伤输尿管及盆丛神经。

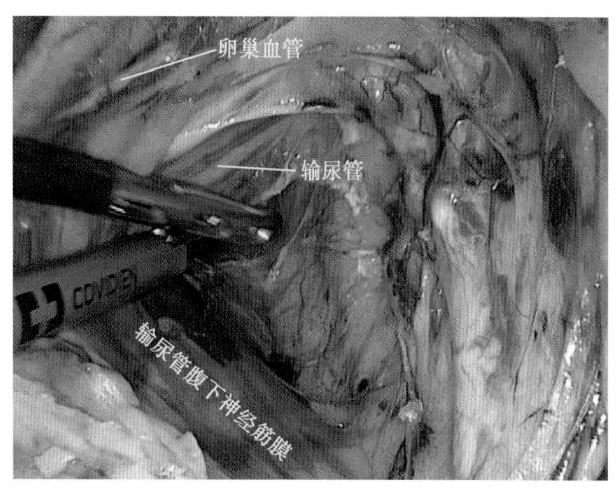

图 4-5-2-5 第一解剖层面展开示意图

【二维码】4-5-2-1 第一解剖层面展开

2. 展开膀胱腹下筋膜外侧层面(展开第二解剖层面) 识别并游离自髂内动脉发出的脐动脉，于脐动脉的外侧找到膀胱腹下筋膜，膀胱腹下筋膜包绕脐动脉、膀胱上下动静脉及髂内动静脉。于膀胱腹下筋膜外侧进入一无血管的疏松解剖层面，超声刀小心拓展这一解剖层面，直至闭孔内肌筋膜表面(图 4-5-2-6)(【二维码】4-5-2-2)。

注意：解剖层面展开过程中要保证膀胱腹下筋膜的完整性，从而避免损伤膀胱上下动静脉。

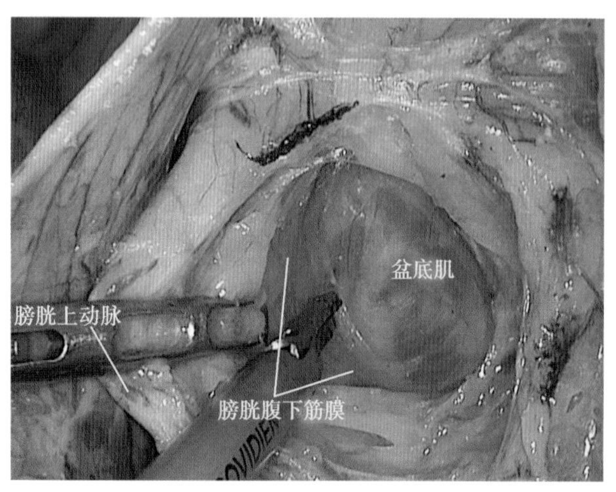

图 4-5-2-6 第二解剖层面展开

【二维码】4-5-2-2 第二解剖层面展开

3. 展开髂腰肌、闭孔内肌筋膜内侧层面(展开第三解剖层面) 识别髂腰肌，进入髂腰肌筋膜与髂外血管鞘之间疏松层面，超声刀紧贴髂腰肌筋膜表面拓展这一解剖层面至闭孔内肌筋膜表面，紧贴闭孔内肌筋膜进一步向下向内侧拓展这一解剖层面，直至与第二解剖层面汇合(图 4-5-2-7)(【二维码】4-5-2-3)。

注意：拓展这一解剖层面过程中会遇到数支细小静脉进入髂腰肌，注意用超声刀小心切断，避免小静脉撕裂出血，影响手术视野。

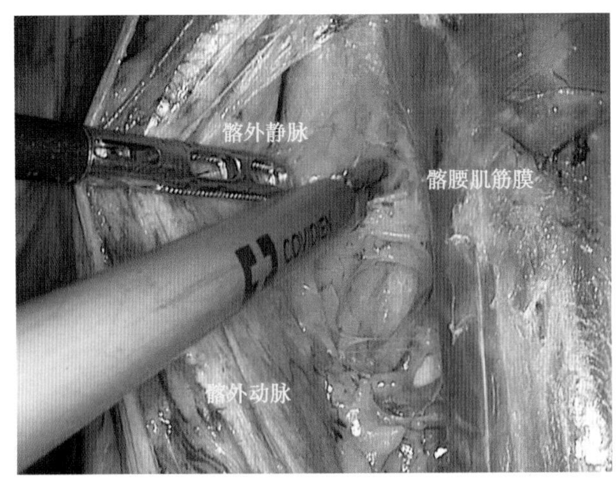

图 4-5-2-7　第三解剖层面展开

【二维码】4-5-2-3　第三解剖层面展开

4. 辨识并保护闭孔神经及坐骨神经　向头侧拓展第三解剖层面，在梨状肌浅面可以看到髂腰动脉及静脉，其下方可以看到坐骨神经，于髂腰动静脉表面拓展间隙。继续向头侧拓展第三解剖层面，可以于髂腰肌旁辨识闭孔神经近端，向尾侧游离并保护闭孔神经（图 4-5-2-8）（【二维码】4-5-2-4）。

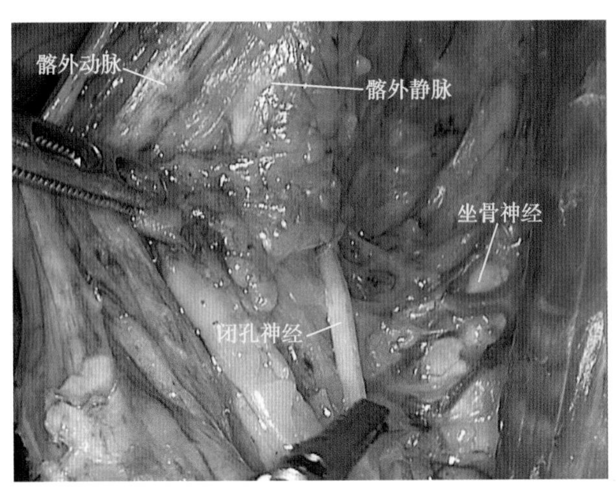

图 4-5-2-8　闭孔神经及坐骨神经的保护

【二维码】4-5-2-4　闭孔神经及坐骨神经的保护

> 注意：1. 在梨状肌的浅面一定要在髂腰血管的表面拓展间隙，避免分离至髂腰血管下方，一旦损伤髂腰血管，止血过程中容易损伤坐骨神经，引起术后下肢麻木、疼痛甚至活动障碍。
>
> 2. 闭孔神经电刺激可以引起术中下肢内收肌群抽动或者术后下肢内旋障碍，因此应使用超声刀游离神经，同时注意小心操作，避免热损伤。

5. 髂外淋巴结清扫　打开自髂总动脉分叉处至股动脉起始部髂外动静脉血管鞘，沿着血管与血管鞘之间疏松层面全周清扫血管周围脂肪淋巴组织，注意在其内侧缘背侧识别髂腰肌（图 4-5-2-9）（【二维码】4-5-2-5）。

注意：①髂外血管远侧有一恒定淋巴结为旋髂深淋巴结，该淋巴结后方有三个重要结构，即髂外动脉、髂外静脉及旋髂深静脉，注意在清扫过程中不要损伤这几个重要结构；②注意辨识髂外静脉与髂内静脉汇合处，避免损伤；③直肠癌髂外淋巴结转移率低，清扫髂外淋巴结目的是可以更完整地清扫闭孔淋巴结，以防止闭孔淋巴结残留。

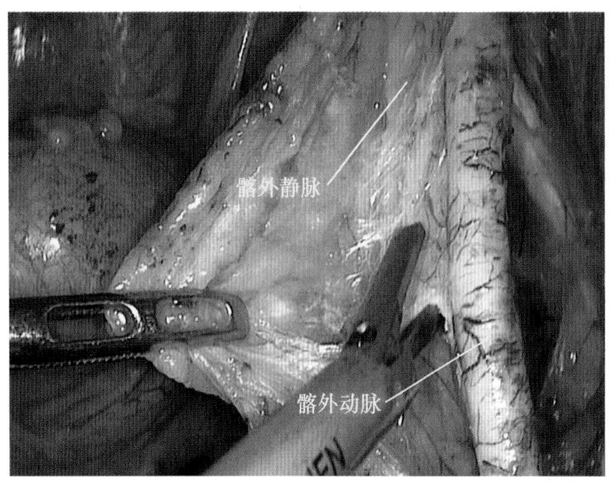

图 4-5-2-9 髂外血管清扫视野

【二维码】4-5-2-5 髂外血管清扫

6. 闭孔淋巴结清扫（第二解剖层面与第三解剖层面之间淋巴结清扫） 第二解剖层面外侧膜层面及第三解剖层面内侧膜平面分别是闭孔淋巴结的内侧缘及外侧缘，闭孔淋巴结就在这两层面之间。在闭孔处确认闭孔神经，由远端向近端游离，游离至髂内外静脉汇合处与头侧闭孔神经汇合。注意保护闭孔动静脉。于髂内外静脉汇合处超声刀切断闭孔淋巴结近端，完成闭孔淋巴结清扫（图 4-5-2-10）（【二维码】4-5-2-6）。

注意：闭孔动静脉不是必须保留的，为了更彻底地清扫闭孔神经下方的淋巴结，可以在闭孔处上夹切断闭孔动静脉远端，在起始部上夹切断闭孔动静脉近端。

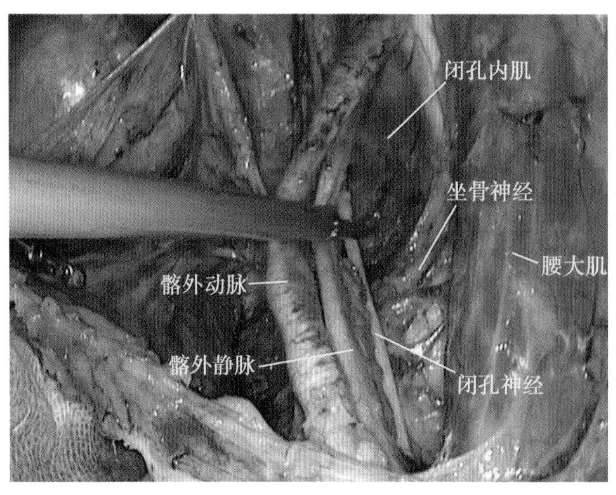

图 4-5-2-10 闭孔淋巴结清扫结束时视野

【二维码】4-5-2-6 闭孔淋巴结清扫

7. 髂内淋巴结清扫（第一解剖层面与第二解剖层面之间淋巴结清扫） 第一解剖层面内侧膜层面及第二解剖层面外侧膜平面分别是髂内淋巴结的内侧缘及外侧缘，髂内淋巴结就在这两层面之间。自髂内外动脉汇合处打开髂内动静脉血管鞘清扫淋巴组织，向后方清扫至梨状肌表面，注意不要损伤骶神经，向远清扫淋巴结逐步显露及识别膀胱下动脉及髂内动脉末梢变为阴部内动脉进入梨状肌下孔处，彻底清扫膀胱下动静脉周围淋巴结，完成髂内淋巴结清扫（图 4-5-2-11）（【二维码】4-5-2-7）。

注意：膀胱下动静脉周围附近侧方淋巴结转移率高，有时可以看到重大融合的淋巴结与膀胱下动静脉粘连，此时可以切除膀胱下动静脉甚至髂内动脉主干。如果肿大淋巴结与盆丛神经粘连紧密，必要时切除盆丛神经。

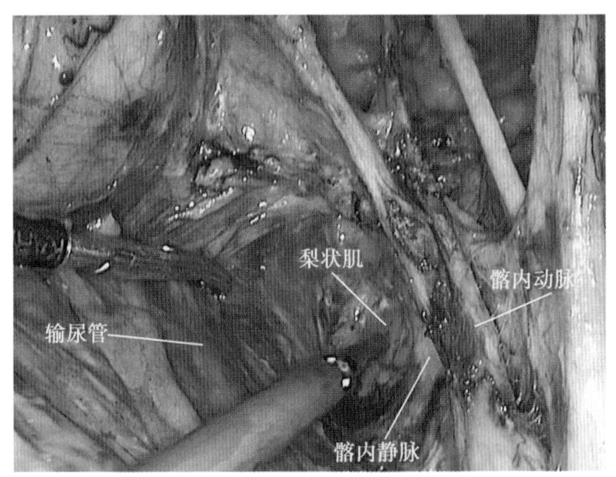

图 4-5-2-11 髂内淋巴结清扫结束时视野

【二维码】4-5-2-7 髂内淋巴结清扫

8. 清扫结束后确认 清扫结束后，彻底止血，确认有无输尿管、神经及血管损伤，并确认有无残余淋巴结（图 4-5-2-12）（【二维码】4-5-2-8）。

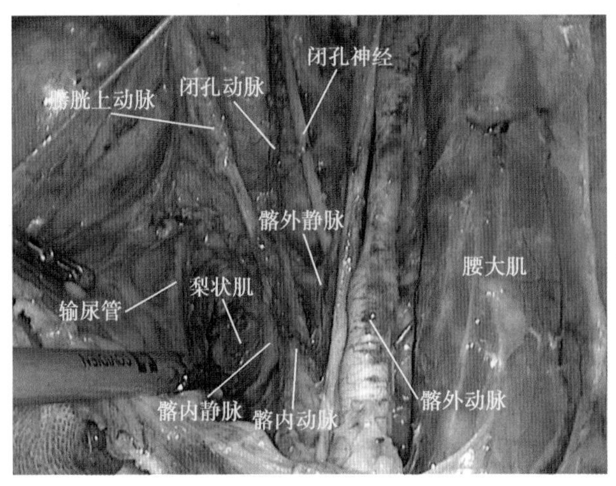

图 4-5-2-12 侧方淋巴结清扫结束时视野

【二维码】4-5-2-8 清扫结束后确认

【术后注意事项】

1. 尽管手术保留了盆腔自主神经，仍然可能出现术后排尿功能障碍，术后仍需尽早排尿功能锻炼，以便缩短保留尿管时间。

2. 侧方淋巴结清扫术后因有淋巴漏引流液常较多，术后可予少量利尿剂减少引流量，可以避免长期留置尿管，还能降低术后淋巴囊肿风险。

（孙 轶）

【文后述评】（张锡朋）

侧方淋巴结是低位直肠癌的一个重要转移途径，日本大肠癌协会报道低位直肠癌侧方淋巴结转移率平均为10%。全直肠系膜切除术（TME）目前为低位直肠癌金标准手术，手术范围不包括侧方淋巴结。对于有侧方淋巴结转移的低位直肠癌若只行TME，不清扫侧方淋巴结，病人就会失去根治机会。但是侧方淋巴结清扫手术复杂，延长了手术时间，并且可能会带来一系列并发症，如大出血、输尿管损伤、排尿障碍和性功能障碍等，限制了侧方淋巴结清扫的广泛开展。

NCCN指南、ESMO指南及日本大肠癌治疗指南对低位直肠癌侧方淋巴结清扫的手术指征各不相同。为了给病人制订最受益的治疗方案，我们肛肠中心对考虑有侧方淋巴结转移的低位直肠癌病人术前进行MDT讨论。目前我们MDT团队的观点是不主张预防性侧方淋巴结清扫；有侧方淋巴结转移者建议进行术前新辅助放化疗，对于新辅助治疗后仍考虑有侧方淋巴结转移的积极手术（也就是治疗性淋巴结清扫）。同时我们努力探索安全可靠、保留功能、根治彻底的侧方淋巴结清扫手术方法。

基于此，我们对腹腔镜侧方淋巴结清扫手术入路进行了改进，采用层面优先的入路方式，层面优先分离，确定淋巴结清扫边界，保证淋巴结清扫彻底，减少淋巴结的残留；手术层面在疏松的间隙里沿着膜进行游离，避免手术切入淋巴组织中引起出血及渗血，确保术野干净，减少因止血导致的不必要的副损伤，确保手术安全；同时保证了淋巴组织的完整性，避免了因手术切入淋巴结组织引起的转移的癌细胞的扩散，确保手术可靠；并且能够可靠地保护好输尿管及盆腔自主神经，能减少输尿管损伤及术后排尿功能及性功能障碍。

尽管层面优先的入路方式是一种安全可靠、根治彻底的侧方淋巴结清扫手术方法，但是闭孔淋巴结（283组）及髂内淋巴结（263组）有时分两块切除，没有整块切除，技术上尚需进一步改进。另外尽管层面优先入路方式能够可靠地保护好输尿管及盆腔自主神经，但仍然可能出现排尿功能及男性性功能障碍，且明显较TME增加手术时间，因此需充分评估病人的情况并且取得知情同意后再确定手术。

【作者简介】

孙轶，男，1980年生，天津市人民医院肛肠中心副主任医师。兼任中国中西医结合学会普通外科分会青年委员、中国医师协会结直肠癌肝转移委员会委员、天津中西医结合学会肛肠分会委员、天津医师协会肛肠分会委员、天津市抗癌协会肿瘤微创专业委员会委员。

【述评者简介】

张锡朋教授，硕士研究生导师，天津市人民医院肛肠中心主任、天津市大肠肛门病研究所所长。兼任中国中西医结合学会大肠肛门病专业委员会副主任委员、中国医师协会结直肠肿瘤专业委员会常务委员、中国抗癌学会大肠癌专业委员会委员、中国医师协会中西医结合委员会肛肠专家委员会委员、中国医师协会微创外科专业委员会委员、京津冀大肠癌医师联盟副主任委员、天津市中西医结合学会大肠肛门病专业委员会主任委员、天津市医学会肿瘤学会常务委员、天津市抗癌协会肿瘤微创专业委员会副主任委员、《中国肛肠病杂志》编委、《天津医药》编委。

参考文献

[1] 季福建，姜俊男，陈学博，等. 低位直肠癌侧方淋巴结清扫争议与进展. 中国实用外科杂志，2015，(3)：336-338.

[2]（日）板井义治. 腹腔镜下消化道标准手术. 张宏，李心翔，主译. 沈阳：辽宁科学技术出版社，2017.

第六章 腹腔镜盆腔脏器切除术

腹腔镜盆腔脏器联合切除是局部晚期（cT4b）直肠癌的一种根治性术式，该术式整块切除直肠、膀胱、输尿管下段以及内生殖器官（男性含精囊及前列腺，女性含子宫及阴道）。根据具体切除范围可分为全盆腔脏器切除（total pelvic exenteration，TPE）及后盆腔脏器切除（posterior pelvic exenteration，PPE）。对肿瘤下缘距肛超过5cm的病例亦可行保肛全盆（anterior pelvic exenteration，APE）/后盆腔脏器切除（PPE）。

腹腔镜盆腔脏器联合切除的优势在于：①腹腔镜的放大作用便于精细解剖及寻找正确的解剖层面；②盆腔低位结构的游离均在直视下进行，尤其是阴茎背静脉复合体（dorsal venous complex，DVC）和尿道的离断更加安全及确切；③通过精细解剖及正确层面间的游离，可减少出血量；④气腹的压力可减少手术创面渗血；⑤减少手术切口，降低切口并发症；⑥少瘢痕的外观可降低心理创伤，提升病人自信。此技术的局限在于对腹腔镜手术技巧要求高：①要求术者有熟练的腹腔镜直肠癌根治经验；②要求术者熟悉男性泌尿系解剖及女性子宫双附件解剖，并且有一定的腹腔镜下处理相应解剖的经验，或术者团队与泌尿外科及妇产科团队有良好的合作；③要求对腹腔镜下缝合及止血有一定经验。

【适应证和禁忌证】

1. 适应证　①直肠癌分型为F0的前侵犯类型，如侵犯膀胱、输尿管、前列腺、后尿道、子宫、阴道，通过盆腔联合脏器切除能达到R0根治的局部进展期直肠癌或局部复发直肠癌；②可切除的孤立性肝/肺转移，病人一般条件好，可先行盆腔脏器联合切除，二期行转移灶切除；③对拟行保肛盆腔脏器联合切除的病例要求肛门括约肌功能正常。

2. 禁忌证　①多发远处转移；②肿瘤性腹水；③S2水平以上骶骨受侵；④骨性骨盆受侵；⑤髂外血管受侵，下肢进行性水肿；⑥坐骨神经痛。

【体位、戳卡位置以及手术站位】

1. 体位　采用改良Lloyd-Davis体位，头低右侧低。技巧：①头低右侧低的目的在于利用重力使小肠坠入右上腹，便于显露肠系膜下动静脉根部，利于血管处理及No.253淋巴结清扫。在与麻醉医生充分沟通病人可耐受的条件下，充分头低位的标志为气腹建立后脐下腹壁与地面平行。②腹腔镜操作时可将右侧腿架放低，避免术者右手操作器械与右腿之间的干扰。对需要会阴部操作的病例，建议使用可调节式腿架有利于会阴区操作。

2. 戳卡位置 一般采用5孔法(图4-6-1-1),与腹腔镜直肠手术戳卡位置类似。技巧:①戳卡位置不必要将就造口位置,5mm戳卡在手术完成后使用生物胶表面粘合,不影响造口;②助手右手器械戳卡位置可选平脐水平,过低会导致处理肠系膜下血管根部及淋巴结时反手操作,增加难度;③腹腔镜盆腔脏器联合切除手术难度大,必要时可根据需要增加戳卡位置,如肿瘤过大,常规主操作孔难以越过肿瘤分离左侧时,可在脐耻骨联合中线处增加主操作孔。

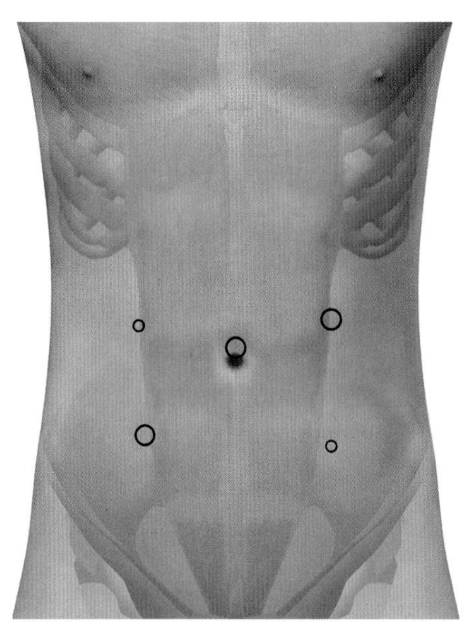

图4-6-1-1 戳卡位置

3. 手术站位 术者站于病人右侧,助手站于病人左侧,扶镜手站于术者同侧或头侧。会阴区操作时术者坐于两腿之间,助手站或坐于其右侧。

4. 特殊手术器械 腹腔镜盆腔脏器联合切除手术难度大、范围大、涉及脏器多,条件允许下备齐电钩、超声刀、LigaSure、双极电凝等能量器械,不同器械在局部操作时各有优势,合理使用可事半功倍。

【术前检查】

充分的术前评估极其重要。①直肠指诊:了解肿瘤的范围以及与前列腺等脏器、骶前及侧盆壁的关系,评价可切除性及预估手术难度;了解肿瘤下缘距肛门的距离,判断是否可行保肛盆腔脏器联合切除。②仔细阅片:腹盆腔增强CT、直肠增强MRI等检查可显示脏器受侵情况、血管走行情况及解剖间隙,术前充分阅片尽可能预判手术操作难点,方能做到胸有成竹、处变不惊。③结肠镜、膀胱镜等内镜检查及病理活检。

【手术步骤】(LSTPE)

1. 根部血管处理 肠系膜下动静脉的处理及No.253淋巴结清扫。

2. 后方间隙游离 TME原则下直肠后间隙的游离。

3. 前方间隙游离 耻骨膀胱间隙(Retzius间隙)。

4. 侧方间隙游离 离断双侧输精管(男性)、输尿管、膀胱上血管、膀胱中血管和侧韧带,女性病人还需处理子宫动脉和卵巢血管;中低位直肠癌可联合行侧方淋巴结清扫术。

5. 盆底前方处理 切开盆筋膜及盆底肌,缝扎DVC,离断尿道。

6. 盆底后方处理 可在直视下切开肛提肌全周,直至坐骨肛门窝脂肪。

7. 会阴部操作 同直肠癌经腹会阴联合切除术操作。

8. 消化道重建 乙状结肠造口。

9. 泌尿系重建 回肠膀胱(Bricker膀胱)/输尿管皮肤造口。

【手术步骤】(LSAPE)

1~4步同LSTPE。

5. 切开盆筋膜,离断DVC和尿道后,hem-o-lok夹夹闭导尿管,剪断,提起近端带水囊的尿管，逆行将前列腺与直肠间隙分离。

6. 处理直肠系膜，离断直肠　高位直肠肿瘤距肿瘤下缘5cm处理直肠系膜及内镜用直线切割缝合器离断直肠，中低位直肠肿瘤行TME，肿瘤下缘2cm离断直肠或肛管。

7. 消化道重建　通常需游离结肠脾曲后，行下腹辅助切口，距肿瘤近端10cm处理乙状结肠系膜，近端荷包缝合，管状吻合器完成结肠直肠吻合，视情况决定是否行回肠保护性双腔造口术。

8. 泌尿系重建　回肠膀胱（Bricker膀胱）/输尿管皮肤造口。

【手术步骤】（LSPPE）

1. 根部血管处理　肠系膜下动静脉的处理及No.253淋巴结清扫。

2. 后方间隙游离　TME原则下直肠后间隙的游离。

3. 子宫韧带处理　将子宫推向对侧，近输卵管峡部离断己侧输卵管、卵巢固有韧带、子宫圆韧带，同法处理对侧。对卵巢/输卵管受侵的病例，则先靠近卵巢门处离断卵巢悬韧带（内含卵巢动静脉），继而离断子宫圆韧带。

4. 前方间隙游离　自圆韧带断缘处始，沿子宫颈前方切开腹膜返折，向下分离显露膀胱宫颈间隙，再分离两侧宫旁组织及两侧阴道旁间隙，尽量把输尿管从宫旁推离。

5. 子宫血管处理　推开子宫，充分显露宫颈处的子宫动静脉后予结扎离断。

6. 离断阴道穹窿　于阴道前穹窿顶部切开阴道前壁，并沿阴道穹窿部环形离断阴道。对侵犯阴道后壁的病例，直视下距肿瘤大于1cm处切开双侧阴道侧壁至肿瘤以远。

7. 侧方/盆底处理　离断直肠侧韧带。对可保肛的病例，距肿瘤下缘5cm处理的肠系膜或行TME，距肿瘤下缘2cm离断直肠或肛管。不保肛的病例可在直视下切开肛提肌全周，直至坐骨肛门窝脂肪。

8. 会阴部操作　同直肠癌经腹会阴联合切除术操作。

9. 消化道重建　乙状结肠造口/乙状结肠直肠吻合。

【手术技巧】（LSTPE）

1. 根部血管处理（【二维码】4-6-1-1）　按腹腔镜直肠癌根治术进行操作。

【二维码】4-6-1-1　根部血管处理

> 小技巧：①将乙状结肠直肠系膜提起，形成张力，电钩/超声刀于黄白交界处切开侧腹膜后，牵拉腹膜2s，待CO_2气进入Toldt间隙后再进行操作，有利于寻找正确层面；②全盆脏脏器切除常需根部结扎肠系膜下动脉，也可在保证No.253淋巴结清扫的前提下保留左结肠动脉；③根据是否保肛及乙状结肠长度决定是否需游离降结肠及脾区，行保肛全盆脏切除时游离足够的降结肠及脾区有利于减少吻合口的张力。

2. 后方间隙游离　先血管后平面的顺序更符合cT4b直肠癌的直肠后间隙游离，处理完IMA和IMV后，提起血管断端，自上而下，自中线向两侧扩展直肠后间隙，尽可能向下游离至肛提肌水平。虽自主神经的保留意义不大，但不失为游离的向导。

小技巧：①尽可能采用直视下锐性分离，先易后难，避免超声刀大块钳夹组织损伤骶前静脉，造成难以控制的大出血；②需全盆切除的直肠癌通常肿瘤体积大或为新辅助放化疗后，直肠后间隙水肿，主刀左手可夹持腔镜用小纱布卷将直肠后间隙呈平面展开，同时可以吸收部分渗出液，利于间隙的显露和创面干净(【二维码】4-6-1-2)；③进入肛提肌上间隙时，可先游离7～8点及4～5点方向直肠侧后方无血管间隙，最后处理6点方向的直肠骶骨韧带及肛尾韧带(存在肛尾动脉)(【二维码】4-6-1-3)；④经后方入路游离直肠后间隙尽可能向外扩展，理想状态能达到截石位的9～3点。

【二维码】4-6-1-2　小纱布使用技巧

【二维码】4-6-1-3　直肠后间隙的游离

3．前方间隙游离　于内环口与脐内侧皱襞间切开腹膜，进入膀胱前疏松的结缔组织间隙(Retzius间隙)，向外侧游离显露闭孔血管和神经及前列腺侧方的盆底肌，向尾侧游离显露耻骨前列腺韧带及阴茎背深静脉丛复合体(DVC)(图4-6-1-2)(【二维码】4-6-1-4)。

小技巧：①先游离右侧Retzius间隙，后游离左侧Retzius间隙符合操作习惯，有腹腔镜腹股沟疝手术经验的医生更易找到Retzius间隙。②脐正中襞可牵拉悬吊膀胱，待处理完膀胱血管及膀胱侧韧带、清扫完侧方淋巴结后再予最后离断。

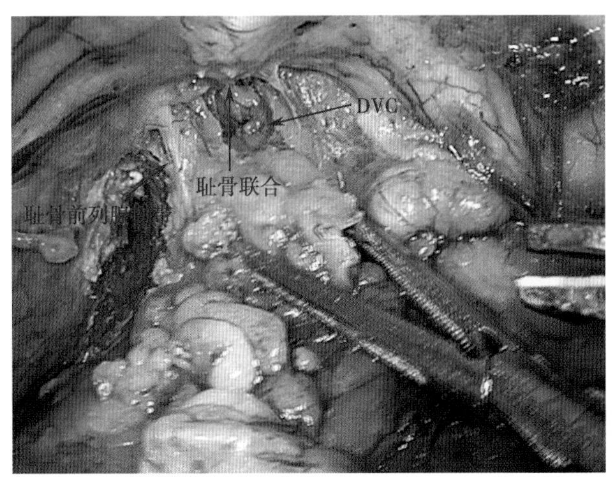

图4-6-1-2　耻骨前列腺韧带及DVC

【二维码】4-6-1-4　游离Retzius间隙

4．侧方间隙的游离及侧方淋巴结的清扫　切开直肠后间隙与Retzius间隙腹膜桥，游离右侧输尿管，断右侧输精管，侧方淋巴结清扫应从髂总动脉分叉处开始，由下向上切开髂总动脉外侧组织，以横跨髂外动脉的旋髂深静脉或Cloquet淋巴结为清扫的下界，生殖股神经为清扫的外侧界，充分显露髂外血管，清除包绕髂外动脉的淋巴组织。紧邻盆筋膜清除闭孔淋巴结，保留闭孔神经，结扎处理髂内血管的各分支：脐动脉、膀胱上、子宫动脉（女）、膀胱中血管，或闭孔血管（可离断），清扫髂内动脉淋巴结；也可以自髂内动脉分出臀上动脉分支以后结扎处理髂内动脉主干（【二维码】4-6-1-5、【二维码】4-6-1-6、【二维码】4-6-1-7、【二维码】4-6-1-8）。同法处理左侧侧间隙（图 4-6-1-3～图 4-6-1-5）。

小技巧：①输尿管自横跨髂血管处开始游离，因为此位置输尿管位置相对固定且表浅，易于寻找；②输尿管近断端予夹闭处理，短时间梗阻造成输尿管略扩张，降低重建时吻合难度；③髂腰肌、闭孔内肌筋膜与侧方淋巴结存在天然无血管间隙，沿此间隙游离可减少出血；④侧方间隙的出血多为髂内分支出血，有条件时可选用内镜用直线切割缝合器离断。

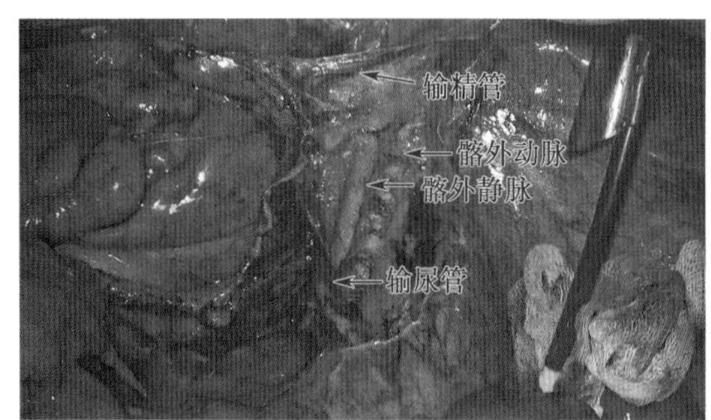

图 4-6-1-3 切开腹膜桥显露输精管及输尿管

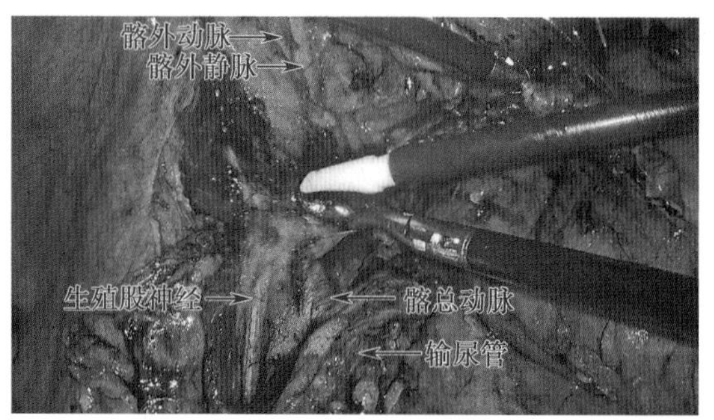

图 4-6-1-4 生殖股神经

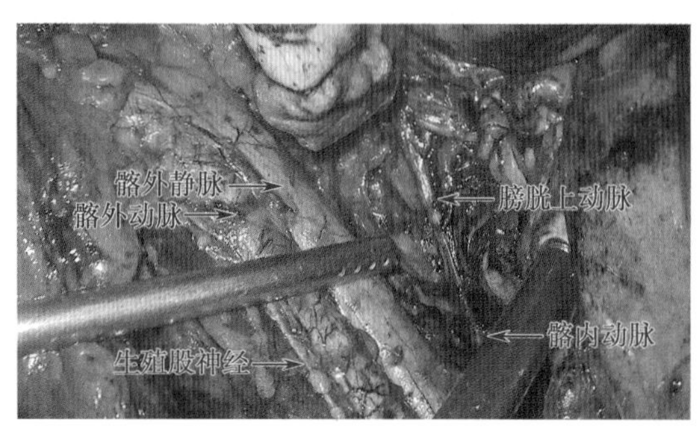

图 4-6-1-5 膀胱上动脉

【二维码】4-6-1-5 游离输尿管

【二维码】4-6-1-6 处理膀胱上动脉

【二维码】4-6-1-7 侧方淋巴结清扫

【二维码】4-6-1-8 膀胱侧韧带处理

5. 盆底前方处理 肛提肌腱弓处切开盆底筋膜，离断肛提肌。断耻骨前列腺韧带，缝扎 DVC，离断尿道（【二维码】4-6-1-9）。

> 小技巧：①游离 Retzius 间隙时暂不横断耻骨前列腺韧带，避免前方 DVC 缺少相应支持结构而在牵拉时撕裂出血；②缝扎 DVC 使用倒刺线，缝扎 2～3 圈，可免去腔镜下打结这一繁琐操作。将针放在膀胱表面，直接用针持夹起，此时针的角度为腔镜下缝扎 DVC 的合适角度；③部分病例可使用双极电凝充分凝闭 DVC 后再用超声刀切断。

6. 盆底后方处理　腔镜全盆腔脏器切除术可在直视下切开肛提肌全周，直至坐骨肛门窝间隙；裁剪乙状结肠系膜，离断乙状结肠后转入会阴区操作（图 4-6-1-6）（【二维码】4-6-1-10）。

【二维码】4-6-1-9　切开盆底肌、缝扎 DVC、离断尿道

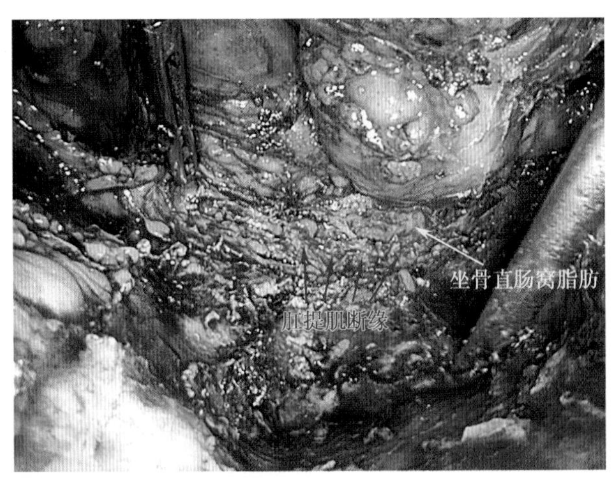

图 4-6-1-6　坐骨肛门窝脂肪

【二维码】4-6-1-10　切开肛提肌显露坐骨肛门窝脂肪

7. 会阴部操作　同直肠癌经腹会阴联合切除术操作（图 4-6-1-7、图 4-6-1-8）。

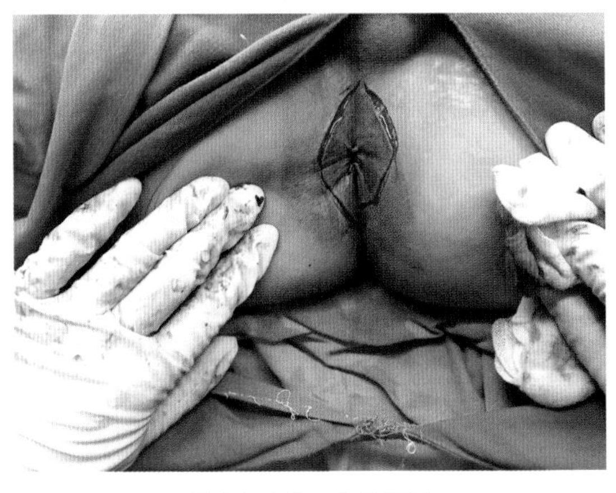

图 4-6-1-7　会阴切口

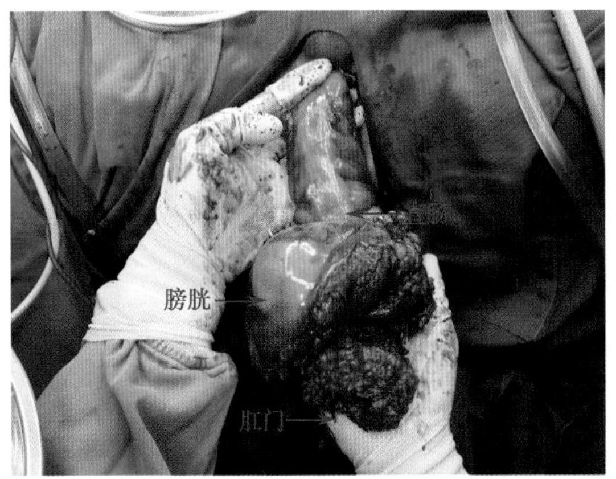

图 4-6-1-8　经会阴取标本

8. 泌尿系重建　泌尿系重建一般选择回肠膀胱。距回盲瓣 10～15cm 处截取长 15～20cm 的带血管蒂回肠。用碘伏水灌洗备用回肠。手工或器械完成回肠回肠吻合，关闭回肠系膜的裂孔。然后将两侧输尿管（置入颜色不同的单 J 管）融合后与回肠行端端吻合，也可分别于回肠行

端侧吻合。

9. 消化道重建　一般选用乙状结肠造口，对保肛全盆腔脏器切除病例，视吻合口血供及张力情况决定是否行保护性造口（图 4-6-1-9）。

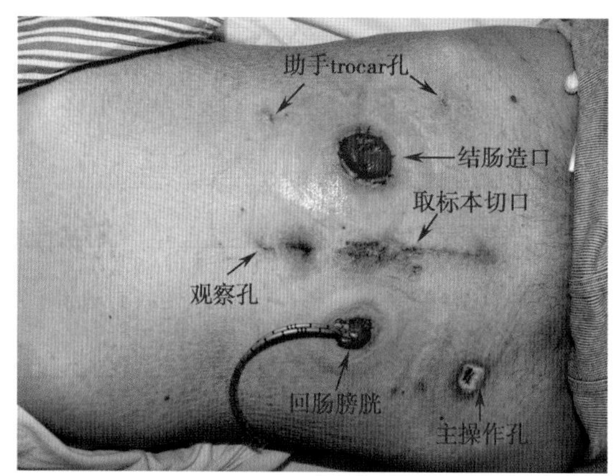

图 4-6-1-9　术后腹部切口及造口

【手术技巧】（LSAPE）（【二维码】4-6-1-13）

1～4 步骤同 LS TPE。

5. 逆行分离前列腺与直肠　切开盆筋膜，离断 DVC 和尿道后，hem-o-lok 夹夹闭导尿管，剪断，提起近端带水囊的尿管，逆行将前列腺与直肠间隙分离（【二维码】4-6-1-11）。

6. 处理直肠系膜，离断直肠　高位直肠肿瘤距肿瘤下缘 5cm 处理直肠系膜及内镜用直线切割缝合器离断直肠，中低位直肠肿瘤行 TME，肿瘤下缘 2cm 离断直肠或肛管（【二维码】4-6-1-12）。

小技巧：盆腔脏器联合切除时，因标本较大常难以像直肠前切除时一次性完全裸化直肠，可在确定直肠下切缘后先尽量离断直肠系膜，显露部分直肠壁后即可先用内镜用直线切割缝合器离断部分直肠，改善显露后继续处理直肠系膜，交替进行，直至系膜处理完成及直肠完全离断。

【二维码】4-6-1-11　逆行分离前列腺与直肠

【二维码】4-6-1-12　交替进行离断直肠

7. 消化道重建　通常需游离结肠脾曲后，行下腹辅助切口，距肿瘤近端 10cm 处理乙状结肠系膜，近端荷包缝合，管状吻合器完成结肠直肠吻合，视情况决定是否行回肠保护性双腔造口术。

【手术技巧】（LS PPE）（【二维码】4-6-1-14）

1～2 步骤同 LS TPE。

【二维码】4-6-1-13　LS APE 视频 1 例

【二维码】4-6-1-14　LS PPE 视频 1 例

3. 子宫韧带处理　将子宫推向对侧，近输卵管峡部离断已侧输卵管、卵巢固有韧带、子宫圆韧带，同法处理对侧。对卵巢 / 输卵管受侵的病例，则先靠近卵巢门处离断卵巢悬韧带（内含卵巢动静脉），继而离断子宫圆韧带。

4. 前方间隙游离　自圆韧带断缘处始，沿子宫颈前方切开腹膜反折，向下分离显露膀胱宫颈间隙，再分离两侧宫旁组织及两侧阴道旁间隙，尽量把输尿管从宫旁推离。

5. 子宫血管处理　推开子宫，充分显露宫颈处的子宫动静脉后予结扎离断。

6. 离断阴道穹窿 于阴道前穹窿顶部切开阴道前壁，并沿阴道穹窿部环形离断阴道。对侵犯阴道后壁的病例，直视下距肿瘤大于1cm处切开双侧阴道侧壁至肿瘤以远。

7. 侧方/盆底处理 离断直肠侧韧带。对可保肛的病例，距肿瘤下缘5cm处理之肠系膜或行TME，距肿瘤下缘2cm离断直肠或肛管。不保肛的病例可在直视下切开肛提肌全周，直至坐骨肛门窝脂肪。

8. 会阴部操作 同直肠癌经腹会阴联合切除术操作。

9. 消化道重建 乙状结肠造口/乙状结肠直肠吻合。

【术中注意事项】 局部进展期直肠癌或复发直肠癌常与骶前、盆腔侧壁间形成严重粘连，分离过程中可能引发致命性的大出血。术中出血部位常位于骶外侧静脉和髂内静脉的分支处，手术先从中线分离再向两侧延伸较为安全。分离侧方时应先显露髂内血管，再沿其锐性分离，必要时可进行预防性结扎。肿瘤常与盆壁粘连固定，一旦发生出血，在显露不良的情况下，强行钳夹止血常加重血管的撕裂，导致难以控制的大出血，对小的出血，可暂时压迫止血，改换别处分离，切除肿瘤，移出瘤体后显露改善，可从容止血，若出血量大，判断腔镜下处理有困难时，需果断中转，开腹止血。若缝扎止血等方法无效，可用纱条进行盆腔填塞止血，简单有效，尤其是病人循环不稳情况下更为实用，术后5～7天拔出盆腔纱条，若还活动性出血，可再次纱条填塞止血。

【术后注意事项】

1. 仔细观察盆腔引流的颜色及性状，警惕术后出血，尿漏，吻合口漏的发生，及时处理；

2. 术后24小时，需要行腹平片X线检查，了解单J管的位置；

3. 术后3天内，左右输尿管需要分别计算尿量，注意保持单J管的通畅，了解分肾尿量及功能；

4. 术后饮食时间及调整与是否行回肠膀胱及是否行保肛全盆腔脏器切除有关。

（汤坚强）

【文后述评】（卢云）

尽管随着医学进步，大多数结直肠癌可在体检时发现并行根治性手术治疗，但仍有一部分病人在诊断时就是晚期，侵犯了周围的脏器，而行直肠癌根治术的病人还有约10%～20%会盆腔局部复发。全盆腔脏器切除术作为一种根治性手术，对于复发和晚期直肠癌病人的治疗有重要意义。据文献报道，全盆腔脏器切除术后病人5年生存率大约为20%～60%，北京大学第一医院外科对原发直肠癌行根治性盆腔脏器联合切除手术的病人，5年生存率达48%，围手术期死亡率低于1%，因此根治性的盆腔脏器切除仍是局部晚期（cT4b）直肠癌病人安全、有效的治疗手段。但该手术难度大、风险高，术后并发症发生率高，病人生活质量下降，制约了该术式的推广及广泛应用，目前此术式在国内开展并不普遍。

全盆腔脏器切除术（total pelvic exenteration，TPE）在20世纪40年代由Brunshwig医生开展用于晚期宫颈癌的手术治疗，该术式于1950年被Appleby医生引入施行于局部晚期及局部复发直肠癌的治疗。全盆腔脏器切除术手术切除范围包括整块切除肿瘤及远侧乙状结肠与直肠、膀胱、远侧输尿管及男性生殖器官（精囊、前列腺）或女性生殖器官（子宫、阴道）。全盆腔联合脏器切除手术范围大，出血多，需行尿、便双重改道，此手术不仅涉及直肠，还要求术者对泌尿系统、生殖系统解剖具有全面的认识。

北京大学第一医院在局部晚期或者复发直肠癌行全盆腔联合脏器切除术方面积累了丰富的临床经验，在百例以上开放全盆腔脏器切除的经验下，该中心于2013年在国内率先开展腹腔镜全盆腔脏器切除。迄今已实施腹腔镜下盆腔脏器联合切除40余例。通过腹腔镜这一微创的手段，一方面减少了病人可见的外观上的创伤，给病人战胜病魔的信心，另一方面，通过腹腔镜的放大作用，使分离层面更准确，操作更精细，也一定程度上比传统开腹全盆腔脏器切除降低了手术创伤。

不过腹腔镜全盆腔脏器切除手术仍存在许多技术上的难点，如对前方泌尿生殖系统相应解剖间隙的认识，对腹腔镜下缝合的要求等，总之此术式对术者团队要求是相对高的。为总结经验，给后者以启迪，汤坚强教授编著腹腔镜盆腔脏器联合切除，荟萃了他在腹腔镜手术过程中的见解与感悟，内容详尽，涵盖了腹腔镜盆腔脏器联合切除的术前准备、术中具体手术步骤及手术技巧、术后注意事项。语言通俗易懂，用直观的图片和视频来解析手术难点和棘手问题。这是著者经过反复思考与探索后的手术经验总结，真实地展现了手术细节，具有重要的临床实践与指导意义。

【作者简介】

汤坚强，男，医学博士，硕士研究生导师，现任北京大学第一医院普通外科副主任医师，副教授。国际外科学院（ICS）会员，国家自然科学基金、教育部、北京市自然科学基金项目评审专家，中国医师协会结直肠肿瘤专业委员会青年委员，中国医促会结直肠病分会委员，中国中西医结合学会普外专业委员会委员，中国研究型医院协会精准医学与MDT专委会青年委员，《中华实验外科杂志》等通讯编委。2015年9月在韩国大邱举办的第十二届亚太腹腔镜年会（ELSA）中首次在国际会议上分享腹腔镜全盆腔脏器切除术的手术经验，保持该项手术在国际的纪录。作为课题负责人主持2项国家自然科学基金，在国内外核心期刊发表临床研究论文30余篇，参与撰写及翻译多部普外专著。

【述评者简介】

卢云，医学博士，教授，博士研究生、硕士研究生导师。青岛大学附属医院西海岸院区胃肠外科主任，兼青岛大学附属医院内镜培训中心主任，青岛大学数字医学与计算机辅助手术副院长，山东省数字医学与计算机辅助手术重点实验室副主任。全国医德标兵，青岛市第十六届人民代表大会代表、青岛市专业技术拔尖人才，青岛市知名医学专家，美国德克萨斯大学休斯敦医学中心高级访问学者。长期致力于胃肠道疾病与数字医学的基础与临床研究。曾获2017年中国产学研合作创新成果二等奖（1/7）及2016年度青岛市科技进步三等奖（3/15）。兼中华医学会外科学分会结直肠外科学组委员、山东省医学会数字医学分会副主委、中国医师协会结直肠肿瘤分会委员等。

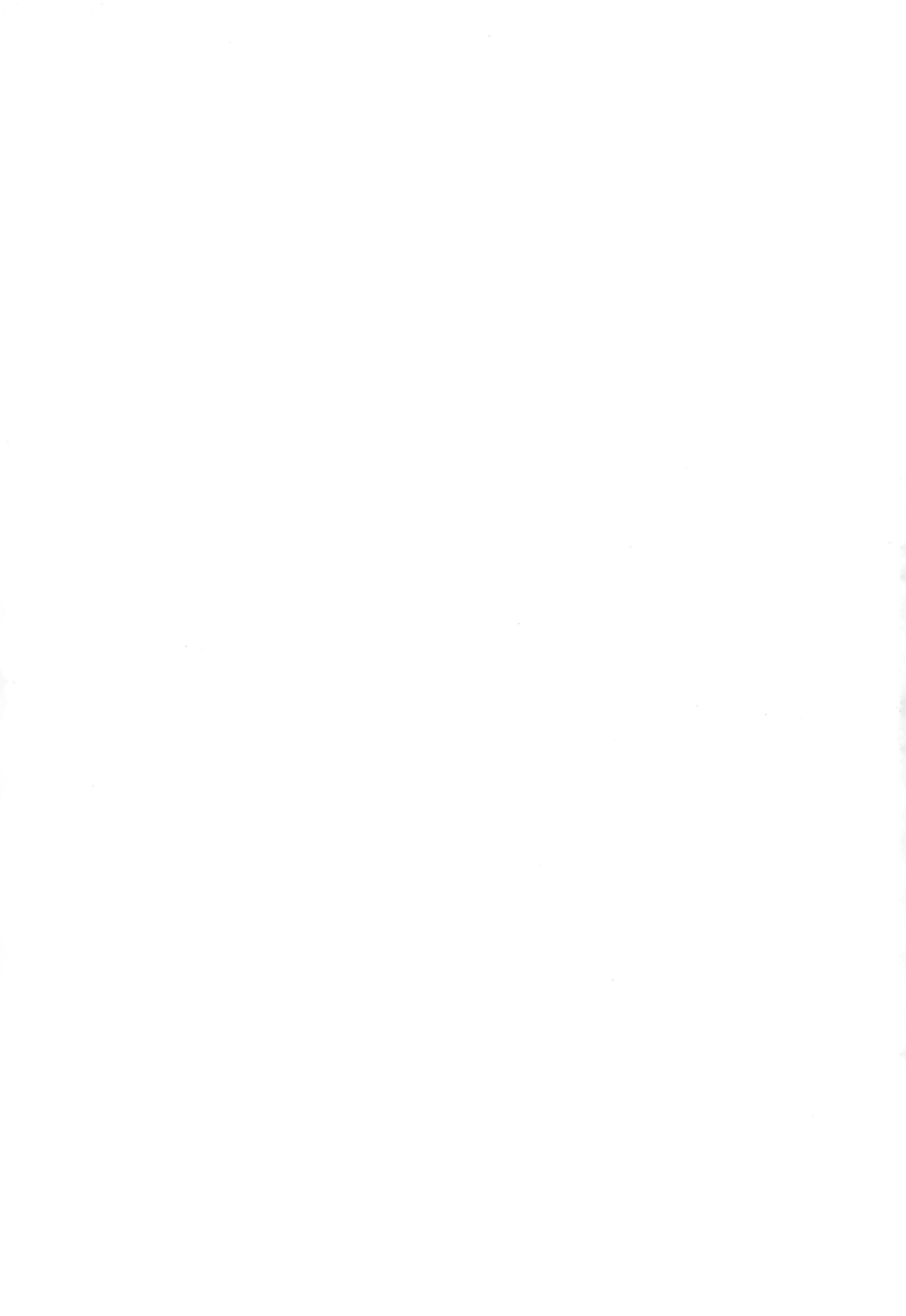